방사선과학의 이해

RADIOLOGIC SCIENCE for TECHNOLOGISTS

PHYSICS, BIOLOGY, and PROTECTION

This edition of *Radiologic Science for Technologists, 10e* by **Stewart Carlyle Bushong** is published by arrangement with Elsevier Inc.

Original version ISBN : 978-0-323-08135-1
Translated version ISBN : 979-11-85210-33-9
Publication Date in Korea : 2015.03.10

Translated by JMK Publishing Co.
Printed in Korea

제10판

방사선과학의 이해

RADIOLOGIC SCIENCE for TECHNOLOGISTS

PHYSICS, BIOLOGY, and PROTECTION

원저자 Stewart Carlyle Bushong

역 자

- 강병삼 (신구대학교)
- 강보선 (건양대학교)
- 강상식 (한국국제대학교)
- 김현수 (신구대학교)
- 마상철 (신한대학교)
- 박지군 (한국국제대학교)
- 배석환 (건양대학교)
- 여화연 (남부대학교)
- 윤한식 (원광보건대학교)
- 이삼열 (동서대학교)
- 이행기 (수성대학교)
- 장현철 (수성대학교)
- 정홍문 (대구보건대학교)
- 지태정 (가야대학교)
- 천권수 (대구가톨릭대학교)

(가나다순)

ELSEVIER

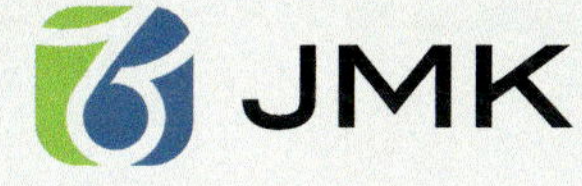

이 책을 번역하면서...

방사선과학의 발전은 1895년 뢴트겐 박사의 X-선 발견 이후 급속도로 발전하였다. 현재의 영상의학은 해부학적인 형태 변화의 영상신호뿐만 아니라 분자영상을 활용하는 단계까지 이르게 되었다. 이러한 눈부신 발전에는 IT 기술을 융합한 방사선과학이 있었기에 가능했던 것이다. 이와 더불어 영상의학 기술의 발전과 신뢰성이 증가되어 진단 영역에 차지하는 비중이 확대되고 있다. 또한 디지털 환경 시스템으로 변화되면서 방사선과학 기술도 계속 변화되고 있으며, 방사선 학문 전공자들은 새로운 지식을 계속 습득해야 하는 시대에 오게 되었다.

이 책은 Stewart Carlyle Bushong 박사가 저술한 ≪Radiologic Science for Technologists≫ 제10판으로 최신의 방사선 기술을 포함한 영상과학 기술서로 교수, RT, 분야 전문가들이 검토하여 출간한 책이다. 따라서 방사선과학 기술 분야 전문가인 방사선사와 방사선 학문을 전공하는 전공자들에게 원론적인 기술서로도 손색이 없다. 전체 구성은 방사선 물리학적인 부분과 방사선생물학 그리고 방사선 방어 부분으로 구성되어 있지만 세부적으로는 8개의 부분(Part)에 38개의 장으로 이루어져 있으며, 그 중 최신 디지털 방사선 기술을 포함하여 많은 일러스트와 그래픽 도표는 이 책의 매력이라고 할 수 있다. 또한 각 장마다 학습목표와 개요를 알려주고 마지막에 요약과 도전문제를 수록하여 충분한 학습이 되도록 하고 있다. 이 책은 방사선과학 입문서로 가장 잘 구성되어 있으며, 특정 부분에서는 전공과목으로 활용할 수 있을 만큼 충분한 내용을 포함하고 있다. 내용면에서도 대학에서 배우는 전 분야를 다루고 있어 처음 접하는 전공자들에게는 최고의 기본서로 생각된다.

지금까지 이 책을 출판하기 위해 선정 과정과 준비과정에 오랜 기간이 걸렸다. 역자들의 정확한 번역과 편집위원들의 열정이 있었기에 가능했던 것이다. 가능한 용어를 우리 실정에 맞게 다듬어 통일하였으며, 의학용어는 대한의사협회 의학용어 제5판을 기본으로 대학 교재와 혼선이 되지 않도록 노력하였다. 일부 용어는 영어 표기를 병행하여 좋은 책을 만들기 위해 최선을 다했다. 이 책을 보는 분들께서는 우리말로 번역한 부분에서 개선해야 할 부분이 있으면 언제든지 지적해 주신다면 더욱 훌륭한 책으로 거듭날 수 있을 것이다.

그 동안 이 책을 출간하기 위해 준비하신 많은 교수님들의 수고와 노력에 감사를 드리고 끝까지 출판을 위해 어려운 상황에서도 아낌없는 지원으로 노력해 주신 JMK의 김재민 사장님께도 감사의 말씀을 전한다.

2015년 1월
역자 일동

머리말

이 책은 방사선 물리학의 기초지식을 전달하여 방사선학과 학생들이 방사선사 면허시험을 준비하고, 임상에 근무하는 방사선사들이 영상촬영에서 요구되는 기술적인 실무지식을 갖추는 데 필요한 내용을 정리하였다. 또한, 진단 영상의 질적 향상과 병원에 근무하는 직원에 대한 방사선 보건관리에 필요한 실무지식을 제공하고자 하였다.

이 책에서 다루는 내용은 방사선 물리학, 진단영상학, 방사선생물학 및 방사선관리학을 모두 포함하는 방사선과학개론 필수 학습서이다. 특히, 유방촬영, 투시촬영, 인터벤션 방사선 영상학, 다채널 나선형 전산단층촬영 및 다양한 종류의 디지털 방사선 영상학 분야를 체계적으로 정리하였다.

이 책은 또한 독자들이 수학적 지식이 없어도 쉽게 공부할 수 있도록 수식을 가능한 배재하고, 개념 위주의 내용을 다루고 있으며, 몇몇 수학적 법칙들은 임상에 관련되는 예제를 제공하여 쉽게 접근할 수 있도록 하였다. 뿐만 아니라, 학습 효율을 높이기 위해 모든 수학공식은 별도의 아이콘 상자를 이용하여 강조하였고,

중요한 이론적 개념들은 펭귄 아이콘 상자에 요점 정리하였다.

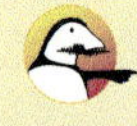

이 책은 또한 각 장마다 학습목표와 요약을 제공하여 자기주도적 학습이 가능하도록 하였으며, 각 장의 마지막에 용어 정의, 단답형 및 계산 문제 등의 도전문제를 제공하였으며, 모든 문제의 해답은 http://evolve.elsevier.com 에서 확인할 수 있다.

Stewart Carlyle Bushong

차 례

PART Ⅰ

방사선물리학(Radiologic Physics) / 1

1 방사선과학의 기초 지식 ······ 2
2 물질의 구조 ······ 26
3 전자기에너지 ······ 44
4 전기, 자기, 그리고 전자기 ······ 60

PART Ⅱ

X 선(X-radiation) / 83

5 X선 영상 시스템 ······ 84
6 X선관 ······ 102
7 X선의 발생 ······ 119
8 X선 방출 ······ 131
9 X선과 물질의 상호작용 ······ 141

PART Ⅲ

방사선 영상(The Radiographic Image) / 155

10 방사선 영상 화질의 개념 ······ 156
11 산란선의 조절 ······ 180
12 증감지-필름 방사선 영상 ······ 201
13 증감지-필름 방사선 영상 기술 ······ 231

PART Ⅳ

디지털 방사선 영상 (The Digital Radiographic Image) / 259

14 의료영상과 컴퓨터 ······ 260
15 전산화 방사선 촬영 ······ 276
16 디지털 방사선 촬영 ······ 288
17 디지털 방사선 영상 기술 ······ 298
18 디지털 방사선 영상의 이해 ······ 314

PART Ⅴ

영상 인공물과 품질관리(Image Artifacts and Quality Control) / 327

19 증감지-필름 방사선 영상 인공물 ······ 328
20 증감지-필름 방사선 영상 품질관리 ······ 335
21 디지털 방사선 영상 인공물 ······ 346
22 디지털 방사선 영상 품질관리 ······ 357

PART Ⅵ

고품질 X선 영상(Advanced X-ray Imaging) / 367

23 유방촬영 ······ 368
24 유방영상 품질관리 ······ 381
25 투시촬영 ······ 396
26 디지털 투시촬영 ······ 412
27 인터벤션 방사선 영상학 ······ 426
28 전산단층촬영술 ······ 433

PART Ⅶ

방사선생물학(Radiobiology) / 461

29 인체생물학 ······ 462
30 방사선생물학의 기초 지식 ······ 475
31 분자 방사선생물학 ······ 482
32 세포 방사선생물학 ······ 489
33 방사선의 결정적 영향 ······ 598
34 방사선의 확률적 영향 ······ 511

PART Ⅷ

방사선 방호(Radiation Protection) / 529

35 보건물리학 ······ 530
36 방사선 방호를 위한 설계 ······ 540
37 환자 피폭선량 관리 ······ 558
38 종사자 피폭선량 관리 ······ 575

찾아보기 / 593

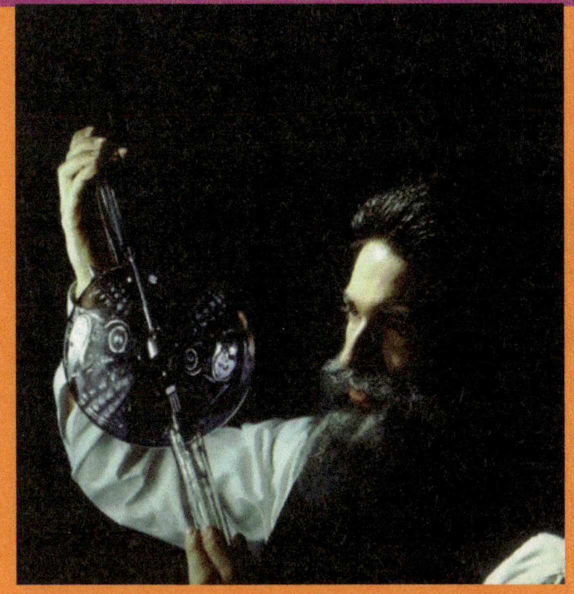

PART 1

방사선물리학
Radiologic Physics

CHAPTER

1

방사선과학의 기초 지식

Essential Concepts of Radiologic Science

학습목표

1. 물질과 에너지의 특성을 설명할 수 있다.
2. 에너지의 다양한 종류를 설명할 수 있다.
3. 전자기 방사선, 특히 전리방사선을 정의할 수 있다.
4. 다양한 방사선원으로부터 방출되는 전리방사선의 강도에 대해 말할 수 있다.
5. 방사선 방호의 개념을 설명할 수 있다.
6. 측정에 대한 과학적 단위체계에 대해 논할 수 있다.
7. 방사선과 방사능의 단위를 정의하고 설명할 수 있다.

이 장에서는 X선 영상에 관한 방사선과학과 기술의 기초 지식을 다룬다. 이러한 기초 지식에는 물질, 에너지, 전자기 스펙트럼 및 전리방사선에 대한 내용을 포함한다. 진단적 도구인 전리방사선의 발생과 이용은 방사선영상학의 기초가 된다. X선 영상을 특별히 다루는 방사선 기술자들을 방사선사(radiographer)라고 한다. 방사선사들은 X선 검사를 수행할 때 환자와 의료종사자의 안전을 위해 방사선 방호원칙을 준수해야 할 의무가 있다.

X선관의 음극(cathode)에서 방출되는 전자는 양극(anode)의 표적과 충돌하여 X선을 발생시킨다. 일부의 X선은 인체 조직과 상호작용하고, 또 다른 일부의 X선은 영상 수용체(image receptor)와 상호작용하여 영상을 형성한다.

방사선 영상물리학은 이러한 X선 발생과 물질과의 상호작용을 주로 다룬다.

우리 주변의 자연

물리학적 관점에서 모든 사물은 물질 또는 에너지로 분류할 수 있다. 물체들을 구성하고 있는 것은 물질이다. 물질은 공간을 차지하고 있으며 질량을 가진다. 이러한 모든 물질은 다양하고 복잡하게 배열되어 있는 *원자(atom)*들로 구성되어 있다. 이러한 원자 배열에 관한 내용은 제2장에서 자세히 다루도록 한다.

물질의 기본적인 특징은 물체에 포함되어 있는 물질의 양을 나타내는 '**질량(mass)**'이다. 일반적으로 물체의 질량을 기술할 때 '*무게(weight)*'라는 용어를 사용하여 '질량'과 '무게'가 같은 의미로 생각할 수도 있다. 그러나 엄격히 말하면 이 둘은 다르다. 질량은 에너지 등가에 의해 설명되는 반면, 무게는 중력의 영향 아래 인체에 가해진 힘을 의미한다.

질량은 에너지 등가성으로 설명할 수 있는 물질의 양이다.

질량은 킬로그램(kg)으로 측정된다. 예를 들어, 지구에서 91 kg의 남자는 55 kg의 여자보다 무게가 더 나간다. 이것은 지구의 질량과 남자 혹은 여자의 질량 사이에 중력(gravity)이라 하는 상호 인력 때문에 발생한다. 달에서 남자와 여자는 지구에서의 무게보다 약 1/6로 감소하게 된다. 그 이유는 달의 질량이 지구의 질량보다 훨씬 적기 때문이다. 그러나 남자와 여자의 질량은 각각 변하지 않는 91 kg와 55 kg이다.

물질과 에너지

물질은 공간을 점유하고 있는 모든 것을 지칭한다. 물체들은 질량을 가진 물질로 이루어진다. 질량의 과학 단위인 'kilogram(킬로그램)'은 중력효과와는 관계가 없다. 접두사인 '**kilo(킬로)**'는 '1,000'을 의미하고, 'kilogram(kg)'은 '1,000 grams(g)'과 같다.

비록 물질의 양을 나타내는 질량은 물질의 상태와 관계없이 변하지 않지만 크기, 모양, 그리고 형태가 다른 것으로 변할 수 있다. 액체인 물로 모양이 바뀔 수 있는 1 kg의 얼음 조각을 생각해 보자. 만약 액체가 마른다면, 물은 외관상 완전히 사라진다. 즉 얼음이 고체 상태에서 액체 상태로 변하고, 그 액체 형태의 물은 공기 중에 떠다니는 기체 상태의 물이 될 수 있다. 얼음, 물, 그리고 수증기를 구성하고 있는 모든 분자들을 다 모아서 그 질량을 측정하면 각각의 형태는 서로 같은 질량을 가진다는 것을 알 수 있다. 에너지도 물질과 유사하게 여러 가지 형태로 존재할 수 있다.

SI 국제단위계에서 에너지의 단위를 'joules(J, 줄)'로 규정하고 있으며, 방사선과학에서는 주로 전자볼트(eV)가 사용된다.

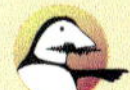
에너지는 일을 할 수 있는 능력이다.

위치에너지(potential energy)는 위치에 의해 일할 수 있는 능력이다. 그림 1-1의 로프와 도르래에 의해 높이 매달려 있는 단두대 칼날은 위치에너지를 가지는 물체의 한 예이다. 로프가 끊어지면 칼날이 내려와 무시무시한 일이 일어나게 된다. 위치에너지를 가지는 또 다른 예는 경사진 꼭대기의 롤러코스터와 문이 열린 방충망의 늘어난 용수철이다.

운동에너지(kinetic energy)는 물체의 움직임에 의한 에너지이다. 움직이는 모든 물체는 운동에너지를 가진다. 움직이는 자동차, 돌고 있는 풍차, 그리고 떨어지는 단두대의 칼날처럼 움직임이 있는 모든 물체는 운동에너지를 가지며, 이러한 운동으로 일을 할 수 있게 된다.

화학에너지(chemical energy)는 화학적 반응에 의해 방출되는 에너지이다. 이러한 형태의 중요한 에너지의 예는 우리가 먹는 음식물에 수반되는 화학반응을 통해 우리 몸에 제공된다. 분자 수준에서의 이러한 영역의 과학을 **생화학(biochemistry)**이라 한다. 다이너마이트가 폭발할 때 방출되는 에너지는 화학에너지의 극적인 예이다.

전기에너지(electrical energy)는 전위차(전압)에 의해 전자가 움직일 때 수행한 일을 의미한다. 전기에너지의 가장 익숙한 형태는 110V(또는 22V) 전위차에 의해 전자들이 구리선을 통해 움직이는 일반적인 가정용 전기이다. 가장 익숙한 형태는 일반적인 가정용 전기이다. 전동기나 히터 그리고 송풍기와 같은 모든 전기장치들은 전기에너지를 이용하여 작동한다.

열에너지(thermal energy)는 분자 수준에서의 운동에너지이다. 즉 열에너지는 분자들의 운동에너지이고, 온도와 관련이 있다. 물질 내의 분자가 더 빨리 진동할수록 물질이 가지는 열에너지는 더욱 커지고 온도 또한 더 높게 올라간다.

핵에너지(nuclear energy)는 원자 내 핵이 가지고 있는 에너지이다. 원자력 발전소는 이러한 종류의 에너지 방출을 조절하고 사용한다. 조절되지 않는 핵에너지 방출의 예는 원자폭탄이다.

그림 1-1 단두대의 칼날은 위치에너지와 운동에너지의 역학적 관계를 보여주는 좋은 예이다. 칼날이 최고 높이까지 끌어올려진 다음 그 높이에서 고정되면 위치에너지를 가진다. 칼날이 떨어질 때 위치에너지는 운동에너지로 변환된다.

전자기에너지(electromagnetic energy)는 아마도 덜 익숙한 에너지의 형태이다. 그러나 X선 영상에서 사용하는 에너지의 형태이기 때문에 우리의 목적상 가장 중요하다. X선을 포함하여 전자기에너지는 라디오파, 마이크로파, 자외선, 적외선 그리고 가시광선도 포함된다.

물질이 모양, 크기 형태가 다른 것으로 변하듯이 에너지도 하나의 형태에서 다른 형태로 변할 수 있다. 예를 들어, 방사선학에서 X선 영상장치에서 전기에너지는 전자기에너지(X선)을 만드는 데 이용되고 이 에너지는 영상 필름에서 화학적 에너지로 변환되거나 디지털 영상 수신기에서는 전기신호로 변환된다.

모든 것들이 물질 혹은 에너지로 분류될 수 있다는 표현을 생각해보자. 우리가 살고 있는 일상생활 주변을 살펴보면 이 표현을 확신할 수 있다. 모든 것들은 물질과 에너지 혹은 둘로 분류할 수 있다. 즉 물질과 에너지는 나란히 존재한다. 움직이는 자동차는 질량과 운동에너지를 가지고 끓는 물은 질량과 열에너지를 가지며, 기울어진 피사탑은 질량과 위치에너지를 가진다.

물질과 에너지의 특이한 속성은 알버트 아인슈타인의 유명한 상대성 이론에서 최초 언급된 물질과 에너지는 상호 변환된다는 것이다. 아인슈타인의 상대성 이론인 **질량-에너지 등가법칙(mass-energy equivalence equation)**이 그 이론의 기초가 된다.

질량-에너지 등가법칙

$E=mc^2$

(E : 에너지, m : 질량, c : 진공상태에서의 광속)

이러한 질량-에너지 등가성은 원자폭탄, 원자력발전소, 그리고 핵의학 영상장치들의 기초가 된다. 공간을 지나가며 방출되고 전달되는 에너지를 방사선이라 한다. 피아노 줄이 진동할 때 소리가 퍼져나간다. 소리는 방사선의 한 형태이다. 돌을 조용한 연못에 던지면 잔물결이나 파도가 한 점에서 방사된다. 전자기에너지의 형태인 가시광선도 태양에 의해 방사되며 전자기 방사선이라 한다. 이러한 전자기에너지를 **전자기 방사선** 혹은 간단히 **방사선(radiation)**이라고 한다.

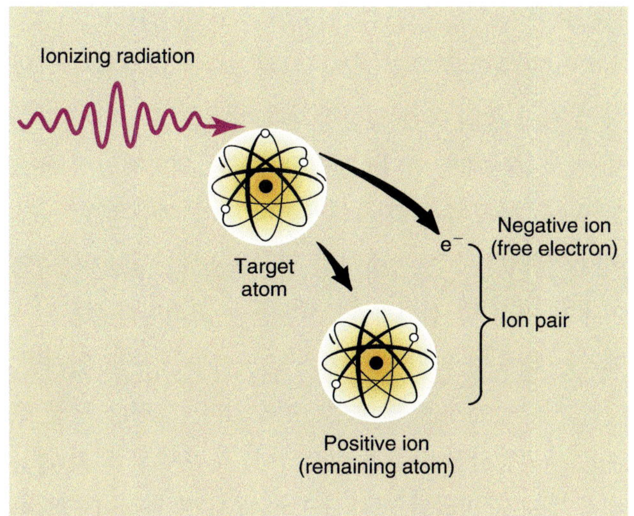

그림 1-2 전리는 원자로부터 전자를 떼어내는 것이다. 전리의 결과로 방출된 전자와 양이온화된 원자를 합쳐 *이온쌍(ion pair)*이라고 한다.

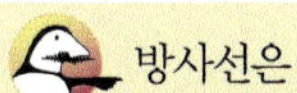 방사선은 에너지의 전달이다.

물질이 방사선을 가로 막아 일부 혹은 전부를 흡수한 경우 **노출되었다** 혹은 **조사되었다**라고 한다. 하룻동안 해안가에서 보내면 자외선에 노출된다. 자외선은 일광화상의 원인이 되는 방사선의 형태이다. 방사선 촬영 중에 환자가 X선에 노출되었을 때 조사되었다고 말한다. 전리방사선(ionizing radiation)은 X선을 포함하는 특별한 방사선의 형태이다. 이러한 전리방사선은 그림 1-2와 같이 물질과의 상호작용으로 궤도전자를 원자핵으로부터 이탈시킬 수 있는데, 이러한 상호작용을 **이온화(ionization)**라고 한다. 방사선과 물질 사이의 상호작용의 이러한 형태를 전리라 한다. 전리는 X선이 원자의 궤도전자에 가까이 지나가면서 원자로부터 전자를 제거하는데 충분한 에너지를 전자에게 전달해 줄 때 발생한다. 전리방사선은 또 다른 원자와 상호작용하여 전리를 일으킨다. 분리된 궤도전자와 원자를 **이온쌍(ion pair)**이라 한다. 전자는 음이온이 되고, 원자는 양이온이 된다.

 전리는 원자에서 전자를 떼어내는 것을 의미한다.

이와 같이 물질을 전리할 수 있는 어떤 종류의 에너지를 전리방사선이라 한다. X선, γ선, 그리고 자외선은 전리시킬 수 있는 충분한 에너지를 가진 전자기방사선의 유일한 종류들이다. 어떤 고속입자(높은 에너지를 가지는 입자)도 또한 전리를 시킬 수 있다. 입자형태의 전리방사선의 예는 알파(α) 입자와 베타(β) 베타 입자(제2장 참조)가 있다. 알파와 베타 입자들을 때론 알파선, 베타선이라고 하지만 이러한 표현은 올바르지 않다.

전리방사선의 본질

많은 형태의 방사선은 해가 없지만 전리방사선은 인체에 피해를 줄 수 있다. 인체는 그림 1-3과 같은 다양한 전리방사선원에 노출되어 있다. 이러한 선원들은 크

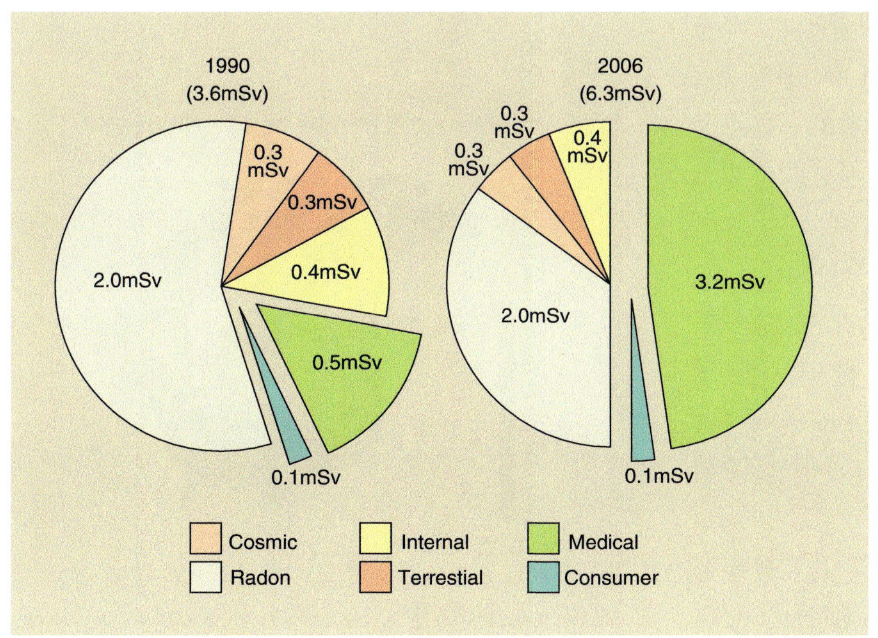

그림 1-3 미국의 평균 피폭선량에 기여하는 다양한 방사선원(1990년)

게 **자연방사선원**과 **인공방사선원**으로 분류할 수 있다.

자연방사선은 크게 다음 4가지, 즉 **우주선**, **지각 방사선**, **내부적으로 존재하는 방사성 핵종**, 그리고 **라돈**으로 분류할 수 있다. 우주선은 미립자이며, 태양과 별들에서 방출된 방사선이다. 지구에서 우주선의 농도는 위도와 경도에 따라 증가하고 있다. 지각 방사선은 우라늄, 토륨의 침전물과 다른 방사성 핵종에서 생긴다. 그 농도는 지역의 지질학적 특징에 크게 의존한다. 주로 칼륨(^{40}K)과 같은 내부적으로 축적된 방사성 핵종은 자연적 대사라고 볼 수 있다. 이 원소는 항상 우리 주변에 있고 각각 동등한 선량의 영향을 미친다.

자연방사선 중 가장 큰 방사선원은 라돈(Rn)이다. 이 라돈은 우라늄의 자연적 붕괴에 의해 생성되는 기체 상태의 핵종인데 지구에 미량으로 존재한다. 콘크리트, 벽돌, 그리고 석고인조 벽판과 같이 토양에 기원한 모든 물질은 라돈을 포함하고 있다. 라돈은 투과력이 거의 없는 알파 입자를 방출하기 때문에 오직 폐에만 영향을 미친다.

종합적으로 자연방사선원들은 미국 중부지방에 0.02~0.1 μGy/hr 정도로 영향을 주고 있다(그림 1-4). 이 선량은 Gulf 해안을 따라서 연간 0.2 m Gy/yr 정도이며, 플로리다에서는 1m Gy/yr 정도이고, 로키 산맥에서는 더 높다.

그러나 인류가 현재 이러한 자연방사선의 수준에서도 수십만 년 동안 존재해 왔으며, 인류 진화는 이러한 자연방사선에 의해 영향을 받아 왔다. 일부 유전학자들은 진화는 주로 전리방사선에 의해 영향을 받는다고 주장한다. 이것이 사실이라면 지난 세기 동안 방사선의 증가하는 의학적 적용과 인류의 연평균 방사선의 노출이 상당히 증가했기 때문에 진정 불필요한 방사선 노출의 조정에 관심을 가져야 한다.

진단방사선은 가장 큰 인공 전리방사선원이다(3.2 mSv/yr). 이러한 추정치는 2006년 방사선 방호와 측정에 관한 국제위원회(NCRP)에 의해 만들어졌다. 하지만 1990년에 NCRP에 의한 초기 추정치는 거의 0.4 m Sv/yr이다. 16년 기간 동안의 증가는 전산단층촬영(CT)과 고선량의 투시촬영의 이용 증가로 인한 결과이다.

의학에서 X선의 적용으로부터 얻는 이익은 명백하다. 그러나 그러한 적용은 신중해야 하고, 환자나 개인의 불필요한 노출을 줄일 수 있도록 주의해야 한다.

이러한 책임은 주로 방사선 기술자인 방사선사가 방사선 검사 동안 X선 영상장치의 작동을 조정하기 때문에 방사선사에게 있다. 전리방사선의 의학적인 적용으로 인해 현재 수용되는 대략적인 연간 선량은 3.2 mSv이다. 이러한 수준은 방사선 검사를 받지 않았거나 1년 이내에 여러 번 검사를 한 사람들을 고려한다. 즉 일부에게는 의료에 의한 방사선 노출도가 0일 수도 있지만, 다른 사람들에게는 꽤 높을 수도 있다. 그러나 평균 수준은 자연방사선 수준과 비슷하다. 따라서 왜 의학 영상에서 방사선 관리와 방사선 안전에 대해 관심이 필요한지 질문을 할 수도 있을 것이다.

질문: 연간 평균 방사선량의 몇 %가 의료영상에 의한 것인가?

해답: $\frac{3.2\ \text{mSv}}{6.3\ \text{mSv}} = 0.508 = 51\%$

인공방사선의 다른 선원들은 원자력 발전, 연구적 응용, 그리고 산업적 선원들과 소비 물품들을 포함한다. 원자력 발전과 다른 산업적 응용은 방사선량에 매우 작은 영향을 미친다. 시계 눈금판, 출구 표시, 연기 탐지기, 손전등 덮개, 그리고 항공감시 시스템과 같은 소비 제품들의 연간 방사선량은 약 0.1 mSv이다.

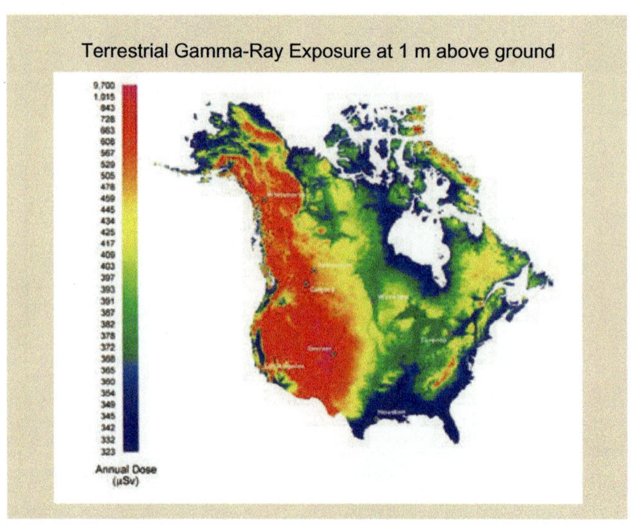

그림 1-4 미국 전역에 지상 1 m 높이에서의 방사선 노출(U.S. Geological Survey)

X선의 발견

X선은 개발된 것이 아니라 우연히 발견되었다. 1870년대와 1880년대에 걸쳐 많은 대학의 물리 연구실에서는 **음극선**의 전도 혹은 **크룩스관(Crookes tube)**이라고 알려진 크고 일부 진공상태의 유리관을 지나는 전자를 연구하고 있었다. 윌리엄 크룩스(William Crookes) 경은 독학한 천재성을 지녔지만 상당히 겸손한 영국 사람이었다. 그의 이름을 가진 관은 현재의 형광등과 X 선관의 전신이다.

크룩스관은 여러 종류가 있다. 대부분의 관이 X선을 만들 수 있다. 뢴트겐(Roentgen)은 X선을 발견했을 때, 그림 1-5와 같은 크룩스관의 형태의 관으로 실험을 하였다.

1895년 11월 8일, 뢴트겐은 독일 뷔르츠부르크(Würzburg) 대학의 물리학 연구실에서 일하고 있었다. 그는 실험실을 어둡게 하고 크룩스관을 검은 인화지로 완전히 봉입하였기 때문에, 음극선 효과를 더 잘 관찰할 수 있었다. 형광성 물질인 **바륨 시안화백금**으로 코팅된 판이 크룩스관으로부터 몇 피트 떨어진 작업대 위쪽에 우연히 놓이게 되었다.

크룩스관을 봉한 검은 종이 때문에 어떠한 가시광선도 크룩스관으로부터 빠져나갈 수 없었다. 그러나 뢴트겐은 바륨 시안화백금이 빛을 낸다는 것을 알게 되었다. 이러한 빛의 강도는 그 판이 크룩스관에 가까이 갈수록 증가했다. 결과적으로 빛이 자극의 원천임을 의심할 여지가 없었다. 이러한 빛을 **형광(fluorescence)**이라 불렀다.

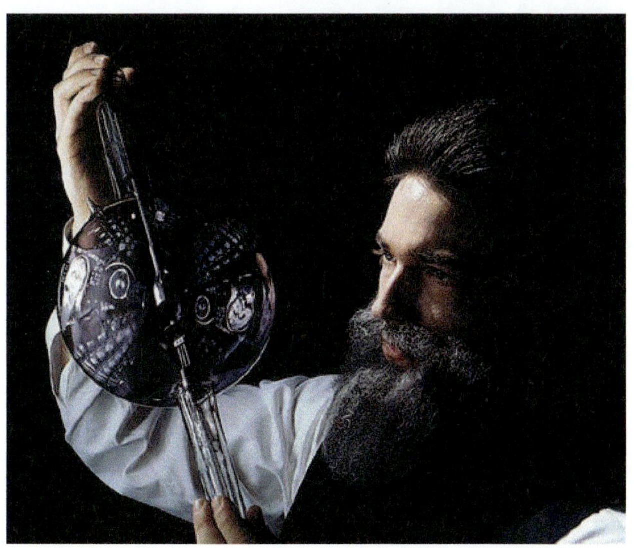

그림 1-5 뢴트겐이 X선을 발견했을 때 크룩스관 형태. 음극에서 방출되는 음극선(전자)이 고전압에 의해 양극으로 당겨와 양극에서 X선과 형광빛이 발생한다(Memorial Hermann Hospital, Gary Leach).

뢴트겐이 'X선'이라고 명명한 이 빛의 연구에 대한 직접적인 접근법은 나무, 알루미늄, 그의 손 등 다양한 물질을 크룩스관과 형광판 사이에 놓았던 것이다. 'X'라는 것은 '알려지지 않은, 미지'를 의미하였다. 그는 열정적으로 몇 주 동안 이 연구를 계속했다.

뢴트겐의 초기 연구는 매우 철저했고, 1895년 말에 실험적 결과를 과학단체에 보고할 수 있었다. 이 업적으로 그는 1901년에 물리학에서 최초로 노벨상을 받았다. 또한, 1896년 초에 처음으로 의학적 X선 영상을 만들어 냈고, 이를 세상에 발표했다. 그 영상은 그의 부인의 손이었다(그림 1-6). 그림 1-7은 1896년 2월 초에 다트머스(Dartmouth) 대학의 물리 연구실에서 촬영한 미국 최초의 X선 조사로 보고된 사진이다.

X선 발견은 다음과 같은 이유로 인류 역사상 중대한 사건의 하나로 평가하고 있다. 첫째로 그 발견은 우연한 것이었다. 둘째로, 뢴트겐과 동시대의 12여 명이 뢴트겐보다 미리 X선을 관찰하고 있었지만 이러한 다른 물리학자들은 어느 누구도 그 중요성을 알지 못했고 연구하지 않았다. 셋째로, 뢴트겐은 한 달도 안 되는 기간 내에 과학적 열정을 가지고 그의 발견을 하였으며, 오늘날 우리가 알고 있는 X선에 대한 거의 모든 특성을 설명하였다.

현대 방사선학의 발전

X선 검사에는 3가지 일반적인 형태가 있다. 즉 **촬영법**, **투시법** 그리고 **CT**이다. 방사선 촬영법은 필름 혹은 고체기반 영상 수용체 그리고 보통 여러 방향으로 X선관이 이동할 수 있는 선로를 천장에 장착한 움직일 수 있게 하는 X선관을 사용한다. 이러한 검사는 방사선사에게 정적인 영상을 제공한다.

투시법은 보통 검사 테이블 아래에 위치한 X선관으로 이루어지는 검사이다. 방사선사는 TV 모니터나 평판형 영상 디스플레이로 움직이는 영상을 볼 수 있다.

전산단층촬영(computed tomography; CT)은 회전하는 X선원과 검출기 배열을 사용한다. 정적인 영상이 해부학적인 관상면, 시상면, 가로면 혹은 경사면에서 재구성될 수 있도록 하기 위해 대량의 데이터가 획득된다. 이러한 세 가지 종류의 기본적인 조사의 많은 변형들이 있지만 일반적으로 X선 장비는 비슷하다.

> 좋은 영상을 위한 X선 빔을 제공하기 위해서는 고전압과 충분한 전류의 X선관이 필요하다.

X선관의 전압은 킬로볼트 피크(kVp)로 측정된다. 1kV는 1,000 V의 전위와 같다. X선관의 전류는 밀리암페어(mA)로 측정되는데, 암페어(A)는 전류의 측정 단위이다. 접두어 밀리(m)는 1/1,000 혹은 0.001을 의미한다.

질문: 보통 X 선원과 영상 수용체 사이의 거리(SID)는 1 m이다. 이 길이를 mm로 환산하시오.
해답 : 1 mm = 1/1,000 m = 10^{-3}. 따라서 1,000 mm = 1 m

오늘날 전압과 전류는 다소 복잡한 전기회로를 통해 X선관에 제공되지만, 뢴트겐 시대에는 단순한 정전발전기가 이용되었다. 이 장치는 단지 수 mA의 전류와 50 kVp 정도의 전압만 공급된다. 오늘날은 1,000 mA와 150 kVp가 흔하게 이용된다.

초기 방사선 촬영 절차는 종종 30분이나 더 이상의 노출시간으로 요구했다. 긴 노출시간은 영상의 흐림을 야기시킨다. 이러한 노출시간을 줄이는 하나의 발전은 유리 사진건판과 조합된 **형광 강화 스크린**을 사용하는 것이었다.

미첼 푸핀(Michael Pupin)이 1986년에 방사선 강조 스크린의 사용을 설명했다고 알려져 있으나 수 년 후에야 충분한 인정을 받았고 사용되었다. 뢴트겐 시대 동안 방사선 사진은 한 면에 사진 유제층으로 코팅된 유리판을 노출시킴으로서 만들어졌다.

찰스 레오나르드(Charles L. Leonard)는 양면이 유제로 코팅된 판을 X선에 노출시킴으로써, 조사시간은 반이 되고 영상도 상당히 향상된다는 것을 발견하였다. 양쪽 유제 사용의 주장은 1904년에 제기되었지만, **양면 유제 필름**은 1918년까지 상업적으로 사용되지는 않았다.

방사선 촬영에 사용되는 고품질 유리의 대부분은 벨기에나 유럽의 다른 나라에서 생산되었다.

이 유리의 공급은 제1차 세계대전 동안 중단되었다. 그래서 방사선사들은 유리판 대신 필름을 이용하기 시작했다. 증가하는 방사선 서비스에 대한 군대의 수요가 유리판 대신 다른 대체물의 필요성을 만들었다. 그 대체물이 **셀룰로오스 질산염(cellulose nitrate)**이다. 그 대체물은 기존의 유리판보다 훨씬 더 좋은 것으로 드러났다.

투시법은 1898년 미국의 발명가 토마스 에디슨(Thomas

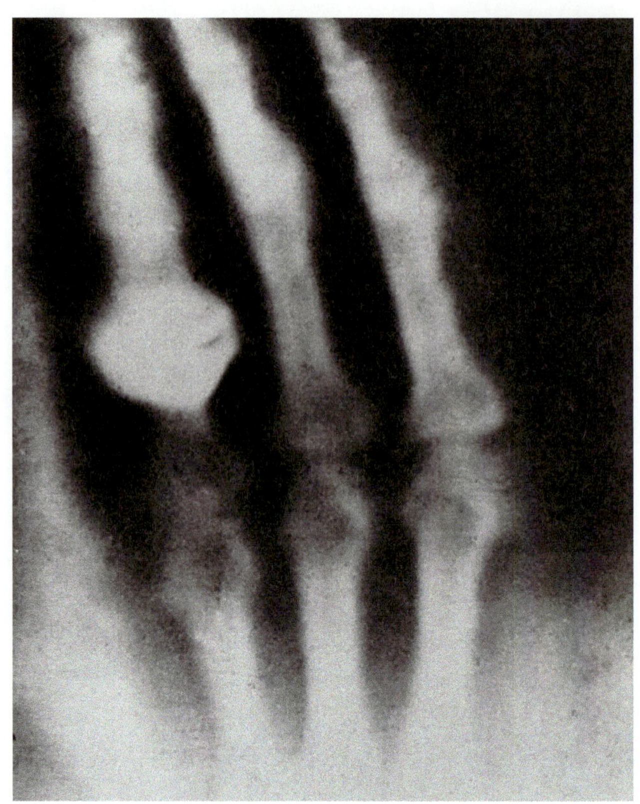

그림 1-6 이 방사선 사진은 뢴트겐 부인의 손을 촬영한 것이다. X선의 의학적 적용 가능성을 최초로 보여주는 이 사진은 X선을 발견한 후 며칠 뒤 촬영되었다(독일 뢴트겐 박물관).

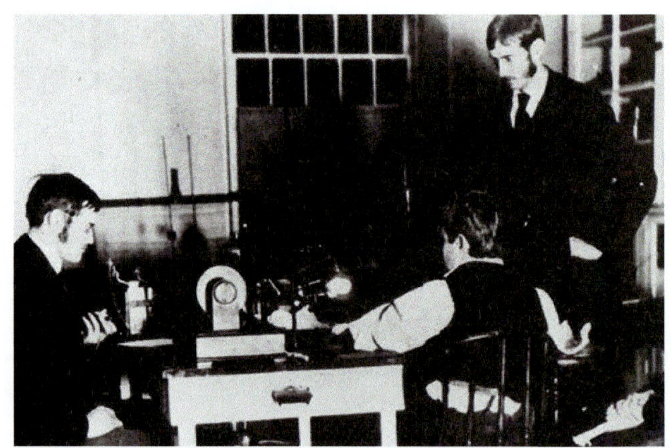

그림 1-7 이 사진은 미국에서의 첫 X선 의료 검사를 기록한 것이다. 뉴햄프셔(New Hampshire) 주 하노버(McCarthy of Hanover)에 살던 어린 환자 에디(Eddie)는 코네티컷(Connecticut) 강에서 스케이트 타다가 손목관절이 부러졌는데, "X-light"로 사진을 촬영하기 위해 손목을 내밀고 있다. 그의 주위에 사진의 왼쪽에는 다트머스(Dartmouth) 대학의 E.B.Frost 교수이고, 오른쪽에는 Mary Hitchcock 병원의 의사인 그의 형 Dr.G.D.Frost가 보인다. 촬영장치는 F.G. Austin 교수가 그의 물리학 실험실에서 1896년 2월 3일에 제작한 것이다(Mary Hitchcock Hospital 제공).

A. Edison)에 의해 개발되었다(그림 1-8). 에디슨의 첫 투시 물질은 당시 연구용 물질을 넓게 사용되던 바륨 시안화 백금이었다. 그는 오늘날에도 사용되는 CdS와 CdWO4의 두 물질을 포함한 1,800개 이상의 다른 물질의 형광 특성을 연구하였다.

에디슨이 X선에 관한 연구를 계속하였더라면 더 많은 부가적인 발명품들을 개발했을 것이라고 말할 수는 없다. 그러나 그의 오랜 친구이자 조력자인 클라렌스 델리(Clarence Dally)가 심각한 X선 화상에 의해 결국 양손을 절단해야 했을 때 방사선 연구를 포기하였다. 델리는 1904년에 사망하였고, 미국에서 첫 X선 희생자로 기록되었다.

X선에 의한 환자의 노출을 줄이고 X선 화상의 가능성을 최소화하기 위해 설계된 두 개의 장치가 20세기로 접어들기 전에 보스톤 치과의사인 윌리엄 롤린스(William Rollins)에 의해 소개되었다. 롤린스는 치아를 촬영하기 위해 X선을 사용하였고, 중간에 구멍이 있는 **납판**, 즉 일종의 가로막으로 X선을 제한하고, 가죽이나 알루미늄 필터를 삽입하면 방사선 사진의 진단 가치를 향상시킨다는 사실을 알았다.

이러한 **조준(collimation)**과 **여과(filtration)**의 첫 번째 응용 이후 이러한 기술의 일반적인 적용까지는 오랜 시간이 걸렸다. 이런 장치는 나중에 X선과 관련된 위험성을 줄여 준다고 인식되었다. 거의 같은 시대에 만들어진 두 개의 신개발품이 몇몇 물리학자의 손에서만 있던 X선의 사용을 가치 있고 큰 규모의 의학 신제품으로 변화시켰다.

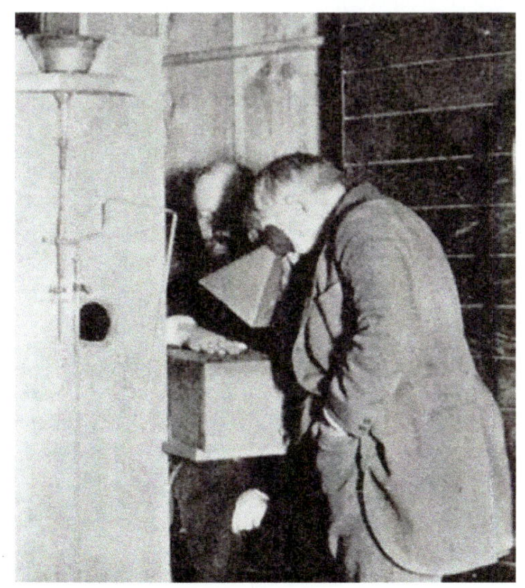

그림 1-8 토마스 에디슨(Thomas Edison)이 자신이 고안한 투시촬영기를 통해서 그의 불행한 제자 클라렌스 델리(Clarence Dally)의 손을 보고 있는 장면이다. 델리의 손이 올려져 있는 상자 안에는 X선관이 설치되어 있다.

1907년 스눅(H.C.Snook)은 유도 코일을 이용하는 고전압 전력 공급장치를 소개하였다.

스눅 변압기는 다른 장치에 비해 월등히 우수했지만, 용량은 크룩스관의 용량을 훨씬 초과하였다. 쿨리지관(Coolidge tube)이 소개되었을 때 비로소 스눅 변압기가 널리 사용되었다.

뢴트겐이 1895년에 사용한 크룩스관 형태는 수 년간 이용되었다. 비록 X선 종사자들에 의해 다른 변형품들이 만들어졌지만 약 20년이 지나도록 본질적으로는 변하지 않았다.

충분한 임상 실험을 거친 후, 윌리엄 쿨리지(William D. Coolidge)는 1913년에 의학계에 열음극 X선관을 발표하였다. 즉시 그 관은 크룩스관보다 훨씬 더 우수하다고 인정되었다. 또한 X 선 강도와 에너지를 정확히 독립적으로 선택이 가능하게 하는 진공관이다. 이는 종래의 가스 충전형 관으로서는 불가능한 일이었다. 오늘날 X선관은 쿨리지관의 개선제품이다.

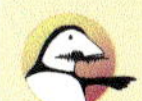

방사선학은 스눅 변압기와 쿨리지 X선관에 의해 의학 전문 영역으로 부각되었다.

현대 방사선학의 시대는 스눅 변압기와 쿨리지관이 있었던 때부터 시작된다. 그때부터 수용 가능한 수준의 kVp와 mA가 가능하게 되었다. 그 시대의 일부 개발은 진단 영상에 그렇게 중요한 영향을 끼치지는 못했다.

1913년에 독일인 버어키(Gustav Bucky)가 고정식 격자 'Glitterblende'를 발명하였는데, 2개월 후 두 번째 특허품인 이동식 격자를 발명하였다. 1915년에 미국인 포터(H. potter)는 1차 세계대전 때문에 버어키의 특허를 모르고 있었던 포터가 뒤늦게 버어키의 특허를 알고 난 후 버어키의 공로를 인정하여 이동식 격자는 Potter-Bucky 격자라는 이름으로 1921년에 소개되었다.

1946년에 광 증폭기관이 벨 전화기 연구소에서 처음으로 소개되었다. 이 장치는 영상증배관으로 1950년까

상자 1-1 현대 방사선의 발전에 기여한 중요한 사건들

연도	사건
1895	뢴트겐의 X선 발견.
1896	처음으로 진단과 치료에 X선의 의학 적용이 이루어짐.
1900	최초 미국 방사선 단체(조직)인 The American Roentgen Society가 설립됨.
1901	뢴트겐이 최초 노벨물리학상 수상.
1905	아인슈타인이 상대성 이론과 유명한 방정식 $E=mc^2$ 을 설명함.
1907	Snook interrupterless 변압기가 소개됨.
1913	보어(Bohr)가 핵과 궤도전자로 그의 원자모형을 이론화함.
1913	Coolidge 열 필라멘트 X선관이 개발됨.
1917	셀룰로오스 질산은 필름 재료가 널리 사용됨.
1920	몇몇 연구자들이 조영제로서 용해성 요오드 화합물 사용을 제시함.
1920	미국방사선전문기사협회 (ASRT; The American Society of Radiologic Technologists)가 설립됨.
1921	Potter-Bucky 격자가 소개됨.
1922	콤프톤(Compton)이 X선 산란을 설명함.
1923	셀루로오스 아세테이트인 'safety'라는 X선 필름이 소개됨 (Eastman Kadak).
1925	첫 국제 방사선 회의가 런던에서 소집됨.
1928	렌트겐이 X선 강도 단위로 정의함.
1929	Forssmann이 심장 카테터법을 그 자신에게 시행함.
1929	회전 양극 X 관이 소개됨.
1930	단층 촬영장치가 몇몇 개인 연구자들에 의해 선보여짐.
1932	푸른색 염료를 X선 필름에 추가함(DuPont).
1932	X 선과 라듐 방호에 관한 미국 위원회(지금은 NCRP)에서 처음으로 선량 한계를 공포함.
1942	Morgan이 전자식 사진 조절장치를 전시함.
1942	처음으로 자동 필름 처리장치가 소개됨(Pako).
1948	Coltman이 처음으로 형광 영상 증배관을 개발함.
1951	다방향 단층 X선 촬영장치(polytomography)가 소개됨.
1953	'Rad'가 공식적인 흡수 선량 단위로 채택됨.
1956	X선 전자사진법(xeroradiography)이 시연됨.
1956	처음으로 자동 롤러 전송 필름 처리장치가 소개됨(Eastman Kadak).
1960	고분자 재료필름(polyester base film)이 소개됨(DuPont).
1963	Kuhl와 Edwards가 단일광자단층촬영(SPECT)를 선보임.
1965	90초 고속 처리장치(ninety-second rapid processor)가 소개됨 (Eastman Kadak).
1966	진단 초음파가 일반적으로 상용화됨.
1972	단면 유제필름과 one-screen 유방촬영이 상용화되기 시작함 (DuPont).
1973	Hounsfield가 첫 단층촬영장치(CT) 영상 시스템(EMI, Ltd) 개발 완료.
1973	Damadian과 Lauterbur가 처음으로 MRI를 만듦.
1974	희토류 방사선 영상증감지(rare earth radiographic intensifying screen)가 소개됨.
1977	Mistretta가 디지털 감산투시장치(digital subtraction fluoroscopy)를 시연함.
1979	Allan Cormack와 Godfrey Hounsfield가 CT로 노벨 생리학상과 의학상을 받음.
1980	최초 상용 초전도 MRI 장치가 소개됨.
1981	Barnes에 의해 slot scan 흉부 X선 영상이 소개됨.
1981	국제단위계(SI)가 국제 방사선단위측정위원회(ICRU)에 의해 채택됨.
1982	의료영상 저장전송시스템(PACS)이 상용화되기 시작함.
1983	평판 입자 필름 유제가 처음으로 개발됨(Eastman Kadak).
1984	CR용 레이저 자극 형광체가 개발됨(Fuji).
1988	뇌자기도검사(MEG)에서 초전도양자간섭장치(SQUID)가 처음으로 사용됨.
1990	최신의 건조유방촬영술(xeromammography) 시스템이 생산됨.
1990	나선형 CT가 소개됨(Toshiba).
1991	Twin-slice CT가 개발됨(Elscint).
1992	유방촬영품질관리(MQSA)가 통과됨.
1996	박막트랜지스터(TFTs)를 사용하는 디지털 방사선촬영술이 개발됨.
1997	전하결합소자(CCD) 디지털 방사선촬영술이 Swissray에 의해 소개됨.
1997	Rowland에 의해 비정질 셀레늄 평판 영상 수용체가 디지털 방사선 촬영장치에 시연됨
1998	Multislice CT가 소개됨(General Electric).
1998	디지털 방사선촬영술에서 비정질 실리콘-CsI 영상 수용체가 시연됨.
2000	최초 직접 디지털 유방촬영 영상 시스템이 상용화됨(GE; General Electric).
2002	16-slice 나선형 CT가 소개됨.
2002	양전자 단층촬영장치(PET)이 일상 임상 서비스로 적용됨.
2003	Paul Lauterbur와 Peter Mansfield 경이 MRI로 노벨 물리학상과 의학상을 받음.
2004	64-slice 나선형 CT가 소개됨.
2005	Dual-Source CT가 소개됨(Siemens).
2007	320-slice 나선형 CT가 소개됨(Toshiba).
2009	NCRP 권고 No. 160 "*미국 국민의 전리방사선 피폭: 2006*" 발간.

지 투시촬영에 적용되었다. 오늘날 이러한 영상증배관 기반의 투시촬영(image-intensified fluoroscopy)은 고체 기반 영상 수용체로 대체되고 있다.

최근 매 10년마다 의료 영상에 있어서 놀랄 만한 발전이 있었다. 감마 카메라 출현과 같이 1960년대에 진단용 초음파촬영술이 출현되었다. 양전자 방출 단층촬영(PET)과 X선 전산단층촬영(CT)은 1970년대에 들어서 개발되었다. 자기공명영상(MRI)은 1980년대에 인정된 영상장치가 되었고, 최근에는 디지털 방사선 촬영과 디지털 투시촬영이 증감지-필름 방사선 촬영 및 영상증배관 기반 투치촬영술(형광투시법)을 빠르게 대체하고 있다. 상자 1-1에 중요한 발전들에 대해 연대순으로 요약하였다.

방사선 장애에 관한 보고

미국에서 첫 번째 X선의 사망자가 1904년에 발생하였다. 불행하게도 방사선 장해는 오히려 초기에 자주 발생했다. 이런 장해들은 보통 피부장해, 탈모, 그리고 빈혈 등의 형태로 나타났다. 특히 내과의와 환자들이 상해를 입었는데, 사용 전 저에너지 방사선으로 만족스러운 영상을 획득하기 위해서는 오랜 노출시간이 필요했기 때문이었다.

그 이후 1910년까지 이러한 급성 장해는 X선의 생물학적 효과가 과학적으로 조사되고 보고됨에 따라 규제되기 시작했다. 쿨리지 X선관과 스눅 변압기가 도입됨으로써, 표피 장해에 대한 보고의 빈도가 감소되었다.

몇 년 후, 재생불량성 빈혈과 백혈병 같은 혈액장해들이 다른 사람들에 비해 방사선전문의에게 매우 높게 발생하고 있었다는 사실이 밝혀졌다. 이러한 사실 때문에 납 장갑과 납 치마와 같은 방사선 기구나 피복이 방사전문의 사용을 위해 개발되었다. X선 작업자들에게도 개인 방사선 모니터링 장비를 제공하여 지속적으로 관찰하게 되었다. 방사선학에 있어서 방사선 안전에 대한 이러한 주의는 효과가 있었다.

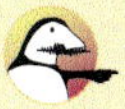
효과적인 방사선 방호 수행으로 현재 방사선학에 관련된 직업은 안전하다고 여겨진다.

기본적인 방사선 방호

오늘날 진단방사선학에 있어서 방사선 관리의 중요성은 환자 보호에 대한 개념으로 전환되었다. 최근 연구는 일반적 진단과정에 사용되는 저선량의 X선일지라도 잠재적 유해효과가 적으나마 발생할 수도 있다고 제시하고 있다. 또한 임신 초기의 태아는 방사선에 매우 민감하다는 사실도 입증되었다.

이러한 연구를 소개함으로써 방사선사들과 환자에 대한 충분한 방호의 중요성을 강조하고 있다. 방사선사는 기본적인 방사선 방호 절차에 따라 최소한의 방사선 노출로 X선 영상장치를 안전하게 작동시키는 방법을 배워야 한다.

방사선 교육의 초기에 X선 영상 시스템을 다루게 되는데 그 후 일하는 환경에 너무 익숙해지면 방사선 관리에 소홀해질 수 있다. 이것은 불필요한 방사선 노출을 초래할 수도 있기 때문에 이런 태도를 갖지 않도록 해야한다. 방사선 방호는 X선 검사 동안 중요하게 고려되어야 한다. 상자 1-2는 방사선 방호의 10가지 규칙에 대한 내용을 나타내고 있다.

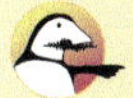
항상 ALARA(as low as reasonably achivable)를 실천하라 : 방사선 노출은 합리적으로 달성 가능한 한 최소로 유지하라.

방사선사와 환자의 방사선 노출을 최소화하는 것은 이런 목적을 달성하기 위해 설계된 방사선 영상장치를 알고 이해한다면 쉽다. 주요한 방사선 방호장치 일부에 대한 간단한 설명은 다음과 같다.

여과

보통 알루미늄이나 구리의 금속 필터는 X선관 장치 내에 삽입되어 저에너지의 X선이 환자에게 도달하기 전에 흡수되게 한다. 이러한 저에너지 X선은 진단적 가치가 매우 적다.

콜리메이션

영상화하고자 하는 인체의 일부에 유용한 X선빔을 제한함으로써 인접 조직에 X선이 불필요하게 노출되는 것을 방치해 준다. 콜리메이터는 다양한 모양을 제공한다. 조정가능한 광원을 포함한 콜리메이트는 가장 자주 사

상자 1-2 10가지 방사선 방호 규칙

1. 시간, 거리, 그리고 차폐에 관한 방사선 관리의 중요한 원칙을 이해하고 적용해야 한다
2. 잘못된 방사선 안전관리에 익숙해지지 않아야 한다.
3. 1차 선 가까이에 절대로 서 있지 않아야 한다.
4. 방어벽 뒤에 있지 않을 때에는 항상 방어복을 착용 해야 한다.
5. 항상 개인 선량계를 착용하고 방어 앞치마 바깥부분 깃에 달아 둔다.
6. 방사선 조사 시 절대로 환자를 잡고 있지 않는다. 잡아야 할 경우는 기계적인 제어장치를 사용해라. 그 외에는 환자 가족들이 환자를 잡게 하라.
7. 환자를 잡고 있는 사람은 항상 방어 앞치마를 입어야 하고 가능하다면 방어 장갑도 착용하여야 한다.
8. 사용하여도 검사에 방해가 되지 않는다면, 가임 연령의 모든 사람들에게 생식선 차폐를 하여야 한다.
9. 임신한 환자의 골반이나 하복부 검사 시행은 가능하다면 피해야 하고, 특히 임신기간 중의 첫 3개월 동안은 더 피해야 한다.
10. 항상 검사에 적당하면서도 최소한의 작은 크기로 노출면을 조정해야 한다.

용되는 콜리메이팅 장치이다. 콜리메이터는 또한 산란 방사선을 줄여 영상의 대조도를 향상시킨다.

증감지

오늘날 대부분의 X선 필름은 필름 양쪽에 방사선 영상 증감지(radiographic intensifying screens)가 있는 카세트에서 노출된다. 방사선 영상 증감지로 촬영한 검사는 방사선 영상 증감지 없이 촬영한 검사에 비해 X선에 대한 환자의 노출을 95% 이상까지 줄일 수 있다.

방어복(protective apparel)

납을 함유한 물질은 투시촬영이나 방사선 촬영을 수행하는 동안 방사선사와 방사선전문의가 착용하는 앞치마나 장갑을 만드는 데 사용된다.

생식선 차폐

앞치마나 장갑에 사용되는 동일한 납 함유 물질은 생식선 차폐기구(gonadal shielding)를 만드는 데에도 사용된다. 생식선 차폐기구는 사용되는 X선빔 내나 가까이 있을 경우 임신 가능한 모든 연령대 사람들에게 사용되어져야 하며, 차폐기구는 검사의 진단적 가치에 영향을 미치지 않는 범주 내에서 사용하여야 한다.

방호벽

일반촬영 또는 CT 제어 콘솔은 항상 방호벽(protective barriers) 뒤에 위치한다. 일반 장벽은 납판과 납유리가 설치된다. 일반적인 경우 방사선 검사 동안 사람들은 방호벽 뒤에 있다. 그림 1-9는 일반촬영과 투시촬영 검사실의 예를 보여준 것으로 다양한 방사선 안전장치들을 설명하고 있다.

다른 방사선 방호에 관한 사항들은 다음과 같다. 임산부의 복부/골반 X선 검사는 절대로 필요한 것이 아니라면 임신기간의 첫 3개월 동안은 실시하지 않도록 한다. 또한 검사 시 기술적 결함 때문에 검사가 반복되면 안 된다는 것을 명심해야 한다. 꼭 필요한 검사인 경우 두 번까지만 환자에게 검사를 반복하라. X선 검사 시 환자를 보호할 때 환자의 의학적 관리를 고려해야 한다. 예방차원(검진)의 유방촬영검사를 제외하고 질병이 없는 환자의 검사는 필요하지 않다.

검사 동안 도움이 필요한 환자는 방사선 조사자가 돕기보다는 기계적인 고정장치를 사용하는 것이 올바르다. 필요하면 적절한 방호를 한 환자 가족 중 일원이 잡고 있어야 한다.

측정의 표준 단위

물리학은 여러 형태의 물질과 에너지와의 상호작용을 다루는 학문이다. 모든 과학자들이 그렇듯이 물리학자들은 이러한 상호작용들을 설명함에 있어 정확성과 확실성을 위해 노력한다. 또한 사건에 관한 주관적인 표현을 배제함으로써 불확실성을 제거하기 위해 노력한다. 모든 측정이 정확하다고 가정했을 때, 물리적인 방법을 이용한 모든 관측자들은 정확히 동일한 결과를 얻을 수 있을 것이다.

물리학자들은 정확성과 단순화를 추구하므로 단지 3개의 측정 가능한 양들이 기본적으로 고려된다. 이러한 기본 양(base quantities)에는 **질량**, **길이**, 그리고 **시간**으로 다른 모든 양들의 기본적인 구성이 된다. 그림 1-10은 이 3가지 기본 양들이 방사선과학에서 사용되는 다양한 양들을 표현하는 데 이용되는 예를 보여주고 있다.

2차 양(secondary quantities)은 3가지 기본 양들의 하나 또는 하나 이상의 조합으로 유도되기 때문에 유도량(derived quantities)이라고도 한다. 예를 들어, 부피는 길이의 3승(l^3), 밀도는 질량을 부피로 나눈 것(m/l^3)이며, 속도는 거리를 시간으로 나눈 것(l/t)이다.

부가량(additional quantities)은 과학과 기술 분야의 특수한 영역의 측정을 위하여 고안된 것으로 특수량(*special quantities*)이라고 부르는데, 방사선학에서 조사선량, 흡수선량, 등가선량, 방사능 등이 해당된다.

물리학자들이 우주와 같이 큰 대상과 원자와 같이 작

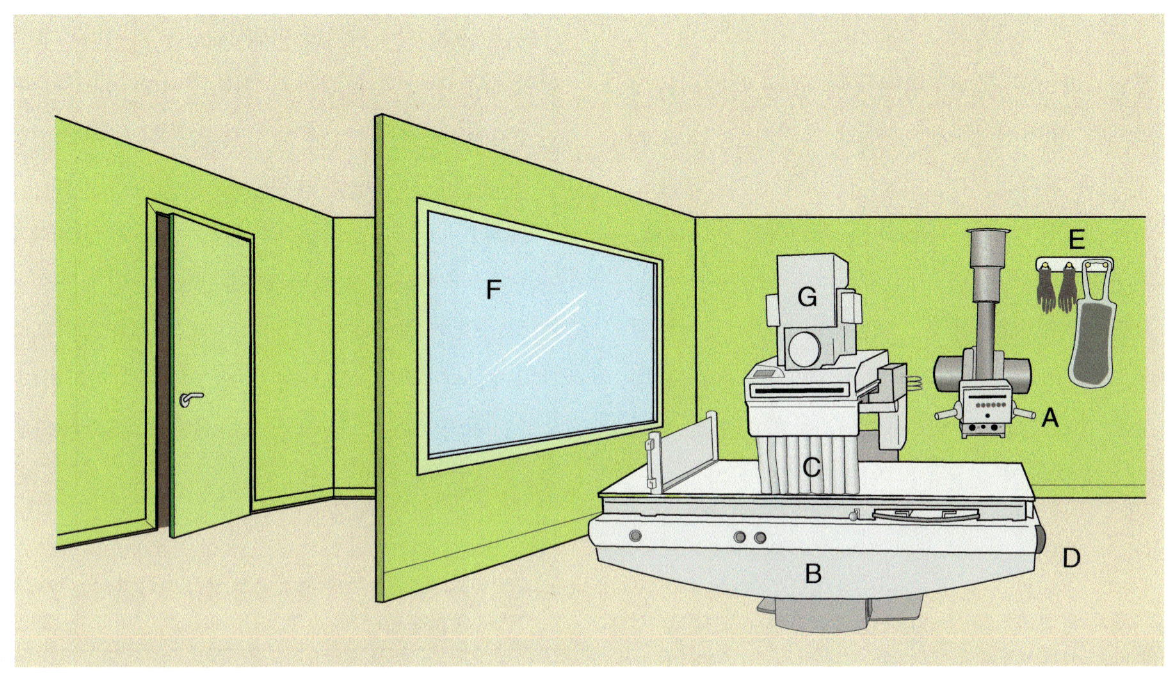

그림 1-9 일반적 목적의 방사선 촬영/투시촬영(R/F) 겸용 영상 시스템은 오버헤드형 방사선 관(A)과 X선관이 아래에 설치된 투시 검사 테이블(B)로 구성되어 있다. 일반적인 방사선 보호장치인 납 커텐(C), 버키 슬롯 커버(D), 납 앞치마와 납 장갑(E), 그리고 차폐 유리창(F) 등이 보인다. 영상 증배장치의 위치(G) 및 영상장비와 관련된 영상장비도 보인다.

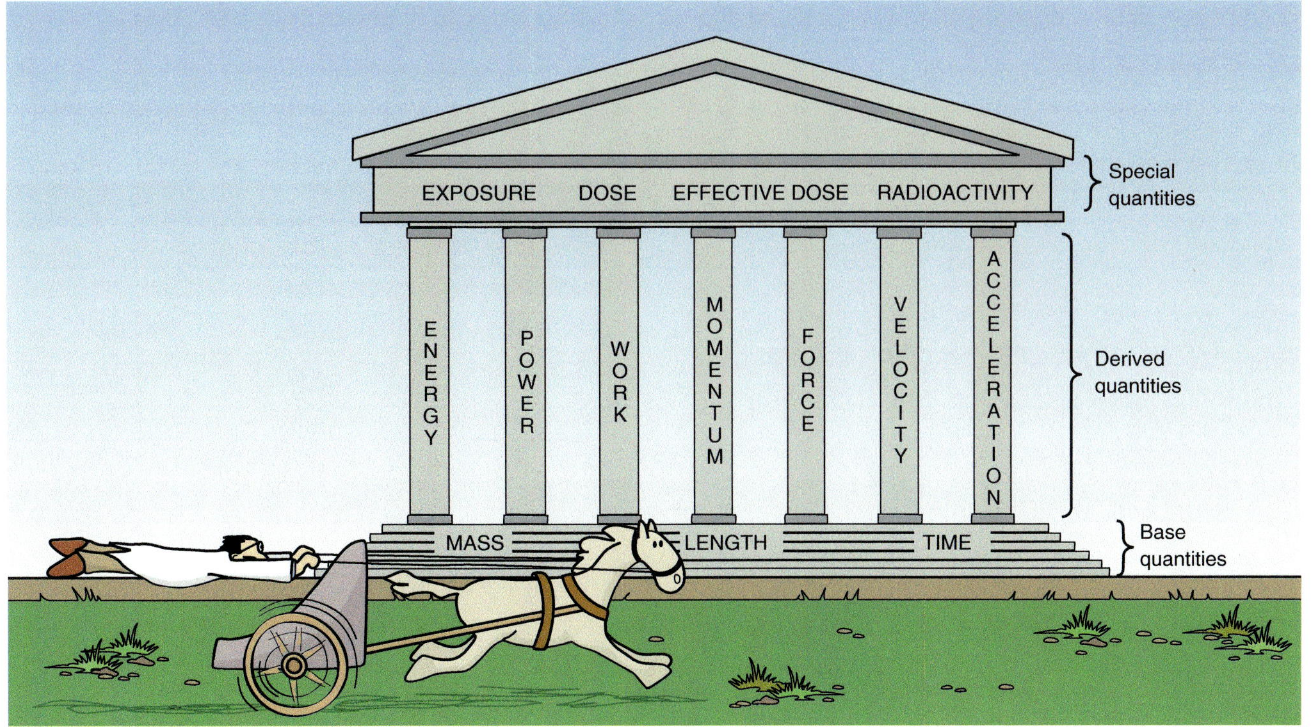

그림 1-10 기본 양들로부터 유도 양이 만들어지며, 방사선과학에 사용되는 특수한 양들도 기본 양에서 유도된다.

은 대상을 연구를 하므로 의미 있는 측정은 재현성이 있어야 한다. 그러므로 기본 양들이 수립된 이후에 잘 정의되고 불변인 표준과 연관되어야 한다. 표준은 기본적으로 국제적인 단체에 의해 정의되고 과학의 발달로 더 큰 정확성을 요구할 때 재 정의되어야 한다.

길이

수년 동안, 파리의 국제도량형국에 있는 플래티늄과 이리듐 막대에 새겨진 두 선 사이의 거리가 길이(length)의 표준 단위로 여겨졌으며, 이 선 사이의 거리를 1 m로 정의하였다. 또한 영어를 사용하는 국가에서는 미터를 길이의 표준 단위로 하였다.

1960년에, 더 정확한 표준 길이의 확립을 위하여 크립톤의 동위원소(Krypton-86)로부터 방출되는 주황색 빛의 파장으로 미터(m)를 재정의하였다. 현재 1 m는 빛이 1/299,792,468초 동안 이동하는 거리로 정의한다.

질량

1 kg은 처음에 4 ℃ 물 1,000 cm^3의 질량(mass)으로 정의하였다. 표준 미터를 사용하던 파리에서는 플래티늄-이리듐 실린더가 질량단위의 표준으로 **킬로그램(kg)**으로 나타냈다. 이것은 물 1,000 cm^3의 질량과 동등한 질량을 가진다. kg은 질량의 단위이며 영국 단위인 **뉴턴**과 **파운드**는 무게의 단위이다.

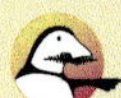

초(s)는 세슘 원자들의 진동에 기반을 둔다.

시간

시간(time)의 표준 단위는 **초(s)**이다. 원래 초는 지구의 축을 중심으로 지구가 회전하는 양(즉, 평균 태양일)으로 정의되었다. 1964년에는 더 나은 표준 단위 확립의 필요성이 또 다른 정의를 이끌어 냈다.

현재 시간은 원자 시계로 측정되고, 세슘 원자들의 진동에 기반을 둔다. 원자 시계는 5,000년 동안 1초 정도의 오차가 있다.

단위

모든 측정치는 **크기**와 **단위**(units)를 가진다. 예를 들어, 선원에서 영상 수용체까지 거리가 100 cm이라면, 크기는 100이지만 단위가 정해지지 않는다면 무의미한 숫자가 된다. 여기서 측정 단위는 cm가 되는 것이다.

표 1-1은 기본 양들을 나타내는 4가지 **단위체계**를 보여준다. 국제단위계(SI)는 MKS(m, kg, s) 단위계의 확장이고 현재의 단위상태를 대표한다. SI는 MKS 단위계와 세 가지 기본 단위와 부가적인 네 가지를 포함한다. SI의 유도단위와 특수단위는 방사선과학의 특수량과 유도량을 나타낸다(표 1-2).

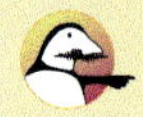

문제를 풀고 결과를 도출할 때 반드시 동일한 단위계를 사용해야 한다.

밀도 8.1 g/ft^3와 압력 700 lb/cm^2은 동일하지 않은 단위이므로 허용되지 않는다. 밀도는 kg/m^3으로 표기하여야 하고 압력은 N/m^2의 단위로 표기하여야 한다.

질문 : 30 cm × 86 cm × 4.2 m 크기의 박스의 부피를 구하여라.

표 1-2 방사선과학의 특수량과 단위

방사선과학에서 사용하는 양	특수 단위	SI 단위
조사선량(exposure)	C/kg	공기 커마(Gy_a)
흡수선량(dose)	J/kg	그레이(Gy_t)
유효선량(effective dose)	J/kg	시버트(Sv)
방사능(radioactivity)	s^{-1}	베크렐(Bq)

표 1-1 단위체계

	SI[1]	MKS	CGS	영국 단위
길이	미터(m)	미터(m)	센티미터(cm)	피트(ft)
질량	킬로그램(kg)	킬로그램(kg)	그램(g)	파운드(lb)[2]
시간	초(s)	초(s)	초(s)	초(s)

1) SI 단위는 4가지 부가적인 기본 단위들을 포함한다.
2) 파운드는 질량과 관련된 힘의 단위이다.

해답 : 부피 공식은
부피 = 길이 × 넓이 × 높이
V = lwh

각각의 값이 다른 단위로 주어져 있기 때문에 오직 한 가지 단위계를 사용해야 하므로

$V = (0.30\ m)(0.86\ m)(4.2\ m) = 1.1\ m^3$

단위들의 곱은 $m \times m \times m = m^3$이 된다는 점을 유의한다.

질문 : 각변이 10 cm 이고, 질량이 0.4 kg인 고체 박스의 밀도를 구하라.

해답 : D = 질량/양(change 10 cm to 0.1 m)
$= 0.4\ kg/(0.1\ m \times 0.1\ m \times 0.1\ m)$
$= 0.4\ kg/0.001\ m^3 = 400\ kg/m^3$

질문 : 9 inch 두께의 환자가 피부 위에 한 개의 동전을 두었다. SID가 100 cm일 때 동전의 확대율은 얼마인가?

해답 : 확대율의 공식은 다음과 같다.

$$M = \frac{SID}{SOD} = \frac{\textit{source to image}\ \text{receptor distance}}{\textit{source to object}\ \text{distance}}$$

$$M = \frac{SID}{SOD} = \frac{100\ cm}{100\ cm - 9\ in}$$

단위를 일치시키기 위하여 9 inch는 cm로 바꾸어 주어야 한다.

$$M = \frac{SID}{SOD} = \frac{100\ cm}{100\ cm - (9\ in \times 2.54\ cm/in)}$$

$$= \frac{100\ cm}{100\ cm - (23\ cm)} = \frac{100\ cm}{77\ cm}$$

$$= 1.3$$

동전의 영상은 동전 사이즈보다 1.3배 확대될 것이다.

역학

역학은 정지해있는 물체(정역학)나 운동하는 물체(동역학)를 다루는 물리학의 한 분야이다.

속도

물체의 운동은 **속도(velocity)**와 가속도의 용어로 설명할 수 있다. 속도는 때로는 **속력(speed)**이라 불리며 물체가 얼마나 빠르게 움직이는가에 대한 척도이며, 더 정확하게 말하면 시간에 따른 위치의 변화율이다.

차의 속도는 시간당 킬로미터(km/h)로 측정한다. SI 단위에서 속도는 초당 미터(m/s)로 나타낸다. 속도 공식은 다음과 같다.

속도

$$V = \frac{d}{t}$$

여기서, d는 시간 t 초 동안 이동한 거리를 나타낸다.

질문: 4초 동안 60m을 날아가는 공의 속도는 얼마인가?

해답: $v = \frac{d}{t}$
$v = 60\ m/4s$,
$v = 15\ m/s$

질문 : 빛은 한 시간 동안 669,000,000 마일을 이동할 수 있다. SI 단위로 빛의 속도는 얼마인가?

해답: $V = \frac{d}{t}$

$$= \frac{6.69 \times 10^8\ mi}{hr} \times \frac{1,609\ m/mi}{3,600\ s/hr}$$

$$= 2.99 \times 10^8\ m/s$$

종종 물체의 속도는 물체의 위치가 변함에 따라 변한다. 예를 들어, 그림 1-11과 같이 드래그 레이스용 자동차가 정지 상태에서 출발하여 80 m/s의 속도로 결승선에 도착했다. **초기 속도** v_0는 0이고, **최종 속도** v_f는 80 m/s이다. 이 때 **평균 속도**는 다음과 같은 식으로 계산할 수 있다.

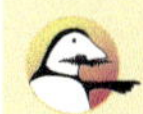

빛의 속도는 일정하고 기호 c 로 나타낸다
$c = 3 \times 10^8 m/s$

평균 속도

$$\bar{v} = \frac{v_0 + v_f}{2}$$

여기서, v 위의 기호 -(bar)는 평균 속도를 의미한다.

질문 : 드래그 자동차의 평균 속도는 얼마인가?

해답 : $\bar{v} = \dfrac{0\frac{m}{s} + \frac{80\ m}{s}}{2}$
$= 40\ m/s$

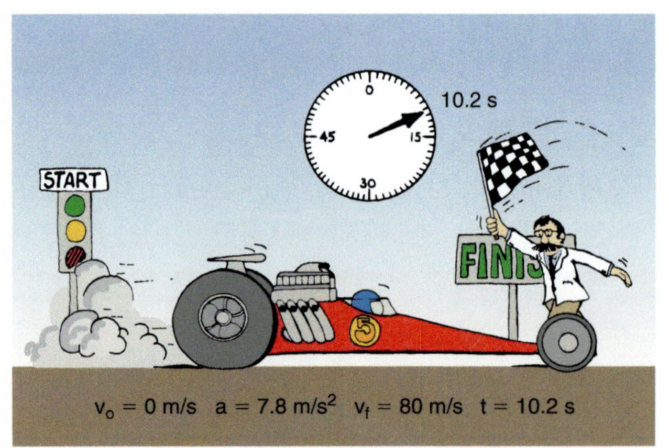

그림 1-11 드래그 자동차 경기를 통해 초기 속도, 최종 속도, 가속도, 그리고 시간 사이의 관계를 알 수 있다.

가속도

시간에 따른 속도의 변화율이 **가속도(acceleration)**이다. 이는 속도가 얼마나 빠르게 또는 느리게 변화하는가를 나타낸다. 가속도는 속도를 시간으로 나누기 때문에 그 단위는 m/s^2이다.

속도가 일정하다면 가속도는 0이 된다. 반면 2 m/s^2의 일정한 가속도는 물체의 속도가 초당 2 m/s씩 증가함을 나타낸다. 가속도 공식은 다음과 같이 나타낸다.

가속도 공식은 다음과 같다.

가속도

$$a = \frac{v_f - v_0}{t}$$

질문 : 드래그 자동차의 가속도는 얼마인가?

해답 : $a = \dfrac{80 \text{ m/s} - 0 \text{ m/s}}{10.2 \text{ s}}$

$= 7.8 \text{ m/s}^2$

뉴턴의 운동법칙(Newton's laws of motion)

1686년에 영국 과학자 뉴턴(Isaac Newton)은 오늘날 운동의 기본법칙으로 알려져 있는 3가지 법칙을 발표했다.

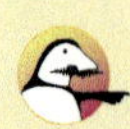

> 뉴턴의 제1법칙 : 관성 – 외력이 작용하지 않는 한, 사람의 신체는 정지 상태에서는 정지해 있으려 하고, 운동 상태에서는 일정한 속도를 가지고 움직임을 지속하려 한다.

뉴턴의 제1법칙은 물체에 외력이 작용하지 않으면 가속도가 존재하지 않는 것을 말한다. 운동하는 물체는 운동 상태의 변화에 대해 저항하는 특성을 갖는데 이것을 **관성(inertia)**이라 부른다. 즉 뉴턴의 제1법칙은 종종 **관성의 법칙**이라 한다(그림 1-12). 이동식 X선 영상장치는 밀지 않으면 움직이지 않는다. 그러나 일단 움직이기 시작하면 반대방향의 마찰 같은 힘이 작용하지 않는 한 미는 힘이 제거되어도 계속 움직일 것이다.

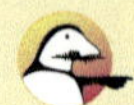

> 뉴턴의 제2법칙 : 힘 – 물체에 작용하는 힘은 물체의 질량과 가속도의 곱과 같다.

뉴턴의 제2법칙은 **힘**(Force)의 개념으로 정의된다. 힘은 물체를 당기거나 미는 것으로 생각할 수 있다. 만약 신체의 질량 m이 가속도 a를 가진다면 **신체에 작용하는 힘은 질량과 가속도의 곱**으로 나타낼 수 있다. 뉴턴의 제2법칙은 그림 1-13에 설명되어진다. 수학적으로 이 법칙은 다음과 같이 표현된다.

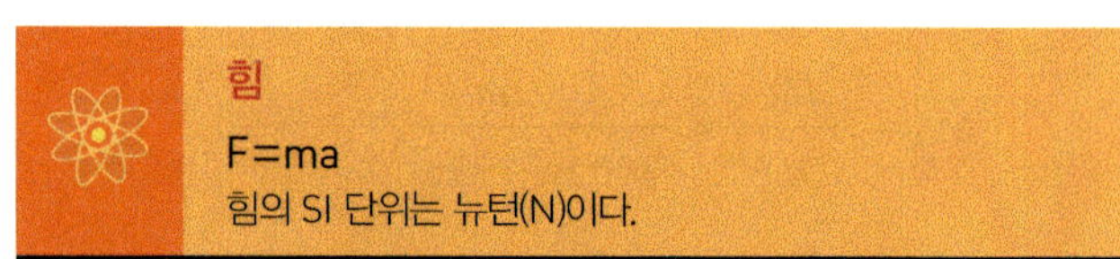

힘

F=ma

힘의 SI 단위는 뉴턴(N)이다.

질문 : 55 kg의 질량을 가진 물체가 14 m/s^2으로 가속되고 있을 때 작용하는 힘을 구하여라.

해답 : F = ma

= (55 kg)(14 m/s^2)

= 770 N

질문 : 3,600 1b(1,636 kg) 의 포드 무스탕 차가 가속도 15 m/S^2 의 가속도를 내기 위해서 필요한 힘은 얼마인가?

해답 : F = ma

= (1,636 kg)(15 m/s^2)

= 24,540 N

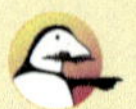

> 뉴턴의 제3법칙 : 작용/반작용 – 모든 작용은 크기가 같고 반대로 작용하는 반작용이 존재한다.

뉴턴의 제3법칙은 **모든 작용에는 크기가 같고 반대로 작용하는 반작용**이 있음을 말한다. 작용은 뉴턴의 용어로 힘이라 말한다. 이 법칙에 따르면 무거운 벽돌을 밀게

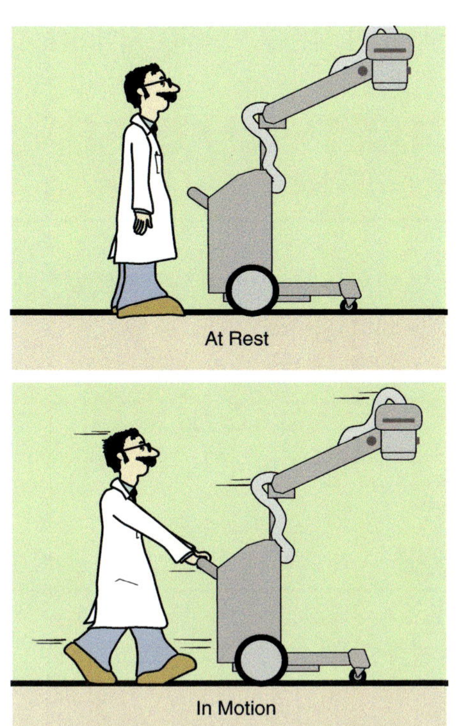

그림 1-12 뉴턴의 제1법칙은 외력이 작용하지 않는 이상 신체가 정지 상태에서는 정지해 있으려 하고, 운동 상태에서는 움직임을 지속하려는 것을 말한다.

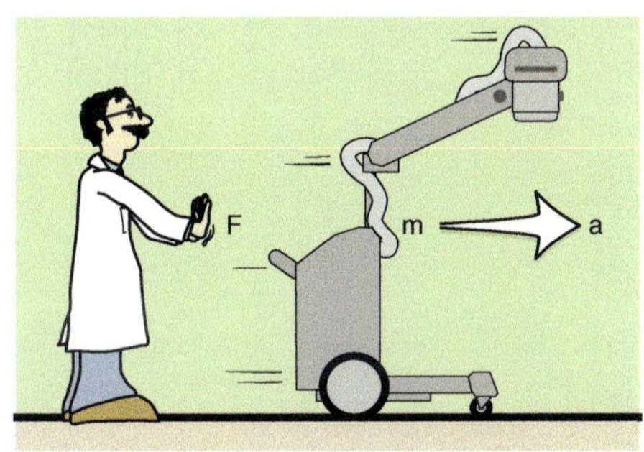

그림 1-13 뉴턴의 제2법칙은 물체에 가해진 힘이 그 물체의 질량에 가속도를 곱한 값과 같음을 말한다.

된다면 그 벽돌 역시 미는 힘과 똑같은 힘으로 반대로 밀 것이다. 만약 당신이 그림 1-14에 설명된 물리학 교수라면 짓궂은 학생들이 당신을 속여 닫혀지는 방에 가두고 벽을 좁힌다면 아무리 벽을 강하게 밀어내더라도 그 벽은 계속적으로 가깝게 좁혀질 것이다.

무게

무게(weight; Wt)는 중력의 당김으로 인한 신체에 작용하는 **힘**이다. 실험을 통하여 지구로 떨어지는 물체는 **일정한 비율로 가속**됨을 알 수 있다. 이 비율을 **중력가속도 g**로 나타내며 지구에서 9.8 m/s^2이고, 달에서는 1.6 m/s^2이다.

우주에서 무중력이 나타나는 것은 중력이 존재하지 않기 때문이다. 따라서 우주에서 중력의 값은 0이다. 물체의 무게는 물체의 질량과 중력가속도의 곱으로 나타낼 수 있다.

무게

Wt=mg

무게의 단위는 힘의 단위와 같이 뉴턴, 파운드이다.

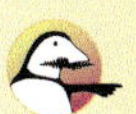

무게는 지구에서의 중력가속도와 질량의 곱으로 나타낸다 (1 lb = 4.5 N).

질문 : 한 공학도가 질량이 75 kg이다. 지구에서 이 학생의 무게는 얼마인가? 또 달에서 이 학생의 무게는 얼마인가?

해답 : 지구 : $g = 9.8\ m/s^2$

$Wt = mg$

$= 75\ kg(9.8\ m/s^2) = 735\ N$

달 : $g = 1.6\ m/s^2$

$Wt = mg$

$= 75\ kg(1.6\ m/s^2) = 120\ N$

이 예제는 중요한 개념을 보여준다. 물체의 무게는 물체에 작용하는 중력가속도의 값에 따라 변할 수 있다. 그러나 물체의 질량은 위치가 변해도 변하지 않는다는 것에 주의하라. 학생의 질량은 지구에서도, 달에서도 혹은 우주에서도 똑같은 상태를 유지한다.

운동량

물체의 질량과 속도의 곱을 **운동량(momentum)**이라 하고, **p**로 나타낸다. 물체의 속도가 점점 커질수록 물체가

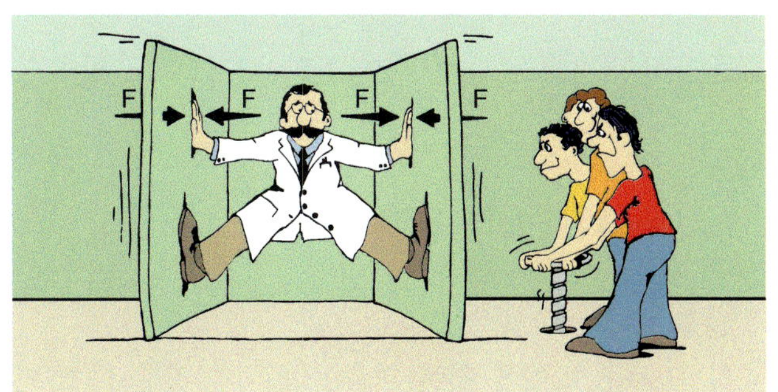

그림 1-14 짓궂은 실습생들이 뉴턴의 제3법칙을 증명하기 위해 일상적인 물리 실험을 하고 있다.

가지는 운동량은 더욱 더 증가한다. 예를 들어, 트럭이 언덕을 가속해서 내려올 때, 속도가 증가함에 따라 운동량도 함께 증가한다.

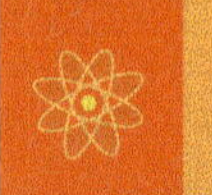

운동량
p=mv

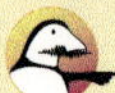

운동량은 질량과 속도의 곱으로 나타낸다.

어떠한 상호작용이 있기 이전의 총 운동량은 상호작용 후의 총 운동량과 동일하다. 정지 상태의 두 개의 다른 당구공과 충돌하는 한 당구공을 상상해보자. 충돌하기 전의 총 운동량은 충돌하는 당구공의 질량과 속도의 곱이다. 충돌 후의 총 운동량은 세 개의 공에 분배된다. 그러므로 충돌하는 당구공의 초기 운동량은 상호작용 후에도 보존된다.

일

물리에서 말하는 일(work)이란 특별한 의미를 가진다. 물체에 하여지는 일은 작용한 힘과 그로 인해 이동한 거리의 곱이다. 일의 단위는 줄(J)이다. 카세트를 들어 올릴 때 일을 하고 있는 것이지만, 움직임 없이 단순히 카세트를 들고만 있다면, 비록 상당히 힘이 들지라도 물리적 의미의 일은 전혀 행해지지 않은 것이다.

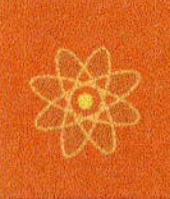

일
W=Fd

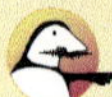

일은 힘과 거리의 곱이다.

질문 : 90 N(20 lb)의 소아 환자를 1.5 m의 높이까지 들어 올릴 때의 한 일을 구하여라.

해답 : W=Fd
=(90 N)(1.5 m)=135 J

일률

일률(power)은 일을 하는 비율이다. 주어진 높이로 카세트를 들어 올리는데 1초가 걸리든지 1분이 걸리든지 간에 똑같은 양의 일이 요구된다. 일률이라는 것은 일을 수행하는 데 걸린 시간을 포함하는 개념이다.

일률
P=W/t=Fd/t

일률의 SI 단위는 J/s이며 이것은 **와트(W)**이다. 일률의 영국 단위는 **마력(hp)**이다.

$$1 \text{ hp} = 746 \text{ W}$$
$$1{,}000 \text{ W} = 1 \text{ kilowatt(kW)}$$

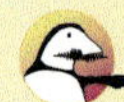

일률은 일을 시간으로 나눈 값이다.

질문 : 한 방사선사가 0.8 kg의 카세트를 들 때 바닥에서 테이블까지 거리, 1.5 m을 3 m/s^2 가속도로 들어 올렸다면 1.0초 동안 가해진 일률은 얼마인가?

해답 : 이 문제는 여러 단계를 거친다. P=W/t이다. 그러나 일의 값이 문제에 주어져 있지 않다. W=Fd 그리고 F=ma임을 상기하자.

우선 F를 구하면,

F =ma
= (0.8 kg)(3 m/s^2)= 2.4 N

다음, W을 구하면,

W=Fd
=(2.4 N)(1.5 m)=3.6 J

이제, P를 구할 수 있다.

P =W/t
=3.6 J/1.0s=3.6 W

에너지

앞에서 설명하였듯이 에너지(energy)는 다양한 형태로 존재한다. 에너지 보존의 법칙은 **에너지는 한 에너지에서 다른 에너지로 변환 될 수 있고 창조되거나 파괴되지도 않는다**고 설명한다. 전체 에너지량은 일정하다. 예를 들어, 전기에너지는 백열전구에서 빛에너지와 열에너지로 변환된다. 에너지와 일의 단위는 J로 같다.

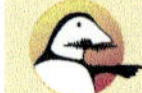

에너지는 일을 할 수 있는 능력이다.

방사선과학에서 **역학에너지**는 두 가지 형태, 즉 운동에너지와 위치에너지이다. 운동하는 물체와 관련 있는 **운동에너지**는 다음과 같이 나타낼 수 있다.

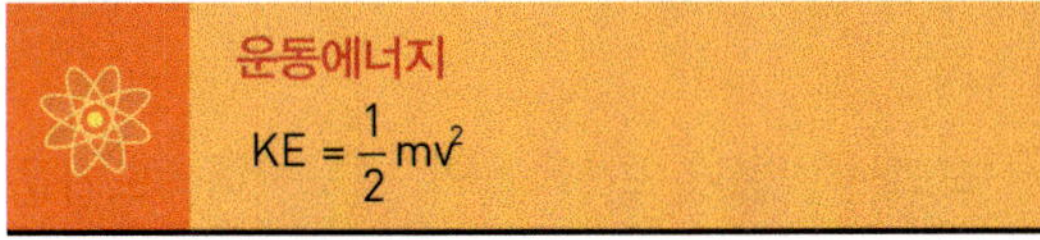

운동에너지는 물체의 질량과 속도의 **제곱**에 비례한다.

질문 : 같은 질량을 가진 두 개의 로데오 짐마차 A, B가 있다. 만약 B가 A의 속도의 두 배라면 B 짐마차의 운동에너지가 A 짐마차 운동에너지의 4배가 됨을 증명하여라.

해답 : 짐마차 A: $KE_A = \frac{1}{2}\ mv_A^2$

짐마차 B: $KE_B = \frac{1}{2}\ mv_B^2$

따라서, $mA = m_B,\ V_B = 2\ v_A$

그러므로 $KE_B = \frac{1}{2}\ m_A(2\ v_A) = \frac{1}{2}\ m_A(4\ v_A^2)$

$KE_B = 2\ mv_A^2 = 4(\frac{1}{2}\ mv_A^2) = 4\ KE_A$

여기서 KE는 운동에너지이다. 위치에너지(PE)는 형태나 위치에 의해 저장된 에너지를 말한다. 책상 위에 교과서는 바닥에서 높이를 가지기 때문에 위치에너지를 가진다. 그리고 바닥으로 떨어지면서 일을 할 수 있는 능력을 가진다. 중력위치에너지는 다음과 같이 주어진다.

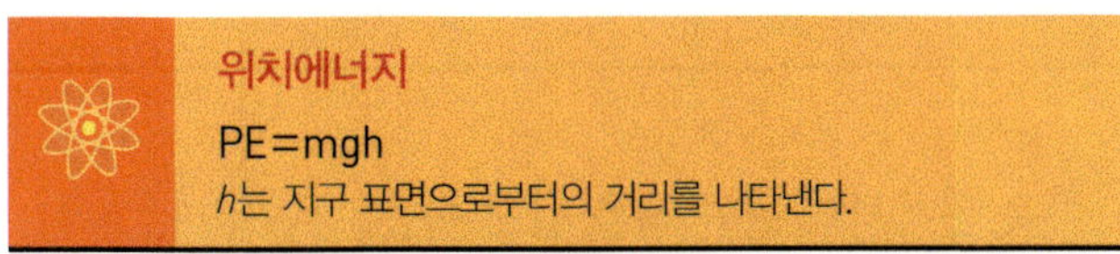

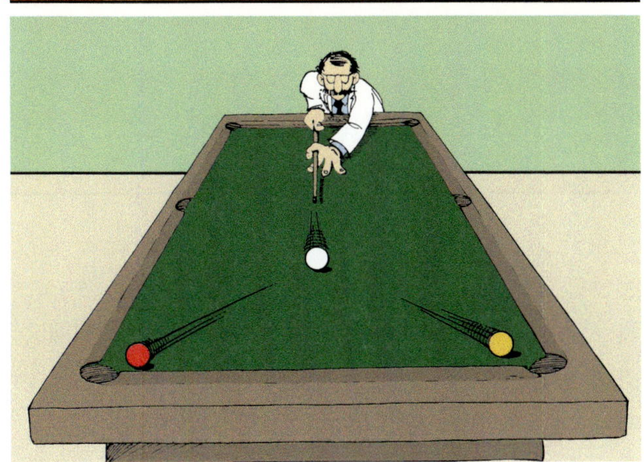

그림 1-15 운동량 보존은 당구공을 칠 때마다 발생한다.

점프대의 꼭대기에 서 있는 스키 점프하는 사람, 코일 스프링, 그리고 늘어난 고무 밴드는 위치나 형태에 의해 위치에너지를 가지는 예이다.

만약 그림 1-16에서와 같이 한 과학자가 피사의 탑 꼭대기에서 공을 들고 있다면, 이 공은 위치에너지는 가지고 있지만 운동에너지는 가지지 않는다. 공을 놓으면 떨어지기 시작하고 위치에너지는 높이가 감소함에 따라 감소한다. 동시에 운동에너지는 공이 가속될 때 증가한다. 충돌하기 전에 공의 운동에너지는 속도가 최대가 되기 때문에 최대가 된다. 그렇게 되면 공은 높이가 없기 때문에 위치에너지는 0이 된다. 공의 모든 초기에너지가 떨어지는 동안 운동에너지로 전환되어진다.

질문 : 한 방사선사가 6 kg의 X선관을 1.5 m 아래로 움직일 때의 위치에너지는?

해답 : PE = mgh

$= 6\ kg \times 9.8\ m/s^2 \times 1.5\ m$

$= 88\ kg\ m^2/s^2$

$= 88\ J$

표 1-3은 역학에서의 양과 단위를 요약한 것이다.

열

열(heat)은 방사선과학에서 중요한 에너지의 한 형태이다. X선관에 치명적인 과도한 열은 영구적인 손상을 일으킨다. 이러한 이유 때문에 방사선 기술자는 열의 특성을 알아야 한다.

표 1-3 역학에서 사용되는 양, 방정식 및 단위들

물리량	기호	정의공식	SI 단위
속도	v	v=d/t	m/s
평균 속도	$\bar{v}$	$\bar{v} = \frac{V_0 + V_f}{2}$	m/s
가속도	a	$a = \frac{V_f + V_0}{t}$	m/s^2
힘	F	F=ma	N
무게	Wt	Wt=mg	N
운동량	p	p=mv	kg-m/s
일	W	W=Fd	J
일률	P	p=W/t	W
운동에너지	KE	$KE = 1/2mv^2$	J
위치에너지	PE	PE=mgh	J

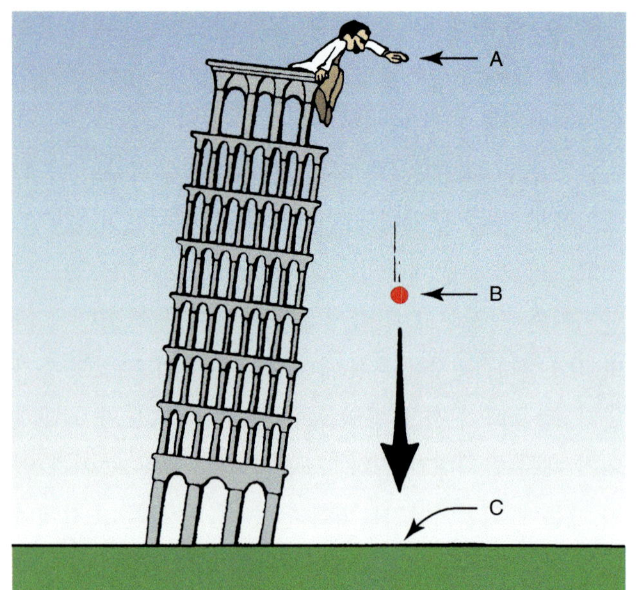

그림 1-16 위치에너지는 물체의 위치에 의해 발생하며, 운동에너지는 물체를 움직이는 에너지이다. A에서는 위치에너지가 최대이며 운동에너지는 존재하지 않는다. B에서는 위치에너지와 운동에너지가 모두 존재한다. C에서는 운동에너지는 최대이며 위치에너지는 존재하지 않는다.

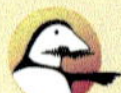
열은 분자들의 무작위 운동에서의 운동에너지이다.

분자의 움직임이 더 빠르고 무질서해질수록 물체의 열은 더 많아진다. 열의 단위는 **칼로리(cal)**라고 하며, 1 칼로리는 물 1 g의 온도를 1 ℃ 올리는 데 필요한 열을 말한다. 열의 동일한 양은 다른 물질에는 다른 효과를 가진다. 예를 들어, 은 1 g의 온도를 1 ℃ 올리는 데 필요한 열은 대략 0.05 cal, 즉 물 1 g의 온도를 1 ℃ 올리는 데 필요한 열의 1/20이 된다.

열은 전도, 대류, 그리고 복사에 의해 전달된다.

열 전달
전도, 대류, 복사

전도는 물질을 통해 혹은 접촉에 의해 열이 전달되는 것이다. 저온의 물체와 접촉해 있는 고온의 물체의 분자 운동은 두 물체의 온도를 같게 만든다.

전도는 차가운 물체와 뜨거운 물체가 접촉상태에 있을 때 쉽게 관찰된다. 짧은 시간 동안 차가운 물체로 전도된 열은 두 물체의 온도를 동등하게 만든다. X선관 양극의 열은 회전자를 거쳐 절연오일까지 전도된다.

대류는 가스나 액체상의 뜨거운 분자가 한 공간에서 다른 공간으로 가는 역학적 이동이다. 스팀 예열기나 난로 주변의 공기는 대류로 인하여 예열기 주변의 공기는 가열되어 상승하고 차가운 공기는 하강하여 실내를 따뜻하게 만든다.

열복사는 **적외선 방출**로 인한 열의 전달이다. 뜨거운 물체에서 방출하는 붉은 빛깔은 복사에 의해 열이 전달되었다는 증거이다. **X선관은 주로 복사를 통해 냉각된다.**

난로는 가열된 열을 방으로 보내며 강제적인 순환이 자연적인 대류에 의해 이루어진다. X선관의 덮개로부터 열도 공기 중으로 대류에 의해 전달된다.

온도는 보통 **온도계**로 측정하는데, 온도계는 두 가지 기준점인 어는점과 끓는점을 기준으로 한다. 온도 측정 단위는 섭씨(℃), 화씨(℉), 켈빈(K)이 있다(그림 1-17).

이 세 가지 단위는 다음과 같은 관계를 갖는다.

질문 : 화씨 77℉를 섭씨로 바꾸어라.

해답 :

$$T_C = \frac{5}{9}(T_F - 32)$$
$$= \frac{5}{9}(77 - 32) = \frac{5}{9}(45) = 25℃$$

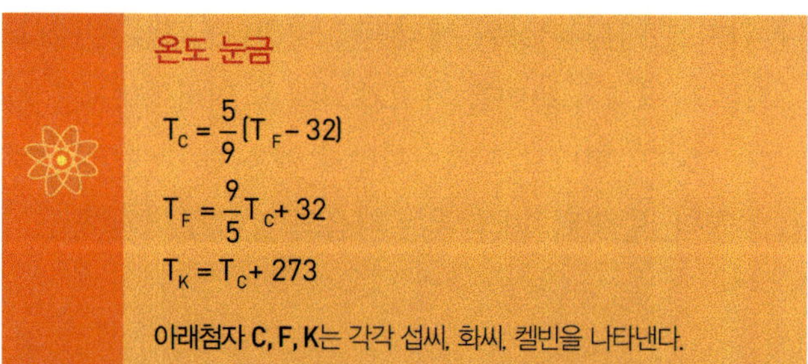
온도 눈금

$$T_C = \frac{5}{9}(T_F - 32)$$
$$T_F = \frac{9}{5}T_C + 32$$
$$T_K = T_C + 273$$

아래첨자 C, F, K는 각각 섭씨, 화씨, 켈빈을 나타낸다.

다음 근사치의 변환 식을 쉽게 이용할 수 있다.

온도 근사치 변환 식
화씨를 섭씨로 바꿀 때에는 30을 빼고 2를 나눈다.
섭씨를 화씨로 바꿀 때에는 2를 곱하여 30을 더한다.

초전도체를 이용하는 MRI 영상은 *극저온유체(cryogen)*라 부르는 극도로 차가운 액체를 필요로 한다. 액체 질소의 끓는점은 77 K이고, 액체 헬륨의 끓는점은 4 K인데, 이 두 가지 물질이 극저온유체로 이용된다.

질문 : 액체 헬륨은 MRI의 장치의 초전도체 전선을 냉각시키는 데 이용된다. 액체 헬륨의 끓는점을 화씨로 나타내면 얼마인가?

해답 :

$$T_K = T_C + 273$$
$$T_C = T_K - 273$$
$$T_C = 4 - 273$$
$$T_C = -269℃$$
$$T_F = \frac{9}{5} T_C + 32$$
$$T_F = -484 + 32$$
$$T_F = -452°F$$

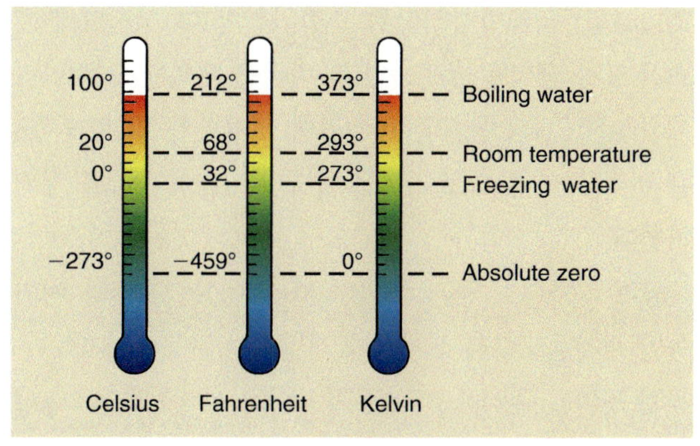

그림 1-17 3가지 온도를 나타내는 단위. 섭씨는 미국을 제외한 모든 곳에서 기상예보에 사용되는 단위이며 켈빈은 과학 단위이다.

에너지와 온도의 관계는 종종 에너지온도계로 표현된다(그림1-18). 비록 우주 전체로 보면 다소 보편적인 범위이긴 하지만 X선은 에너지가 높은 것으로 간주한다.

방사선과학의 전문용어

모든 전문 분야에는 전문용어가 있다. 방사선과학도 마찬가지이다. 몇 가지 용어들과 관계 어구들이 오래 전부터 확립되었다. 이 책의 전반에 걸쳐 앞으로 더 많은 용어들이 정의되고 사용될 것이다. 우선 다음 몇 가지 방사선 전문용어를 소개하는 것으로 충분하리라 생각한다.

수치 접두어

방사선과학에서 종종 기본단위보다 매우 크거나 작은 단위를 사용해야만 한다. 두 가지 단위가 합쳐진 밀리암페어(mA)와 킬로볼트 피크(kVp)는 이미 앞에서 설명하였다. 70,000 Vp 대신에 70 kVp를 사용함으로써 같은 양을 조금 더 간단하게 기호로 나타낼 수 있다. 이러한 편리성 때문에 과학자들은 접두어와 기호체계를 만들게 되었다.

질문 : 37,000 V는 몇 kV인가?

해답 : $37,000\ V = 37 \times 10^3\ V = 37\ kV$

질문 : 혈액세포의 직경은 대략 10 마이크로미터(μm)이다. 이것은 몇 m인가?

해답 : $10\ \mu m = 10 \times 10^{-6}\ m = 10^{-5}\ m$
$= 0.00001\ m$

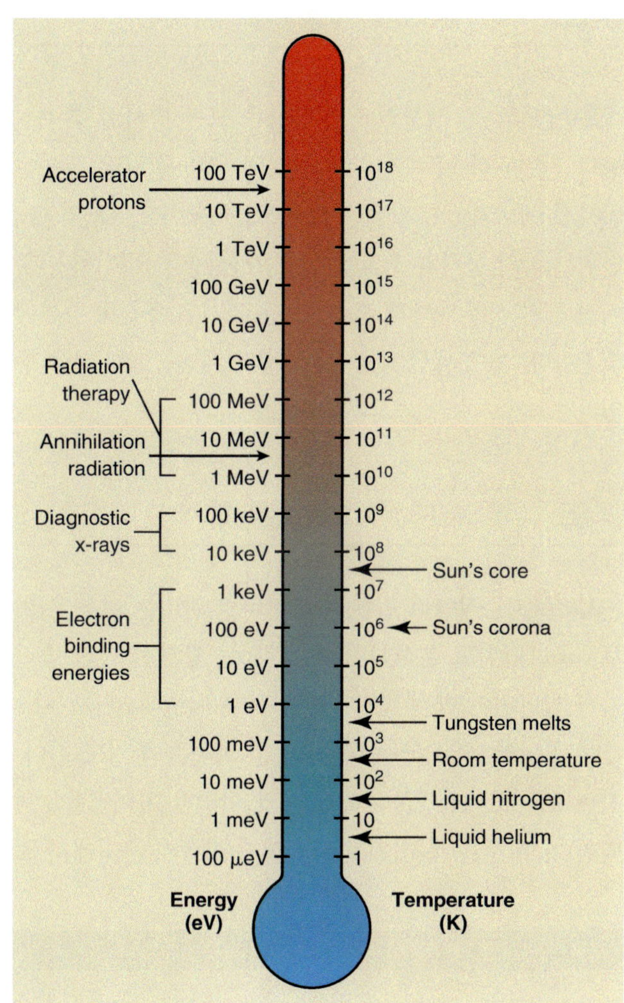

그림 1-18 에너지 온도계는 온도와 에너지를 함께 눈금으로 표시한다.

방사선학 단위

방사선을 측정하는 데 주로 4가지 단위가 이용된다. 그림 1-19는 이 단위들이 사용되어지는 가상적인 상황과 관련된 그림이다. 표 1-5은 방사선에 사용하는 초기 방사선 단위와 SI 단위의 관계를 보여준다.

1981년, 국제방사선단위 측정위원회(ICRU)는 SI에 기초한 표준 단위를 발표하였고, 미국을 제외한 모든 나라에서 이를 채택하였다. 1900년대 초기까지 NCRP와 모든 미국 과학 및 의료기관은 국제단위계(SI) 체계를 채택하였다.

공기 커마(*Gy_a*). 공기 커마(air Kerma;Gy_a)는 전리와 여기 동안 광자들로부터 전자들에 전달되는 운동에너지이다. 공기 커마(Gy_a)는 J/kg의 단위를 사용하여 1 J/kg은 1그레이(gray)이다.

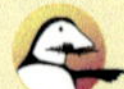
공기 커마(Gy_a)는 방사선 조사 또는 강도의 단위이다.

흡수선량(*Gy_t*). 생물학적 영향들은 보통 방사선 흡수선량과 관련된다. 흡수선량은 물질의 단위 질량당 흡수된 방사선 에너지이며 단위는 J/kg 또는 Gy_t이다. Gy_a와 Gy_t 단위는 각각 공기와 조직에서의 방사선량을 의미한다. 주어진 공기 커마에 대해 흡수선량은 조사된 조직의 종류에 의존한다. 이에 대한 내용은 제9장과 제39장에서 찾을 수 있다.

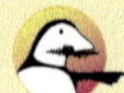
그레이(Gy_t)는 방사선 흡수선량의 단위이다.

시버트(*Sv*). 직업적 방사선 모니터링 기기는 보통 시버트(sievert) 단위로 분석하며, 이 단위는 방사선 직업 종사자나 일반인이 받은 방사선량을 표현하는 데 사용된다.

어떤 방사선은 X선보다 더 많은 피해를 주기도 한다. 시버트는 방사선생물학적 효과의 이러한 차이점을 설명한다. 이것은 특히 원자로나 입자 가속기 근처에서 일

표 1-4 과학 및 공학에서 사용되는 표준 접두어

배수	접두어	기호
10^{18}	exa-	E
10^{15}	peta-	P
10^{12}	**tera-**	**T**
10^{9}	**giga-**	**G**
10^{6}	**mega-**	**M**
10^{3}	**kilo-**	**k**
10^{2}	hecto-	h
10	deka-	da
10^{-1}	deci-	d
10^{-2}	**centi-**	**c**
10^{-3}	**milli-**	**m**
10^{-6}	**micro-**	**μ**
10^{-9}	**nano-**	**n**
10^{-12}	pico-	p
10^{-15}	femto-	f
10^{-18}	atto-	a

* 굵게 표시한 접두어는 주로 방사선과학에서만 이용된다.

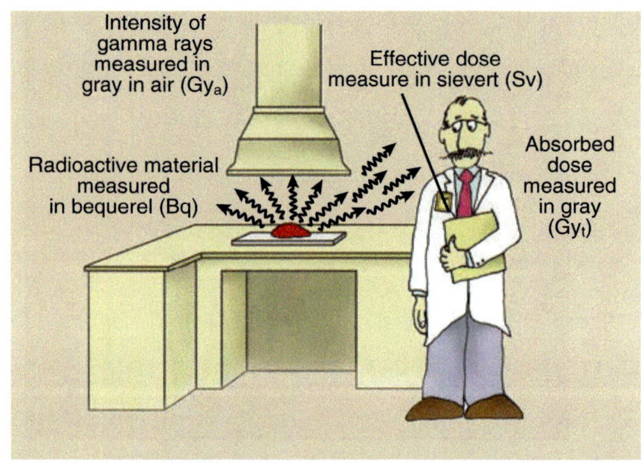

그림 1-19 방사선은 방사성 물질로부터 방출된다. 방사성 물질의 양은 베크렐(Bq)로 측정된다. 방사선량은 그레이(Gy) 또는 시버트(Sv) 로 측정된다.

표 1-5 방사선 과학의 특수 양과 관련된 특수 단위

양	고유 단위			SI 단위	
	이름		기호	이름	기호
Exposure	roentgen		R	air Kerma	Gy_a
Absorbed dose	rad		rad	gray	Gy_t
Effective dose	rem		rem	sievert	Sv
Radioactivity	curie		Ci	becquerel	Bq
Multiply	R	by	0.01	to obtaion	Gy_a
Multiply	rad	by	0.01	to obtaion	Gy_t
Multiply	rem	by	0.01	to obtaion	Sv
Multiply	Ci	by	3.7×10^{10}	to obtaion	Bq

하는 작업자들에게 매우 중요하다.

그림 1-20는 직업적 방사선 노출선량의 이전 단위를 SI 단위로 변환하여 요약한 것이다.

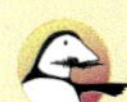

시버트(S_v)는 직업적 방사선 노출선량과 유효선량의 단위이다.

***베크렐**(Bq).* 베크렐(becquerel)은 방사성 물질에 의해 방출되는 방사선이 아니라 방사성 물질의 양의 단위이다. 1 Bq은 매 초당 한 개의 핵이 붕괴되는 방사능의 양이다(1 d/s = 1 Bq). 메가베크렐(MBq)은 일반적으로 사용하는 방사성 물질의 물리량이다. 방사능과 베크렐은 X선과 아무런 관계가 없다.

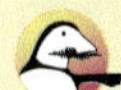

베크렐(Bq)는 방사능의 단위이다.

질문 : 0.05 μCi I-125가 방사면역 측정에 이용된다. 이 방사능을 베크렐(Bq)로 환산하시오.

해답 : 0.05 μCi: $= 0.05 \times 10^{-6}$ Ci

$$= (0.05 \times 10^{-6}\ \text{Ci})(3.7 \times 10^{10}\ \text{Bq/Ci})$$
$$= 0.185 \times 10^{4}\ \text{Bq}$$
$$= 1{,}850\ \text{Bq}$$

진료영상팀

의료진단 직업팀의 일원이 되기 위해서는 학생들은 규정된 학위과정을 수료하여야 하고, 임상경력을 얻어야 하며, 미국 방사선기술사 인증기관(ARRT)의 국가 인증시험을 통과하여야 한다. 모든 방사선사들은 학문적인 지식과 임상기술을 갖추어야 한다(상자 1-3).

요약

방사선학은 의료영상의 많은 분야에 있어 다양한 직업을 제공하고 의학, 생물학, 물리학 등의 지식을 요구한다. 이 장에서는 방사선 영상학적 역사와 발전 및 의학물리의 내용을 서술하고 있다.

의학물리는 물질, 에너지, 그리고 X선이 일부분인 전자기 스펙트럼 내용을 포함한다. X선의 발생과 안전성, 진단적 사용은 방사선 과학이 기초 역할을 한다. 이 장에서는 방사선 안전의 중요성을 강조할 뿐 아니라, 방사선 촬영자에게 요구되는 임상적, 환자 보호방법의 자세한 사항들을 표현하고 있다.

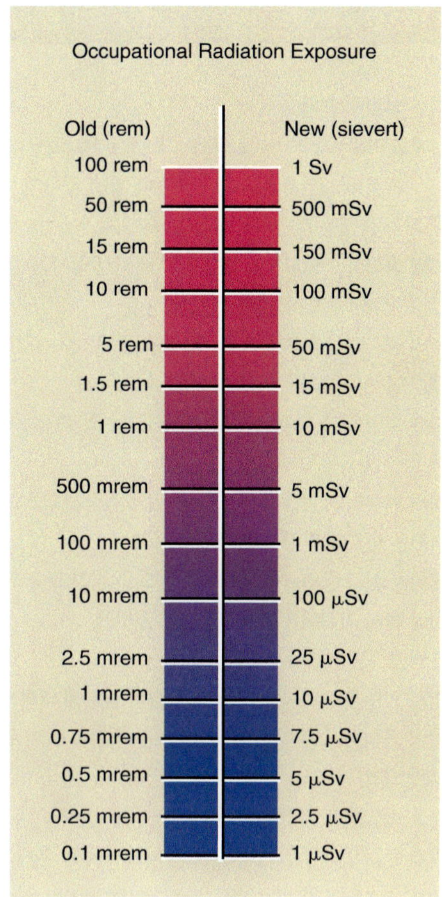

그림 1-20 유효선량의 눈금

이 장에서는 측정과 관련된 여러 가지 표준단위들을 소개하였고, 이 단위들을 방사선과학과 관련된 역학과 몇 가지 분야의 개념에 적용했다. 방사선과학의 기술적인 양상은 방사선 측정단위의 적절한 사용과 정의를 요구하고 있다.

도전문제

1. 아래 내용을 정의하거나 설명하시오.
   a. 에너지
   b. 전리에너지
   c. 공기 커마
   d. 평균 자연방사선량
   e. 쿨리지관
   f. 투시촬영
   g. 가속도

2. 아래의 연도와 사건을 연결하시오.
   a. 1901 1. 뢴트겐의 X선 발견
   b. 1907 2. 뢴트겐 첫 번째 노벨물리학상 수상
   c. 1913 3. 스눅 변압기 개발

상자 1-3 미국의 경우 실기시험에서 요구되는 작업 항목은 다음과 같다.

환자 관리

1. 환자 신분을 확인한다.
2. 검사에 요구되는 사항들에 동의하고 이해하는 환자의 능력을 평가하라.
3. 방사선 촬영/투시검사를 시행하기 전에 우선 검사에 대해 설명하고 환자가 준비할 것을 확인하라(예: 식사 제한, 예비 약물 투입).
4. 정보를 정확하고 명료하게 확인하기 위해서 방사선 촬영 요구사항을 검토하라(예: 환자기록, 의료적 진단).
5. 이후의 검사에서 잔여 대조물질의 효과를 피하기 위해 연속적 이미지 촬영을 시행하라.
6. 방사선 촬영 중에 환자에게 부착되어 있는 의료장비(예: IVs, 산소)에 대해 안전성을 유지하라.
7. 환자가 안전하고 편안하게 느낄 수 있게 정중히 대하라.
8. 기다리는 환자에게 검사 지연을 알려라.
9. 필요하면 환자 동의를 확인하거나 동의를 받아라(예: 조영검사).
10. 환자나 환자 가족에게 검사과정을 설명하라.
11. 기본적인 예방책을 훈련하라.
12. 떨어져 있는 환자와 이야기할 때 적절한 절차에 따라라.
13. 환자의 움직임이 예측될 때나 환자의 움직임을 막기 위해 고정장치를 사용하라.
14. 환자를 보조할 때 알맞은 신체 기구나 기계 변형장치를 사용하라.
15. 조영제 주입 전에 적절한 용량을 결정하기 위해, 환자에게 역반응의 위험이 있는지를 판단하기 위해 정보를 모아라.
16. 사용되는 조영제 형태를 확인하고 투여를 위해 미리 준비하여 두어라.
17. 살균법이나 무균법 기술을 사용하라.
18. 정맥 천자를 수행하라.
19. 정맥 조영제를 투여하라.
20. 역반응을 발견하기 위해 조영제 주입 후에 환자 상태를 관찰하라.
21. 주요 징후(vital sign)를 체크하라.
22. 신속한 의료 주의와 응급관리 필요를 인지하라.
23. 환자와 환자 가족에게 처치후 지시사항을 설명하라.
24. 환자 정보의 비밀을 유지하라.
25. 환자 의료기록에 필요한 정보를 문서화하라.

방사선 방호

26. 청결하게 소독하고 시설과 장비를 살균하라. 다음 검사를 위한 준비로 오염된 물품들을 처리하여라.
27. 방호벽의 사용과 필요성을 평가하라.
28. 환자의 방사선 노출을 최소로 하기 위해 적절한 예방조치를 취하라.
29. 가임 연령대의 여성 환자에게 임신 가능성에 대해 물어보고 적절한 행동을 취하라(예: 응답을 기록하고 의사와 연락하라).
30. 조사범위를 제한하고, 영상 질을 향상시키며 방사선량을 줄이기 위해 빔을 제한하라.
31. 최적 화질을 얻기 위해, 작동조건을 안정화하기 위해, 방사선량을 최소화하기 위해 kVp, mA, time을 설정하거나 자동 노출 시스템을 설정하라.
32. X선 노출 중 촬영 영역에 모든 불필요한 사람들이 남아 있는 것을 막아라.
33. 직업적 방사선 노출을 최소화하기 위해 적절한 예방책을 취하라.
34. 근무시간 중에 개인 피폭선량계를 착용하라.
35. 기록기간 동안 수치가 준수된 제한치 안에 있는지 아닌지 결정하기 위해 개인 직업 노출 기록을 평가하라.

기계 작동

36. 방사선 구성품과 부속품을 준비하고 작동하라.
37. 투시 촬영장치와 부속품을 준비하고 작동하라.
38. 특수화된 장치를 준비하고 작동하라.
39. 디지털 영상장치를 준비하고 확인하라.

영상 제작

40. 방사선 영상을 방해할 수 있는 모든 방사선 불투과성 물질을 환자나 테이블로부터 제거하라.
41. 검사 시 필요한 적절한 기구와 부속품을 선택하라(예: 격자, 보상 필터, 방어물).
42. 해부학적 면, 자세, 다른 중요한 정보를 나타내기 위해 방사선 불투과성 물질로 된 마커(표시기)를 사용하라.
43. 노출 시작 전에 호흡방법을 설명하라.
44. 인체 표식에 대해 적절한 해부학적 구조가 나타날 수 있도록 환자를 위치시켜라.
45. 캘리퍼스와 기술 도표를 사용하여 적절한 노출인자를 결정한다.
46. 무의식적 행동, 깁스 붕대와 부목, 병적 상태, 환자 협조 불능과 같은 환경에 맞게 노출인자를 변형하라.
47. 노출된 영상을 현상하라.
48. 노출을 위한 디지털/컴퓨터 영상 수신계(수용체)를 준비하라.
49. 방사선 영상에 나타난 환자 신원의 정확성을 확인하라.
50. 방사선 사진이 진단적 가치가 있는지 평가하라.
51. 방사선 사진이 진단적 가치가 없다면 적당한 시정 조치를 취하라.
52. 인공물 생성 가능성을 줄일 수 있도록 어느 정도 필름과 카세트를 처리하고 보관하라.

기구 관리

53. 방사선 영상이나 투시 촬영장치와 부속품들의 오작동을 인식하고 기록하라.
54. 방사선 기구와 부속품의 기본적 평가를 수행하라.
55. 영상 처리장비의 오작동을 인식하고 기록하라.
56. 영상 처리장비의 기본적 평가를 수행하라.

방사선 영상 진행 절차

57. 다음과 같은 진단 영상을 얻기 위해 환자, X선관, 영상 수신계를 배치하라.
    - 흉부
    - 복부와 위장관계
    - 비뇨기계
    - 척추와 골반
    - 두개부
    - 사지
    - 그 외 : 관절 조영검사, 척수강 조영검사, 정맥 조영검사…

d. 1895 4. 쿨리지 열음극 X선관 소개

3. 질량과 무게의 차이에 대해 설명하시오.

4. 전자기 방사선의 종류들 중 4가지 예를 드시오.

5. X선과 물질의 상호작용은 다른 형태의 전자기 방사선에서 나타나는 것과는 어떻게 다른가?

6. X선 빔 여과의 목적은 무엇인가?

7. 음이온과 양이온이 형성되는 과정을 말하시오.

8. 의료적 X선 때문에 인간에게 노출되는 평균 방사선은 몇 % 정도인가?

9. 엘리베이터 안에 이동식 X선 발생장치가 있다. 20 m 위의 다음 층까지 이동하는 데 30초가 소요된다면 이 발생장치의 속도는 얼마인가?

10. 방사선사의 질량이 58 kg이다. 지구와 달에서의 무게는 각각 얼마인가?

11. 약어 ALARA는 무엇을 뜻하는가?

12. 환자와 촬영자에게 최소한으로 방사선이 노출되게 만들어진 장치는 무엇인가?

13. 77 K의 끓는점을 가진 액체수소는 초전도자석을 냉각시키는 데 사용한다. 이 온도를 화씨로 바꾸면 얼마인가?

14. 인체 전체에 노출되는 3가지 자연방사선 선원은 무엇인가?

15. 자연적으로 발생하는 방사선원 중 어떤 것이 폐에 선량을 미치는가?

16. 'radiation'이라는 단어를 어떻게 정의할 수 있는가?

17. 방사선 측정의 4가지 특수 단위는 무엇인가?

18. 아래 사항들을 발생한 연대 순서로 나열하시오.
    a. 디지털 투시촬영
    b. 미국방사선기술자협회(ASRT)
    c. 전산단층촬영(CT)
    d. 방사선 촬영에 쓰이는 격자
    e. 자동 필름 처리장치

19. ARRT에 의해 요구되는 5가지 임상 기술을 적으시오.

20. SI 단위계의 3가지 기본단위는 무엇이고, MKS 단위계는 무엇인가?

• 도전문제의 해답은 웹사이트 http://evolve.elsevier.com에 로그인해서 찾을 수 있다.

CHAPTER

2

물질의 구조

The Structure of Matter

학습목표

1. 원자 모형이 발전된 단계에 대해 설명할 수 있다.
2. 원자의 구조를 이해한다.
3. 원자 구조에서 전자각과 불안정성에 대해 설명할 수 있다.
4. 방사능과 α 입자 및 β 입자의 특성에 대해 설명할 수 있다.
5. 입자 전리방사선과 전자기 전리방사선의 차이점에 대해 설명할 수 있다.

이 장에서는 에너지와 힘에 대한 공부로부터 물질기본 자체에 대한 공부로 돌아간다. 물질은 무엇으로 구성되어 있을까? 물질의 크기는 어느 정도일까?

원자의 내부 공간에서부터 우주 바깥 공간에 이르기까지 매우 다양한 크기의 물질들이 존재한다. 원자만큼 작은 물체와 우주만큼 큰 물체의 크기를 정의하기 위해 40자릿수 이상이 필요하다. 물질의 크기가 아주 큰 값일 수도 있기 때문에 물질의 치수를 표현하는 데 지수 형태가 사용된다. 그림 2-1은 우리 주변 물질들의 크기가 얼마나 다양한지를 설명하고 있으며, 그 크기 정도를 보여준다.

원자는 방사선사가 전리방사선과 물질 사이의 상호작용을 이해하는 데 있어 기초 토대가 된다. 이 장에서는 X선 형태의 에너지가 조직과 상호작용할 때 어떤 현상이 일어나는지를 설명한다. 비록 조직이 다소 복잡한 구조로 되어 있다 하더라도 그것은 결국 원자와 원자 결합으로 구성되어 있다. 원자 구조를 공부함으로써 구조가 바뀔 때 어떤 현상이 일어나는지를 알 수있다.

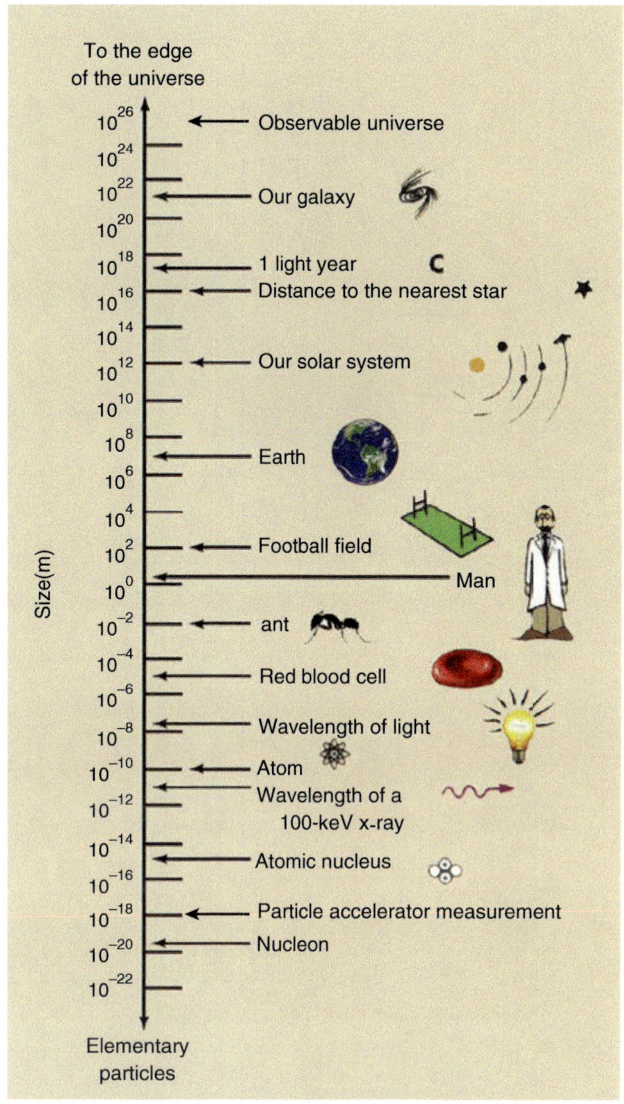

그림 2-1 물체의 크기는 굉장히 다양하다. 자연에 존재하는 물체의 크기는 40자릿수 이상이 필요하기 때문에 과학적 표기법을 사용한다.

세기의 발견

그리스의 원자

문명의 가장 확고히 계속된 과학적 조사 중의 하나는 물질 구조를 정확하게 알아내기 위해 노력하는 것이었다. 이러한 연구의 가장 초기 기록문헌은 기원전 수백 년 전의 고대 그리스로부터 유래된다. 그때 당시의 과학자는 모든 물질은 흙, 물, 공기, 그리고 불의 4가지 **요소**로 구성되어 있다고 생각했다. 그들의 이론에 따르면,모든 물질은 이 4가지 요소의 다양한 비율로 결합되고 4가지의 기본 **본질**인 습함, 건조함, 뜨거움, 그리고 차가움에 의해 변형된다고 설명하였다. 그림 2-2는 그 당시 이런 물질 이론이 어떻게 표현되었는가를 보여주고 있다.

그리스인들은 물질의 4가지 요소 중 가장 작은 부분을 표현하기 위해 '나눠질 수 없는 [a(not) + temon(cut)]'의 의미인 *atom*이라는 용어를 사용하였다. 각각의 원자는 그림 2-3(A)와 같이 서로 다른 기호로 표현된다. 오늘날까지 118개 요소 혹은 **원소**가 정의되어 왔다. 이 중 92개는 자연적으로 발생한 것이고, 추가적인 26개는 고에너지 입자 가속기에서 인공적으로 생산된 것이다. 우리는 원자가 물질의 기본 성분들을 포함한 가장 작은 입자라는 사실을 알고 있다. 원자보다 훨씬 작은 입자들도 많은데, 이를 아원자 입자(subatomic particle)라고 한다.

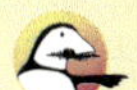

원자는 모든 원소의 성질을 가진 가장 작은 입자이다.

돌턴의 원자설

물질 구조에 대한 그리스 시대 설명은 몇백 년 동안 지속되었다. 사실 이것은 납을 금으로 변형시키려는 중세 연금술사들의 헛된 노력에 이론적 기초를 만들었다. 19세기가 되어서 현대 원자 이론의 기초가 갖추어졌다. 1808년 돌턴(John Dalton)은 실험을 요약한 책을 출판했는데 그 실험은 기본 원소들은 원자질량의 정수값으로 분

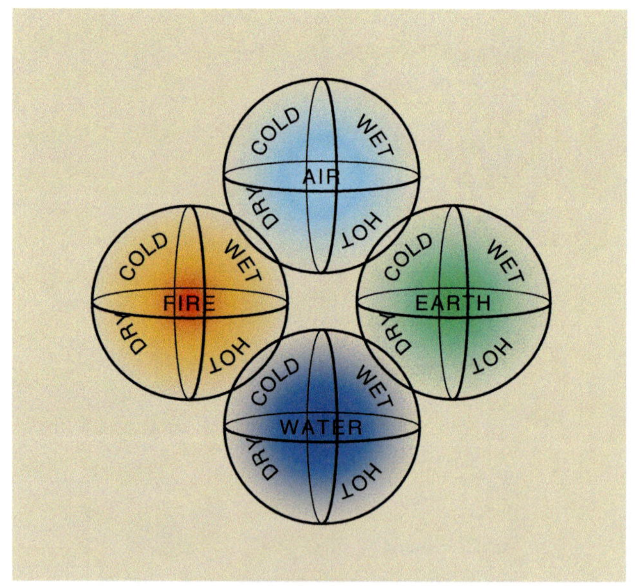

그림 2-2 고대 그리스인들이 생각했던 물질을 이루는 기본 요소와 물질의 상징적 표현

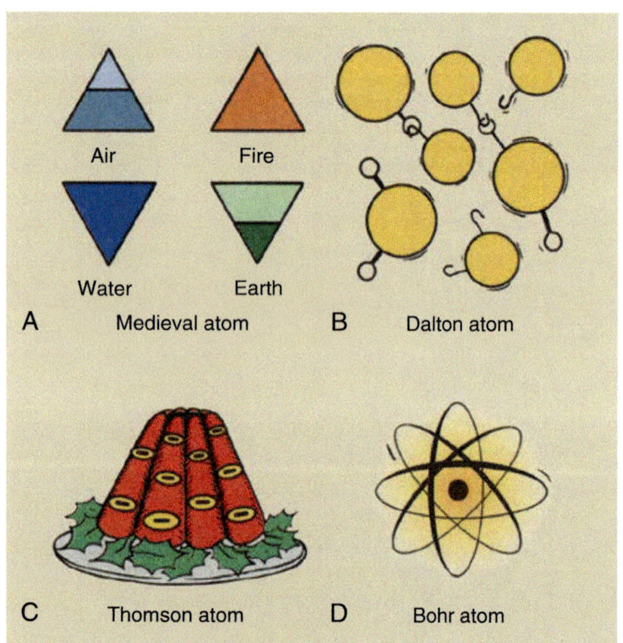

그림 2-3 오랜 세월에 걸쳐 원자는 여러 가지 기호로 표현되어 왔다. (A) 그리스인들은 물질은 4개의 기본 요소인 공기, 불, 땅, 물로 이루어져 있다고 상상했었다. 그림에 나타난 삼각형 기호는 중세 연금술사들에 의해 채택되었다. (B) 돌턴(Dalton)의 원자기호는 화학결합을 설명하기 위해 갈고리와 고리를 가지고 있었다. (C) 톰슨(Thomson)의 원자는 전자를 표현하는 건포도가 있는 푸딩으로 표현되어 있다. (D) 보어(Bohr)의 원자는 작고 밀도가 크며 양전하를 띤 핵이 정확한 에너지 궤도에 있는 전자들에 의해 둘러싸여 있다.

류될 수 있다는 것을 보여준다.

돌턴의 이론에 따르면, 원소들은 화학적으로 같은 방식으로 반응하는 동일한 원자들로 구성되어 있다. 예를 들어, 모든 산소 원자는 유사하다. 그것들은 서로 닮았고 비슷한 구조로 되어 있으며 비슷하게 반응한다. 그러나 그것들은 다른 원소의 원자와는 매우 다르다. 서로 다른 종류의 원자들의 물리적 결합은 그림 2-3(B)에 나타낸 것과 같이 '고리와 갈고리(eye-and-hook)'로 시각화될 수 있다. 고리와 갈고리의 크기와 개수는 각 기본 요소마다 다르다.

돌턴의 업적 후 50년이 지날 즈음, 러시아 학자인 멘델레예프(Mendeleev)는 원자질량이 증가하는 순서대로 원소들을 정렬하면 유사한 화학적 특성이 주기적으로 반복한다는 것을 알아냈다. 그때 당시에, 65가지의 기본 요소들이 확인되었다. 멘델레예프의 업적에 따라 처음으로 **원소 주기율표**가 생겨나게 되었다. 비록 멘델레예프의 표에는 많은 공백이 있었지만, 그때까지 알려진 모든 원소들이 8개의 그룹 중 한 곳에 위치할 수 있다는 것을 보여주었다.

그림 2-4에 원소 주기율표를 나타내었다. 각 칸은 원소를 나타내고 있다. 상단에 기입된 것이 원자번호이고, 하단에 기입된 것이 원자질량이다.

같은 그룹에 있는 모든 원소는 화학적으로 유사하게 반응하고, 유사한 물리적 특성을 가진다. 수소를 제외하고, 알칼리 금속이라 불리는 1족 원소는 쉽게 산소와 결합하는 경금속이고, 물과 격렬하게 반응한다. 할로겐이라고 불리는 7족 원소들은 쉽게 증발되고 금속과 결합하여 수용성 염기를 형성한다. 불활성 가스라 불리는 8족 원소들은 다른 물질과 반응하는 데 높은 저항성을 가진다.

이러한 원소 그룹화는 각 원소의 전자 배치에 따라서 결정된다.

톰슨 원자

멘델레예프의 주기율표가 알려지고 난 후에, 추가적인 원소들이 분리 · 확인되었으며 주기율표도 점차 채워져 나갔다. 그러나 원자 구조에 관한 지식은 불충분한 상태로 남아 있었다.

20세기가 되기 전에, 원자는 더 이상 나눌 수 없다고 여겨졌다. 한 원소의 원자와 다른 원소의 원자의 차이점을 들자면 질량이었다. 많은 과학자들의 노력을 통하여 원자 구조에는 전기적인 성질이 있다는 사실이 명백해졌다.

1890년대 후반 **음극선**(전자)의 물리적 특성을 연구하던

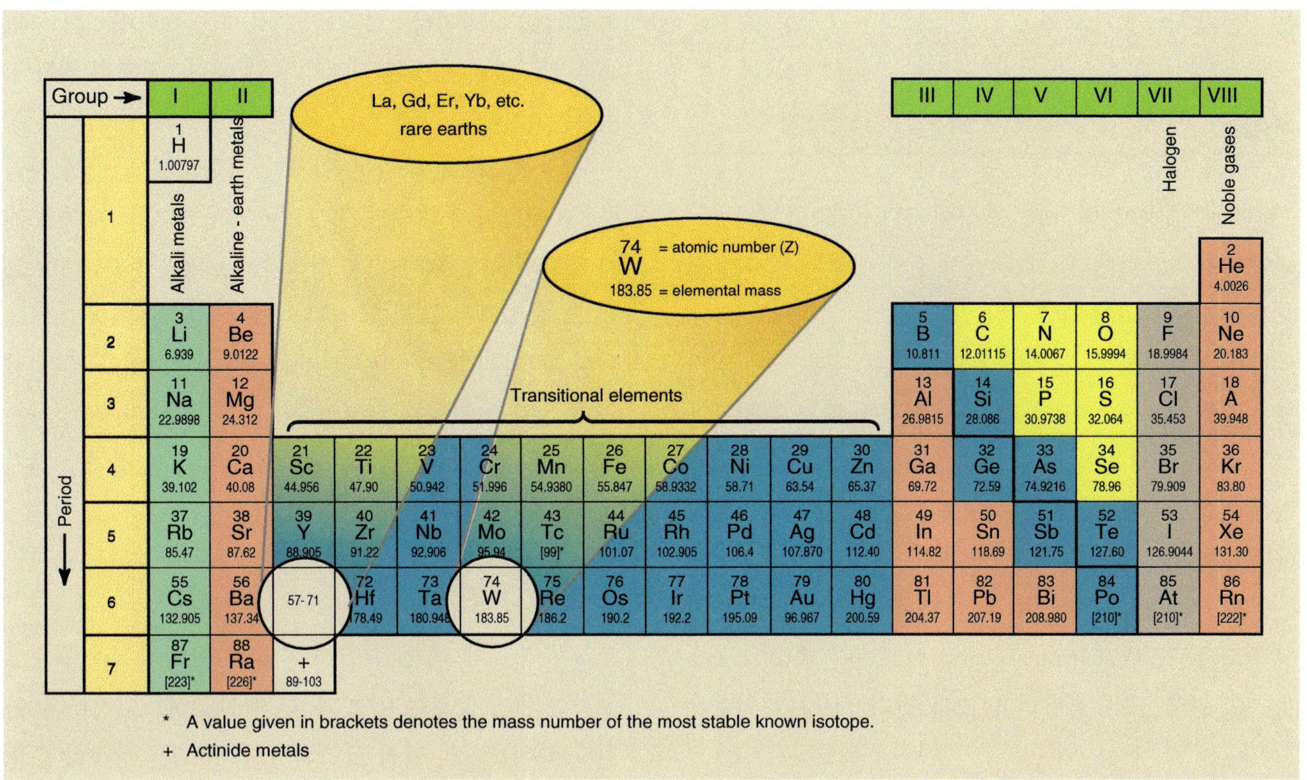

그림 2-4 원소 주기율표

중 톰슨(Thomson)이 모든 원자에는 전자가 있다는 것을 알아냈다. 그는 원자를 건포도 푸딩처럼 생겼다고 기술했는데, 건포도는 음전하(전자)를 표현하고 그림 2-3(C)에 나타낸 것과 같이 푸딩은 균등한 양전하로 대전된 형체 없는 덩어리라고 설명하였다. 원자는 전기적으로 중성이라고 알려져 있기 때문에 전자의 개수는 양전하의 양과 같다고 여겨졌다.

1911년, 러더퍼드(Rutherford)는 여러 번의 독창적인 실험을 통해 톰슨 원자설의 오류를 증명하였다. 러더퍼드는 핵 모델을 소개하였는데, 원자는 음전하를 띠는 전자구름에 둘러싸인 작고 밀집된 양으로 대전된 중심이 있다고 설명하였으며, 그 원자의 중심을 **핵(nucleus)**이라고 하였다.

보어 원자

1913년, 보어(Niels Bohr)는 러더퍼드의 원자설을 개선하였다. 보어의 원자 모델(그림 2-3D)은 **에너지 준위**에 따라 정해진 궤도로 핵 주변을 회전하는 태양계의 축소판과 같다. 비록 원자의 세밀한 구조는 **양자 크로모 역학(quantum chromodynamics; QCD)**이라고 불리는 새 모델을 이용하면 더 정확하게 설명할 수 있지만, 방사선과학을 공부함에 있어 보어 원자는 원자를 나타낸 가장 좋은 표현법이라고 할 수 있다.

간단히 말하자면, 보어 원자는 핵 주변을 고정된 정확한 궤도로 회전하는 음전자에 둘러싸인 작고 밀집된, 양전하를 띠는 핵을 포함한다. 일반적인 원자에서 전자의 개수는 핵의 양전하 개수와 같다.

기본 입자

오늘날 원자에 대한 이해는 거의 1세기 전 보어가 설명하였던 구조와 본질적으로 같다고 할 수 있다. 소위 원자 파쇄장치(atom smashers)라고 불리는 고에너지 **입자 가속기**의 발달로 원자핵의 구조는 점점 더 확실하게 정의되고 있다. 입자 가속기를 이용하는 물리학자들은 100개가 넘는 아원자를 발견하고 설명하였다.

핵의 구조는 현재 명료하게 정의되고 있다(그림 2-5). 핵자(양성자와 중성자)는 글루온(gluons)에 의해 함께 묶여 있는 쿼크(quarks)로 구성되어 있다. 그러나 이 입자는 방사선 과학에서는 중요하지 않다. 원자의 주요 구성요소인 **전자**, **양성자**, 그리고 **중성자**만이 고려된다. 이 구성요소는 **기본 입자**들이다(표 2-1).

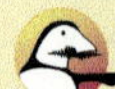
원자의 기본 입자는 전자, 양성자, 그리고 중성자이다.

원자는 태양이 핵이고, 행성이 전자라고 할 수 있는 태양계의 축소판이다. 핵 주변의 전자 배열은 원자가 상호작용하는 방법에 따라 결정된다.

전자는 음전하 한 단위를 가지고 있는 매우 작은 입자로, 그 질량은 9.1×10^{-31} kg이다. 전자는 마치 태양계에 있는 모든 행성들이 태양 주변을 회전하듯이 정확하게 정해진 고정 궤도에서 핵 주변을 회전하는 형상으로 나타낼 수 있다.

원자 내의 입자는 극히 작기 때문에 그 질량을 편리상 **원자 질량단위(atomic mass unit; amu)**로 표현한다. 1 amu는 ^{12}C 원자 하나 질량의 1/12과 같다. 전자의 질량은 0.000549 amu이다. 정확한 수치가 필요하지 않을 때, amu라고 불리는 숫자 체계가 사용된다. 전자의 **원자 질량수**는 0이다.

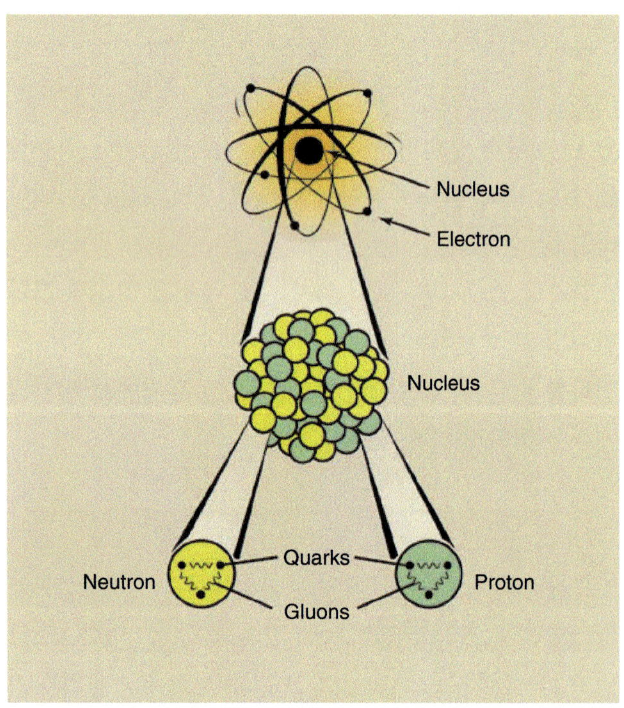

그림 2-5 핵은 여러 개의 양성자와 중성자로 구성되어 있으며, 양성자와 중성자는 여러 개의 글루온(gluons)에 의해 결합된 쿼크(quarks)로 이루어져 있다.

핵은 **핵자**라고 불리는 입자를 포함하는데, 양성자와 중성자로 2가지 형태가 있다. 두 가지 입자의 질량은 전자 질량의 약 2,000배이다. 양성자의 질량은 1.673×10^{-27} kg이고, 중성자는 그보다 약간 더 무거운 1.675×10^{-27} kg이다. 각각의 원자 질량단위(amu)는 거의 1이다. 양성자와 중성자 사이에 기본적인 차이는 전하이다. 양성자는 양전하 '1'의 값을 가지고 중성자는 전하가 없어서 전기적으로 중성이다.

원자 구조

원자 구조에 대한 고전적인 표현 방식이 일반적으로 그림 2-3(D)에 보여진 것과 같기 때문에, 여러분은 아원자로 이루어진 벌집 모양의 원자 구조를 상상할 수도 있다. 인쇄 종이의 공간적 제약 때문에 그림 2-3(D)는 매우 간략화된 그림이다. 사실 원자는 태양계와 유사하게 대부분 텅 빈 공간이다. 원자핵은 매우 작지만 거의 원자 전체의 질량과 비슷한 질량을 갖고 있다.

직경이 0.23 m인 농구공이 자연계에 존재하는 원자 중 가장 큰 우라늄 핵의 크기라 할 때 전자궤도의 행로는 12 km 이상 떨어져 있는 것이다. 핵은 모든 양성자와 중성자를 포함하기 때문에, 원자핵은 원자 질량의 대부분을 차지한다. 예를 들어, 우라늄 원자의 핵은 원자 전체 질량의 99.998%의 값을 가진다.

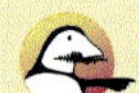
원자는 근본적으로 텅 빈 공간이다.

허용 전자궤도는 다른 '전자각(shells)'으로 그룹화되어 있다. 이 전자각의 배열은 원자가 화학적으로 어떻게 반

표 2-1 기본 입자의 주요 특성

입자	위치	질량				전하	기호
		상대질량	kg	amu	질량 번호		
전자	전자각	1	9.109×10^{-31}	0.000549	0	−1	−
양성자	핵	1,836	1.673×10^{-27}	1.00728	1	+1	+
중성자	핵	1,838	1.675×10^{-27}	1.00867	1	0	0

응하는지, 즉 다른 원자와 어떻게 결합하여 분자 형태를 이루는지를 이해하는 데 도움이 된다. 중성원자는 핵의 양성자와 같은 숫자의 궤도 전자를 갖기 때문에, 양성자 개수가 궁극적으로 원자의 화학적 반응을 결정하게 된다.

양성자 개수는 **화학적 요소**를 결정한다. 양성자 개수는 같지만 중성자 개수는 다른 원자를 **'동위원소(isotope)'**라고 한다. 이들은 화학반응을 하는 방식이 비슷하다.

원소 주기율표는 수소(H)부터 시작하여 점점 복잡해지는 순서로 물질을 나열하였다(그림 2-4). 수소 원자(H)는 핵내 1개의 중성자와 1개의 전자를 갖는다. 원소주기율표 두 번째 원자 헬륨(He)은 두 개의 양성자, 두 개의 중성자 그리고 두 개의 전자를 가진다

3번째 원자인 리튬(Li)은 3개의 양성자와 4개의 중성자, 3개의 전자로 구성되어 있다. 이 3개의 전자 중 2개는 같은 전자각인 K각에 있고, 수소와 헬륨도 그러하다. 마지막 3번째 전자는 핵으로부터 조금 더 떨어진 다른 각인 L각에 있다.

전자는 특정한 **전자각**에서만 존재할 수 있는데, 각은 각기 다른 **전자 결합에너지** 혹은 **에너지 준위**를 뜻한다. 전자궤도는 핵과 가장 가까이 있는 전자와 핵과 가장 멀리 떨어져 있는 전자의 상대적 결합에너지의 크기를 표현하기 위해 K, L, M, N··· 순으로 나열된다. 핵과 가까운 전자일수록 더 큰 결합에너지를 갖는다.

주기율표상 그 다음 원자인 베릴륨(Be)은 4개의 양성자와 5개의 중성자를 갖는다. 전자 2개는 K각에 있고 나머지 2개는 L각에 있다.

원자의 전자 배치는 주기율표에서 한 단계씩 이동할수록 더 복잡해지며, 자연 원자로서는 가장 복잡한 구조인 우라늄(U)까지 갈수록 더 복잡해진다. 우라늄은 92개의 양성자, 146개의 중성자를 가진다. 전자 배치는 K각에서 2개, L각에서 8개, M각에서 18개, N각에서 32개, O각에서 21개, P각에서 9개, Q각에서 2개 순이다.

그림 2-6은 4개의 원자를 대략적인 개요로 표현한 것이다. 헬륨 핵의 실제 크기가 그림 2-6과 같다면 K각의 전자는 몇 개 도시 크기의 거리에 위치할 것이다.

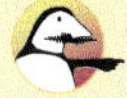
정상 상태에 있는 *원자는 전기적으로 중성*이고 전하는 0이다.

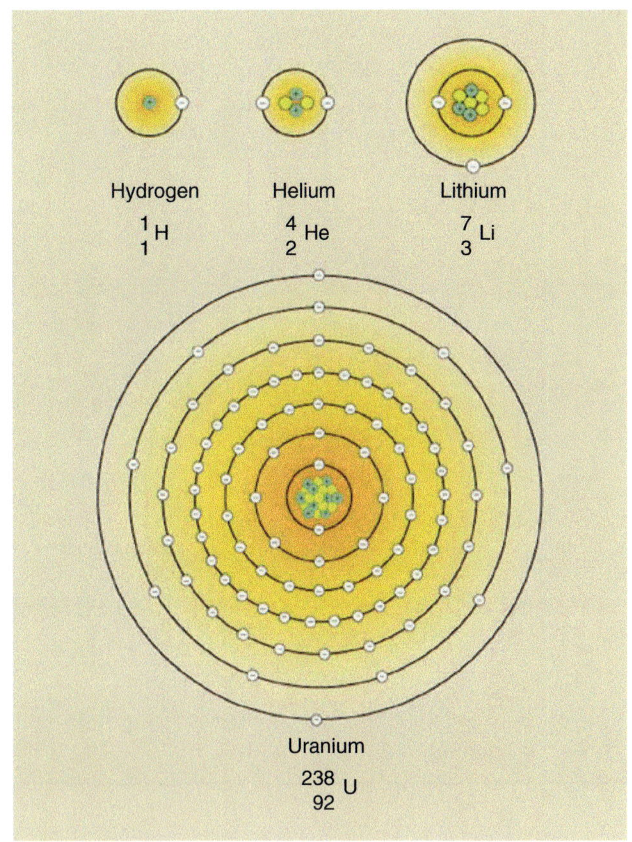

그림 2-6 원자는 양성자와 중성자로 구성된 핵과 핵 주변의 특정 궤도에 있는 전자들로 구성되어 있다. 그림에 나타난 것은 가장 작은 3개의 원자와 자연적으로 존재하는 가장 큰 원자인 우라늄이다.

궤도각에 있는 전자 전체의 개수는 핵내의 양성자 개수와 정확히 일치한다. 만약 원자가 여분의 전자를 가지거나 전자를 잃는다면 **전리**되었다고 한다. 전리된 원자는 전기적으로 중성이 아니며 전자와 양성자 개수의 차이에 해당하는 전하량을 갖는다.

원자의 음전하 개수를 바꾸는 대신 양전하 개수를 바꿔서 전리시킬 수 있으나, 원자는 양성자가 매우 강하게 결합되어 있어서 양성자의 추가나 제거에 의해 전리될 수는 없다. 뿐만 아니라 양성자 개수가 바뀌면 원자의 종류가 달라진다. 중성자 개수의 변화는 중성자가 전기적으로 중성이기 때문에 원자를 전리시킬 수 없다.

그림 2-7은 생체조직의 주요 구성성분인 탄소 원자와 X선의 상호작용을 나타내고 있다. X선은 그 에너지를 궤도 전자에 전달해서 원자로부터 전자를 이탈시킨다. 이 과정에는 약 34 eV의 에너지가 필요하고, 이 반응에서 X선은 사라지고 이온쌍이 형성된다. 남아 있는 원자는 음전하보다 1개 더 많은 양전하를 가지고 있으므로 양이온이 된다.

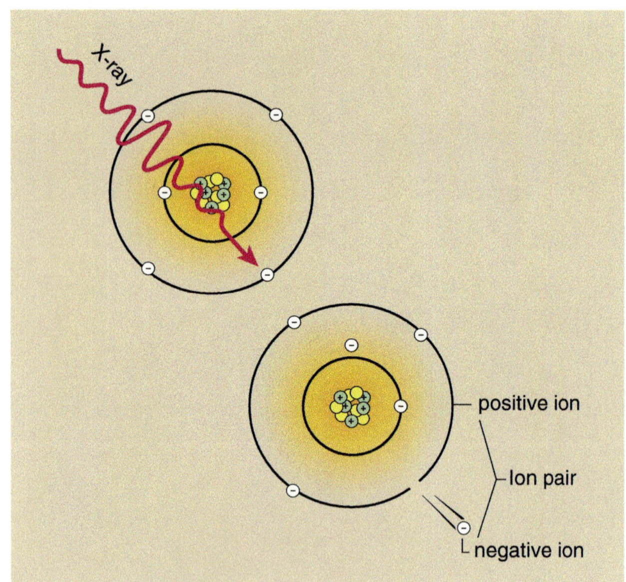

그림 2-7 X선에 의해 전리된 탄소 원자는 순 전하량이 +1이 된다. 전리된 원자와 방출된 전자를 이온쌍(ion pair)이라고 부른다.

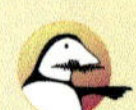

전리는 원자로부터 궤도 전자를 제거하거나 추가하는 것을 의미한다.

가장 가벼운 원자를 제외하고는 중성자의 개수는 항상 양성자 개수보다 많다. 원자가 더 커질수록 양성자보다 더 많 은 양의 중성자를 가진다.

전자 배열

각 전자각에 존재할 수 있는 전자의 최대 개수는 핵으로부터 전자각의 떨어진 거리에 따라 증가한다(표 2-2). 각 전자각당 전자가 포함될 수 있는 최대 개수는 아래 식에 의해 계산될 수 있기 때문에 일일이 기억하지 않아도 된다.

표 2-2 각 전자각당 최대 전자수

각 번호	각 기호	전자수
1	K	2
2	L	8
3	M	18
4	N	32
5	O	50
6	P	72
7	Q	98

각 전자각당 최대 전자수

$2n^2$

n; 전자각 번호

질문 : O 각에 존재할 수 있는 전자의 최대 개수는 얼마일까?

해답 : O 각은 핵으로부터 5번째 떨어진 각이므로,

$n = 5$

$2n^2 = 2(5)^2$

$= 2(25)$

$= 50$개의 전자

50개의 전자라는 이 답은 이론상의 수치이다. 심지어 가장 큰 원자도 O각 혹은 그보다 더 바깥쪽 각을 완전히 채울 수 없다.

물리학자들은 전자각 번호 n을 **주양자 수**라고 부른다. 모든 원자의 각 전자는 4가지의 양자 수에 의해 정확히 정의될 수 있는데 가장 중요한 것이 바로 주양자 수이다. 다른 3개의 양자 수는 부각(subshell)의 존재를 표현하는데, 방사선과학에서는 중요하지 않다.

산소는 전자 8개를 가지는데 K각에 2개, L각에 6개를 가진다. 또한 주기율표에서 산소는 2번째 주기(행)에서 6번째 그룹(열)에 있다(그림 2-4 참조).

알루미늄은 K각에 2개, L각에 8개, 그리고 M각에 3개의 전자배열을 전자를 가진다. 따라서 알루미늄은 주기율표에서 3번째 주기(M각)에서 3번째 그룹(전자 3개)에 위치하게 된다.

전자 배열

원자에서 가장 바깥 각에 있는 전자 개수는 주기율표에서 그룹 번호와 같고 원자의 원자가를 결정한다.
최외각 전자 각(shell) 수는 주기율표에서 주기와 같다

질문 : 위장조영제로 쓰이는 바륨(Ba)은 몇 번째 주기와 그룹에 속해 있는가?

해답 : 6번째 주기의 2번째 그룹

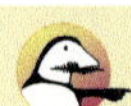

최외각 궤도는 전자 8개 이상을 포함할 수 없다.

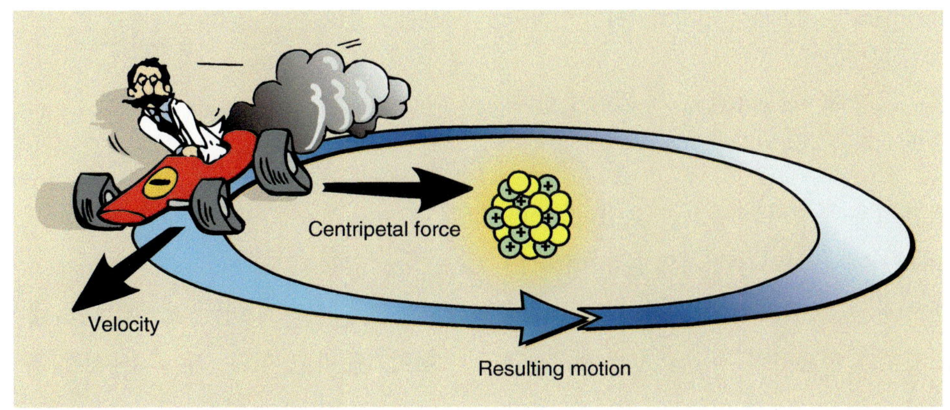

그림 2-8 전자는 고정된 궤도에서 핵 주위를 선회하고 있다. 정전기적 인력에 의해 핵 주변에 특정한 전자 이동경로가 형성된다.

왜 원소 주기율표상의 원소들은 8개의 그룹으로 유사한 화학적 특징을 반복적으로 나타내고 있을까? 어떤 각에 허용되는 최대 전자 개수도 제한적일 뿐 아니라 최외각은 항상 전자가 최대 8개로 제한된다.

최외각에 1개의 전자를 가지는 모든 원자는 주기율표에서 그룹 1에 속해 있고, 최외각에 2개의 전자를 갖는 원자들은 그룹 2에 속해 있다. 최외각에 8개의 전자가 있을 때 그 각은 다 채워진다. 외각이 가득 찬 원자는 그룹 8에 속하고 불활성 기체로서 화학적으로 매우 안정하다.

작은 원소에서 큰 원소까지 위와 같이 정돈된 원자 배열은 4번째 주기에서 달라진다. 단순히 전자가 다음 번 외각에 추가되지 않고 내각에 추가된다.

이러한 현상과 연관된 원자를 '**전이원소**'라고 부른다. 이 원소도 외각에 8개 이상의 전자를 포함하지는 않는다. 전이원소의 화학적 특징은 두 개의 외각에 있는 전자 개수에 따라 좌우된다.

원자의 전자 배열의 각표기법은 핵으로부터 떨어진 전자의 상대적 거리를 정의하고 전자가 핵에 붙어 있을 수 있는 상대 에너지를 나타낸다. 즉 줄에 묶여 있는 공이 줄에 끊어질 때 튕겨나가는 것처럼 전자가 자연스럽게 핵으로부터 떨어질 수도 있는데, 이러한 일이 일어나는 것을 막고 있는 힘이 바로 '**구심력**'이며, 이 힘은 '다른 전하는 서로 당기고 같은 전하는 밀어낸다'는 전기학의 기본 법칙과 같다.

궤도에 전자가 있게 하는 힘은 구심력이다.

따라서 강한 정전기적 인력 때문에 전자가 핵으로 끌려갈 것이라고 생각할 수 있다. 정상적인 원자에서 구심력은 전자속도에 의해 발생되는 힘인 **원심력**(중심으로부터 밖으로 나가려는 힘)과 균형을 이루고 있으므로, 전자는 원 혹은 타원경로를 따라 핵으로부터 거리를 유지한다.

그림 2-8은 작은 원자에서의 이러한 작용을 표현한 것이다. 더 복잡한 원자에서도 힘의 균형이 존재하고, 각 전자는 서로 독립적으로 고려된다.

전자의 결합에너지

핵에 의해 전자가 구속되는 크기를 **전자의 결합에너지**라고 하고 'E_b'로 표현한다. 핵에 더 가까운 전자일수록 더 강하게 구속된다. K각 전자는 L각 전자보다 더 강한 결합에너지를 갖고, L각 전자는 M각 전자보다 핵에 더 강하게 구속된다.

모든 원자의 K각 전자들이 같은 결합에너지로 구속된 것은 아니다. 원자 내의 총 전자 개수가 더 많을수록 더 강하게 구속된다.

즉 더 크고 더 복잡한 원자일수록 주어진 전자각에 있는 전자의 결합에너지(E_b)가 더 커진다. 많은 양성자를 가진 원자의 전자는 양성자 수가 적은 원자보다 핵에 더 강하게 구속되기 때문에 작은 원자보다 큰 원자를 전리시키기 위해 필요한 에너지가 더 크다.

그림 2-9는 방사선학에서 중요한 몇몇 원자에 대한 전자의 결합에너지를 나타내었다. 금속 텅스텐(W)과 몰리브덴(Mo)은 X선관에 사용되는 표적(target)이다. 바륨(Ba)과 요오드(I)는 일반촬영 및 투시촬영 조영제로 사용되고 있다.

질문 : 텅스텐의 K각 전자를 제거하여 전리시키려면 얼마만큼의 에너지가 필요할까?

해답 : 최소 에너지는 결합에너지 E_b=69 keV와 같아야 한다. 그보다 작으면 원자는 전리되지 못한다.

탄소(C)는 인체 조직을 구성하는 중요한 요소이다. 다른 조직 원자와 마찬가지로 최외각 전자의 E_b는 대략 10 eV 정도이다. 그러나 조직 원자를 이온화시키기 위해서는 대략 34 eV 정도가 필요하다. 이 34 eV를 **전리전압(ionization potential)**이라 한다. 24 eV의 차는 전자를 여러 단계로 여기시키고, 결국엔 열로 전환된다. 이온화 에너지의 전리전압 개념은 선 에너지 전달(LET) 설명 시에 중요한데, 이는 제30장에서 자세히 다룬다.

질문 : 바륨에서 K각 전자를 제거하여 전리시키고자 할 때 탄소를 전리시키는 것보다 얼마만큼의 에너지가 더 필요한가?

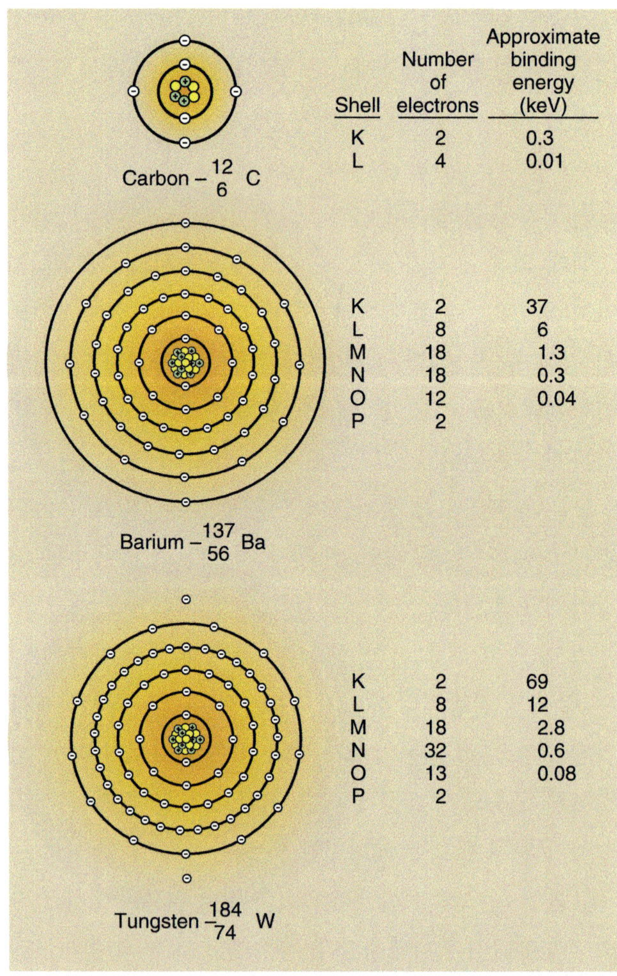

	Shell	Number of electrons	Approximate binding energy (keV)
Carbon	K	2	0.3
	L	4	0.01
Barium	K	2	37
	L	8	6
	M	18	1.3
	N	18	0.3
	O	12	0.04
	P	2	
Tungsten	K	2	69
	L	8	12
	M	18	2.8
	N	32	0.6
	O	13	0.08
	P	2	

그림 2-9 원자의 배치와 방사선과학에서 중요한 3개 원자의 대략적인 전자 결합에너지를 나타내고 있다. 원자가 커질수록 주어진 각에 있는 전자는 더 강하게 구속된다.

해답 : E_b(Ba) = 37,400 eV
E_b(C) = 300 eV
차이 = 37,100 eV
= 37.1 keV

원자명명법

보통 원소는 알파벳 약자로 나타내며, 그러한 약자를 **'화학기호'**라고 한다. 표 2-3에서는 중요한 원소와 화학기호를 나타내고 있다.

원소의 화학적 특징은 전자의 수와 배열에 의해서 결정된다. 중성원자에서 전자수는 양성자 수와 같다. 양성자 수는 원자번호(atomic number)라고 부르는데, 'Z'로 나타낸다. 표 2-3에서 바륨 원자번호가 56임을 볼 수 있는데, 이는 곧 바륨 핵에 56개의 양성자가 있음을 나타낸다.

원자 핵의 양성자 수와 중성자 수를 합한 값을 '원자 질량수(atomic mass number)'라고 하고 기호로 'A'라고 나타낸다. 이러한 원자 질량수는 방사선과학의 많은 부분에 유용하게 사용된다.

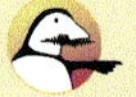 원자 질량수와 원자의 정확한 질량은 같지 않다.

원자 질량수는 원자 내 핵자수와 동일한 정수이다. 원자의 실제적인 **원자 질량**은 측정에 의해서 결정되고 정수와 같지 않다. ^{135}Ba는 56개의 양성자와 79개의 중성자로 구성되어 있으므로 A = 135가 된다. ^{135}Ba의 원자 질량은 134.91 amu이다.

오직 한 가지 ^{12}C 원자만이 실제 원자 질량과 원자 질량수가 같다. 이는 ^{12}C 원자가 원자 질량 측정에 기준으로 사용되었기 때문이다.

자연상태에서 많은 원소들은 원자 질량수와 **원자 질량**은 서로 다르지만 원자번호는 같은 원자들로 구성되어 있다. 원자의 질량은 동위원소의 원자 질량과 동위원소의 존재비에 의해 결정된다.

예를 들어, 바륨은 원자번호가 56이다. 바륨 동위원소 중 존재비가 가장 큰 동위원소의 원자 질량수는 138이다. 그러나 실제적으로 바륨은 원자 질량수가 130, 132, 134, 135, 136, 137, 138의 값을 갖는 7개의 동위원소로 구성된다.

표 2-3 방사선과학에 사용되는 주요한 원자 및 특성

원자명	원자기호	원자번호 (Z)	질량수 (A)*	동위원소	원자 질량 (amu)**	K각 결합에너지 (keV)
베릴륨	Be	4	9	1	9.012	0.11
탄소	C	6	12	3	12.01	0.28
산소	O	8	16	3	15	0.53
알루미늄	Al	13	27	1	26.98	1.56
칼슘	Ca	20	40	6	40.08	4.04
철	Fe	26	56	4	55.84	7.11
구리	Cu	29	63	2	63.54	8.98
몰리브덴	Mo	42	98	7	95.94	20
로듐	Rh	45	103	5	102.9	23.2
루테늄	Ru	44	102	7	101	22.1
은	Ag	47	107	2	107.9	25.7
주석	Sn	50	120	10	118.6	29.2
요오드	I	53	127	1	126.9	33.2
바륨	Ba	56	138	7	137.3	37.4
텅스텐	W	74	184	5	183.8	69.5
레늄	Re	75	186	2	185.9	71.7
금	Au	79	197	1	196.9	80.7
납	Pb	82	208	4	207.1	88
우라늄	U	92	238	3	238	116

amu; 원자 질량 단위, *keV*; kilo-electron volt ; 10^3 전자볼트.
* 가장 흔한 동위원소의 원자번호
** 천연 동위원소의 평균 값

원소의 질량은 이 모든 동위원소의 평균 질량을 계산하여 결정된다. 그림 2-10에 나타난 원자표기법에 의해, 그림 2-6의 원자들은 다음과 같이 표기할 수 있다.

$$^{1}_{1}H,\ ^{4}_{2}He,\ ^{7}_{3}Li,\ ^{238}_{92}U$$

화학기호 또한 원자번호를 나타내기 때문에 보통 아래와 같이 생략된다.

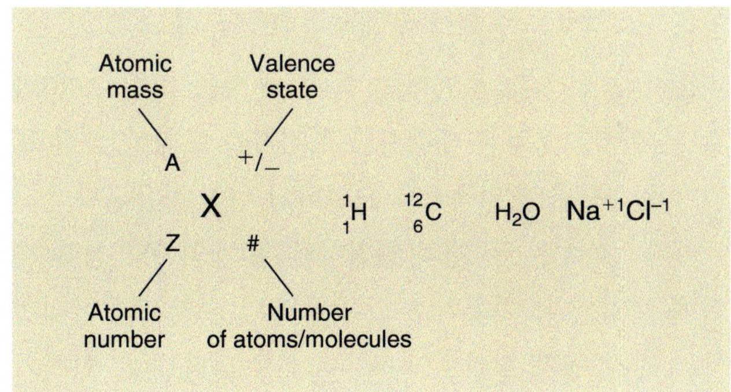

그림 2-10 분자 상태의 원소 표기 규칙

$$^{1}H,\ ^{4}He,\ ^{7}Li,\ ^{238}U$$

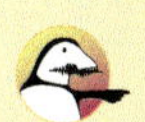
동위원소
같은 원자번호이지만 원자 질량수가 다른 원자들을 동위원소라고 한다.

모든 원소의 동위원소는 같은 양성자 개수를 갖지만 다양한 중성자 개수를 갖는다. 대부분의 원자는 1개 이상의 안정된 동위원소를 갖는다. 자연에 존재하는 바륨의 동위원소 7개는 다음과 같다.

$$^{130}Ba,\ ^{132}Ba,\ ^{134}Ba,\ ^{135}Ba,\ ^{136}Ba,\ ^{137}Ba,\ ^{138}Ba$$

'*동위원소(isotope)*'라는 용어는 주어진 원소의 모든 원자를 뜻한다. 이 원자들은 다른 핵 구조를 갖지만 그럼에도 불구하고 화학적으로 같은 방식으로 반응한다.

질문 : 자연계에 존재하는 7개의 바륨 동위원소들도 각각 몇 개의 중성자와 양성자를 갖는가?

해답 : 동위원소의 각 양성자 개수는 모두 56개이다. 중성자 개수는 A-Z이므로

^{130}Ba : 130-56=74개 중성자

^{132}Ba : 132-56=76개 중성자

^{134}Ba : 134-56=78개 중성자

같은 방법으로 …

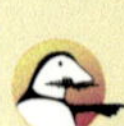

동중체

같은 원자 질량수를 가지면서 원자번호가 다른 원자 핵들을 동중체라고 한다.

동중체는 양성자와 중성자 수는 다르지만 핵자의 총 수는 같다. 모핵종에서 딸핵종으로의 동중체적 방사성 전환은 β 입자나 양전자의 방출 때문에 생긴 결과이다. 모핵종과 딸핵종은 각기 다른 원소의 원자이다.

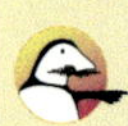

동중성자 핵

같은 중성자 수를 갖지만 다른 양성자 수를 갖는 원자들을 동중성자 핵이라고 한다.

동중성자 핵은 다른 원자번호와 다른 질량수를 갖지만 A-Z 값이 같은 원자들이다. 즉 동중성자 핵은 핵 내에 같은 중성자 수를 갖는 원자이다.

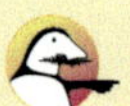

핵이성체

같은 원자번호와 원자 질량수를 갖는다.

핵이성체는 핵자의 배치 상태가 다르기 때문에 다른 에너지 상태에 존재하는 것을 제외하고는 동일한 원자이다. ^{99}Tc은 140 keV의 감마선을 방출하면서 ^{99}Tc로 붕괴하는데, 이 감마선은 핵의학에서 매우 유용하다. 표 2-4는 이러한 핵 구성의 특징을 요약한 것이다.

질문 : 다음 원소 중 동위원소, 동중체, 동중성자 핵을 고르라.

표 2-4 다양한 핵자 구조의 특성

이름	원자번호	원자 질량수	중성자 수
동위원소	같다	다르다	다르다
동중체	다르다	같다	다르다
동중성자	다르다	다르다	같다
핵이성체	같다	같다	같다

$^{131}_{54}$Xe, $^{130}_{53}$I, $^{132}_{55}$Cs, $^{131}_{53}$I

해답 : ^{130}I과 ^{131}I은 동위원소, ^{131}I과 ^{131}Xe은 동중체, ^{130}I과 ^{131}Xe, ^{132}Cs는 동중성자 핵이다.

원자 결합

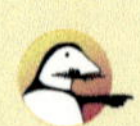

분자

다양한 원소의 원자들은 결합하여 '*분자*'라고 불리는 구조를 형성한다.

수소(H) 원자 4개와 산소(O) 원자 2개가 결합하여 물(H_2O) 분자 2개를 형성할 수 있다. 다음 등식이 바로 이러한 원자 결합을 나타낸다.

$$2H_2 + O_2 \rightarrow 2H_2O$$

나트륨(Na) 원자는 염소(Cl) 원자와 결합하여 염화나트륨(NaCl)을 형성할 수 있는데, 이것이 바로 소금이다.

$$Na + Cl \rightarrow NaCl$$

이러한 분자들은 인체 내에 많이 있다. 분자는 세포나 조직이라는 더 큰 구조를 형성하기 위해 결합할 수 있다.

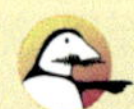

화합물

*화합물*은 한 종류 분자의 특정 양이라고 할 수 있다.

비록 100 종류 이상의 원소들이 알려져 있지만, 대부분의 원소는 희귀한 것들이다. 지구와 대기의 95%는 단지 12개의 원소로 구성되어 있다. 이와 마찬가지로 인체의 95% 이상은 수소, 산소, 탄소, 질소로 구성되어 있다. 물 분자는 인체의 약 80%를 차지한다.

분자의 원소를 표현하는 특정 규칙은 그림 2-10과 같다. 화학기호와 아래첨자나 위첨자를 포함한 약식 표기가 원자들을 개별적으로 표현하기 위해 사용된다.

화학기호(X)는 두 개의 위첨자와 두 개의 아래첨자 사이에 위치한다. 화학기호 왼쪽에 쓰인 위첨자와 아래첨자는 각각 원자 질량수와 원자번호를 나타낸다. 화학기호 오른쪽에 쓰인 위첨자와 아래첨자는 각각 분자당 원

자 수와 원자가 상태를 나타낸다.

NaCl 기호는 Na와 Cl의 합성으로 된 분자를 나타낸다. NaCl은 Na와 Cl의 특징과는 또 다른 특징을 갖는다. 원자들은 화합물을 형성하기 위해 2가지 기본 방법으로 서로 결합한다. H_2O와 NaCl의 예는 이런 두 가지 형태의 화학적 결합을 설명하기 위해 사용될 수 있다.

산소와 수소는 **공유결합**을 통해 물이 된다. 산소는 최외각에 6개의 전자를 갖고 있다. 여기에는 2개의 비어 있는 전자 공간이 있는데 물 분자에서는 2개의 수소 원자가 산소와 전자를 하나씩 공유한다. 수소 전자는 H와 O에서 돌고 있으므로 원자들을 서로 결합한다. 이러한 공유결합은 전자를 공유함으로써 특성화된다.

Na와 Cl은 **이온결합**을 통해 소금이 된다. Na는 최외각에 1개의 전자를 가진다. Cl은 최외각에 전자 1개를 위한 공간이 있다. Na 원자는 Cl에게 전자를 넘겨주게 된다. 그렇게 되면 Na는 전자를 잃고 전하의 불균형 때문에 이온화된다.

또한 Cl 원자는 전자 1개를 얻어 양성자보다 전자가 더 많기 때문에 이온화된다. 두 개의 원자는 서로를 끌어당겨, 서로 반대되는 정전기적 전하를 가지므로 이온결합하게 된다.

Na, H, C, O 원자는 중탄산염나트륨($NaHCo_3$) 분자를 형성하기 위해 결합할 수 있다. 상당량의 $NaHCO_3$는 일반적으로 **베이킹 소다**라고 알려진 화합물이 된다.

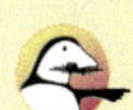

원소의 가장 작은 입자는 원자이고, 화합물의 가장 작은 입자는 분자이다.

원자, 원소, 분자, 화합물 사이의 상호관계는 질서정연하다. 이러한 구성체계는 고대 그리스인들이 그들의 물질과 본질을 통해 설명하려고 했던 것이다. 그림 2-11은 이러한 물질의 현재 체계를 나타낸 그림이다.

방사능

어떤 원자들은 불안정한 핵에 의한 여기 상태로 존재한다. 핵은 안정화되기 위해 자발적으로 입자와 에너지를 방출하여 다른 원자로 변환한다. 다양한 과정을 **방사성 붕괴**(radioactive disintegration 또는 radioactive decay)라 한다. 이런

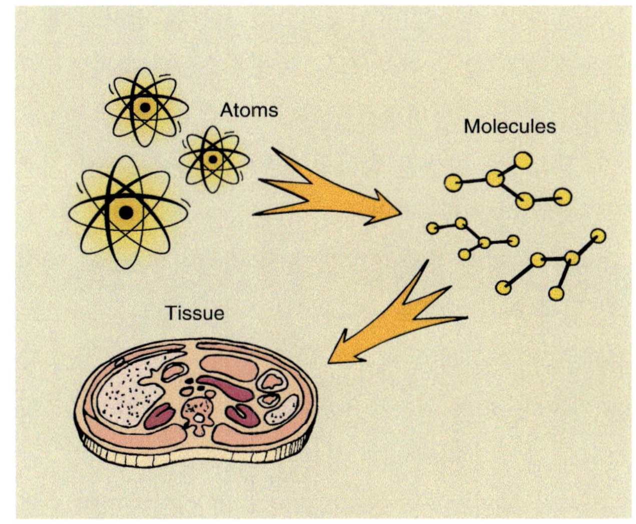

그림 2-11 물질은 여러 가지 단계로 구성되어 있다. 원자는 결합하여 분자를 만들며, 분자는 결합하여 조직을 만든다.

원자들을 **'방사성 핵종'**이라고 한다. 어떤 핵 배열상태를 **'핵종'**이라고 하고, 이 중 방사성 붕괴를 하는 핵만을 방사성 핵종이라고 한다.

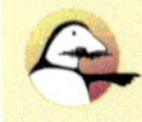

방사능

방사능은 안정화되기 위해 입자나 에너지를 방출하는 현상을 뜻한다.

방사성 동위원소

많은 인자들이 핵 안정에 영향을 미친다. 그 중 가장 중요한 것은 아마 중성자 수일 것이다. 핵이 너무 적거나 너무 많은 중성자를 포함하고 있을 때, 원자는 방사성 붕괴를 할 수 있고, 양성자와 중성자 수는 안정하고 적절한 비율이 된다.

안정한 동위원소뿐 아니라, 많은 원소들은 **방사성 동위원소**를 갖고 있다. 이것들은 입자 가속기나 원자로 같은 장치에서 인공적으로 생산될 수 있다. 바륨은 7가지의 방사성 동위원소가 발견되었고 그것들은 모두 인공적으로 만들어진다. 아래에 바륨 동위원소 중 방사성 동위원소는 굵은 글씨체로 나타내었다.

^{127}**Ba**, ^{128}**Ba**, ^{129}**Ba**, ^{130}**Ba**, ^{131}**Ba**, ^{132}**Ba**, ^{133}**Ba**,
^{134}Ba, ^{135}Ba, ^{136}Ba, ^{137}Ba, ^{138}Ba, ^{139}**Ba**, ^{140}**Ba**

거의 모든 원소들이 인공적으로 생산된 방사성 동위원소를 갖고 있다. 아주 적은 수의 원소들만이 자연적으로 생긴 방사성 동위원소를 가진다.

자연적으로 발생된 방사성 동위원소에는 2가지 기본적인 선원이 있다. 몇몇은 지구 생성 때 생겨났고, 여전히 매우 느리게 붕괴하고 있다. 우라늄이 바로 그 예인데, 결국 라듐(Ra)으로 붕괴하고 그것은 또 라돈(Rn)으로 붕괴한다. 이들과 우라늄의 다른 붕괴 생성물은 방사능을 가진다. 어떤 원소들은 ^{14}C와 같이 계속해서 우주방사선의 작용에 의해 대기 상부에서 생성되고 있다.

방사성 동위원소는 안정화되기 위해 다양한 방법으로 붕괴할 수 있는데, 여기에서는 2가지 방법, 즉 **알파(α) 방출**, **베타(β) 방출**만이 중요하다고 할 수 있다. 양전자를 방출하는 방사성 붕괴는 핵의학 영상에서는 중요하다.

β 방출 동안 핵에서 전자는 상당한 운동에너지를 가지고 핵에서 방출되어 원자를 벗어난다. 그 결과, 적은 양의 질량이 손실되고 원자 내 핵에서 '1'의 음전하가 손실된다. 동시에 중성자가 양성자로 변환되는 과정을 겪는다.

β 방출 결과로 원자번호는 '1' 증가하는 반면(Z→Z+1), 원자 질량수는 동일하다(A=일정함). 이 핵 변환은 그림 2-12와 같이 한 형태의 원소에서 다른 형태의 원소로 되는 원자 변화를 초래한다.

α 방출에 의한 방사성 붕괴는 훨씬 더 폭발적인 과정이다. α 입자는 2개의 양성자와 2개의 중성자가 함께 결합하여 이루어져 원자 질량수는 4이다. 핵이 극도로 불안정하여 α 입자를 방출하면 2개의 양전하와 4의 원자량을 잃는다. 이러한 변환 후 원자는 그림 2-13과 같이 화학적으로 다를 뿐 아니라 4 amu만큼 가벼워지기 때문에 매우 중요한 반응이라고 할 수 있다.

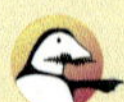

방사성 붕괴의 결과로 α 입자, β 입자, 그리고 보통 γ선이 방출된다.

β선 방출은 α선 방출보다 더 흔히 발생한다. 사실상 모든 방사성 동위원소가 β선을 방출할 수 있는 반면 α선 방출은 오로지 무거운 방사성 동위원소에서만 발생한다. 몇몇 방사성 동위원소는 β선 방출만을 하거나 혹은 α선 방출만을 하지만 대부분은 입자 방출과 동시에 γ선도 방출한다.

질문 : ^{139}Ba는 β 방출에 의해 붕괴하는 방사성 동위원소이다. 이 방출로 생긴 원자의 A, Z는 어떻게 되는가?

해답 : β 방출에서는 중성자가 양성자와 β 입자로 변한다.

$n \rightarrow p + \beta$, 따라서 $^{139}_{56}\text{Ba} \rightarrow {}^{139}_{57}$

란타넘은 Z가 57인 원소이므로 $^{139}_{57}$La 은 $^{139}_{56}$Ba 의 β 붕괴로 생긴 결과이다.

방사성 반감기

방사성 동위원소들은 서로 다른 붕괴율로 붕괴되어 다른 안정한 원소가 되는데, 방사성 물질의 양은 절대로 0이 되지 않는다. 제1장에서 배운 바와 같이 방사성 물질의 양은 베크렐(Bq)로 측정되고 1Bq는 초당 1개의 원자의 붕괴와 같다.

방사성 붕괴율과 주어진 시간에 존재하는 방사성 물질의 양은 **방사성 붕괴 법칙**으로 알려진 공식에 의해 수학적으로 나타낼 수 있다. 이 공식으로 우리는 **반감기(T½)**라는 양을 알 수 있는데, 이 반감기는 1초에서 수년

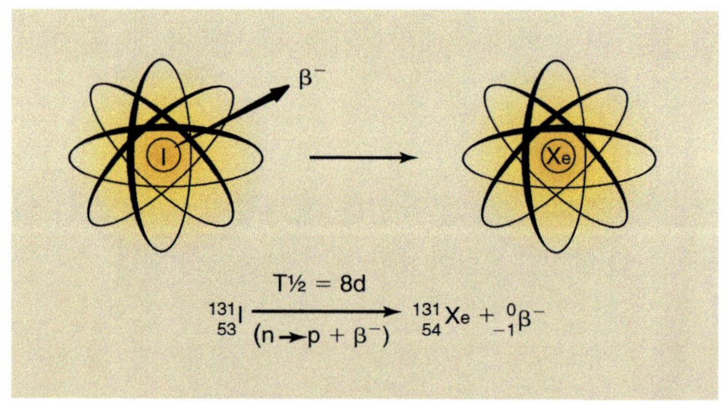

그림 2-12 ^{131}I은 β 입자를 방출하며 ^{131}Xe으로 변환된다.

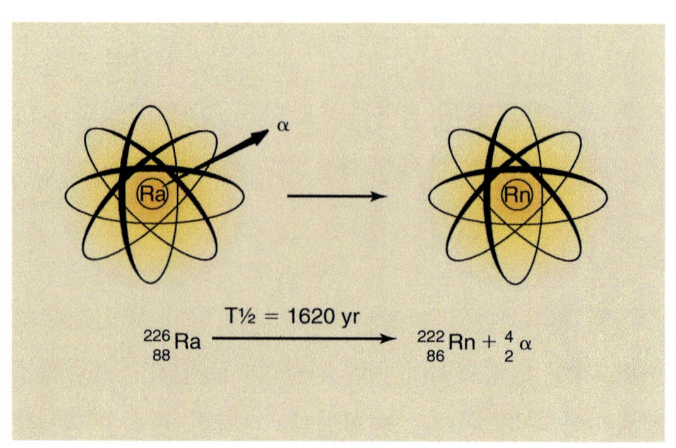

그림 2-13 ^{226}Ra은 ^{222}Rn으로 변환되면서 α 입자를 방출한다.

까지 다양하다. 각 방사성 동위원소는 고유의 반감기를 가진다.

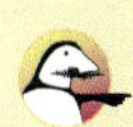

반감기
방사성 동위원소의 반감기는 초기의 방사능 양이 1/2로 감소하는 데 걸리는 시간이다.

그림 2-14에서 보듯이 ^{131}I의 반감기는 8일이다. 만약 100 mCi의 ^{131}I이 1월 1일 정오에 존재한다면, 1월 9일 정오에는 50 mCi만 남을 것이다. 1월 17일에는 25 mCi가 남게 되고, 1월 25일에는 12.5 mCi가 남게 된다. ^{131}I의 방사성 붕괴 그래프는 주어진 어떤 기간 후에 남아 있는 방사능 양을 알 수 있게 한다.

24일 후 혹은 3 반감기 이후에는 선형 붕괴도에서 방사능을 읽기가 매우 어려워진다. 그러므로 그림 2-15와 같이 방사능 붕괴 그래프는 일반적으로 반대수 좌표로 나타낸다. 그래프를 보면 오랜 시간 후의 방사능의 양을 측정할 수 있게 된다.

질문 : 월요일 오전 8시에 100 mCi의 ^{131}I이 존재한다. 금요일 오후 5시에는 얼마만큼이 남게 되는가?
해답 : 붕괴 시간은 4일이다. 그림 2-15에 따르면, 4일에 대략 원래 방사능의 63%가 남는다. 그러므로 금요일 오후 5시에 63 mCi가 남게 될 것이다.

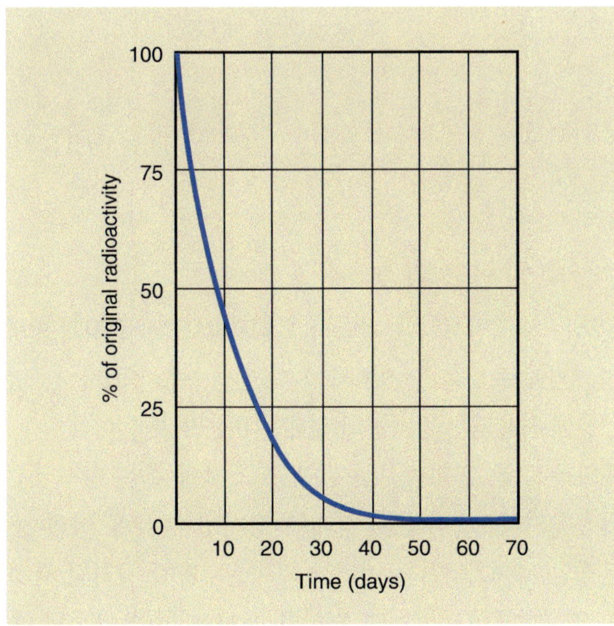

그림 2-14 ^{131}I은 8일의 반감기로 붕괴한다. 선형 좌표 축으로 표시된 그래프에서는 짧은 시간 동안의 방사능만 정확하게 추정할 수 있다.

이론적으로 방사성 동위원소의 방사능은 사라지지 않는다. 1 반감기만큼의 시간이 지난 후에는 첫 시작 시간 때 방사능의 ½가 남게 될 것이다. 그러므로 방사성 동위원소 양이 점점 감소되더라도 0이 되지는 않는다.

그림 2-16은 어떠한 시간 후에 남는 방사성 동위원소 양을 측정하는 데 사용되는 두 개의 유사한 그래프이다. 이 그래프에서는 원래 남아 있는 방사능의 %가 반감기 단위로 측정되어 시간당으로 표시되어 있다. 이 그래프를 이용하기 위해 처음 방사능 양을 100%라고 표현해야 하고 관심 시간을 반감기 단위로 변환시켜야 한다. 붕괴 시간이 3 반감기를 초과한다면 반대수 좌표 그래프가 사용하기 쉽다.

질문 : ^{131}I이 수요일 정오에 65 mCi 존재한다. 1주일 후에는 얼마만큼이 남을까?
해답 : 7일 = $^7/_8$ T½ = 0.875 T½
그림 2-16은 0.875 T½에서 처음 방사능의 약 55 %가 남는다는 것을 보여준다.
따라서 55 % × 65 mCi(2.4 × Bq) = 0.55 × 6.5 = 35.8 mCi(1.32 × 109 Bq)

^{14}C는 반감기가 5,730년인 자연방사선원이다. 환경 속 ^{14}C의 농도는 일정한 비율로 유지되며, 생물 속에 지속적으로 유입된다. 살아 있는 나무의 ^{14}C는 대기와 평형 상태에 있기 때문에 석화된 나무의 ^{14}C는 살아 있는 나무보다 더 적은 양이다. 그림 2-17과 같이 석화된 나무의 ^{14}C는

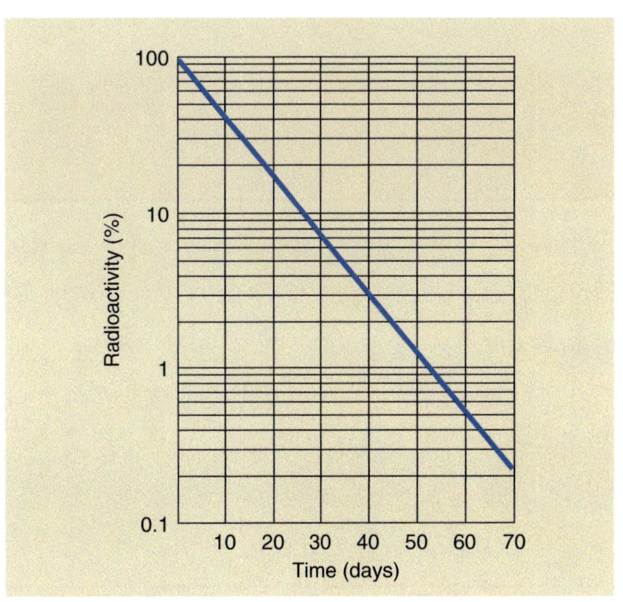

그림 2-15 반대수 좌표 그래프로 표현하면 ^{131}I의 방사능을 추정하기가 더 편리하다.

수천 년 전부터 유입되어 고정되어 있었고, 고정된 ^{14}C는 방사능 붕괴로 인해 시간이 지남에 따라 감소된다.

질문 : 석화된 목재가 오늘날 살아 있는 나무에 존재하는 ^{14}C 양의 25%만 가진다면, 이 목재는 몇 년된 것인가?

해답 : 생물에 존재하는 ^{14}C는 환경과 지속적으로 교환하기 때문에 물질이 살아 있는 한 일정량으로 지속된다. 이 문제의 경우, 죽은 나무에 존재하는 ^{14}C이 처음 양의 25%까지 감소될 만큼 매우 긴 시간이 흘렀다. 그 시간은 2 반감기로 표현된다. 그러므로 석화된 목재 표본은 대략 $2 \times 5{,}730 = 11{,}460$년 되었다고 추정할 수 있다.

질문 : 방사성 물질이 처음 양의 1%보다 더 적어지기 직전까지 붕괴하기 위해 필요한 반감기는 얼마인가?

해답 : 이런 문제 유형에 쉽게 접근하려면 반감기를 직접 계산하면 된다.

반감기 횟수	남아 있는 방사능
1	50%
2	25%
3	12.5%
4	6.25%
5	3.12%
6	1.56%
7	0.78%

더 쉬운 접근법은 그림 2-16에서 좀 더 명확히 찾을 수 있다(6.5 반감기). 다른 접근은 다음 관계를 사용하는 것이다.

방사성 붕괴

남아 있는 방사능=처음 방사능$(0.5)^n$

(여기에서, n=반감기 횟수)

반감기의 개념은 방사선과학에 필수적이다. 이것은 핵의학에 사용되는 중요한 표현으로서 X선 용어로 '**반가층**'에 사용되는 개념이라고 할 수 있다. 여러분이 반감기를 더 잘 이해하면 할수록 반가층에 대한 의미를 더 잘 이해할 수 있을 것이다.

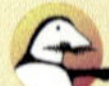

3.3 반감기 = 십감기(tenth life)

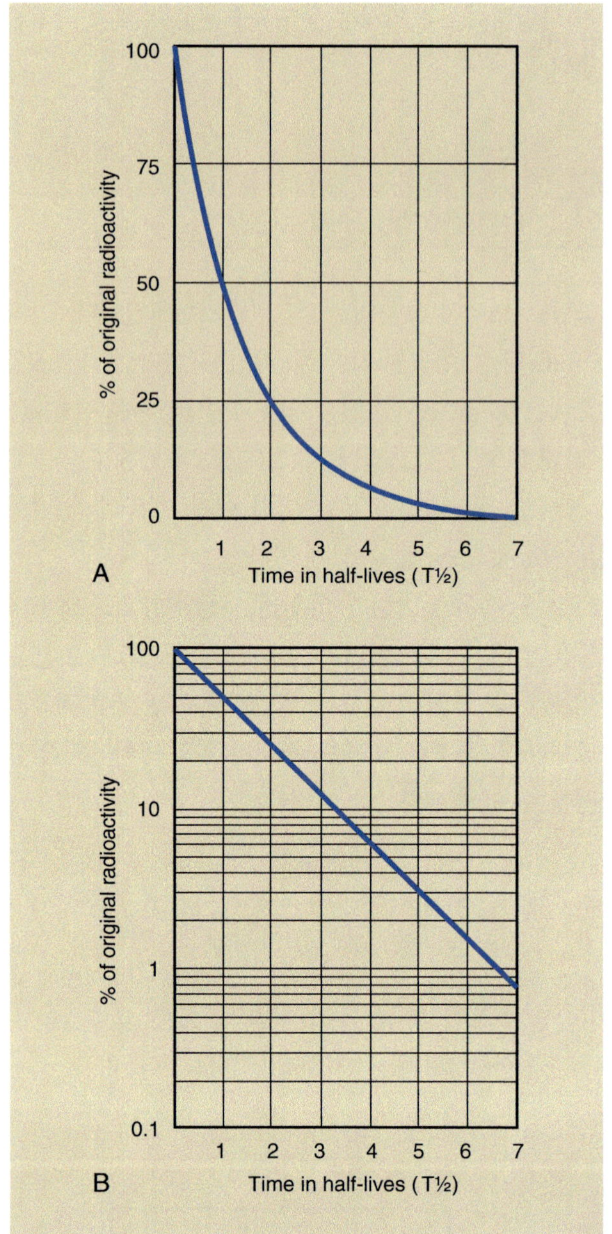

그림 2-16 어떤 시간에서의 방사능은 A처럼 선형 좌표 그래프로 추정하거나 B처럼 반대수 좌표 그래프를 이용하여 추정할 수 있다. 초기 방사능 양을 100%로 표시하고 붕괴시간은 반감기 단위로 표시하였다.

전리방사선의 형태

모든 전리방사선은 간단하게 **입자방사선**과 **전자기 방사선**, 2가지로 나눌 수 있다(표 2-5). 진단초음파와 자기공명영상에 사용되는 방사선의 형태는 **비전리방사선**이다.

비록 모든 전리방사선이 생물 조직에 같은 방식으로 작용할지라도, 다양한 형태의 방사선 종류에 따라 근본적인 차이가 있다. 이러한 차이는 5가지 물리적 특성인 질량, 에너지, 속도, 전하와 선원에 따라 분석될 수 있다.

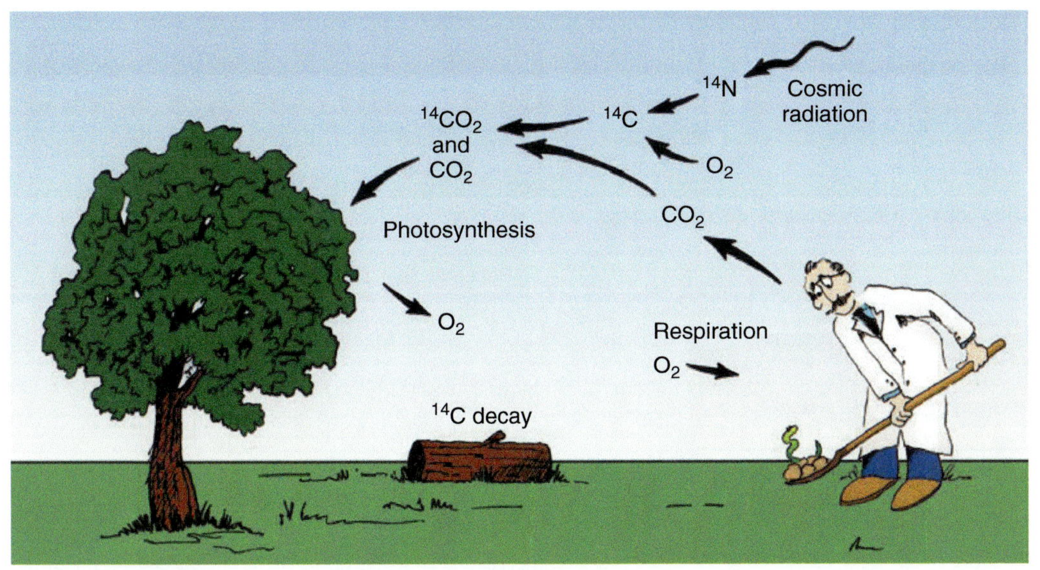

그림 2-17 탄소는 생물학적으로 능동적인 원소이며, 전체 탄소 중 소량은 ^{14}C 방사성 동위원소이다. 나무가 성장하는 동안 대기 중의 ^{14}C량에 비례하는 양의 ^{14}C이 목질에 유입된다. 하지만 나무가 죽으면 더 이상 대기와의 ^{14}C 교환이 일어나지 않으며 죽은 나무의 목질에 함유된 ^{14}C은 방사성 동위원소 붕괴를 통해 감소하게 된다. 이 현상을 이용하여 목재의 탄소 연대 측정이 가능하다.

입자방사선

많은 아원자 입자들은 전리를 일으킬 수 있다. 따라서 전자, 양성자, 핵분열 물질 모두 충분한 운동에너지를 가진다면 입자 전리방사선으로 분류될 수 있다. 운동에너지가 없다면 전리를 일으킬 수 없다.

입자방사선에는 2가지 형태가 있는데 **α 입자**와 **β 입자**로 방사성 붕괴와 관련이 있다.

α 입자는 2개의 양성자와 2개의 중성자를 가지는 헬륨 핵과 같은 것이며 질량은 4 amu이고 '2'의 양전하를 갖는다. α 입자는 전자에 비해 크기가 크며 정전기력도 매우 크다. α 입자는 오직 무거운 원소의 핵에서 방출되며, 가벼운 원소는 충분한 초과 질량(초과 에너지)를 갖지 않기 때문에 α 입자를 방출할 수 없다.

α 입자
α 입자는 2개의 양성자와 2개의 중성자를 가지는 헬륨 핵이다.

표 2-5 전리방사선의 분류

방사선의 형태	기호	원자 질량	전하	기원
〈입자〉				
α선	α	4	+2	핵
β선	β^-	0	−1	핵
	β^+	0	+1	핵
〈전자기파〉				
γ선	γ	0	0	핵
X선	X	0	0	전자구름

방사성 원자로부터 방출된 α 입자는 물질 내에서 고속으로 움직인다. 하지만 큰 질량과 전하 때문에 운동에너지가 쉽게 다른 원자의 궤도전자로 전달된다.

α 입자는 매질을 전리시킨다. 평균 α 입자는 4~7 MeV의 운동에너지를 가지고 있으며 공기 중을 이동하면서 1 cm당 약 40,000개의 원자를 전리시킨다.

이러한 큰 전리작용 때문에 α 입자의 에너지는 빨리 손실되며 물질 내에서 매우 짧은 비정을 갖게 된다. 공기 중에서 α 입자는 대략 5 cm 정도 움직일 수 있고 연부조직에서는 100 μm 미만이다. 따라서 외부 선원으로부터 방출된 α 입자 방사선은 그 에너지가 피부의 표면층에 전달되므로 거의 해가 없다고 할 수 있다.

하지만 내부 선원인 경우는 정반대이다. 만약 α를 방출하는 방사성 동위원소가 몸에 유입된다면 국소 조직에 매우 많은 선량을 전달한다.

β 입자는 질량과 전하의 개념에서 α 입자와 다르다. 그것은 질량이 거의 0인 가벼운 입자이고 '1'의 음전하나 양전하를 가진다. 전자와 β^- 입자의 차이점은 그 기원에

있다. β 입자는 방사성 원자의 핵에서 기원하고, 전자는 모든 원자의 핵의 바깥쪽 각에 존재한다.

β^+는 '양전자'라고 한다. 그것은 전자와 질량이 같지만 전자의 반물질이라고 할 수 있다.

전자쌍 생성에 대해 논의할 때 양전자를 이해할 수 있을 것이다.

β 입자

β 입자는 방사성 원자의 핵에서 방출된 전자이다.

β 입자는 1 cm당 수백 개의 원자를 전리시키면서 공기를 통과한다. β 입자의 비정은 α 입자의 비정보다 길다. 에너지에 따라 β 입자는 공기 중에서 10~100 cm를 통과하고 연부조직에서는 대략 1~2 cm를 통과한다.

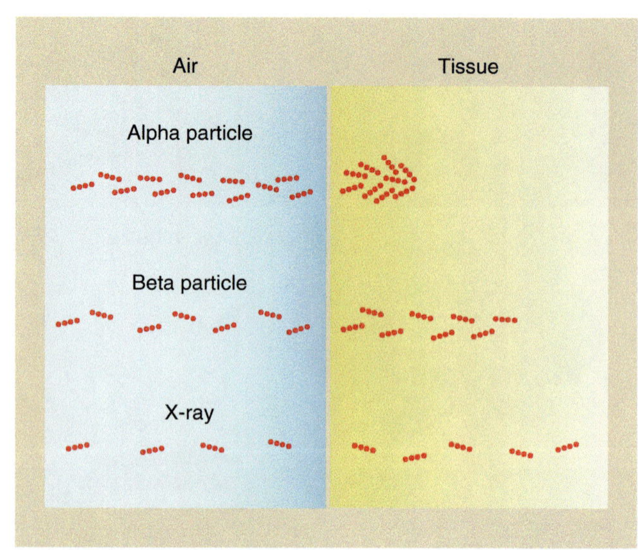

그림 2-18 방사선의 종류에 따라 물질을 전리시키는 효율도 다르다. α 입자는 물질 내에서 비정이 매우 짧고 높은 전리능을 가지는 방사선이다. β 입자는 α 입자에 비해 물질을 쉽게 전리시키지 못하므로 좀 더 긴 비정을 갖는다. X선은 전리능이 작아서 매우 긴 비정을 가진다.

전자기 방사선

X선과 γ선은 전자기 전리방사선이며, **광자**라고도 한다. 이러한 광자는 질량과 전하가 없고 광속($C=3\times10^8$ m/s)의 속도를 가진다.

β 입자와 전자의 차이점이 그 기원에 있는 것처럼 X선과 γ선의 차이점도 기원에 있다. γ선은 방사성 동위원소의 핵으로부터 방출되고 보통 α 입자와 β 입자 방출과 관련이 있는 반면, X선은 핵 주변의 전자각에서 생성된다.

X선과 γ선은 광속도로 전파한다. 공기에서 보통 β 입자와 마찬가지로 약 100 이온쌍/cm의 전리율을 가진다. 그러나 β 입자와는 달리, X선과 γ선은 무한 비정을 가진다.

광자는 거리에 따라 강도를 잃지만 이론적으로 절대로 0이 되지 않는다. 반면에 입자방사선은 물질 내에서 유한한 비정을 가지고 그 비정은 입자의 에너지에 따라 좌우된다.

표 2-6에서는 전리방사선 형태의 중요한 특징을 나타내었다. 핵의학에서는 β선과 γ선이 이용되는 반면, 방사선 영상에서는 주로 X선이 이용된다. 그림 2-18에서 나타낸 것과 같이 X선의 낮은 전리율과 투과성은 특히 의료영상에 유용하다.

요약

태양계의 축소판과 같은 보어(Bohr)의 원자 모형은 물질 구조의 현대적 분석에 적합한 토대를 마련하였다. 원자는 원소의 가장 작

표 2-6 전리방사선의 특징

방사선의 종류	에너지	대략적 비정		기원
		공기	연부조직	
〈입자〉				
α선	4~7 MeV	1~10 cm	≤0.1 mm	무거운 방사성 핵
β선	0~7 MeV	0~10 m	0~2 cm	방사성 핵
〈전자기파〉				
X선	0~25 MeV	0~100 m	0~30 cm	전자구름
γ선	0~5 MeV	0~100 m	0~30 cm	방사성 핵

은 부분이고, 분자는 화합물의 가장 작은 부분이다.

원자의 3가지 기본 입자는 전자, 양성자, 중성자이다. 전자는 정전기적인 힘에 의해서 정해진 각을 궤도 운동하는 음전하 입자이다. 화학반응은 최외각 전자가 공유되거나 다른 원자에 의해서 떨어져 나갈 때 발생한다. 핵자들, 즉 중성자, 양성자 각각은 전자 질량의 약 2,000배의 값을 갖는다. 양성자는 양전하를 가지고 중성자는 전하를 가지지 않는다.

원소는 복잡성이 증가하는 순서대로 원소 주기율표에서 그룹화되어 있다. 원소 주기율표에서 그룹들은 최외각 전자의 수에 따라 분류된 것이다. 주기율표에서 같은 주기의 원소는 같은 각 수를 갖는다.

어떤 원소는 다른 원소처럼 같은 수의 양성자와 전자를 갖지만 원자 질량수가 다른 것도 있다. 이러한 원소를 동위원소라고 한다.

핵에 중성자가 너무 많거나 적은 일부 원소는 붕괴가 일어날 수 있는데 이것을 *방사능*이라고 한다. 방사성 붕괴로 방출되는 입자의 형태는 α 입자와 β 입자가 있다. 방사성 원소나 방사성 동위원소의 반감기는 처음 방사능 양의 반으로 감소하는 데 걸리는 시간을 말한다.

전리방사선은 입자와 전자기파 방사선으로 구성된다. α 입자와 β 입자는 입자방사선에 포함된다. α 입자는 4 원자 질량을 갖고 양의 전하이며 무거운 원소의 핵으로부터 기원한다. β 입자는 원자 질량 수가 0이고, '1'의 음전하를 갖는다. β 입자는 방사성 원자의 핵으로부터 기원한다.

X선과 γ선은 *광자*라고 불리는 전자기파 방사선의 형태이다. 이러한 방사선은 질량이 없고 전하도 없다. X선은 전자각에서 생성되고, γ선은 방사성 동위원소의 핵으로부터 방출된다.

도전문제

1. 아래 용어의 정의를 쓰시오.
   a. 광자
   b. 러더퍼드 원자
   c. 양전자
   d. 핵자
   e. 원소 주기율표 배열
   f. 방사성 반감기
   g. 'W'는 무슨 원소의 화학기호인가?
   h. 알파 입자
   I. K각
   j. 화학적 화합물

2. 그림 2-1은 대략 다음과 같은 크기를 나타낸다. 원자 = 10^{-10} m, 지구 = 10^{7} m, 이런 물체를 표현하려면 얼마나 많은 크기 단위가 필요한가?

3. 아래 원자들은 얼마나 많은 양성자, 중성자, 전자, 그리고 핵자를 가지는가?

$$^{17}_{8}\mathrm{O},\ ^{27}_{13}\mathrm{Al},\ ^{60}_{27}\mathrm{Co},\ ^{226}_{88}\mathrm{Ra}$$

4. 표 2-1의 자료를 사용하여, ^{99}Tc의 원자 질량 단위를 kg 단위로 나타내시오.

5. ^{40}Ca의 예상되는 전자 배열 형태를 설명하시오.

6. 원자가 T각에 존재하기에도 너무 많은 전자를 가질 만큼 크다면 그 각에 허용되는 최대한의 개수는 얼마인가?

7. 텅스텐에서 K각의 전자는 L각 전자나 M각 전자, 혹은 자유전자에 비해 얼마만큼 더 강하게 구속되어 있는가(그림 2-9 참조)?

8. 아래 핵종 목록에서 동위원소, 동중체, 동중성자핵을 구분하시오.

$$\frac{60}{28}\mathrm{Ni}\frac{61}{28}\mathrm{Ni}\frac{62}{28}\mathrm{Ni}$$
$$\frac{59}{27}\mathrm{Co}\frac{60}{27}\mathrm{Co}\frac{61}{27}\mathrm{Co}$$
$$\frac{58}{26}\mathrm{Fe}\ \frac{59}{26}\mathrm{Fe}\ \frac{60}{26}\mathrm{Fe}$$

9. $^{90}_{38}$Sr의 반감기는 29년이다. 1950년에 10 MBq이 존재했다면 2010년에는 대략 얼마만큼이 남아 있겠는가?

10. 상관관계를 이용하여 아래 표를 완성하시오.

방사선의 형태	질량 에너지	전하 기원
α		
β		
β^{+}		
γ		
X		

11. Mendeleev가 무엇을 생각해냈는가?

12. 누가 원자 개념을 태양계의 축소판 형태로 생각하였는가?

13. 원자 내에 존재하는 기본 입자를 쓰시오.

14. 원자의 어떠한 특성이 결합에너지를 설명할 수 있는가?

15. 원자의 양전하 수를 바꾸게 되면 전리가 될 수 있는가?

16. 이온쌍이 어떻게 생성되는지 설명하여라.

17. 무엇이 원소의 화학적 특성을 결정하는가?

18. 전자는 왜 자연적으로 원자핵으로부터 떨어질 수 없는가?

19. α 입자와 β 입자 방출의 차이점을 설명하여라.

20. ^{14}C 연대가 어떻게 석화된 나무의 나이를 결정하는가?

CHAPTER

3

전자기에너지

Electromagnetic Energy

학습목표

1. 광자의 성질을 알 수 있다.
2. 거리의 역제곱법칙에 대해 설명할 수 있다.
3. 파동 이론과 양자 이론을 정의할 수 있다.
4. 전자기 스펙트럼에 대해 토론할 수 있다.

고대 그리스인들이 최초로 광자를 설명하였다. 현재 광자는 전자기에너지로 알려져 있다. 두 용어는 혼용되어 사용하고 있다. 전자기에너지는 모든 곳에 존재하고 넓은 에너지 범위로 존재한다. X선, 가시광선, 라디오파 등은 전자기에너지의 예이다.

전자기에너지의 특성은 진동수, 파장, 속도 그리고 진폭이다. 이 장에서는 그 특성들이 잘 나타나는 가시광선, 라디오 주파수(RF), 전리방사선과 의료영상에서 전자기에너지의 중요성에 대해 설명한다. 파동 방정식과 역제곱 법칙은 전자기에너지가 운동하는 방식을 나타낸다.

전자기에너지에서 파동과 입자의 이중성은 파동 이론과 양자 이론으로 설명된다. 의료영상에서 물질과 에너지의 중요성도 간단히 요약한다.

광자

우리 주변에는 항상 장(field) 혹은 **전자기에너지**라 불리는 에너지의 상태가 존재한다. 이 에너지는 **에너지 연속체(energy continuum)**라고 불리는 넓은 영역에 걸쳐 존재한다. 연속체는 계속되는 정돈된 배열이다. 연속체의 예는 자유롭게 흐르는 강물과 보도(인도)이다. 만약 강을 댐으로 막고 보도가 차단된다면 연속체는 중단된다. 우리 눈에만 보이는 가시광선도 전자기에너지 연속체의 일부분이다.

고대 그리스인들은 빛의 특별한 성질을 밝혀냈다. 그리스인들은 빛의 원자를 **광자(photon)**라고 불렀다. 현재 가시광선 이외에도 많은 종류의 전자기에너지가 알려져 있지만 광자라는 용어는 여전히 사용된다.

원자가 원소의 최소 양인 것처럼, 광자도 모든 유형의 전자기에너지의 최소 양이다. 광자는 에너지의 가장 작은 덩어리로 묘사되고 때론 **양자(quantum)**로 불리며 공간을 광속으로 진행한다.

우리는 X선 광자, 빛 광자, 기타 전자기에너지의 광자를 광자 방사선이라 한다.

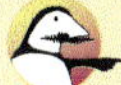
X선 광자는 전자기에너지의 양자이다.

가시광선 물리학은 다른 과학 영역과 분리되어 연구되어 오던 학문이다. 대부분의 고전적인 광학 법칙은 100년 전에 설명되었다. 19세기 말, 맥스웰(James Clerk Maxwell)은 가시광선이 전기적 성질과 자기적 성질 모두를 가진다는 것을 밝혀냈고, 이러한 이유로 **전자기에너지**라는 용어가 생겼다

20세기 초가 되어서 다른 종류의 전자기에너지들이 밝혀졌으며 통합 이론이 진전되었다. 원자가 보어 모형으로 가장 쉽게 설명되듯이 전자기에너지도 모형의 기준으로 가장 잘 설명되었다.

속도와 진폭

광자는 광속(c)으로 공간을 진행하는 에너지 요동이다. 어떤 문헌에서는 186,000 miles/s로 광속을 표시하기도 하지만 SI 단위로는 3×10^8 m/s이다.

질문 : mi/s로 표시하면 c는 얼마인가? $c = 3 \times 10^8$ m 이다.

해답 :

$$C = \frac{3\times10^8\,m}{s} \times \frac{miles}{5{,}280\,ft} \times \frac{3.2808\,ft}{m}$$
$$= \frac{3\times10^8\,m \times 3.2808 - miles - ft}{5.280\times10^3\,s - ft - m}$$
$$= 1.864\times10^5\,miles/s$$
$$= 186,400\,miles/s$$

비록 광자는 질량도 없고 일정한 형태도 없지만, 연속적인 **사인파형**으로 변화하는 전기장과 자기장을 가진다. 물리학자들은 수학적으로만 설명할 수 있는 에너지, 힘, 질량 사이의 상호작용을 설명하기 위해 '장(field)'이라는 용어를 사용한다. 예를 들어, 우리는 중력장을 볼 수는 없지만 중력에 의해서 있을 수 있기 때문에 중력장이 존재한다는 것을 알 수 있다.

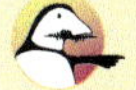
모든 전자기 방사선의 속도는 3×10^8 m/s이다.

중력장은 서로 다른 질량의 상호작용을 유도한다. 이와 유사하게 전기장은 정전기 전하들의 상호작용을, 자기장은 자석막대들의 상호작용을 유도한다.

그림 3-1은 사인파형 변화의 세 가지 예시를 나타낸다. 이러한 변화의 유형을 **사인파**라고 한다. 사인파는

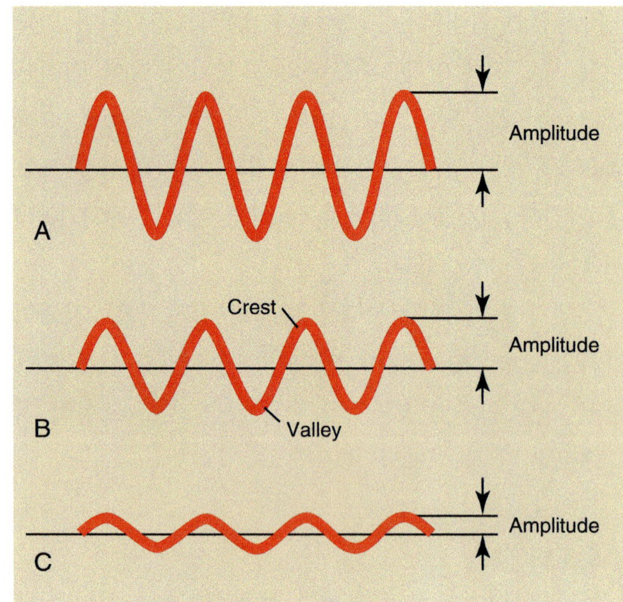

그림 3-1 위 3가지 파형은 진폭이 다른 점만 제외하면 동일한 파형이다.

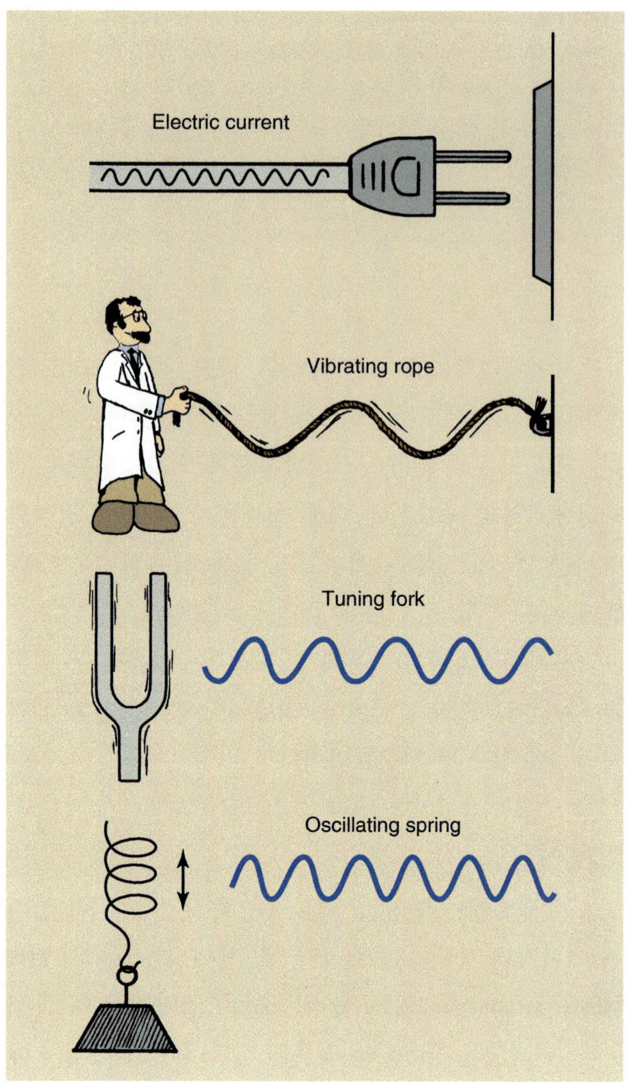

그림 3-2 사인파형은 전자기에너지뿐만 아니라 많은 자연현상들과 연관성이 있다.

수학적인 공식으로 설명될 수 있기 때문에 물리 분야에 다양하게 적용된다.

사인파는 자연에도 다양하게 존재하고 있으며, 우리 주변의 여러 가지 사물과도 관련이 있다(그림 3-2). 간단히 말하면, 사인파는 시간 경과에 따른 진폭의 변화이다.

교류는 도체를 통해 사인파형으로 움직이는 전자들로 구성되어 있다. 만약 긴 줄을 한쪽 끝은 고정시키고 다른 끝은 자유롭게 위아래로 움직인다면 줄은 사인파형처럼 진동한다.

소리굽쇠를 단단한 물체로 두드리면 사인파형으로 진동한다. 코일 스프링을 당겼다 놓으면 코일 스프링의 끝에 달린 추는 사인파형으로 위아래로 움직인다.

그림 3-1의 3가지 사인파형은 진폭이 다른 점만 제외하면 동일한 파형이다. A 파형은 진폭이 가장 크고, C 파형은 진폭이 가장 작다. 사인파형의 진폭은 뒤에 나올 X선 영상장치에서의 고전압 발생 및 정류와 관련지어 설명할 것이다.

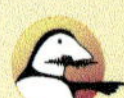
진폭은 사인파형 중 마루에서 골까지 거리의 절반을 말한다.

진동수와 파장

전자기에너지의 사인파 모델은 광자가 광속 c로 진행할 때 전기장과 자기장의 변화를 나타낸다. 이 모델의 중요한 특성은 f로 표기되는 **진동수**와 그리스 문자인 λ로 표기되는 **파장**이다

그림 3-2에서 진동하는 줄의 또 다른 해석은 그림 3-3과 같이 끝을 고정한 줄의 끝부분에서 과학자까지 거리의 중간 지점에서 줄의 움직임을 관찰하고 있는 개미핥기이다.

개미핥기는 무엇을 보고 있는가? 만약 이 동물의 시야가 줄을 따라 움직인다면 줄의 끝을 향해 움직이는 사인파형의 마루를 관찰할 수 있을 것이다. 만약 A와 같이 줄의 일정 지점에 시선을 고정한다면 파동이 지나갈 때 줄이 조화롭게 상승하고 하강하는 것을 관찰하게 될 것이다.

이 과학자가 느슨하게 잡고 있던 줄의 끝을 빠르게 상

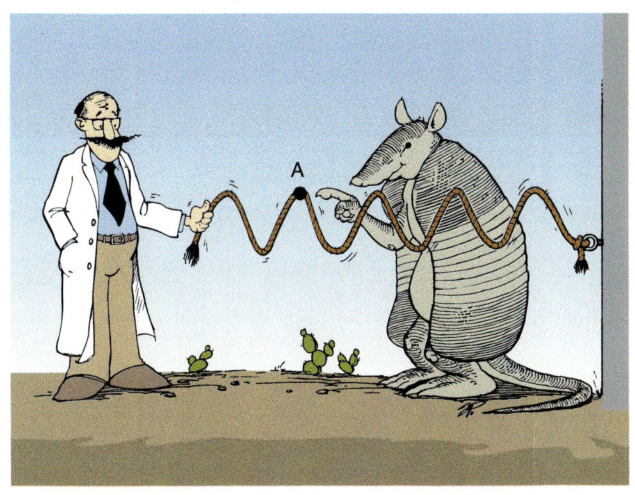

그림 3-3 줄의 한쪽 끝을 채찍 흔들 듯이 움직이면 고정된 다른 쪽으로 사인파형이 이동한다. 단위시간당 A 지점을 지나가는 마루나 골 수를 측정하면 진동수를 알 수 있다.

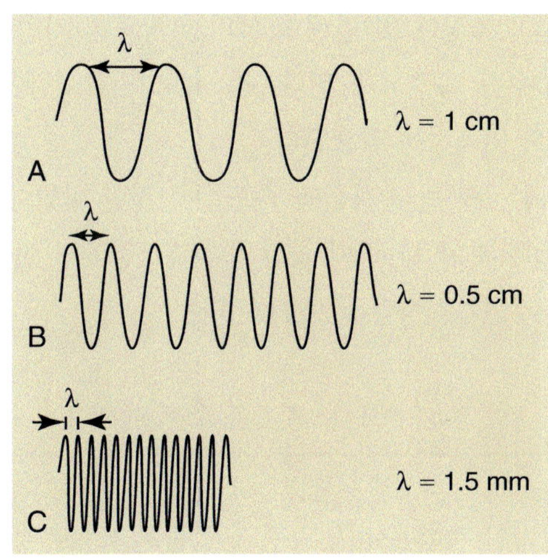

그림 3-4 위 3가지 사인파형은 각각 다른 파장을 가진다. 파장(λ)이 짧을수록 진동수는 커진다.

하로 움직이게 되면 상승과 하강의 과정은 더 빨라지게 될 것이다. 파형이 상승하고 하강하는 비율은 진동수를 나타낸다. 이것은 일반적으로 초당 cycle 수와 동일하고, 측정 단위는 헤르츠(Hz)이다. 1 Hz는 초당 1 cycle과 같다. 진동수는 관측자의 입장에서 시간당 지나가는 골의 수 또는 마루의 수와 같다. 만약 개미핥기가 스톱워치를 사용하여 10초당 20개의 마루를 측정하였다면 진동수는 10초당 20회 혹은 2 Hz가 된다. 만약 과학자가 줄을 상하로 움직이는 비율을 두 배로 늘린다면, 그 개미핥기는 10초당 40개의 마루를 측정할 것이며, 진동수는 4 Hz가 될 것이다.

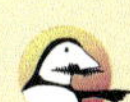

진동수는 어느 한 관측 지점에서 초당 지나가는 파장의 수이다.

파장은 마루에서 마루까지의 거리, 또는 골에서 골까지의 거리, 혹은 사인파의 한 지점에서 다음 파형의 일치하는 지점까지의 거리를 말한다. 그림 3-4는 3가지 다른 파장의 사인파를 나타낸다. 미터자로 측정하면 *A* 파형은 1 cm마다 반복되는 되므로 파장은 1 cm이고, 마찬가지로 *B* 파형의 파장은 0.5 cm이며, *C* 파형의 파장은 1.5 mm이다. 확실히 진동수가 증가함에 따라 파장은 감소한다. 진폭은 파장 또는 진동수와는 무관하다.

3가지 매개변수, 즉 속도, 진동수, 파장은 전자기에너지를 설명하는 데 필요하다. 이 3가지 변수들의 관계는 매우 중요하다. 한 매개변수가 변화면 다른 값에 영향을

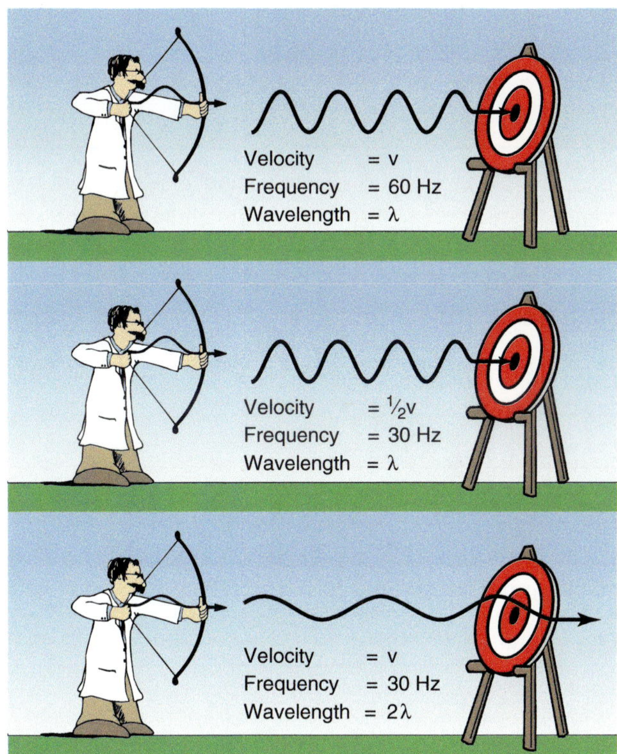

그림 3-5 사인파의 속도(v), 진동수(f), 파장(λ)의 상관관계

준다. 하지만 속도는 일정하다.

그림 3-5에서와 같이 한 방사선사가 사인파형의 진동수를 측정하기 위해 화살의 비행을 관측하고 있다고 가정해 보라. 첫 번째 사인파형을 측정하면 진동수가 60 Hz임을 알 수 있고, 이것이 초당 사인파의 60번 진동(파장)임을 알 수 있다.

이제 두 번째 화살이 첫 번째 화살 속도의 절반이 되게 하기 위해 힘을 덜 들여 화살을 쏜다. 관측자는 두 번

째 화살의 파장이 첫 번째 화살의 파장과 같지만 30 Hz의 진동수를 측정하게 된다. 즉 속도가 감소함에 따라 진동수도 비례하여 감소한다.

이번에는 첫 번째 화살과 속도는 같지만 파장이 두 배가 되도록 하여 세 번째 화살을 쏜다. 얼마의 진동수가 관측될 것인가? 정답은 30 Hz이다.

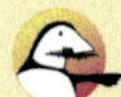

일정한 속도에서 파장과 진동수는 반비례한다.

이 간략한 추론은 사인파형과 연관된 3가지 매개변수들이 어떠한 상호관계를 가지는지를 설명한다. **파동 방정식**은 이 3가지 변수들의 상호관계를 나타낸다.

파동 방정식

속도=진동수 ×파장

또는

$v=f\lambda$

파동 방정식은 소리와 전자기에너지에 적용된다. 그러나 전자기에너지 광자는 음파와는 매우 다르다는 것을 명심해야 한다. 소리의 근원이 다르면 다양한 방식으로 전파되며 속도도 크게 다르다. 음파는 진공상태를 통과할 수 없다.

질문 : 공기에서 음파의 속도는 약 340 m/s이다. 사람이 들을 수 있는 가장 높은 음역은 20 kHz이다. 이 소리의 파장은 얼마인가?

해답 : $v = f\lambda$

$$\lambda = \frac{v}{f}$$

$$= \frac{340\ \text{m/s}}{20\ \text{kHz}} = \frac{3.40\times10^{2}\ \text{m}}{\text{s}} \times \frac{\text{s}}{2\times10^{4}\ \text{회}}$$

$$=1.7\times10^{-2}\ \text{m}$$

$$=1.7\ \text{cm}$$

전자기에너지를 다룰 때 모든 전자기파 에너지는 일정한 속도를 가지고 진행하므로 전자기 파동 방정식은 간단하게 된다.

전자기 파동 방정식

$c=f\lambda$

전자기에너지에서 진동수와 파장의 곱은 항상 빛의 속도와 동일하다. 즉 **전자기에너지에서 진동수와 파장은 반비례한다.** 다음은 전자기 파동 방정식의 변형식이다.

전자기 파동 방정식

$f = \frac{c}{\lambda},\ \lambda = \frac{c}{f}$

전자기에너지의 진동수가 증가하면 파장은 감소하며, 파장이 감소하면 진동수가 증가하게 된다.

질문 : 노란색 빛은 580 nm의 파장을 가진다. 노란색 빛 광자의 진동수는 얼마인가?

해답 : $f = \frac{c}{\lambda}$

$$= \frac{3\times10^{8}\ \text{m/s}}{580\ \text{nm}}$$

$$= \frac{3\times10^{8}\ \text{m}}{\text{s}} \times \frac{1}{580\times10^{-9}\ \text{m}}$$

$$= \frac{3\times10^{8}\ \text{m}}{\text{s}} \times \frac{1}{5.8\times10^{-7}\ \text{m}}$$

$$=0.517\times10^{15}\ \text{회/s}$$

$$=5.17\times10^{14}\ \text{Hz}$$

질문 : 100 kVp(100 keV)에서 만들어지는 고에너지의 X선이 진동수 2.42×10^{19} Hz를 가진다. 파장은 얼마인가?

해답 : $\lambda = \frac{c}{f}$

$$= \frac{3\times10^{8}\ \text{m}}{\text{s}} \times \frac{\text{s}}{2.42\times10^{19}\ \text{회}}$$

$$=1.24\times10^{-11}\ \text{m}$$

$$=12.4\ \text{pm}$$

전자기 스펙트럼

전자기에너지의 진동수 범위는 대략 10^{2}~10^{24} Hz이다. 이 진동수에 해당하는 광자의 파장은 약 10^{7}~10^{-16} m이다. 이렇게 넓은 값의 범위는 우리가 알고 있는 전자기에너지의 많은 유형을 포함한다. 이러한 에너지의 유형을 함께 모으면 **전자기 스펙트럼**을 형성한다.

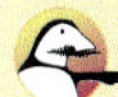 전자기 스펙트럼은 전자기에너지의 전 범위를 포함한다.

전자기 스펙트럼은 방사선과학에서 가장 중요하게 다루는 가시광선, X선, 라디오 주파수 등 3가지 영역을 포함한다. 그 외 자외선, 적외선, 마이크로파 방사선도 포함한다.

이렇게 다양한 종류의 에너지에도 불구하고 광자는 본질적으로 동일하다. 여기서 모든 광자들은 광속으로 진행하며 변화하는 전자기장으로 이루어진 에너지의 덩어리로 표현될 수 있다. 전자기 스펙트럼에서 이렇게 다양한 영역의 광자들은 단지 진동수와 파장만 다르다.

초음파는 광자형태로 만들어지지 않으며 일정한 속도도 가지지 않는다. 초음파는 운동하는 분자들의 파동이다. 전자기에너지는 진공에서 존재할 수 있지만 초음파는 매질이 필요하다.

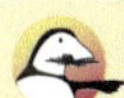 진단초음파는 전자기 스펙트럼에 포함되지 않는다.

전자기 스펙트럼의 측정

그림 3-6에 나타난 전자기 스펙트럼은 서로 다른 단위를 나타내는데 각각 에너지, 진동수, 파장의 단위들이다. 전자기에너지의 속도는 일정하기 때문에 파장과 진동수는 반비례한다.

전자기 스펙트럼의 경계선이 정확한 범위로 주어지지만 발생 방법이나 측정기술 때문에 범위가 결국 중첩된다. 예를 들어, 자외선은 보라색 빛보다 파장이 짧고 우리의 눈으로 감지할 수 없다. 그러나 한 관찰자에게 보라색 빛이 보인다면, 다른 관찰자에게는 자외선이 보일지도 모른다. 마찬가지로 마이크로파와 적외선은 일반적인 스펙트럼 영역에서는 구분되지 않는다.

초기의 연구는 가시광선에 중점을 두었다. 반사, 굴절, 회절의 연구는 빛이 파와 같은 형태임을 보여주었다. 따라서 가시광선은 nm 단위로 측정되는 파장으로 설명되었다.

1880년대 일부 과학자들은 도체에서 전자의 진동이 필요한 라디오에 대한 연구를 시작하였다. 결과적으로 헤르츠 단위의 진동수로 라디오파가 설명되었다.

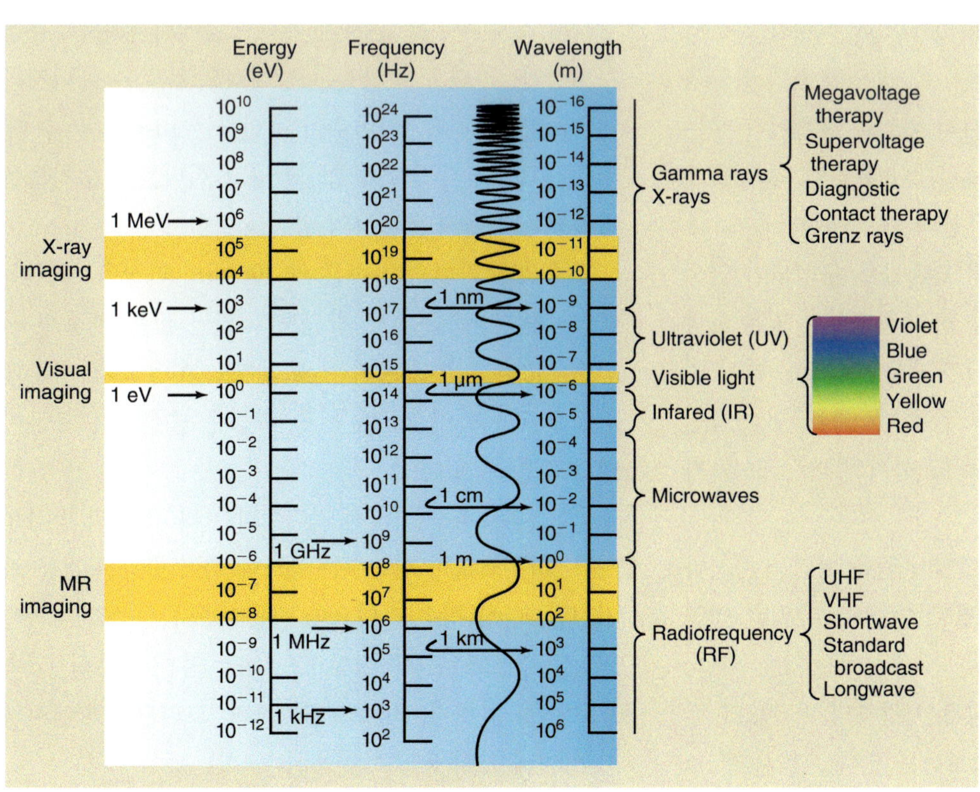

그림 3-6 전자기 스펙트럼은 25개 크기 이상의 순서로 분포한다. 이 그림은 에너지, 진동수, 파장의 값을 나타내며 3가지 영상 영역을 보여준다.

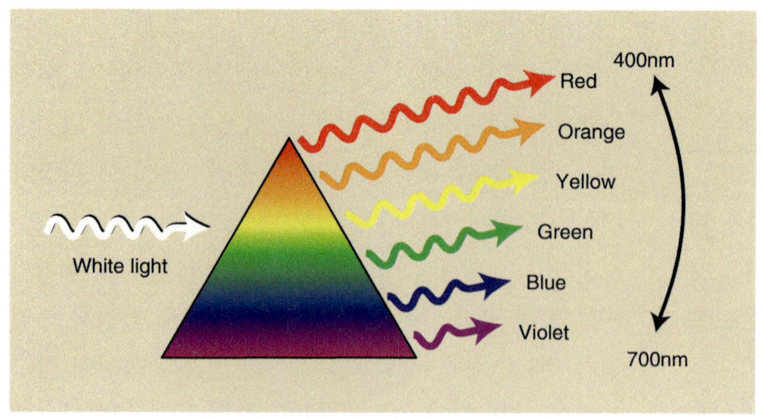

그림 3-7 백색광이 프리즘을 통과하면 백색광을 구성하는 색깔들로 굴절된다. 이 색깔들은 약 400~700 nm 범위의 파장을 가진다.

마침내, 1895년에는 뢴트겐(Roentgen)이 크룩스관에 전위(kV)를 걸어 X선을 발견하였다. 결과적으로 X선은 에너지의 단위인 전자볼트(eV)로 설명된다.

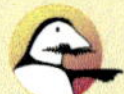 광자의 에너지는 광자의 진동수에 비례한다.

가시광선

광학을 연구하는 과학자들은 가시광선을 파장의 측면에서 설명한다. 태양광이 프리즘을 통과할 때 백색광이 아니라 무지개 색깔로 나타난다(그림 3-7).

가시광선의 광자가 직선으로 움직인다 하더라도 투명한 매질에서 다른 매질을 통과할 때 광자의 진행 방향은 꺾여질 것이다. 진행 경로에서의 꺾임을 *굴절*이라 하는데, 우리들이 잘 알고 있는 무지개나 유리컵 속의 빨대가 꺾어지는 기묘한 현상이 굴절의 좋은 예이다.

백색광은 여러 가지 파장의 광자들로 구성되어 있으며, 프리즘은 분리하는 역할을 하여 통과하는 빛은 파장이 다르면 다른 각도로 굴절되기 때문에 색깔을 가진 빛이 된다. 백색광을 구성하는 색깔은 대략 보라색 파장인 400 nm에서 적색 파장인 700 nm까지의 파장 값을 가진다.

가시광선은 전자기 스펙트럼에서 좁은 영역을 차지하지만 우리가 직접 눈으로 관찰할 수 있는 유일한 영역이다.

적외선 광자의 파장은 가시광선 광자의 파장보다 길지만 마이크로파 광자의 파장보다는 짧다. 적외선은 조사된 물질을 가열시킨다. 이것을 복사열이라고 생각할 수 있다.

자외선은 전자기 스펙트럼에서 가시광선과 전리방사선 영역의 사이에 위치한다. 자외선은 햇볕에 그을림을 유발하는 분자와의 상호작용의 원인이 된다.

라디오 주파수

라디오나 텔레비전 기술자는 라디오파를 진동수의 형태로 설명한다. 예를 들어, 라디오 방송국 WIMP는 960 kHz로 방송을 하고 WIMP-TV는 63.7 MHz로 방송을 한다. 통신 방송은 흔히 전송 주파수로 확인되며, **라디오 주파수(RF) 방출**이라고 불린다.

라디오 주파수는 전자기 스펙트럼에서 많은 부분을 차지한다. 라디오 주파수는 상대적으로 낮은 에너지와 긴 파장을 가진다. 아마추어 무선사는 10-m 주파수 대역이나 30-m 대역에서 통신한다고 한다. 이 수치들은 방출되는 대략적인 파장의 범위를 말한다.

표준 AM 라디오 방송은 약 100 m의 파장을 가진다. TV와 FM 방송은 AM 방송보다 훨씬 짧은 파장을 지닌다. 또한 마이크로파는 통신에도 이용되기 때문에 라디오파와 마이크로파 방출 파장은 중복되는 부분이 많다고 볼 수 있다.

극히 짧은 파장을 가진 라디오파는 **마이크로파** 방사선이다. 마이크로파 진동수는 용도에 따라 다양한 값을 가지지만, 항상 방송 라디오파 진동수보다는 높고 적외선의 진동수보다는 낮다. 마이크로파는 휴대폰 통신, 고속도로 속도 감지기, 의료용 열치료기, 그리고 전자렌지와 같이 여러 가지 용도로 이용된다.

전리방사선

라디오파나 가시광선과는 다르게, 전리 전자기에너지는 보통 광자가 가지는 에너지로 설명된다. X선 영상장치가 80 kVp에서 작동할 때 방출되는 X선은 0~80 keV의 에너지를 갖는다.

X선 광자는 가시광선 광자나 라디오파 광자보다는 훨씬 높은 에너지를 가진다. X선은 다른 종류의 전자기에너지보다 파장이 훨씬 짧고 진동수는 훨씬 높다.

과거에는 γ선이 X선 에너지보다 높다고 정의하였다. 초기 방사선학에서는 X선 영상 시스템의 한계성 때문에 이것을 사실로 받아들였다. 현재 선형 가속기는 γ선 방출 에너지보다 더 높은 X선을 생성하는 것이 가능하다. 결과적으로 이 에너지의 구분이 적절하지 않게 되었다.

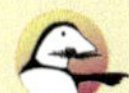
X선과 γ선의 유일한 차이점은 생성 기원이다.

X선은 인공적인 자극으로 인하여 원자의 전자구름으로부터 방출된다(그림 3-8). 반면에 γ선은 방사성 원자의 핵 내부에서 나온다(그림 3-9).

X선은 진단 영상장치에서 생성되는 반면 γ선은 방사성 물질로부터 자연적으로 방출된다. 하지만 X선과 γ선이 같은 에너지라면 이 둘을 구분할 수 없다.

이 상황은 β 입자와 전자의 차이점을 말할 때와 유사하다. β 입자가 핵에서 방출되고 전자는 핵 외부의 전자궤도에서 방출된다는 것을 제외하면 이 입자들은 동일하다.

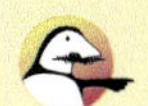
가시광선은 파장으로, 라디오 주파수는 진동수로, X선은 에너지로 설명된다.

전자기 스펙트럼의 이 3가지 영역은 방사선과학에서 매우 중요하다. X선 영역은 방사선 사진의 화질을 결정하는 기본 요인이 된다. 방사선 촬영이나 투시촬영에서 나타나는 영상상태는 진단을 위해서도 아주 중요한 부분이므로 가시광선 영역도 중요하다고 할 수 있다. 자기공명영상기기(MRI)에서 사용되는 라디오 주파수(RF) 또한 의료영상에서 중요한 활용 부분이 되었다.

전자기 관련 삼각형은 각각의 값이 다른 두 개와 관련이 있음을 이해하는 데 도움이 된다(그림 3-10).

파동-입자의 이중성

X선의 광자와 가시광선의 광자는 X선이 가시광선보다 더 높은 진동수와 더 짧은 파장을 가진다는 것을 제외하면 이 두 광자는 근본적으로 동일하다. 이러한 진동수와 파장의 차이는 각 광자가 물질과 상호작용하는 방식을 다르게 한다.

가시광선 광자는 입자보다는 더욱더 파동처럼 행동하는 경향이 있다. 이와는 반대로 X선 광자는 파동보다

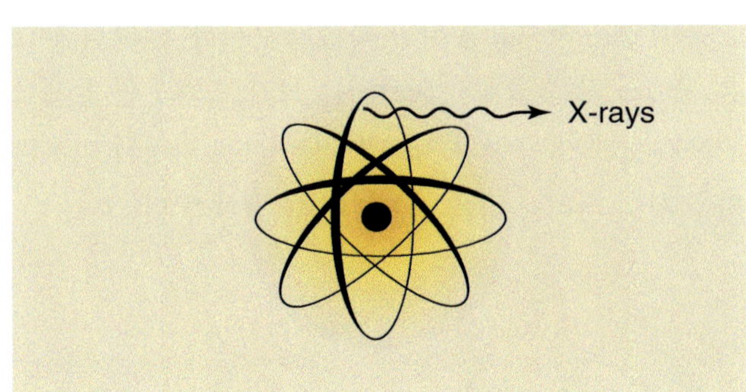

그림 3-8 X선은 여기된 원자의 핵 외부에서 방출된다.

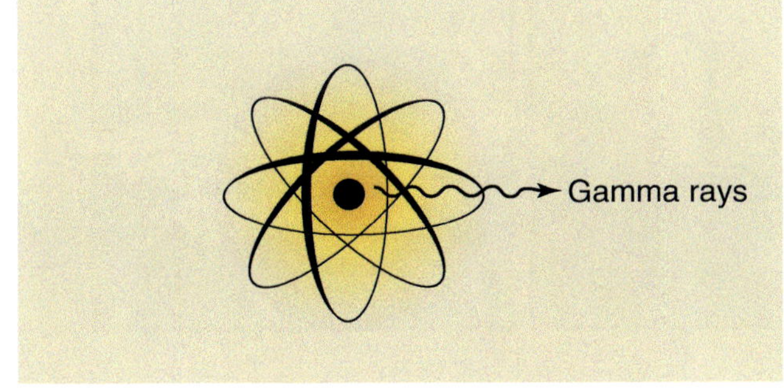

그림 3-9 γ선은 방사성 원자의 핵 내부에서 방출된다.

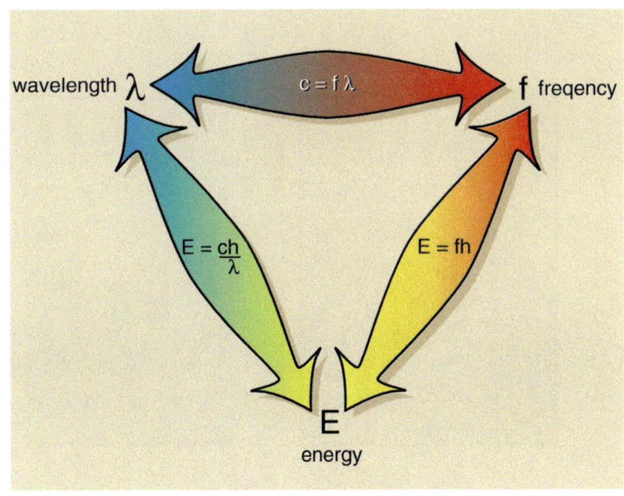

그림 3-10 전자기 관련 삼각형 h는 플랑크 상수이다.

입자처럼 행동한다. 사실, 두 광자는 2가지 행동 특성을 모두 나타내는데, 전자기에너지의 **파동-입자 이중성**으로 알려져 있다.

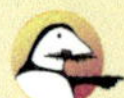

물질의 크기가 광자의 파장과 비슷하다면 광자는 물질과 더 쉽게 반응할 수 있다.

전자기 방사선과 물질의 상호작용을 설명하는 또 다른 방식은 파장의 함수로 한다. 파장이 미터 단위로 측정되는 라디오나 TV파는 금속막대 또는 *안테나*라 부르는 전선과 상호작용한다.

파장이 센티미터 단위로 측정되는 마이크로파는 핫도그나 햄버거처럼 동일한 크기의 사물과 쉽게 상호작용한다.

가시광선의 파장은 나노미터(nm) 단위로 측정되며, 가시광선은 눈의 간상체와 추상체와 같은 살아 있는 세포와 상호작용한다. 자외선은 분자와 상호작용하고 X선은 전자와 원자와 상호작용한다. X선의 파장보다 더 긴 파장을 가진 모든 방사선은 주로 파동현상처럼 상호작용한다.

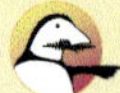

X선은 입자처럼 행동한다.

파동 모델 : 가시광선

동물이 가진 특별한 신체의 특징 중 하나는 시각이다. 우리가 전자기 스펙트럼의 광대한 영역 중 상당히 좁은 영역인 **가시광선** 영역만을 감지할 수 있는 인체 기관들을 발달시켜 왔다는 것은 흥미로운 사실이다.

가시광선 스펙트럼은 파장이 짧은 보라색 빛에서 녹색 그리고 노란색 빛의 파장을 거쳐 파장이 긴 적색 빛의 파장까지 뻗어 나간다. 가시광선 스펙트럼의 양쪽 끝 부분에는 자외선과 적외선이 있다. 자외선과 적외선은 모두 인간의 눈에는 감지되지 않지만 사진 감광유제와 같은 다른 수단을 이용하여 관찰할 수 있다.

가시광선은 X선과는 다르게 물질과 상호작용한다. 광자가 물체에 충돌할 때 물체를 구성하는 분자를 진동시킨다. 일부 원자들의 궤도전자들은 원래 정상 상태보다 더 높은 에너지 준위로 여기된다. 이 에너지는 즉시 다른 광자로 재 방출된다. 즉 광자는 반사된다.

물체의 원자 구조 혹은 분자 구조에 의해 어떤 파장의 빛이 반사될 것인지 결정된다. 모든 가시광선의 광자는 낙엽에 의해 흡수되므로 태양빛에 낙엽은 녹색으로 보인다. 녹색 영역에 있는 파장을 가진 광자만이 반사된다.

반사, 흡수, 투과와 같은 빛의 특성을 나타내는 현상은 전자기에너지 파동 모델을 이용하면 쉽게 설명될 수 있다. 자갈을 잔잔한 연못에 떨어뜨리면 잔물결이 소규모의 파동같이 진동의 중심으로부터 요동을 치며 사방으로 퍼져나간다.

이 상황은 가시광선 파동 특성과 유사하다. 그림 3-11은 물에서 작은 물체가 일으키는 초기 요동과 큰 물체가 일으키는 초기 요동의 차이를 나타낸다. 파형의 마루와 마루 사이 거리는 작은 물체보다 큰 물체가 더 크다.

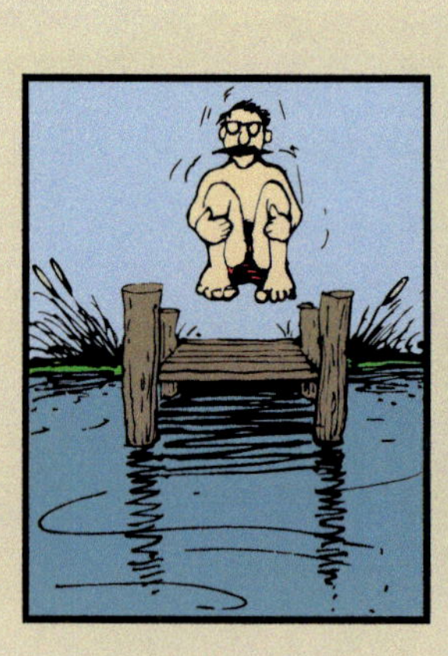
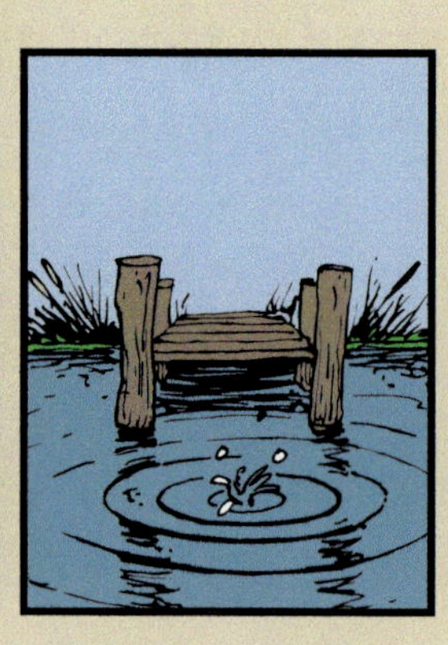
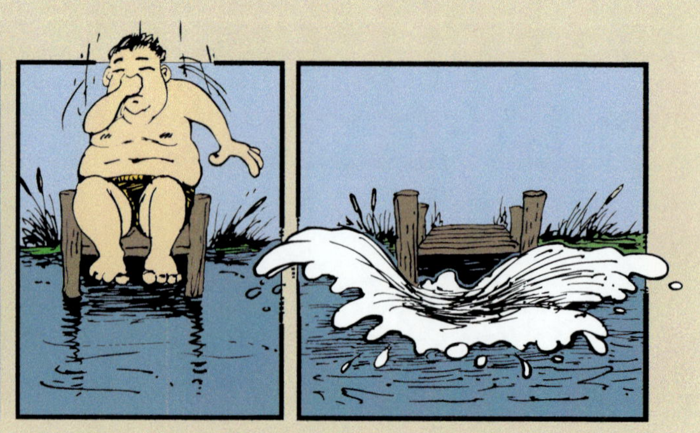

그림 3-11 작은 물체가 연못에 빠지면 파장이 짧은 파동을 만들고, 큰 물체는 파장이 훨씬 더 긴 파동을 만든다.

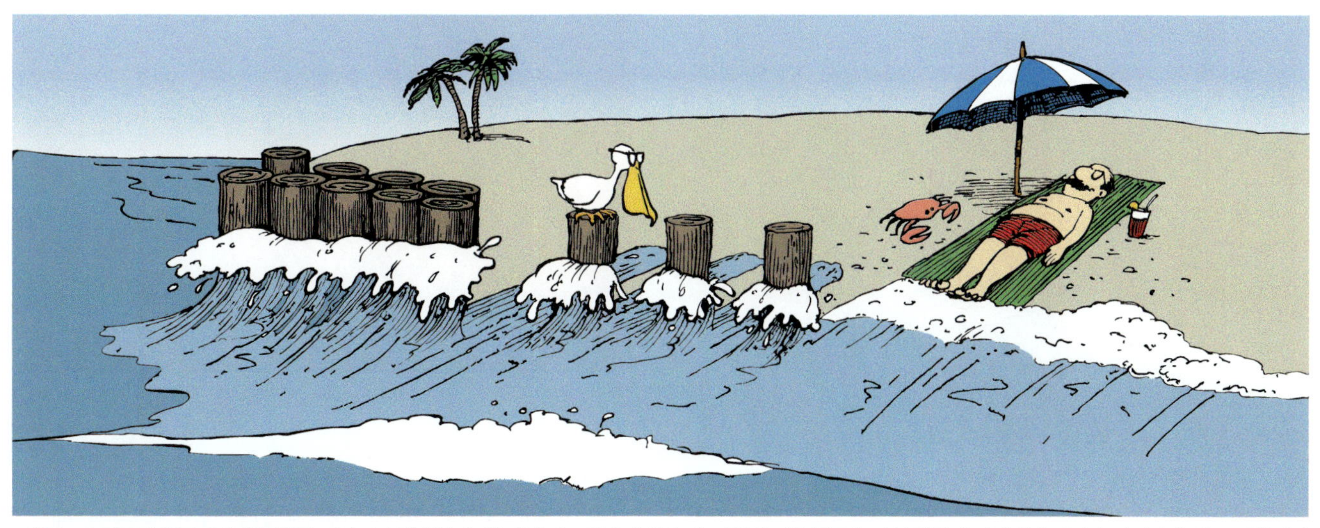

그림 3-12 파도가 방파제에 충돌하면 에너지가 반사된다. 이 에너지는 해변에 흡수되고 일부는 한 줄로 늘어선 말뚝에 의해 흡수되거나 감쇠된다. 빛도 마찬가지로 입사되는 표면의 구성성분에 따라 반사되거나 흡수 또는 감쇠된다.

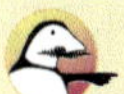

가시광선은 파동처럼 운동한다.

이러한 물의 파동을 통해 파장의 차이는 에너지에 비례한다는 사실을 알 수 있다. 그러나 빛에서는 광자의 파장이 짧을수록 더 높은 에너지를 가진다.

연못에 떨어지는 자갈의 이론을 확대하여 자갈을 잔잔한 해양에 떨어뜨리면 해안가에 파동이 원형보다는 직선형이 나타날 것이다. 광파도 광원으로부터 거리가 멀리 떨어지면 원형보다는 직선 형태로서 움직인다. 빛이 표면에서 반사하거나 투과하는 방식은 이러한 직선형파동과 같은 운동의 결과이다.

해양의 파동이 수직한 방파제에 충돌하면 입사파동이 충돌하는 같은 각으로 방파제로부터 산란된다. 하지만 방파제가 없을 때에는 파도가 해변에 이르러 에너지가 사라지거나 흡수된다. 방파제 대신에 말뚝을 줄을 지어 놓은 경우를 생각해 보자. 이 경우 파동의 에너지는 산란되거나 흡수된다.

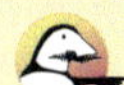

전자기에너지 감쇠는 산란과 흡수로 인한 강도의 감소이다.

가시광선도 비슷하게 물질과 상호작용이 가능하다. 은색 표면 거울의 **반사**가 자주 발생한다. 마찬가지로 빛의 **투과**, **흡수**, **감쇠**도 동일하게 확인되기 쉽다. 빛(광파)이 흡수될 때 흡수체에 저장된 에너지는 열을 방출한다. 검은 아스팔트 도로는 가시광선을 거의 반사하지 않고 에너지의 상당한 양을 흡수하게 되어, 결국 도로 표면은 매우 뜨거워진다.

바꾸어 말하면, 어떻게 물질이 빛을 투과시키고 흡수하는지 알 수 있다. 빛과 흡수물질(투명, 반투명, 불투명) 사이의 상호작용은 3가지가 있다(그림 3-13).

창 유리는 투명해서 빛이 거의 변화없이 투과된다. 표면이 매끄럽고 분자 구조가 빈틈없이 질서정연하기 때문에 유리를 통하여 밖을 볼 수 있는 것이다. 입사한 빛은 유리 내의 분자와 전자를 진동시킨다. 이 진동은 유리

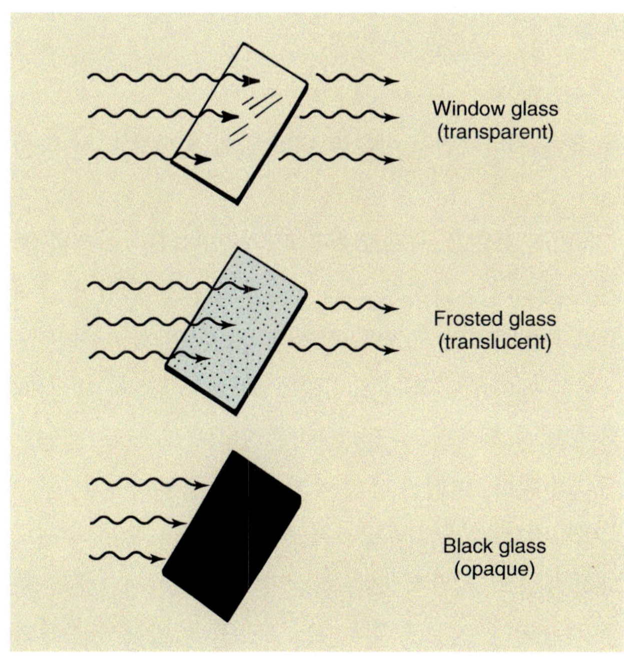

그림 3-13 물질은 빛을 3가지 방식으로 흡수한다. 전혀 흡수하지 않고 투과시키거나 일부만 흡수해 빛을 감쇠시키고 빛을 완전히 흡수하기도 한다. 이러한 흡수의 정도에 따라 각각 물질을 투명한, 반투명한, 불투명한 물질이라 한다.

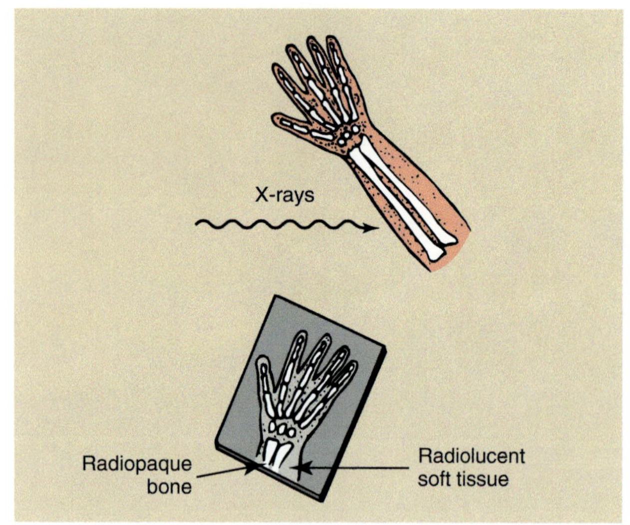

그림 3-14 X선을 감쇠시키는 인체 구조물은 상대적 X선 투과도 혹은 흡수도에 따라 방사선 투과성 혹은 방사선 비투과성이라 한다.

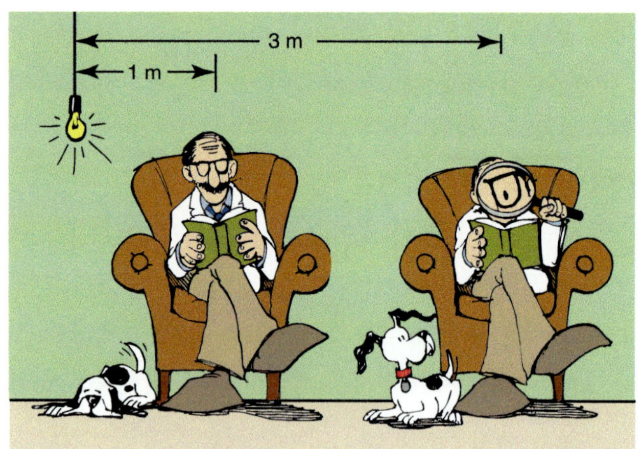

그림 3-15 거리 역제곱 법칙은 방사선 세기와 방사선 선원으로부터의 거리의 상관관계를 설명한다.

를 통해 지나가면서 아무런 변화 없이 빛으로 다시 방출된다.

유리의 표면을 사포로 문질러 거칠게 하면 여전히 빛이 투과되기는 하지만 크게 산란하며 강도에 있어 감쇠하고 희미하게만 보인다. 이러한 유리는 반투명하다.

검은 페인트로 유리를 칠하면 페인트 색소의 특성 때문에 빛이 투과할 수 없다. 어떤 입사광도 모두 페인트에 흡수된다. 이러한 유리는 가시광에 불투명하다.

*방사선 불투과성과 방사선 투과성*이라는 용어는 해부학적 구조의 시각적 모습을 설명하는 X선 진단에서 자주 사용된다. X선을 흡수하는 구조들은 방사선 불투과성이라 한다(그림 3-14). 뼈는 방사선 불투과성이고, 폐 조직과 같이 어느 정도의 연조직은 투과성이다.

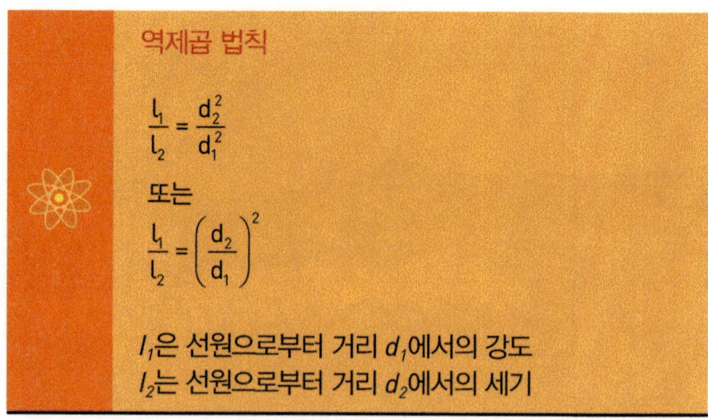

역제곱 법칙

$$\frac{I_1}{I_2} = \frac{d_2^2}{d_1^2}$$

또는

$$\frac{I_1}{I_2} = \left(\frac{d_2}{d_1}\right)^2$$

I_1은 선원으로부터 거리 d_1에서의 강도
I_2는 선원으로부터 거리 d_2에서의 세기

역제곱 법칙

빛이 태양이나 전구와 같은 선원에서 방출될 때 그 강도는 그 선원으로부터의 거리에 따라 급격하게 감소한다. X선도 동일한 성질을 지닌다. 그림 3-15는 책이 빛에서 멀리 이동할 때 빛의 강도가 감소함을 보여준다.

이러한 강도의 감소는 선원으로부터 물체의 거리의 제곱에 반비례한다. 수학상 이것을 **역제곱 법칙**이라 하며 다음과 같이 표현한다

거리가 증가함에 따라 급격한 강도의 감소의 원인은 방출되는 전체 빛이 강도가 점차적으로 넓은 영역으로 퍼져나가기 때문이다. 파도에 있어 이와 같은 현상은 선원으로부터 거리에 따라 파 진폭의 감소와 비슷하다. 단, 파장은 변화하지 않는다.

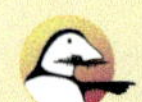

전자기에너지(방사선)의 강도는 선원으로부터 거리 제곱에 반비례한다.

만약 전자기에너지의 선원이 형광등과 같이 점이 아닌 직선이라면, 역제곱 법칙이 선원 가까이에서는 성립하지 않는다. 선원으로부터 멀리 떨어진 거리에서는 역제곱 법칙이 적용된다.

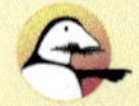

역제곱 법칙은 선원으로부터 7배 이상의 거리에 적용할 수 있다.

역제곱 법칙을 적용하기 위해 두 거리와 두 강도로 이루어진 4개의 변수 중 3개의 값을 알아야 한다. 보통의 경우는 선원으로부터 주어진 거리에 알려진 강도와 더 멀리 떨어진 거리에 모르는 강도가 관련된다.

질문 : 1m 거리, d_2에서 독서용 램프의 빛의 강도는 100밀리

루멘(mlm), I_2이다(루멘은 빛의 강도를 나타내는 단위이다). 3 m, d_1에서 빛의 강도, I_1는 얼마인가?

해답 :

$$\frac{I_1}{I_2} = \frac{d_2^2}{d_1^2}$$

$$\frac{I_1}{100\ mlm} = \left(\frac{1\ m}{3\ m}\right)^2$$

$$I_1 = (100\ mlm)\left(\frac{1\ m}{3\ m}\right)^2$$

$$= (100\ mlm)(1/9)$$

$$= 11\ mlm$$

전자기에너지(방사선)의 강도와 선원으로부터의 거리 사이에 관계는 X선 강도에 동등하게 적용된다.

질문 : 70 kVp, 200 mAs에서 작동되는 X선관의 노출선량이 90 cm에서 4 mGy_a이다. 180 cm에서의 노출선량은 얼마인가?

해답 :

$$\frac{I_1}{I_2} = \left(\frac{d_2}{d_1}\right)^2$$

$$I_1 = I_2\left(\frac{d_2}{d_1}\right)^2$$

$$= (4\ mGy_a)\left(\frac{90\ cm}{180\ cm}\right)^2$$

$$= (4\ mGy_a)\left(\frac{1}{2}\right)^2$$

$$= (4\ mGy_a)\left(\frac{1}{4}\right)$$

$$= 1\ mGy_a$$

이 문제는 선원으로부터의 거리가 두 배가 될 때 방사선의 강도는 1/4로 감소함을 설명한다. 반대로 거리가 절반이 되면 방사선의 강도는 4배로 증가한다.

질문 : 주어진 장치에서 1 m 거리에서 X선 강도가 450 mR(4.5 mGya)이다. 만약 실제 빔이 조정실을 향한다면 3 m 거리에 있는 조정실 끝에서의 강도는 얼마인가?

해답 :

$$\frac{I_1}{I_2} = \left(\frac{d_2}{d_1}\right)^2$$

$$I_1 = I_2\left(\frac{d_2}{d_1}\right)^2$$

$$= (4.5\ mGy_a)\left(\frac{1\,m}{3\,m}\right)^2$$

$$= 4.5\ mGy_a\left(\frac{1}{3}\right)^2$$

$$= 4.5\ mGy_a\left(\frac{1}{9}\right)$$

$$= 0.5\ mGy_a$$

이 문제는 주어진 방사선 강도에서 선원으로부터의 거리를 측정하는데 종종 필요하다. 이러한 문제 유형은 흔히 방사선 시설을 설계할 때의 문제와 관련된다.

질문 : 간접 흉부 영상장치가 넓고 큰 방에 설치되어 있다. 작동기술이 180 cm에서 0.25 mGy_a 노출의 결과를 만들었다. 노출 강도가 0.01 mGy_a을 초과하는 흉부 스탠드 뒤쪽 영역은 통제 경계선을 긋는다. 이 영역은 X선관으로부터 얼마나 멀리 떨어져야 하는가?

해답 :

$$\frac{I_1}{I_2} = \frac{d_2^2}{d_1^1}$$

$$\frac{0.25\ mGy_a}{0.01\ mGy_a} = \frac{(d_2)^2}{(180\ cm)^2}$$

$$(d_2)^2 = (180\ cm)^2\left(\frac{0.25\ mGy_a}{0.01\ mGy_a}\right)$$

$$d_2 = \left[(180\ cm)^2\left(\frac{0.25}{0.01}\right)\right]^{\frac{1}{2}}$$

$$= (180)(25)^{\frac{1}{2}}$$

$$= (180)(5)$$

$$= 900\ cm$$

$$= 9\ m$$

이전의 문제들은 X선의 강도가 선원이 일정하다는 가정하에 거리에 따라 계산되어졌다. 실제 방사선 촬영에서는 다른 방식으로 이루어진다. X선 강도는 그 선원(X선 초점)에 있는 모든 것을 계산해야지만 영상 수용체가

표 3-1 의학, 연구 및 산업 분야에 이용되는 X선의 에너지 범위

X선의 종류	에너지의 범위	적용
회절 영역	<10	연구 : 구조 분석이나 분자 분석
Grenz rays*	10~20	의료 : 피부질환 치료
표면 영역	50~100	의료 : 표재조직 치료
진단 영역	30~150	의료 : 해부학적 구조 및 조직 영상
Orthovoltage*	200~300	의료 : 심부조직 치료
Supervoltage*	300~1,000	의료 : 심부조직 치료
Megavoltage	>1,000(1MV)	의료 : 심부조직 치료
		산업 : 용접 금속의 결함 확인

*이 방사선 치료 양식은 더 이상 쓰이지 않음

있는 거리에서 노출이 일정하게 유지될 것이다. 따라서 앞으로 우리는 위의 공식을 한 변을 역으로 바꾸어 사용할 것이고 이를 제곱법칙이라 할 것이다.

입자 모형 : 양자 이론

전자기 스펙트럼의 다른 영역들과는 대조적으로, X선은 eV로 측정된 에너지에 따라 정의된다. X선 에너지의 범위는 약 10 keV~50 MeV이다. 이 범위의 파장은 약 10^{-10}~10^{-14} m이다.

표 3-1은 X선 발생의 다양한 종류와 일반적인 이용을 나타낸다. X선 진단영역이 다른 종류의 X선 영역과 거의 동등하다고 할지라도 우린 주로 X선의 진단영역에만 관심이 있다.

X선 광자는 시작과 끝이 줄어드는 진폭을 가지며 서로 직각으로 만나 사인곡선의 형태로 변화하는 자기장과 전기장으로 생각할 수 있다(그림 3-16). X선 광자의 파장은 모든 전자기에너지 광자의 파장과 비슷하게 측정된다. 파장은 사인파형의 일정 지점에서 다음 파장의 동일한 지점까지의 거리를 말한다. X선 광자의 진동수는 파동 방정식을 사용하여 모든 전자기 광자의 진동수와 비슷하게 계산된다.

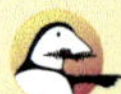 X선 광자는 불연속적인 에너지 덩어리이다.

X선은 오직 광속으로만 존재한다. 이것은 **플랑크 양자 이론**의 내용 중 하나이다. 맥스 플랑크(Max Planck)는 독일 물리학자로 그의 수학적인 이론과 물리적 이론은 전자기 방사선을 이해하는 데 유일한 모델로 종합되어졌다. 이러한 업적 때문에 1918년에 노벨상을 수상하였다.

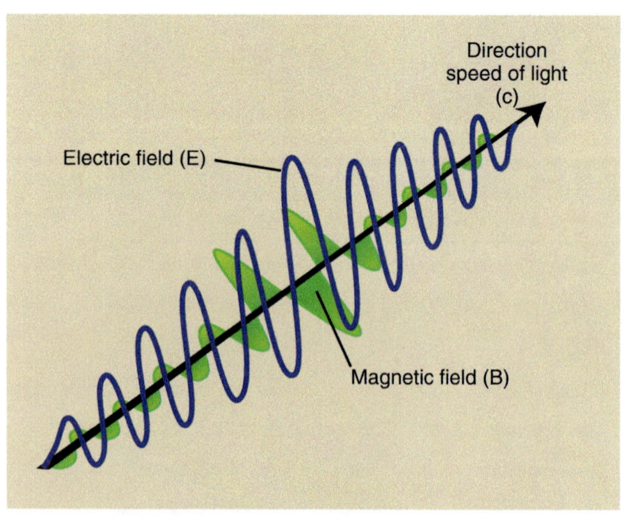

그림 3-16 X선을 포함한 모든 전자기 방사선은 광속으로 직선상을 진행하는 2개의 수직하는 직교 사인파로 나타낼 수 있다. 2개의 사인파 중 하나는 전기장이며 다른 하나는 자기장이다.

이 이론의 또 다른 결과는 에너지와 진동수의 관계이다. 즉 광자의 에너지는 광자의 진동수에 비례한다. **플랑크 상수(Plank's constant)**로 알려져 있는 이 비례상수는 h로 나타내며 4.15×10^{-15} eVs 또는 6.63×10^{-34} Js의 값을 가진다. 수학적으로 에너지와 진동수의 관계는 다음과 같이 표현된다.

플랑크 양자 방정식

E=hf

여기에서 E는 광자에너지 h는 플랑크 상수이고, f는 단위단위가 Hz 인 광자 진동수를 나타낸다.

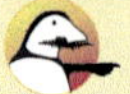 광자에너지는 광자의 진동수에 비례한다.

질문 : 70 keV X선의 진동수는 얼마인가?

해답 : $E = hf$

$$f = \frac{E}{h}$$

$$= \frac{7 \times 10^{4}\ \text{eV}}{4.15 \times 10^{-15}\ \text{eVs}}$$

$$= 1.69 \times 10^{19}\ /\text{s}$$

$$= 1.69 \times 10^{19}\ \text{Hz}$$

질문 : 960 kHz의 방송 주파수를 가지는 라디오 방송국 WIMP-AM에서 방출하는 방사선의 한 개의 광자 에너지는 얼마인가?

해답 : $E = hf$

$$= (4.15 \times 10^{-15}\ \text{eVs})(9.6 \times 10^{5}/\text{s})$$

$$= 3.98 \times 10^{-9}\ \text{eV}$$

플랑크 방정식을 확장하면 광자에너지와 광자의 파장의 관계를 알 수 있다. 이 관계는 X선과 다른 종류의 방사선의 동등한 파장을 계산하는 데 유용하다.

플랑크 공식

$E = hf,\ f = E/h,\ E = \dfrac{hc}{\lambda}$

즉 광자에너지는 광자의 파장에 반비례한다. 여기에서 비례상수는 플랑크 상수와 광속의 두 상수로 결합되어 있다.

질문 : 파장이 550 nm인 녹색 빛의 한 개의 광자에너지는 얼마인가?

해답 :
$$E = \frac{hc}{\lambda}$$
$$= \frac{(4.15\times10^{-15}\ \text{eVs})(3\times10^{8}\ \text{m/s})}{550\times10^{-9}\ \text{m}}$$
$$= \frac{12.45\times10^{-7}\ \text{eVm}}{5.5\times10^{-7}\ \text{m}}$$
$$= 2.26\ \text{eV}$$

물질과 에너지

우리는 제1장에서 존재하는 모든 것들은 물질 혹은 에너지로 분류할 수 있다는 설명으로 시작했다. 더욱이 물질과 에너지는 서로의 표시로 설명했다. 고전물리학에 따르면 물질은 생성되지도 않고 파괴될 수도 없다. 그 법칙은 물질보존의 법칙으로 알려져 있다. **에너지 보존법칙**도 마찬가지로 에너지는 생성되지도 않고 사라질 수도 없다.

아인슈타인과 플랑크는 이 이론들을 확대시켰다. 양자 물리학과 상대성 이론에 의하면 물질은 에너지로 변환될 수 있으며 에너지도 또한 물질로 변환될 수 있다. 전기를 생성하는 기반이 되는 핵분열은 물질이 에너지로 전환되는 한 예이다. 방사선학에서 *쌍생성*(pair production)으로 알려진 과정은(제9장 참조), 에너지가 질량으로 전환되는 한 예이다.

제1장에서 소개된 간단한 관계는 질량의 에너지 등가 계산이나 에너지의 질량등가 계산을 가능하게 한다. 이 방정식은 아인슈타인의 상대성 이론의 결과로 잘 알려진 식이다.

전자볼트(eV)와 마찬가지로 J도 에너지의 단위이다. 1 J은 6.24×10^{18} eV와 같다.

> **상대성 이론**
>
> $E=mc^2$
>
> 이 식에서 *E*는 J 단위로 측정된 에너지이고, *m*은 kg 단위로 측정된 질량이며 그리고 *c* 는 m/s 단위로 측정된 빛의 속도이다.

질문 : 전자의 질량($m=9.109\times10^{-31}$ kg)을 J과 eV 단위로 나타내면 에너지 등가는 얼마인가?

해답 :
$$E = mc^2$$
$$= (9.109\times10^{-31}\ \text{kg})(3\times10^{8}\ \text{m/s})^2$$
$$= 81.972\times10^{-15}\ \text{J}$$
$$= (8.1972\times10^{-14}\ \text{J})\left(\frac{6.24\times10^{18}\ \text{eV}}{\text{J}}\right)$$
$$= 51.15\times10^{4}\ \text{eV}$$
$$= 511.5\ \text{keV}$$

이 문제는 다음과 같이 반대방향으로 설명될 수도 있다.

질문 : 70 keV X선의 등가 질량은 얼마인가?

해답 :
$$E = mc^2$$
$$m = \frac{E}{c^2}$$
$$= \frac{(70\times10^{3}\ \text{eV})\left(\dfrac{\text{J}}{6.24\times10^{18}\ \text{eV}}\right)}{(3.0\times10^{8}\ \text{m/s})^2}$$
$$= \frac{11.2\times10^{-15}\ \text{J}}{9\times10^{-16}\ \text{m}^2/\text{s}^2}$$
$$= 1.25\times10^{-31}\ \text{kg}$$

이전의 관계식을 이용하여 단지 광자파장이나 광자 진동수가 알려져 있을 때 광자의 질량등가를 계산할 수 있다.

질문 : 1,000 MHz 마이크로 방사선의 한 개의 광자의 등가 질량은 얼마인가?

해답 :
$$E = hf = mc^2$$
$$m = \frac{hf}{c^2}$$
$$= \frac{(6.626\times10^{-34}\ Js)(1{,}000\times10^{6}\times Hz)}{(3\times10^{8}\ m/s)}$$
$$= 0.736\times10^{-41}\ kg$$
$$= 7.36\times10^{-42}\ kg$$

질문 : 330 nm의 파장을 가진 자외선 광자의 등가 질량은 얼마인가?

해답 :
$$E = \frac{hc}{\lambda} = mc^2$$
$$m = \left(\frac{hc}{\lambda}\right)\left(\frac{1}{c^2}\right) = \frac{h}{\lambda c}$$
$$= \frac{6.626\times10^{-34}\ Js}{(330\times10^{-9}\ m)(3\times10^{8}\ m/s)}$$
$$= 0.00669\times10^{-33}\ kg$$
$$= 6.69\times10^{-36}\ kg$$

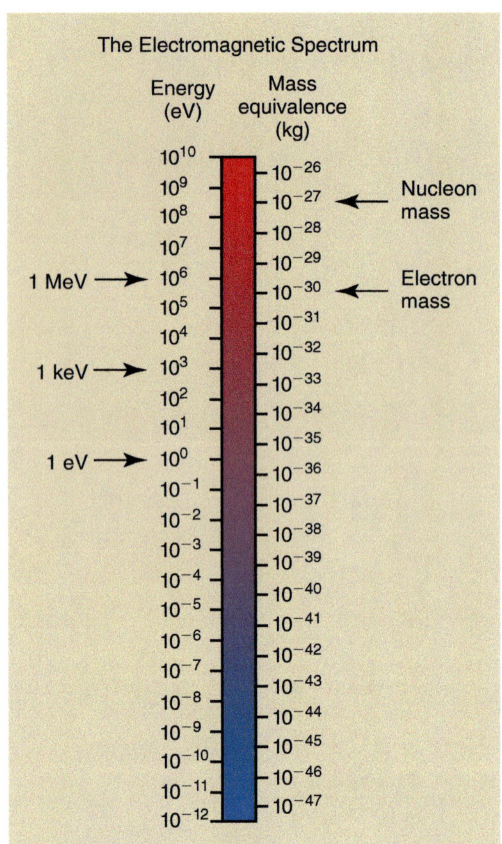

그림 3-17 질량과 에너지는 같은 물질의 두 개의 형태이다. 그림의 눈금자는 kg 단위로 측정된 질량과 전자볼트 단위로 측정된 에너지의 동등성을 보여준다.

이러한 유형의 문제는 전자기 스펙트럼에 대해 질량 등가의 눈금자를 마련하는 데 사용된다(그림 3-17). 이 눈금자는 이전의 예제나 워크북이나 실습 메뉴얼에 있는 몇몇 문제의 정답을 확인할 때 사용할 수 있다.

요약

질량과 에너지는 서로 교환 가능한 것들이지만 X선 영상은 조직과 영상 수용체와 상호작용하는 X선 광자 형태의 에너지에 기반을 둔다.

X선은 전자기에너지 광자의 한 형태라고 할 수 있다. 진동수, 파장, 속도, 그리고 진폭은 전자기 스펙트럼의 다양한 영상영역을 설명하는 데 사용된다. 전자기 방사선의 특성은 그러한 방사선이 어떻게 물질과 상호작용하는가를 결정된다.

도전문제

1. 다음 용어들의 정의를 쓰시오.
   a. 광자
   b. 방사선 투과성
   c. 역제곱 법칙
   d. 진동수
   e. 에너지 보존 법칙
   f. γ선
   g. 전자기 스펙트럼
   h. 사인 변동
   I. 양자
   j. 가시광선
2. 주황색 빛의 광자(λ = 620 nm)의 속도, 파장을 계산하시오.
3. 번개와 동반되는 천둥은 800 Hz의 진동수를 지닌다. 천둥의 파장이 50 cm라면 속도는 얼마인가? 만약 번개가 나타나는 시점과 천둥을 들은 시간 간격이 6초라면 천둥은 얼마나 멀리 떨어져 있는가?
4. 10^{-4} m의 파장을 지닌 마이크로 방사선의 광자 진동수는 얼마인가?
5. 라디오 방송국 WIMP-FM은 104 MHz로 방송된다. 이 방사선의 파장은 얼마인가?
6. 유방 촬영장치에는 26 keV의 X선을 사용한다. 이 X선의 진동수는 얼마인가?
7. 바륨으로 채운 결장의 방사선 투과 사진은 높은 kVp 기술을 요구한다. 이러한 X선은 110 keV의 에너지를 가진다. 이 방사선의 진동수와 파장은 얼마인가?
8. 7번 질문의 110 keV의 에너지를 J로 나타내면 얼마인가? 또 등가 질량은 얼마인가?
9. 일반적인 방사선 영상 시스템의 출력 강도는 100 cm에서 0.05 mGy_a/mAs이다. 200 cm에서 출력 강도는 얼마인가?
10. 이동식 X선 영상장치는 100 cm에서 0.04 mGy_a/mAs의 출력 강도를 지닌다. 특수 검사에서는 75 cm의 SID 조건이 요구된다. 이 거리에서 출력 강도는 얼마인가?
11. 파동 방정식을 적으시오.
12. 진동수와 파장은 어떠한 관계가 있는가?
13. 역제곱 법칙을 쓰고 이것이 의미를 설명하시오.
14. 빛의 강도가 독서용 램프로부터 2 m 거리에서 200밀리루멘(mlm)이다. 3 m에서 빛의 강도는 얼마인가?

15. 영상을 나타내는 전자기 스펙트럼의 3가지 영역은 무엇인가? 또 이들 각각의 단위는 무엇인가?

16. 진단 X선에 이용되는 에너지 범위는 얼마인가?

17. X선과 γ선의 차이점은 무엇인가?

18. 전자기 스펙트럼의 일부 영역은 물질과 상호작용할 때 파동처럼 진행하고 또 어떤 영역은 입자와 같이 운동한다. 이 현상을 무엇이라고 하는가?

19. 감쇠를 정의하시오.

20. 70 keV X선 광자의 진동수는 얼마인가

CHAPTER

4

전기, 자기, 그리고 전자기

Electricity, Magnetism, and Electromagnetism

학습목표

1. 대전에 대해 설명하고 예를 들 수 있다.
2. 정전기학의 법칙을 나열할 수 있다.
3. 전류, 전압, 전력의 단위를 정의할 수 있다.
4. 물질과 자기장의 상호작용을 정의할 수 있다.
5. 자기의 4가지 법칙을 설명할 수 있다.
6. 전기와 자기의 상관관계를 설명하기 위한 외르스테드, 렌츠 그리고 패러데이의 실험에 대한 상관관계를 설명할 수 있다.
7. 전자기 유도의 법칙을 설명할 수 있다.

이 장에서 전기, 자기, 그리고 전자기는 X선 영상 장치와 다양한 구성요소에 대한 이해를 위해 필요한 기본 개념을 설명한다

X선 영상장치의 주요 기능은 전기에너지를 전자기에너지(X선)로 바꿔주기 때문에 전기학, 자기학, 그리고 전자기학 대한 이해가 매우 중요하다.

이 장에서는 전기를 다른 형태의 에너지로 전환시키는 몇 가지 장치의 예를 소개할 것이다. 정전기학은 정지 상태에 있는 전하에 대한 과학이다. 전기역학은 움직이는 전하에 대한 학문이다. 전자기학은 전자가 어떻게 전기 위치에너지(전압)를 가지며 움직이는 전자가 어떻게 자기를 만드는지를 설명한다.

또한 자기는 진단 의료기기인 자기공명영상에 적용되기 때문에 진단 영상에서 점점 더 중요성이 증가되고 있다. 이 장은 자기장의 법칙에 대한 설명을 통해 자기의 성질을 기술하고 있다. 이러한 법칙들은 X선 영상장치의 여러 가지 구성요소의 작용을 이해하는 데 필수적인 전기장의 법칙과 매우 유사하다. 전자기 유도는 변압기에 의해 전기 위치에너지를 이동시키는 것을 의미한다.

X선 영상 시스템의 주요 기능은 전기에너지를 전자기에너지로 변환시키는 것이다(그림 4-1). 전기에너지는 잘 제어된 전류 형태로 X선 영상장치에 공급된다. 변환은 X선관 내부에서 일어나며 대부분의 전기에너지는 열로 변환되고 그 중 일부가 X선으로 변환된다.

그림 4-2는 전기에너지의 변환의 익숙한 예들을 보여준다. 자동차 배터리가 방전되었을 때 전하가 배터리의 화학적 에너지를 복원시켜 준다. 전기에너지가 전기 모터에 의해 역학적 에너지로 변환되어 회전 톱니바퀴를 움직이는 데 사용될 수 있다. 또한 주방의 토스터기나 전자레인지는 전기에너지를 열에너지로 변환시킨다. 물론 전기에너지가 다른 형태의 에너지로 변환되는 많은 다른 예들이 있다.

정전기학

전하는 **양**과 **음**으로 불연속 단위이며, 전자와 양성자는 전하의 가장 작은 단위이다. 전자는 음전하를 갖고, 양성자는 양전하를 갖는다. 따라서 **전자와 양성자의 전하는 서로 크기는 같지만 반대의 부호를 가진다.**

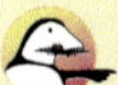
*정전기학*은 정적인 전하의 학문이다.

전자는 원자의 구조적 특성에 의해 보통 한 원자의 최외각에서 다른 원자로의 이동이 자유롭다. 반면에 양성자는 원자의 핵 내에 구속되어 있어서 이동이 자유롭지 않다. 따라서 전하에 관한 거의 모든 연구는 전자와 관련 있는 음전하를 다룬다.

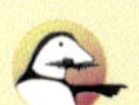
물질은 질량과 에너지 등가성을 갖는다. 물질은 또한 전하를 갖는다.

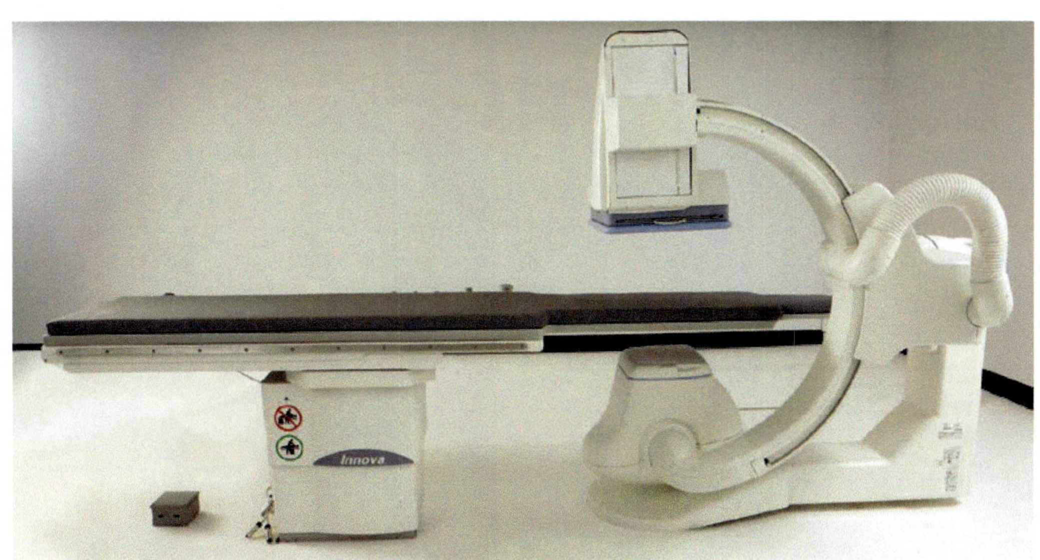

그림 4-1 X선 영상장치는 전기에너지를 전자기에너지로 변환시킨다.

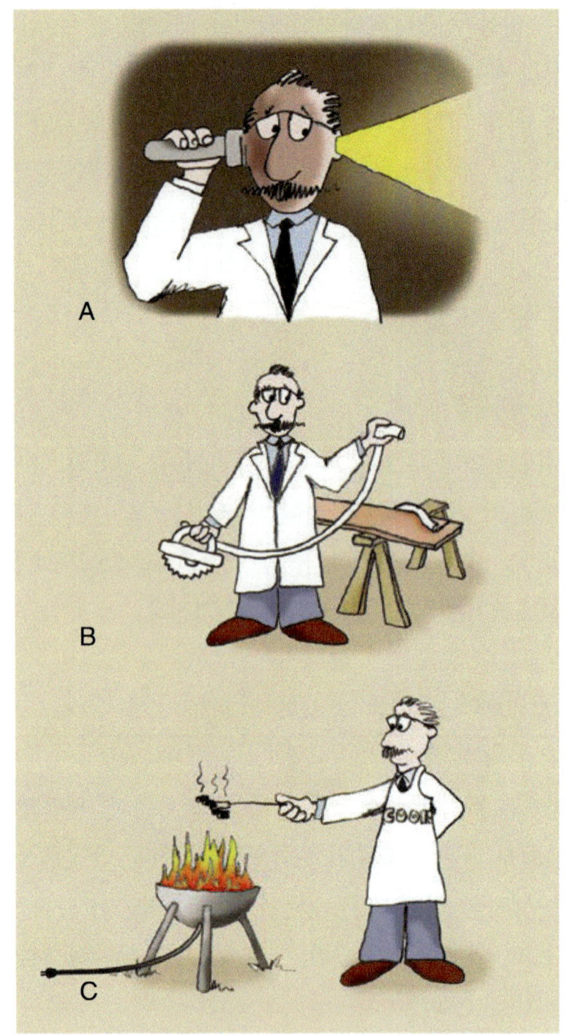

그림 4-2 전기에너지는 다양한 장치에 의해 다른 형태로부터 혹은 다른 형태로 전환될 수 있다. (A)의 전지에 의해 화학에너지로, (B) 모터에 의해 기계에너지로, (C) 바비큐 그릴에 의해 열에너지로 전환된다.

겨울에 푹신한 카펫 위를 걷고 난 후 금속으로 된 문 손잡이에 손을 대면 접촉에 의해 충격을 받을 것이다. 이 충격은 전자가 마찰에 의해 카펫에서 신발로 이동하기 때문에 발생하고 몸이 대전되는 원인이 된다. 물체가 너무 적거나 너무 많은 전자를 갖게 되면 **대전**되었다고 말한다.

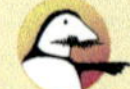
대전은 접촉, 마찰, 유도에 의해 생길 수 있다.

어떤 종류의 원자 최외각에 있는 전자는 느슨하게 묶여 있어서 쉽게 이탈할 수 있다. 이러한 전자들의 제거는 그 물질을 대전시키고 정전기를 발생시킨다.

빗으로 머리를 빗어 내리면 전자는 머리카락으로부터 제거되어 빗 위에 붙는다. 빗은 많은 음전하로 대전된다. 그림 4-3과 같이 대전된 빗은 자석처럼 작은 종이조각을 들어 올릴 수 있다. 과잉 전자 때문에 빗은 종위 내에 약간의 전자를 밀어내어 종이의 끝부분을 양전하로 조금 대전시키는 원인이 된다. 이로 인해 작은 정전기 인력이 만들어진다. 마찬가지로 머리카락은 비정상적으로 작은 수의 전자를 가지기 때문에 대전되고 상호 반발로 인해 머리카락 끝은 서게 된다.

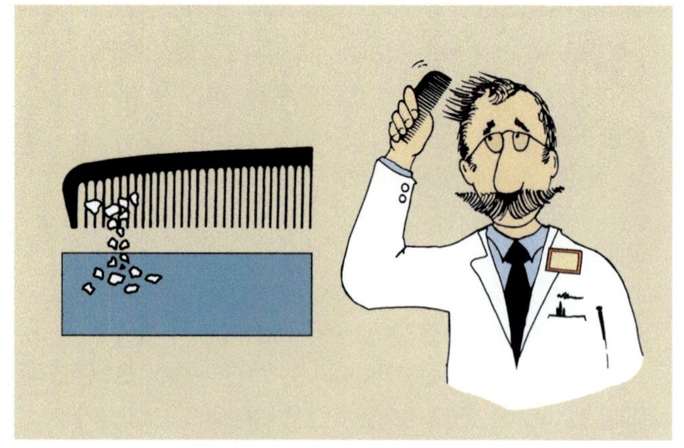

그림 4-3 빗으로 머리를 여러 번 빗으면 머리카락의 전자가 빗으로 이동하여 머리카락과 빗 모두가 대전된다. 대전상태는 빗으로 작은 종이조각을 들어올리게 하고 머리카락 끝부분을 서게 할 수도 있다.

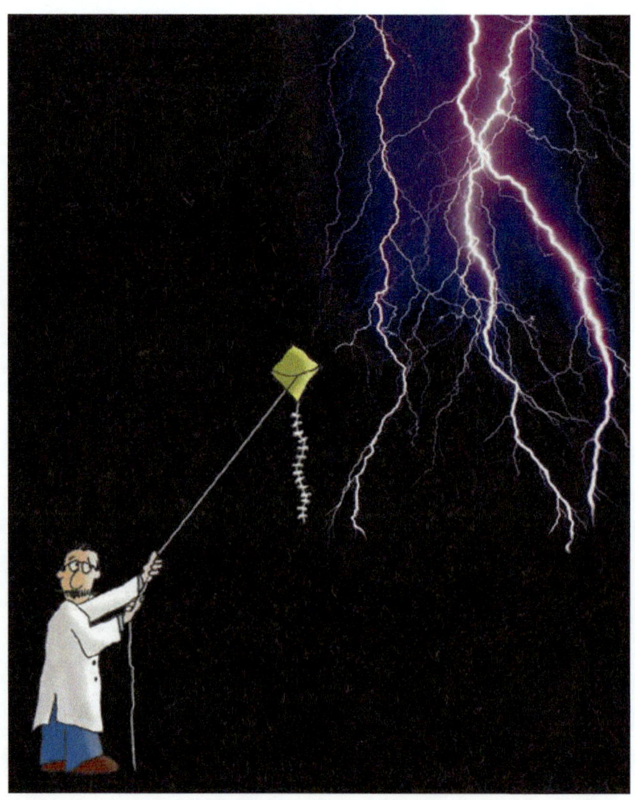

그림 4-4 대전된 구름은 폭풍 속에서 번개의 근원이다.

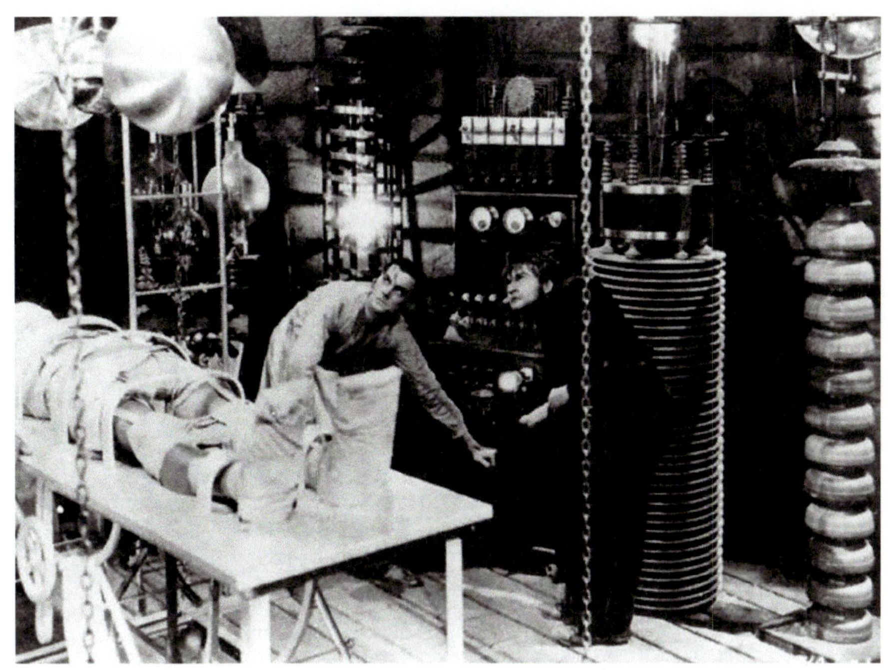

그림 4-5 초기 방사선 기술자가 원작 *프랑켄슈타인* 영화(1931)의 이 장면에서 나온다.

대전된 물체로부터 항상 전하를 받아들일 수 있는 물체는 지구이다. 지구는 자유전하에 대해 거대한 저장소로서 행동한다. 이러한 현상 때문에 *접지*(electric ground)라 부른다.

폭풍우 동안 바람과 구름의 움직임은 구름 내의 전자를 제거시켜 유도에 의해서 다른 구름에 쌓이게 한다. 이러한 두 구름은 하나는 음전하로, 하나는 양전하로 대전된다.

대전이 충분히 강하면 방전이 구름들 사이에서 발생하고, 이 경우에 전자들이 급속하게 부족한 구름 쪽으로 다시 이동한다. 이러한 현상이 *번개로 나타난다*. 번개는 구름들 사이에서도 발생할 수 있지만, 대전된 구름과 지구 사이에서 더 흔히 발생한다(그림 4-4).

대전의 또 다른 익숙한 예는 영화 프랑켄슈타인에서 볼 수 있다. 보통 프랑켄슈타인의 실험실은 전기장치, 전선, 그리고 여러 방향으로 불꽃이 튀는 큰 강철공 등으로 가득 차 있다(그림 4-5). 이러한 불꽃은 다양한 물체인 전선, 강철공 등이 크게 대전되기 때문에 발생하는 것이다.

전하의 가장 작은 단위는 전자이다. 하지만 이 전하는 사용하기에는 크기가 매우 작기 때문에, 전하량의 기본 단위인 쿨롱(C)이 사용된다(1C $=6.3\times10^{18}$ 개 전자 전하).

질문: 전자의 정전기 전하량은 얼마인가?

해답: 1C$=6\times10^{18}$개 전자 전하,

따라서 $\dfrac{1\text{ C}}{6.3\times10^{18}\text{ 전자 전하}}$

$=1.6\times10^{-19}$ C / 전자 전하

질문 : 한 사람이 나일론 양탄자에 발을 끌며 걸은 후에 두 사람 사이에 이동한 정전기 전하가 1 μC이다. 얼마나 많은 전자가 이동했는가?

해답 : 1C $=6\times10^{18}$개 전자 전하

따라서, 1μC$=6\times10^{12}$개 전자 전하가 이동했다.

질문 : 1 A는 초당 1 C의 흐름이다. mAs는 어떤 양의 단위인가?

해답: mAs $=\text{m}\dfrac{\text{C}}{\text{s}}\text{s}=$ mC

전자 전하

정전기 법칙

정전기학의 4가지 일반적인 법칙은 전하들이 서로 어떻게 상호작용하고 전기적 중성물질과는 어떻게 상호작용하는지를 설명한다.

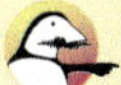
반대되는 전하는 당기고, 같은 전하는 밀어낸다.

각각의 전하와 관련된 것은 전기장이다. 전기장은 양전하로부터 밖으로 향하고 음전하 쪽 방향을 가리킨다.

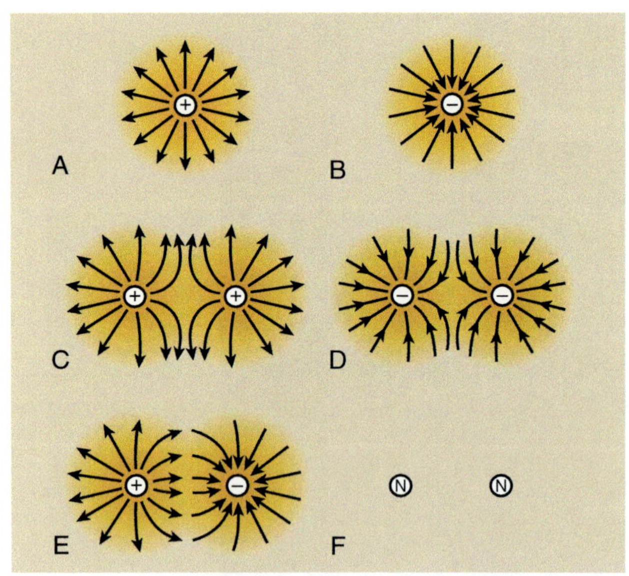

그림 4-6 전기장은 양전하(A)로부터 밖을 향하고 음전하(B)로 쪽으로 향한다. 같은 전하는 서로를 밀어내며(D), 다른 전하는 서로 끌어당긴다(E). 대전되지 않은 입자는 전기장을 가지지 않는다(F).

대전되지 않는 입자는 전기장을 갖지 않는다. 그림 4-6에서 각 대전된 입자와 관련된 선은 전기장 강도를 나타낸다.

2개의 유사한 전하(음전하와 음전하, 혹은 양전하와 양전하)를 서로 가까이 하게 되면 그 전기장은 반대 방향이고, 전하들은 서로 밀어낸다.

다른 전하(음전하와 양전하)가 서로 가까워지면, 전기장이 같은 방향으로 퍼져서 2개의 전하는 서로 당기게 된다. 다른 전하 사이의 인력이나 같은 전하 사이의 척력은 전기장이 원인이다. 이것을 *정전기력(electrostatic force)*이라고 한다.

쿨롱 법칙. 정전기력의 크기는 다음과 같이 쿨롱 법칙(Coulomb's law)로 주어진다.

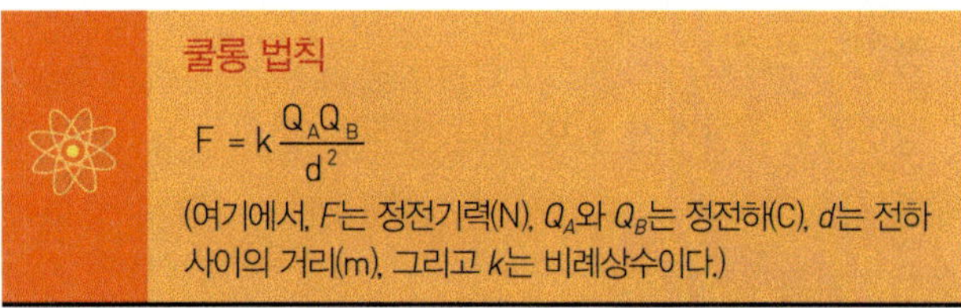

쿨롱 법칙

$$F = k\frac{Q_A Q_B}{d^2}$$

(여기에서, F는 정전기력(N), Q_A와 Q_B는 정전하(C), d는 전하 사이의 거리(m), 그리고 k는 비례상수이다.)

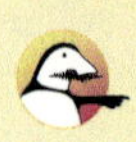

쿨롱법칙
정전기력은 전하량의 곱에 비례하고 그들 사이의 거리의 제곱에 반비례한다.

정전기력은 물체가 가까이 있을 때 매우 강하지만 떨어지게 되면 급격히 감소한다. 이러한 정전기력의 **역제곱** 관계는 X선 강도에서와 동일하다(제3장 참조).

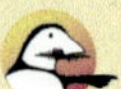

전하의 분포는 전체 또는 표면에서 균일하다.

천둥구름과 같은 널리 퍼진 부도체가 대전될 때, 전하는 전반적으로 균일하게 분포한다. 대전된 구리전선에서 과잉 전자는 표면에 분포한다(그림 4-7).

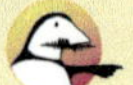

도체의 전하는 표면의 가장 뾰족한 곡률 부분에 모인다.

대전된 소몰이용 전기막대는 전하가 모여 있는 양쪽

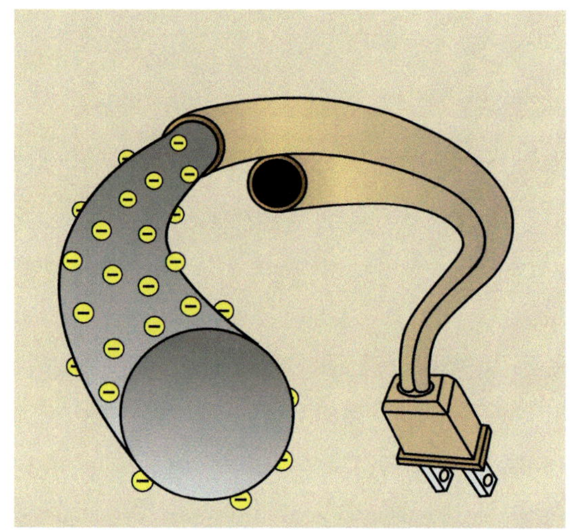

그림 4-7 대전된 구리선의 단면을 보면 구리선의 표면에 많은 정전하가 분포되어 있음을 알 수 있다.

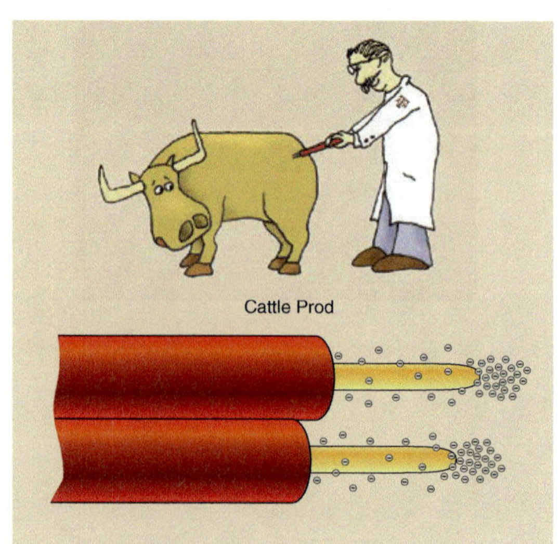

그림 4-8 정전하는 뾰족한 곡률의 표면에 집중되어 모인다. 소몰이 막대(cattle prod)는 이러한 정전기적 법칙을 이용하는 기구이다.

끝을 제외하고는 두 전극 표면에 전하가 동등하게 분포한다(그림 4-8).

전위

제1장에서 위치에너지와 일과의 관계를 강조하였다. 위치에너지를 갖는 시스템은 에너지를 저장하는 장치이다. 이러한 시스템은 에너지가 방출될 때 일할 수 있는 능력을 갖게 한다.

전하도 위치에너지를 갖는다. 같은 전하는 서로 가까이 있을 때 서로 떨어지면서 일할 수 있기 때문에 전기적 위치에너지를 가진다. 전선의 한쪽 끝에 모여 있는 전자들은 정전기적 척력이 일부의 전자들을 전선을 따라 움직이게 해서 일을 할 수 있게 하기 때문에 전위를 만든다.

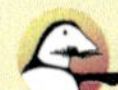 전위의 단위는 볼트(V)이다.

전위는 흔히 *전압(voltage)*이라고 하는데, 전압이 높을수록 일할 수 있는 능력도 더 커진다. 우리나라에서는 집과 사무실의 전위가 220 V이지만 미국에서는 110 V이다. 보통 X선 영상장치는 220 V 또는 더 높은 전압을 요구한다. 볼트는 단위 전하당 전기적 위치에너지 혹은 *J/C*이다(1 V=1 J/C).

전기역학

우리는 전기역학 현상을 전기로 인식한다. 전위가 구리전선 같은 물체에 적용되면 전자는 구리전선을 따라 움직인다. 이것을 **전류** 또는 **전기**라고 부른다.

전류는 많은 형태의 물체에서 발생하고, 인체의 가장 작은 전류(심전도에 의해 측정되는 전류)에서부터 440,000 V의 국가 간 전기 전송선의 전류처럼 매우 큰 범위로 존재한다.

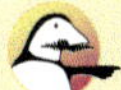 전기역학은 움직이는 전하에 관한 학문이다.

전류의 방향은 중요하다. 초기 실험에서 벤자민 프랭클린(Benjamin Franklin)은 연을 날리는 시험을 통해 양전하가 연줄에 전도되었다고 가정하였다. 하지만 그의 가정과는 정반대로 전류의 방향이 항상 전자 방향과 반대로 나타난다. 전기공학자들은 전류의 방향을 연구대상으로 하는 반면, 물리학자들은 보통 전자의 방향에 관심이 있다.

일반 가정용 전기전선은 고무나 플리스틱 절연물질로 코팅된 금속 전도선인 구리로 구성되어 있다. 이 절연체는 전자 흐름이 도체 내에서만 흐르도록 제한한다. 즉 절연체는 만져도 감전을 일으키지 않지만 도체는 감전을 일으킨다.

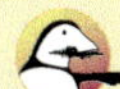 도체는 전자가 쉽게 흘러갈 수 있는 물질이다.

대부분의 금속은 우수한 전도체이며, 그 중 구리가 가장 대표적인 전도체이다. 물은 염(salt)과 또 다른 불순물이 포함되어 있기 때문에 좋은 전도체가 된다. 이러한 사실 때문에 사람들은 전기기기를 사용할 때 물을 피한다. 유리, 점토 그리고 지구와 같은 물질이 우수한 절연체들이다.

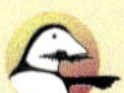 절연체는 전자의 흐름을 허용하지 않는 물질이다.

다른 물질들은 두 개의 전혀 다른 전기적 특성을 나타낸다. 1946년 쇼클리(William Shockley)는 전도체와 절연체가 아닌 새로운 특성을 가진 반도체를 선보였다. 반도체의 주요 물질은 실리콘(Si)과 게르마늄(Ge)이다. 반도체의

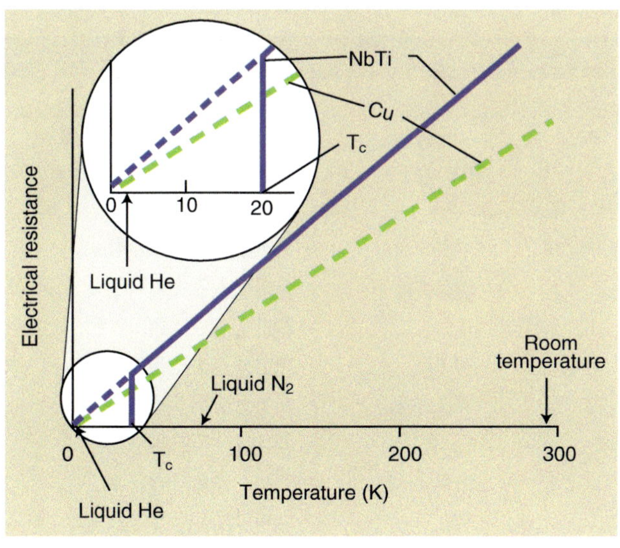

그림 4-9 온도 함수에 따른 도체(Cu)와 초전도체(NbTi)의 전기저항

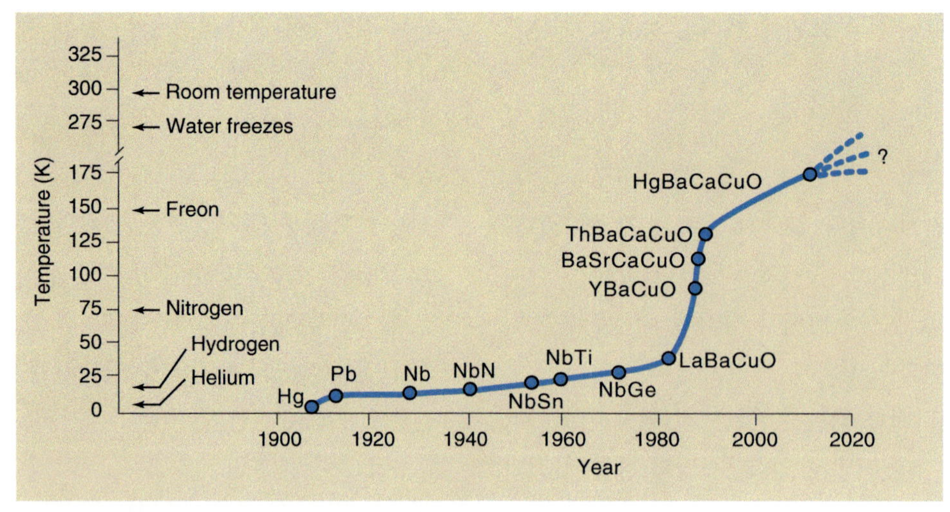

그림 4-10 최근 몇 년간 초전도물질의 임계온도에 있어 급격한 상승을 볼 수 있다.

발달은 마이크로칩 개발로 이어졌고, 이로 인해 컴퓨터 기술이 급진적으로 발전하게 되는 계기가 되었다.

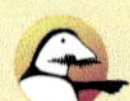

반도체는 상태에 따라 절연체의 특성을 띠기도 하고, 도체의 특성을 띠기도 하는 물질이다.

모든 물질은 상온에서 전기의 흐름을 방해한다. 전기 저항은 물질의 온도가 감소함에 따라 감소한다(그림 4-9). **초전도성**은 임계온도(Tc) 이하에서는 저항이 나타나지 않는 물질의 특성이다.

초전도성은 1911년에 발견되었지만 1960년대 초까지 상업적으로 개발되지 않았다. 초전도성의 과학적 연구는 최근에 발전되었고, 지금은 고온 초전도성에 초점을 맞추고 있다(그림 4-10).

표 4-1 물질의 4가지 전기적 상태

상태	물질	특성
초전도체	니오븀	전류가 흐르는 데 저항이 없음
	티타늄	전압이 필요 없음
		매우 차가워져야 함
전도체	구리	가변적인 저항
	알루미늄	옴의 법칙을 따름
		전압을 필요로 함
반도체	실리콘	전도성일 수 있음
	게르마늄	저항성일 수 있음
		컴퓨터의 기본 성분
절연체	고무	전자가 흐르지 않음
	유리	고저항성
		고전압을 필요로 함

니오븀(niobium)과 티타늄(titanium)과 같은 초전도 물질은 저항이 거의 없어 전자를 원활하게 흐르게 한다. 다음 장에서 설명하는 옴의 법칙은 초전도체에는 적용되지 않는다. 초전도 회로에서는 전류가 전압이 없어도 지속될 수 있기 때문에 영속적으로 흐르는 것처럼 보인다. 그러나 물질이 초전도체의 특성을 나타내기 위해서는 매우 낮은 온도로 냉각되어야 하는데, 이를 위한 에너지를 필요로 한다.

표 4-1에 물질의 4가지 전기적 상태를 요약하였다.

전기회로

도선을 직경을 줄이거나 다른 물질을 삽입하여 변형하면 도선의 저항을 증가시킬 수 있다. 저항이 조절되고 도체가 닫힌 경로로 만들어지면 **전기회로**(electric circuits)가 된다.

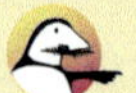

전기 저항을 증가시키면 전류가 감소한다.

전류는 암페어(A)로 측정된다. '암페어'는 전기회로를 따라 움직이는 전자의 수에 비례한다. 1A는 초당 도체를 통해 흐르는 1C의 전하량과 같다.

전위는 '볼트(V)'로 측정되고, 전기 저항은 '옴(Ω)'으로 측정된다. 고전압에서 전자는 높은 위치에너지를 가지며, 일할 수 있는 능력도 커진다. 또한 전자의 흐름이 억제되면 회로의 저항은 증가한다.

전류가 전기회로에서 행동하는 방식은 옴의 법칙으로 알려진 관계로 설명된다.

옴의 법칙
전체 회로나 부분적 회로에서의 전압은 전류와 저항의 곱과 같다.

질문 : 0.5 A의 전류가 6 Ω의 저항을 가진 도체을 지나간다면 도체의 전압은 얼마인가?

해답: $V = IR$
$= (0.5\ A)(6\ \Omega) = 3\ V$

질문 : 주방용 토스트기는 2.5 A의 전류에서 작동한다. 가정용 전압이 110 V이면 토스트기의 전기저항은 얼마인가?

해답: $R = \frac{V}{I}$
$= \frac{110\ V}{2.5\ A}$
$= 44\ \Omega$

옴의 법칙
$V = IR$
(여기에서 V는 전압 [V], I는 전류 [A], 그리고 R은 전기저항 [Ω]이다.)
관계식을 변형하면 다음과 같다.
$R = \frac{V}{I}$ 그리고 $I = \frac{V}{R}$

라디오나 TV 그리고 다른 전기장치에 사용되는 대부분의 전기회로는 매우 복잡하다. X선 회로 또한 복잡하고, 많은 종류의 회로요소를 포함한다. 표 4-2는 회로소자와 각각의 기능 그리고 그 기호들의 중요한 종류의 몇 개를 설명한다.

보통 전기회로는 직렬회로(그림 4-11) 혹은 병렬회로(그림 4-12)의 두 가지 기본적인 형태 중 하나로 줄 일 수 있다.

표 4-2 전기회로 요소들의 기호와 기능

회로 요소	기호	기능
저항		전자 흐름을 방해함
전원		전위를 제공함
콘덴서		전하를 저장함
변압기		전압을 증가시키거나 감소시킴
다이오드		오직 한 방향으로 전자를 흐르게 함

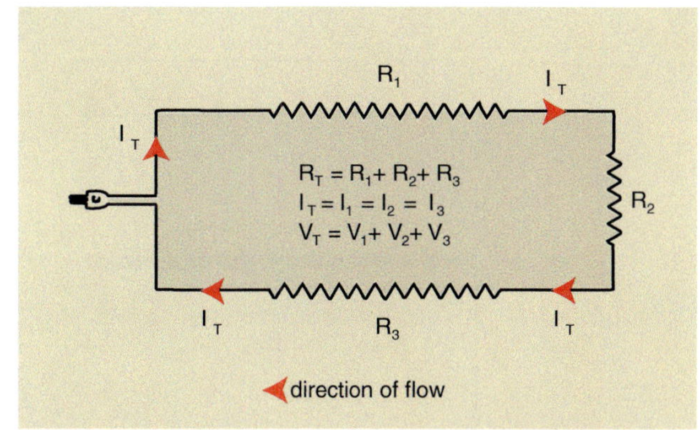

그림 4-11 직렬회로와 기본 법칙

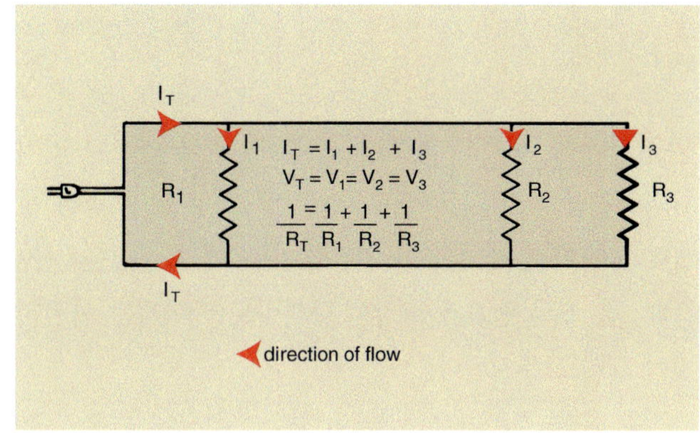

그림 4-12 병렬회로와 기본 법칙

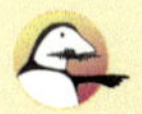

*직렬회로*에서 모든 회로요소는 같은 도체를 따라 일렬로 연결되어 있다.

직렬회로의 법칙
전체 저항은 각각의 저항의 합과 같다.
각 회로요수를 지나가는 전류는 서로 같고 전체의 전류와도 같다. 각 회로요소에 걸리는 전압의 합은 전체 전압과 같다.

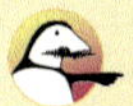

*병렬회로*는 도체를 따라 한 줄로 되어 있지 않고 그 끝에 연결되어 있는 요소를 포함한다.

병렬회로의 법칙
각 회로요소를 지나는 전류의 합은 전체 전류와 같다.
각 회로요소에 걸리는 전압은 전체 전압과 같다. 전체 저항은 각 저항의 역수의 합에 반비례한다.

크리스마스 트리의 조명은 직렬과 병렬회로 사이의 차이점을 보여주는 좋은 예이다. 전선이 직렬로 연결된 크리스마스 트리의 조명은 각 램프와 연결된 단지 하나의 전

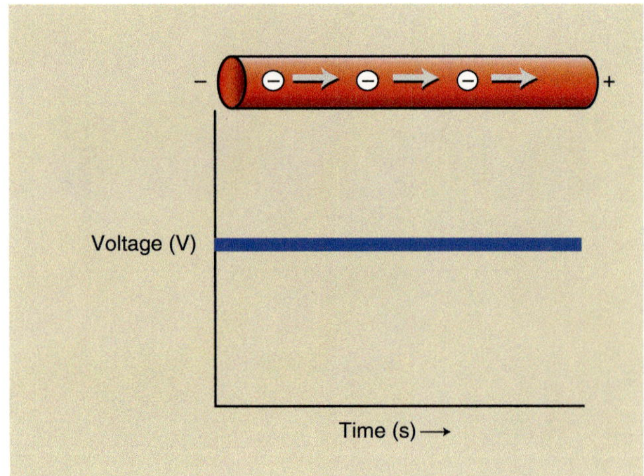

그림 4-13 직류. 전자는 오직 한 방향으로만 흐른다. 관련된 전기파형은 직선이다.

선을 갖는데, 하나의 램프가 고장나면 전체 연결된 빛이 꺼져버린다. 다른 한편으로, 크리스마스 트리 조명이 병렬로 연결되면 각 램프와 연결되는 두 개의 전선을 가지는데, 한 개의 램프가 고장이 나더라도 나머지는 여전히 빛이 그대로 유지된다.

전류 혹은 전기는 도체를 지나가는 전자의 흐름이다. 이러한 전자들은 도체를 따라 한 방향으로 흐르게 할 수 있는데 이 경우 전류는 **직류전류(DC)**라고 한다.

대부분의 전기의 응용은 전자들이 처음에 한 방향으로 흐르고, 그 다음에는 반대 방향으로 흐르도록 제어한다. 이와 같이 전자가 앞뒤로 진동하는 전류를 **교류전류(AC)**라 한다.

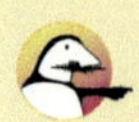

한 방향으로만 흐르는 전자는 직류전류(DC)가 되고, 교대로 반대 방향으로 흐르는 전자는 전자는 교류전류(AC)가 된다.

그림 4-13은 직류 현상을 설명하고 있다. **전류 파형**의 그래프에서 수평축 혹은 x 축은 시간을 나타내고, 수직축 혹은 y 축은 전류의 진폭 나타낸다. DC에 대해 전자는 항상 같은 방향으로 흐르므로 DC는 수평선으로 나타낸다. 이 선과 시간 축 사이의 수직 거리는 전류 혹은 전압의 크기를 나타낸다.

교류전류(AC) 파형은 사인곡선이다(그림 4-14). 전자는 처음에 양의 방향으로 흐른 뒤 음의 방향으로 흐른다. 시간 축의 한 지점에서(그림 4-14에서 0점) 모든 전자는 정지상태에 있다. 그 다음에 전기가 처음에는 전위가 증가하는 양의 방향으로 움직이게 된다(구간 A).

전자가 최대 흐름수에 도달할 때 시간으로부터 수직거리로 나타내는데(1지점) 그 전위는 감소된다(구간 B). 그 후 다시 순간적으로 0이 된다(2지점). 그리고 그 다음 역방향으로 움직이게 되고 음의 방향으로 흘러(구간 C), 음전위가 최대치까지 증가한다(3지점). 그 다음에 전위는 0

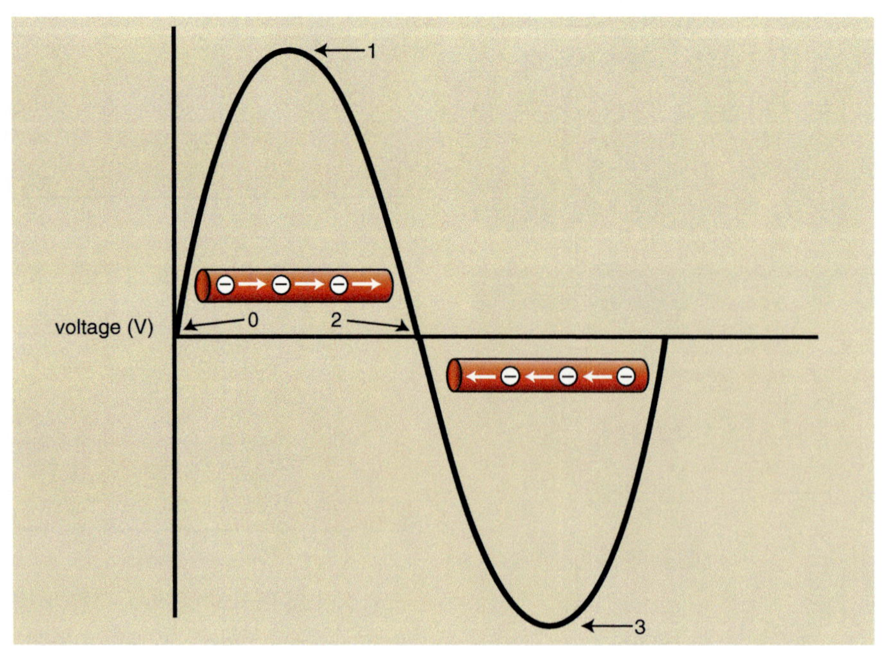

그림 4-14 교류. 전자가 교대로 한 방향에서 다른 방향으로 흐른다. 교류는 사인형 전기파형의 그래프로 나타난다.

으로 감소한다(구간 D).

전자 방향에서의 이러한 진동은 매 1/60초마다 사인 곡선 형태로 발생한다. 결과적으로 교류는 60 Hz의 흐름으로 설명될 수 있다(유럽 등 세계 여러 나라에서는 50 Hz).

전력

전력(electric power)은 **'와트(W)'**로 측정된다. 토스트기나 믹서기, 라디오와 같은 흔한 가전기구는 보통 500~1,500 W의 전력이 요구된다. 백열전구는 30~150 W의 전력을 필요로 한다. X선 영상장치는 20~150 kW의 전력이 필요하다.

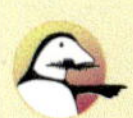
1 W는 1 V의 전압를 지나서 흐르는 1 A의 전류와 같다.
전력(W)=전압(V) × 전류(A)

질문 : 만약 전력 비용이 kW/hr당 10센트라면, 100 W의 백열전구를 1일 평균 5시간씩 한 달간 작동시키려면 얼마의 비용이 드는가?

해답 : 총 시간 =(30일/월)(5시간/일)
=150시간/월
총 소비전력 =(150시간/월)(100 W)
=15,000 W-시간/월
=15 kW-시간/월
총 소비비용 =(15 kW-시간/월)(10센트/kW-시간)
=1.50달러/월

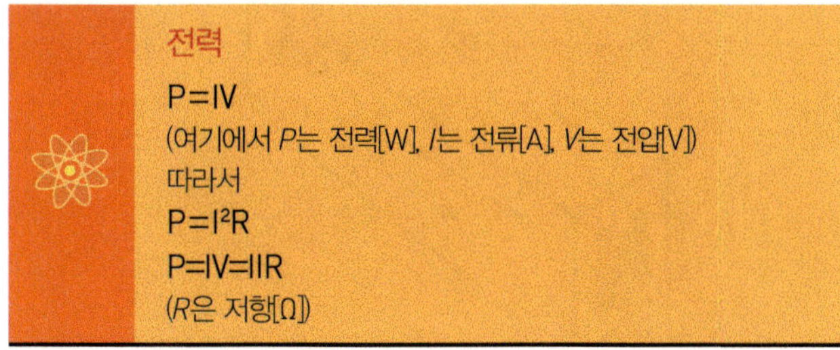
전력
P=IV
(여기에서 *P*는 전력[W], *I*는 전류[A], *V*는 전압[V])
따라서
$P=I^2R$
P=IV=IIR
(*R*은 저항[Ω])

질문 : 80 A의 전류에서 작동하는 X선 영상 시스템에 220 V가 공급된다. 소비되는 전력은 얼마인가?

해답 : P=IV
=(80 A)(220 V)
=17,600 W
=17.6 kW

질문 : 이동식 X선 영상장치의 전체 저항은 10 Ω이다. 110 V의 콘센트에 연결할 때 얼마만큼의 전류가 흐르게 되고 전력은 얼마 만큼 소모되는가?

해답 : P =I V
=(11 A)(110 V)
=1,210 W
또는 $P=I^2R$
$=(11\ A)^2 10$
=1,210 W

자기

기원전 1,000년경 마그네시아(Magnesia: 현재 서쪽 터키) 마을 근처의 양치기 농부가 막대처럼 생긴 산화철(Fe_3O_4)인 자철광을 발견했다. 이 자철광을 줄에 매달아 놓았을 때 앞뒤로 회전하다가 정지하면서 물이 있는 방향을 가리켰다. 이러한 자철광은 **천연자석** 혹은 유도석이라고 불렸다.

물론 지구의 어디에서라도 북극 쪽으로 걷게 되면 물을 찾을 수 있다. 이처럼 **'자기(magnetism; 자성)'**라는 단어는 고대의 어느 마을의 이름에서 유래하였다. 이곳의 젖소 또한 특이해 젖을 짜면 마그네시아유(Milk of Magnesia)

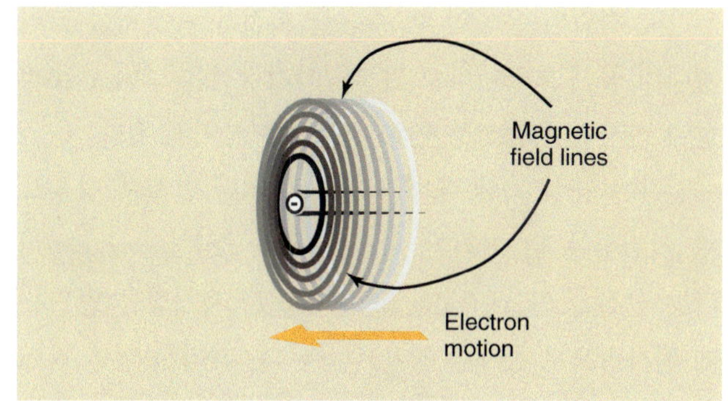

그림 4-15 움직이는 하전입자는 그 운동 방향에 수직인 평면에 자기장을 유도한다.

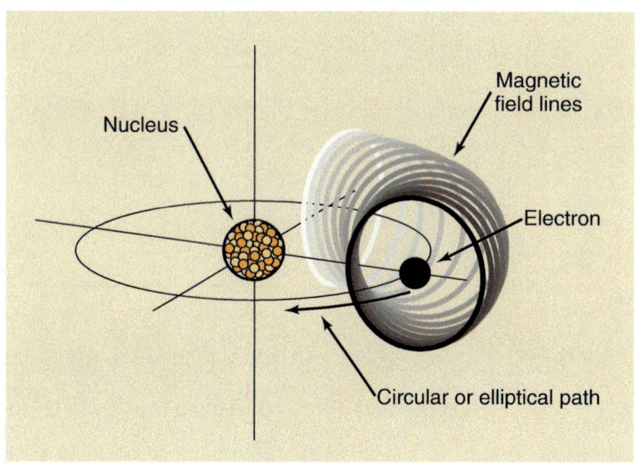

그림 4-16 하전입자가 원형이나 타원형의 경로를 따라 운동하면 경로와 수직인 자기장이 하전입자와 함께 움직이게 된다.

가 생산되었다.

자기는 물질의 근본적인 특성이다. 고대 사람들은 천연자석이 철가루를 끌어당긴다는 사실을 알고 있었다. 그들은 또한 호박막대(amber rod)를 모피로 문지르면 되면 작고 가벼운 종이 같은 물체를 끌어당길 수 있다는 사실도 알고 있었지만, 이러한 현상을 오늘날과는 다르게 생각했다. 오늘날 그것은 각각 자성과 정전기라고 알려져 있으며, 이 두 가지는 전자기력의 대표적 현상이다.

자성은 계측 및 측정이 어렵기 때문에 질량, 에너지, 전하와 같은 물질의 다른 특성들보다 이해하기 어렵다. 질량, 에너지, 전기에 의한 충격들은 느낄 수 있지만 자성은 느낄 수 없기 때문이다.

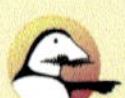
움직임이 있는 하전입자는 자기장을 형성한다.

움직이는 전자와 같은 하전입자에 의한 자기장은 그 입자의 움직임에 수직으로 나타난다. 자기장의 세기는 그림 4-15와 같은 가상의 선으로 표현된다.

만약 전자의 운동이 핵 주변을 회전하는 것처럼 고리 형태의 둥근 모양이라고 할 때, 자기장선은 그림 4-16과 같이 전자가 운동하는 면과 수직으로 놓이게 된다.

전자는 중심 축에 대해 시계 방향이나 반시계 방향으로 회전하는데, 이러한 회전은 *전자 스핀(electron spin)*이라는 성질을 만들어낸다. 전자 스핀은 자기장을 만드는데 전자쌍으로 존재할 경우 상쇄된다. 따라서 어떤 각에 홀수의 전자를 가지는 원자는 매우 작은 자기장을 나타난다.

회전하는 전하도 또한 자기장을 유도한다(그림 4-17). 수소 핵의 양성자는 그 축을 중심으로 회전하고 *자기 모멘트(magnetic moment)*라 불리는 핵 자기쌍극자를 만든다. 이것이 MRI의 기초가 된다.

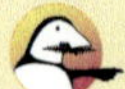
자기장의 선은 항상 닫힌 고리모양이다.

자기장의 선은 전기장의 선처럼 처음과 끝이 없다. 이러한 장을 **'양극성(bipolar)'** 혹은 **'이극성(dipolar)'**이라고 하며, 항상 N극과 S극을 갖는다. 전자궤도에 의해 생성된 작은 자석은 **자기쌍극자**라고 한다.

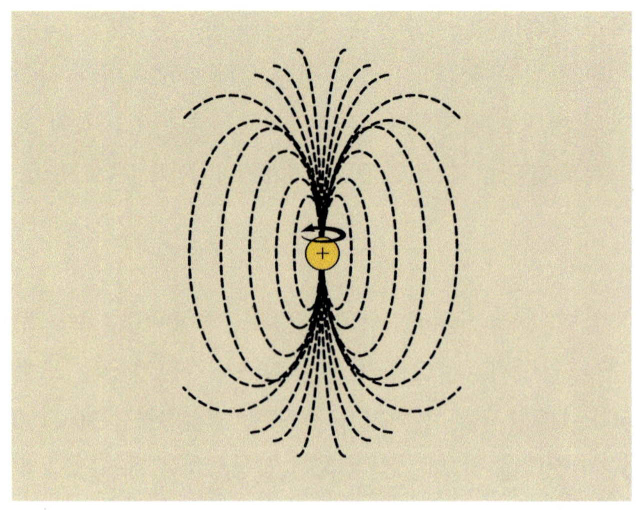

그림 4-17 스핀 운동을 하는 하전입자는 스핀 축을 따라 자기장을 발생시킨다.

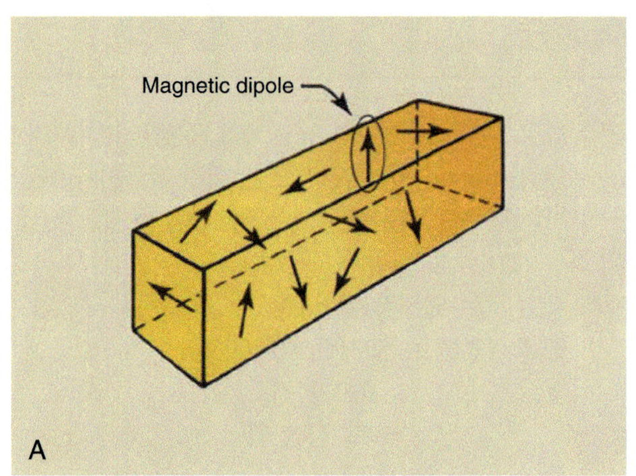

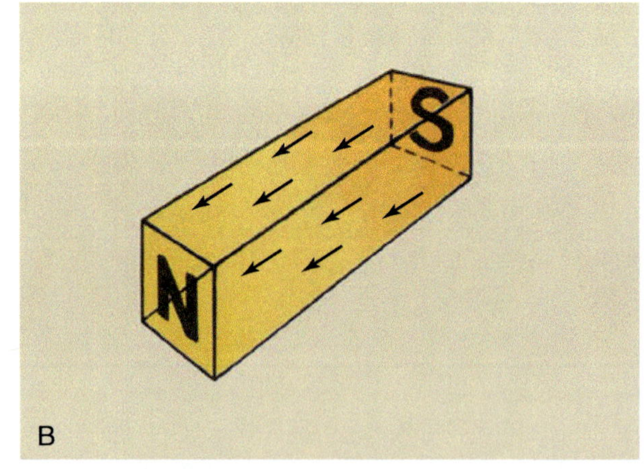

그림 4-18 (A) 강자성체 물질 내의 자기쌍극자(magnetic dipole)들은 불규칙하게 정렬되어 있다. (B) 자기쌍극자는 외부 자기장의 영향하에 있을 때 변화한다.

일렬로 된 쌍극자를 가지는 많은 원자자석들이 모여 **자성영역(magnetic domain)**을 만든다. 만약 어떤 물체의 모든 자성영역이 일렬로 배열된다면 자석의 특성을 나타낸다. 일반적인 상황에서 자성영역은 그림 4-18(A)와 같이 무작위로 분포되어 있다.

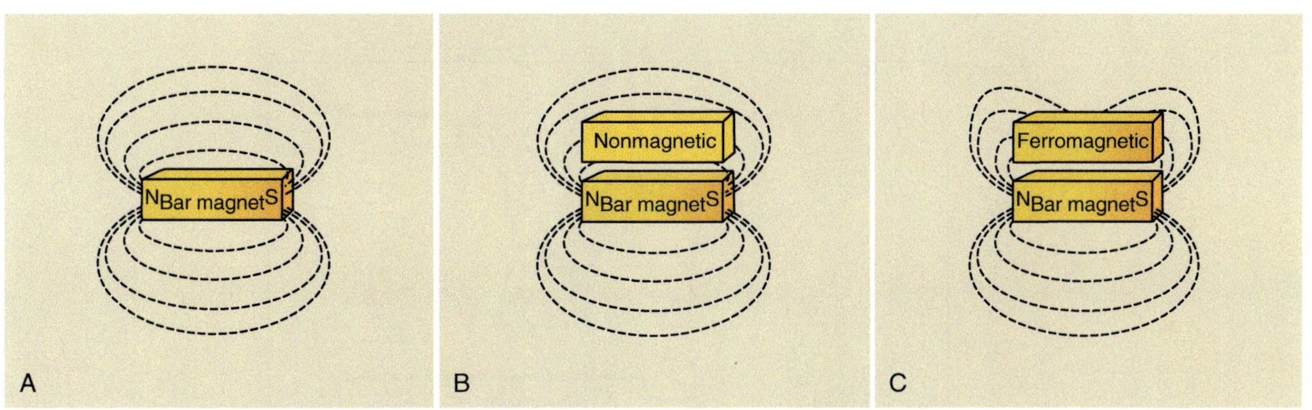

그림 4-19 (A) 자력선의 가상 표현. (B) 이러한 자기력선은 비자성 물질에 영향을 받지 않는다. (C) 이러한 자기력선은 강자성 물질에 의해 옆으로 벗어난다.

그러나 자연적으로 발생하는 철광석인 경우 지구 혹은 인공적으로 유도된 자성의 경우 전자석과 같이 외부 자기장에 의해 작용을 받을 때 무작위하게 배열된 전기 쌍극자는 자기장을 따라 일렬로 배열된다(그림 4-18B). 이것이 바로 강자성체 물질이 영구자석으로 만들어질 때 일어나는 현상이다.

막대자석의 자기극은 자기장의 가상선들을 나타냄으로써 생각할 수 있다(그림 4-19). 비자성 물질을 자석 근처에 가까이 가져가면, 이러한 자기장선은 나타나지 않는다. 그러나 연철과 같은 강자성체 물질을 막대자석 근처로 가져가면, 자기장선이 구부러지게 되고 강자성체 물질로 집중된다.

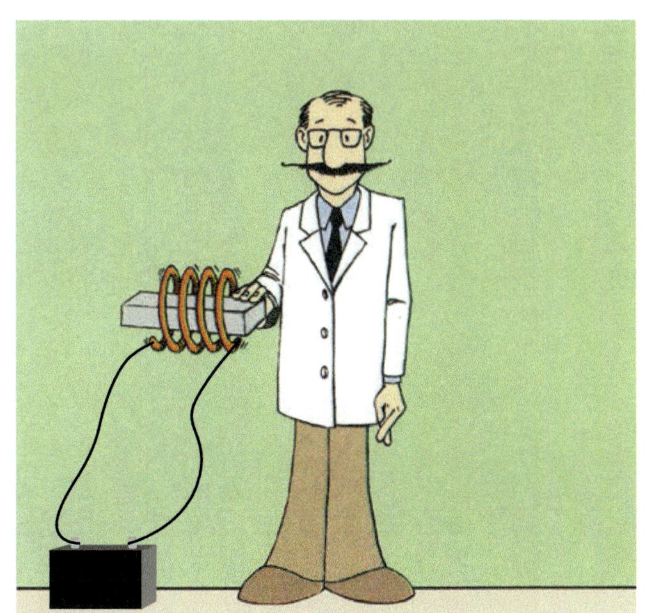

그림 4-20 전자석을 이용하여 세라믹 벽돌을 자석으로 만드는 방법

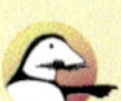

자기투자율은 물질이 자기장선을 끌어당길 수 있는 능력이다.

자석에는 자연적으로 존재하는 자석, 인공적으로 유도된 영구자석과 전자석의 3가지 기본 형태가 있다.

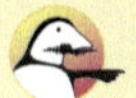

자석은 자기적 성질의 *기원*에 따라 분류된다.

자연적 자석의 가장 좋은 예는 지구 자체이다. 지구는 축을 기준으로 회전하고 있으므로 자기장을 가진다. 지구의 천연자석은 아마도 오랜 시간동안 지구 자기장 속에서 방해받지 않은 상태로 남아 있어 왔기 때문에 강한 자성을 나타낸다.

인공적으로 만들어진 **영구자석**은 다양한 크기와 모양으로 이용할 수 있고, 주로 철로 만들어진 막대자석이나 말굽 모양의 자석이다. 나침반은 인공 영구자석의 대표적인 예이다. 영구자석은 전형적으로 전자석의 장에서 자성영역을 일렬로 나열함으로써 만들어진다(그림 4-20).

이러한 영구자석은 사실상 영구적으로 자성이 유지되지는 않는다. 자석의 자기적 성질은 자석을 가열하거나 망치로 두드리면 파괴될 수 있다. 가열이나 충격은 각각의 자기영역을 일렬로 된 정렬 상태로부터 벗어나게 만든다. 따라서 각 자성영역들이 다시 무작위로 분포되어 자성을 잃는다.

전자석은 철심 둘레를 감은 전선으로 이루어져 있다. 전류가 전선을 통해 운반되면 자기장이 만들어진다. 자기장의 강도는 전류에 비례한다. 철심은 자기장 강도를 크게 증가시킨다.

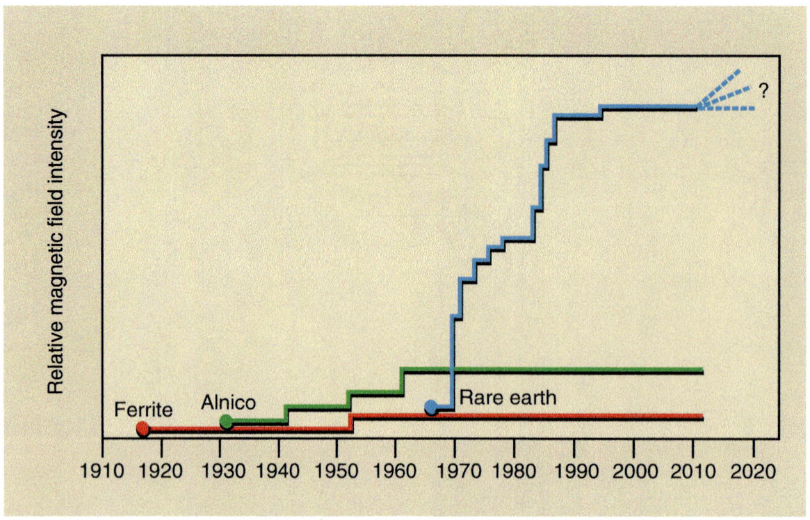

그림 4-21 영구자석 설계의 발달로 자기장 강도가 크게 증가하였다.

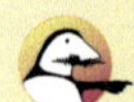

모든 물질은 외부 자기장과 상호작용하는 방법에 따라 분류될 수 있다.

많은 물질들은 자기장 가까이 가져갔을 때 영향을 받지 않는다. 이것을 비자성 물질이라고 하고 나무와 유리 등이 이에 속한다.

반자성 물질은 두 자극에 의해 약하게 반응한다. 이러한 물질은 인공적으로 자화될 수 없고 자석을 끌어당길 수 없다. 이러한 반자성체 물질의 예로는 물과 플라스틱이 있다.

강자성체 물질에는 철, 코발트, 그리고 니켈을 포함한다. 이 물질은 자석에 의해 강하게 끌리게 되고 보통 자기장에 노출되어 영구적으로 자화될 수 있다. 'alnico'라고 불리는 알루미늄, 니켈, 그리고 코발트의 합금은 강자성체 물질로 이루어진 유용한 자석 중 하나이다. 최근에는 희토류 무기물질이 개발되었는데 이는 매우 강력한 자석이다(그림 4-21).

상자성체 물질은 강자성체와 비자성체의 중간 정도의 특징을 갖는다. 이것은 자석에 매우 약하게 당겨가고 외부 자기장에 의해 약하게 영향을 받는다. MRI에 사용되는 조영제는 상자성체이다.

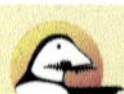

물질이 자화될 수 있는 정도가 *물질의 자기투자율*이다.

나무가 강한 자기장 속에 놓여질 때 나무는 자기장의 강도

표 4-3 물질의 4가지 자기적 상태

상태	물질	특징
비자성체	나무, 유리	자기장에 의해 영상을 받지 않는다.
반자성체	물, 플라스틱	자기장의 두 개의 극으로부터 약하게 밀려난다.
상자성체	가돌리늄	자기장의 두개의 극 쪽으로 당겨진다.
강자성체	철, 니켈, 코발트	강하게 자화될 수 있다.

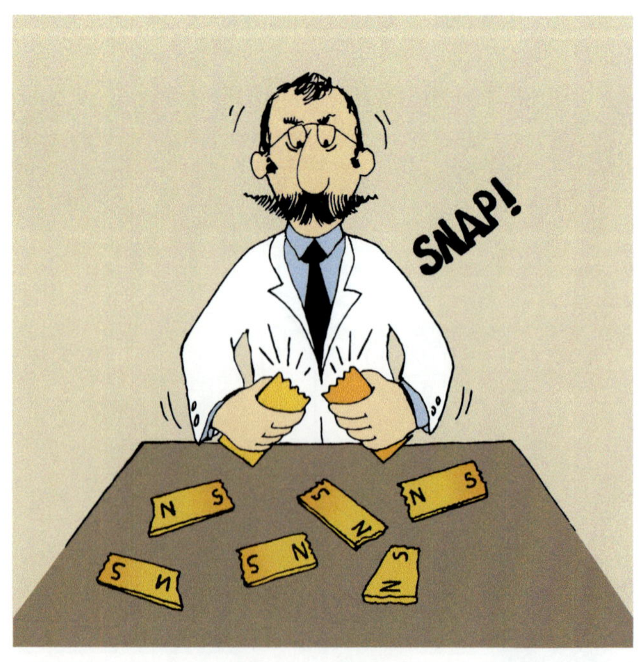

그림 4-22 하나의 자석을 작은 조각으로 만들어도 작은 조각들은 여전히 자석이 된다.

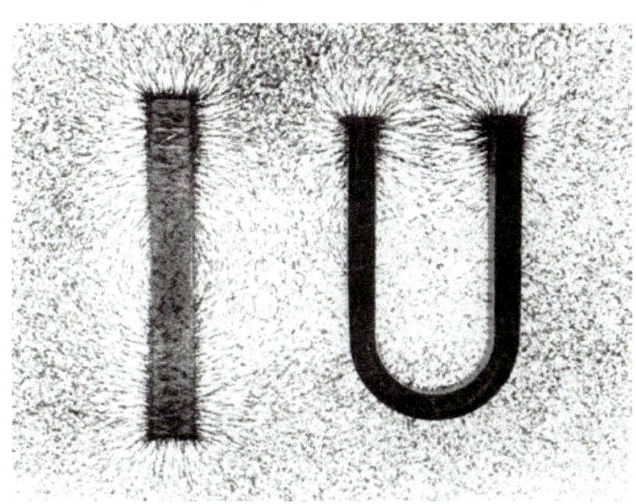
그림 4-23 철가루에 대한 자기력선의 그림

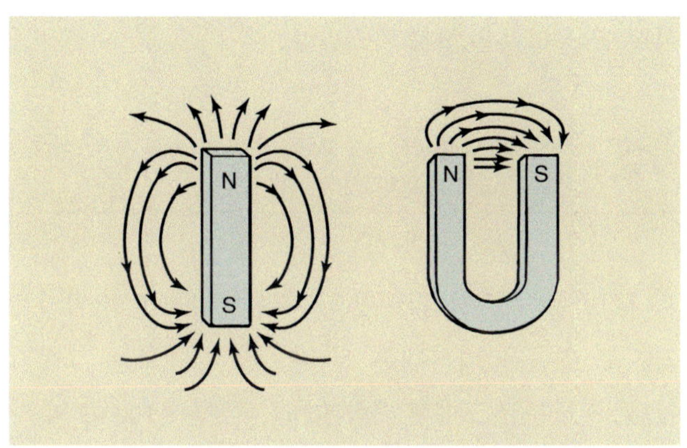

그림 4-24 자기장의 가상선은 N극에서 나와서 S극으로 들어간다.

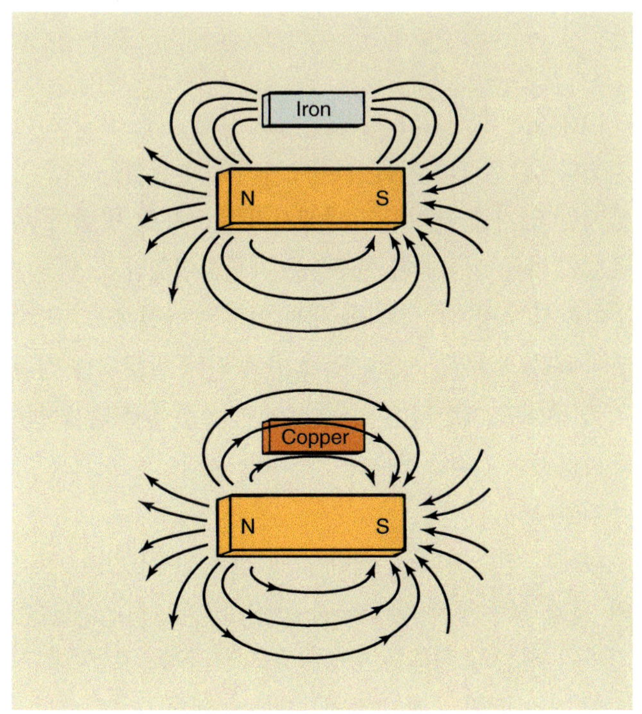

그림 4-25 철과 같은 강자성 물질은 유도 자력선을 당기지만 구리와 같은 비자성 물질은 그렇지 않다.

를 증가시키지 않는다. 그 나무는 작은 자기투자율을 가진다.

이러한 현상은 변압기의 철심이 그 효율을 크게 향상시킬려고 할 때 변압기에 이용된다. 물질의 4가지 자기적 상태는 표 4-3에 요약하였다.

자기법칙

자기의 물리적인 법칙은 정전기와 중력의 법칙과 매우 유사하다.

작용하는 힘과 장(field)의 방정식은 같은 형태를 가진다. 이론 물리학에서 많은 연구들이 이 기본적인 힘과 다른 두가지 힘인 강한 핵력과 약한 상호작용을 통합시켜 대통일장 이론으로 공식화하려고 시도를 하고 있다.

전기의 경우와는 다르게 자기의 최소 단위는 존재하지 않는다. 그림 4-22와 같이 자석을 간단히 나누면 두 개의 자석이 만들어지고 계속 반복해도 조각들은 모두 자석이 된다.

우리는 어떻게 자기장의 이러한 가상 선들이 존재한다는 것을 알 수 있을까? 가상선은 자석 주변에 놓여 있는 철가루의 움직임을 통해 설명될 수 있다(그림 4-23).

자석이 작은 철가루가 놓여 있는 표면에 놓이게 되면, 철가루들은 매우 강하게 당겨지고 자석의 끝에 강하게 모이게 된다. 이 자석의 끝을 '극'이라 하고 모든 자석은 양전하와 음전하와 유사하게 두 개의 극, 즉 북(N)극과 남(S)극을 가진다.

전하에서와 마찬가지로 같은 극들은 밀어내고, 다른 극들은 당긴다. 또한 관례상 자기장의 가상선은 N극에서 나와서 S극 쪽으로 향한다(그림 4-24).

자기 유도

정전하가 한 물질에서 다른 물질로 유도되는 것처럼 어떤 물질이 **유도**에 의해 자화될 수 있다. 가상 자기장 선을 *유도 자기력선*이라 부른다. 이 선의 밀도는 자기장의 강도에 비례한다.

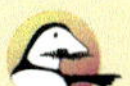 강자성 물질은 유도에 의해 자석으로 변화될 수 있다.

연철 조각처럼 강자성 물질이 강자기장 부근에 놓이면 유도 자기력선은 연철 쪽으로 배열되며 동시에 연철

은 자성을 띠게 된다(그림 4-25). 만약 반자성 물질인 구리가 연철 자리에 똑같이 놓이게 되면 어떠한 영향도 발생하지 않는다.

이 원리는 가장자리 자기장의 양을 줄이기 위해서 철자기 차폐제를 사용하는 많은 MRI 장치에 이용된다. 강자성 물질은 자기장의 자기력선을 그 속에 그림으로서 자기 차폐체(magnetic sink)의 역할을 한다.

강자성 물질이 자기장에서 벗어나게 되면 더 이상 강한 자기적 성질을 띠지 않는다. 따라서 연철은 뛰어난 임시 자석이 될 수 있다. 다만, 유도 자기가 존재할 때에만 자석이 될 수 있다. 그러나 강자성 물질을 적절히 열로 달구거나 오랫동안 외부 자기장에 노출시키면 외부 자기장이 없어져도 일부 강자성 물질은 자성을 계속 유지하게 되고 결국 영구자석이 된다.

전기력과 자기력은 전자기 방사선의 Maxwell의 장 이론에 의해 통합된다. 자기장과 전기장에 의해 만들어진 힘은 유사하게 행동한다. 자기력은 고려 중인 물체 사이의 거리의 제곱에 반비례하는 정전기력과 중력과 유사하다. 만약 두 막대자석의 거리가 절반으로 가까워지면 자기력은 4배로 증가한다.

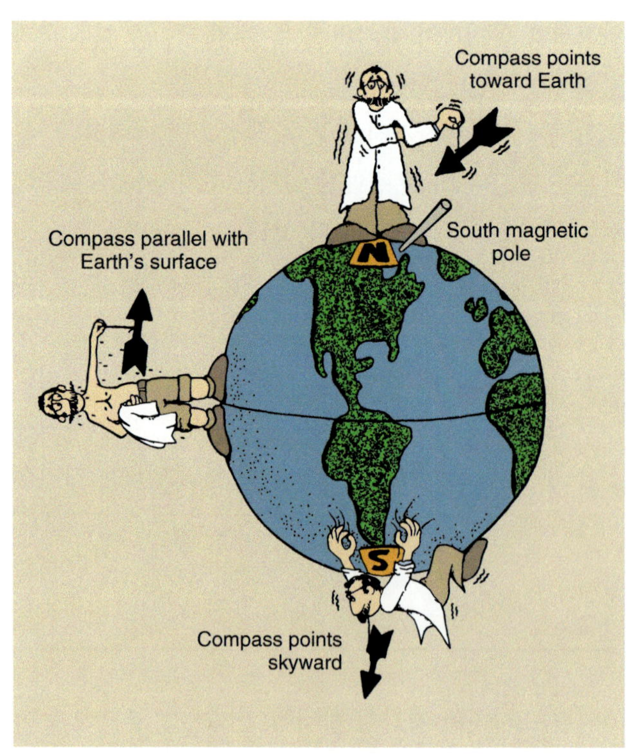

그림 4-26 N극을 찾으려는 막대자석처럼 나침판은 지구와 반응한다.

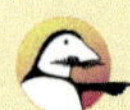

자기력은 자기극의 세기의 곱을 자기극 사이의 거리의 제곱으로 나눈 것에 비례한다.

지구는 내부에 거대한 막대자석이 있는 것처럼 움직인다. 자성의 극에 관한 관례는 나침반에 그 근원을 둔다. 적도에서 나침반의 북극은 지구의 북극 찾는다(실제로 이것은 지구의 남자기극이다).

가령, 어떤 사람이 북극을 향해 여행하고 있다고 가정했을 때, 나침반의 인력은 나침반의 바늘이 지리학상 북쪽이 아니라 북부 캐나다의 한 지역인 지점(자극)을 정확하게 향할 때까지 점점 더 강해진다(그림 4-26). 남쪽 반구에서 자극은 남극 대륙 내에 있다. 그곳에서 나침반의 북쪽 끝은 하늘을 향해 가리킨다.

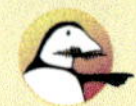

자기장의 SI 단위는 *테슬라*이다. 옛날 단위는 *가우스*이며, 1테슬라(T)는 10,000가우스(G)이다.

나침반을 사용한다는 것은 지구가 강력한 자기장을 가지고 있음을 나타내는 것 같지만 실제로는 그렇지 않다. 지구는 적도에서 대략 50 μT, 극에서 100 μT의 자기장을 나타낸다. 이것은 100 mT의 자기장을 나타내는 캐비닛 문에 달린 자물쇠보다 훨씬 작은 수치이다.

전자기

19세기까지 전기와 자기는 서로 관련 없는 효과로 여겨졌다. 많은 과학자들이 이 2가지의 연관성을 찾으려 했지만 전기를 제어하고 발생시키는 유용한 방법이 부족했기 때문에 이러한 연구들은 제한적이었다.

따라서 초창기의 전기에 대한 연구는 마찰(예를 들어, 고무 막대에 모피를 문질러 발생하는 효과)에 의해 발생되는 정전기 연구에만 제한되어 있었다. 전하는 틈에서 발생하는 스파크처럼 갑작스러운 방전에서만 움직이는 것으로 간주되었다.

19세기 전반에 걸쳐 개발해 낸 전류 발생방법이 전기와 자기 모두에 대한 연구를 촉진시켰다. 이 연구들은 전자기 현상의 이해를 향상시켰고 궁극적으로 현대 기술의 기반이 되는 전기 혁명을 이끌어냈다.

1700년대 후반, 이탈리아 해부학자인 루이지 갈바니

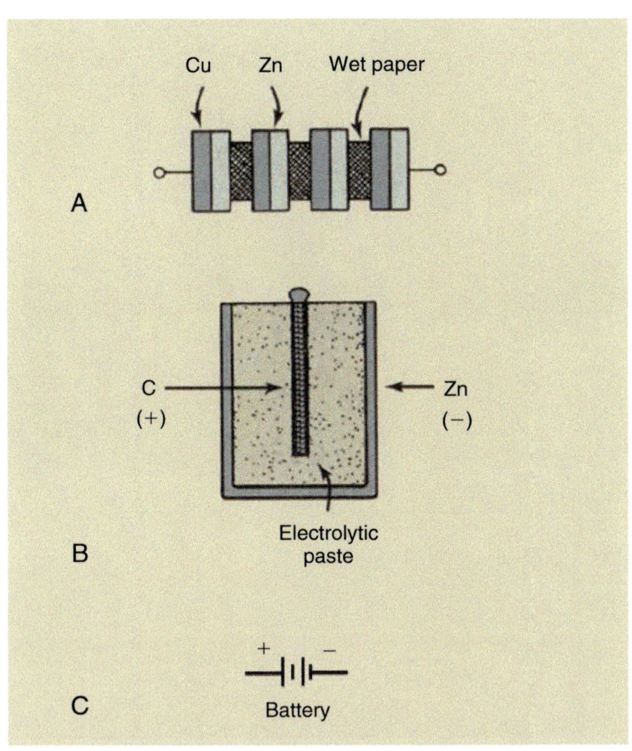

그림 4-27 최초의 볼타 전지(A), 현대식 건전지(B), 배터리의 전기기호(C)

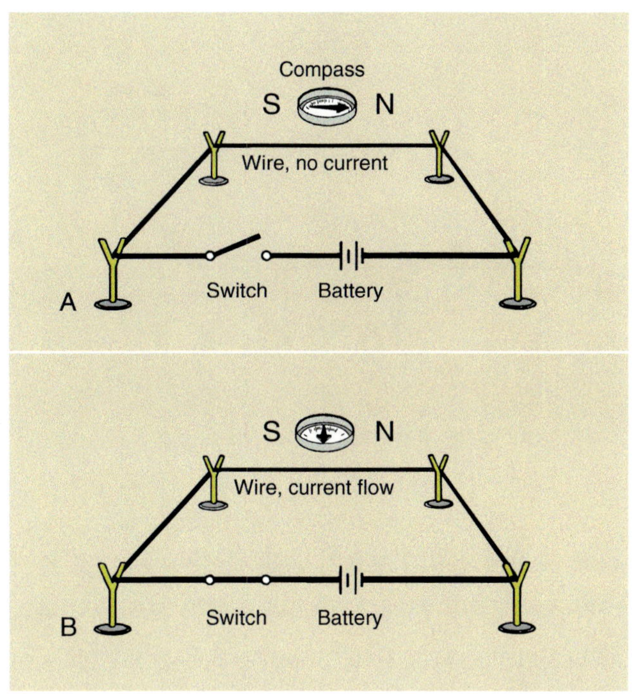

그림 4-28 Oersted의 실험. (A) 전선에 전류가 흐르지 않을 때에는 나침반이 북쪽을 가리키지만, (B) 전선에 전류가 흐르면 나침반은 전선을 향하는 방향을 가리킨다.

(Luigi Galvani)는 우연히 해부한 개구리 다리에 두 개의 다른 금속을 닿게 했을 때 마치 정전하에 닿은 것처럼 다리가 경련을 일으키는 것을 발견하였다. 이로 인해 동시대 이탈리아 과학자 알렉산드로 볼타(Alessandro Volta)는 2가지 금속이 맞닿을 때 전류가 발생될지도 모른다는 의문을 품게 되었다.

볼타는 아연판과 구리판을 사용하여 미약한 전류를 발생시키는 데 성공하였다. 볼타는 전류를 증가시키기 위하여 현재의 배터리의 전신인 **볼타 전지**를 만들기 위해 초대형 샌드위치처럼 구리와 아연을 접합시켰다. 각각의 아연-구리 샌드위치는 배터리의 셀(cell)이라고 부른다.

현대식 건전지는 음전기를 띠는 아연 원통 캔에 내장된 전해질의 반죽으로 둘러싸인 탄소 막대를 양극으로 사용한다. 그림 4-27은 볼타 전지, 현대식 배터리, 그리고 배터리의 전기기호를 나타낸다.

이 장치들은 전위(electric potential)의 선원들의 예이다. 어떤 형태의 에너지를 직접 전기에너지로 변환시키는 장치를 전위원이라 한다.

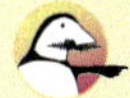
전위는 쿨롱당 줄(J) 또는 볼트(V) 단위로 측정된다.

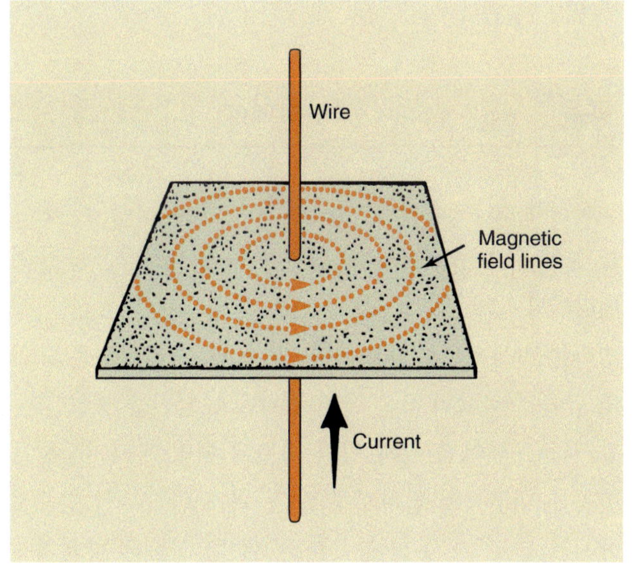

그림 4-29 자기장선은 전류가 흐르는 전선 둘레에 동심원을 형성한다.

과학자들은 연속적으로 전류를 공급하는 장치를 이용하여 전기력과 자기력을 연결시키는 광범위한 연구를 시작했다. 1820년, 덴마크 과학자인 한스 외르스테드(Hans Oersted)는 최초로 전기력과 자기력의 연결된 관계를 밝혀냈다.

외르스테드는 자유자재로 회전하고 있는 자기 나침반 주변을 지지하는 긴 직선형의 전선을 만들었다(그림

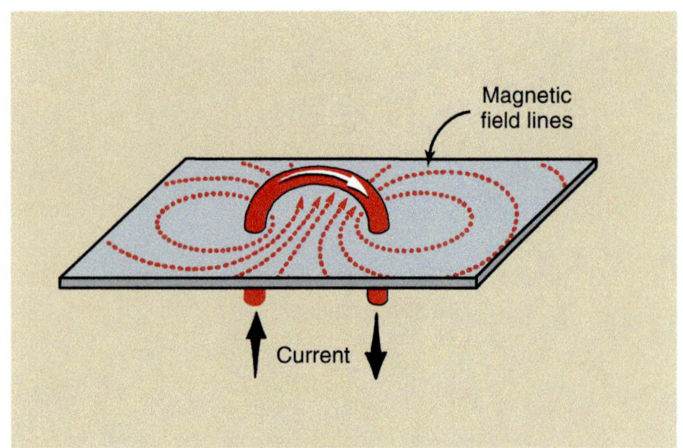

그림 4-30 자기장선은 고리 내부의 중심이 집중되어 있다.

4-28). 도선에 전류가 흐르지 않을 때에는 예상대로 자기 나침반은 북쪽을 향했다. 그러나 전류가 도선을 지나갈 때 나침반 바늘은 도선에 일직선 방향으로 진동했다. 이것은 전기와 자기를 연관지을 수 있는 직접적인 증거가 된다. 전류는 지구의 자기장을 압도할 만큼 강력한 자기장을 생성하고 자기 나침반의 바늘이 도선을 향하게 하는 원인이 된다.

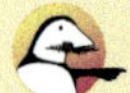
전하의 흐름은 자기장을 유도한다.

정지해 있는 전하는 자기장을 만들지 않는다. 전선을 통해 흐르는 전자는 그 전선 주위에 자기장을 만들어 낸다(그림 4-29). 전기장은 전선을 중심으로 동심원을 형성하는 가상선으로 표현된다(그림 4-29). 자기장선은 도선의 만곡부 각각의 작은 단면 주위에 동심원을 형성한다. 그러나 도선이 휘어져 있기 때문에 이러한 자기장선은 만곡부 내부에서 겹쳐지게 된다. 특히 만곡부의 정중심에서는 바로 그 중심에서 모든 자기장선들은 합쳐져서 자기장이 강하게 형성된다(그림 4-30). 만곡부가 더 많이 중첩되면 만곡부 중심이나 축을 지나는 자기장의 강도가 증가된다. 솔레노이드의 자기장은 코일의 중심을 통해 집중되어 있다(그림 4-31).

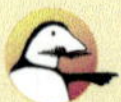
고리 모양의 전선은 *솔레노이드(solenoid)*라고 한다.

자기장은 철과 같이 강자성 물질 둘레를 고리 모양으로 전선을 감으면 더욱더 강하게 된다. 철 중심부는 자

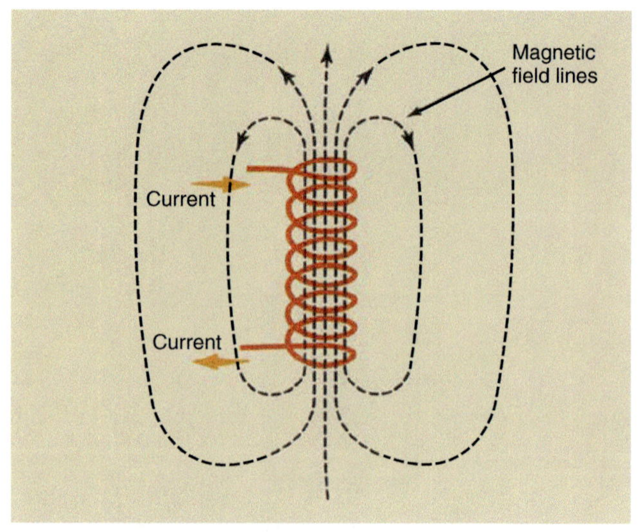

그림 4-31 솔레노이드의 자기장선들

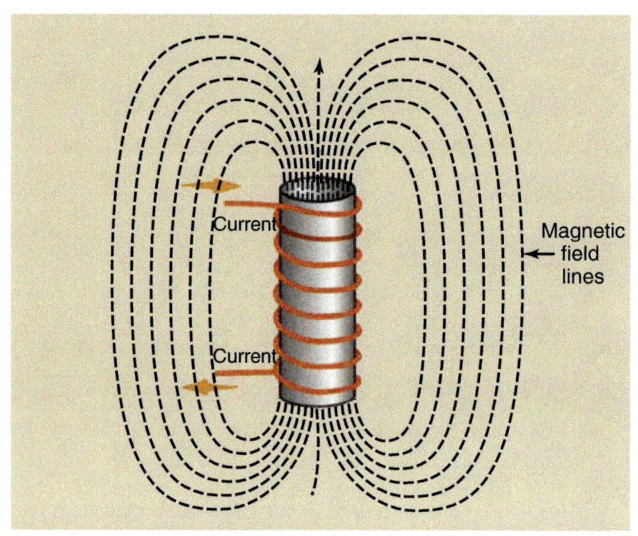

그림 4-32 전자석의 자기장선들

기장을 강하게 한다. 이러한 경우에 더의 모든 자기장선들은 철 중심부 내부에 집중되어 있다. 코일의 끝부분 가까이에서만 벗어나 있다. 이러한 종류의 장치는 **전자석**이라 불린다(그림 4-32).

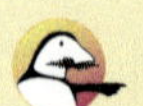
전자석은 철 중심 둘레에 전류가 흐르는 도선을 고리 모양으로 감은 것으로 유도 자기장을 강하게 만든다.

전자석으로 만들어진 자기장은 막대자석에 의해 만들어진 자기장과 같다. 즉 종이 뒷면에 두 자석을 갖다 대고 종이 앞 표면에 뿌린 철가루에 의해 나타난 자기장선의 형태는 동일하다. 물론 전자석은 장점은 고리 모양의 전선에 흐르는 전류를 변화시켜 조절할 수 있다는 것이다.

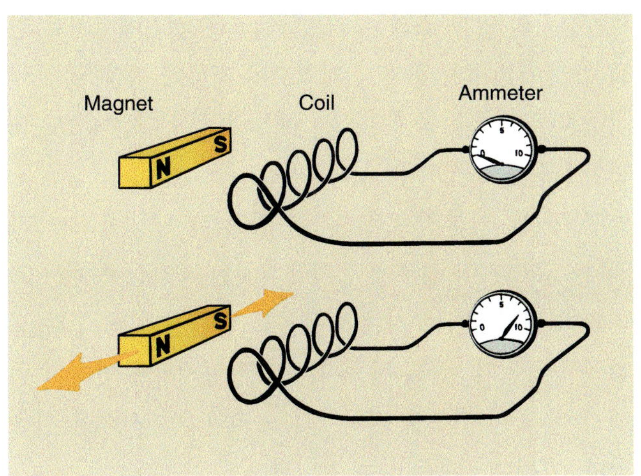

그림 4-33 패러데이의 실험의 개략도를 통해 움직이는 자기장이 어떻게 전류를 유도하는지를 나타내고 있다.

전자기 유도

외르스테드(Oersted)의 실험은 전기가 자기장을 만드는 데 이용될 수 있다는 것을 설명했다. 그렇다면 반대로 자기장이 전기를 만들어내는 데 이용될 수 있을까 하는 의심을 하는 것은 당연하다. 자기장이 전기를 생성할 수 있을까? 영국 실험학자 마이클 패러데이(Michael Faraday)는 이 질문에 대한 답을 찾아냈다.

여러 차례의 실험으로부터 패러데이는 회로 내에서 전류가 단순히 자기장의 존재에 의해서만 유도되지 않는다고 결론을 내렸다. 예를 들어, 그림 4-33에 설명된 상황을 고려해 보자. 코일이 전류를 측정하는 장치인 **전류계**에 연결되어 있을 때, 막대자석을 코일 옆에 두면 전류계의 바늘은 움직이지 않는다.

그러나 패레데이는 자석이 움직일 때 전류계에 지시되는 바와 같이 전류가 흐른다는 것을 발견했다.

그러므로 자기장을 이용해 전류를 유도하기 위해서는 자기장이 일정한 것이 아니라 변화되어야만 한다.

전자기 유도
회로의 일부분이 변화하는 자기장 내에 있으면 전류가 회로에 유도된다.

이 발견은 **패러데이 법칙**(Faraday's law), 혹은 전자기 제1법칙으로 알려져 있으며 다음과 같이 나타난다.

패러데이 법칙
유도 전류의 크기는 4가지 요소에 의존한다.
1. 자기장의 강도
2. 도체를 지나서 움직일 때 자기장의 속도
3. 자기장과 도체가 이루는 각
4. 코일로 도체를 감은 횟수

실제로, 물리적인 움직임이 반드시 필요한 것은 아니다. 전자석을 코일 주변에 고정시켜 놓으면 된다. 전자석 내의 전류가 증가하거나 감소되면 자기장은 비슷하게 변할 것이고 코일 내에 전류를 유도할 것이다.

전자기 유도의 기본적인 예는 라디오 수신이다(그림 4-34). 라디오파 방출은 전자기 방사선의 파동으로 구성된다. 각 파동은 진동하는 전기장과 자기장을 가진다. 진동하는 자기장은 라디오 안테나 내의 전자의 운동을 유도하여 라디오 신호가 생성된다. 이 신호는 감지되고

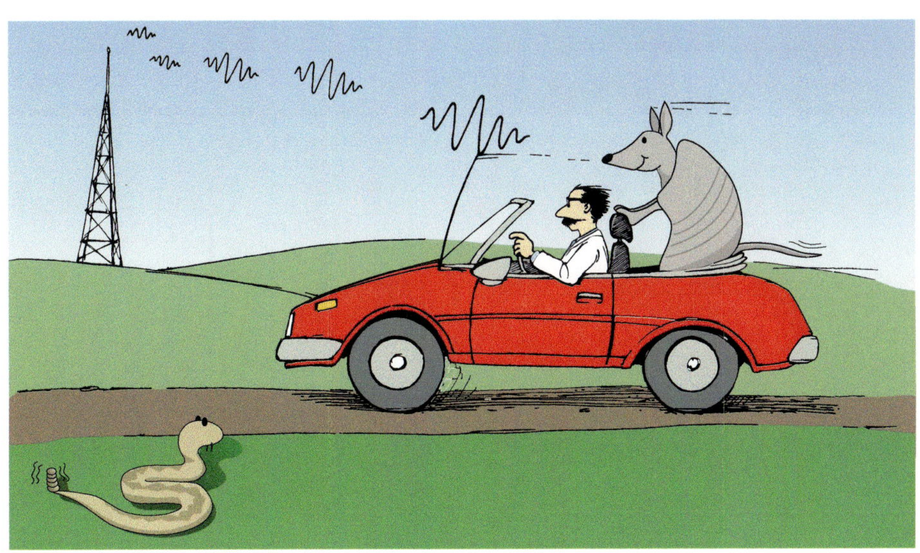

그림 4-34 라디오 수신은 전자기 유도 원리에 근거하고 있다.

소리를 만들기 위해 해독된다.

모든 이러한 예들의 기본적인 핵심은 전선에 자기장의 강도는 전류를 유도하기 위해서는 변해야 한다는 것이다. 만약 자기장 강도가 일정하다면 전류는 유도되지 않을 것이다.

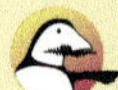
자기장 강도를 변화시키면 전류가 유도된다.

전기기계 장치

전동기나 발전기는 외르스테드나 패러데이의 실험을 실제로 적용한 것이라 할 수 있다. 한 실험에서 전류는 기계적인 운동을 만들어낸다(나침반 바늘의 운동). 이것은 전동기의 기초가 된다. 또 다른 실험에서는 기계적인 움직임(코일 가까이에서 자석의 운동)이 코일에 전기를 유도한다. 이는 전기 발전기가 작동하는 원리가 된다.

전기발전기 내에서 코일은 두 개의 자극 사이에 강한 자기장 내에 놓여 있다. 그 코일은 기계적인 에너지로 회전된다. 그 기계적인 에너지는 손으로 공급되거나 물레방아에서 흐르는 물이나 핵발전소의 터빈 날개를 지나 흐르는 스팀에 의해서 공급될 수 있다. 코일이 자기장 속에서 움직이기 때문에 전류는 코일에 유도된다.

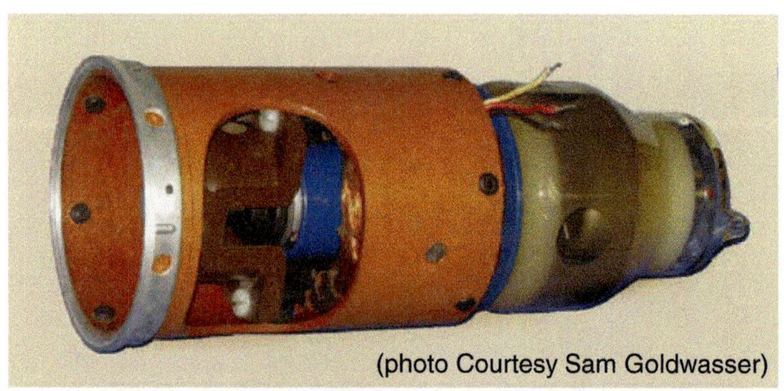

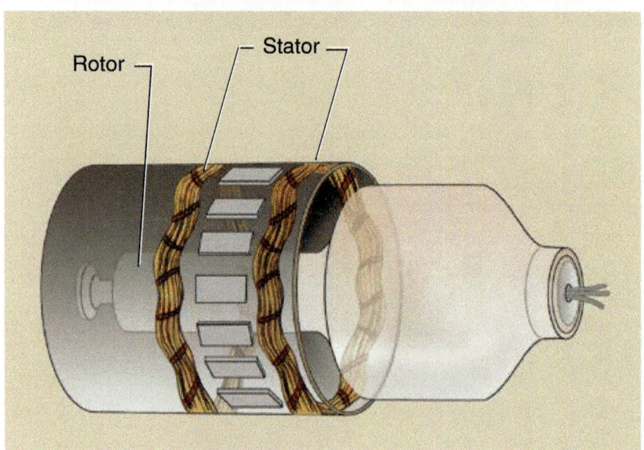

그림 4-35 유도 전동기의 주요한 요소

발전기의 알짜 효과는 기계에너지를 전기에너지로 변화시키는 것이다. 물론 전기회로의 저항에 의한 열 손실이나 기계의 움직임에서 오는 마찰의 손실 때문에 100 % 변환 효율을 가질 수는 없다.

전동기는 기본적으로 발전기와 같은 구성요소를 가진다. 그러나 이 경우에 전기에너지는 자기장 속에서 고리의 회전시키기는 기계적 운동을 만들기 위해 전류 고리에 공급된다. 실제 전동기는 외부 자기장을 만들기 위해서 여러 번 전선을 감은 전류고리와 막대자석을 사용한다. 그러나 작동원리는 동일하다.

X선에 사용하는 전동기의 유형은 그림 4-35와 같은 유도 전동기이다. 이러한 형태의 전동기는 회전하는 회전자는 구리로 된 막대로 만들어진 축이고 단일 질량으로 조립된 연철이다. 그러나 외부 자기장은 7개의 고정된 *고정자*(stator)라 불리는 전자석에 의해 공급된다.

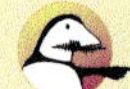
유도 전동기는 X선관의 회전하는 음극에게 동력을 공급한다.

전류는 회전자로 지나가지 않는다. 그 대신 전류는 유도에 의해 회전자 권선에 만들어진다. 회전자를 둘러싼 전자석은 연속적으로 동력이 공급되어지고 변화하는 자기장을 만든다. 회전자 권선에서 만들어진 유도전류는 자기장을 만들어낸다. 기존의 전동기처럼 이 자기장은 외부 전자석의 자기장과 일직선으로 되려고 한다.

이러한 전자석들은 연속적으로 동력이 공급되어지기 때문에 회전자는 회전하기 시작하고 그 자기장을 일직선상으로 되게끔 한다.

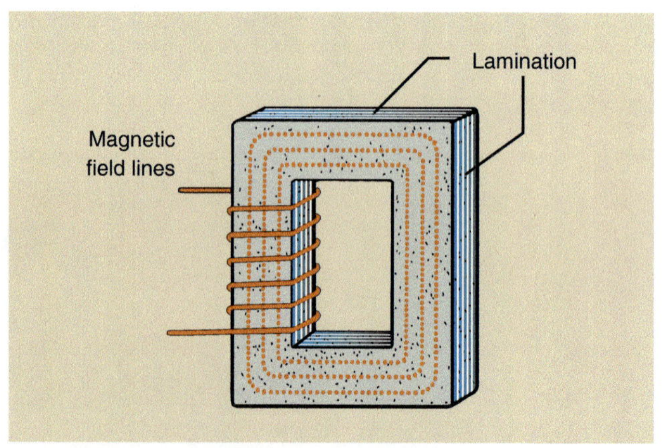

그림 4-36 닫힌 철 중심부를 포함하는 전자석은 주로 중심부에 제한된 닫힌 자기장을 만들어낸다.

그 결과는 기존 전동기화 동일하다. 즉 전동기는 연속적으로 회전한다. 그러나 차이는 전기에너지가 회전자보다는 오히려 외부 전자석에 공급된다는 점이다.

변압기

전류를 변화시켜 만들어진 상호작용하는 자기장을 이용하는 또 다른 장치는 **변압기**이다. 그러나 변압기는 한 에너지의 형태를 다른 형태로 바꾸기보다는 전압과 전류를 더 높거나 더 낮게 변화시킨다.

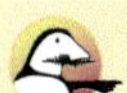
변압기는 교류 전압이나 전류의 강도를 변화시킨다.

연속적인 고리를 형성하기 위해 모서리가 구부러져 연결된 강자성체 중심을 가진 전자석을 생각해 보자(그림 4-36). 자기장선이 벗어날 수 있는 끝 표면이 없다. 그러므로 자기장은 자기적 중심 물질에 제한되려는 경향이 있다.

만약, 두 번째 코일이 중심부 물질의 이 고리의 반대편 둘레에 감긴다면 첫 번째 코일(1차 코일)에 의해 만들어진 모든 자기장은 거의 두 번체 코일(2차 코일)의 중심을 지나 통과한다. 이렇게 하여 첫 번째 코일과 두 번째 코일에 의해 만들어진 자기장 사이에 좋은 연결이 생긴다. 1차 코일에 변하는 전류가 2차 코일에 변하는 전류를 유도한다. 이러한 종류의 장치가 변압기이다. 변압기는 오직 변화하는 전류(AC)에서만 작동할 것이다. 첫 번째 코일에 적용된 직류는 두 번째 코일에 전류를 유도하지 못할 것이다. 변압기는 AC 회로에서 전압과 전류의 크기를 변화시키는 데 이용된다. 전압에 있어 변화는 직접적으로 첫 번째 코일의 감긴 수(N_p) 대 두 번째 코일에 감긴 수(N_s)의 비에 비례한다. 만약에 첫 번째 코일의 매 감긴 수에 대해 두 번째 코일이 10배라면 그때 두 번째 코일에 만들어지는 전압(N_s)은 첫 번째 회로에 가한 전압(N_p)보다 10배가 된다.

수학적으로 변압기 법칙은 다음과 같이 표현된다.

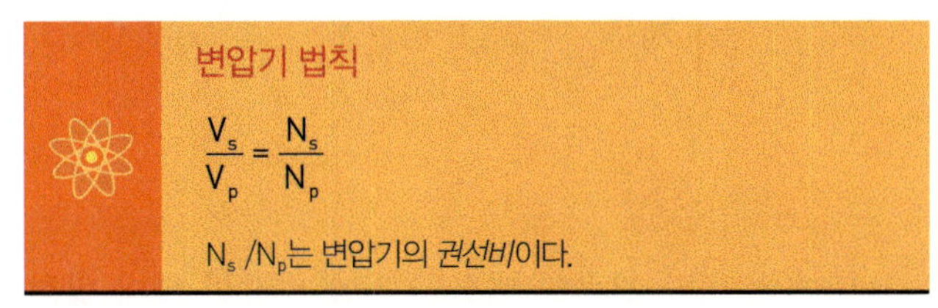
변압기 법칙

$$\frac{V_s}{V_p} = \frac{N_s}{N_p}$$

N_s/N_p는 변압기의 *권선비*이다.

질문 : 변압기의 두 번째 측면에 코일을 감은 수가 300,000번이고, 첫 번째 측면에 코일을 감은 수가 600번일 때 권선비는 얼마인가?

해답 : $N_s = 300{,}000$
$N_p = 600$
$= 300{,}000/600$
$= 500 : 1$

변압기에 전압변화는 권선비에 비례한다. 권선비가 1보다 큰 변압기는 전압이 증가하거나 첫 번째 부분에서 두 번째 부분으로 증가하기 때문에 **승압기**라 한다. 권선비가 1보다 작은 변압기는 **강압기**라 한다. 변압기에 의해 전압이 변화하게 되면 전류(I) 역시 변하게 된다. 변압기 법칙도 또한 다음과 같은 식으로 나타낼 수 있다.

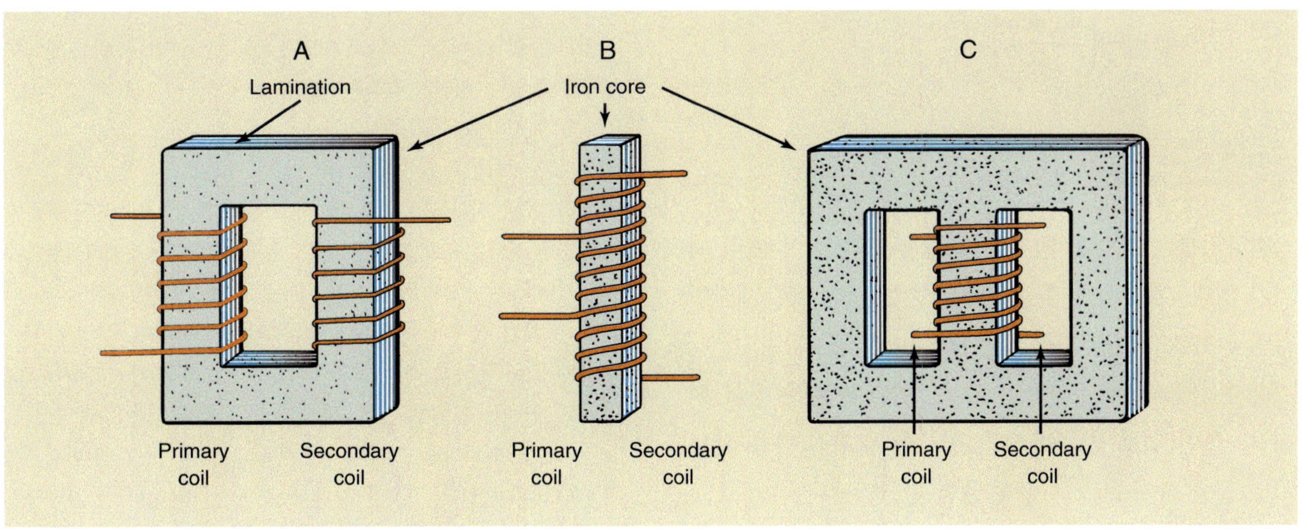

그림 4-37 변압기의 종류. (A) 폐심 변압기. (B) 단권 변압기. (C) 외철형 변압기.

변압기의 법칙의 영향은 전류에 영향을 준다.

$\frac{I_s}{I_p} = \frac{N_p}{N_s}$ 또는 $\frac{I_s}{I_p} = \frac{V_p}{V_s}$

질문 : 필라멘트 변압기의 권선비가 0.125이다. 첫 번째 권선을 지나는 전류가 0.8A일 때 필라멘트 전류는 얼마인가?

해답 : $\frac{I_s}{I_p} = \frac{N_p}{N_s}$

$$I_s = I_p\left(\frac{N_p}{N_s}\right) = (0.8\,\text{A})\left(\frac{1}{0.125}\right) = 6.4\,\text{A}$$

변압기에 의한 전류의 변화는 전압 변화의 반대 방향이지만 같은 비율이다. 즉 반비례 관계이다. 예를 들어, 전압이 두 배가 되면 전류는 절반으로 감소한다.

승압기에서는 두 번째 면에 전류(Is)가 첫 번째의 전류(Ip)보다 더 작다. 강압기에서는 두 번째 전류가 첫 번째 전류보다 더 크다.

질문 : 변압기의 첫 번째 면의 권선 수는 125번, 두 번째 면의 권선 수는 90,000번이다. 만약 110 V의 교류 전압이 첫 번째 권선에 공급된다면 두 번째 권선에 유도된 전압은 얼마인가?

해답 : $\frac{V_s}{V_p} = \frac{N_s}{N_p}$

$$V_s = V_p\left[\frac{N_s}{N_p}\right]$$

$$= (110\text{V})\left(\frac{90,000}{125}\right)$$

$$= (110)(720)\text{V}$$

$$= 79,200\text{V}$$

$$= 79.2\text{kV}$$

변압기를 설계하는 방법은 그림 4-37과 같이 여러 가지가 있다. 강자성체 물질을 직사각형 철심으로 제작한 그림 4-37(A)의 변압기를 **절연 변압기**라고 한다.

강자성체 중심부는 단일 조각이 아니라 얇은 판을 여러 장 붙인 철로 만들어진다. 이러한 겹쳐진 층은 에너지 손실을 줄여주고 더 큰 효율을 만들어낸다.

변압기의 또 다른 유형은 그림 4-37(B)의 단권 변압기이다. 이것은 전선을 단지 하나의 선으로 감은 철 중심부로 구성된다. 이 하나의 선으로 감은 것이 1차 코일과 2차 코일의 역할을 한다. 연관성은 1차 코일과 2차 코일의 다른 위치에서 만들어진다.

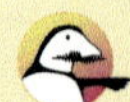

단권 변압기는 하나의 선으로 감겨 있고 전압과 전류를 변화시킬 수 있다.

단권 변압기는 일반적으로 소형이고 1차 코일과 2차 코일이 같은 전선으로 연결되어 있기 때문에 일반적으로 전압에 있어 작은 승압과 강압이 요구되는 경우에만 제한되어 사용된다. 따라서 단권 변압기는 X선 영상장치에서 사용되는 고전압 변압기로는 적당하지 않다.

세 번째 변압기의 종류는 그림 4-37(C)의 **외철형 변압기**이다. 이 변압기는 2차 코일이 1차 코일을 감싸고 있고 본질적으로 두 코일이 닫힌 중심부이기 때문에 1차 코일의 자기장선을 더 많이 가둬 놓는다. 이러한 종류는 폐심 변압기보다 더 효율적이다. 대부분 현재 사용하는 변압기는 외철형 형태이다.

전자기 법칙의 실제적인 응용은 전동기(전류가 기계적은 운동을 만든다), 발전기(기계적 운동이 전류를 만든다), 그리고 변압기(교류와 전압이 강도에 있어 변한다)에서 나타난다. 변압기 법칙은 전류와 전압이 1차 코일에서 2차 코일로 어떻게 변화하는가를 설명한다.

요약

전자는 접촉, 마찰, 그리고 유도에 의해 한 물체에서 다른 물체로 이동할 수 있다. 정전기 법칙은 다음과 같다.

- 같은 전하들은 밀어낸다.
- 다른 전하들은 당긴다.

정전기력은 전하들의 곱에 비례하고 전하사이의 거리의 제곱에 반비례한다. 전하는 도체 표면의 날카로운 곡률을 따라 집중되어있다.

전기역학은 움직이는 전자를 다루는 학문으로 전기학이라고도 한다. 도체는 전자가 쉽게 이동할 수 있는 물질이며, 절연체는 전자의 이동을 못하게 하는 물질이다. 전류는 암페어(A) 단위로 측정되고, 전위는 볼트(V) 단위, 전기 저항은 옴(Ω) 단위로 측정된다.

전력은 단위시간당 소비되거나 생성되는 에너지를 말한다. 전력 1와트(W)는 1V의 전위를 지나 흐르는 전기의 1A와 동일하다.

물질은 일부 원자가 최외각에 홀수 개의 전자를 가지기 때문에 자기적인 성질을 가진다. 이러한 쌍이 아닌 전자들의 스핀이 원자 내의 알짜 자기장을 만든다. 천연자석은 지구로부터 자성을 얻고 영구자석은 인공적으로 유도된 자석이고, 전자석은 전류가 흐르는 전선이 철 중심부 둘레를 감았을 때 만들어진다.

모든 자석은 아무리 작더라도 두 개의 극, 즉 남극과 북극을 가진다. 같은 자극들은 밀어내고 다른 자극들은 당긴다. 강자성체 물질은 외부 자기장 속에 두면 자석화 될 수 있다. 극들 사이에 힘은 자극 강도의 곱을 극 사이의 거리의 제곱으로 나눈 값에 비례한다.

전기 위치에너지의 원천인 배터리의 알렉산드로 볼타의 개발은 전기와 자기장의 부가적인 연구가 일어나도록 했다. 한스 외르스테드는 전기가 자기장을 만드는 데 이용될 수 있다고 설명했다. 마이클 패러데이는 전류가 변화하는 자기장 속에서 만들어지는 것을 관측했고 전자기학 1법칙으로 설명했다(패러데이 법칙). 전자기학 법칙의 실제적인 응용은 전동기(전류는 기계적 운동을 만든다), 발전기(기계적인 운동은 전류를 만든다) 그리고 변압기(교류와 전위가 강도에 있어 변한다)에 나타난다. 변압기 법칙은 전류와 전압이 1차 코일에서 2차 코일로 어떻게 변하는지 설명한다.

전동기(전류로 기계적인 움직임을 발생), 발전기(기계적인 움직임으로 전류를 발생), 변압기(교류 전압과 전류의 세기를 변화)는 전자기 법칙의 원리가 적용된 예들이다. 변압기 법칙은 1차 코일에서 2차 코일까지 전류와 전압이 어떻게 변화하는지를 설명한다.

도전문제

1. 다음을 정의하시오.
   a. 전하와 전하의 단위
   b. 전기 역학
   c. 전력
   d. 정전기
   e. 쌍극자
   f. 유도
   g. 자성 영역(magnetic domain)
   h. 단권 변압기
   i. 가우스 : 테슬라
   j. 전위
2. 5, 10, 15, 20 Ω의 저항이 ⓐ 직렬, ⓑ 병렬로 연결되어 있을 때 전체 저항은 얼마인가?
3. 2번 문제에서 회로에 총 전류가 7 A일 때, ⓐ 직렬 연결, ⓑ 병렬 연결에서의 10 Ω 저항에 걸린 전압은 얼마인가?
4. 방사선 노출조건은 100 mAs이다. 이것은 몇 개의 전자를 말하는가?
5. 변압기의 3가지 종류를 설명하라
6. 물체를 대전시키기 위한 3가지 방법은 무엇인가?
7. 정전기 법칙의 4가지를 설명하시오.
8. 습한 휴스턴 지역보다 건조한 피닉스 지역에서 대전이 더 쉽게 일어나는 이유는 무엇인가?
9. 이동식 X선 발생장치는 교류 전원에서 110 V로 작동한다. 이것의 최대 출력은 110 kVp, 100 mA이다. 고전압 변압기의 권선비는 얼마인가?
10. 9번 질문에서 100 mA의 2차 코일의 전류를 만들기 위해서 1차 코일의 전류는 얼마로 해야 하는가?
11. 5 G를 초과하는 자기장은 심장박동 조절기를 손상시킨다. 이것은 몇 mT인가?
12. X선 영상 연구에서 자기의 역할은 무엇인가?
13. 자석의 3가지 주요한 종류를 나열하라.
14. 전자석을 설명하시오.
15. 자기영역이 어떻게 물체를 자석과 같이 행동하게 만들 수 있는가 설명하라.
16. 옴의 법칙을 설명하고, 이것이 전기회로에 어떤 영향을 미치는지 설명하시오.
17. 막대자석을 고온으로 가열하면 어떤 현상이 일어나는가?
18. 반자성 물질 3가지를 나열하시오.
19. 일상생활에 전자석은 어디에서 찾을 수 있는가?
20. 지구 자기장 강도의 범위는 얼마인가?

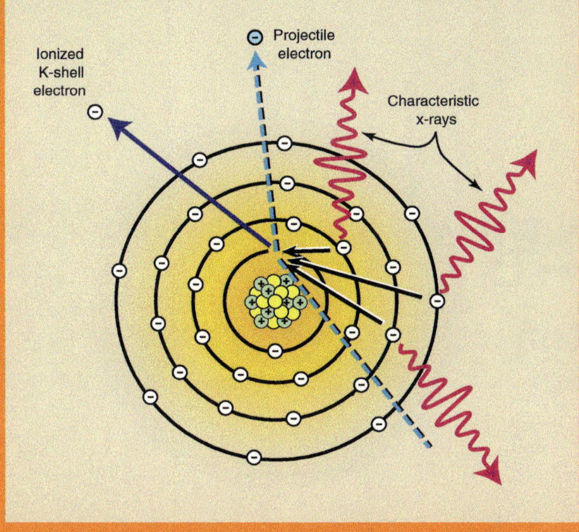

PART 2

X 선
X-radiation

CHAPTER

5

X선 영상 시스템

The X-ray Imaging System

학습목표

1. X선 영상 시스템 운영 콘솔의 구성요소를 설명할 수 있다.
2. 고전압 발생기의 원리를 설명할 수 있다.
3. 단상, 3상, 그리고 고주파 전력의 차이점을 안다.
4. X선 선량과 선질에 있어 전압 리플의 중요성을 논의할 수 있다.
5. X선 영상 시스템의 정격용량(power rating)을 정의할 수 있다.

빠르게 운동하는 전자들이 금속 물체와 충돌했을 때, X선이 발생된다. 즉 전자의 운동에너지가 전자기에너지로 변환된다. X선 영상 시스템의 기능은 영상에 필요한 X선 빔을 발생하게 하는 전자의 흐름을 제어하는 것이다.

X선 영상 시스템의 3가지 주요 구성요소는 (1) X선관, (2) 운영 콘솔, 그리고 (3) 고전압 발생기이다. X선관은 제6장에서 자세히 다루고, 이 장에서는 운영 콘솔의 구성요소에 대해 알아본다. 운영 콘솔은 X선관에 인가되는 전압, X선관에 흐르는 전류, 그리고 조사시간을 조절하는 데 이용된다.

또한 이 장에서는 다양한 형태의 고전압 발생기에 대해 알아본다. 고전압 발생기는 고전압 승압 변압기와 정류 회로로 구성된다. 이 장의 마지막 단원에서는 모든 구성요소를 결합한 완전한 회로 계략도를 소개한다.

다양한 형태의 X선 영상 시스템은 일반적으로 생성되는 X선의 에너지 또는 이용되는 목적에 따라 분류할 수 있다. 진단 X선 영상 시스템은 그림 5-1의 몇 가지 예와 같이 다양한 모양과 크기로 나타낼 수 있다. 이러한 시스템은 보통 25~150 kVp의 관전압과 100~1,200 mA의 관전류에 의해 작동된다.

일반적인 목적의 X선 검사실은 일반촬영과 투시촬영 시스템을 포함한다. 투시촬영용 X선관은 보통 검사 테이블 아래에 위치하고 있는 반면, 일반촬영용 X선관은 머리 위의 이동 가능한 크레인 장치에 고정되어 관의 위치와 X선 빔의 조준을 용이하게 한다.

이러한 형태의 장비는 거의 모든 일반촬영과 투시촬영 검사를 위해 이용될 수 있다. 1개의 투시장비와 2개 이상의 일반촬영 X선관을 가진 검사실들은 특수한 인터벤션 영상 적용을 위해 이용된다.

X선 영상 시스템의 종류에 관계없이, 그림 5-2와 같은 환자를 지지하는 검사 테이블이 필요하다. 이러한 검사 테이블은 평평하게 또는 굴곡이 있는 형태가 될 수 있지만, 두께가 균일하고 가능한 X선을 잘 투과시켜야 한다. 탄소 섬유 테이블은 견고하고 X선을 거의 흡수하지 않아 환자의 방사선 피폭량을 감소시킬 수 있다.

대부분의 테이블은 방사선사에 의해 쉽게 조작하여 움직이거나 전동기에 의해 자동으로 움직일 수 있다. 테이블 밑에는 카세트와 그리드를 고정하기 위한 얇은 트레이를 넣는 공간이 있다. 테이블이 투시촬영을 위해 이용되는 경우, 트레이를 테이블의 발 쪽으로 움직여 놓고, 트레이 공간은 Bucky 공간을 덮고 방사선 방호를 위

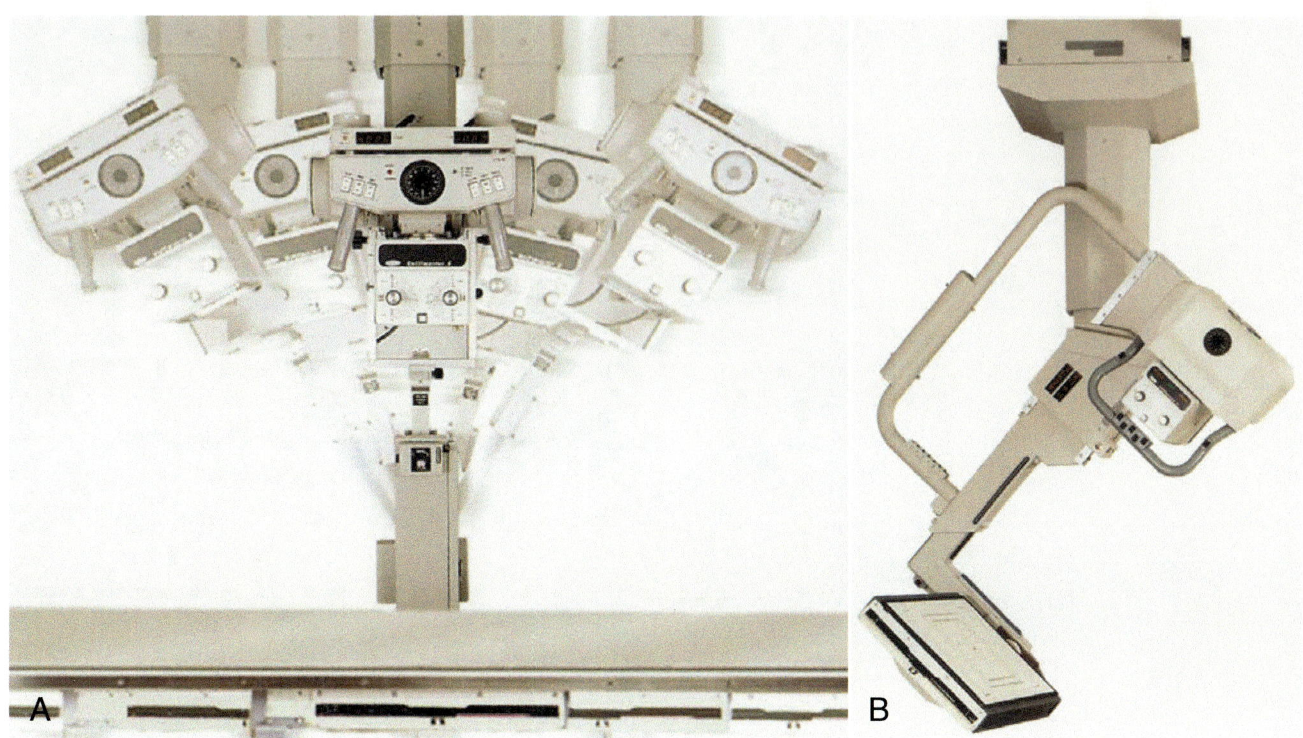

그림 5-1 진단 X선 영상 시스템의 종류. (A) 단층촬영용. (B) 외상용.

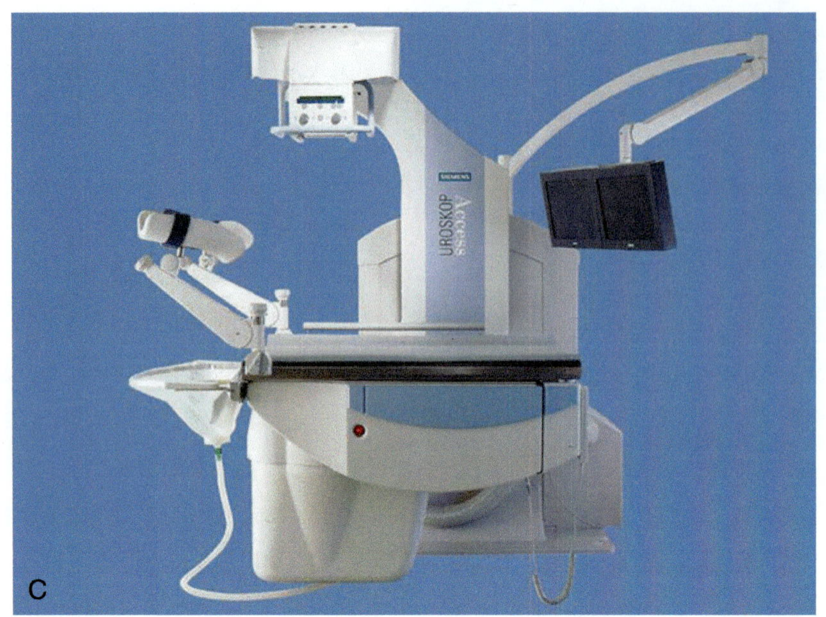

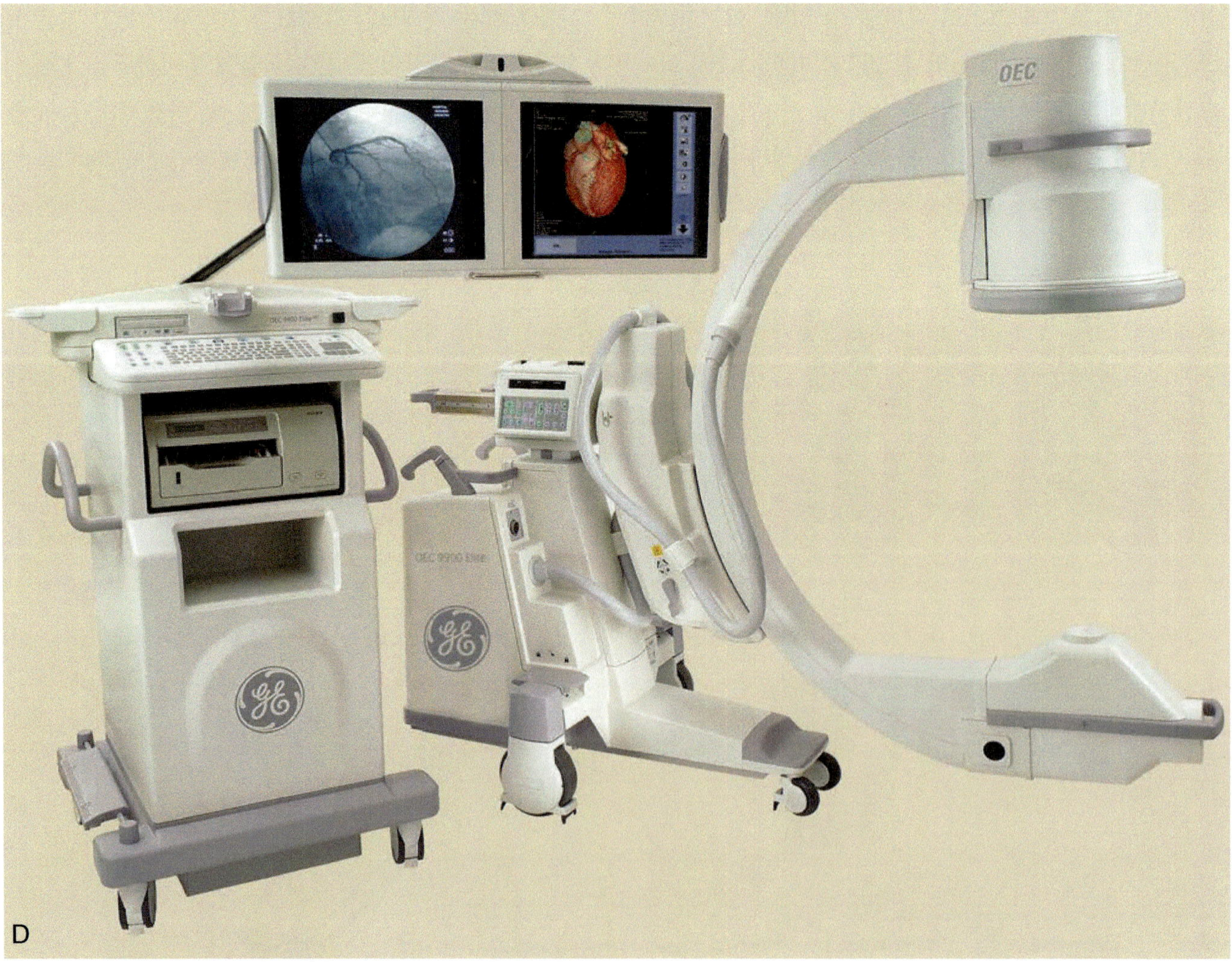

그림 5-1 (계속) (C) 비뇨기계용. (D) 이동형 발생장치(C, Courtesy Siemens Medical System).

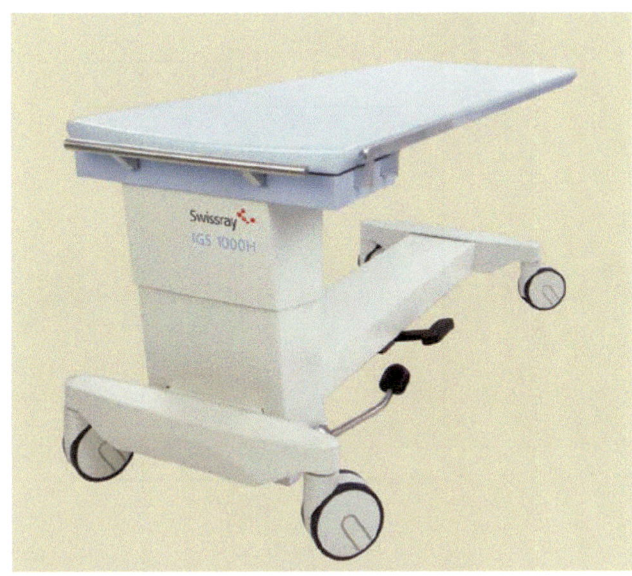

그림 5-2 회전 그리고 이동형 환자 검사용 테이블

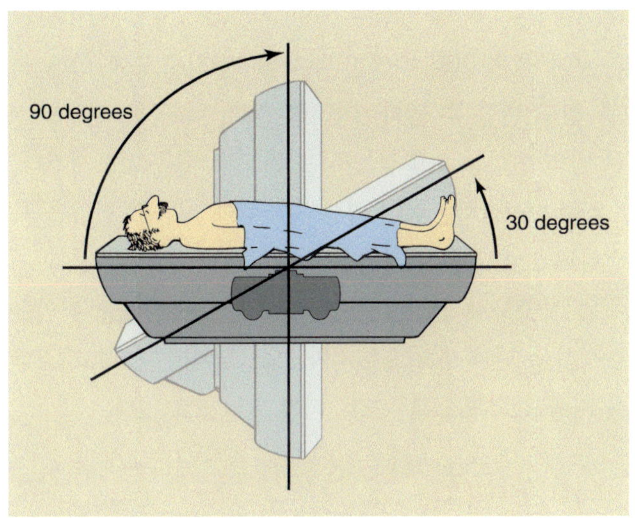

그림 5-3 두부와 족부 방향으로 회전하는 투시용 테이블

해 자동으로 차폐되어야 한다. 투시촬영 테이블은 테이블의 각도를 기울일 수 있으며 촬영이 가능하다. 예를 들어, 그림 5-3과 같이 90/30 테이블은 발 쪽으로 90°, 그리고 머리 쪽으로 30°를 기울일 수 있음을 나타낸다.

질문: 환자의 머리가 투시촬영 테이블의 수평에서 얼마나 떨어져 있는가?

해답: 수평 방향에서 아래로 30°

모든 X선 영상 시스템에는 **X선관**(제6장 참조), **운영 콘솔,** 그리고 **고전압 발생기**의 3가지 주요 구성요소를 가진다. 치과용과 이동형 장비와 같은 일부 시스템은 이러한 구성요소가 결합되어 있으나, 대부분의 시스템은 보호벽

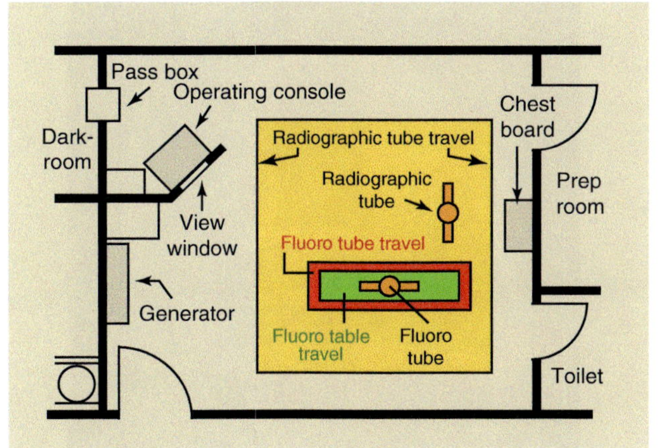

그림 5-4 일반촬영실의 설계도면. 다양한 X선 기구들의 배치를 볼 수 있고 제38장에서 더 상세하게 배열되어 있는 도면이 있다.

으로 2개의 방으로 나뉘어지며 X선관은 검사실에 위치하고 운영 콘솔은 옆방에 위치한다.

보호벽에는 검사받는 환자를 볼 수 있도록 납유리로 된 창문이 있어야 한다. 좋은 방법으로는 검사실에 '방사선 관리구역' 이라 기재하고 가능하면 운영 콘솔에서 검사실로 들어가지 않는 것이다.

고전압 발생기는 벽 근처에 위치한 캐비넷 안에 위치하고, 항상 검사실 내의 X선관에 가까이 위치해야 한다. 고주파 회로를 이용하는 발생기는 더욱 적은 공간을 차지한다. 그림 5-4는 전형적이고 일반적인 목적의 X선 검사실의 설계 도면이다.

운영 콘솔

X선 영상 시스템 중 방사선사에게 가장 친숙한 장비는 운영 콘솔이다. 그림 5-5와 같은 운영 콘솔에서 방사선사는 관전류와 관전압을 제어하여 적절한 선량과 선질을 가지는 X선 빔을 발생한다.

*방사선량*은 X선 수 또는 X선 빔의 세기를 의미하고, 일반적으로 mGy_a 또는 mGy_a/mAs로 표시한다. *방사선의 선질*(radiation quality)은 X선 빔의 투과력을 의미하고 관전압(kVp) 또는 좀 더 정확히 반가층(HVL)으로 표현할 수 있다(제8장 참조).

운영 콘솔은 일반적으로 보상회로, 관전압, 관전류, 조사시간을 제어한다. 미터기들은 관전압, 관전류 및 조사시간을 모니터링하는 데 이용된다. 또한 일부 운영 콘솔은 mAs를 위한 미터기를 제공하고, 자동노출제

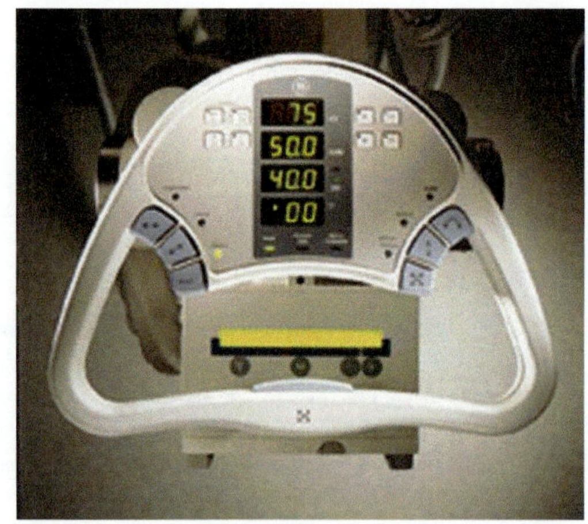

그림 5-5 방사선 영상 시스템을 제어하기 위한 전형적인 운영 콘솔. 미터기와 제어장치의 수는 콘솔의 복잡성에 의존한다.

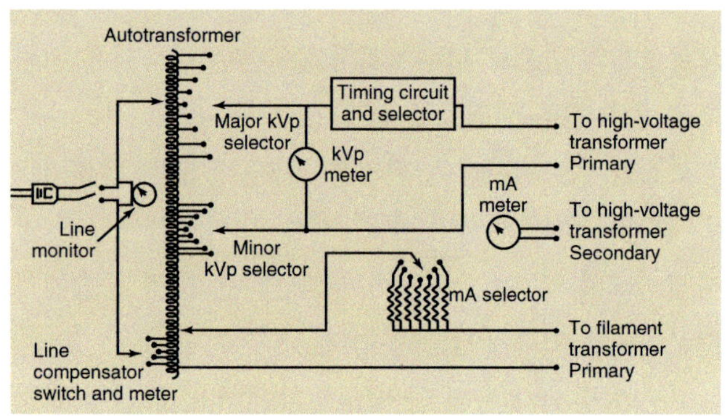

그림 5-6 표시된 제어기와 미터기를 가진 운영 콘솔의 회로도

어(AEC)를 갖는 영상 시스템은 따로 mAs를 제어할 수도 있다.

운영 콘솔에 있는 미터기와 제어장치를 연결하는 전기 회로는 위험한 쇼크의 가능성을 최소화하기 위해 저전압을 이용한다. 그림 5-6은 일반적인 운영 콘솔을 단순화한 개략도이다.

대부분의 운영 콘솔은 컴퓨터 기술을 기반으로 한다. 제어와 미터기에는 주로 디지털 기술인 터치 스크린 방식이 이용된다. 방사선량 및 선질의 선택은 신체 부위, 체구 및 체형을 나타내는 아이콘으로 대체되기도 한다. 대부분의 기능은 자동으로 작동하지만 방사선사가 목적에 맞는 사용방법을 숙지하고 있어야 한다.

대부분의 X선 영상 시스템은 220 V에서 작동되도록 설계되어 있지만 일부는 110 V나 440 V에서 작동할 수 있다. 하지만 정확하게 지속적으로 220 V를 제공하는 일은 매우 어렵다.

X선 장치에 제공되는 전압은 병원에 대한 전압 분배

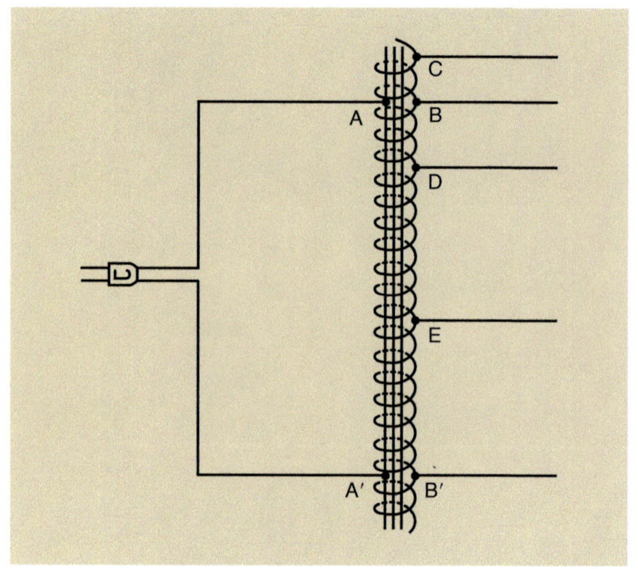

그림 5-7 단권 변압기의 간단한 모형도

의 편차와 병원의 다양한 부서의 전력 소모에 의해 약 5% 정도 변할 수 있다. 이러한 변화, 즉 공급 전압과 X선 빔의 변화는 고화질 영상을 만드는 것을 저하시킨다.

입력 보정장치는 X선 영상 시스템에 제공된 전압을 측정하고 220 V에 그 전압을 정확하게 맞추어 준다. 과거에는 기술자가 전압 미터기를 지켜보다가 공급 전압을 조정하는 단계가 필요했지만, 오늘날 X선 영상 시스템은 자동으로 보상해주므로 미터기가 필요 없다.

단권 변압기

X선 영상 시스템에 제공되는 전력은 먼저 단권 변압기(autotransformer)에 전달되며, 필라멘트 회로와 X선 영상 시스템의 고전압 회로에 정확한 전압을 공급하는 역할을 한다.

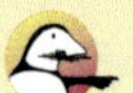

단권 변압기는 필라멘트 회로와 X선 영상 시스템의 고전압 회로에 정확한 전압을 공급하도록 설계되어 있다.

단권 변압기는 전자기 유도의 원리로 작동하지만 기존의 변압기와 매우 다르다. 즉 하나의 권선과 단선으로 이루어져 있다. 그림 5-7과 같이 길이를 따라 여러 개의 권선이 연결되어 있다. A와 A′는 단권 변압기에 입력 전원을 부여하는데, 이를 *1차 연결*이라 한다.

*그림 C*와 같이 몇몇의 2차 연결은 1차 연결보다 끝부분에 전선을 감아 전압을 증가시킨다. 또한 *그림 D, 그*

림 *E*와 같이 전압을 감소시킬 수 있다. 단권 변압기는 입력 전압 값을 약 2배 높일 수 있도록 설계할 수 있다.

단권 변압기는 유도장치에 의해 작동하기 때문에, 1차 전압과 2차 전압은 직접 연결되며 개별적으로 연결된 변압기에 싸여 전압이 발생한다.

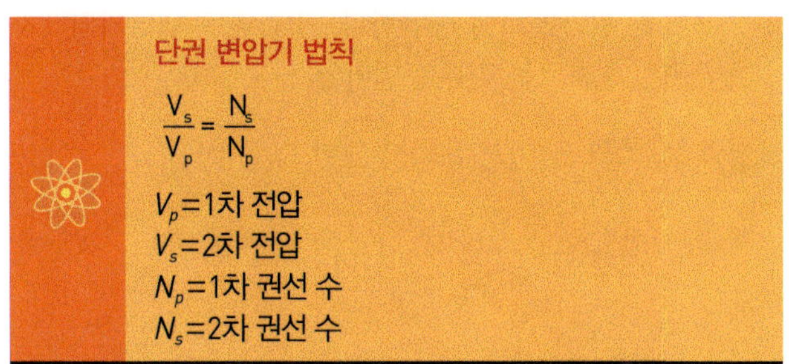

단권 변압기 법칙

$$\frac{V_s}{V_p} = \frac{N_s}{N_p}$$

V_p=1차 전압
V_s=2차 전압
N_p=1차 권선 수
N_s=2차 권선 수

질문: 그림 5-7의 단권 변압기가 1차 연결 AA′에 220 V로 공급되고 500회 감겨 있는 경우, BB′(500회), CB′(700회), DE(200회)의 2차 전압은 각각 얼마인가?

해답:

$$BB: V_s = V_p\left(\frac{N_s}{N_p}\right)$$
$$= (220V)\left(\frac{500}{500}\right) = 220V$$
$$CB: V_s = (220V)\left(\frac{700}{500}\right)$$
$$= (220V)(1.4) = 308V$$
$$DB: V_s = (220V)\left(\frac{200}{500}\right)$$
$$= (220V)(0.4) = 88V$$

관전압 조절

몇몇 기존의 X선 운영 콘솔은 **주 관전압(major kvp)**과 **미세 관전압(minor kVp)**의 조절기를 가지는데, 방사선사는 이러한 조절기의 조합으로 정확하게 요구되는 관전압을 조절할 수 있다. 이러한 주 관전압 및 미세 관전압의 조절은 단권 변압기와의 두 개의 분리된 연결에 의해 동작된다.

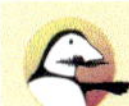 관전압(kVp)은 X선 빔의 선질을 결정한다.

단권 변압기와의 적절한 연결은 조정 손잡이, 누름 버튼이나 터치 스크린으로 선택할 수 있다. 단권 변압기의 1차 전압이 220 V라면, 출력은 일반적으로 100~400 V로 조절할 수 있다. 단권 변압기의 저전압은 고전압 승압 변압기에 입력이 되어 선택된 관전압(kVp)에 해당하는 전압까지 증가시킬 수 있다.

질문: 1차적으로 연결된 단권 변압기에 440 V 공급 권선이 4,000회 감겨 있다. 2차 연결에 2,300회 감겨 있다면 고전압 발생기의 전압은 얼마인가?

해답:

$$V_s = V_p\left(\frac{N_s}{N_p}\right)$$
$$= (440\ V)\left(\frac{2,300}{4,000}\right)$$
$$= (440\ V)(0.575)$$
$$= 253\ V$$

관전압 미터기는 단권 변압기의 출력 단자에 위치하여 kVp가 아닌 실제 전압을 나타내며, 권선비의 증폭률에 따라 kV로 표시할 수 있다.

대부분의 운영 콘솔에서 관전압 미터기는 조사가 이루어지기 전, 회로에 전류가 흐르기 전에 기록되는데, 이러한 미터기는 사전기록 **관전류 미터기(pre-reading kVp meter)**로 알려져 있다.

관전류 조절

음극에서 양극으로 흐르는 X선 관전류(mA)는 mA로 측정된다. 필라멘트에 의해 방출되는 전자의 수는 필라멘트의 온도에 의해 결정된다.

필라멘트 온도는 필라멘트 전류에 의해 조절되며 암페어(A)로 측정된다. 필라멘트 전류가 증가할수록 필라멘트의 온도가 상승하고 더 많은 열전자가 발생한다. 필라멘트는 3~6 A의 전류 범위에서 정상적으로 작동한다.

또한 *공간전하 효과(space charge effect)*를 방지하기 위해 보정회로가 요구된다. 즉 관전압이 높아질수록 양극에서는 필라멘트 이탈에 불충분한 에너지를 갖는 전자에 대한 전기적 인력이 증가하게 된다. 이러한 전자들이 전류에 기인되어 관전압의 증가와 함께 관전류를 증가시킨다.

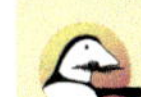 열전자 발생(thermionic emission)은 가열된 필라멘트로부터의 전자 발생을 의미한다.

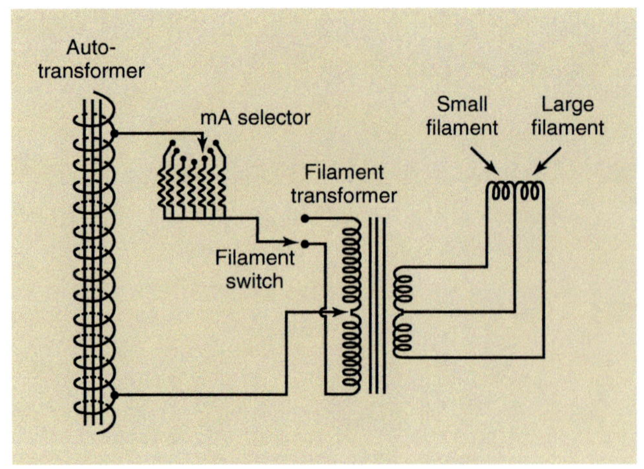

그림 5-8 이중 초점형 X선관의 필라멘트 회로도

X선 관전류는 그림 5-8과 같이 *필라멘트 회로*라 불리는 분리된 회로에 의해 조절된다. 그림에서와 같이 단권 변압기에 연결되어 필라멘트 회로에 전압을 공급한다. 정밀 저항이 선택된 mA와 일치하는 값은 전압을 감소시키는 데 이용된다.

X선 관전류는 일반적으로 연속적이지 않고 정밀한 저항들에 의해 정해진 값으로 100, 200, 300 mA 혹은 그 이상의 관전류를 공급할 수 있다.

예외적으로 **강하 부하 발생기**(falling load generator)는 최대 전류에서 조사가 시작되고 양극이 가열할수록 전류가 낮아지기 때문에 최소의 조사시간을 제공할 수 있다.

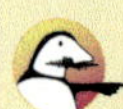
X선 관전류(mA)와 조사시간(s)의 곱은 관전류량(mAs)이 되며, 정전하(C)가 된다.

질문: 400 mA와 100 ms 조사시간으로 영상을 만들 때 관전류량과 발생된 전자의 총 수는 얼마인가?

해답: 100 ms = 0.1 s

(400 mA)(0.1 s) = 40 mAs

40 mAs = (40 mC/s)(s)

[이때, 1 A = 1 C/s]

= 40 mC

$= (40 \times 10^{-3} C)(6.3 \times 10^{18} e^-/C)$

$= 252 \times 10^{15}\ e^-$

$= 2.52 \times 10^{17}$ 전자

전압은 관전류 선택기 스위치에 의해 필라멘트 변압기로 전달된다. 필라멘트 변압기는 강압 변압기이기 때문에 필라멘트에 공급되는 전압은 필라멘트 변압기에 공급되는 전압보다 낮다. 즉 전류는 권선비에 비례하기 때문에 필라멘트 변압기의 출력 전류가 증가한다.

질문: 1/10의 권선비를 갖는 필라멘트 변압기가 6.2 A의 전류를 필라멘트에 공급한다. 필라멘트 변압기의 1차 코일에 흐르는 전류는 얼마인가?

해답: $\frac{I_p}{I_s} = \frac{N_s}{N_p}$ 여기서, I_p = 1차 코일,

I_s = 2차 코일, $\frac{N_s}{N_p}$ = 권선비

$$I_p = I_s\left(\frac{N_s}{N_p}\right)$$

$$= (6.2)\left(\frac{1}{10}\right)$$

$$= 0.62\ \text{A}$$

관전류는 X선관 회로에서 전류 미터기에 표시된다. 전류 미터기는 승압 변압기 2차 측 권선 중심에 연결되어 있다. 그림 5-9와 같이 2차 전압은 60 Hz의 교류이고, 권선의 중심은 항상 0 V이다.

이러한 방식으로 미터기는 고전압과 연결되지 않고, 운영 콘솔에서 안전하게 동작될 수 있다. 이러한 미터기는 관전류뿐만 아니라 관전류량이 표시될 수 있다.

필라멘트 변압기

이 변압기는 필라멘트 가열 절연 강압 변압기(filament heating isolation step-down transformer)라고 한다. 이러한 강압 변압기는 전압을 약 12 V까지 낮추고, 필라멘트를 가열하기 위해 전류를 제공한다. 2차 권선은 X선관의 고전압부와 연결되어 있기 때문에 1차 측과 완전히 분리되어 있다.

필라멘트 변압기에서 1차 권선은 얇은 구리이고 약 0.5~1 A의 전류와 150 V가 흐르지만, 2차 권선은 굵은 구리이며 약 12 V로 5~8 A의 높은 전류가 흐른다.

조사 타이머

선택된 방사선 영상 검사에 대해 영상 수용체에 도달하는 X선의 수는 X선 관전류와 X선관이 동작하는 시간과 직접적으로 관계가 있다. X선 운영 콘솔은 넓은 선

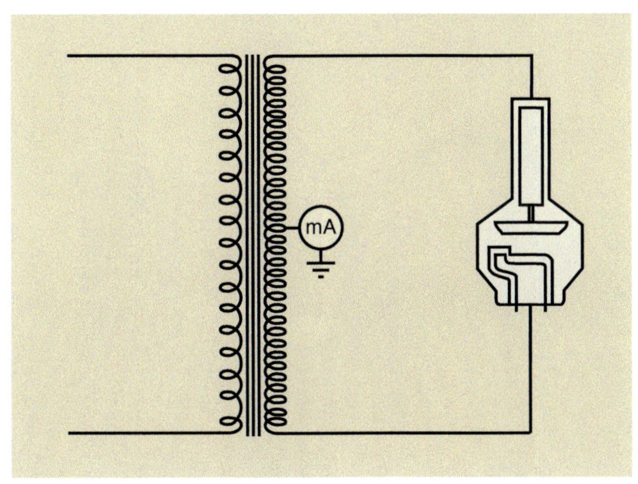

그림 5-9 고압 변압기 내 관전류계

택범위의 X선 빔 발생시간을 제공하고, 적절한 관전류와 함께 더욱 넓은 선택 범위의 관전류량을 공급할 수 있다.

질문: KUB 검사(신장, 요관과 방광 촬영) 시 70 kVp, 40 mAs를 공급한다면 방사선사는 200 mA에 맞추고 조사시간은 얼마를 주어야 하는가?

해답: $\frac{40\ \text{mAs}}{200\ \text{mA}} = 0.20\ \text{s} = 200\ \text{ms}$

질문: 측방 뇌조영술 시 74 kVp, 20 mAs를 공급한다면 1,000 mA 발전기 용량에서 조사시간은 얼마가 되는가?

해답: $\frac{20\ \text{mAs}}{1{,}000\ \text{mA}} = 0.02\ \text{s} = 20\ \text{ms}$

최상의 타이밍 제어회로는 방사선사가 조사를 시작하고 타이머가 자동으로 멈추게 하는 것이다. 투시촬영 동안 방사선사가 조사 스위치 또는 투시용 발 스위치를 누르면 조사는 즉시 정지된다.

안전기능을 추가하는 다른 타이밍 회로는 매 방사선 노출에 대해 활성화된다. *감시 타이머*라고 명명한 이 타이머는 보통 노출 후 약 6초 후에 종료된다. 따라서 어떤 타이밍 회로도 환자에게 지속적으로 노출시키는 것은 불가능하다.

타이머 회로는 X선관을 통해 고전압 전자장치로 구성되어 '작동'과 '차단'으로 움직이고, 고전압 변압기의 **1차 권선 옆**에서 낮은 전압에서만 이루어져 X선 영상 시스템의 다른 주요 회로와 구별된다.

또한 타이밍 회로는 방사선사에 의해 제어되며 자동으로 처리되는데, 여기에는 4가지 종류가 있다. 이 장을 공부한 후에 사용하는 장비의 타이머 유형에 대한 특성을 학습해 보도록 한다.

동기식 타이머

미국에서는 60 Hz의 주파수로 전기를 공급한다. 유럽, 라틴 아메리카, 그리고 세계의 다른 일부 국가의 주파수는 50 Hz이다. 전기 모터, 동기 모터로 알려진 특별한 유형은 정확하게 60 회전(60 rps)으로 움직이게 설계되어 있다. 일부의 X선 영상장치는 타이머로 동기식 전동기를 사용하고 있다.

X선 영상 시스템은 동기식으로 1/60초(17 ms)까지 최소 노출시간 설정이 가능하고 1/30초, 1/20초와 같이 타이밍 간격을 증가하는 것을 인식할 수 있다. 또한 동기식 타이머는 연속으로 노출시킬 수 없기 때문에 각각 노출 후 재설정해야 한다.

전자 타이머

전자 타이머(electronic timers)는 가장 복잡하고 X선 노출시간이 거의 정확하다. 또한 다소 복잡한 회로로 가변저항을 통해 콘덴서를 충전하는 시간에 따른 변수를 기반으로 구성되어 있다.

전자 타이머는 넓은 범위의 시간 간격 선택이 가능하고 1 ms까지의 정확한 간격을 제공하며, 빠른 연속 촬영에 이용 가능하기 때문에 인터벤션 방사선 촬영에 특히 적합하다.

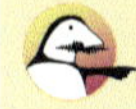
대부분의 노출 타이머는 전자와 microprocessor에 의해 제어된다.

관전류량 타이머

대부분 X선 발생기는 관전류와 조사시간을 정확하게 제어하도록 설계된다. 그러나 관전류와 시간의 곱인 관전류량은 방출된 X선의 수에 의한 영상 수용체의 노출량을 결정한다. *관전류량 타이머*(*mAs timers*)라 불리는 특별한 종류의 전자 타이머는 관전류와 조사시간의 곱을 모니터링하고 적절한 관전류량에 도달했을 때 조사를

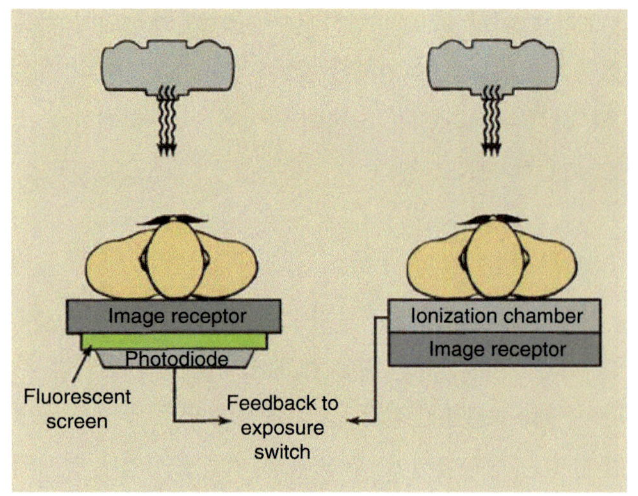

그림 5-10 필름 광 농도가 요구하는 필요량에 따라 X선량이 조절되는 자동노출장치. 이것은 전리조나 광 다이오드 검출기로 되어 있다.

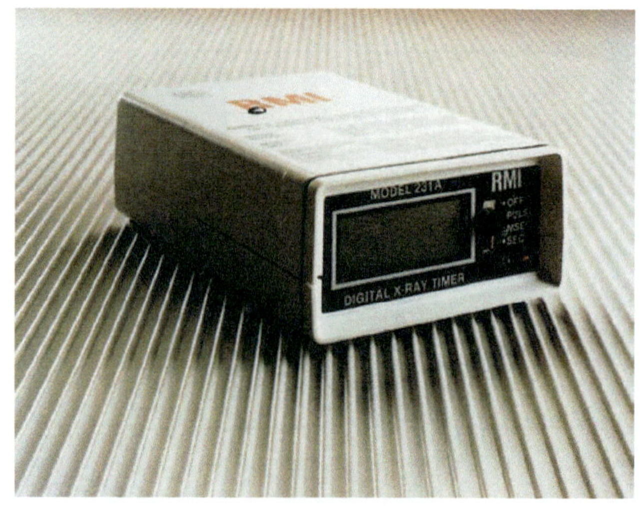

그림 5-11 전자식 X선 타이머기

종료한다.

관전류량 타이머는 일반적으로 관전류량을 선택하여 짧은 노출에 대해 안전하고 높은 관전류를 제공하도록 설계되어 있다. 또한 이 타이머는 실제로 관전류를 모니터하기 때문에, 고전압 변압기의 2차 측에 위치한다.

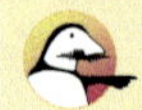

관전류량 타이머는 falling-load와 콘덴서 충전 영상 시스템에 사용된다.

자동노출제어

자동노출제어(automatic exposure control; AEC)는 방사선 기술자들의 특별한 이해가 요구된다. AEC는 방사선이 영상 수용체에 도달하는 방사선의 선량을 측정하는 장치이다. 요구되는 방사선량이 영상 수용체에 도달할 때 AEC는 자동으로 방사선 조사를 종료한다. 그림 5-10은 AEC의 2가지 종류를 보여준다.

대부분 제조자에 의해 통합된 AEC의 구조는 환자와 영상 수용체 사이에 편평하고 평행한 전리조가 위치하며, 이러한 전리조는 방사선 영상에 방해받지 않도록 방사선에 대한 투과성을 갖는다. 전리조 내의 이온화는 전하를 발생시키고 적절한 전하량이 충전되었을 때 방사선 조사가 중단된다.

한편, AEC 기능을 갖는 X선 영상 시스템은 설치될 때 보정이 되어야 한다. 이러한 보정은 테스트 물체에 조사하여 양질의 영상 획득에 요구되는 X선 강도의 범위를 위해 AEC를 조절하는 것을 의미한다. 서비스 기술자는 늘 이와 같은 교정에 신경을 써야 한다.

일단 AEC가 임상에 적용되면, 방사선사는 적합한 관전류 및 관전압을 설정해야 하고, 이와 동시에 노출 타이머를 조절해야 한다. 이온화 전리조에서 생성된 전하가 미리 설정된 값에 도달하면, 운영 콘솔에서 조사가 종료되는 신호가 나온다.

최근 AEC는 널리 이용되고 있으며 종종 전자 타이머와 함께 제공된다. AEC 모드는 특히 유방촬영과 같은 저관전압을 이용하는 검사에서 특별한 관심이 요구된다. 즉 AEC는 변하는 조직 두께와 성분에 의해서 저관전압에서 적절하게 반응을 하지 않을 수도 있다.

방사선 사진이 AEC 모드에서 촬영될 때, 전자 타이머는 AEC가 종결하지 못했을 경우를 대비하여 보조 타이머를 예상 노출시간의 1.5배로 맞춰 놓아야 한다. 이러한 방식은 환자 및 X선관의 보호를 위해 지켜져야 한다. 많은 장치는 자동적으로 이 경고를 설정해 놓고 있다.

최근 그림 5-11과 같은 고체 방사선 검출기가 조사-타이머 체크를 위해 이용된다. 이 장치는 석영 결정 진동자에 근거를 둔 아주 정확한 내장 시계에 의해 작동한다. 이는 1 ms라는 짧은 조사시간으로 측정할 수 있으며 오실로스코프(oscilloscope)와 함께 사용되는 방사선의 파형을 표시할 수 있다.

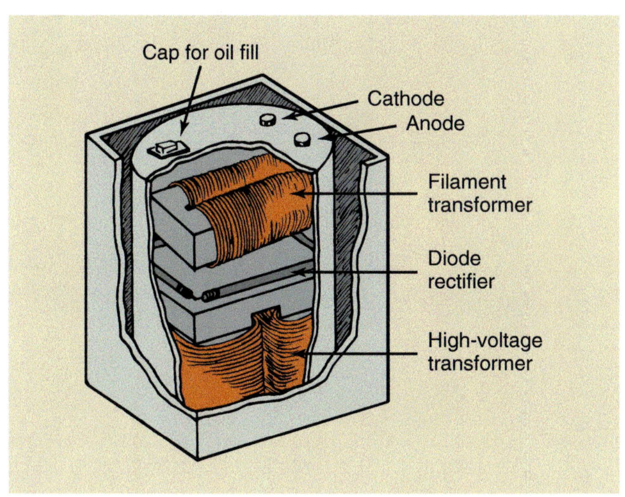

그림 5-12 절연유에 담긴 정류기와 변압기가 나타나는 고전압 변압기의 단면도

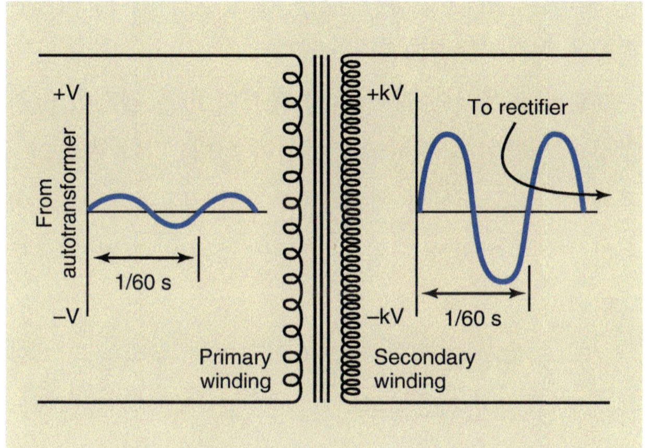

그림 5-13 고전압 변압기의 2차 코일에 유도된 전압은 1차 전압과 같이 교류이지만 높은 전압을 가진다.

고전압 발생기

X선 영상 시스템의 고전압 발생기는 단권 변압기에 의해 X선 발생에 요구되는 관전압까지 출력 전압을 증가시킨다. 전형적인 고전압 발생기의 내부 단면도는 그림 5-12와 같다. 비록 고전압부에서 약간의 열이 발생하여 오일을 통하여 전도되지만, 오일은 주로 전기 절연을 위해 이용된다.

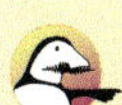
고전압 발생기는 *고전압 변압기*, *필라멘트 변압기* 및 *정류기*의 3개 주요 구성품으로 구성된다.

고전압 변압기

고전압 변압기(high-voltage transformer)는 승압 변압기이다. 즉 2차 권선 수가 1차 권선 수보다 많기 때문에 2차 전압이 1차 측 전압보다 높다. 1차 권선 수에 대한 2차 권선 수의 비를 **권선비**(제4장 참조)라고 한다. 전압 증가는 권선비에 비례하고 전류는 권선비에 반비례한다.

고전압 변압기의 권선비는 보통 500:1~1,000:1이다. 그림 5-13과 같이 **변압기는 교류 전류에서만 작동하기 때문에** 고전압 변압기 양쪽의 전압 파형은 모두 사인파이다. 1차 및 2차 파형 사이의 유일한 차이는 **진폭**이다. 즉 1차 전압은 V로 측정되고 2차 전압은 kV로 측정되며, 1차 전류는 A로 측정되고 2차 전류는 mA로 측정된다.

질문: 고전압 변압기의 권선비가 700:1이고, 공급 전압은 120 V이다. X선관에 공급된 2차 전압은 얼마인가?

해답: (120 Vp)(700:1)=84,000 Vp
=84 kVp

전압 정류

일반적으로 플러그에서 나오는 전류는 60 Hz 교류이며, 전류는 초당 120번 방향을 바꾼다. 그러나 X선관은 한 방향으로의 전자 흐름, 즉 직류를 요구한다. 그러므로 교류에서 직류로 공급이 전환되어야 한다.

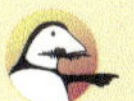
미국과 일본의 방사선사는 50 Hz의 주파수를 사용한다.

50 Hz 전력의 경우 초당 50회의 사이클을 갖지만, 어떤 경우든 정류과정은 동일하다.

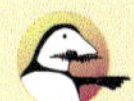
정류는 교류를 직류로 변환하는 과정을 말한다.

한 방향으로만 전류가 흐르도록 하는 전자장치는 **정류기**이다. 변압기가 교류로 작동하더라도 X선관은 직류로 제공되어야 한다. X선은 음극선에서 양극으로 전자의 가속도에 의해 발생하고, 양극에서 음극의 역방향으로 흐르는 전자에 의해 발생할 수 없다.

전자의 역방향 흐름은 X선관에 손상을 준다. 음극 구성품은 비록 양극이 열이온 전자를 발생할 수 있었을지라도 가동에 의해 생성된 열을 견딜 수 없다. 음극에서 양극 방향으로만 전자가 흐르게 하려면 고전압 변압기의 2차 전압은 **정류**되어야 한다.

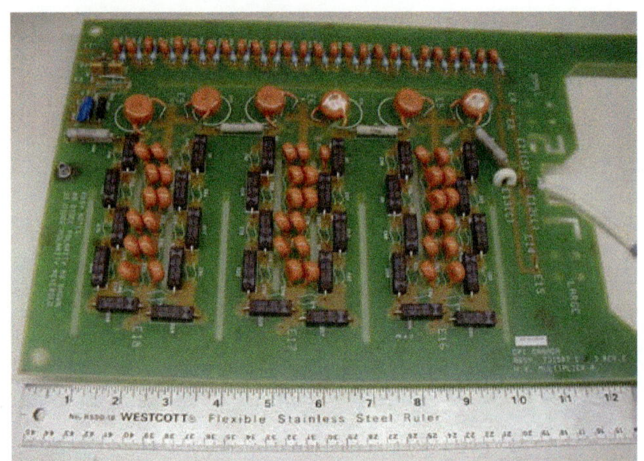

그림 5-14 대부분 현대의 X선 발생기에서 정류기는 실리콘 반도체이다.

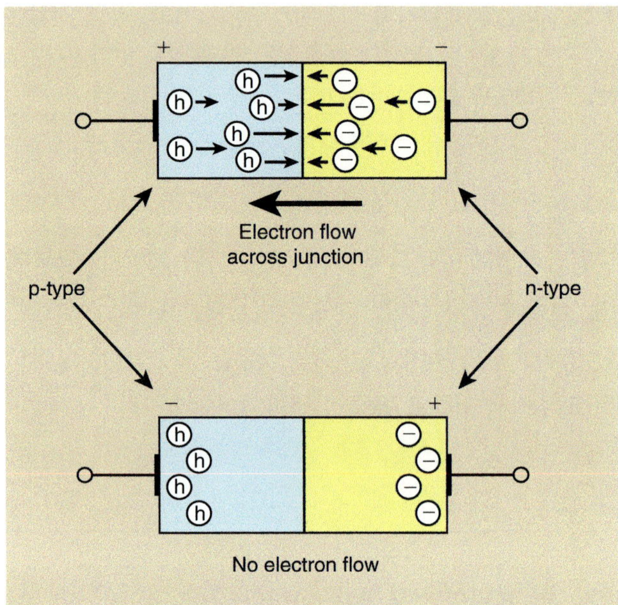

그림 5-15 고체 다이오드인 P-n 접합 반도체

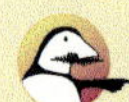
전압 정류는 전자가 X선관의 음극에서 양극으로만 흐르게 하기 위해 필요하다.

정류는 다이오드에 의해 생성된다. 다이오드는 2개의 전극을 갖는 전자장치이다. 원래 모든 다이오드 정류기는 **밸브 튜브**라고 하는 진공관이었으며, 이러한 밸브 튜브는 현재 그림 5-14와 같은 실리콘 고체 정류기로 대체되었다.

유리와 플라스틱은 오랫동안 절연체로 알려져 왔으며, 금속은 전기 전도가 좋은 도체로 알려져 왔다.

제3의 물질인 *반도체*는 전기 전도 능력에 대해 도체와 절연체 두 가지 성질을 모두 갖는다. 반도체는 유용한 전기적 특성을 갖기 때문에 오늘날 유용한 고체 마이크로 칩으로 개발되었다.

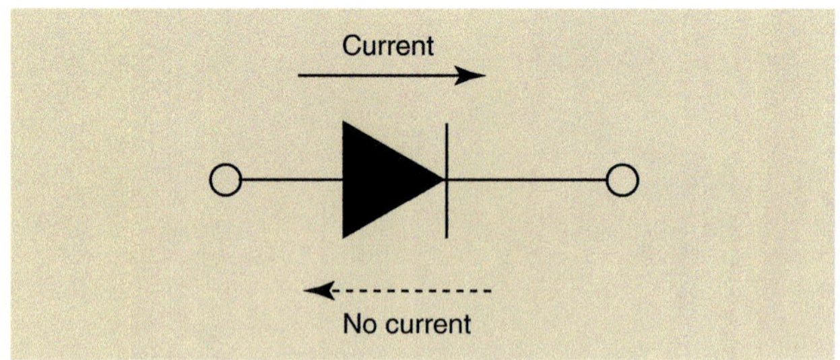

그림 5-16 전류기의 전류 작용

반도체는 n-형과 p-형 두 형태로 분류된다. n-형 반도체에는 상대적으로 자유롭게 움직이며 느슨하게 결합되어 있는 전자가 분포되어 있는 반면, p-형 반도체는 *정공(hole)*이라 하는 전자가 없는 빈 공간이 있다. 이러한 정공은 전자처럼 이동할 수 있다.

그림 5-15에서와 같이 n-형 물질의 작은 결정이 p-형 결정과 접합이 되면 p-n 접합이라 한다. 만약 접합의 p 쪽에 더 높은 전압을 가하면, 전자와 정공들은 서로 이동한다. 즉 이러한 전자와 정공의 흐름은 전기 전류로 나타난다.

그러나 양성 전위가 접합점의 n측에 놓이면 전자와 홀은 모두 접합점으로부터 멀어지고, 접합점 표면에는 전류를 형성할 수 있는 전자가 존재하지 않게 된다. 따라서 이 경우 전류는 p-n 접합점을 통과하지 않는다.

그러므로 고체 p-n 접합은 오직 한 방향으로 전류가 흐른다. 이러한 형태의 p-n 접합을 고체 다이오드라고 한다. 고체 다이오드는 한 방향으로만 전류를 흐르게 하기 때문에 정류기라고도 한다. 그림 5-16과 같이 다이오드를 위한 상징에 있는 활촉은 전자의 흐름과 반대로 전류의 방향을 나타낸다.

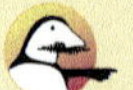
전자의 흐름은 의료 영상 시스템을 설명할 때 사용된다.

정류는 X선관의 안전과 효율적 동작을 위해 필요하며 정류기는 고전압부에 위치한다.

비정류 전압. 그림 5-17은 고전압 승압 변압기의 2차 측의 비정류된 전압을 나타낸다. 이 전압 파형은 고전압 변압기의 1차 측에 공급된 전압 파형과 같지만 진폭이 매우 크다.

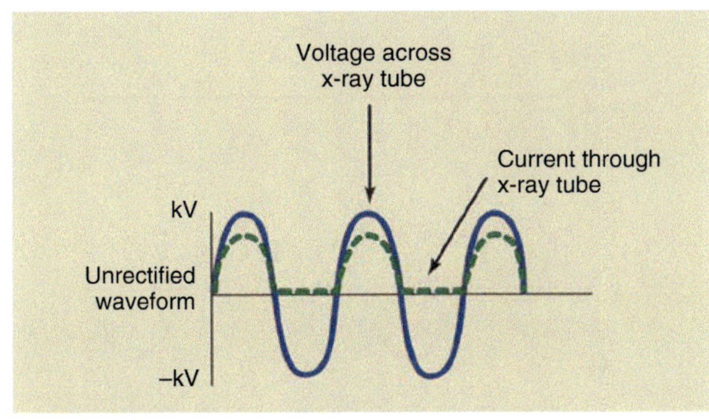

그림 5-17 비정류형 전압과 2차 측 전류 파형

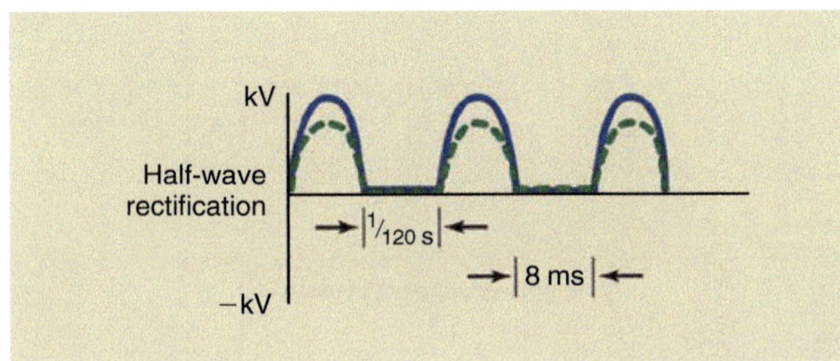

그림 5-18 반파 정류 파형

X선관에서 양극이 (+)고 음극이 (-)이며 (+) 주기일 경우에만 전류가 흐른다. 반주기의 (-)에서 전류는 양극에서 음극으로 흐를 수 있지만 양극은 전자를 방출하지 않는 구조로 되어 있다.

반파 정류. 역전압은 반파 정류기에 의해 X선관 공급으로부터 제거된다. 반파 정류는 그림 5-18과 같이 전압이 (-) 반주기일 때 (-)로 흐르는 것을 허용하지 않는다.

정류기는 교류를 X선관(그림 5-19)의 가동에 필요한 직류로 바꾸기 위한 회로이다. AC 파형의 (+) 부분 도중, 정류기는 전류가 X선관을 통과하는 것을 허용한다.

AC 파형의 일부는 (-)이지만 정류기는 작동하지 않으며 전류는 흐르지 않는다. 합성되는 전류는 (-) 교류가 작동하지 않을 때 일정 간격으로 분리된 일련의 (+) 파형이다.

전자는 합성되는 전류에서 한 방향으로 흐르는 정류이다. 이러한 정류의 모양은 AC 파형의 절반에서만 나타나기 때문에 *반파 정류*라 불린다.

몇몇 휴대용과 치과 X선 영상 시스템의 X선관은 진공관 정류기로 이루어져 있다. 이러한 체계를 자기 정류라 하고 유래 파형은 반파 정류와 동일하다.

반파 정류 회로에는 0, 1, 2개의 다이오드가 있다. 반

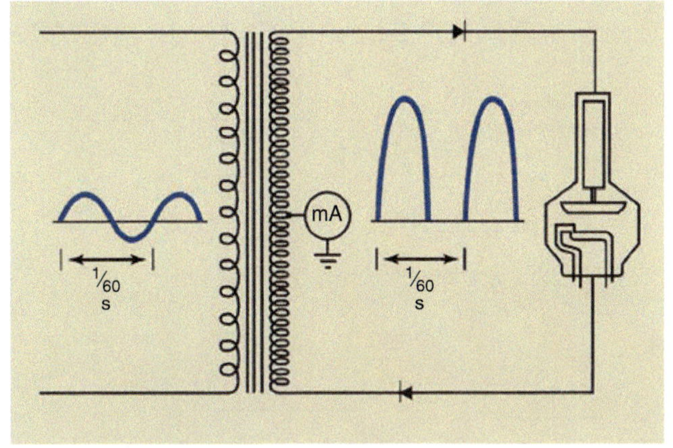

그림 5-19 반파 정류 회로

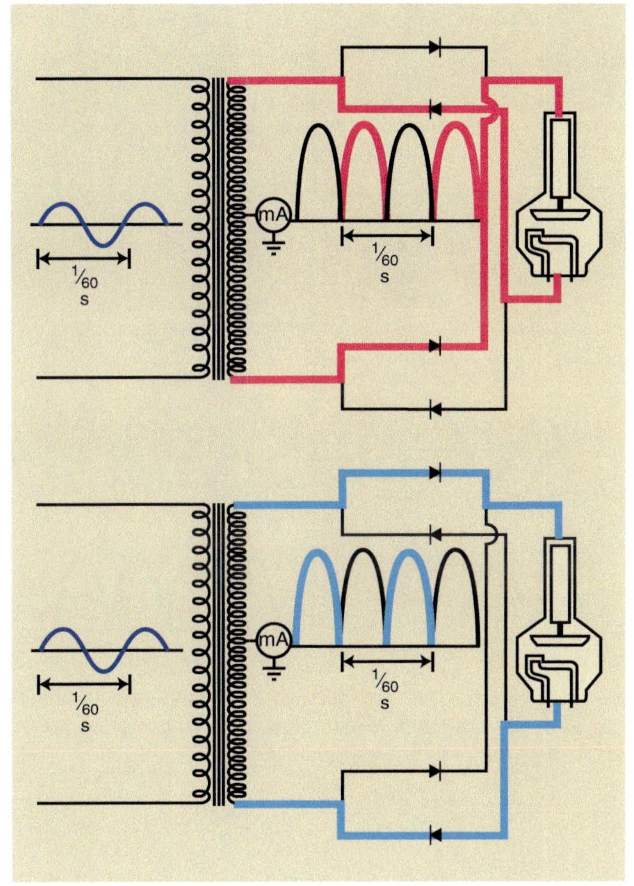

그림 5-20 전파 정류 회로

파 고전압 발전기에서 X선 산출은 매 초 60회의 X선 펄스를 일으킨다.

전파 정류. 반파 정류는 전력 공급의 반을 낭비하여 두 배의 노출시간을 요구한다. 그러나 전체 AC 파형을 정류하는 회로를 고안할 수도 있는데, 이러한 전압 정류를 *전파 정류(full-wave rectification)*라고 한다.

전파 정류 X선 영상 시스템은 고전압 회로에서 최소

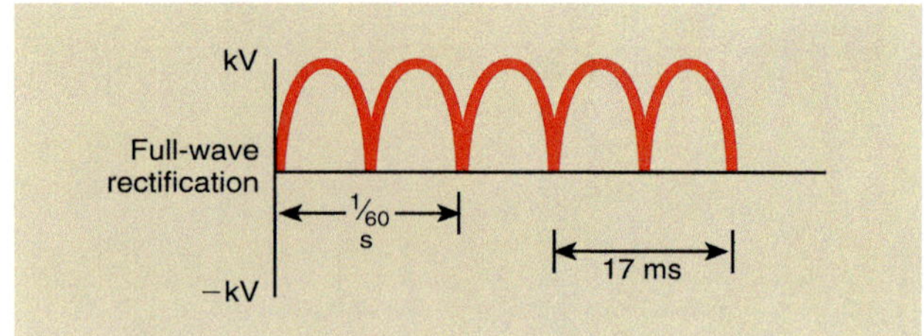

그림 5-21 전파 정류 회로의 전압 파형은 항상 양성이다.

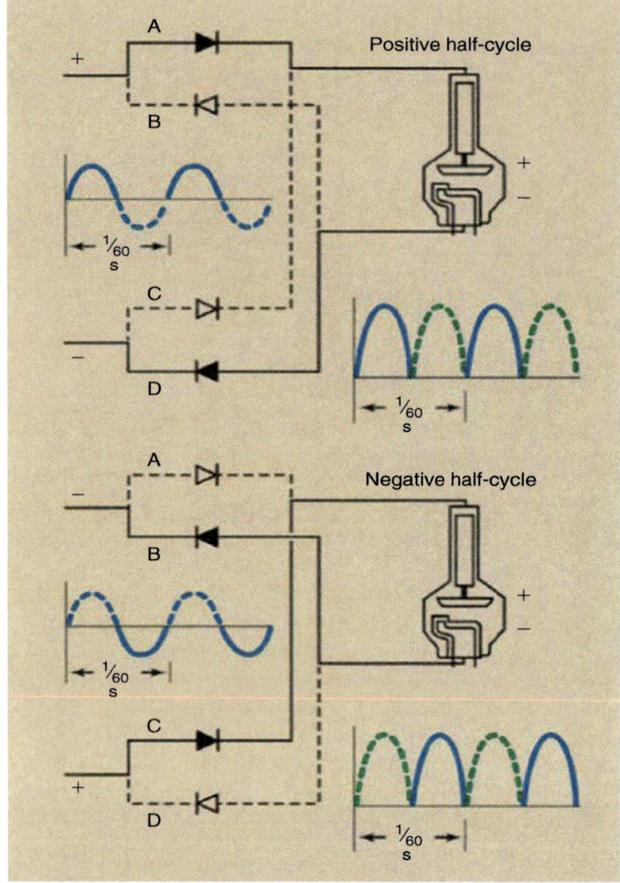

그림 5-22 전파 정류형 파형. 두 개의 다이오드(A, D)는 양의 반주기 동안 전달되고, 두 개(B, C)는 음의 반주기 동안 전달된다.

4개의 다이오드를 갖는데, 보통 그림 5-20과 같이 구성된다. 전파 정류 회로에서 역전압과 일치하는 (-) 반주기는 반전되어 양극은 그림 5-21과 같이 항상 (+)가 된다.

회로를 통한 전류는 입력 파형의 (+)와 (-)의 모든 위상에서 흐른다. 두 경우에서 X선관의 출력 전압은 모두 (+)이 되고, 파형에는 아무 간격도 나타나지 않는다. 즉 입력 파형 전부는 사용할 수 있는 파형으로 정류된다.

전파 정류 방식은 그림 5-22에 잘 나타나 있는데, 2차 전압 파형의 (+) 반주기 도중 전자는 (-) 측에서 다이오드 C와 D 쪽으로 흐른다. 다이오드 C는 그 방향에 있는

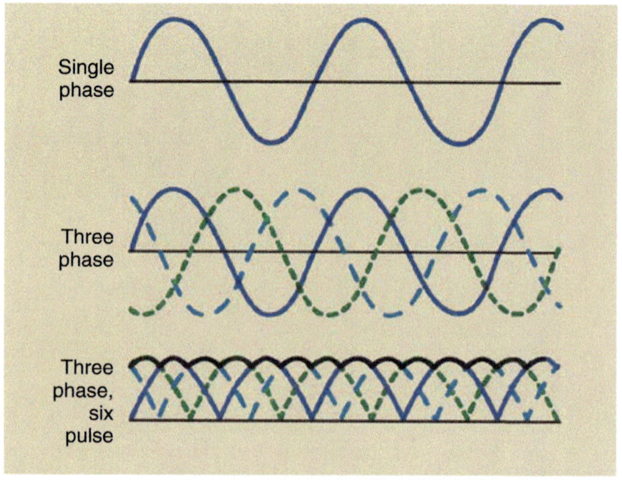

그림 5-23 3상 전력 파형이 단상 전력 파형보다 X선 생산에 있어 더 효율적임을 보여준다. 무정류형 단상 전력, 3상 전력 그리고 정류형 3상 전력의 전압 파형이 도식화되어 있다.

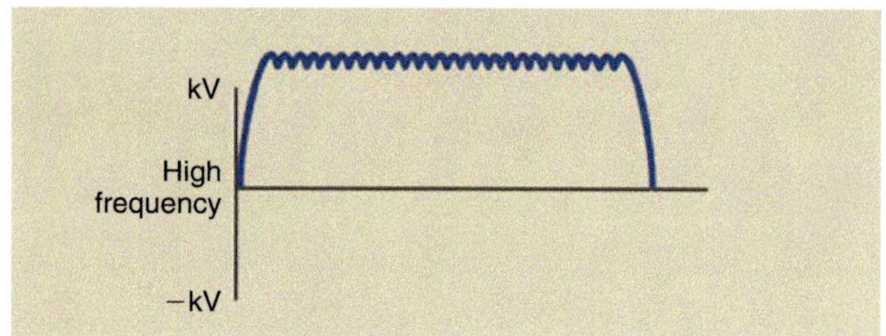

그림 5-24 고주파수 전압 파형

전자를 전도할 수 없지만, 다이오드 D는 전자를 전도할 수 있다. 다이오드 D와 X선관에는 전류가 흐른다.

전자는 다이오드 A와 B에 의해 부딪친다. 다이오드 A는 작동하기 위해 설계되고 변압기의 (+) 측으로 흘러가므로 회로가 구성된다.

(-) 측 반주기 도중 다이오드 A와 D 구획에 전자가 흐르는 동안 다이오드 B와 C를 통과하고, 이 때 X선관의 극성이 바뀌지 않는다는 것에 유의한다. (+)와 (-)가 반복하여 일어나더라도 2차 전압에서 음극은 항상 (-)이고 양극은 항상 (+)이다.

전파 정류의 주요 장점은 노출시간이 반으로 줄어든다는 것이다. 반파 정류한 X선관은 X선 조사시간의 반만 방출한다. 전파 정류는 120/초 펄스로, X선 출력은 반파 정류를 가진 것과 같이 60/초로 생성된다.

단상 전력

이제까지 논의된 전압 파형 전부는 단상 전력(single-phase power)에 의해 생성된다. 단상 전력은 맥동성을

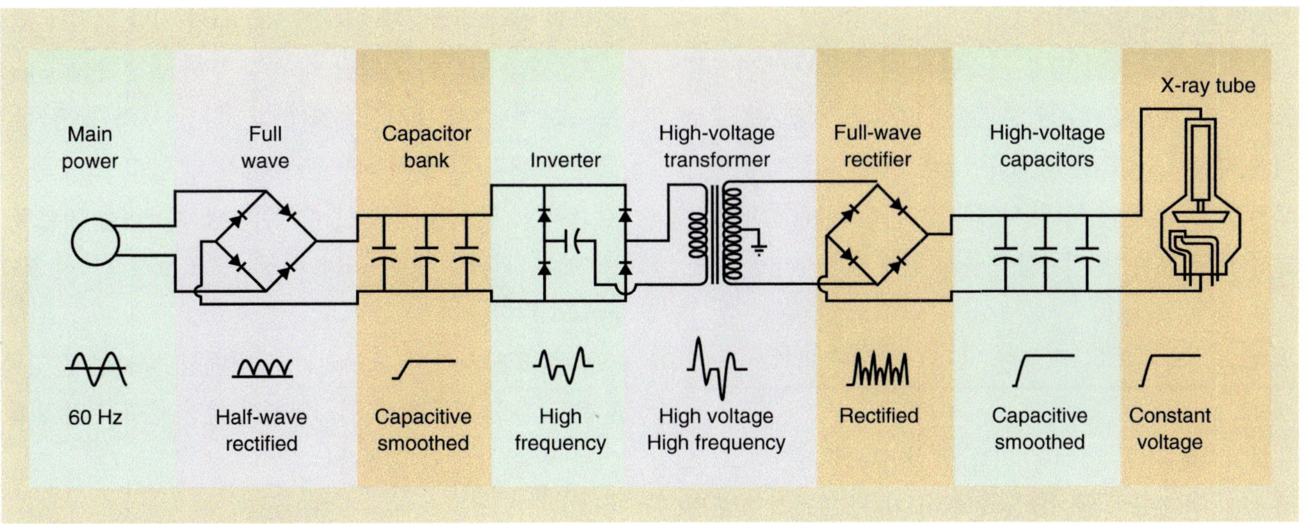

그림 5-25 고주파 발전기의 변환장치 회로

갖는 X선 빔을 만든다. 즉 전파 정류 조건에서 전압은 0에서 최대 전압까지 초당 120회 변한다.

단상 전압 파형이 0에 가까운 값을 가질 때 생성된 X선은 에너지가 낮아 투과력이 없기 때문에 진단적 가치가 거의 없다. 이러한 X선의 결함을 보완하는 방법은 3개가 동시에 전압 파형을 생성하는 **3상 전력** 방식을 이용하는 것이다.

3상 전력

그림 5-23은 단상 전력, 3상 전력(three-phase power)과 전파 정류 3상 전력의 전압 파형을 나타낸다.

3상 전력으로 인해 다수 전압 파형은 거의 일정한 고전압을 유지하여 파형이 서로 중첩된다. 단상 전력은 독특한 2개 펄스와 비교된 1/60초당 6개 펄스가 있다.

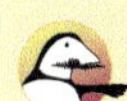
3상 전원에서 전압은 X선관을 통해 거의 0으로 떨어지고 노출되는 동안에는 절대 상수이다.

고주파 발생기

고주파 회로는 많은 X선 영상 시스템에서 고전압을 발생시키는 데 적용되고 있다. 그림 5-24와 같이 60 Hz에서 전파 정류 전력은 500~25,000 Hz의 더 높은 주파수로 변환되어 고전압으로 전달된다.

고주파 발생기(high-frequency generator)의 장점은 크기가 60 Hz 고전압 발생기보다 훨씬 작은 것이다. 고주파 발생기는 거의 일정한 전압 파형, 더 낮은 환자 선량에서 영상의 질을 향상시킨다.

이 기술은 처음에는 이동형 X선 영상 시스템에 이용되었지만, 현재 모든 유방촬영장치와 전산단층촬영 시스템이 고주파 회로를 이용한다.

고주파 전압 발생은 그림 5-25와 같은 인버터 회로를 이용한다. 인버터 회로는 DC를 연속 사각 펄스로 바꾸는 고속 스위치 또는 쵸퍼(chopper)이다.

많은 이동형 X선 고전압 발생기는 축전지와 500 Hz에 주파수를 생성하기 위하여 실리콘 제어 정류기(SCRs)를 사용하며 이것은 승압 변압기에 입력된다. 승압 변압기에서 약 1/10 크기인 60 Hz 변압기를 500 Hz로 변화시킬 수 있다. 변압기가 500 Hz에서 잡음을 유발할 수 있다.

고주파 X선 발생기는 간혹 주파수에 의해 분류된다(표 5-1). 주요한 차이는 변환장치 단위로 설계된 인버터 장치에 있다. 이러한 회로의 이점은 60 Hz 고전압 발생기보다는 효율적이며 더 작고 가격이 저렴한 것이다.

표 5-1 고주파 X선 발생기기의 특성

주파수 범위	변환 특성
< 1 kHz	바리스터
1~10 kHz	넓은 실리콘 정류기
10~100 kHz	전력 FET

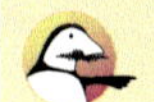
전파 정류나 고주파 전압 발전기는 X선 영상 진단 시스템에 이용된다.

축전지 방전 발생기

일부 이동형 X선 영상 시스템은 아직도 니켈-카드뮴(NiCd) 건전지의 DC 전압으로부터 SCRs을 방전시킴으로써 동작한다. SCRs를 중첩하여 쌓아 두기 때문에 전하는 고전압에 저장된다. 그림 5-26과 같이 조사시간 동안 X선 발생에 요구되는 관전류를 만들기 위해 전하가 방출된다.

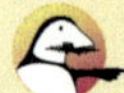
축전기 출력 도중 전압은 약 1 kV/mAs으로 떨어진다.

떨어지는 전압은 이용 가능한 관전류를 제한하고 조사 동안 관전압이 떨어지는 원인이 된다. 결과적으로 정확한 방사선 촬영 정격표가 필요하게 되는 것이다.

주어진 조사시간 후에도 지속적으로 X선 발생을 일으키는 원인은 축전기가 충전을 계속하기 때문이다. X선 발생은 격자 제어형 X선관과 자동 선속 차단기에 의해 차단된다. 격자 제어형 X선관은 모든 관전류를 조절하는 특수 설계 음극으로 이루어져 있다.

하강 부하 발생기

오늘날 많은 X선 영상 시스템은 가장 짧은 조사시간을 제공하기 위해 하강 부하 기술(falling load technique)을 적용한다. X선관의 양극은 제6장에 설명한 것과 같이 제한된 열용량 값이 있다.

조사시간의 제한에 의한 인터벤션 방사선 영상 시스템의 X선 강도를 1,000 mA의 관전류로 500 ms 촬영한다면 그림 5-27에서와 같이 500 mAs가 된다. 선택된 kVp와 1,000 mA에서 허용 가능한 가장 짧은 조사시간은 X선관의 양극의 열용량 때문에 500 ms가 된다.

X선관의 양극이 가열될 때 하강 부하 발생기(falling load generator)가 즉시 냉각을 시작한다. 하강 부하 발생기는 그림 5-28과 같이 처음의 관 부하가 더 높고 조사 동안 감소한다. 감소율은 X선관 양극의 냉각 특성을 따른다. 이 예의 결과는 300 ms의 더 짧은 조사시간에서 500 mAs와 같다.

짧은 조사시간이 요구되는 인터벤션 방사선 촬영과 같은 고용량 X선 영상 시스템에서 하강 부하 전압 발생이 이용된다. 전압 맥동률

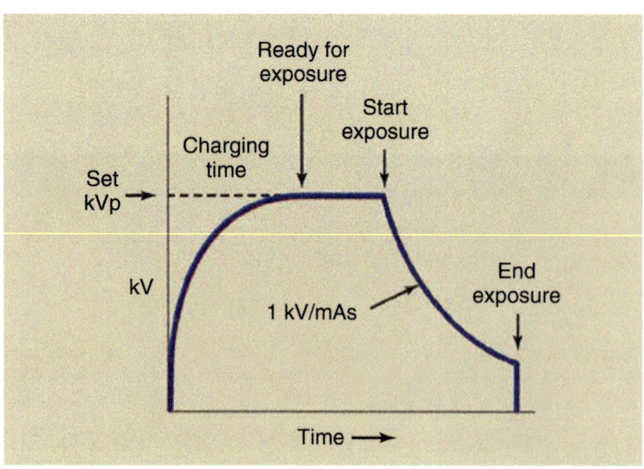

그림 5-26 관전압은 콘덴서 방전 발생기에 의해 조사하는 동안 떨어진다.

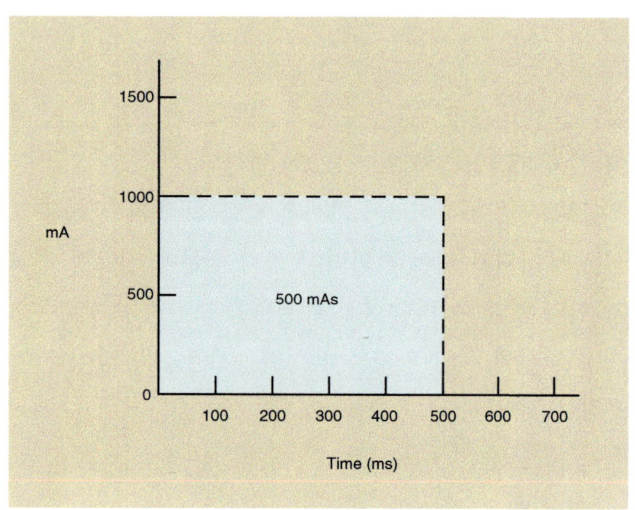

그림 5-27 1,000 mA의 관전류로 500 ms 촬영하였을 때 500 mAs가 된다.

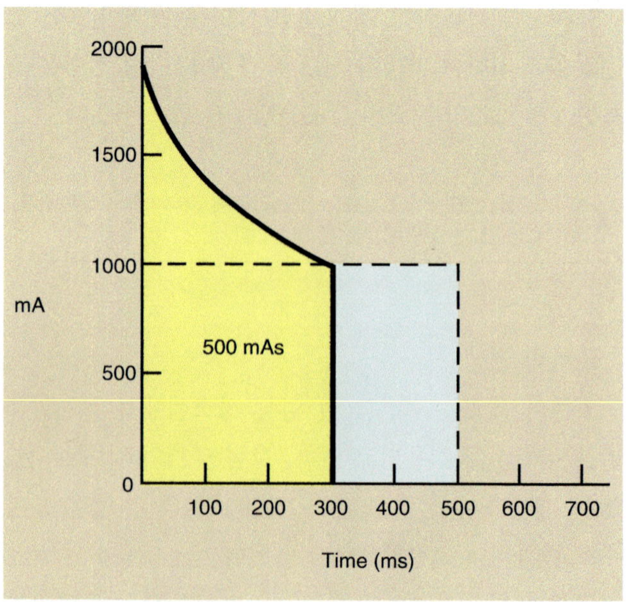

그림 5-28 하강 부하 전압 발생은 초기 관의 부하가 더 크고 조사하는 동안 떨어진다.

전압 파형을 특성화하는 또 다른 방법은 **전압 맥동률(리플)**이다. 단상 전력은 **100% 전압 리플**을 가진다: 전압은 0에서 최대값이 변화한다. 3상, 6펄스 전력은 약 **14% 리플**을 가진 전압을 공급한다. 그 결과로 X선관에 공급된 전압은 최대값의 86% 이하로 떨어지지 않는다.

이보다 개선된 3상 12펄스 전력은 단지 **4% 리플**을 가지기 때문에, X선관에 공급되는 전압은 최대값의 96% 이하로 떨어지지 않는다. 특히 고주파 발생기는 약 **1% 리플**을 가지므로 X선의 선량과 선질이 매우 우수하다.

그림 5-29는 다양한 전력원에 대해 X선관에 공급되는 전압 파형과 전압 리플을 나타내었다. X선 생성에 있어서 가장 효율적인 방법은 가장 낮은 전압 리플의 파형을 갖는 것이다.

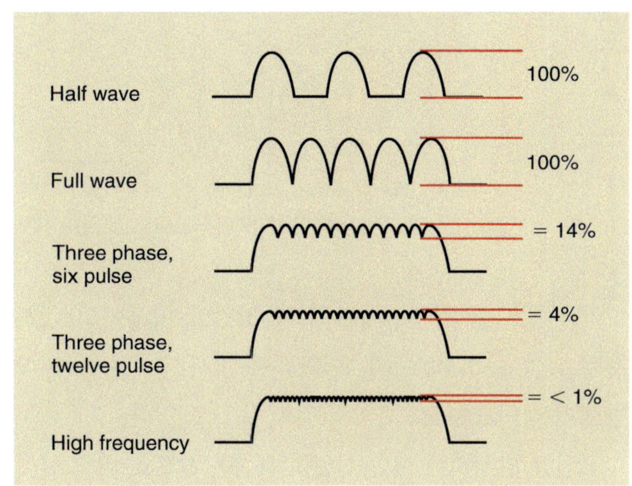

그림 5-29 다양한 전압 공급 파형에서 나오는 전압 파형. 전압의 리플 백분율은 각 전압 파형의 백분율을 나타낸다.

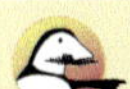
보다 적은 전압 맥동률은 좋은 결과를 가져온다.

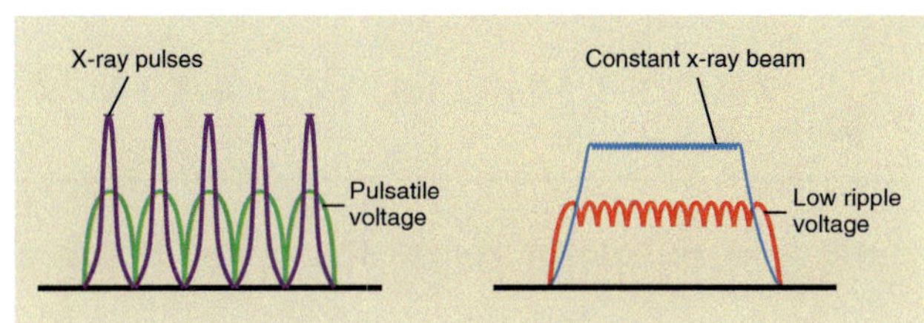

그림 5-30 X선의 수와 에너지 모두 전압 파형이 증가함에 따라 높아진다.

낮은 리플의 X선관의 전압은 많은 이점이 있다. 주요한 이점은 그림 5-30과 같이 X선관에 공급되는 일정한 전압에 의해 우수한 선량과 선질을 제공할 수 있다는 것이다.

X선관의 전압이 높을수록 X선 발생효율은 더 높아진다. 즉 필라멘트에 의해 방출된 전자는 에너지가 높을수록 더 많은 X선을 생성한다.

낮은 전압 리플은 저에너지 X선을 발생시키는 저에너지 전자의 수가 적기 때문에 선질이 향상된다. 즉 X선의 평균 에너지는 높은 전압 리플 모드에 비해 더 높아진다.

X선 빔 세기와 투과력은 단상 전력에 비해 낮은 전압 리플을 가진 전력방식에서 훨씬 높게 나타난다. 따라서 3상 또는 고주파 X선 영상 시스템에 대한 새로운 촬영 기술 차트가 요구된다.

3상 방식은 단상방식과 같은 관전류량에서 촬영할 때 동일한 영상 수용체 노출을 만들기 위해서는 10 kVp 낮은 관전압이 요구될 수 있다. 또한 고주파 발생기는 12 kVp 감소한다.

3상 촬영장비는 최대 1,200 mA의 관전류가 가능하여 짧고, 높은 세기의 노출이 가능하다. 이러한 용량은 특히 인터벤션 방사선 촬영에 유용하게 사용된다.

3상 전력이 일반촬영/투시촬영 검사실에 제공될 때 촬영은 3상 전력으로 하고, 투시 모드는 보통 단상을 이용한다.

투시촬영을 위한 관전류는 일반촬영에 비해 매우 낮다. X선 케이블이 매우 길어 높은 용량을 갖기 때문에 그림 5-31과 같이 매끄러운 전압 파형을 나타낸다.

3상 X선 장치의 단점은 초기 비용이다. 설치와 가동 비용은 단상장비보다 낮을 수 있다. 고주파 발생기의 비용은 중간 정도이며, 낮은 리플 발생기는 단상장비와 비교하여 전반적으로 더 큰 용량과 유용성을 가진다.

정격 용량

변압기와 고전압 발생기는 보통 킬로와트(kW) 단위의 정격 용량(power rating)에 따라 구분된다. 전기 전력의 단위는 와트(W)이며, 아래의 수식으로 표현된다.

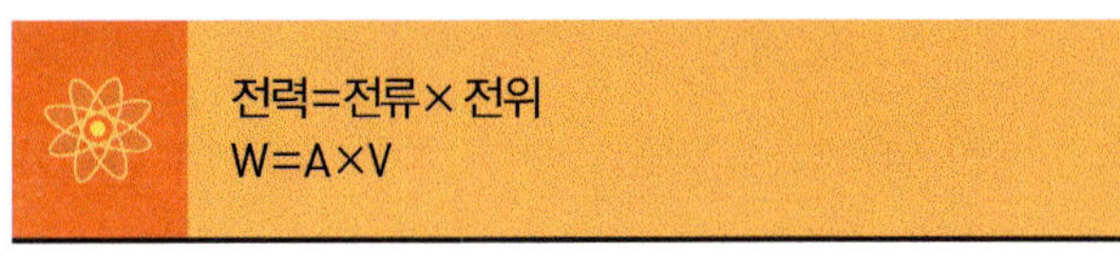

전력=전류× 전위
W=A×V

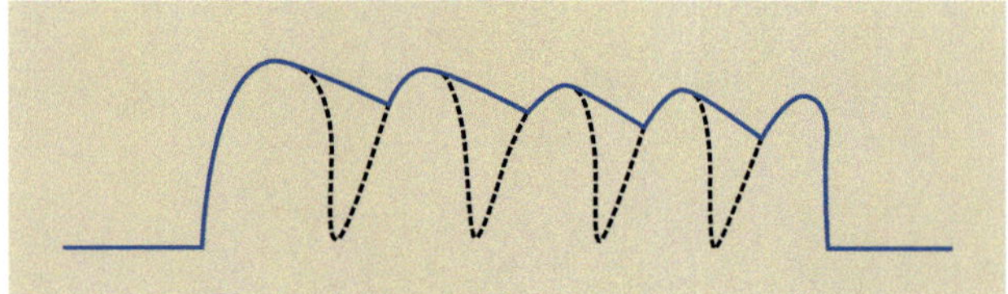

그림 5-31 전압 파형은 긴 고전압 케이블의 캐패시터(capacitance)에 의해 평탄해진다.

기본 방사선 촬영장치를 위한 고전압 발생기의 정격 용량은 30~50 kW이며, 인터벤션 방사선 시술을 위한 발생기는 약 150 kW까지의 전력 등급도 있다.

고전압 발생기에 대한 산업적 표준은 100 ms의 조사시간 동안 100 kVp에서 가능한 최대 관전류를 이용하는 것이다. 이 값은 일반적으로 허용 가능한 최대 전력이 된다.

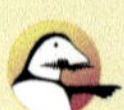

고전압 발전기 전력(kW) = 100 kVp와 100 ms에서 최대 X선관전류(mA)이다.

전력은 전류와 전압의 곱이다. 이는 일정한 전류와 전압을 가정한 값이지만, 단상 방식의 X선 영상 시스템에서는 일정하지 않다. 그러나 낮은 리플 전력을 갖는 3상과 고주파 방식의 발생기에서는 실제 전력과 거의 같다.

질문: 낮은 전압 리플을 갖는 시스템에서 100 kVp, 100 ms에서, 최대 가능한 관전류가 800 mA이다. 전격 전력은 얼마인가?

해답: 전격 전력 = 전류(A) × 전위(V)

$$= 800 \text{ mA} \times 100 \text{ kVp}$$
$$= 80{,}000 \text{ mA} \times \text{kVp}$$
$$= 80{,}000 \text{ W}$$
$$= 80 \text{ kW}$$

질문: 인터벤션 방사선 장치 시스템에서 1,200 mA 케이블에 100 kVp, 100 ms로 작동한다. 전격 전력은 얼마인가?

해답 : $$\text{전격 전력(kW)} = \frac{1{,}200 \text{ mA} \times 100 \text{ kVp}}{1{,}000} = 120 \text{ kW}$$

단상 발전기는 100% 전압 리플을 가지고 적은 능률을 가진 X선 발전기이다. 단상 전력비의 결과는 다음과 같다.

질문: 개인 사무실에 설치된 단상 방사선 촬영기 단위가 120 kVp와 500 mA, 100 ms 최대 용량을 갖는다. 전격 전력은 얼마인가?

해답 : 전격 전력(kW)

$$= (0.7)\frac{(500 \text{ mA})(120 \text{ kVp})}{1{,}000}$$
$$= 42 \text{ kW}$$

X선 회로

그림 5-32는 X선 영상 시스템의 3가지 주요 요소인 X선관, 운영 콘솔, 그리고 고전압 발생기로 구분된 개략도를 나타내었으며, 모든 미터기, 제어기와 중요한 구성요소들의 위치가 표시되어 있다.

요약

X선 영상장치는 (1) X선관, (2) 운영 콘솔, 그리고 (3) 고전압 발생기의 3부분으로 구성된다. X선관의 설계와 동작원리는 제6장에서 자세히 다룰 것이다.

운영 콘솔은 ON/OFF 제어와 kVp, mA, time 또는 mAs를 선택하는 제어기들로 구성된다. 자동노출장치(AEC) 또한 운영 콘솔에 포함되어 있다.

고전압 발전기는 크게 단상, 3상 및 고주파의 3가지 방식으로 X선관에 전력을 공급한다. 단상에 비해 3상 전력방식은 X선관의 전압이 조사하는 동안 거의 일정하고 '0'으로 떨어지지 않는다.

X선 영상 시스템의 구성요소는 킬로와트(kW) 단위의 정격 용량에 의해 분류되기도 한다. 전압 발생기에 대한 최대 허용 전력은 100 ms의 조사시간에 대해 100 kVp에서 최대 관전류(mA)와 같다.

도전문제

1. 다음을 정의하거나 구분하시오.
   a. 반도체
   b. 자동노출장치(AEC)
   c. 입력 전원 보상장치
   d. 콘덴서
   e. 관전류 미터기
   f. 다이오드
   g. 전압 리플
   g. 정류기
   i. 단권 변압기
   j. 전력

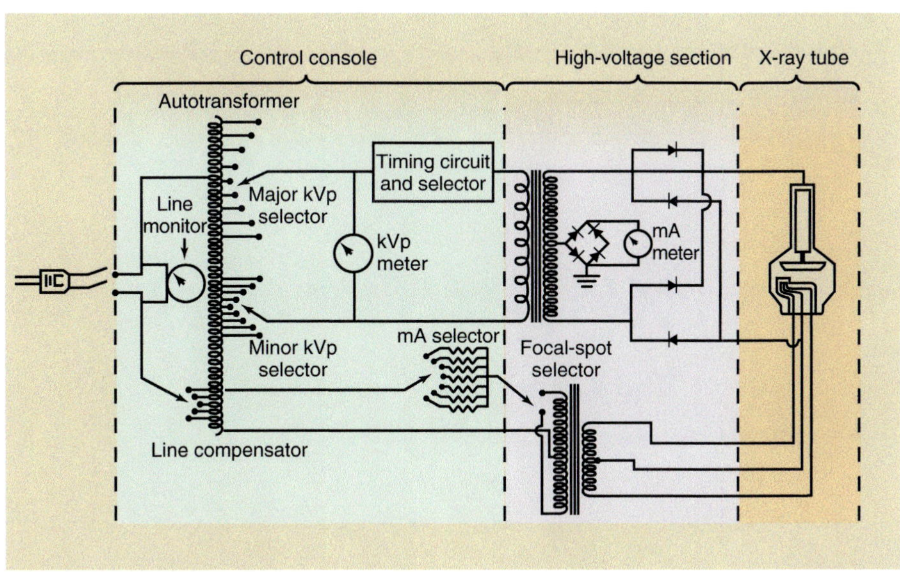

그림 5-32 X선 영상 진단 시스템 전파 전류 장치 기본 회로도

2. 220V는 단권 변압기의 1차 코일의 1,200권선으로 맞은편에서 공급된다. 1,650권선이라면 고전압 변압기의 1차 코일에는 얼마의 전압이 공급될 것인가?
3. kVp 미터기는 86 kVp이고 승압 변압기의 권선 비율이 1,200이다. 정전압은 얼마인가?
4. 변압기에서 자동 공급 전압은 60 V가 한도이다. 변압기의 경우 필라멘트 비율의 1/12일 때, 필라멘트 전압은?
5. 4번 문제에서 필라멘트 변압기의 현재 경선에서 0.5 A일 경우, 필라멘트 전류는?
6. 고전압 승압 변압기와 550 권선 비율과 190 V가 공급된다. X선관 전압은 얼마인가?
7. 당신이 작동하는 X선 영상 진찰 시스템에서 그림 5-32에 보이는 각종 미터기와 제어기를 찾아내시오.
8. 방사선 촬영 테이블은 방사선이 투과되어야 한다. 방사선 투과를 정의하시오.
9. 90/20 테이블의 움직임을 설명하시오.
10. 운영자의 장치에 있는 5가지 주요 제어기를 나열하시오.
11. 단권 변압기의 목적은 무엇인가?
12. 1차 전압은 자동 변압기에 있는 2차 전압과 어떤 관련이 있는가?
13. 관전류량 미터기는 어떻게 읽는가?
14. 운영장치 제어기는 1/60초의 노출시간에 200 mA에 놓는다. 관전류량은 얼마인가?
15. 소아과 환자의 검사에서 운영장치 제어기가 600 mA/30 ms에 놓여 있다. 관전류량은 얼마인가?
16. 고전압 발전기와 고전압 변압기의 차이점은 무엇인가?
17. X선 회로에 정류기가 필요한 이유는 무엇인가?
18. 전압 리플과 전력 공급원을 올바르게 연결하시오.

전력	전압 맥동률(%)
단상	14%
심상 6펄스	100%
심상 12펄스	14%
고주파	1%

19. X선관 구조물에 있을 수 있는 고전압 발전기의 유일한 유형은 무엇인가?
20. 단상과 고주파 전력 등급 계산을 위한 방정식을 서술하시오.

• 도전문제의 해답은 웹사이트 http://evolve.elsevier.com에 로그인해서 찾을 수 있다.

CHAPTER 6

X선관

The X-ray Tube

학습목표

1. X선관의 구조에 대해 설명할 수 있다.
2. X선관을 보호하는 외부 구성요소를 나열할 수 있다.
3. 유리 또는 금속 봉입물의 목적을 설명할 수 있다.
4. 음극과 필라멘트 전류에 대해 설명할 수 있다.
5. 양극과 유도 모터의 구조에 대해 설명할 수 있다.
6. 선초점 원리와 경사효과에 대해 설명할 수 있다.
7. X선관 손상의 3가지 요인에 대해 설명할 수 있다.
8. X선관 정격 차트를 이해하고 설명할 수 있다.

X선관은 주로 방사선사들이 이용하는 X선 영상 시스템의 구성요소이다. 이러한 X선관은 하우징으로 보호되어 있어 직접 접촉하기 어려운 구조로 이루어져 있다. 그림 6-1은 회전양극형 진단 X선관의 개략도이며, 음극과 양극으로 구성된다.

또한 외부 구조는 지지 구조물, 보호 하우징, 그리고 유리 또는 금속 봉입물의 3가지로 구성되어 있다.

이 장에서는 X선관의 외부 및 내부 구조에 대해 살펴보고, X선관 손상의 원인과 보호방법에 관한 내용을 다룬다.

외부 구성요소

X선관과 하우징은 무겁기 때문에 방사선사들이 X선관을 적절히 위치시키도록 지지하는 구조물이 필요하고, 그림 6-2는 X선관을 지지하기 위한 3가지 주요 방법이다.

천정지지 시스템

천정지지 시스템(ceiling support system)은 가장 흔히 이용하는 방법으로 천정에 고정된 레일로 구성되고, X선관의 수직과 수평 이동이 가능하다.

X선관은 레일에 부착되어 X선관과 영상수용체까지의 거리(SID)를 조절할 수 있다. X선관이 표준 SID에서 검사 테이블 위 중앙에 위치할 때 **기준** 위치가 된다.

또한 방사선사들은 다른 위치를 선택할 수 있고 고정할 수도 있다. 어떤 천정지지 X선관들은 모든 잠금을 해제하고 이동할 수 있다. 잠금상태에서는 약 1 m 이상 이

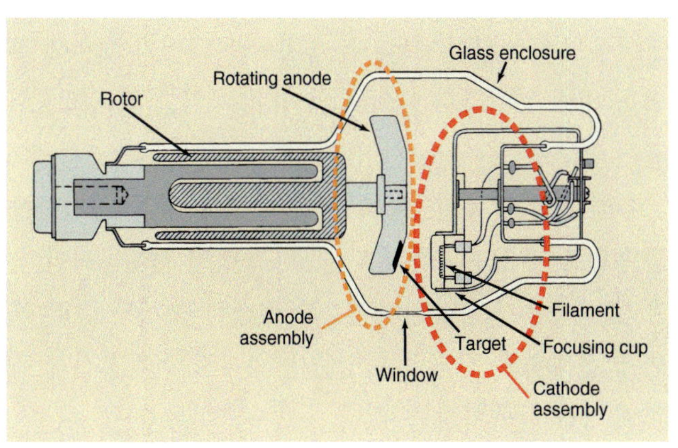

그림 6-1 회전 양극형 X선관 모식도

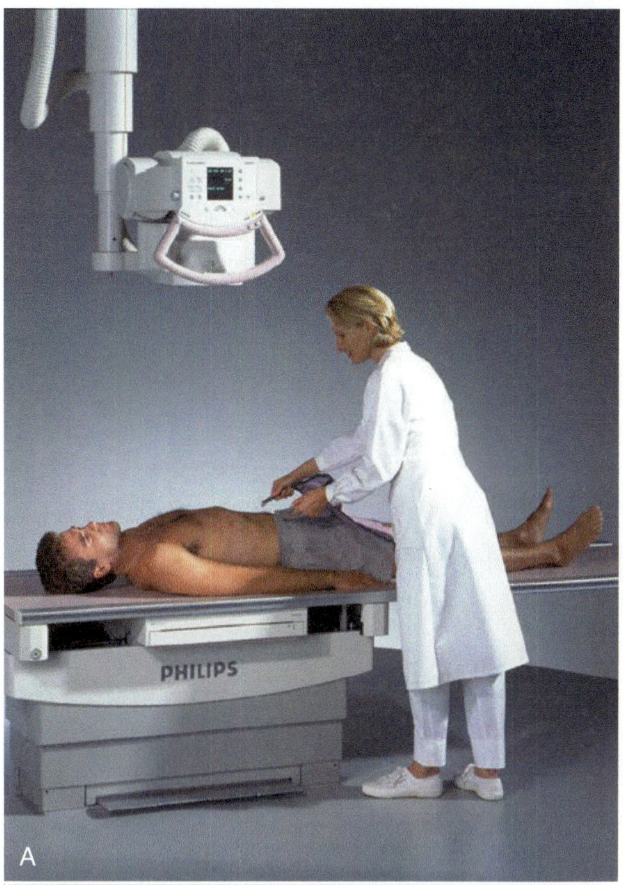

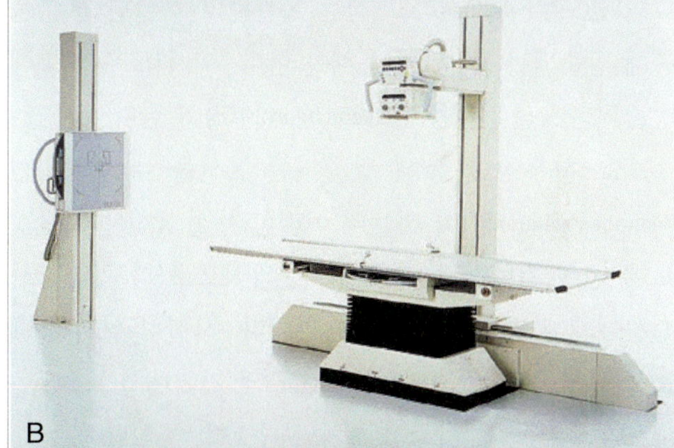

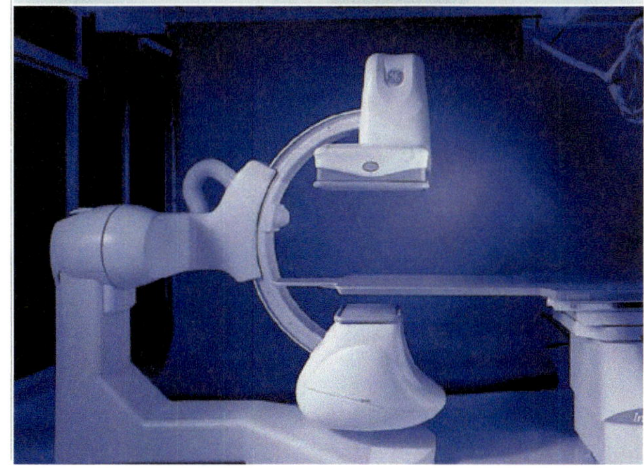

그림 6-2 X선관을 지지하는 3가지 유형. (A) 천정지지, (B) 마루지지, (C) C-자형 지지(A: Courtesy Philips Medical Systems, B: Courtesy Toshiba Corp. C: Courtesy GE Healthcare)

동이 허용되지 않기 때문에 장치의 손상을 방지하기 위해 최소한의 위치 조정이 이루어져야 한다.

마루-천정지지 시스템

마루-천정지지 시스템(floor-to-ceiling support system)은 레일이 마루에서 천정까지 부착된 단일 기둥을 가진다. X선관은 기둥 회전축에 의해 상하로 조정이 가능하다.

C-자형 지지 시스템

'C'자 형태의 C-자형 지지 시스템은 주로 인터벤션 방사선 촬영에 이용되고 있다. 이러한 시스템은 X선관에 다양한 위치를 제공할 수 있으며, 영상 수용부는 X선관의 반대쪽에 부착되어 있다. *L-자형* 또는 *U-자형* 지지 시스템 또한 유사하게 이용된다.

보호 하우징

X선이 발생하여 방출할 때는 모든 방향에서 같은 강도를 가지며 **등방향**으로 방출된다. 따라서 그림 6-3과 같이 **윈도우(window)**라고 하는 X선관의 특별한 부분을 통해 방출되는 X선만 이용해야 한다. 이 윈도우를 통해 방출되는 X선을 **이용 빔(useful beam)**이라고 한다.

보호 하우징을 통해 방출되는 X선을 **누설 방사선(leakage radiation)**이라 하는데 이러한 누설 X선은 진단정보에 전혀 기여하지 않으면서 결과적으로 환자와 방사선사에게 불필요한 피폭을 야기한다. 적절히 설계된 보호 하우징은 최대 촬영조건의 1 m의 거리에서 1 mGy_a/hr보다 낮은 누설 방사선 수치로 감소할 수 있다.

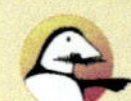
보호 하우징은 과도한 방사선 노출과 전기 쇼크로부터 보호하는 역할을 한다.

보호 하우징에는 예기치 않은 전기 감전을 보호하기 위한 고전압 보호 장치와 과격한 조작으로 인한 사고를 방지하는 **기계적 안전장치**가 있다.

일부 X선관의 보호 하우징은 전기쇼크 방지를 위한 절연 및 발생하는 열을 냉각하는 역할을 동시에 수행하는 오일을 함유한다. 다른 일부의 보호 하우징에는 공기로 X선관을 냉각하기 위한 냉각팬 또는 X선관이 담겨져 있는 오일이 있다. 이러한 장치는 오일이 가열되었을

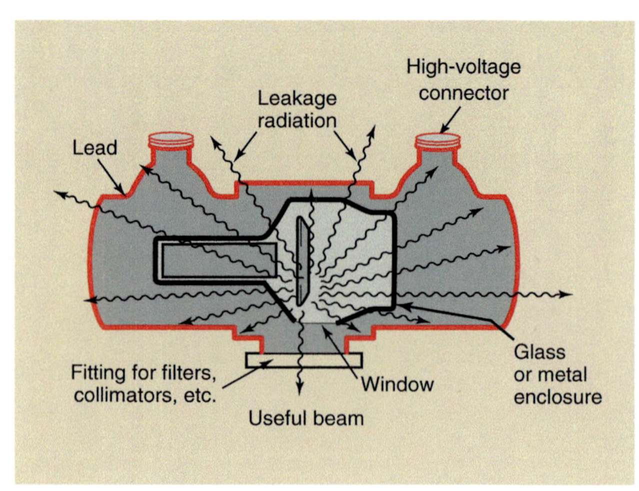

그림 6-3 보호 하우징은 누설 방사선을 1 m 거리에서 1 mGy_a/h 이하로 감소시킨다.

때 팽창할 수 있다. 팽창이 과도해지면, 마이크로 스위치가 동작하여 X선관이 냉각될 때까지 이용할 수 없게 된다.

유리 또는 금속관

X선관은 **유리** 혹은 **금속 봉입물** 안에 구성요소들이 포함되어 있는 일종의 전기적인 진공관 형태를 갖는다. 즉 X선관은 음극과 양극 2개의 전극을 갖고 있는 특수한 형태의 진공관이며, 비교적 크고 길이가 약 30~50 cm, 직경이 약 20 cm이다. 유리관은 열에 강한 파이렉스 유리로 이루어져 있다.

X선관 안은 진공상태이기 때문에 효율적인 X선 생산 및 관 수명의 연장을 유지할 수 있다. 공기가 X선관 안에 있으면, 음극으로부터 방출되고 양극으로 도달하는 전자의 수가 감소하여 낮은 X선 발생률과 많은 열이 발생하게 된다.

크루크관 이전의 X선관은 진공이 아니었기 때문에 봉입물 내에 공기가 포함되어 있었다. 하지만 현대의 X선관인 크루크관은 진공관이다.

유리 X선관 봉입물보다는 일부 또는 전체 봉입물을 금속으로 제작하는 것이 X선관의 향상된 설계방식이다. 유리는 사용기간이 길어질수록 텅스텐 증기가 유리 표면에 흡착하고 전기적 특성을 변화시켜 전기방전과 관의 수명을 단축시킬 수 있다.

반면 **금속 봉입형 관**들은 일정한 전압을 유지할 수 있

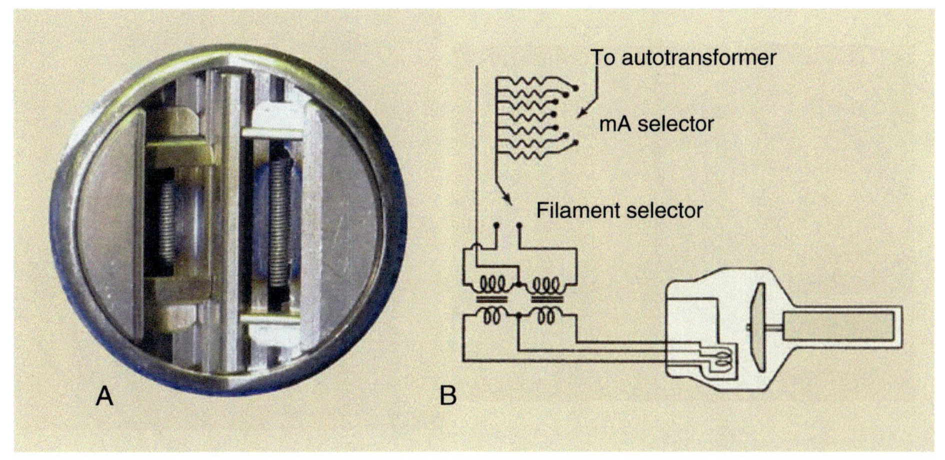

그림 6-4 (A) 0.5mm와 1.5mm의 초점을 제공하기 위해 설계된 이중-필라멘트 음극. (B) 이중-필라멘트 음극의 개략도.

어 수명을 연장할 수 있을 뿐만 아니라 고장을 줄일 수 있다. 실제로 현재 고용량 X선관에는 금속 봉입물이 이용되고 있다.

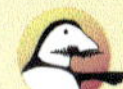 X선관은 유리 또는 금속 봉입물로 설계된다.

X선관의 창은 유리 또는 금속 봉입물로 되어 있으며, 면적은 약 5 cm^2으로 매우 작아 X선 이용 빔이 방출할 수 있다. 이와 같은 창은 최소의 흡수에 의해 최대한의 X선 방출이 가능하다.

내부 구성요소

음극

그림 6-4은 이중-필라멘트 음극(cathode)과 전기적 요소에 대한 개략도를 나타낸다. 이러한 두 개의 필라멘트는 두 개의 초점을 제공하여 독립된 전자 빔을 생산할 수 있다.

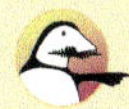 음극은 X선관의 (−) 부분이며 필라멘트와 집속관의 두 부분으로 구성된다.

필라멘트(filament). 필라멘트는 매우 작은 코일로 직경은 약 2 mm이고, 길이는 약 1~2 cm이다.

X선관 필라멘트가 가열되면 전자를 방출한다. 필라멘트의 전류가 충분히 높아지면 필라멘트 원자들의 외각 전자들이 방출되는데, 이 현상을 **열전자 방출**(열이온 방출, thermionic emission)이라고 한다.

필라멘트는 보통 **토륨 텅스텐**(thoriated tungsten)으로 만들어지는데 텅스텐은 다른 금속들보다 더 높은 열전자 발생을 제공하고 용융점이 3,410 ℃로 쉽게 증기화되지 않는 장점이 있다. 텅스텐 필라멘트의 1~2% 토륨(thorium)의 첨가는 열전자 방출 효율을 증가시키고 관 수명을 연장할 수 있다.

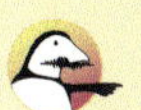 X선관 손상의 대부분은 유리 봉입물 위에 텅스텐 증기가 증착하면서 발생한다.

그러나 텅스텐 금속도 증기화되고 내부 구성요소에 코팅이 되면 관의 전기적 특성에 영향을 주어 아크방전과 관 손상을 야기할 수 있다.

집속관(focusing cup). 필라멘트는 그림 6-5와 같이 **집속관**이라 하는 금속관 내에 삽입되어 있다. 음극으로부터 양극으로 가속된 전자들은 모두 전기적인 음전하를 띠고 전자 빔은 정전기적 척력에 의해 흩어지는 경향을 가지며 어떤 전자들은 양극을 이탈할 수 있다.

집속관은 음으로 대전되어 있어 그림 6-6과 같이 전자 빔을 양극의 작은 영역으로 집속시킨다. 이러한 집속관의 효율은 크기와 모양, 전하량, 필라멘트 크기와 모양, 그리고 집속관 내 필라멘트의 위치에 의해 결정된다.

필라멘트 전류(filament current). X선 영상 시스템이 처음 작동되면 필라멘트를 통해 낮은 전류가 흐르고 X선 발생을 위해 예열된다. 낮은 필라멘트 전류에서 필라멘트는 열전자 방출을 위한 충분한 열이 아니기 때문에 관전류가

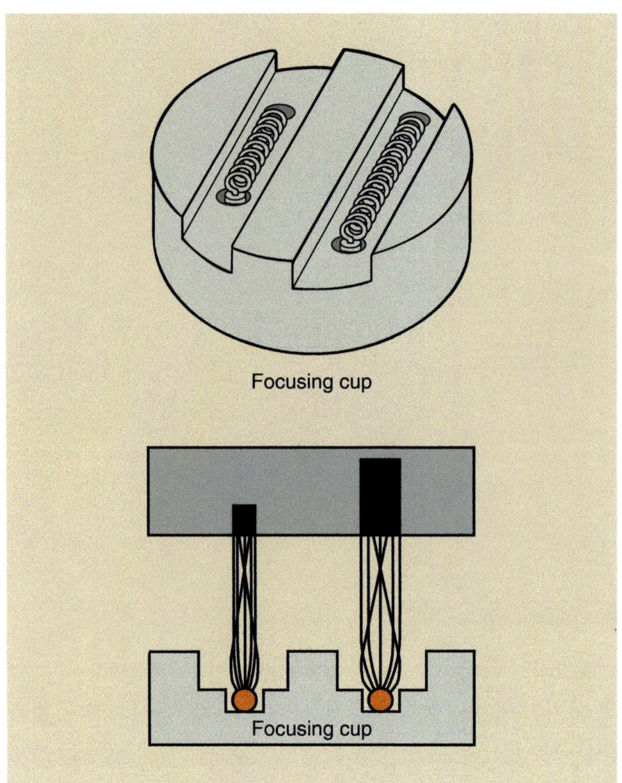

그림 6-5 집속관은 필라멘트를 감싸는 금속 보호판이다.

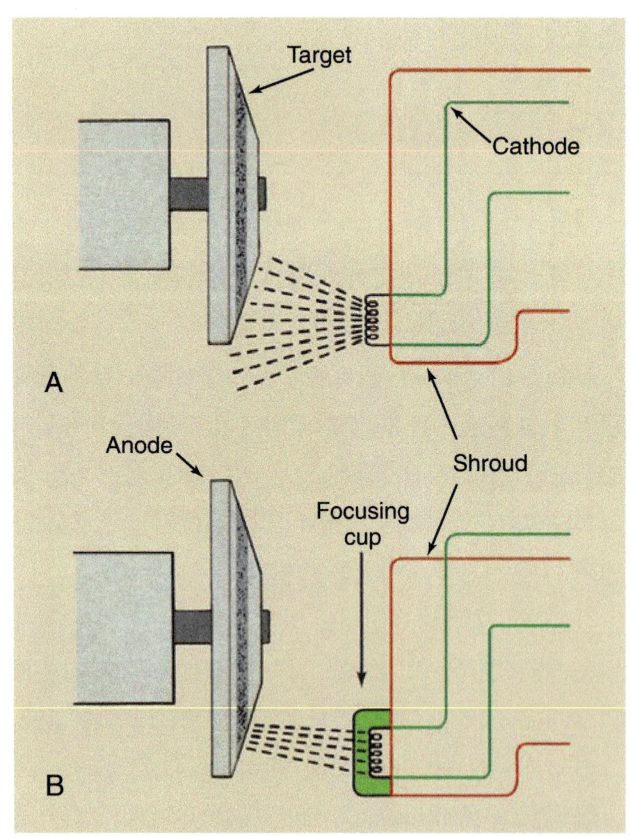

그림 6-6 (A) 집속관이 없을 때, 전자 빔은 전자들의 정전기적 척력에 의해 양극 쪽으로 흩어진다. (B) 음으로 대전된 집속관이 있을 때, 전자 빔은 밀집되어 표적으로 향하게 된다.

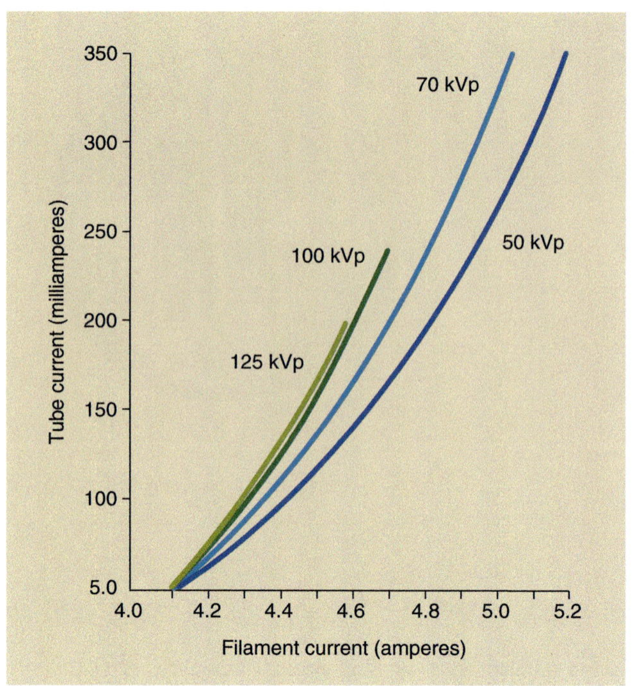

그림 6-7 X선관의 관전류는 필라멘트 전류에 의해 조절된다. 열전자 방출 특성 때문에 필라멘트 전류의 작은 변동은 관전류의 큰 변동을 야기한다.

발생하지 않는다. 필라멘트 전류가 충분히 높아지면 열전자 발생이 일어나고 X선관 전류가 증가하게 된다.

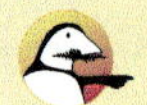

X선관 전류는 필라멘트 전류를 제어함으로써 조절할 수 있다.

그림 6-7의 필라멘트 전류와 X선관 전류의 이러한 관계는 관전압에 의존한다.

필라멘트로부터 전자가 발생되었을 때 이러한 전자들은 음전하를 가지면서 전기적 척력에 의해 필라멘트 주위에 전자구름을 형성할 수 있다.

이러한 전자구름을 *공간전하*(space charge)라고 하는데 정전기적 척력에 의해 충분한 전자들이 필라멘트로부터 방출되기 어렵게 한다. 이러한 현상을 *공간전하 효과*(space charge effect)라 한다. 그러므로 1,000 mA를 초과하는 전류를 발생시키는 X선관을 제작하고자 할 때 제조사는 적절한 공간전하 보상장치를 설계하여야 한다.

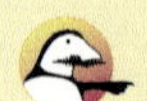

저관전압과 고관전류에서의 열전자 방출은 공간전하에 의해 제한될 수 있다.

그림 6-8의 그래프에서 주어진 필라멘트 전류(4.8 A)에서 X선관의 전류는 전압의 증가에 따라 최고값까지 상

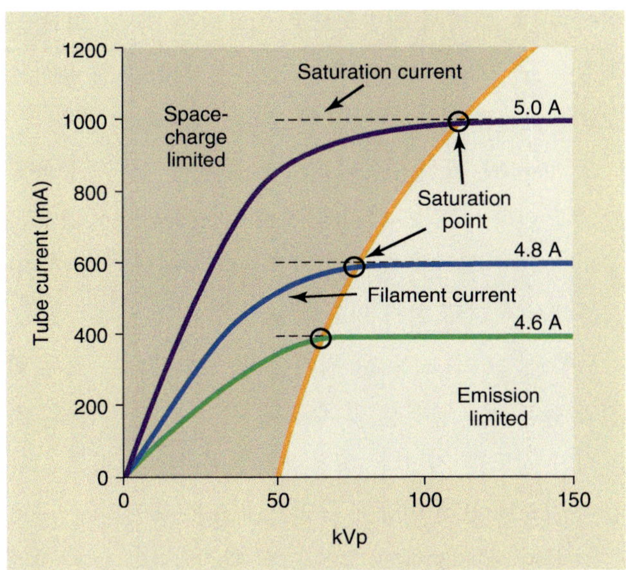

그림 6-8 주어진 필라멘트 전류에서 관전류는 포화전류라고 하는 최대값까지 도달한다.

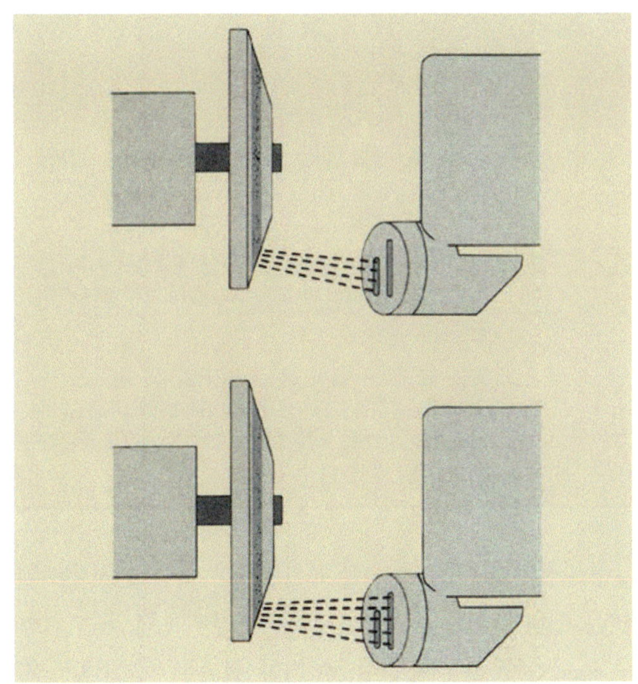

그림 6-9 이중-초점 X선관에서 초점 크기는 두 필라멘트 중 하나를 가열함으로써 조절된다.

승한다. 일정 관전압이 되면 방출되는 전자 모두가 수집되기 때문에 더 이상 관전류가 증가하지 않는데, 이것을 **포화전류(saturation current)**라고 한다.

이러한 포화전류는 공간전하 때문에 낮은 관전압에서는 도달되지 않는다.

대부분의 진단용 X선관은 크고 작은 두 개의 초점부(focal spots)가 있다. 작은 초점부는 더 좋은 공간 분해능이

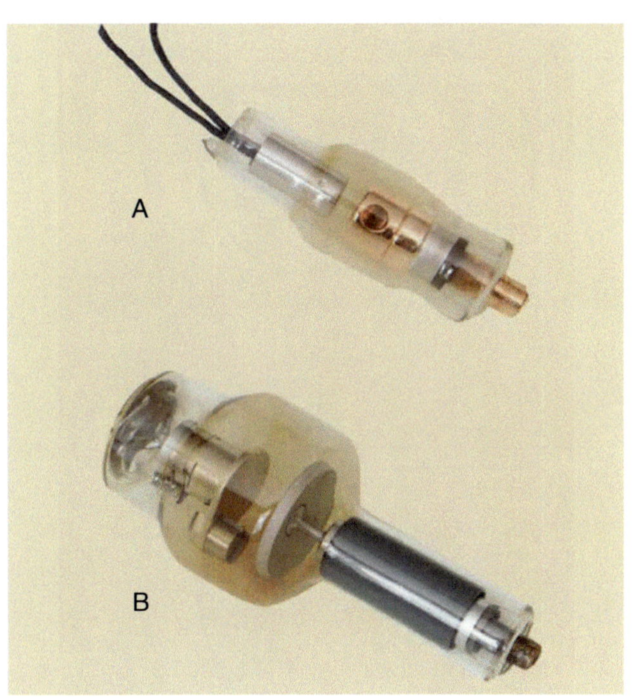

그림 6-10 모든 진단 X선관은 양극의 종류에 따라 분류될 수 있다. (A) 고정양극. (B) 회전양극.

요구될 때 이용되고 큰 초점부는 큰 인체 부위를 영상화할 때 이용된다.

보통 약 300 mA 이내에서는 두 초점이 모두 이용될 수 있지만, 400 mA 이상에서는 양극의 열용량이 작은 초점을 초과하기 때문에 큰 초점부만 이용된다.

작은 초점부의 크기는 약 0.1~1 mm이고, 큰 초점부는 약 0.3~2 mm이다. 그림 6-9의 이중-필라멘트 음극부의 필라멘트는 집속관 내에 있다. 작은 초점 크기는 작은 필라멘트, 큰 초점 크기는 큰 필라멘트에 의한 것으로 전류는 적절한 필라멘트를 통해 방출된다.

양극

그림 6-10과 같이 양극(anode)은 **고정양극**과 **회전양극**의 형태가 있다. 고정양극 X선관은 치과 X선 영상 시스템, 이동형 영상 시스템, 높은 관전류와 전력이 요구되지 않는 특수 목적의 장치에 이용된다. 일반적인 목적의 X선관은 짧은 시간 동안 높은 강도의 X선 빔을 생성시킬 수 있어야 하기 때문에 회전양극을 이용한다.

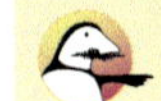

양극은 X선관의 (+) 쪽이며 전도성이 있고 열을 방출하며 표적을 포함한다.

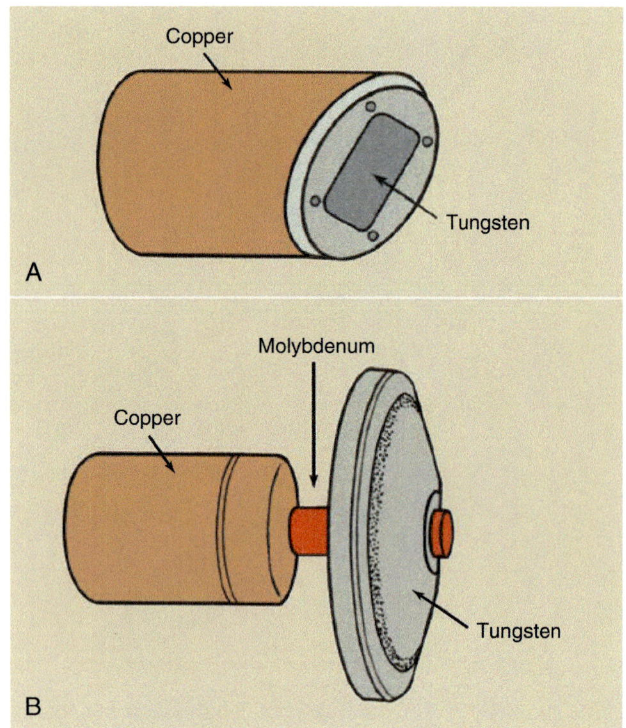

그림 6-11 (A) 고정양극에서 표적은 양극 내부에 있다. (B) 회전양극에서 표적은 회전 디스크 형태이다.

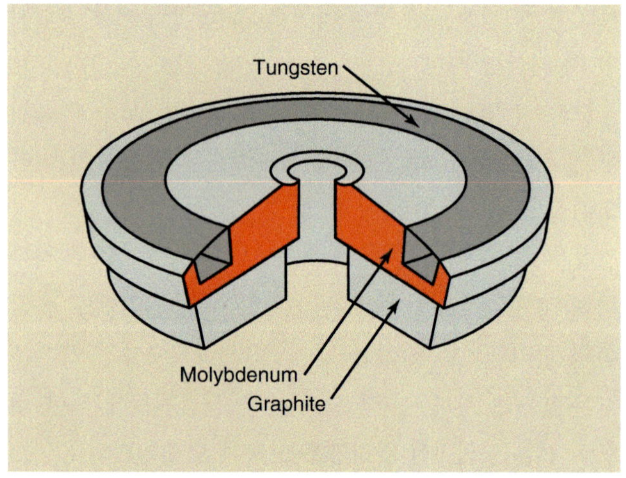

그림 6-12 층상양극(layered anode)은 열용량을 증가시키기 위해 하나 이상의 층이 있는 표적면을 가진다.

양극은 X선관에서 3가지 기능을 제공해야 한다. 첫째, 양극은 **전기적인 도체**이어야 한다. 즉 음극에서 방출된 전자들을 고전압 발생기 측으로 전달할 수 있어야 한다. 둘째 양극은 표적의 **기계적인 지지** 역할을 할 수 있어야 한다.

셋째 양극은 우수한 **열 냉각기능**을 가져야 한다. 음극에서 방출된 전자들이 양극과 상호작용할 때 99% 이상의 전자들이 열로 변환되고, 이러한 열은 빠르게 냉각되어야 한다. 따라서 일반적으로 이용되는 대부분의 양극 재질은 구리, 몰리브덴, 흑연 등이며, 적절한 열 분산은 고용량 X선관 설계 시 중요한 고려사항이다.

***표적(target)*.** **표적**은 음극에서 방출된 전자들이 충돌되는 부분이다. 그림 6-11과 같이 고정 양극관에서 표적은 구리 양극에 첨가된 텅스텐 합금으로 구성되고, 회전 양극관에서는 전체 회전 원판이 표적이다.

보통 레늄(rhenium; Re)을 첨가한 텅스텐 합금은 고속 회전과 반복되는 열팽창 및 수축에 견딜 수 있는 높은 기계적인 강도를 지닌다. 고용량의 X선관은 그림 6-12와 같이 텅스텐 표적 아래에 몰리브덴 또는 흑연의 층 구조를 이룬다. 몰리브덴과 흑연 모두 텅스텐보다 낮은 질량 밀도(mass density)를 가지고 있기 때문에 더욱 가볍고 회전이 용이하다.

텅스텐의 3가지 주요 특성은 다음과 같으며 일반 방사선 영상을 위한 표적 물질로 선택된다.

1. **원자번호–** 텅스텐의 높은 원자번호(74)는 고효율 및 고에너지 X선을 생성한다. 이 이유에 대해서는 제9장에서 자세히 다루도록 한다.
2. **열 전도성–** 텅스텐은 구리와 열전도성이 거의 같기 때문에 발생한 열을 분산시키는 데 효율적인 금속이다.
3. **높은 용융점–** 열이 충분히 가해지면 물질은 녹고 액화된다. 텅스텐은 구리(1,100℃)에 비해 높은 용융점(3,400℃)을 갖는다. 그래서 높은 관전류에서도 견딜 수 있다.

유방촬영을 위한 특수한 X선관들은 낮은 원자번호와 낮은 에너지의 K 특성 X선 때문에 몰리브덴 또는 로듐(rhodium) 표적을 이용한다. 이러한 원리는 제7장에서 자세히 기술할 것이다. 표 6-1은 이러한 표적 물질들의 특성을 요약한 것이다.

***회전양극(rotating anode)*.** 회전양극 X선관은 전자 빔이 더 넓은 표적 영역과 상호작용을 가능하게 하고 고정양극에서 처럼 열이 하나의 작은 영역에 집중되지 않는다. 그림 6-13은 1 mm 초점영역을 갖는 전형적인 고정양극($4\ mm^2$)과 회전양극($1{,}800\ mm^2$) X선관의 표적 영역을 비교한 것이다. 즉 회전양극관은 고정양극에 비해 500배 이상의 충돌 면적을 제공한다.

표 6-1 X선 표적의 특성

원소	화학기호	원자번호	K X선 에너지(keV)	용융점(℃)
텅스텐	W	74	69	3,400
몰리브덴	Mo	42	19	2,600
로듐	Rh	45	23	3,200

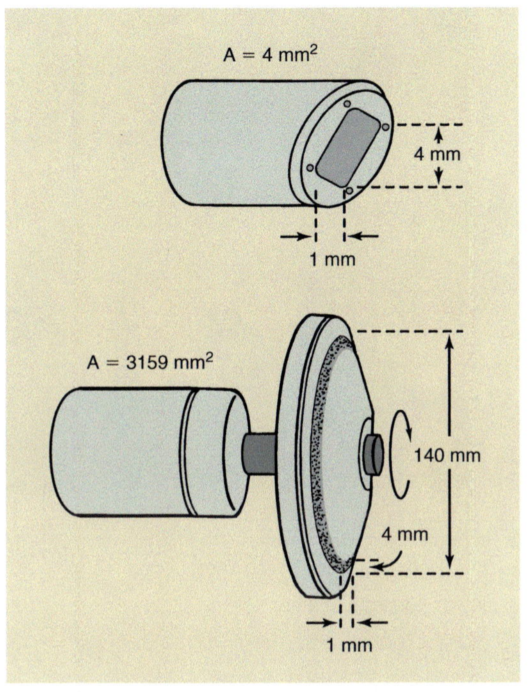

그림 6-13 1 mm 초점을 갖는 고정양극관은 4 mm^2의 표적 면적을 갖는다. 15 cm 직경의 회전양극관은 약 1,800 mm^2의 표적 면적과 약 500배 이상의 열용량을 가질 수 있다.

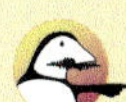

회전양극은 높은 관전류로 짧은 조사시간의 촬영이 가능하다.

열용량은 양극의 회전속도를 증가시킴으로써 더욱 향상될 수 있다. 대부분의 양극은 약 3,400 rpm으로 회전할 수 있으며, 고용량 X선관의 양극은 10,000 rpm까지 가능하다.

양극의 기둥 폭이 좁은 이유는 양극과 회전자 사이의 축으로 열적 전도성을 줄이기 위해서이다. 이 기둥의 재질은 보통 낮은 열전도 때문에 몰리브덴으로 구성되어 있다.

회전양극관의 회전자가 손상되었을 때, 양극은 과열되고 크랙 등이 발생하여 그림 6-14과 같이 X선관의 파손을 야기할 수 있다.

유도 모터(induction motor). 양극은 주로 전자기 유도 모터를 이용한다. 이러한 유도 모터는 그림 6-15와 같이

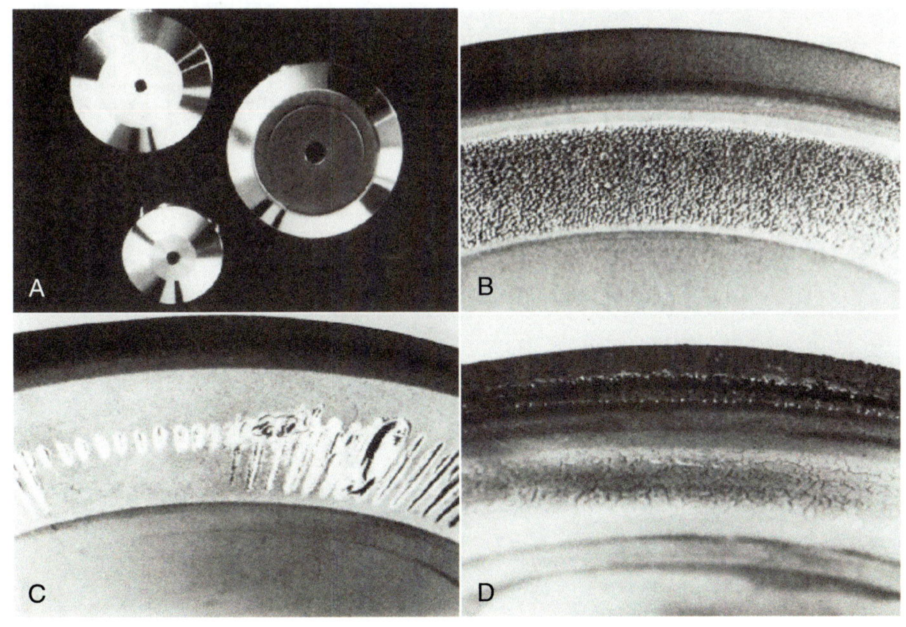

그림 6-14 손상 전(A)과 손상 후(B~D)의 회전양극의 외형. 양극 분리와 표면이 녹은 이러한 예는 베어링 손상에 의한 저속 회전(B), 반복된 과부하(C), 최대 열용량의 초과(D)에 의해 야기된다. (Courtesy Philips Medical Systems).

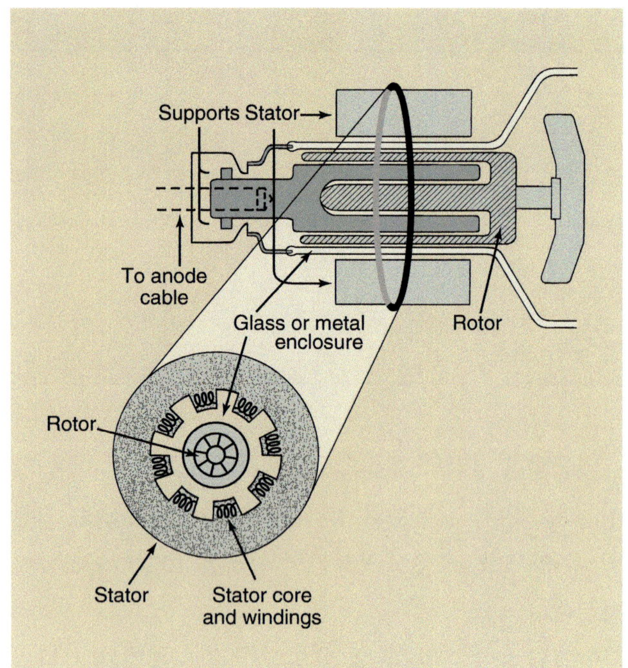

그림 6-15 회전양극관의 표적은 유도 모터에 의해 작동되며, 이 유도 모터는 고정자와 회전자로 구성된다.

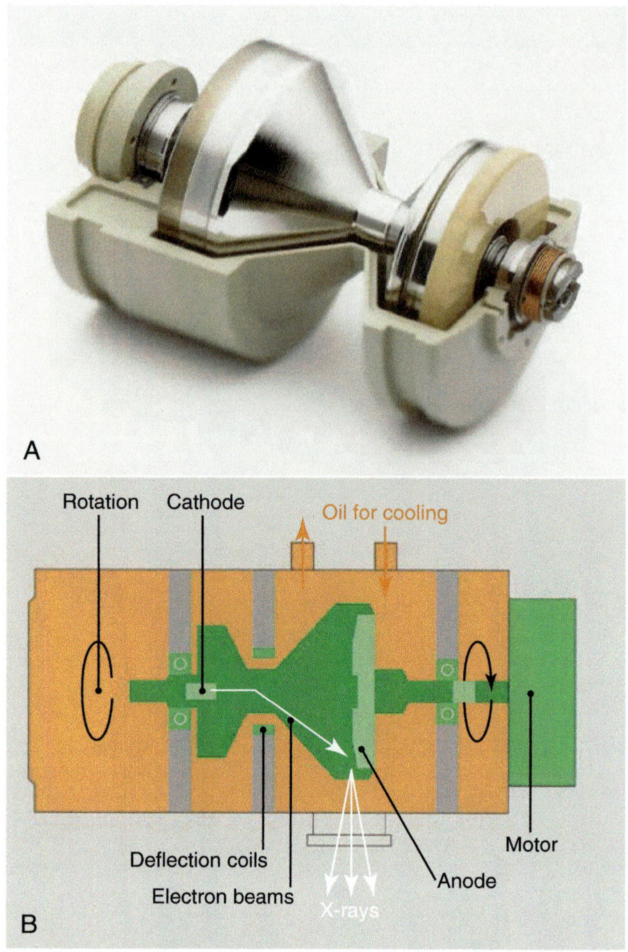

그림 6-16 (A) 고용량 X선관은 완벽한 열분산을 위해 오일통에 위치한다. (B) 냉각용량은 열 부하보다 더 크다. (Courtesy Siemens Medical Systems).

유리 또는 금속 봉입물에 의해 서로 분리된 주요 두 부분으로 구성되어 있다. 유리 또는 금속 봉입물 외부 부분을 *고정자*(stator)라고 하며, 관의 목 주위 공간에 연속되는 전자석으로 구성되어 있다. 봉입물 안은 *회전자*(rotor)라고 하며 구리와 연철로 이루어진 기둥이다.

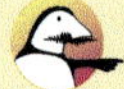 회전양극은 전자기적 유도 모터에 의해 작동된다.

유도 모터는 변압기와 유사하게 전자기 유도에 의해 작동한다. 감겨져 있는 각 고정자 내 전류는 회전자 주위에 자기장을 유도한다. 이 자기장은 강자성체인 회전자와 상호작용하여 고정자와 동기화하여 회전하게 된다.

X선관에서 양극의 **회전시간**은 약 60초이고 회전자의 베어징은 낙후되기 때문에 시간이 지남에 따라 회전시간이 감소한다.

대용량의 양극을 이용하는 설계는 그림 6-16과 같이 각 끝에 고정된 축을 이용한다. 이 X선관에서 양극은 봉입물에 부착되어 있고 삽입물 전체가 회전한다. 음극은 축에 위치하고 전자 빔은 양극으로 전자기적으로 전달된다.

선초점 원리. 초점은 X선이 방출되는 표적의 영역으로 초점이 작을수록 영상의 공간 분해능이 우수하기 때문에 작은 초점을 요구한다. 하지만 초점의 크기가 작아질수록 표적의 열이 집중되는 단점이 있다.

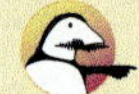 초점은 실제의 X선원이다.

회전양극이 개발되기 전에 작은 초점 크기를 유지하면서 넓게 열 분산이 가능한 X선관이 소개되었는데, 이 X선관은 **선초점 원리(line-focus principle)**를 이용한 것이다. 즉 그림 6-17과 같이 표적의 각도를 조절함으로써 실제 전자의 상호작용 면적보다 작은 유효 초점을 가능하게 하였다.

유효 표적 영역 또는 유효 초점 크기는 환자와 영상 수용체로 투영되는 영역을 말한다. 표적 각이 작아질수록 유효 초점 크기 또한 작아진다. 진단 X선관은 약

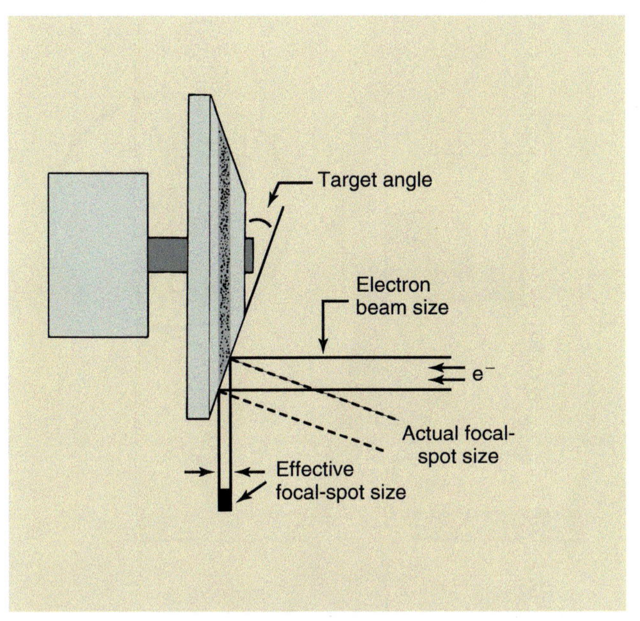

그림 6-17 선초점 원리는 적은 유효 초점을 가진 높은 양극 열부하를 가질 수 있다. 표적 각이 감소함에 따라 유효 초점 크기도 감소한다.

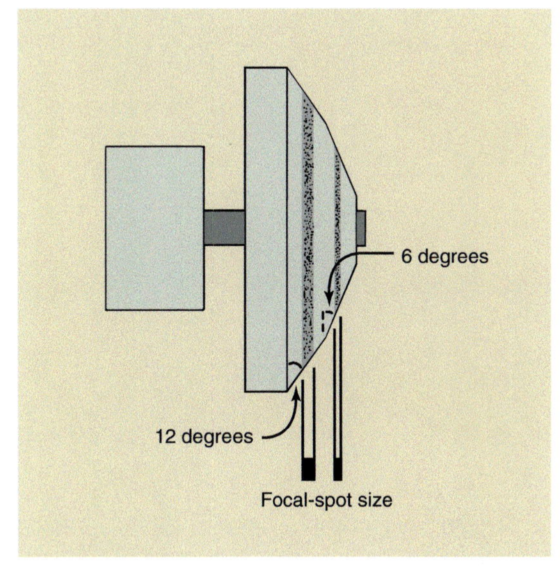

그림 6-18 일부 표적은 2가지 초점을 만들기 위해 두 개의 각을 갖는다. 이를 위해 두 개의 필라멘트가 필요하다.

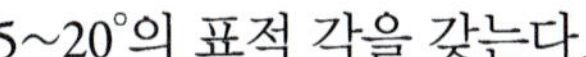

5~20°의 표적 각을 갖는다.

작은 영상 수용체가 이용될 때, 양극 각은 더욱 커진다. 선초점 원리의 장점은 공간 분해능과 열용량을 동시에 개선시킬 수 있는 것이다.

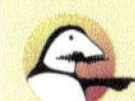

선초점 원리는 실제 초점 크기보다 훨씬 작은 유효 초점 크기를 갖는다.

그림 6-18과 같이 두 초점 크기를 갖는 이중 각 표적이 양극에 다른 두 개의 표적 각을 만들기 위해 이용된다. 다른 길이의 필라멘트를 갖는 이중 각 표적을 혼용하는 것은 매우 유용한 방법이다.

일반적으로 원형의 유효 초점이 이용될 수 있지만 그림 6-19와 같은 이중 바나나와 같은 모양을 가질 수 있다. 이러한 초점에 의한 X선 강도의 차이는 필라멘트와 집속관의 설계와 집속관의 전압에 의해 조절된다.

표 6-2는 허용 가능한 최대 초점 크기를 나타내었다.

경사효과. 선초점 원리의 단점은 음극 쪽의 방사선 강도가 양극 쪽보다 크다는 것이다. 표적의 다양한 깊이에서 전자들은 표적 원자들과 상호작용한다.

그림 6-20과 같이 양극 쪽으로 방출된 이용 빔 X선은 음극 쪽으로 방출된 X선보다 두꺼운 표적 물질을 통과해야 한다. 표적의 'heel'로 방출되는 X선의 강도는 표적을 통해 더 깊은 경로로 방출되어 더 많은 흡수를 야기한다. 이것을 **경사효과(heel effect)**라고 한다.

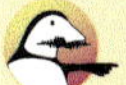

양극 각이 작을수록 경사효과는 크게 나타난다.

X선장의 이용 빔에 대한 방사선 강도의 차이는 최대

표 6-2 공식적인 초점 크기와 허용 가능한 최대 크기 비교

공식적인 초점 크기(mm)			허용 가능한 초점 크기(mm)		
너비	×	길이	너비	×	길이
0.1	×	0.1	0.15	×	0.15
0.3	×	0.3	0.45	×	0.65
0.4	×	0.4	0.6	×	0.85
0.5	×	0.5	0.75	×	1.1
1.0	×	1.0	1.4	×	2.0
2.0	×	2.0	2.6	×	3.7

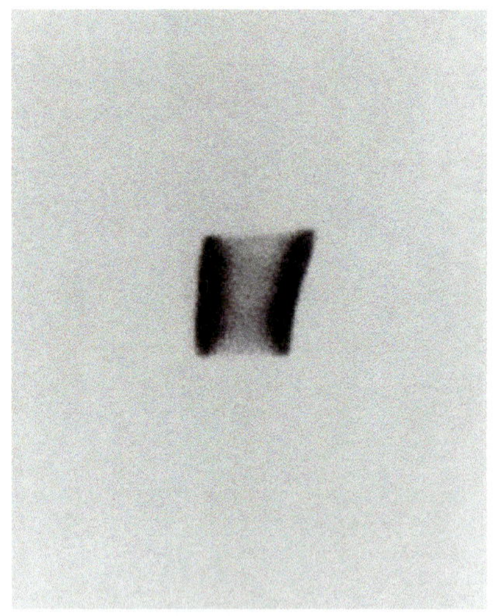

그림 6-19 초점의 모양은 이중 바나나 형태이다. (Courtesy Donald Jacobson, Medical College of Wisconsin).

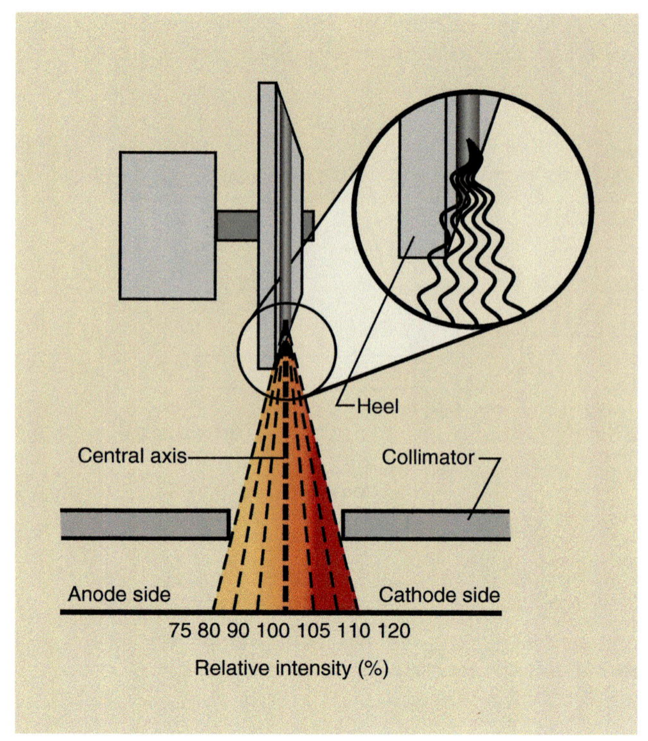

그림 6-20 경사효과는 표적의 '경사(heel)'에서 흡수에 의해 발생된 이용 빔의 양극 쪽에서 감소한 X선 강도의 결과로 나타난다.

45%까지 변할 수 있다. **중간선**의 방사선 강도가 100%로 설계된다면 음극 쪽 강도는 120%까지 변할 수 있고, 양극 쪽의 강도는 75%까지 변할 수 있다.

경사효과는 두께 또는 질량 밀도의 차이가 많이 나타나는 해부학적 구조를 영상화할 때 중요하다. 일반적으로 좀 더 두꺼운 부위에 X선관의 음극 쪽을 위치시킴으로써 영상 수용체에 균일한 방사선 조사를 제공할 수 있다.

예를 들어, 흉부촬영에서 음극은 안쪽이어야 한다. 횡격막에서 흉부 아래는 상부보다 상대적으로 더 두껍다. 따라서 영상 수용체의 X선 조사가 균일해지려면 더 높은 방사선 강도가 요구된다.

반대로 복부 영상에서 음극 쪽은 바깥쪽이어야 한다. 상복부가 하복부보다 두껍기 때문에 균일한 X선 조사를 위해 더 많은 X선 강도가 필요하다.

그림 6-21은 두 장의 PA 흉부 영상을 보여준다. 한 개

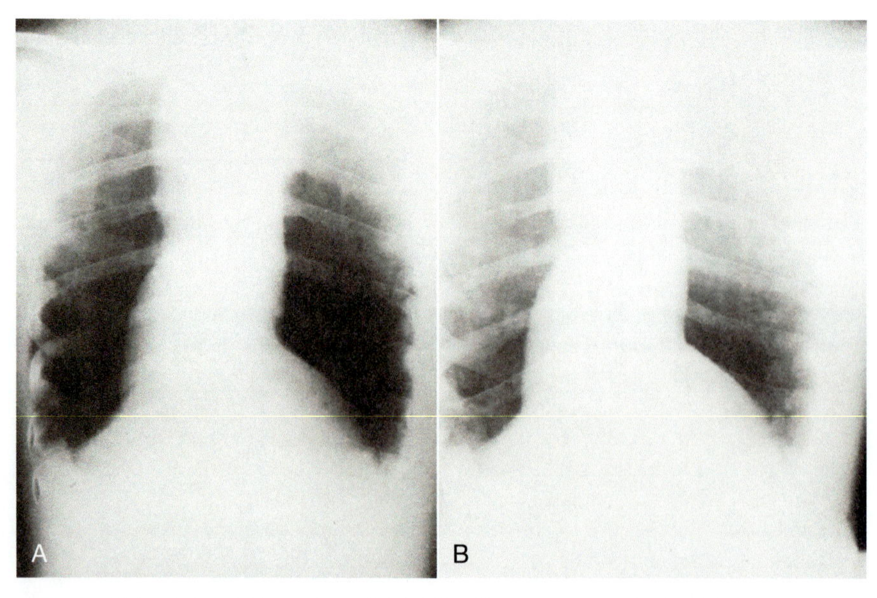

그림 6-21 경사효과를 증명하는 PA 흉부 영상. (A) 음극 상(superior)으로 얻은 영상. (B) 음극 하(inferior)를 가진 영상. B와 같이 인체의 두꺼운 쪽에 음극을 위치시킴으로써 영상의 밀도가 더욱 균일해진다. (Courtesy Pat Duffy, Roxbury Community College).

는 음극 아래로 얻은 것이고, 다른 한 장은 음극 위로 얻은 것이다.

유방촬영에서 X선관은 X선 빔이 더 높은 음극 쪽이 가슴벽을 향하도록 X선관이 설계된다. X선관에 각을 줌으로써 더 작은 유효 초점 크기를 얻을 수 있다.

경사효과의 다른 중요한 결과는 초점 크기를 변화시키는 것이다. 그림 6-22와 같이 유효 초점은 음극 쪽보다 양극 쪽에서 더욱 작다. 유방촬영장비 제조사들은 가슴벽을 따라 더 작은 초점을 생성하기 위해 X선관에 각을 준다.

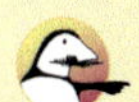
경사효과(heel effect)는 더 작은 유효 초점 크기로 나타나고 X선 빔의 양극 쪽에 적은 방사선 강도로 나타난다.

비초점 방사선(off-focus radiation). X선관은 음극으로부터 방출된 전자들이 오직 표적의 초점과 상호작용하도록 설계된다. 그러나 일부의 전자들이 초점을 벗어나 표적의 다른 부분과 작용하여 그림 6-23과 같이 초점의 바깥부분에서 X선이 생성될 수 있다.

이러한 X선을 *비초점 방사선*이라 한다. 비초점 방사선은 초점 크기를 크게 하기 때문에 유용하지 않다. 즉 비초점 방사선은 영상 대조도를 상당히 감소시킬 수 있다.

이러한 비초점 방사선은 그림 6-24와 같이 X선관의 창 근처 관 하우징에서 고정된 막을 이용함으로써 감소시킬 수 있다.

다른 효율적인 해결법은 금속 봉입 X선관이다. 초점으로부터 반사된 전자들은 금속 봉입물에 의해 바깥으로 전도되기 때문에 초점 밖 표적으로 끌려가지 않는다. 그리드의 이용은 비초점 방사선을 감소시킬 수 없다.

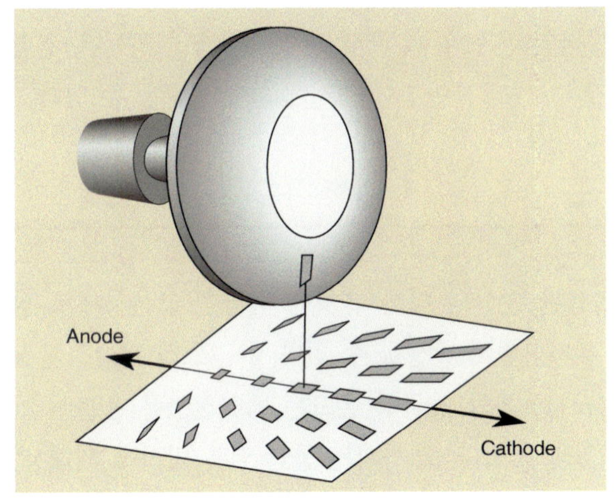

그림 6-22 투영된 X선장에 따라 유효 초점의 크기와 모양이 변화한다.

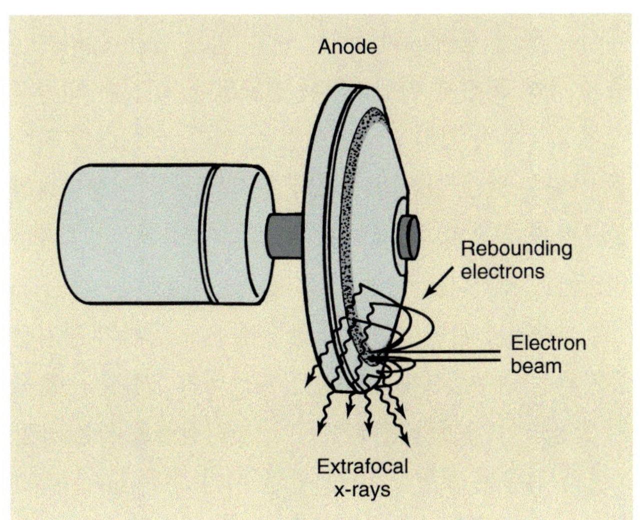

그림 6-23 초점 외 X선은 양극의 초점 밖에서 전자와의 상호작용의 결과로 나타난다.

X선관의 손상

방사선사의 관리에 따라 X선관의 수명이 달라진다. 기본적으로 X선관의 수명은 관전류, 관전압 및 조사시간을 각 검사에서 요구하는 최소한의 조건으로 촬영함으로써 증가시킬 수 있다.

X선관의 손상에는 여러 가지 원인이 있는데, 이러한 원인의 대부분은 X선관의 열적 특성과 관련 있다. 엄청난 열이 X선관의 양극에서 X선이 조사되는 동안 발생된다.

X선관이 계속해서 기능을 하기 위해서는 열이 분산되어야 한다. 이 열은 그림 6-25와 같이 복사, 전도 및 대

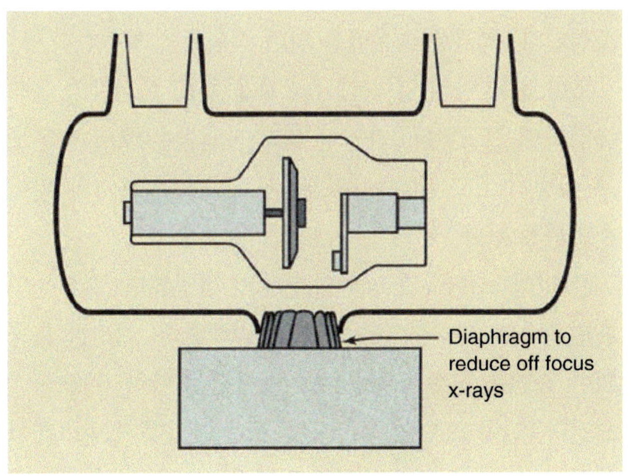

그림 6-24 추가적인 장치가 초점 외 방사선을 감소시키기 위해 초점 가까이에 위치한다.

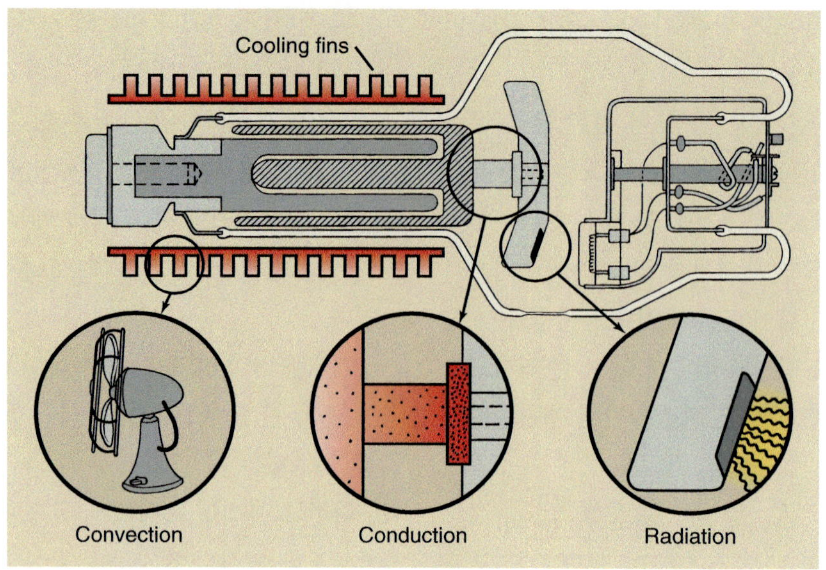

그림 6-25 양극의 열은 복사, 전도 또는 대류에 의해 분산된다.

류의 3가지 방법 중의 하나로 분산시킬 수 있다. **복사**는 적외선 방출에 의한 열의 전달이다. 열 램프는 가시광선뿐만 아니라 적외선도 방출한다.

전도는 물체의 한 쪽에서 다른 쪽으로의 에너지 전달을 의미한다. 가열된 철 냄비의 손잡이는 전도로 인해 뜨거워진다. **대류**는 한 공간에서 다른 공간으로 가열된 물질의 이동에 의한 열의 전도를 뜻한다. 많은 가정과 사무실은 따뜻한 공기의 대류에 의해 가열된다.

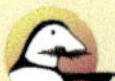 과도한 열은 X선관 수명을 감소시킨다.

이러한 열 전달의 3가지 방식 모두가 X선관에서 발생하는데, 대부분이 X선이 조사되는 동안 복사에 의하여 소실된다. 양극은 붉은색을 띠며 적외선을 방출한다.

또한 적은 양의 열이 양극의 목을 통해 회전자와 유리 봉입물에 전도된다. 가열된 유리 봉입물은 오일의 온도를 상승시키고, 대류에 의해 관 구조물과 공기의 열이 순환하게 된다.

한 번의 노출 동안 양극의 온도가 과잉되면 그 부분의 표면은 녹고 양극에 패인 자국이 발생한다. 이러한 불규칙한 표면은 변수로 작용하여 방사선 출력의 감소를 일으킨다. 만약 표면의 녹은 상태가 심각하다면 텅스텐이 기화될 수 있고 유리 봉입물의 안을 도금할 수 있다. 이것은 X선 빔의 감소시키고, 음극에서 양극으로의 전자와 상호작용하여 흐름을 방해할 수 있다.

양극의 온도가 너무 빨리 상승한다면 양극은 결함이 생길 수 있고 불안전한 회전에 의해 파손될 수 있다.

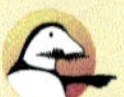 최상의 방사선 기술은 차가운 양극에 적용해서는 안 된다.

X선관 손상의 다른 유형은 양극을 고온상태로 장시간 유지하면서 발생할 수 있다. 1~3초의 지속적인 X선 조사시간 동안 양극의 온도는 백열전구를 충분히 밝힐 수 있을 것이다. 조사되는 동안 열은 방사에 의해 분산된다.

열은 조사시간 동안 주로 튜브가 잠겨 있는 오일통 속에서 전도를 통해 분산된다. 일부 열은 좁은 몰리브텐 축을 통해 회전자 어셈블리로 전도된다. 이것은 회전자 베어링의 후속 가열을 발생시킬 수 있다. 베어링의 지나친 가열은 회전 마찰의 증가와 회전자 양극 어셈블리의 불균형을 일으키며, 베어링 손상은 관 파괴의 또 다른 원인이기도 하다.

투시촬영과 같이 X선관의 양극에 온도 압력이 장기간 유지되는 경우, 전체적인 양극 시스템과 X선관 구조물의 열용량이 작동의 한계가 된다. 투시촬영을 하는 동안 X선관 전류는 보통 방사선 촬영 시의 수백 mA이라기보다는 약 5 mA 미만의 수치를 나타낸다.

투시촬영에 의한 조건하에서 회전하는 표적의 열 소

산 비율은 열 입력 비율과 균형을 이루고, 이 비율은 드물게는 표적의 표면 결함을 야기할 수 있다. 하지만 X선관은 로터 어셈블리와 오일통, 그리고 X선관 구조물에 전해진 지속적인 열 때문에 파괴될 수 있으며, 베어링과 X선관 구조물, 유리막이 손상될 수 있다.

X선관 손상의 최종적인 원인은 필라멘트이다. 필라멘트의 높은 온도 때문에 텅스텐 원자가 천천히 증기화되고, 심지어는 정상적으로 사용할 때에도 유리나 금속막 내부에 판을 형성한다. 텅스텐이 양극으로부터 증기화하면서 X선관의 전기 균형을 방해할 수 있다. 또한 종종 호(아크, arc)를 그리며 X선관 전류에 갑작스럽고 간헐적인 변화를 야기하여 관을 손상시킨다.

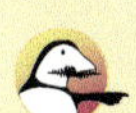

급격한 튜브 손상의 가장 흔한 원인으로는 필라멘트로부터 발생한 전자의 호(arc)와 필라멘트의 증기화 때문이다.

높은 관전류를 장시간 사용하면 필라멘트의 과도한 열에 의해 더 많은 텅스텐이 기화된다. 따라서 필라멘트 선이 더욱 가늘어지고 결국 끊어지게 된다. 이러한 유형의 파손은 형광등의 손상과 유사하다.

보통 형광등의 수명이 2,000시간 정도인 반면, X선관은 수천 번의 반복 조사까지 견딜 수 있다. 최근 대부분의 CT 관들은 50,000번의 조사까지 가능하다.

질문: 7 MHU 나선형 CT X선관은 50,000 스캔까지 허용되며, 각 스캔은 5초까지 제한된다. X선관의 수명은 몇 시간인가?

해답 : 보증된 관 수명 =(50,000 scans)
=(5 s/scan)
=250,000 s
=69 hr

정격 차트

방사선사들은 X선관의 이용 시 **X선관 정격 차트(x-ray tabe rating charts)**를 참고하여야 한다. 따라서 방사선사들은 이러한 다양한 차트를 읽고 이해할 수 있어야 한다.

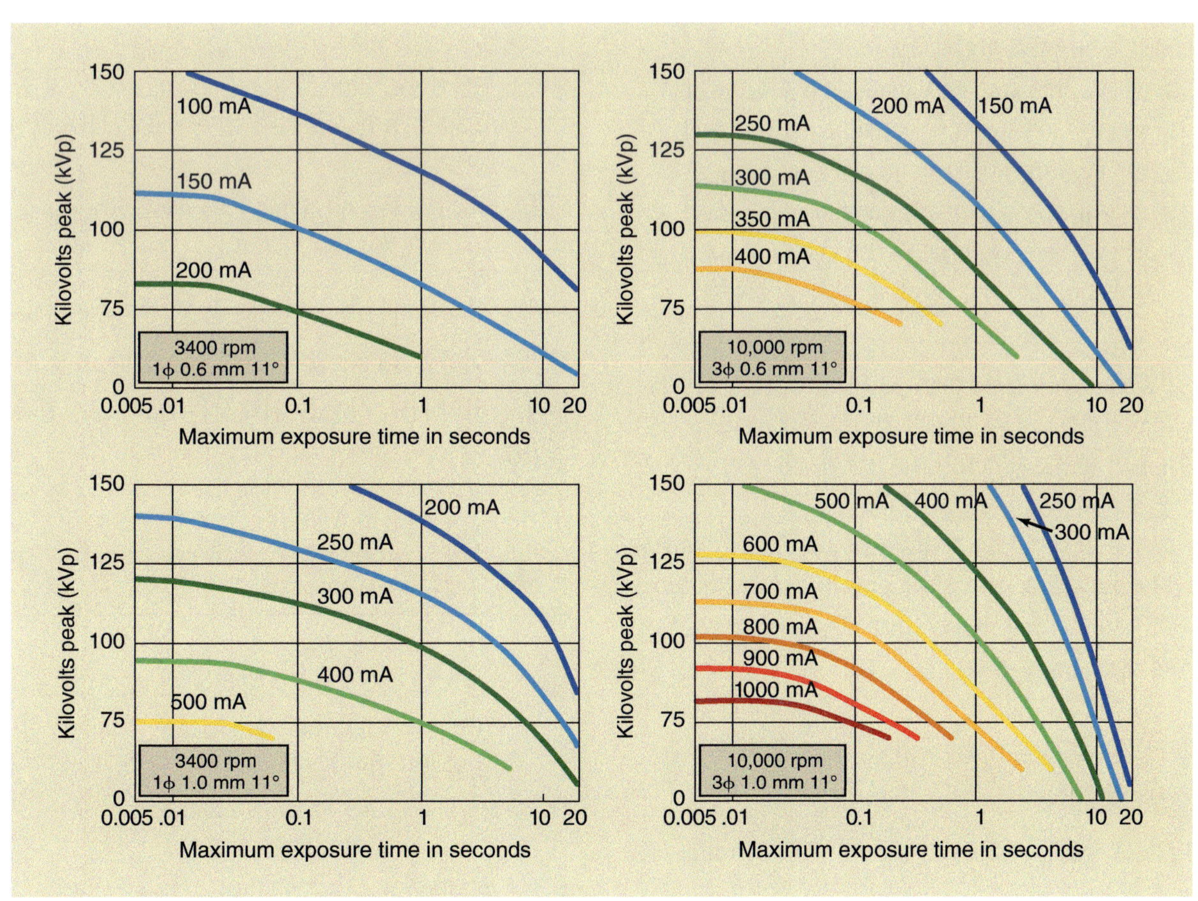

그림 6-26 주어진 X선관에 대한 정격 차트. 각 차트는 촬영조건을 나타낸다. (Courtesy GE Healthcare).

특히 방사선 영상 정격 차트, 양극 냉각 차트 그리고 하우징 냉각 차트의 3가지 유형의 X선관 정격 차트가 중요하다.

방사선 영상 정격 차트

방사선 영상 정격 차트(radiographic rating chart)는 어떤 방사선 촬영 기술이 안전하고, X선관 동작에 대한 위험 요소를 제시하기 때문에 가장 중요하다. 그림 6-26의 각 차트는 mA 단위로 다양한 관전류를 표현하는 그래프이다. x 축과 y 축은 다른 두 방사선 촬영 파라메터인 time과 kVp의 크기를 나타낸다.

주어진 mA에 대해 mA 선 아래의 kVp와 time의 조합이 안전하다. 반면 mA 선 위의 kVp와 time의 조합은 안전하지 않다. 불안전한 조건으로 촬영되면 관이 급격히 손상될 수 있다. 대부분의 X선 영상 시스템은 마이크로 프로세서 제어장치가 있기 때문에 불안전한 X선 조사 조건을 허용하지 않는다.

질문: 그림 6-26을 참고하여 다음의 어떤 조사 조건이 안전하고 불안전한지 확인하시오.
a. 95 kVp, 150 mA, 1s; 3.400 rpm; 0.6 mm 초점
b. 85 kVp, 400 mA, 0.5s; 3,400 rpm; 1 mm 초점
c. 125 kVp, 500 mA, 0.1s; 10,000 rpm; 1 mm 초점
d. 75 kVp, 700 mA, 0.3s; 10,00 rpm; 1 mm 초점
e. 88 kVp, 400 mA, 0.1s; 10,000 rpm; 0.6 mm 초점

해답: a.불안전, b.불안전, c. 안전, d. 안전, e. 불안전

질문: 0.6 mm 초점과 10,000 rpm의 양극회전율을 가지는 X선관으로 복부 방사선 검사를 할 때 95 kVp, 150 mAs의 촬영조건이 요구된다. 이 검사를 위한 가장 짧은 조사시간은 어느 정도인가?

해답: 적절한 방사선 촬영 정격 차트(그림 6-26 참조)와 95 kVp 선(차트의 중앙 근처의 수평선)에 의하면, 좌측(짧은 조사시간)의 시작에서부터 95 kVp 값과 각 mA 선과의 교차점에 대해 mAs를 결정한다.

1. 첫 번째 교차점은 0.03 s=10.5 mAs에서 약 350 mA. 충분하지 않다.
2. 다음 교차점은 0.2 s=60 mAs에서 약 300 mA. 충분하지 않다.
3. 다음 교차점은 0.6 s=150 mAs에서 약 250 mA. 충분하다. 결과적으로 0.6 s가 가장 짧은 조사시간이다.

양극 냉각 차트

양극은 열축적에 의해 제한된 용량을 가진다. 열이 오일통과 X선관 하우징으로 분산되지만, 지속되는 이용 또는 다중 촬영 등을 통해 양극의 열 저장 용량을 초과할 수 있다.

X선 응용에서 열에너지는 열량단위(heat units; HUs) 또는 줄(joules; J)로 측정된다. 1 HU는 1 kVp, 1 mA 그리고 1 s의 곱과 같다. 또한 1 HU는 1.4 J과 같다.

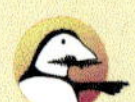
단상(single phase)
HU = kVp × mA × s = 0.7 J

질문: 단상 영상 시스템의 측방 요추 방사선 검사는 98 kVp, 120 mAs가 요구된다. 얼마나 많은 HUs가 이 검사에 의해 발생할 것인가?

해답: HU = 98 kVp × 120 mAs
= 11,760 HU

질문: 투시검사는 단상 영상 시스템으로 76 kVp와 1.5 mA로 3.5분 동안 시행된다. 얼마나 많은 HUs 값이 발생하는가?

해답: HU = 76 kVp × 1.5 mA × 3.5 min × 60 s/min
= 23,940 HU

단상 장비보다는 3상 장비와 높은 주파수(high-frequency) 장비를 이용할 때 더 많은 열이 발생한다. 3상 또는 고주파 장비의 HUs 산출을 위해서는 1.4의 보정인자가 요구된다.

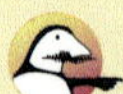
3상(three phase)/고주파(high frequency)
HU = 1.4 × kVp × mA × s = 1 J

질문: 3상 X선 발생장치를 이용하여 82 kVp, 120 mAs의 촬영조건으로 6장의 두개골 필름을 얻으려고 한다. 전체 얼마의 열이 발생하는가?

해답: Hu/film = 1.4 × 82 kVp × 120 mAs
= 13,776 HU
총 HU = 6 × 13,776 HU
= 82,656 HU

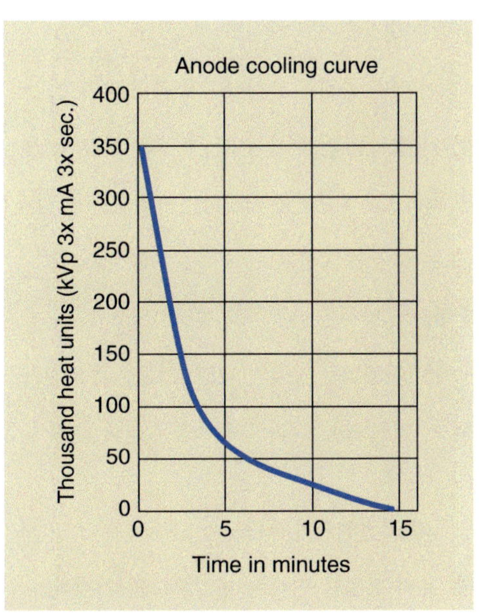

그림 6-27 양극 냉각 차트는 가열된 양극이 냉각하는 데 요구되는 시간을 나타낸다. (Courtesy GE Healthcare).

양극의 열용량과 열분산 특성은 그림 6-27의 **양극 냉각 차트**라는 정격 차트에 포함되어 있다. 양극 냉각 차트와 방사선 영상 정격 차트의 차이점은 필라멘트 크기 또는 회전속도에 영향을 받지 않는다는 것이다.

그림 6-27의 관은 최대 350,000 HU의 양극 열용량을 갖는다. 이 차트는 최대 열부하에 도달하면 양극이 완전히 냉각되는 데 15분이 필요하다는 것을 보여주고 있다.

냉각속도는 처음에는 빠르게 나타나지만 양극이 냉각되면서 느려진다. 양극 냉각 차트는 양극의 최대 열용량의 결정 외에도 열 발생 후 완전히 냉각되는 시간을 결정하는 데 이용된다.

질문: 어떤 검사에 의해 양극에 50,000 HU가 발생하였다. 양극이 완전히 냉각하는 데 어느 정도의 시간이 요구되는가?

해답: 대략 6분에서 양극 냉각 선과 50,000 HU 값이 교차한다. 이 점으로부터 완전한 냉각까지의 곡선은 추가적으로 9분이 요구된다. 따라서 완전한 냉각을 위해 9분이 필요하다.

비록 X선 발생에서 생성된 열이 HU로 표현되지만, J로 등가변환이 가능하다.

질문: 25 kVp, 200 mAs의 단상 고주파 유방촬영 조사 동안 얼마나 많은 열에너지(J)가 생성되는가?

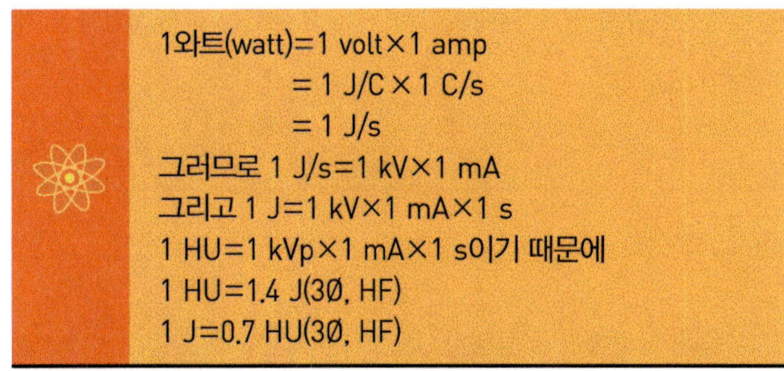
1와트(watt)=1 volt×1 amp
=1 J/C×1 C/s
=1 J/s
그러므로 1 J/s=1 kV×1 mA
그리고 1 J=1 kV×1 mA×1 s
1 HU=1 kVp×1 mA×1 s이기 때문에
1 HU=1.4 J(3Ø, HF)
1 J=0.7 HU(3Ø, HF)

해답: 25 kVp×200 mAs=5,000 HU
50,000 HU×1.4 J/HU=7,000 J
=7 kJ

하우징 냉각 차트

X선관의 하우징에 대한 냉각 차트는 양극 냉각 차트와 유사하며 같은 방법으로 이용된다. 보통 방사선 촬영 X선관 하우징은 수백만 HU의 영역까지 열용량을 가진다. 최대 열용량 후 완전한 냉각까지 1~2시간 요구된다.

요약

가장 쉬운 이동과 위치의 범위를 허용할 수 있는 X선관의 주요 지지 구조는 천정지지 시스템이다. 보호 하우징은 X선관을 감싸고 다음의 3가지 기능을 제공한다. (1) 1 m에서 1 mGy_a/hr 이하로 누설 방사선 감소, (2) 기계적인 지지를 제공하여 관 손상을 방지, (3) X선관 표적으로부터 열을 밖으로 전달하는 통로 제공.

유리 또는 금속 봉입물은 진공관의 전극이 되는 음극(-)과 양극(+)을 둘러싸고 있다. 음극은 전자원인 텅스텐 필라멘트로 구성된다. 회전양극은 음극으로부터 전자가 가속되는 표적이 되는 텅스텐-레늄 원판이다. 선초점 원리는 각을 가진 표적을 이용한다. 경사효과는 표적의 경사진 X선 흡수에 의한 X선 강도의 변동을 말한다.

X선관의 안전한 동작은 방사선사의 책임이다. 관의 손상은 예방이 가능하며, 손상의 원인은 다음의 3가지로 요약할 수 있다.

- 한번의 과도한 조사는 양극의 크랙 등을 야기한다.
- 장시간의 조사시간은 양극의 과도한 열을 발생시켜 회전자 내 베어링의 손상을 초래한다. 베어링 손상은 양극의 휨과 회전마찰을 발생시킨다.
- 필라멘트의 증기화는 유리 또는 금속 봉입물에 텅스텐이 코팅되어 호(arc)를 야기한다.

X선관의 제조사에 의해 제공되는 X선관 정격 차트는 방사선사

들에게 X선관 수명을 최대화하기 위해 요구되는 조사조건들을 제공한다.

도전문제

1. 다음을 정의하거나 설명하시오.
   a. 하우징 냉각 차트
   b. 누설 방사선
   c. 열량단위(HU)
   d. 집속관
   e. 양극 회전속도
   f. 토륨 텅스텐
   g. X선 관전류
   h. 그리드 제어 X선관
   I. 대류
   j. 공간 전하
2. X선관을 지지하는 데 이용되는 3가지 방법을 기술하고 설명하시오.
3. X선 영상 시스템에서 토륨 텅스텐은 어디에 이용되는가?
4. 포화전류는 무엇인가?
5. 현대 X선관 설계에 있어서 호(arc)와 관 손상이 더 이상 중요한 문제가 아닌 이유는 무엇인가?
6. 열전자 방출 현상을 설명하시오.
7. 필라멘트에 어떤 물질을 추가하여야 관 수명이 연장되는가?
8. 필라멘트가 집속관 안에 삽입되는 이유는 무엇인가?
9. 두 개의 초점으로 X선관을 제작하는 이유는 무엇인가?
10. 음극 또는 양극 중 X선의 (−)극 측은 어떤 것인가?
11. 2가지 형태의 양극을 나열하고 설명하시오.
12. X선관에서 이용되는 양극의 3가지 기능은 무엇인가?
13. 원자번호, 열전도율, 그리고 용융점은 양극 표적 물질 선택에 어떠한 영향을 미치는가?
14. 고정양극과 회전양극의 개략도를 그리시오.
15. 양극은 유리 봉입물 안에서 바깥으로의 기계적인 연결 없이 어떻게 회전을 하는가?
16. 실제 초점과 유효 초점의 차이를 설명하시오.
17. 경사효과(heel effect)를 정의하고 어떻게 유용하게 이용되는지 기술하시오.
18. X선관 손상의 3가지 원인을 설명하시오.
19. X선관이 공간전하 한계점에 도달했을 때 어떠한 현상이 일어나는가?
20. 디텐트(detent) 위치는 무엇인가?

CHAPTER

7

X선의 발생

X-ray Production

학습목표

1. 가속전자와 X선관 표적의 상호작용을 설명할 수 있다.
2. 특성 X선과 제동 X선을 구별할 수 있다.
3. X선 방출 스펙트럼을 설명할 수 있다.
4. mAs, kVp, 부가 필터, 표적 물질, 그리고 전압 리플이 X선 방출 스펙트럼에 어떠한 영향을 미치는지 설명할 수 있다.

제6장에서는 유리 또는 금속 봉입물 내에 있는 음극과 양극을 포함하는 X선관의 내부 구성요소에 대해 알아보았다. 이 장에서는 음극에서 가속된 고속전자와 X선관 표적과의 상호작용을 설명한다. 이러한 상호작용은 특성 X선과 제동복사 두 종류의 X선을 발생시키고, X선은 X선 방출 스펙트럼에 의해 기술된다. 이 장에서는 X선 방출 스펙트럼에 영향을 미치는 다양한 조건들에 대하여 기술할 것이다.

전자와 표적의 상호작용

제6장에 기술된 X선 영상 시스템은 음극의 전자들이 X선관 내의 양극까지 가속하는 것에 대하여 강조하였다. X선 영상 시스템의 3가지 주요 요소는 운영 콘솔, 고전압 발생기, X선관이며, 양극의 작은 초점을 향해 집속되는 높은 운동에너지를 가진 수많은 전자들이 공급되도록 설계된다.

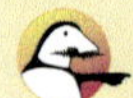
운동에너지는 움직임에 의한 에너지이다.

정지상태의 물체는 운동에너지를 가지지 않는다. 운동을 하는 물체는 질량과 속도의 제곱에 비례하는 운동에너지를 가진다. 이 운동에너지 방정식은 다음과 같다.

운동에너지

$$KE = \frac{1}{2}mv^2$$

여기에서 m은 킬로그램 단위의 질량, v는 m/s 단위의 속도, 그리고 KE는 줄(J) 단위의 운동에너지이다.

예를 들어, 그림 7-1과 같이 1,000 kg의 자동차는 같은 속도로 움직이는 250 kg 오토바이의 4배에 해당하는 운동에너지를 갖는다. 2배의 오토바이의 속도는 자동차와 같은 운동에너지이다.

운동에너지의 크기를 결정할 때 속도는 질량보다 중요하다. 전자는 X선관에서 가속되기 때문에 모든 전자는 같은 질량을 가지며 전자의 운동에너지는 kVp에 비례하여 증가한다. 전자의 운동에너지가 증가하면 X선 빔의 강도(양, quantity)과 에너지(질, quality)가 증가한다.

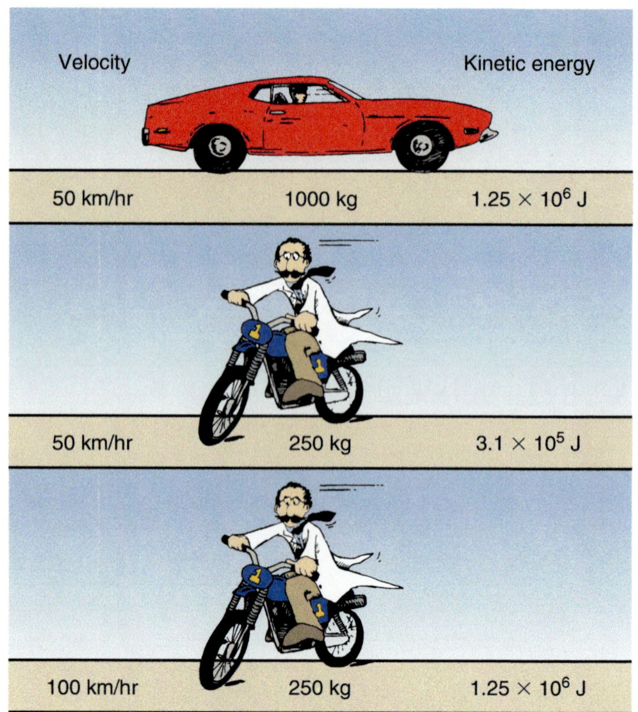

그림 7-1 운동에너지는 질량과 속도의 제곱에 비례한다.

현대의 X선 영상 시스템은 정확하게 조절된 운동에너지로 수많은 전자들을 X선관 표적(target)으로 전달한다. 예를 들어, 100 mA에서 6×10^{17}개의 전자가 매 초당 음극에서 양극으로 전달된다.

70 kVp로 동작하는 X선 영상 시스템에서 각 전자는 70 keV의 최대 운동에너지를 가지며 표적에 도달한다. 1 keV는 1.6×10^{-19} J이며 계산 방식은 다음과 같다.

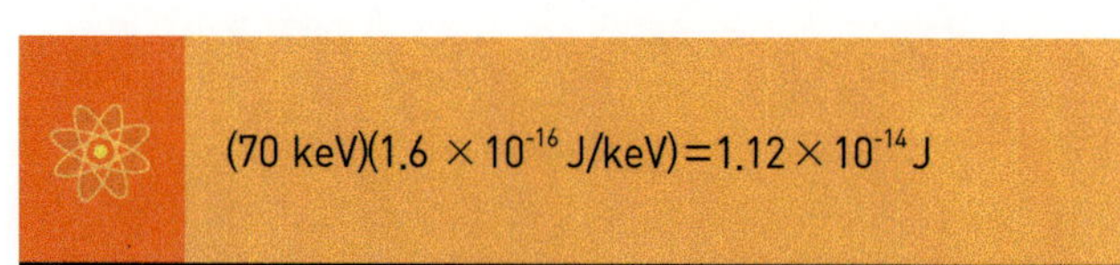

$$(70\ \text{keV})(1.6 \times 10^{-16}\ \text{J/keV}) = 1.12 \times 10^{-14}\ \text{J}$$

이 에너지는 운동에너지를 위한 표현으로 바꾸고 전자의 속도를 계산하면 결과는 다음과 같다.

$$KE = \frac{1}{2}mv^2$$

$$v^2 = \frac{2\ KE}{m}$$

$$v^2 = \frac{(2)(1.2 \times 10^{-14}\ \text{J})}{(9.1 \times 10^{-31}\ \text{kg})}$$

$$= 0.25 \times 10^{17}\ \text{m}^2/\text{s}^2$$

$$v = 1\ 6 \times 10^8\ \text{m/s}$$

질문 : 70 keV 전자가 움직일 때 빛에 대한 속도비는 어느 정도인가?

해답 : $\frac{v}{c}=\frac{1.6\times10^8 m/s}{3.0\times10^8 m/s}=0.53$

필라멘트와 X선관 표적 사이의 거리는 약 1cm이다. 이 짧은 거리에서 전자의 속도가 0에서 빛의 속도의 1/2까지 가속하는 데 요구되는 힘의 세기를 계산하는 것은 그리 어렵지 않다.

음극에서 양극으로 이동하는 전자들은 관전류를 만들고 이를 **가속전자**라고 한다. 이러한 가속전자들은 X선관 표적의 금속 원자들과 충돌하여 표적 원자에 전자의 운동에너지를 전달한다.

이러한 상호작용은 매우 작은 투과 깊이 내에서 발생한다.

가속전자는 표적 원자의 궤도전자 또는 핵과 상호작용한다. 이러한 상호작용의 결과로 전자의 운동에너지는 열에너지와 적외선 복사 그리고 X선의 형태로 변환된다.

양극 열

그림 7-2과 같이 가속전자의 운동에너지 대부분은 열로 변환된다. 가속전자들은 표적 원자의 외각궤도 전자들과 상호작용하지만 이러한 외각궤도 전자들이 전리될 만큼의 충분한 에너지를 전달하지 못한다. 외각궤도 전자들은 현재의 에너지 준위 또는 그보다 높은 에너지 준위로 옮겨간다.

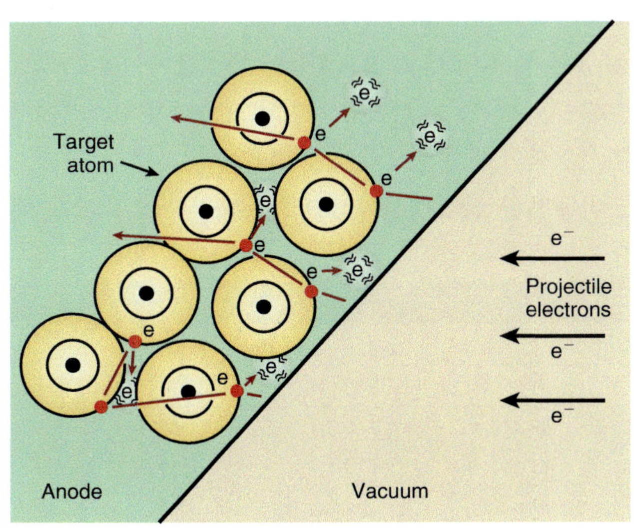

그림 7-2 가속전자의 운동에너지 대부분은 표적원자의 외각 전자들과 상호작용하여 열로 변환된다. 이러한 상호작용은 전리보다는 여기작용이 대부분이다.

이러한 외각궤도 전자들은 빠르게 적외선을 방출함으로써 본래의 에너지 상태로 되돌아간다. 외각궤도 전자들의 여기와 원래 상태로의 천이는 대부분 X선관 양극의 열 발생과 관련이 있다.

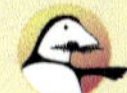 가속전자 운동에너지의 약 99%가 열로 전환된다.

가속전자 운동에너지의 약 1%가 X선 생성에 이용되기 때문에 X선 영상 시스템은 매우 비효율적이다.

양극에서 열 발생은 X선관 전류에 비례하여 증가한다. 즉 X선관 전류가 두 배가 되면 두 배의 열이 발생한다. 또한 열 생성과 kVp는 비례하여 증가한다.

X선 생성의 효율은 관전류의 영향을 받지 않는다. 결과적으로 mA의 선택과 관계없이 X선 발생 효율은 일정하다.

X선 발생 효율은 kVp에 비례하여 증가한다. 60 kVp에서 전자의 운동에너지 중 약 0.5%만이 X선으로 변환된다. 100 kVp에서 약 1% 그리고 20 MV에서 70%가 X선으로 변환된다.

특성 방사선

가속전자가 표적 원자의 내각 전자와 상호작용하면 **특성 X선**이 발생할 수 있다.

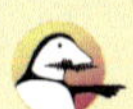 특성 X선은 외각궤도 전자가 내각궤도의 빈 공간을 채울 때 방출된다.

그림 7-3은 특성 X선이 생성되는 원리를 표현한다. 가속전자는 K각 전자를 이탈시킴으로써 표적 원자를 전리시켰을 때 K각에서 일시적인 전자 공백상태가 된다. 이것은 매우 불안정한 상태로 외각궤도 전자가 K각의 공백으로 인해 떨어져 나간다.

이러한 외각에서 내각으로의 궤도전자의 이동은 X선 방출을 통해 이루어진다. 방출 X선의 에너지는 두 궤도의 전자 결합에너지의 차이에 해당한다.

질문 : K각 전자가 텅스텐 원자에서 이탈되고 L각 전자에 의해 채워진다. 방출되는 특성 X선의 에너지는 얼마인가?

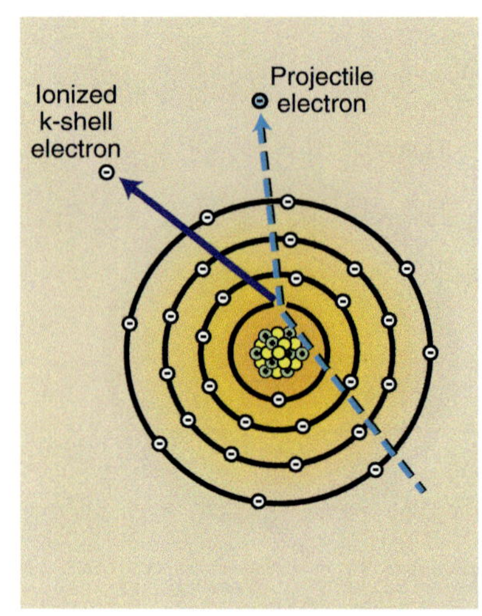

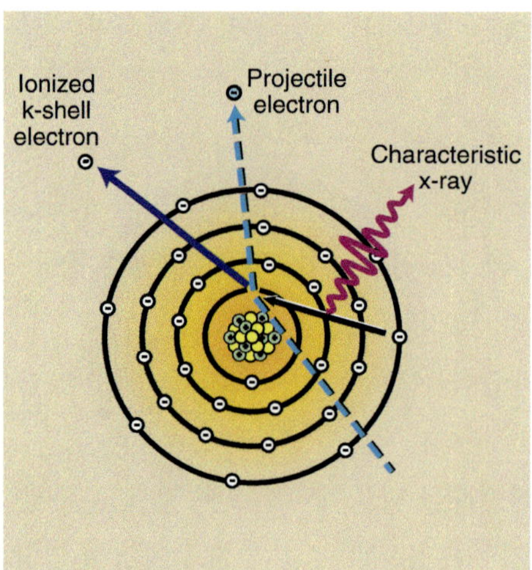

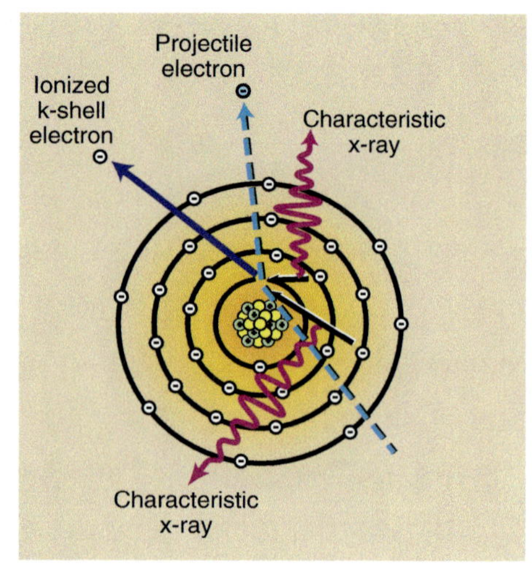

그림 7-3 특성 X선은 K각 전자의 전리 후 생성된다. 외각궤도 전자가 K각 내 빈 공간을 채울 때 X선이 방출된다.

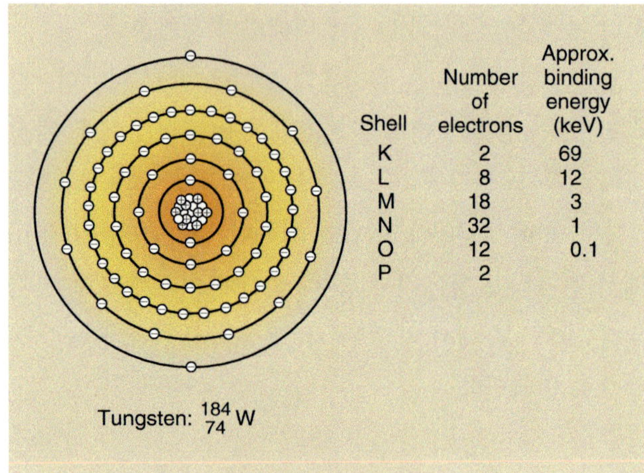

그림 7-4 텅스텐의 원자 구성과 전자의 결합에너지

해답 : 그림 7-4에서 텅스텐의 K각 전자의 결합에너지는 69 keV이고, L각 전자는 12 keV이기 때문에 방출되는 특성 X선은 69 - 12=57 keV의 에너지를 가진다.

같은 방법으로 M-K, N-K, O-K, 그리고 P-K 등의 전자 천이에 의해 생성되는 특성 X선 에너지도 계산될 수 있다. 예를 들어, 텅스텐은 P각까지 전자들을 가지는데 K각 전자가 전리되면 바깥의 어떤 각으로부터 전자가 채워질 수 있다. 이러한 K각으로의 전자 천이에 의해 발생되는 X선을 *K X*선이라 한다.

이와 유사한 특성 X선은 K각이 아닌 각으로부터 전자가 이탈할 때에도 발생한다. 그림 7-3은 L각 전자의 전리에 의한 X선 발생을 나타내지 않는다.

L각의 공백은 그 바깥 각의 전자에 의해 채워질 수 있다. 이러한 L각으로의 전자 천이에 의해 발생하는 X선을 *L X선*이라 하고, L각 전자의 결합에너지가 K각 전자보다 낮기 때문에 K X선보다 낮은 에너지를 갖는다.

 텅스텐의 K 특성 X선만이 영상에서 유용하다.

텅스텐 표적에서는 이와 유사하게 M 특성 X선, N 특성 X선, 심지어 O 특성 X선들이 발생할 수 있다. 그림 7-4는 전자 구성을 나타낸 것이고, 표 7-1은 텅스텐에서 특성 X선의 생성을 요약한 것이다.

비록 많은 특성 X선이 발생 가능하지만 오직 특정 에

표 7-1 텅스텐의 특성 X선과 유효 에너지(keV)

특성 X선	각으로부터 전자 천이					유효 X선 에너지
	L각	M각	N각	O각	P각	
K	57.4	66.7	68.9	69.4	69.5	69
L		9.3	11.5	12.0	12.1	12
M			2.2	2.7	2.8	3
N				0.52	0.6	0.6
O					0.08	0.1

너지에 의해 생성되며, 이 값은 다양한 전자 천이에 대한 전자-결합에너지의 차이와 같다.

K-X선을 제외한 모든 특성 X선은 매우 낮은 에너지를 갖는다. 약 12 keV의 에너지를 갖는 L X선은 연부조직에서 수 cm 정도의 투과력이 있다. 결과적으로 이 X선은 다른 낮은 에너지의 특성 X선과 함께 진단 X선으로 유용하지 않다. 표 7-1의 마지막 열은 텅스텐의 각 특성 X선에 대한 유효 에너지를 나타내었다.

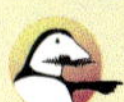

이러한 방사선을 *특성 X*선이라고 한다. 그 X선은 표적 원자의 특성을 나타내기 때문이다.

각 원소에 대한 전자의 결합에너지가 다르기 때문에, 다양한 원소에서 생성되는 특성 X선의 에너지 또한 달라진다. 특성 X선의 유효 에너지는 표적 원자의 원자번호와 함께 증가한다.

제동복사 방사선

열과 특성 X선의 생성은 가속전자들과 X선관 표적 원자의 전자들과의 상호작용에 의한 것이다. 가속전자는 표적 원자 핵과의 또 다른 형태의 상호작용에 의해 운동에너지가 손실된다. 이러한 유형의 상호작용에서 가속전자의 운동에너지가 전자기에너지로 변환된다.

궤도전자를 완전히 벗어난 가속전자가 표적 원자의 핵과 충분히 가까워져 그림 7-5과 같이 핵의 전기장에 의해 영향을 받을 수 있다. 전자는 전기적인 음전하이고, 핵은 양전하를 띠기 때문에 정전기적 인력이 작용한다.

가속전자가 핵에 가까워질수록 핵의 전기장에 의한 영향도 커진다. 이러한 전기장은 핵이 많은 양성자를 가지고 있고 핵과 가속전자 사이의 거리가 매우 짧은 경우 매우 강하다.

가속전자가 핵을 통과할 때 속도가 줄어들고 그 과정에서 운동에너지가 감소하게 된다. 감소한 운동에너지는 X선(전자기파)으로 바뀐다.

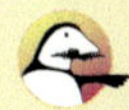

제동 X선은 가속전자가 표적 원자 핵의 핵 전기장에 의해 속도가 줄어들 때 나오는 X선이다.

이러한 유형의 X선을 **제동 X선**이라 한다. *제동*은 'slowed-down radiation'의 의미를 가진 독일어이다. 제동 X선은 핵에 의한 가속전자의 감속의 결과로 나타난다.

가속전자는 표적 원자의 핵과 상호작용하여 많은 운동에너지를 잃을 수 있고, 손실 크기만큼의 제동 X선 에너지로 나타난다. 예를 들어, X선 영상 시스템이 70 kVp에서 동작할 때 가속전자는 최대 70 keV까지 운동에너지를 가질 수 있다.

70 keV의 운동에너지를 가진 전자는 제동 상호작용에 의해 운동에너지의 전부 또는 일부를 잃을 수 있다. 그러므로 제동 X선은 최대 70 keV까지의 에너지를 가질 수 있다.

이것은 특정한 에너지만 가지는 특성 X선과는 차이가 있다. 그림 7-5는 제동 상호작용을 통한 넓은 영역의 에너지 생성이 어떻게 가능한지를 보여주고 있다.

낮은 에너지의 제동 X선은 가속전자가 핵의 영향을

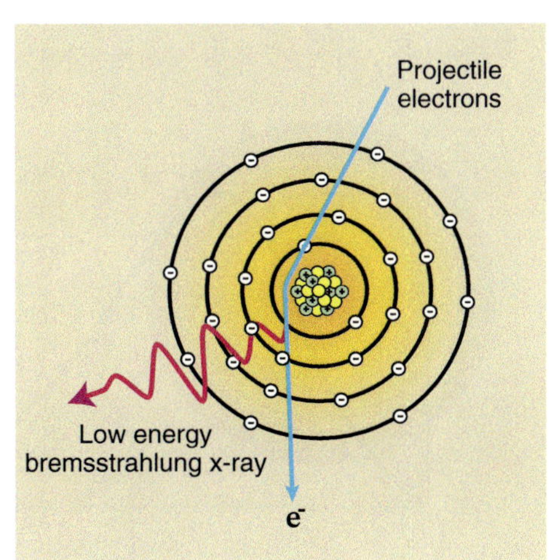

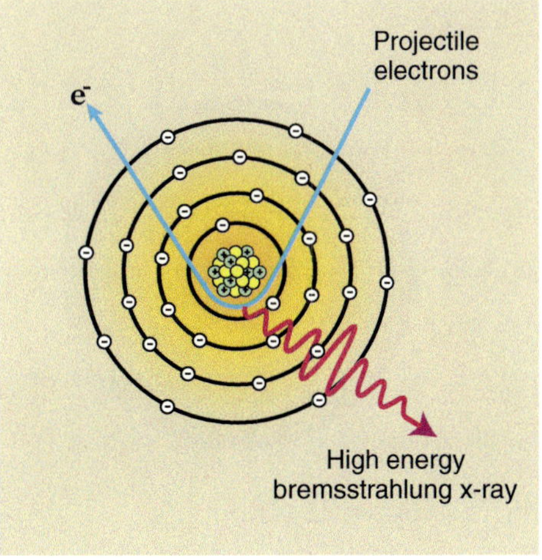

그림 7-5 제동 X선은 가속전자가 표적의 핵과 상호작용하여 만들어진다. 전자는 감속하고 방향이 바뀐다.

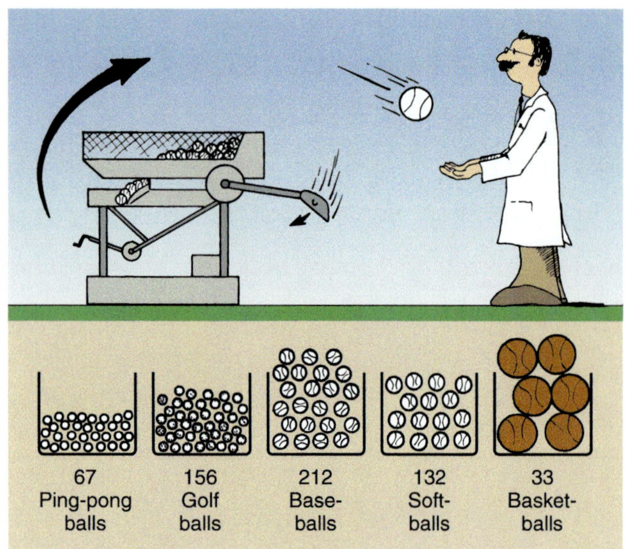

그림 7-6 주어진 시간 동안 자동으로 공을 던지는 장치는 그림에서와 같이 분포된 600개의 공을 방출시킬 수 있다.

거의 받지 않은 결과로 나타난다. 최대 에너지의 X선은 가속전자가 모든 운동에너지를 잃고 단순히 멀리 떨어질 때 나타난다.

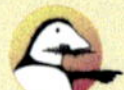
진단 영역에서 대부분의 X선은 제동 X선이다.

제동 X선은 임의의 가속전자에너지에 의해 생성될 수 있다. 텅스턴의 K-특성 X선은 최소 69 kVp의 X선관 전압을 요구한다. 예를 들어, 65 kVp에서 유용한 특성 X선이 발생하지 않는다. 그러므로 X선 빔은 전부 제동 방사선이다. 100 kVp에서 X선 빔의 약 15%가 특성 X선이고 나머지가 제동 X선이 된다.

X선 방출 스펙트럼

임의적으로 다양한 공들을 분류할 수 있는 기계가 있다고 가정하자. 주어진 시간 동안 얻어진 결과가 그림 7-6과 같이 나타난다. 그림 7-7과 같이 막대 그래프를 이용하여 총 600개의 공을 분류한 결과와 각각의 공의 개수를 표현할 수 있다.

이러한 막대 그래프는 분리된 공 방출 스펙트럼으로 나타낼 수 있다. 이 스펙트럼은 각각의 공의 함수에 대한 방출된 공의 개수를 그래프화한 것이다.

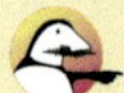
띄엄띄엄한 스펙트럼은 단지 특정한 값만을 포함한다.

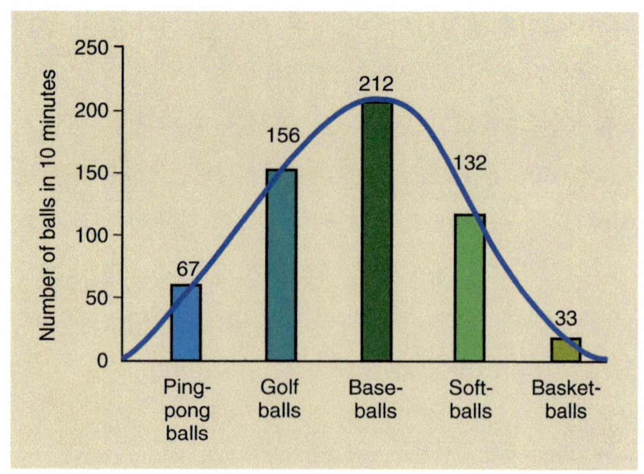

그림 7-7 그림 7-6의 장치에 의해 방출된 공의 결과를 나타내는 막대 그래프. 각 막대의 높이가 연결되었을 때 부드러운 방출 스펙트럼이 생성된다.

선으로 연결된 막대 그래프는 무수히 많은 종류의 공을 의미한다. 이와 같은 곡선을 *연속 방출 스펙트럼*이라 한다. 방출된 공의 총 개수는 불연속 **스펙트럼**의 경우 막대 아래 면적들의 합이고, 연속 스펙트럼의 경우 곡선 아래의 면적을 의미한다.

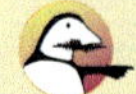
연속 스펙트럼은 모든 값들을 포함한다.

그림 7-7은 상대적인 공 방출 스펙트럼으로 표현될 수 있다. 즉 야구공은 가장 빈번하게 방출되고 농구공은 가장 낮은 빈도수로 방출된다.

이러한 관계는 X선관의 방사선 방출을 표현하는 기초가 된다. 그림 7-8은 **X선 방출 스펙트럼**을 나타낸 것으로 각각의 X선에 대한 에너지와 양을 나타낸다.

여기서는 각각의 개별 X선의 에너지 함수에 따라 방

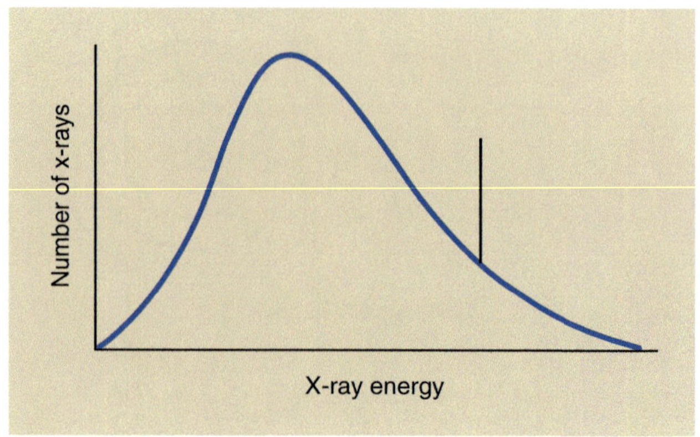

그림 7-8 X선 방출 스펙트럼의 일반적인 모양

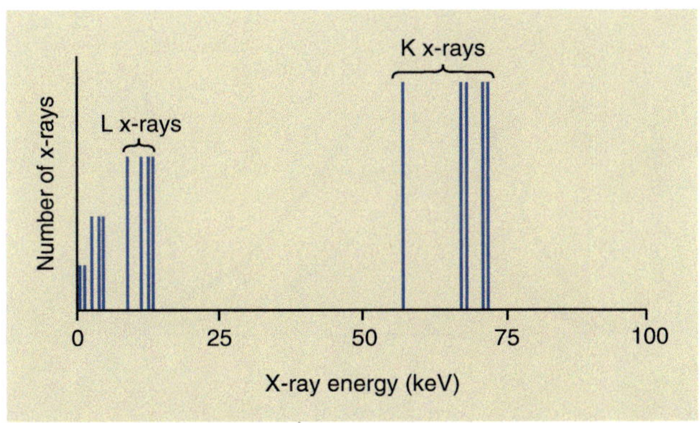

그림 7-9 텅스텐에 대한 특성 X선 방출 스펙트럼은 15개의 서로 다른 X선 에너지를 포함한다.

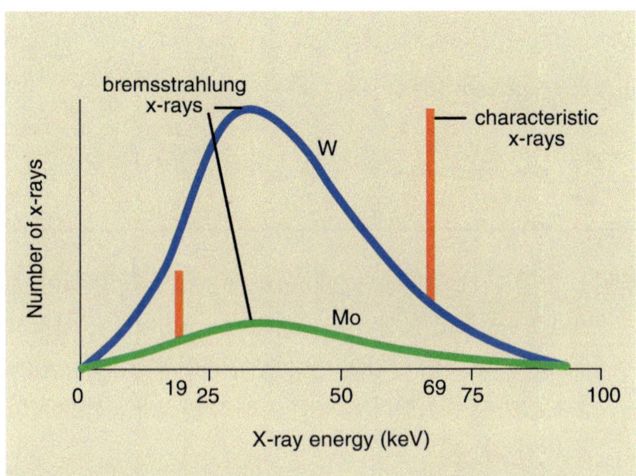

그림 7-10 제동 X선 방출 스펙트럼은 0에서 최대 방출된 전자에너지까지 분포하며, 가장 많은 수의 X선을 방출하는 에너지는 최대 에너지의 약 1/3이다. 특성 X선 방출 스펙트럼은 69 keV에서 한 선으로 표현된다.

출되는 X선의 상대적인 값이 그래프화되어 있다.

X선 방출 스펙트럼은 모든 종류의 X선 영상 시스템에 대해 측정될 수 있다. kVp, mA 그리고 부가 필터가 영상의 화질에 어떠한 영향을 미치는지에 대한 이해를 얻기 위해서는 X선 방출 스펙트럼이 필요하다.

특성 X선 스펙트럼

특성 X선의 불연속적인 에너지들은 원소 내 전자의 결합에너지 차이로 인한 것이다. 표 7-1에서와 같이 텅스텐의 특성 X선은 오직 15 종류의 에너지를 방출한다. 그림 7-9는 에너지에 대한 텅스텐의 특성 X선 방출 스펙트럼을 나타내었다.

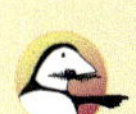
특성 X선은 정확히 정해진(discrete) 에너지를 가지며 끊어진 방출 스펙트럼을 형성한다.

K X선의 상대적인 강도가 더 낮은 에너지의 특성 X선보다 크다. 텅스텐의 K X선만이 전리방사선학에서 이용 가능한 충분한 에너지를 갖는다. 5개의 K X선은 그림 7-10과 같이 69 keV에서 한 선으로 표현될 수 있다.

제동 복사 X선 스펙트럼

X선관으로부터 방출된 각각의 제동 X선 에너지를 측정한다면, 이 에너지 대역은 0에서 전자에너지가 모두 변환되는 에너지까지 보여질 것이다. 다시 말하면, X선관이 90 kVp에서 동작될 때 90 keV까지의 에너지를 가진 제동 X선이 방출된다. 그림 7-10은 전형적인 제동 X선 방출 스펙트럼을 나타내었다.

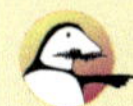
제동 X선은 에너지 영역을 가지며 연속된 방출 스펙트럼을 형성한다.

질문 : 그림 7-10의 X선 영상 시스템은 몇 kVp에서 작동되었는가?

해답 : 제동 X선 스펙트럼이 약 90 keV에서 에너지 축과 교차하기 때문에 영상 시스템은 약 90 kVp에서 작동되었을 것이다.

모든 X선 영상 시스템에 대한 제동 X선 스펙트럼의 일반적인 모양은 거의 같다. 제동 X선의 최대 에너지는 작동되는 관전압과 동일하다.

X선 최대 에너지의 약 1/3이고 가장 많이 방출된다. 방출되는 X선의 개수는 더 낮은 에너지에서 급격히 감소한다.

질문 : 90 kVp에서 작동되는 순도 높은 몰리브덴(Mo) 표적(K X선의 유효에너지=19 keV)을 가진 X선 영상 시스템에서 예상되는 방출 스펙트럼은 무엇인가?

해답 : 스펙트럼은 그림 7-8과 유사하게 나타날 것이다. 곡선은 0과 90 keV에서 에너지축과 교차하고 그림 7-10과 같은 일반적인 모양을 가진다. Mo의 원자번호(Z=42)가 낮기 때문에 제동 X선 스텍트럼은 더 작고 X선 생성 효율이 매우 낮다. 19 keV에서 한 선이 나타나는데 이 선은 Mo의 K 특성 X선을 의미한다.

제4장에서 기술한 것처럼, X선의 에너지는 주파수(f)와 플랑크 상수(h)의 곱이다. X선 에너지는 파장에 반비례한다. X선의 파장이 증가할수록 X선 에너지는 감소한다.

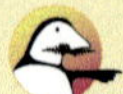
최대 X선 에너지는 최소의 X선 파장(λ_{min})과 관련이 있다.

X선 방출의 최소 파장은 최대 에너지와 일치하고 최대 에너지는 수치적으로 kVp와 동일하다.

X선 방출 스펙트럼에 영향을 미치는 요인

X선관에서 방출된 X선의 전체 수는 적분이라 불리우는 과정을 통해 전체 스펙트럼에 대해 각 에너지에서 방출된 X선의 수를 모두 **더함**으로써 알 수 있다. 그래프상에서 방출된 X선의 전체 수는 X선 방출 스펙트럼의 곡선 아래 면적과 동일하다.

방출 스펙트럼의 일반적인 모양은 항상 동일하다. 그러나 에너지 축선에 따라서 그것의 관계되는 위치는 변화할 수 있다. 오른쪽으로 더 먼 것이 높은 유효 에너지 또는 높은 X선 빔의 **선질**(quality)을 가진다.

곡선 아래의 면적이 클수록 X선 강도 또는 **양**(quantity)이 더 높아진다. 방사선사들은 X선 방출 스펙트럼의 크기와 모양에 영향을 주는 다양한 조절인자를 통해 X선 빔의 선질과 양을 조절한다. 조절인자는 표 7-2과 같다.

mA와 mAs의 영향

다른 조건을 동일하게 하고 전류를 200 mA에서 400 mA로 변화시키면, 두 배의 전자가 음극에서 양극으로 흐를 것이고 mAs 값은 두 배가 될 것이다. 이 변화된 조건은 각 에너지에서 두 배의 X선을 생성할 것이다. 즉 그림 7-11과 같이 X선 방출 스펙트럼의 크기는 변하지만, 모양은 변하지 않는다.

400 mA 또는 400 mAs에 대한 곡선에서 각 점은 200 mA 또는 200 mAs 곡선의 2배에 가까운 값을 갖는다. 따라서 X선 방출 스펙트럼 아래의 면적인 X선의 양은 mA 또는 mAs에 비례한다.

표 7-2 X선 방출 스펙트럼의 크기와 상대적 위치에 영향을 미치는 인자들	
인자	**효과**
관전류	스펙트럼의 크기
관전압	크기와 위치
부가 필터	크기: 저에너지에서 가장 효과적
표적 물질	스펙트럼의 크기와 선 스펙트럼의 위치
전압 파형	크기: 고에너지에서 가장 효과적

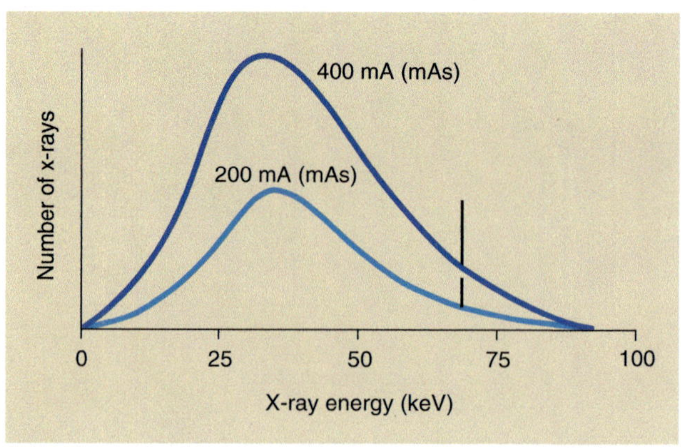

그림 7-11 mA 또는 mAs의 변화는 모든 에너지에서 X선 방출 스펙트럼의 크기 변화로 나타난다.

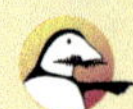
mA 또는 mAs의 변화는 모든 에너지 영역에서 X선 방출 스펙트럼의 면적에 비례한다.

질문: 그림 7-11에 나타난 200 mA(200 mAs) 아래 면적이 총 4.2 cm^2이고 X선량이 3 mGy_a(300 mR)이라고 가정하자. 만약 다른 인자의 변화 없이 관전류가 400 mA(400 mAs)까지 증가한다면 곡선 아래의 면적과 X선량은 얼마가 되는가?

해답: 200 mA에서 400 mA 또는 mAs로 증가되면 관전류는 두 배가 된다. 곡선 아래의 면적과 X선량은 비례하여 증가하므로,

면적 = $4.2\ cm^2 \times 2 = 8.4\ cm^2$

강도 = $3\ mGy_a \times 2 = 6\ mGy_a$

kVp의 영향

kVp가 증가하면, 곡선 아래의 면적은 증가된 kVp 비

X선 방출 스펙트럼의 모양에 영향을 미치는 4가지 인자들

1. 음극에서 양극으로 가속된 모든 전자는 최대 운동에너지를 가지지 않는다. 정류와 고전압 발생의 형태에 의존하는 많은 전자들은 표적과 충돌할 때 매우 낮은 에너지를 가질 수 있다. 이러한 전자들은 열만을 생성하고 저에너지 X선을 발생시킨다.
2. 진단 X선관의 표적은 상대적으로 두껍다. 결과적으로 방출된 많은 연속 X선은 방출된 전자들의 다중 상호작용의 결과로 나타나고 과도한 상호작용에 의해 방출된 전자는 저에너지를 갖는다.
3. 저에너지 X선은 표적에서 거의 흡수된다.
4. 외부 여과는 X선관에 추가된다. 이 추가된 여과는 빔으로부터 저에너지 X선을 선택적으로 제거한다.

의 약 제곱으로 증가한다. 따라서 X선의 양은 이 비의 제곱에 비례하여 증가한다.

kVp가 증가되었을 때 방출된 X선 에너지의 상대적인 분포는 더 높은 평균 에너지를 가지는 오른쪽으로 이동한다. X선 방출의 최대 에너지는 kVp와 동일하다.

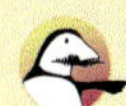

kVp의 변화는 X선 방출 스펙트럼의 크기와 위치 모두에 영향을 준다.

그림 7-12는 다른 인자를 변화시키지 않은 상태에서 kVp 증가에 대한 영향을 나타낸 것이다. 72 kVp에서 더 낮은 스펙트럼이 나타나고 82 kVp에서 더 높은 스펙트럼이 나타난다.

곡선 아래의 면적은 곡선의 상대적인 위치가 더 높은 에너지인 오른쪽으로 이동하는 동안 약 두 배가 된다. 72 kVp에 비해 82 kVp의 모든 에너지에서 더 많은 X선이 방출된다. 하지만 상대적으로 낮은 에너지 X선보다 높은 에너지의 X선이 많이 방출한다.

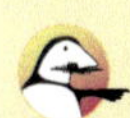

kVp의 변화는 끊어진 X선 방출 스펙트럼의 위치에 영향을 주지 않는다.

질문: 그림 7-12에서 72 kVp의 곡선이 3.6 cm^2의 면적을 가지고 1.25 mGy_a(125 mR)의 X선량을 나타낸다고 가정하자. 82 kVp에서 작동했을 때 예상되는 곡선 아래의 면적과 X선량은 얼마인가?

해답: 곡선 아래의 면적과 출력 강도는 kVp 비의 제곱에 비례한다. 이 비는 다음과 같다.

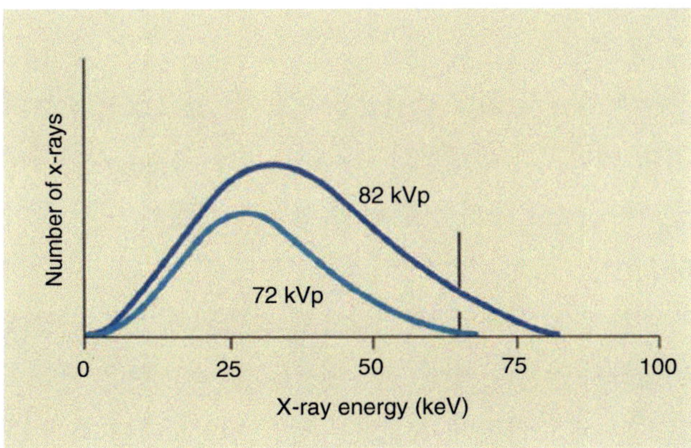

그림 7-12 kVp의 증가는 모든 에너지에서 방출 스펙트럼 크기의 증가의 결과로 나타나지만 저에너지보다 고에너지의 증가가 더욱 크다. 따라서 스펙트럼은 고에너지인 오른쪽으로 이동한다.

$$\left(\frac{82}{72}\right)^2 (3.6\ cm^2) = (1.3)(3.6\ cm^2) = 4.7\ cm^2$$

그리고

$$(1.3)(1\ 25\ mGy_a) = 1.63\ mGy_a$$

50~60 kVp 정도의 낮은 kVp에서 약 7 kVp의 증가는 관전류 두 배 mAs 증가로 나타나는 반면, 100 kVp 이상의 관전압에서는 15 kVp 변화가 요구될 수 있다.

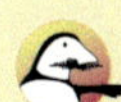

진단 영역에서 관전압의 15% 증가는 관전류 두 배 증가와 동일하다.

kVp의 15% 증가는 X선 강도의 두 배를 의미하지 않고 영상 수용체에 대한 mAs의 두 배 증가를 의미한다. kVp를 증가시켜 출력 강도를 두 배로 하기 위해서는 약 40%의 kVp 증가가 필요하다.

방사선학적으로 kVp의 약 15% 증가만이 요구되는 이유는 kVp 증가에 따라 X선 빔의 투과력이 증가하기 때문이다. 따라서 환자에게 적은 방사선이 흡수되고 영상 수용체로 많은 X선이 도달한다.

부가 필터의 영향

이용 X선 빔에 대한 부가 필터는 X선 빔 강도를 감소시키고 평균 에너지를 증가시킨다. 이 영향은 그림 7-13에 나타내었는데, 2 mm 알루미늄(Al)과 4 mm 알루미늄 부가 필터를 적용하여 95 kVp에서 작동하는 X선관을 비교한 것이다. 부가 필터는 고에너지 X선보다 저에너지 X선을 효율적으로 흡수하여 제동 X선 방출 스펙트럼은 오른쪽보다 왼쪽에서 많이 감소한다.

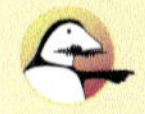

부가 필터의 결과는 X선량의 감소와 함께 X선 빔의 평균 에너지의 증가로 나타난다.

부가 필터는 평균 에너지가 상대적으로 증가하기 때문에 X선 빔의 **경화**(hardening)라 불리는 작용을 한다. 하지만 특성 X선 스펙트럼 및 방출 X선의 최대 에너지의 변화는 없다.

표적 물질의 영향

표적 물질의 원자번호는 X선의 발생량과 효율적 에너지 모두에 영향을 미친다. 표적 물질의 원자번호가 증가

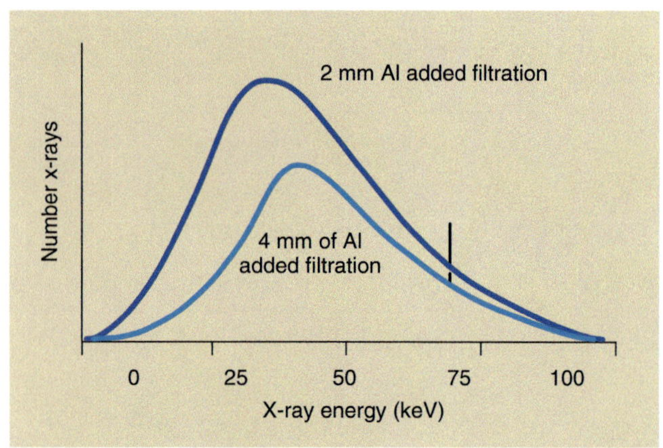

그림 7-13 X선관의 부가 필터는 감소된 X선 강도의 결과로 나타나지만 유효 에너지는 증가한다. 여기에 표현된 방출 스펙트럼은 동일한 mA와 kVp에서 서로 다른 여과에 의한 결과이다.

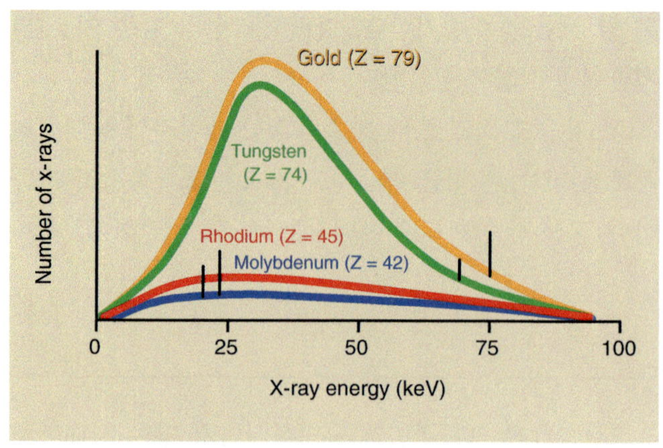

그림 7-14 띄엄띄엄한 방출 스펙트럼은 표적 물질의 원자번호가 증가함에 따라 오른쪽으로 이동한다. 연속 스펙트럼은 표적의 원자번호 증가에 따라 약간의 크기 증가, 특히 고에너지의 증가로 나타난다.

하는 만큼, 저에너지 X선보다는 고에너지 X선에서 제동 복사 방사선 생산의 효율성이 좀 더 증가한다.

제동 복사 X선 스펙트럼의 특정 방사선에 따른 변화가 뚜렷하지 않다. 이 현상은 원자번호 증가와 관련된 더 높은 전자 결합에너지의 직접적인 결과라고 볼 수 있다.

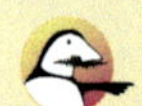
표적 물질의 원자번호 증가는 특성 및 제동복사 X선의 발생과 에너지의 효율을 좋게 한다.

이러한 변화는 그림 7-14를 통해 알 수 있다. 텅스텐을 X선관 표적으로 주로 사용하는 반면, 몇몇 특성 X선관에서는 표적 물질로 금을 이용하기도 한다. 텅스텐과 금의 원자번호는 각각 74, 79으로, 금의 원자번호가 더 높다.

몰리브덴(Z=42)이나 리듐(Z=45)은 유방촬영 시 표적 물질로 사용된다. 그 외 많은 특수 목적의 유방촬영 영상 시스템에서는 표적 물질의 성분이 각각 용도에 맞게 이용된다.

표적 물질의 비능률적인 X선 생산은 X선량을 낮추는 결과를 가져온다. 또한 낮은 원자번호로 인해 저에너지의 특성 X선이 발생되기도 한다.

전압 파형의 영향

5개의 전압 파형은 반파, 전파, 3상 6피크, 3상 12피크, 고주파이다.

반파 정류파형과 전파 정류파형은 전파에서 주기당 X선의 주파수를 제외하면 두 개의 동일한 파형으로 볼 수 있다. 전파 정류파형은 반파 정류파형에 비하여 X-ray의 수가 두 배이다.

3상 6피크 파형과 3상 12피크 파형을 비교하면, 12피크가 6피크에 비해 세밀한 파형을 이루고 있다. 고주파 발전기는 근본적으로 다른 전자공학 원리에 근거를 두고 있으며, 모든 고전압 발전기의 작은 맥동(ripple) 전압 파형을 만들어낸다.

그림 7-15는 100 kVp에서 100k Vp에서 작동되는 X선 영상장치에 대한 전파 정류파형을 보여주고 있다. 파형의 진폭은 전압을 나타내고, 수평 축선이 시간을 나타낸다는 것을 참고하여 그림을 보아야 한다.

t=0에서는 X선관 맞은편의 전압 역시 0이고, 이 순간에는 아무 전자도 흐르지 않고 X선도 발생하지 않는다. t=1 ms에서는 X선관의 전압 발생으로 상대적으로 낮은 에너지가 적은 수치로 증가하지만 60 keV를 초과하지 않는다. t=2 ms에서는 80,000 V로 급격하게 정점을 향해 상승한다.

t=4 ms에서 최대 관전압을 얻을 수 있고 X선 방출의 최대 에너지가 발생한다. t=4 ms와 t=8 ms 사이에서 발생하는 1/4 주기를 위해, X선량과 선질이 다시 줄어 0이 된다.

주기에 의해서 즉시 각각으로 방출된 X선은 전압에 비례하지 않는다. 낮은 전압에서는 더 낮고 높은 전압으로 갈수록 증가한다. X선량은 낮은 전압보다는 최대 관전압에서 더 크다. 그 결과 단일 위상의 파형보다는 상당히 강한 강도의 X선을 방출할 수 있는 3상 혹은 고주파

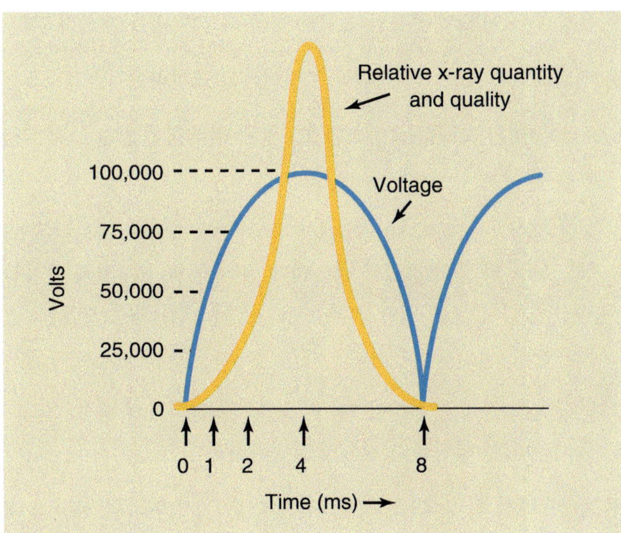

그림 7-15 X선관의 전압이 0에서 피크 값까지 증가함에 따라 X선량과 에너지는 처음에 느리게 증가하다가 피크 전압이 얻어짐에 따라 급격히 증가한다.

전압 파형이 더 효과적이다.

고전압 발생기와 X선량과의 관계는 방사선학 기술자에게 또 다른 경험에 의한 기준을 제공한다. 방사선학 기술에서 단상 전파 정류 장치에서 72 kVp를 요구하는 경우, 3상 장비에서는 약 12% 감소한 64 kVp로도 그와 유사한 결과를 얻을 수 있다. 약 16% 증가 또는 단일 위상에서 mAs의 2배 증가보다 고주파 발전기를 사용하는 것이 좋다.

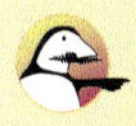

맥동(ripple)이 줄어들고 3상 혹은 고주파 사용은 동일한 kVp에서 12% 정도의 증가를 가져오며, 단상의 경우보다는 약 2배의 mAs 효과를 가져온다.

그림 7-16은 92 kVp의 전압을 통해 X선 방출 스펙트럼 모양이 3상 전파와 단상 전파, 고주파에 의해 조정된 단위와의 비교를 나타낸다. 고주파에서 유래하는 X선 방출 스펙트럼은 단상 전파나 3상 전파로 생성한 에너지보다는 효율적이다. 그래프를 보면 X선 방출 스펙트럼의 곡선 아래의 많은 면적이 고에너지 측으로 크게 이동되었다.

특성 X선 방출 스펙트럼은 에너지 축선 위치의 조정이라고 할 수 있다. 그러나 K각의 전자 상호작용에 의한 유효한 두 사물 전자의 증가와 비례한다.

질문 : 관전압 및 관전류가 일정하게 보정되는 경우 전파에 의해 조정된 가동과 반파 조정한 가동 사이 X선 방출 스펙트럼의 차이점은 무엇인가?

해답 : 관전압과 관전류의 일정한 조건하에 X선 방출 스펙트럼에는 큰 차이점이 없었다. X선의 양과 질은 두 작동방식 전부에 의해 작용된다. 반파 조정에 의한 노출시간은 두 배로 한다.

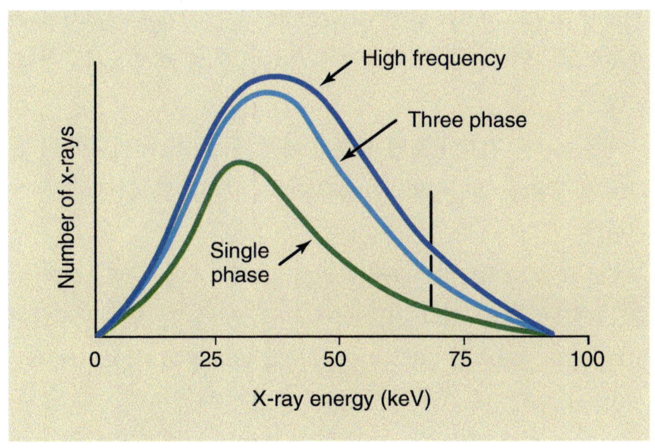

그림 7-16 3상과 고주파는 단상에 비해 상대적으로 높은 효율을 가진다. X선 강도(곡선 아래 면적)와 유효 에너지(오른쪽으로 상대적 이동) 모두 증가한다. 그림은 일정한 관전류에서 92 kVp에 대해 표현된 스펙트럼이다.

표 7-3에서는 X선량에 대한 효력 및 X선 방출 스펙트럼을 좌우하는 각각의 요인에 의한 선질의 개요를 나타내고 있다. 5가지의 요인이 열거되어 있다 하더라도, 첫 번째 2개의 관전압과 관전류만으로 일상적인 제어가 가능하다. 때때로 추가된 여과장치와 화상 진찰 시스템 설계가 허용하는 경우에 따라 바뀌기도 한다.

표 7-3 방출 스펙트럼에 영향을 주는 인자에 의한 X선 빔의 선질과 선량의 변화

증가 인자	결과
관전류(mAs)	선량의 증가, 선질의 변화 없음
관전압(kVp)	선량과 선질의 증가
부가 여과	선량의 감소와 선질의 증가
표적 원자번호(Z)	선량과 선질의 증가
전압 리플	선량과 선질의 감소

요약

전자들이 음극에서 양극의 표적으로 가속될 때 열 발생, 특성 X선 생성, 그리고 제동 X선 생성의 3가지 효과가 나타난다.

특성 X선은 전자가 표적 원자의 내각궤도 전자를 전리시킬 때 생성된다. 즉 내각궤도의 빈 공간이 채워질 때 특성 X선이 방출된다.

제동 X선은 전자가 표적 원자의 핵의 장(field)에 의해 감속된 결과로 생성된다. 진단영역(20~150 kVp)에서 대부분의 X선은 제동 X선이다.

X선 방출 스펙트럼은 keV 단위에 각 에너지에 대한 X선의 수로 그래프화할 수 있다. 텅스텐의 특성 X선은 69 keV의 에너지이다. 제동 X선은 X keV까지의 에너지 범위를 가지는데, 여기에서 X는 kVp이다.

X선 방출 스펙트럼에 영향을 미치는 4가지 인자는 다음과 같다. (1) 저에너지 전자들은 저에너지 X선을 생성하기 위해 상호작용한다. (2) 전자들의 과도한 상호작용은 낮은 에너지를 갖는 X선 생성의 결과로 나타난다. (3) 저에너지 X선은 대부분 표적 물질에 의해 흡수될 수 있다. (4) 부가 여과는 이용 빔으로부터 저에너지 X선을 제거한다.

도전문제

1. 다음을 정의하거나 설명하시오.
   a. 방출 전자
   b. 결합에너지
   c. 특성 X선
   d. 제동 X선
   e. X선량
   f. X선질
   g. 유효 에너지
   h. 부가 여과
   i. 방출 스펙트럼
   j. 몰리브덴
2. 텅스텐에서 K각 전자가 M각 전자에 의해 채워졌을 때 발생되는 특성 X선의 에너지와 파장을 계산하시오.
3. 운동하는 90 keV 전자의 속도와 빛의 속도의 비를 계산하시오.
4. 띄엄띄엄한 X선 스펙트럼을 무엇이라고 표현하는가?
5. 90 kVp에서 작동하는 텅스텐 X선관에 대한 X선 방출 스펙트럼을 그리시오.
6. X선 영상 시스템이 80 kVp에서 작동할 때 방출 스펙트럼은 35 μGy_a/mAs의 출력 강도를 나타낸다. 전압을 90 kVp까지 증가시키면 출력 강도는 얼마가 되는가? 방출 스펙트럼은 어떻게 변화되는가?
7. 단상 X선 영상 시스템이 3상 시스템으로 변한다면 방출 스펙트럼에 어떠한 영향을 끼치는지 설명하시오.
8. X선관에서 선 및 연속 스펙트럼에 대한 부가 여과의 영향에 대해 설명하시오.
9. X선관에서 방출 전자의 운동에너지는 어떻게 증가하는가?
10. 80 kVp에서 X선관 표적에 도착하는 전자의 에너지(J)는 얼마인가?
11. X선관은 왜 비효율적인 장치로 인식되고 있는가?
12. 특성 방사선의 형성에 대해 설명하고 그래프를 그리시오.
13. 전리방사선 영상 형성에서 K 특성 X선의 중요성은 무엇인가?
14. 제동 X선 에너지의 범위는 무엇인가?
15. 90 kVp에서 작동하는 X선관으로부터 방출되는 X선과 관련 있는 최단 파장은 무엇인가?
16. X선 방출 스펙트럼의 모양에 영향을 미치는 3가지 인자에 대해 나열하고 각각을 간단히 설명하시오.
17. 15% kVp 법칙을 정의하고 설명하시오.
18. 진단 영역의 X선 범위는 무엇인가?
19. 어떤 형태의 방사선이 유방촬영에 유용하고 일반적인 진단촬영에 유용하지 않은가?
20. X선관에서 여과의 중요성은 무엇인가?

X선 방출

X-ray Emission

CHAPTER

8

학습목표

1. 방사선량을 정의하고 X선 강도와의 상관관계를 설명할 수 있다.
2. X선 빔의 세기에 영향을 미치는 요인들을 나열하고 설명할 수 있다.
3. X선질과 투과력을 설명할 수 있다.
4. X선 빔의 선질에 영향을 미치는 요인들을 나열하고 설명할 수 있다.

X선은 에너지 스펙트럼의 형태로 X선관의 유리 또는 금속 봉입물의 창을 통해 방출된다. X선 빔의 특성은 선량(X선 빔에서 X선의 수)과 선질(X선 빔의 투과력)에 의해 결정될 수 있다. 이 장에서는 X선 빔의 선량과 선질에 영향을 주는 다양한 인자들에 대해 설명한다.

X선량

X선 강도

X선 영상 시스템의 X선 빔의 세기는 공기 내의 밀리그레이(mGy_a)[과거 mR 사용]로 측정되며 **X선량(x-ray quantity)**이라 한다. 다른 용어로 **방사선 조사(radiation exposure)**가 *X선 세기(x-ray intensity)* 또는 *X선량(x-ray quantity)*을 대신하여 사용되기도 한다. 위의 모든 용어가 같은 의미를 가지며 mGy_a(mR)으로 측정된다.

mGy_a(mR)는 X선량에 의해 공기에서 생성된 이온쌍의 수로 측정된다. 공기의 전리는 빔의 X선 수와 비례하여 증가한다. mGy_a(mR)으로 측정되는 X선량과 빔에서 X선 수 사이의 관계는 X선의 유효 에너지에 의해 항상 선형적이지 않고 약간의 편차가 발생할 수 있다.

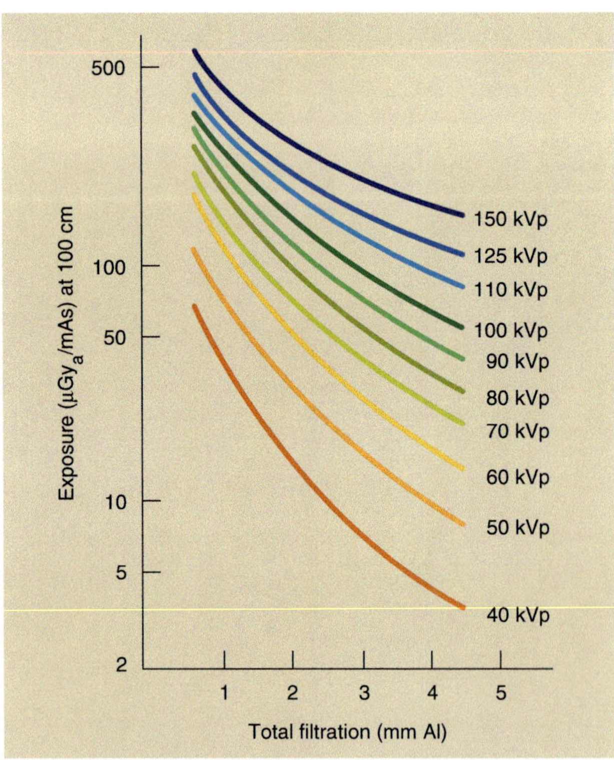

그림 8-1 X선 빔의 세기를 추정하는 그래프. X선 영상 시스템의 여과를 나타내는 x 축상 위치로부터 적절한 전압(kVp)의 교차점까지 수직선을 그려라. 이 교차점에서 수평선은 X 선 강도를 나타내는 y 축과 교차될 것이다. (Courtesy Edward McCullough, University of Wisconsin).

mGy_a/s, mGy_a/min, mGy_a/mAs(mR/s, mR/min 또는 mR/mAs)와 같이 표현되는 방사선 조사선량률(radiation exposure rate) 또한 X선량을 표현하는 데 이용될 수 있다.

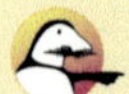

X선량은 이용 빔에서 X선의 수이다.

방사선영상학에서 사용되는 X선 에너지 범위에서 이러한 편차는 중요하지 않으며, 이용 빔의 X선의 수가 방사선량이라고 가정할 수 있다. 관전압을 약 70 kVp로 조작하면 가장 적절한 영상을 만들기 위해 일반용 X선관은 100 cm의 선원-영상 수용체 간 거리(SID; source to image-receptor distance)에서 5 mR/ mAs(50 μGy_a/mAs)의 X선 세기를 방출하는 것이 좋다.

그림 8-1은 넓은 촬영조건에 대한 X선 세기를 추정하기 위한 그래프이며, 그림에 나타난 곡선은 단상-전파 정류 장치에만 적용된다.

X선량에 영향을 미치는 요인

제7장에서는 X선량에 영향을 미치는 여러 가지 요인에 대해 간략히 논의되었다. 이와 마찬가지로 X선량에 영향을 주는 인자들은 영상 수용체의 노출 정도에 영향을 끼친다. 이러한 관계가 표 8-1에 요약되어 있다.

관전류(mAs). X선량은 관전류(mAs)와 직접적으로 비례한다. mAs가 두 배가 되면, 관의 표적(target)과 충돌하는 전자들의 수도 두 배가 되어 결과적으로 방출되는 X선의 수도 두 배가 된다.

표 8-1 X선량과 영상 수용체 노출에 영향을 주는 인자

증가의 효과	X선량	영상 수용체 노출
mAs	비례하여 증가	증가
kVp	$\left(\frac{kVp_2}{kVp_1}\right)^2$ 증가	$\left(\frac{kVp_2}{kVp_1}\right)^5$ 증가
거리	$\left(\frac{d_1}{d_2}\right)^2$ 감소	$\left(\frac{d_1}{d_2}\right)^2$ 감소
여과	감소	감소

X선량과 mAs

$$\frac{I_1}{I_2}=\frac{mAs_1}{mAs_2}$$

여기에서 I_1과 I_2는 각각 mAs_1과 mAs_2에서의 X선량이다.

질문: 흉부 측면 영상을 위해 110 kVp/10 mAs로 촬영 시, 환자 위치에서의 X선 강도는 약 320 μGy_a(32 mR)이다. 관전류를 20 mAs까지 증가시키면 X선 강도는 어떻게 될 것인가?

해답:

$$\frac{x}{320\ \mu Gy_a}=\frac{20\ mAs}{10\ mAs}$$

$$x=\frac{(320\ \mu Gy_a)(20\ mR)}{10\ mAs}=640\ \mu Gy_a$$

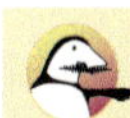

X선량은 관전류(mAs)에 비례한다.

질문: KUB(신장, 방광, 요관) 방사선 촬영 시 74 kVp/60 mAs를 사용한다. 그 결과 환자의 피폭선량은 2.5 mGy_a(250 mR)이 된다. 45 mAs로 감소시키면 피폭선량은 어떻게 되는가?

해답:

$$\frac{x}{2.5\ mGy_a}=\frac{45\ mAs}{60\ mAs}$$

$$x=\frac{(2.5\ mGy_a)(45\ mAs)}{60\ mAs}=1.9\ mGy_a$$

관전류는 X선을 생성하기 위해 음극에서 양극으로 전달된 전자의 총 수이다.

mAs=mA×s
=mC/s×s
=mC

여기에서 C(coulomb)는 정전기적 전하량이고, 1C=6.25×10^{18}개의 전자를 의미한다.

질문: 방사선 영상이 74 kVp/100 mAs로 만들어졌다고 하면 이때 얼마나 많은 전자가 표적과 상호작용하는가?

해답: 100 mAs=100 mC
=6.25×10^{17} 전자

질문: 방사선 출력 강도가 62 μGy_a/mAs(6.2 mR/mAs)이라면, 10 μGy_a를 발생시키기 위해 얼마나 많은 전자가 필요한가?

해답: 62 μGy_a/mAs=62 μGy_a/mAs/6.25×10^{15} 전자,
역으로 말하면,
6.25×10^{15} 전자/6.2 μGy_a/mAs=1×10^{15} 전자/mR

관전압(kVp). X선량은 관전압에 의해서도 크게 변화한다. 즉 선량은 관전압의 제곱에 비례하기 때문에 관전압이 두 배가 되면, X선 강도는 4배로 증가하게 될 것이다. 이것은 다음과 같이 표현된다.

X선량과 관전압

$$\frac{I_1}{I_2}=\left(\frac{kVp_1}{kVp_2}\right)^2$$

여기에서 I_1과 I_2는 각각 kVp_1과 kVp_2에서의 선량이다.

질문: 흉부 측면 촬영은 0.32 mGy_a(32 mR)의 X선 강도에서 대개 110 kVp, 10 mAs의 조건을 요구한다. 관전압의 강도를 125 kVp까지 늘리고 관전류를 그대로 둔다면 어떻게 나타나는가?

해답:

$$\frac{0.32\ mGy_a}{I_2}=\left(\frac{110\ kVp}{125\ kVp}\right)^2$$

$$I_2=(0.32\ mGy_a)\left(\frac{125\ kVp}{110\ kVp}\right)^2$$

$$=(0.32\ mGy_a)(1.14)^2$$

$$=(0.32\ mGy_a)(1.29)=0.41\ mGy_a$$

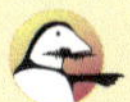

X선량은 관전압의 제곱(kVp^2)에 비례한다.

질문: 손발은 58 kVp/8 mAs의 조건으로 조사되고 240 μGy_a의 피부 입사선량을 초래한다. 54 kVp/8 mAs로 조건을 변화시키면, X선량은 어떻게 되는가?

해답:

$$\frac{I}{240\ \mu Gy_a}=\left(\frac{54\ kVp}{58\ kVp}\right)^2$$

$$I=(240\ \mu Gy_a)\left(\frac{54\ kVp}{58\ kVp}\right)^2$$

$$=(240\ \mu Gy_a)(0.93)^2$$

$$=(240\ \mu Gy_a)(0.867)=208\ \mu Gy_a$$

이론적으로 관전압의 조작에 의해 X선 강도를 두 배로 올리기 위해서는 기존 관전압의 40%가 증가되어야 한다.

이러한 사항이 임상에서 과사용되지는 않는다. 왜냐하면, 관전압을 올림으로써 X선이 증가하게 되면 그만큼 환자에게 피폭되는 양이 증가하기 때문이다. 더 많은 X선이 환자와 영상 수용체에 영향을 준다. 따라서 영상 수용체와 일정한 방사선 노출을 유지하기 위해서는 15%의 관전압 증가와 관전류의 1/2의 감소를 동반하여야 한다.

질문: 방사선 촬영 시 80 kVp/30 mAs로 조사하면, 1.4 mGy_a

의 방사선 노출을 초래한다. 관전압을 92 kVp(+15%)까지 올리고 관전류를 15 mAs까지 줄이면 예상되는 피폭량은 얼마인가?

해답 :
$$\frac{I}{1.4\ mGy_a} = \left(\frac{15\ mAs}{30\ mAs}\right)\left(\frac{92\ kVp}{80\ kVp}\right)^2$$
$$I = 1.4\ mGy_a\left(\frac{15\ mAs}{30\ mAs}\right)\left(\frac{92\ kVp}{80\ kVp}\right)^2$$
$$= 1.4\ mGy_a(0.5)(1.32) = 0.91.4\ mGy_a$$

관전압을 높이고, 관전류를 줄임으로써 영상 수용체 조사가 일정하게 되고, 환자 선량은 크게 감소될 수 있다. 이러한 촬영조건의 단점은 스크린-필름이 영상 수용체일 경우 영상의 대조도가 감소하는 것이다. **하지만 디지털 영상 수용체를 이용할 경우 대조도의 변화는 없다.**

거리(distance). X선의 강도는 X선관으로부터의 거리의 제곱에 반비례하는데, 이 관계를 **'거리 역자승 법칙'**(제3장 참조)이라고 한다.

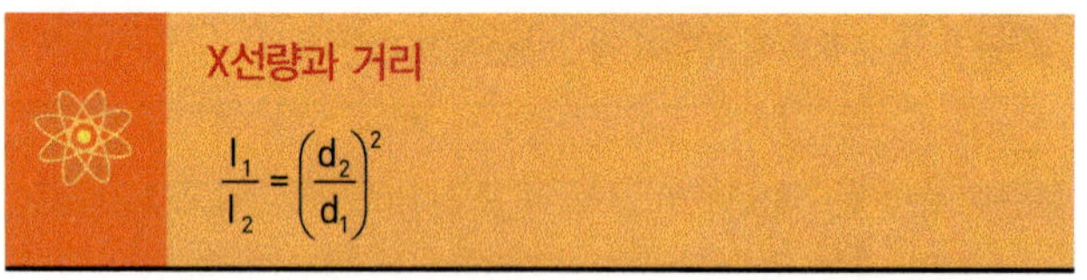

질문 : 이동식 방사선 촬영기의 경우 100 cm의 SID에서 촬영하면 수용체에 0.13 mGy_a(13 mR) 정도가 조사된다. 최대 SID가 91 cm밖에 되지 않는 특별한 상황이라면 영상 형성을 위해 수용체에 얼마가 조사되는가?

해답 :
$$\frac{0.13\ mGy_a}{I_2} = \left(\frac{91\ cm}{100\ cm}\right)^2$$
$$I_2 = (0.13\ mGy_a)\left(\frac{100\ cm}{91\ cm}\right)^2$$
$$= (0.13\ mGy_a)(1.1)^2$$
$$= (0.13\ mGy_a)(1.1) = 0.14\ mGy_a$$

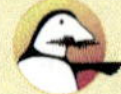

X선량은 선원으로부터의 거리 제곱에 반비례한다.

질문 : 후전 흉부촬영 시(120 kVp/3 mAs) 최적의 영상을 얻기 위해 SID는 300 cm이다. 영상 형성을 위한 수용체 노출은 0.12 mGy_a(12 mR)이다. 만일 같은 상황에서 100 cm의 SID로 촬영이 이루어진다면, X선 노출은 얼마가 되는가?

해답 :
$$\frac{I}{0.12\ mGy_a} = \left(\frac{300\ cm}{100\ cm}\right)^2$$
$$I = 0.12\ mGy_a\left(\frac{300\ cm}{100\ cm}\right)^2$$
$$= (0.12\ mGy_a)(3)^2$$
$$= (0.12\ mGy_a)(9) = 1.08\ mGy_a$$

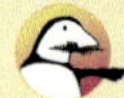

SID가 증가할 때, 관전류는 영상 수용체에 동일한 노출을 유지하기 위해 SID^2까지 증가되어야 한다.

SID^2 인자에 의해 mAs 값을 변화시킴으로써 SID 변화를 보상하는 것을 **제곱 법칙**이라 하며, 이는 **역제곱 법칙**에 귀결된 것이다.

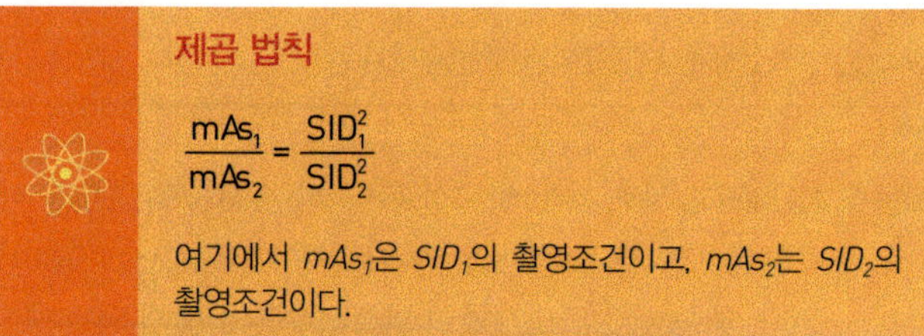

질문 : 위의 문제 중 100 cm에서 X선량을 0.12 mGy_a로 감소시키기 위한 새로운 관전류의 수치는?

해답 :
$$\frac{x\ mAs}{3\ mAs} = \frac{0.12\ mGy_a}{1.08\ mGy_a}$$
$$x\ mAs = (3\ mAs)\left(\frac{0.12\ mGy_a}{1.08\ mGy_a}\right) = (3\ mAs)(0.111)$$
$$= 0.3\ mAs$$

여과(filtration). X선 영상 시스템에는 보통 1~5 mm 두께의 알루미늄으로 이루어진 금속 필터가 있는데, 금속 필터의 역할은 저에너지의 X선을 제거하는 것이다.

저에너지 X선은 인체의 피부 표면을 통과하지만 투과할 수 없기 때문에 영상 형성에 있어 도움이 되지 않고 환자에게 불필요한 피폭선량만을 증가시킨다.

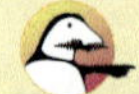

이용 빔에 대한 부가 여과는 환자 피폭선량을 감소시킨다.

금속 여과 필터가 X선 장치에 사용되면 여과에 의해 저에너지의 X선이 흡수되고 고에너지의 X선을 투과하여 환자의 피폭선량은 감소한다. 노출량 감소의 계산을 위해서는 반가층(half value layer; HVL)에 대한 이해가 필요한데 이것은 다음 장에서 논의하기로 한다.

그림 8-1 그래프를 통해 노출량 감소를 추정할 수 있으며 노출량 감소가 필터의 두께에만 관계되는 것이 아니라 여러 복합적인 상황에 의한 것이라고 볼 수 있다. 여과 X선의 감소는 선속 경화의 원인이며 대조도에 영향을 미친다. 선속 경화는 고에너지의 X선 내에 투과되지 않는 저에너지의 X선을 제거한 결과로 나타난다.

X선질

투과력

X선 에너지와 투과력은 비례적으로 증가한다. 깊은 조직까지 투과하기 위해 X선의 **투과력(penetrability)**을 증가시켜야 한다. 고에너지를 가진 X선은 저에너지를 가진 X선보다 깊은 조직까지 투과할 수 있다.

X선의 투과력은 *X선질(quality)*이라고 한다. 높은 투과력을 가진 X선을 *고에너지 X선*이라고 하고, 낮은 투과력을 가진 X선을 *저에너지 X선*이라고 한다.

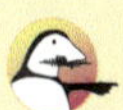
투과력은 조직을 통과하는 X선 빔의 능력을 의미한다.

영상 수용체가 스크린-필름인 경우 X선 빔의 선질에 영향을 주는 인자는 영상의 대조도에 영향을 미친다. 거리와 mAs는 방사선 선질에 영향을 주지 않고, 방사선량에 영향을 준다.

반가층

X선은 지수적으로 감소하지만, 고에너지 X선은 저에너지 X선보다 투과력이 뛰어나다. 100 keV의 X선이 연부조직을 투과할 때 약 3%/cm의 비율로 감소하는 반면, 10 keV X선은 약 15%/cm 비율로 감소한다. 또한 모든 에너지의 X선은 높은 원자번호를 가진 물질에 비해 낮은 원자번호를 가진 물질에서 투과력이 높다.

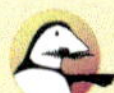
감약은 흡수와 산란의 결과에 의한 X선량의 감소이다.

X선질은 HVL(반가층)을 이용하여 측정할 수 있다. 진단 영역의 X선은 알루미늄(Al)에서 약 3~5 mm 또는 연부조직에서 3~6 cm의 반가층을 가진다.

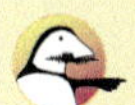
X선 빔의 반가층(HVL)은 처음 값의 절반 강도로 감소시키기 위해 필요한 흡수체의 두께이다.

반가층은 실험을 통해서 측정할 수 있는데, 이는 그림 8-2에 잘 나타나 있다. 이 실험은 X선관과 방사선 계측기 그리고 보통 여러 장의 알루미늄 필터의 3가지 주요 요소로 이루어진다.

첫 번째, 방사선량은 X선관과 검출기 사이에서 필터 없이 측정되고, 계단식으로 일정하게 두꺼워지는 필터를 통해 측정된다. 반가층은 X선의 강도를 처음 값의 절반으로 감소시키기 위해 필요한 필터의 두께이다.

X선의 반가층을 측정하기 위해 몇 가지 방법이 사용될 수 있다. 그림 8-2와 같은 X선 강도 측정 실험을 통해 가장 간단한 반가층을 구할 수 있다. 그림 8-3은 두께가 다른 Al 필터(2.4 mm와 2.8 mm)에 대한 반가층을 나타낸다.

질문: 다음은 70 kVp로 조사된 X선 장치의 데이터로, 튜브와 감지기(필름) 간 거리를 100 cm에서 그 사이의 1.0 mm Al 필터를 통해 여과시켜 얻은 자료이다. 이 자료를 통해 반가층(HVL)을 추정할 수 있다. 필터의 두께에 따른 반가층을 계산하시오.

mm A1	0	1.0	2.0	3.0	4.0	5.0
μGy_a	1.18	0.82	0.63	0.51	0.38	0.29

해답: 1.18 μGy_a의 절반은 0.59 μGy_a이다. 그러므로 HVL은 2~3 mm의 Al 사이 값을 가진다. 이 자료의 HVL의 값은 약 2.4 mm의 알루미늄으로 나타난다.

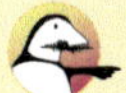
반가층은 X선질을 나타내는 가장 좋은 방법이다.

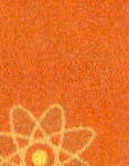

반가층을 측정하기 위한 순서

1. 흡수체 없이 흡수체의 두께별로 X선 빔의 강도를 측정한다.
2. 흡수체 두께에 대한 선량 그래프를 그린다.
3. 처음 선량의 절반에 해당하는 선량을 결정하고 그림 8-3에서와 같이 y 축에 이 값을 기록한다.
4. x 축과 평행한 수평선을 곡선과의 교차점까지 그린다.
5. x 축까지 수직선을 그린다.
6. x 축에서 흡수체의 두께를 읽는다. 이 값이 반가층이다.

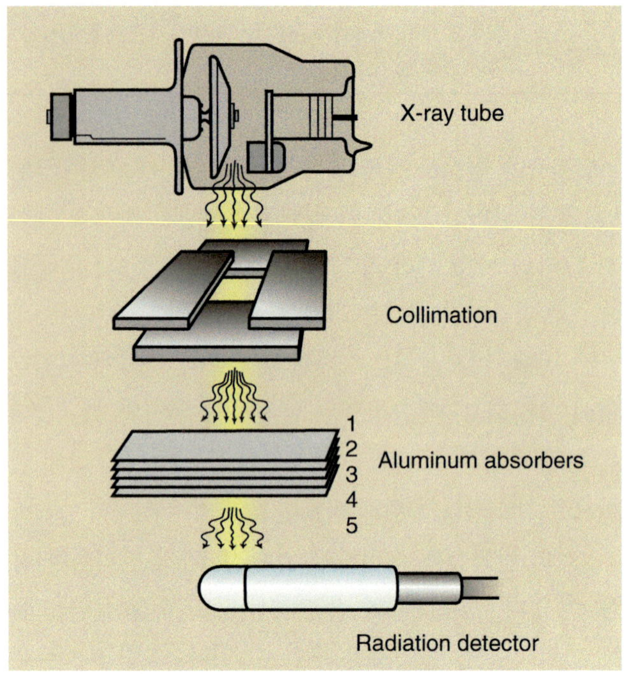

그림 8-2 반가층을 측정하기 위한 전형적인 실험 모식도

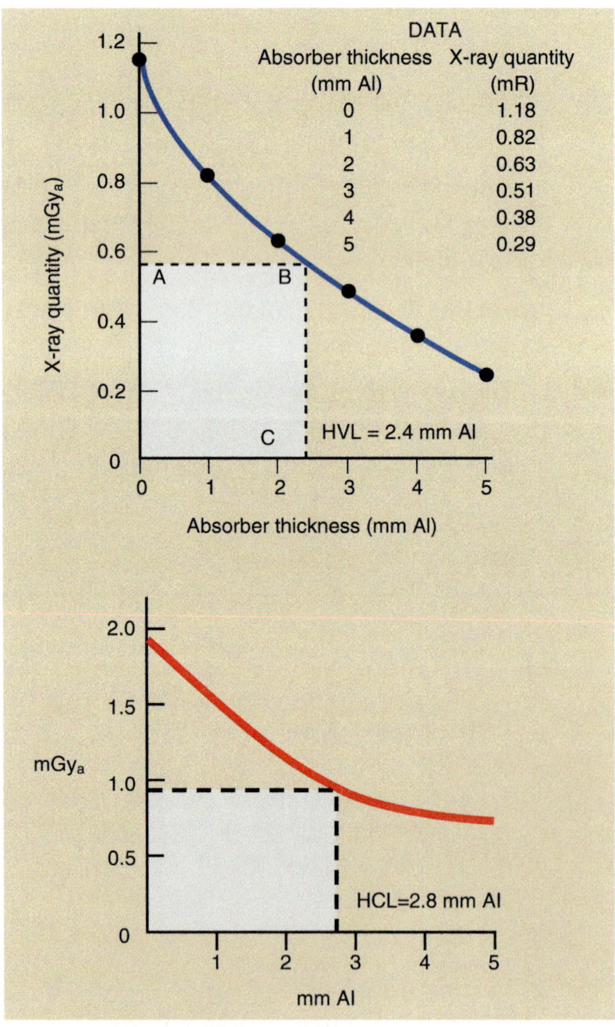

그림 8-3 표의 자료는 반가층 결정을 위한 것이다. 이 자료의 그래프는 2.4 mm Al의 반가층을 나타낸다.

질문 : 아래의 그래프는 HVL를 추정하기 위해 측정된 그래프이다. 이 그래프에서 HVL은 어느 정도인가?

해답 : 여과 필터가 없는 상태에서 X선량은 약 1.9 mGy_a로 나타난다. 1.9 mGy_a의 절반은 0.95 mGy_a이다. y 축의 0.95 mGy_a에서 그래프와 만나도록 연장선을 그어서 y 축과 곡선 그래프가 만나는 접점에서 수직으로 x 축을 연결한 것이 2.8 mm Al 필터의 HVL을 나타낸다.

X선의 투과력은 관전압과 필터의 변화를 통해 복잡하고 다양화될 수 있다. 두께가 다른 여과 필터와 다른 관전압의 다양한 조합을 통해 같은 HVL을 얻는 것이 가능하다. 예를 들면, 하나의 X선 영상장치에서 90 kVp 2 mm Al 필터와 70 kVp 4 mm Al 필터는 같은 반가층 값을 가질 수 있다. 이 경우 X선의 투과력은 일정하다.

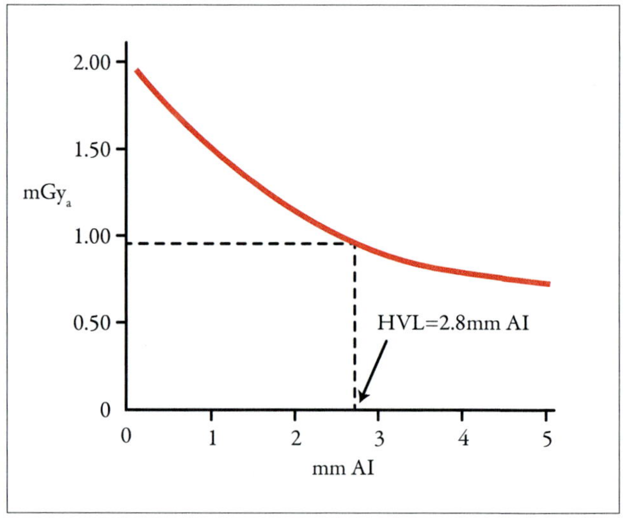

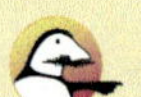 X선 빔의 선질은 kVp 또는 여과에 의해 평가될 수 있으나 반가층이 가장 적절하다.

X선질에 영향을 미치는 인자

X선량에 영향을 미치는 인자의 일부는 X선질에는 어떠한 영향도 미치지 않는데, 이에 대한 내용은 표 8-2를 통해 알 수 있다.

표 8-2 X선질과 선량에 영향을 주는 인자

증가 인자	선질 영향	선량 영향
관전류	영향 없음	증가
관전압	증가	증가
거리	영향 없음	감소
여과	증가	감소

관전압(kVp). 관전압을 늘리면 X선질과 반가층이 변한다. 관전압의 증가는 X선 방출 스펙트럼이 고에너지 쪽으로 이동하게 하고, X선의 유효 에너지의 증가를 나타내어 더욱 강한 투과력을 나타내는 X선질이 된다.

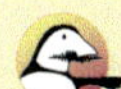
관전압의 증가는 X선 빔의 선질을 향상시킨다.

표 8-3을 통해 X선 영상처리 시스템에서 50~150 kVp 관전압의 단계별 증가에 따른 반가층의 변화를 측정한다. 위에서 X선의 총 여과는 2.5 mm의 알루미늄이다.

여과(filtration). 여과의 주요 목적은 영상 형성에 있어서 검출기까지 도착하지 않는 불필요한 저에너지의 X선을 제거하는 것이다. 그림 8-4는 보통의 여과로 여과되지 않은 X선과 X선의 방출 스펙트럼을 나타낸다.

이상적으로 여과된 X선은 환자의 X선에 의한 피폭량을 현저히 줄일 수 있다. 여과된 X선 이하의 저에너지를 가진 X선은 완전히 제거하지 않는 것이 바람직하다. 이는 영상의 대조도를 개선한다.

표 8-3 kVp와 반가층의 관계

kVp	HVL(mm Al) 선량 영향
50	1.9
75	2.8
100	3.7
125	4.6
150	5.4

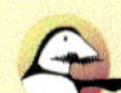
여과의 증가는 X선 빔의 선질을 향상시킨다.

거의 모든 금속 물질은 X선을 여과하는 역할을 할 수 있다. 알루미늄(Z=13)은 광전의 효과를 통하여 낮은 에너지의 X선 제거에 효과적이다. 알루미늄은 또한 쉽게 구할 수 있으며, 싸고, 형태 변화에 용이하다. 구리(Z=29), 주석(Z=50), 가돌리늄(Z=64)과 홀뮴(Z=67)은 특수한 부위 촬영에 이용되고 있다. 여과량이 증가함에 따라 X선질은 좋아지지만 선량은 조금씩 줄어들게 된다.

여과의 종류

진단 X선의 여과의 2가지 구성요소는 고유 여과와 부가 여과이다.

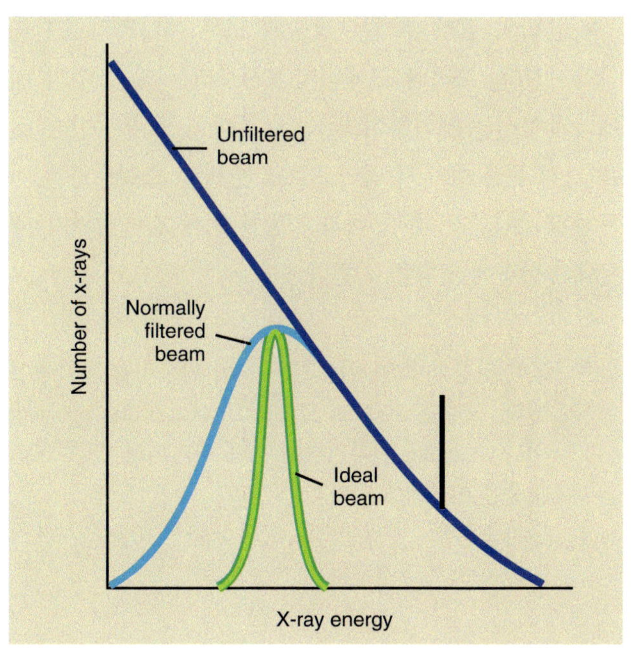

그림 8-4 여과는 이용 빔으로부터 저에너지 X선을 선택적으로 제거하는 데 이용된다. 이상적인 여과는 모든 저에너지 X선을 제거할 수 있다.

고유 여과(inherent filtration). X선관을 감싸고 있는 유리관과 금속에 의해 방출된 X선을 먼저 여과하게 된다. 이와 같은 여과를 **고유 여과**라고 한다. X선관의 틀은 유리와 금속으로 둘러싸여 있으며 유리관은 X선 방출이 용이하도록 매우 얇게 이루어져 있다. 이는 적은 양의 고유 여과를 가능하게 한다.

일반 X선관의 고유 여과는 약 0.5 mm의 알루미늄을 이용한다. 시간이 지남에 따라 고유 여과가 증가하게 되는데, 그 이유는 표적과 필라멘트에 의해 생성되는 작은 텅스텐 금속들이 X선관의 유리관 내에서 활발한 움직임을 나타내기 때문이다.

유방 X선 촬영에서 사용되는 특수 목적의 X선관의 경우 매우 얇은 유리관을 가지고 있다. 유방촬영기는 약간의 베릴륨(z=4)과 유리로 만들어진 관으로 0.1 mm의 알루미늄이 고유 여과에 사용된다.

부가 여과(added filtration). 얇은 알루미늄 판의 경우 X선관과 X선 선속 조절기 사이에 위치하는 것이 보통의 여과 형태이다.

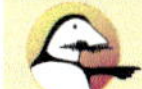
부가 여과는 HVL의 두께를 증가시킨다.

X선 빔의 필터 추가는 방출된 모든 에너지의 X선을 감약시킨다. 그러나 고에너지 X선보다는 많은 수의 저에너지 X선을 제거하여 더 높은 투과력 및 우수한 선질을 가진 높은 에너지 영역으로 X선 방출 스펙트럼을 이동시킬 수 있다. 추가 여과는 X선 빔을 감약시키기 때문에 X선량에 영향을 미친다.

질문: X선 영상 시스템에는 2.2 mm의 알루미늄 반가층이 있다. 노출은 100 cm SID에 20 $\mu Gy_a/mAs$(2 mR/mAs)이다. 2.2 mm 알루미늄이 빔에 추가되는 경우, X선 노출은 어느 정도인가?

해답: 반가층 1개의 추가이므로, X선 노출은 10 $\mu Gy_a/mAs$(1 mR/mAs)으로 추정된다.

부가 여과는 보통 두 부분으로 구성된다. 첫째, 1 mm 또는 더 두꺼운 알루미늄 시트가 영구적으로 X선관의 하우징과 콜리메이터 사이에 위치한다.

콜리메이터는 부가적인 1 mm Al 필터를 갖는다. 이 여과는 그림 8-5와 같이 콜리메이터 거울의 은 표면에서 유래한다.

보상 여과(compensating filter). 방사선사가 직면하는 가장 어려운 일 중 하나는 조직 구성에서 두께가 심각하게 바뀌는 신체 검사에서 균일한 강도로 영상을 획득하는 것이다. 이러한 두께의 차이를 보상하기 위해 사용되는 필터를 **보상 필터(compensating filter)**라고 한다.

보상 필터는 다양한 크기 및 모양으로 제작되며, 대부분 알루미늄으로 구성되지만 플라스틱이 사용될 수 있다. 그림 8-6은 몇 가지 일반적인 보상 필터를 나타낸다.

예를 들면, 증감지-필름 흉부 후전 방향 촬영 시, 왼쪽 가슴이 액체, 강화 또는 질량 때문에 상대적으로 방사선 불투과성일 경우, 심상은 가슴의 왼쪽에서 매우 낮은 광학밀도로, 가슴의 오른쪽에서 매우 높은 광학밀도로 나타날 것이다. 쐐기 필터(wedge filter)를 삽입하여 쐐

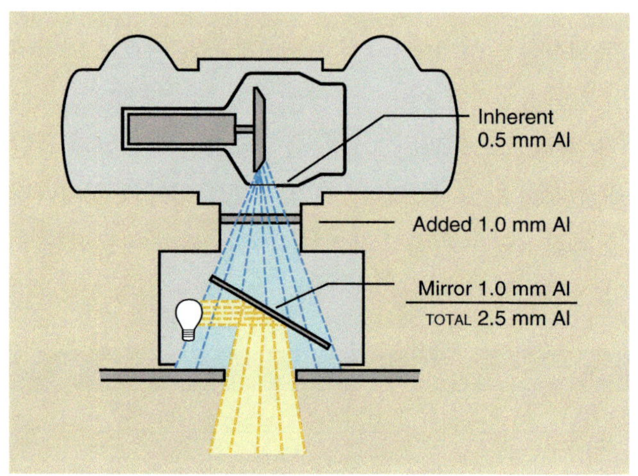

그림 8-5 전체 여과는 X선관의 고유 여과, 부가 여과 그리고 조명 콜리메이터의 거울에 의한 여과로 구성된다.

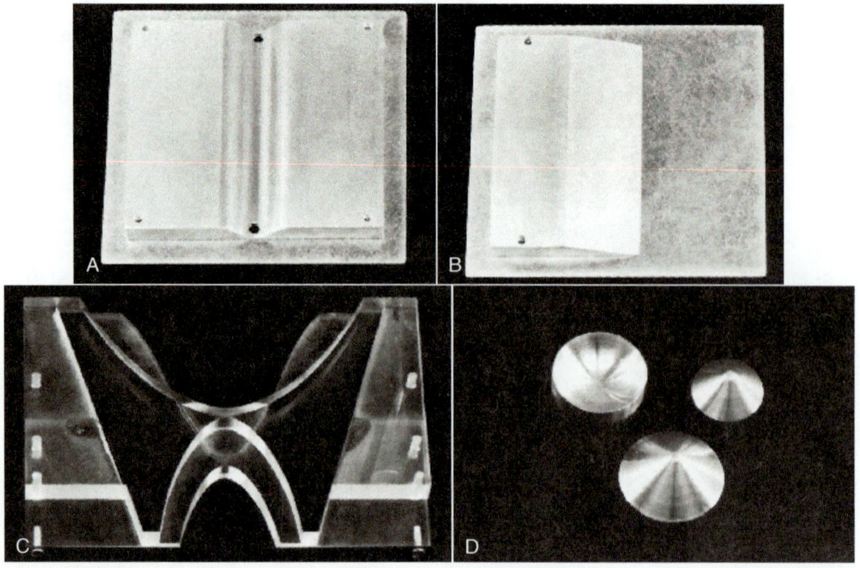

그림 8-6 보상 필터. (A) trough 필터. (B) wedge 필터. (C) CT에 이용되는 'bow-tie' 필터. (D) 디지털 투시촬영에 이용되는 conic 필터.

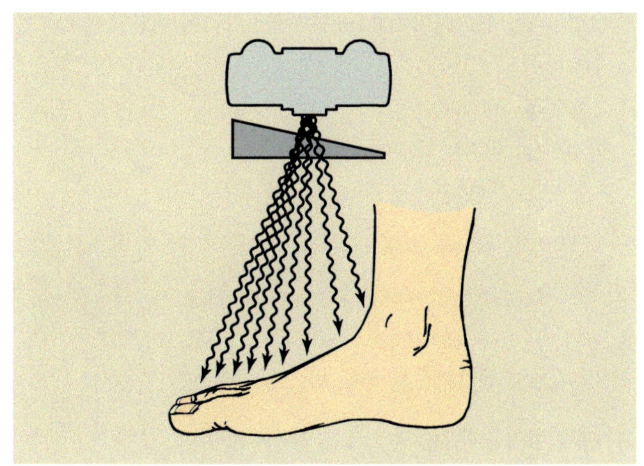

그림 8-7 발 검사를 위한 wedge 필터의 적용

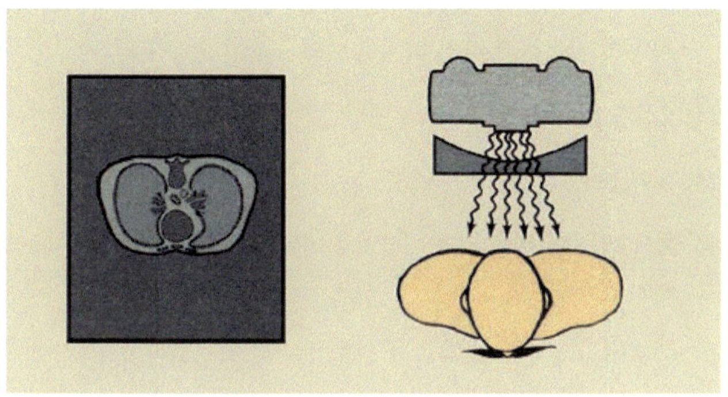

그림 8-8 흉부 검사를 위한 여물통(trough) 필터의 적용

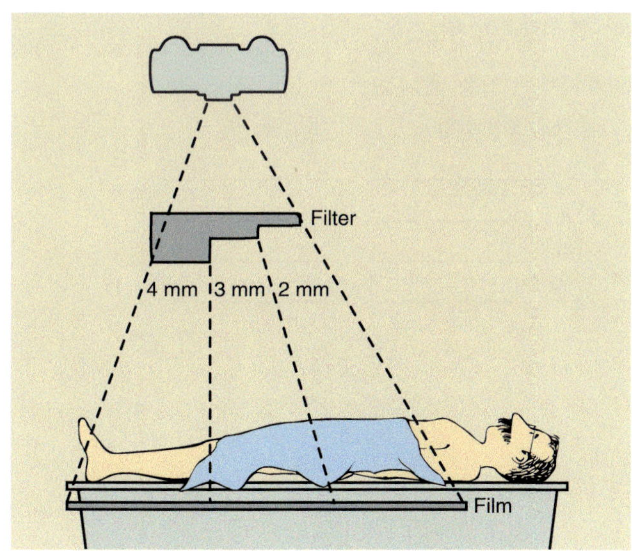

그림 8-9 복부와 하부 연속 촬영을 위한 알루미늄 계단 쐐기(step-wedge)의 이용을 설명하는 모식도

기의 얇은 부분을 가슴의 왼쪽에 위치시켜 보상할 수 있다.

이러한 쐐기 필터는 그림 8-7과 같이 주로 두께 변화가 심한 발과 같은 인체 부위에 대한 방사선 영상 촬영에 이용된다. 즉 발의 AP 투시촬영 동안 쐐기의 두꺼운 부분은 발끝으로 위치시키고, 얇은 부분은 무릎 쪽으로 위치시킨다.

그림 8-8과 같은 흉부촬영 시 양측 쐐기 필터 또는 여물통 필터가 사용되기도 한다. 측면 두꺼운 부분은 폐 부분, 쐐기의 얇은 중심 부분은 폐종격부 위에 위치시켜 더욱 균일한 광학밀도를 가진 방사선 영상을 획득할 수 있다.

계단-쐐기 필터는 쐐기 필터의 일종이며 그림 8-9와 같이 긴 인체 부위를 2~3개의 영상 수용체로 영상을 획득할 때 주로 이용된다.

요약

방사선량은 이용 빔에서의 X선 광자의 수이다. 방사선량에 영향을 미치는 인자는 다음과 같다.

- 관전류(mAs): X선량은 관전류에 비례한다.
- 관전압(kVp): X선량은 관전압의 제곱에 비례한다.
- 거리(distance): X선량은 선원으로부터의 거리 제곱에 반비례한다.
- 여과(filtration): X선량은 저에너지 X선을 흡수하는 여과에 의해 감소한다.

방사선의 선질은 X선 빔의 투과력이다. 투과력은 반가층(HVL)로 평가할 수 있는데, HVL은 처음 강도의 절반으로 감소시키는 부가 여과판의 두께를 말한다. X선 빔 투과력 또는 방사선 선질에 영향을 주는 인자는 다음과 같다.

- 관전압(kVp): X선 투과력은 관전압이 증가함에 따라 증가한다.
- 여과(filtration): X선 투과력은 여과가 빔에 추가될 때 증가한다.

여과에는 (1) 유리 또는 금속 봉입물 내의 고유 여과, (2) 알루미늄 시트 형태로 부과 여과, 그리고 (3) X선 빔의 강도의 변화를 제공하는 보상 필터의 3가지 유형이 있다.

도전문제

1. 다음을 정의하거나 설명하시오.
   a. 고유 여과
   b. X선량의 단위
   c. 여과된 X선 스펙트럼

d. 두 배의 mAs 변화와 같은 kVp의 변화
e. 진단 X선 빔에 이용되는 3가지 필터 재료
f. 반가층
g. wedge 필터
h. X선질의 단위
I. X선 영상 시스템의 대략적인 반가층
j. X선 강도

2. 2.5 mm Al의 전 여과를 가지는 X선 영상 시스템이 50 kVp에서 120 kVp로 증가할 때 반가층의 변화를 그래프로 나타내시오. 표 8-3에 있는 자료를 활용한다.

3. 84 kVp, 150 mAs로 얻은 복부 방사선 영상은 6.5 mGy_a의 환자 조사량을 야기한다. 84 kVp, 250 mAs로 촬영한다면 조사량은 얼마인가?

4. 68 kVp, 20 mAs로 얻은 측방 두부 영상은 충분한 광학밀도와 높은 대조도를 가진다. kVp를 78 kVp로 증가시키면 얼마의 mAs가 요구되는가?

5. 180 cm SID에서 얻은 흉부 영상은 120 μGy_a의 조사량이 된다. 100 cm에서의 조사량은 얼마인가?

6. 다음은 80 kVp에서 작동하는 투시 X선관 자료이다. 조사 값은 알루미늄 흡수체를 가진 환자 위 50 cm에서 측정되었다. 반가층을 추정하고 그래프를 그리시오.

추가 mm Al	mGy_a
없음	650
1	480
3	300
5	210
7	160
9	130

7. 2.2 mm Al 부가 필터와 0.6 mm Al 고유 여과로 74 kVp, 100 mAs로 촬영했을 때 반가층은 3.2 mm Al와 100 cm에서 출력 강도가 3.5 mGy_a이다. 출력 강도를 1.75 mGy_a까지 감소시키기 위해서는 어느 정도의 추가적 필터가 필요한가?

8. 그림 8-1을 참고하여 100 cm SID에서 각각에 대한 X선 강도를 추정하시오.
a. 62kVp, 70mAs
b. 70kVp, 40mAs
c. 78kVp, 27mAs

9. 80 kVp, 50 mAs로 촬영 시 얼마나 많은 전자들이 표적과 상호 작용하는가?

10. 60 kVp, 10 mAs에서 280 μGy_a의 X선 강도를 보인다면 55 kVp, 10 mAs로 변화시켰을 때 X선 강도는 얼마인가?

11. 제곱 법칙은 무엇이며 어떻게 이용되는가?

12. X선 빔 여과의 주요 목적은 무엇인가?

13. kVp가 78 kVp에서 68 kVp로 감소되었을 때 영상 수용체의 조사량을 일정하게 하기 위해 얼마의 mAs가 요구되는가?

14. X선량과 mAs의 관계는 무엇인가?

15. *반가층*을 정의하시오.

16. X선 빔을 더 높은 평균 에너지로 이동시키는 2가지 방법을 나열하시오.

17. 알루미늄이 X선 빔 여과에 이용되는 이유는 무엇인가?

18. 발 촬영 동안 wedge 필터의 이용에 대해 기술하시오.

19. X선 빔의 부가 여과는 영상 수용체에 도달하는 X선량에 어떠한 영향을 미치는가?

20. 다음의 빈칸을 채우시오.

증가	X선질 영향	X선량 영향
mAs	________	________
kVp	________	________
거리	________	________
여과	________	________

CHAPTER

9

X선과 물질의 상호작용

X-ray Interaction with Matter

학습목표

1. X선과 물질과의 5가지 상호작용에 대해 설명할 수 있다.
2. 차등 흡수를 정의하고, 영상의 대조도에 미치는 영향을 설명할 수 있다.
3. 차등 흡수에 대한 조직의 원자번호와 질량 밀도의 영향에 대해 설명할 수 있다.
4. 특정 조직이나 장기를 영상화할 때 방사선 조영제가 이용되는 이유에 대해 설명할 수 있다.
5. 흡수와 감약의 차이를 설명할 수 있다.

X선은 물질과 상호작용할 때 (1) 간섭 산란, (2) 콤프턴 산란, (3) 광전효과, (4) 전자쌍 생성, 그리고 (5) 광핵반응의 5가지 형태를 가질 수 있다. X선 영상 형성에는 콤프턴 산란과 광전효과가 중요하게 작용한다. 상호작용은 차등 흡수로 나타나며 X선 영상에서 대조도의 정도를 결정한다.

X선의 물질과의 상호작용

제3장에서 전자파와 물질과의 상호작용을 간략하게 설명하였다.

X선은 약 10^{-8}~10^{-9} m 정도로 매우 짧은 파장을 가지며, 높은 에너지의 X선 파장은 더욱 짧아진다. 따라서 저에너지 X선은 10^{-9}~10^{-10} m의 직경을 갖는 원자 전체와 상호작용하는 경향이 있다. 중간 에너지를 갖는 X선은 주로 전자와 상호작용하고, 고에너지 X선은 핵과 상호작용한다.

X선은 간섭 산란, 콤프턴 산란, 광전효과, 전자쌍 생성, 그리고 광핵반응의 5종류의 형태로 상호작용 한다. 이 중 콤프턴 산란과 광전효과는 전리방사선영상학에서 특히 중요하다.

간섭 산란

그림 9-1과 같이 약 10 keV의 X선은 '고전 산란' 또는 '톰슨 산란'이라 하는 간섭 산란(coherent scattering)에 의해 물질과 상호작용한다(그림 9-1). 톰슨(J.J.Thompson)은 처음으로 간섭 산란을 설명한 물리학자이다.

간섭 산란에서 입사되는 X선이 표적 원자와 상호작용하여 여기상태가 된다. 표적 원자는 입사 X선과 에너지와 동일한 파장을 가진 산란된 X선과 과잉 에너지를 즉시 방출한다. 그러나 산란 X선의 방향은 입사 X선($\lambda = \lambda'$)과 다르다.

즉 간섭 산란은 에너지의 변화 없이 X선 방향 변화의 결과로 나타나며 에너지 전달과 전리현상은 없다. 대부분의 간섭 산란 X선은 전방으로 산란된다.

간섭 산란은 전리방사선학에서 거의 중요하지 않다.

간섭 산란은 주로 저에너지 X선을 포함하며 의료영상에 기여한 바가 거의 없다. 그러나 약간의 간섭 산란은 진단범위를 통하여 일어난다. 70 kVp에서 몇 퍼센트의 X선은 간섭 산란과 관련이 있다. 간섭 산란은 약간의 **영상 노이즈**를 제공하고 영상의 대조도를 감소시킨다.

콤프턴 효과

진단범위를 통한 산란선은 X선과 에너지를 감소시키고, 원자를 전리하는 외각 전자와의 상호작용을 할 수 있다. 이 상호작용은 **콤프턴 효과(compton scattering)** 또는 콤프턴 산란이라고 한다(그림 9-2).

콤프턴 효과에서는 입사 X선이 외부궤도의 전자와 상호작용하고 이로 인해 전자가 원자로부터 이탈한다. 또

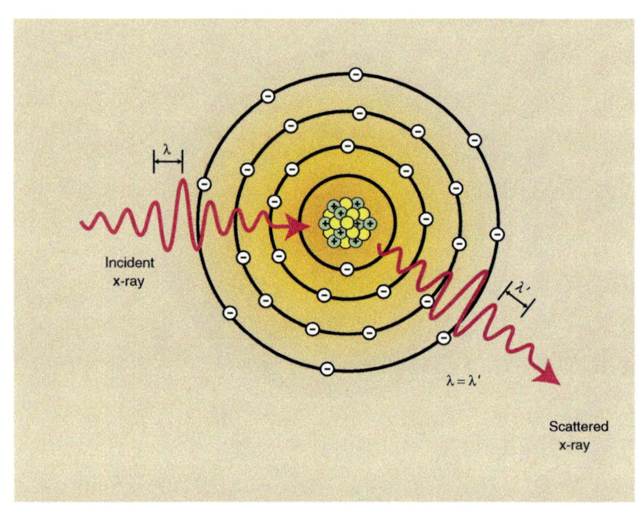

그림 9-1 간섭 산란은 전 에너지 X선과 원자 간의 상호작용이다. X선은 에너지를 잃지 않지만 방향이 약간 바뀐다. 입사 X선의 파장은 산란된 X선의 파장과 동일하다.

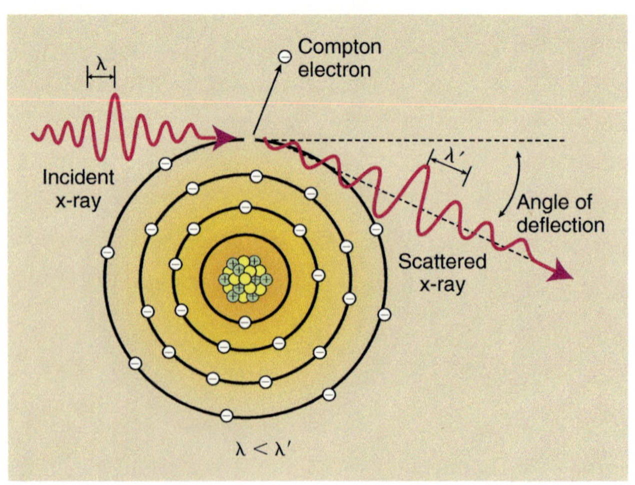

그림 9-2 콤프턴 산란은 중간 정도의 에너지와 외부궤도의 전자들과의 상호작용으로 발생한다. 이 산란은 표적 원자의 전리와 X선의 방향 변화 그리고 에너지 감소의 결과로 나타난다. 산란된 X선의 파장은 입사 X선보다 길다.

한 이때 방출된 전자를 *콤프턴 전자* 또는 2차 전자라고 한다. 입사 X선은 더 낮은 에너지를 가지며 다른 방향으로 산란된다.

콤프턴 산란의 에너지는 입사 X선의 에너지와 방출한 전자의 에너지 차이와 동일하다. 방출한 전자의 에너지는 운동에너지와 핵에 대한 전자의 결합에너지의 합으로 나타난다.

콤프턴 효과

$E_i = E_s(E_b + E_{KE})$

여기에서 E_i는 입사 X선의 에너지, E_s는 산란된 X선의 에너지, E_b는 전자의 결합에너지 그리고 E_{KE}는 전자의 운동에너지이다.

질문: 30 keV X선은 운동에너지 12 keV를 가진 O각 전자를 방출해서 바륨의 원자를 전리한다. 산란선의 에너지는 얼마인가?

해답: 그림 2-9는 바륨의 O각 전자의 구속력 있는 에너지가 0.04 keV임을 나타낸다. 따라서

$$30 \text{ keV} = E_s + (0.04 \text{ keV} + 12 \text{ keV})$$
$$E_s = 30 \text{ keV} - (0.04 \text{ keV} + 12 \text{ keV})$$
$$= 30 \text{ keV} - (12.04 \text{ keV})$$
$$= 17.96 \text{ keV}$$

대부분의 에너지는 콤프턴 상호작용에 의해 산란된 X선과 콤프턴 전자 사이로 배분된다. 산란선은 대부분의 에너지를 유지한다. 산란된 X선 및 콤프턴 전자는 에너지를 전부 잃기 전에 추가적으로 전리할 수 있는 충분한 에너지를 갖는다.

결국 산란된 X선은 광전자적으로 흡수된다. 콤프턴 전자는 전리와 영기를 통해 모든 운동에너지를 잃고 또다른 전리에 의해 생성된 전자의 빈 공간에 포획된다.

콤프턴 산란 X선은 입사 X선 방향에서부터 180°까지 모든 방향으로 산란될 수 있다. 0°의 편향일 때에는 에너지의 전달이 없지만, 편향도의 각이 180°까지 증가할수록 더 많은 에너지가 산란 전자에 전달된다. 그러나 180°의 편향각에서 산란된 X선은 입사 X선 에너지의 약 2/3이다.

입사 X선 빔의 방향과 반대방향으로 산란된 X선을 **후방 산란선**(backscatter radiation)이라고 한다. 주어진 X선이 콤프턴 효과를 겪을 확률은 입사 X선 에너지의 함수이며, 일반적으로 콤프턴 효과의 확률은 X선 에너지의 증가에 따라 감소한다.

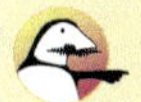

콤프턴 산란의 확률은 X선 에너지(1/E)에 반비례하고 원자번호에 독립적이다.

콤프턴 효과의 확률은 물질의 원자번호에 의존하지 않는다. 즉 그림 9-3과 같이 X선은 뼈의 원자와 같이 연부조직의 원자에서도 유사한 콤프턴 효과를 갖는다. 표 9-1은 콤프턴 산란을 요약한 것이다.

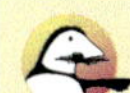

콤프턴 산란은 영상의 대조도를 감소시킨다.

콤프턴 산란은 모든 연부조직에 나타날 수 있기 때문에, X선 영상에서 상당히 중요한 역할을 한다. 하지만 이와 동시에 부정적인 내용도 포함되어 있다. 산란된 X선은 방사선 사진에 유용한 정보를 제공하지 않는 반면, 방사선 사진에 일정한 시각적인 밀도와 균일한 강도로 줄어든 영상 대조도의 결과인 디지털 방사선 영상을 생성한다. 이 산란선을 줄이는 방법들은 나중에 논의할 것이지만, 완벽하게 효과적인 방법은 없다.

표 9-1 콤프턴 산란의 특성

인자	상호작용
X선 에너지 증가	광전효과에 비해 상대적으로 콤프턴 산란 증가, 감소된 콤프턴 산란(1/E)
흡수체의 원자번호 증가	영향 없음
흡수체의 질량 밀도 증가	콤프턴 산란이 비례적으로 증가

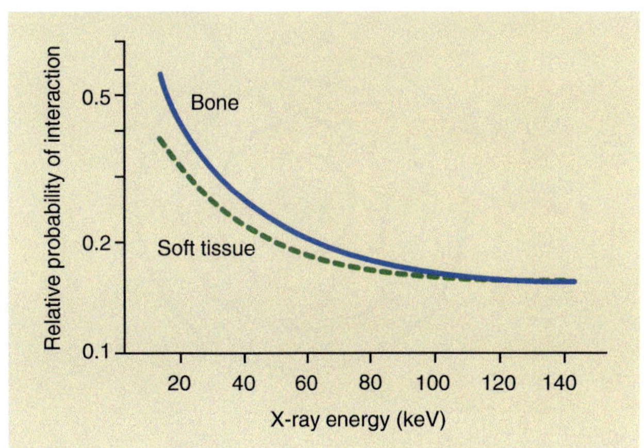

그림 9-3 연부조직과 뼈가 콤프턴 산란을 통해 X선과 상호작용할 확률은 거의 동일하다. 이 확률은 X선 에너지가 증가함에 따라 감소한다.

콤프턴 상호작용에서 산란된 X선은 방사선촬영진술, 특히 투시촬영에서 방사선의 심각한 노출 위험을 받을 수 있다. 다량의 방사선은 투시촬영 도중 환자 몸에서 산란될 수 있다. 이러한 방사선은 방사선사가 받는 직업적 방사선 노출의 대부분의 원인이 된다. 산란선 역시 검사실의 방어적인 보호를 필요로 한다.

광전효과

X선은 또한 진단범위에서 내각 전자들을 전리시키는 상호작용을 한다. X선이 산란되지 않고 완전히 흡수되는 현상을 **광전효과**(photoelectric effect)라고 한다(그림 9-4).

*광전자*라고 하는 방출된 전자는 입사 X선의 에너지와 전자의 결합에너지의 합을 뺀 나머지의 운동에너지를 갖는다.

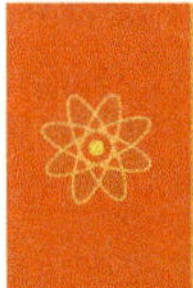

광전효과

$E_i = E_b + E_{KE}$

여기에서 E_i는 입사 X선의 에너지, E_b는 전자의 결합에너지, E_{KE}는 전자의 운동에너지이다.

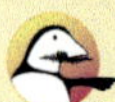

광전효과는 전 X선 흡수이다.

연부조직에서 발견되는 낮은 원자번호의 원자는 K각 전자들의 결합에너지도 낮다(예: 탄소는 0.3 keV). 그러므로 광전자는 입사 X선의 에너지와 거의 동일한 운동에너지를 갖는다.

더 높은 원자번호를 갖는 표적(target) 원자에 결합한 전자의 결합에너지는 크다. 표 9-2는 주요 원소들의 대략적인 K각 결합에너지를 나타낸다.

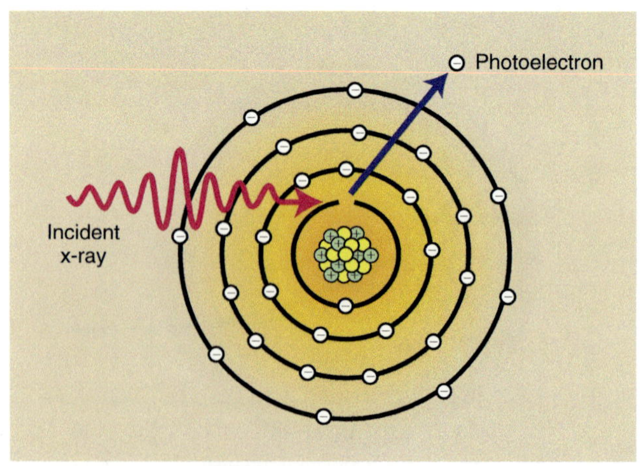

그림 9-4 광전효과는 입사 X선이 내각 전자의 전리를 통해 전부 흡수되었을 때 발생한다. 이 입사 광자는 사라지고 *광전자*라 불리는 K각 전자가 원자로부터 이탈된다.

표 9-2 방사선학에서 주요 원소에 대한 원자번호와 K각 전자의 결합에너지

원소	원자번호	K각 전자 결합에너지(keV)
수소(H)	1	0.02
탄소(C)	6	0.3
질소(N)	7	0.4
산소(O)	8	0.5
알루미늄(Al)	13	1.6
칼슘(Ca)	20	4.1
몰리브덴(Mo)	42	19
라듐(Ra)	45	23
요오드(I)	53	33
바륨(Ba)	56	37
텅스텐(W)	74	69
레늄(Re)	75	72
납(Pb)	82	88

특성 X선 방출은 제7장에서 설명하였듯이 광전효과 이후에 일어난다. 입사 X선에 의한 K각 광전자의 방출은 K각에 전자의 빈 공간을 형성한다. 이때 L각의 전자가 K각의 빈 공간을 채우며 전자기파를 방출한다.

이 전자의 천이로 인해 각 전자의 결합에너지 차이와 동등한 에너지를 가진 X선이 방출된다. 특성 X선은 2차적인 방사선으로 산란선과 동일한 행동 패턴을 나타낸다. 특성 X선은 진단 가치에는 유용하지 않으며, 영상 수용체에 도달하지 않을 정도의 낮은 에너지가 대부분이다.

질문: 50 keV X선은 (a) 탄소 원자 및 (b) 바륨 원자와 광전자적으로 상호작용한다. L에서 K까지 변환이 일어날 때 각 양성자의 운동에너지와 각 특성 X선의 에너지는 얼마인가(그림 2-9 참조)?

해답: a. $E_{KE} = K_i - K_b$

$= 50\ \text{keV} - 0.3\ \text{keV}$

$= 49.7\ \text{keV}$

$E_x = 0.3\ \text{keV} - 0.006\ \text{keV}$

$= 0.294\ \text{keV}$

b. $E_{KE} = E_i - E_b$

$= 50\ \text{keV} - 37\ \text{keV}$

$$= 13\ \text{keV}$$
$$E_x = 37\ \text{keV} - 5.989\ \text{keV}$$
$$= 31.011\ \text{keV}$$

주어진 X선이 광전효과를 겪을 확률은 상호작용하는 원자의 X선 에너지 그리고 원자번호 모두에게 영향을 미친다.

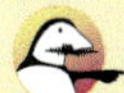

광전효과의 확률은 X선 에너지의 3승에 반비례한다 $(1/E)^3$.

광전효과는 입사 X선의 에너지가 전자 결합에너지와 동등하거나 더 높은 에너지를 가질 때 발생한다. 즉 37 keV의 핵 결합에너지로 구속되어 있는 바륨의 K각 전자는 36 keV X선에 의해 이탈될 수 없다.

입사 X선의 에너지가 충분히 높을 경우, 광전효과가 일어날 확률은 광자 에너지의 3승에 반비례하여 급격히 낮아질 것이다 $(1/E)^3$. 이러한 관계는 그림 9-5에서 연부조직과 뼈에 대해 그래프로 나타내었다.

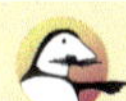

광전효과의 확률은 흡수 물질 원자번호의 3승에 비례한다 (Z^3).

그림 9-5는 연부조직과 뼈 사이의 상대적인 그래프로서, 광전자 상호작용 가능성이 훨씬 더 낮은 원자번호에서부터 원자와 원자보다 높은 원자번호를 나타낸다. 표 9-3은 중요 방사성 물질의 효과적인 원자번호이다.

질문: 80 keV X선이 연부조직에 있어서 한 번의 광전효과의 상대적인 기회를 갖는다면, 다음과 반응할 상대적인 가능성은 각각 얼마인가?

a. 지방(Z=6.3)?

b. 바륨(Z=56)?

해답: a. $\left(\frac{6.3}{7.4}\right)^3 = 0.62$

b. $\left(\frac{56}{7.4}\right)^3 = 433$

반로그 그래프(semilogarithmic graphs). 그림 9-5는 세로축 선따라 대수적으로 표시한 그래프의 예이다. 예를 들어, 그림 9-5에서 연부조직 광전효과의 상대적인 가능성은 약 0.01~2이고, 에너지 범위는 10 keV에서 60 keV까지 변화한다.

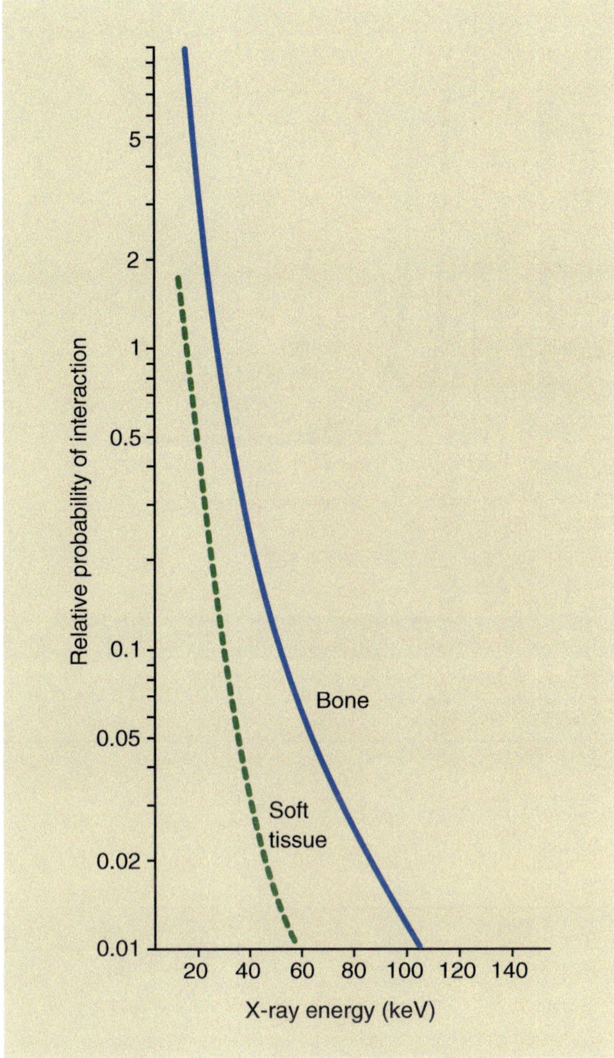

그림 9-5 주어진 X선이 광전효과의 상호작용을 경험할 상대적인 확률은 X선 에너지의 3승에 비례하고, 흡수체의 원자번호의 3승에 반비례한다.

종래의 산술 양식의 데이터는 그림 9-6에 나타난다. 이 그래프의 유형은 30 keV의 모든 확률 가치가 0에 가깝기 때문에 용인할 수 없다.

선형 스케일에서 동일한 간격이 동등한 숫자 값을 나타내지만, 로그 스케일은 동일한 간격으로 동등한 배급을 나타낸다. 이러한 차이는 그림 9-7과 같다.

모든 선형 스케일에서 주요한 간격은 1이라는 값을 갖고 사이간격(subinterval)은 0.1의 값을 갖는다. 반면에 로그 스케일은 1차 단위와 각각 같은 주요한 간격을 포함하고, 사이간격은 길이가 동일하지 않은 간격을 포함한다. 그림 9-7은 한 가지 주요한 로그 간격에서 급격하게 변화하는 양상을 나타낸다.

입방 관계(cubic relationships). 3승에 비례한 상호작용의

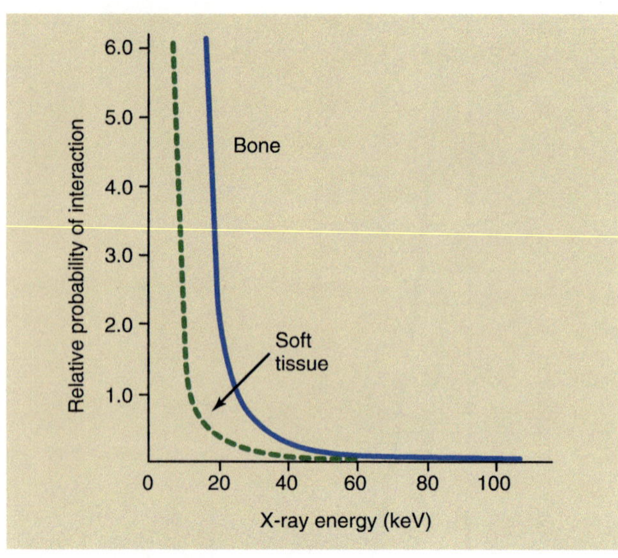

그림 9-6 광전효과 상호작용의 상대적 확률

표 9-3 방사선학에서 중요한 물질의 유효 원자번호

종류	유효 원자번호
인체 조직	
지방	6.3
연부조직	7.4
폐	7.4
뼈	13.8
조영제 물질	
공기	7.6
요오드	53
바륨	56
기타	
콘크리트	17
몰리브덴	42
텅스텐	74
납	82

확률은 급격히 변화한다. 광전효과에 대한 조직 원자의 원자번호 또는 X선 에너지의 작은 변이가 광전 상호작용에 큰 변화로 나타난다. 이는 콤프턴 상호작용과는 다르다.

질문: 20 keV X선을 위해 연부조직과의 광전자적인 상호작용에 관계하는 상대적인 확률이 1인 경우에, 50 keV X선을 위한 상호작용의 수치는 어느 정도인가? 50 keV X선을 위한 연부조직(Z=7.4)에 비해 요오드화물(Z=53)의 상호작용 확률은 얼마나 높은가?

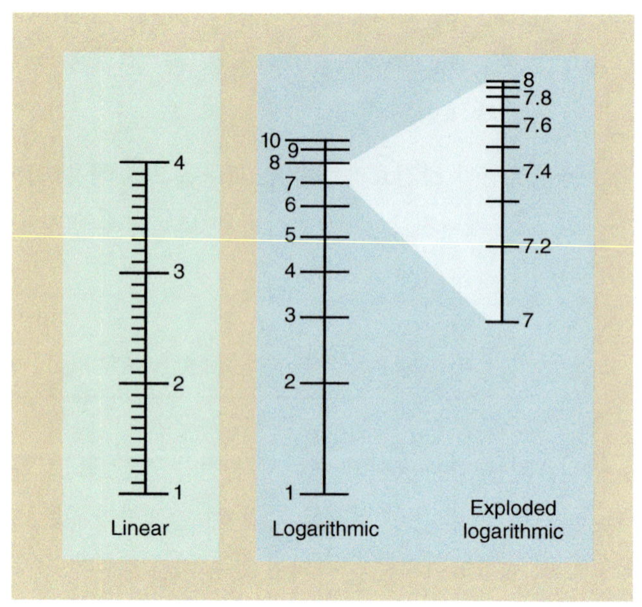

그림 9-7 그래프의 크기 표시는 선형 또는 대수적으로 표현될 수 있다. 로그 스케일은 넓은 범위의 값을 그래프하는 데 이용된다.

해답: $$\left(\frac{20\ \text{keV}}{50\ \text{keV}}\right)^3 = \left(\frac{2}{5}\right)^3 = 0.064$$

$$\left(\frac{56}{7.4}\right)^3 = 368$$

표 9-4에서는 광전효과가 요약되어 있다.

전자쌍 생성

입사 X선에 충분한 에너지가 있는 경우 강한 핵력을 가진 원자의 핵에 충분히 근접할 수 있다. X선과 핵 사이의 상호작용에 의해 X선이 소멸하고, 2개의 전자(양전자와 음전자)가 방출하는데, 이러한 과정을 **전자쌍 생성**이라 한다(그림 9-8).

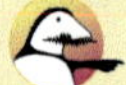 쌍 생성은 진단 X선 영상에서는 발생하지 않는다.

제3장에서 전자의 질량에 상응하는 에너지가 0.51 MeV라는 사실을 학습하였다. 입사되는 광자의 에너지는 전자쌍 생성 작용의 이유로 1.02 MeV보다 커야 한다(양전자와 음전자가 분리되는 과정에서 모두 0.51 MeV 이상 필요).

1.02 MeV를 초과하는 X선은 전자쌍 생성 과정에서 양전자와 음전자에 운동에너지의 형태로 전달한다.

쌍 생성에 의한 전자들은 여기, 전리를 통해 에너지를 잃으며, 결국 원자 궤도의 빈 공간을 채우게 된다. 자유

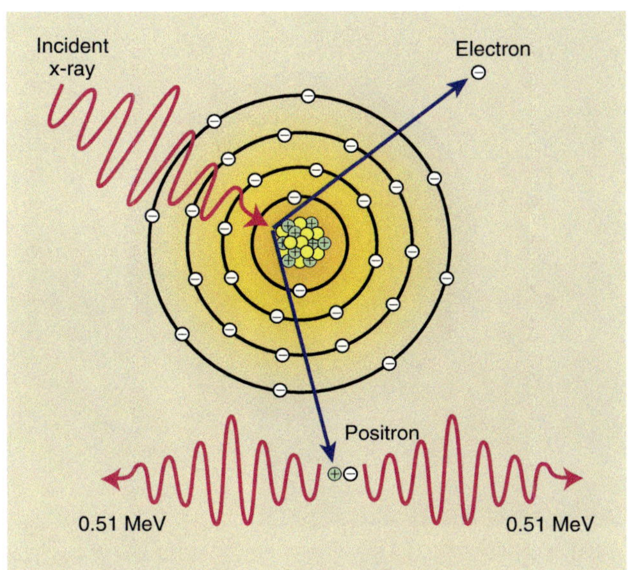

그림 9-8 쌍 생성은 1.02 MeV 이상의 에너지를 가진 X선과 함께 발생한다. X선은 핵의 장과 상호작용하여 서로 다른 정전기적 전하를 가진 두 개의 전자가 생성된다.

표 9-4 광전효과의 특성

인자	상호작용
X선 에너지 증가	콤프턴 효과에 비해 상대적으로 감소, 광전효과 감소$(1/E)^3$
흡수체의 원자번호 증가	원자번호의 3승에 비례(Z^3)
흡수체의 질량 밀도 증가	광전흡수가 비례적으로 증가

전자들로 구성된 양전자는 **소멸방사**라고 하는 과정을 통해 에너지로 전환된다.

X선이 1.02 MeV보다 큰 에너지를 가져야 전자쌍 생성이 나타나기 때문에, 일반적으로 X선 영상에서는 중요하지 않다. 그러나 핵의학 분야에서는 양전자 방출 단층촬영(PET)이 아주 중요하게 사용되기도 한다.

광핵반응

대략적으로 10 MeV 이상의 에너지를 갖는 X선은 전자들과 원자 간에 작용하는 자기장의 영향을 받지 않고 핵 속으로 직접 흡수된다. 이렇듯 핵 속에서 X선이 흡수되면 여기상태가 일어나고 곧이어 핵자나 핵 조각들을 방출하게 된다. 이를 **광핵반응(photodisintegration)**이라고 한다(그림 9-9).

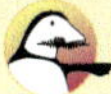
광핵반응은 진단 영상에서 발생하지 않는다.

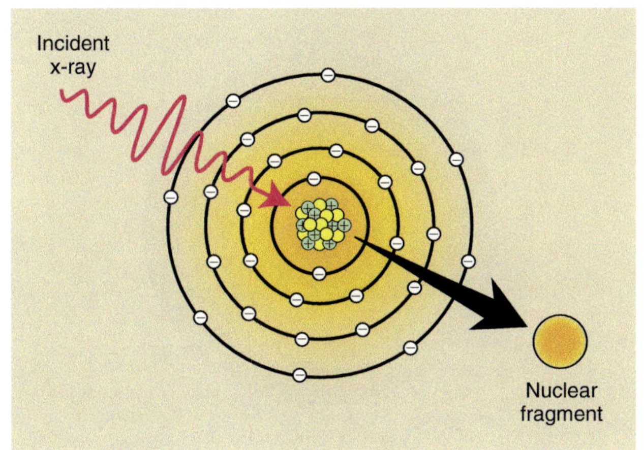

그림 9-9 광핵반응은 고에너지 X선과 핵의 상호작용이다. X선은 핵에 흡수되고 핵 파편이 방출된다.

차등 흡수

X선 의학에서 X선이 인체조직에 작용하는 현상 중 2가지 중요한 역할을 하는데, 하나는 콤프턴 효과이고 다른 하나는 광전효과이다. 이와 유사하게 X선을 생성하는 2가지 중요한 방법(제7장 참조)의 하나는 제동 방사선이고 다른 하나는 특성 X선이다.

X선은 콤프턴 효과나 광전효과에 의해 인체와 반응하는 것보다도 아무런 반응 없이 인체를 투과하는 것이 더 중요하다. 그림 9-10은 이러한 유형의 X선이 영상에 어떻게 기여하는지를 보여준다.

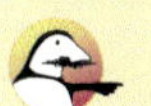
차등 흡수는 콤프턴 산란, 광전효과, 그리고 환자를 투과한 X선 때문에 발생한다.

콤프턴 산란선은 영상 정보에 아무런 도움을 주지 않는다. 산란된 X선이 영상 수용체에 들어오면, 영상 수용체는 X선이 그림 9-11과 같이 X선관에서 바로 수용체로 도달한 것으로 간주한다. 이러한 산란선은 영상에 노이즈만을 생성한다.

이러한 노이즈를 감소시키기 위해 영상 수용체에 도달하는 산란선 감소를 위한 기술과 기구들을 사용한다.

광전효과 작용을 수반하는 X선은 영상 수용체에 진단 정보를 제공한다. 이 X선은 영상 수용체에 도달하지 않으므로 높은 X선 흡수로 인해 해부학적 구조를 표현하는데, 이것을 **X선 불투과성**이라 한다. X선이 광전효과에 의해 흡수되면 그 영역은 X선 영상에서 하얗게 나타난다. 이 때문에 뼈가 하얗게 나타나는 것이다.

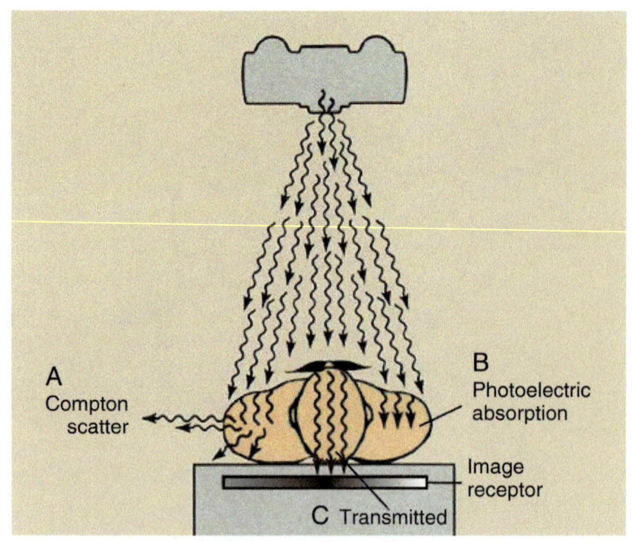

그림 9-10 3가지 유형의 X선이 방사선 영상 형성에 중요한 역할을 한다. (A) 콤프턴 상호작용에 의해 산란된 X선. (B) 광전효과에 의해 흡수된 X선. (C) 상호작용 없이 환자를 투과한 X선.

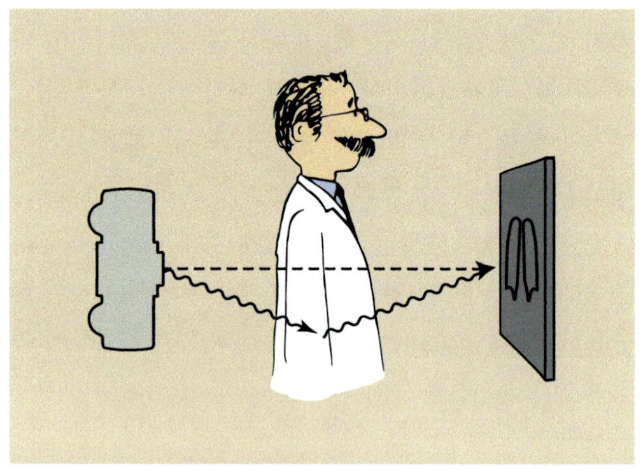

그림 9-11 X선이 콤프턴 산란되었을 때, 영상 수용체는 선원으로부터 직선적으로 투과한 것으로 인식한다.

다른 X선은 광전효과 없이 영상 수용체에 도달하기 때문에 X선 영상에서 어둡게 나타나는데, 이러한 X선의 **투과성**을 통해 해부학적 구조를 알 수 있다.

기본적으로 환자의 몸에서 광전효과에 의한 흡수율의 차이가 나타나고 영상 수용체에 전달된다. 이러한 X선 반응의 차이를 *차등 흡수(differential absorption)*라고 한다.

환자의 몸에 입사된 X선 중 약 1%가 영상 수용체에 도달하고, 그 중 절반 이하만이 수용체에서 영상으로 형성된다. 따라서 X선관에서 방출된 X선의 0.5% 정도만이 X선 영상으로 구현되는 것이다. 결과적으로 X선 빔을 적절하게 선택하고 조절하여야 양질의 X선 사진을 얻을 수 있다.

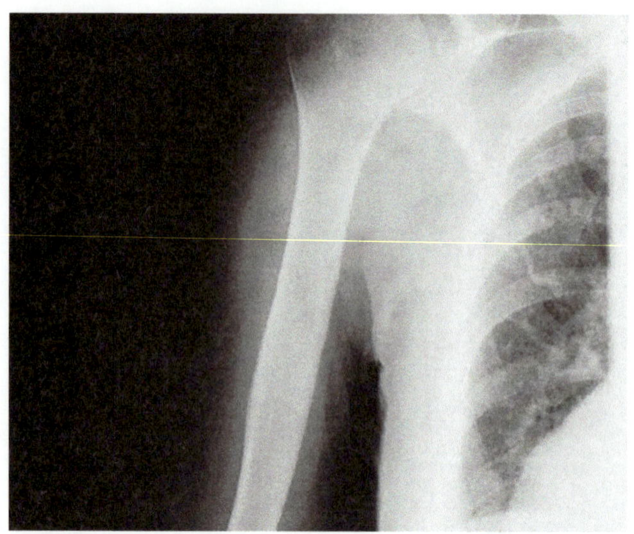

그림 9-12 뼈 구조의 방사선 영상은 뼈와 연부조직 간의 차등 흡수의 결과이다.

차등 흡수는 관전압이 감소함에 따라 증가한다.

우수한 방사선 영상을 위해서는 적절한 kVp의 선택이 요구되고, 유효 X선 에너지는 최대의 차등 흡수의 결과로 나타난다. 하지만 kVp의 감소는 차등 흡수를 증가시켜 영상의 대조도가 환자 선량의 증가로 나타난다.

원자번호 의존성

그림 9-12의 상지 영상에서 연부조직에 비해 뼈에서 광전효과에 의한 흡수가 더 많이 일어나기 때문에, 뼈의 모양이 영상에 잘 나타나는 것을 볼 수 있다. X선이 광전효과를 일으킬 확률은 인체 조직 원자번호의 세 제곱에 비례한다.

뼈의 원자번호는 13.8이고, 연부조직의 원자번호는 7.4이다(표 9-3 참조). 결과적으로 X선이 뼈에서 광전효과에 의해 소멸할 확률은 연부조직에 비해 7배 높다.

질문: X선이 뼈와 상호작용할 확률은 근육에 비해 얼마나 높은가?

해답: $\left(\frac{13.8}{7.4}\right)^3 = \frac{2,628}{405} = 6.5$

그림 9-13에서는 이러한 관계가 잘 나타나 있다. 뼈와 연부조직 사이의 차등 흡수가 상호작용할 확률은 상수와 같다. 반면에 에너지가 증가하면 뼈와 연부조직에서

광전효과에 의한 X선 소멸 확률이 낮아진다. 높은 X선 에너지에서는 상호작용 없이 투과할 확률이 증가한다.

질문: 20 keV X선이 지방에 비해 뼈에서 상대적으로 광전효과가 얼마나 증가하는가?

해답: $Z_{bone} = 13.8$, $Z_{fat} = 6.8$

$$\left(\frac{13.8}{6.8}\right)^3 = 8.36$$

콤프턴 효과는 인체조직의 원자번호와 관련이 있다. 뼈와 연부조직의 원자에 대해 콤프턴 산란이 일어날 확률은 거의 동일하며, X선 에너지가 증가하면 콤프턴 산란이 감소한다.

그러나 X선 에너지가 증가함에 따라 나타나는 콤프턴 산란의 감소는 광전효과에서 만큼 빠르게 나타나지 않는다. 콤프턴 효과가 나타날 확률은 X선 에너지에 반비례하고(1/E), 광전효과가 나타날 확률은 X선 에너지의 세 제곱에 반비례한다($1/E^3$).

낮은 에너지에서 인체 조직과 X선이 상호작용하여 나타나는 효과는 광전효과가 대부분이고, 높은 에너지 영역에서는 콤프턴 효과가 대부분이다.

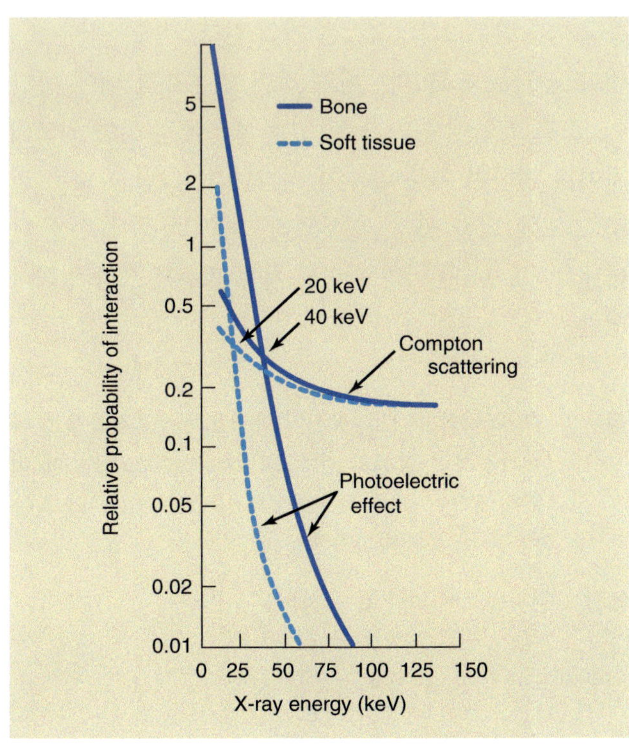

그림 9-13 연부조직과 뼈에 대한 광전효과 및 콤프턴 상호작용 확률을 나타내는 그래프. 이 곡선의 교차점은 콤프턴 산란과 동일한 광전흡수를 갖는 에너지를 나타낸다.

물론 X선 에너지가 증가하면 두 개의 효과가 모두 감소한다. 관전압을 증가시키면 더 많은 X선들이 영상 수용체에 흡수되지 않고 투과한다.

그림 9-13은 이러한 인자들을 나타내었다. 20 keV에서 광전효과 확률은 연부조직에서 콤프턴 산란의 확률과 같다. 대부분의 X선은 이 에너지 이하에서 광전효과에 의해 연부조직과 상호작용하는 반면, 이상 에너지에서는 콤프턴 산란이 지배적이다. 낮은 kVp는 차등 흡수 증가의 결과를 가져오기 때문에 유방촬영 등 연부조직 방사선 영상에서 유용하다.

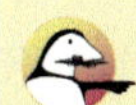
연부조직에서 작은 차이를 영상화하려면 차등 흡수를 최대로 하기 위해 낮은 관전압을 이용해야 한다.

X선 에너지가 증가하면 광전효과가 증가하는 확률에 비해 콤프턴 효과가 크게 나타난다. 광전효과와 콤프턴 효과의 교차점은 뼈에 대해서 약 40 keV이다. 저관전압(kVp) 촬영은 뼈에 대해서 높은 대조도의 X선 영상을 얻는 데 적합하다.

고관전압 촬영은 일반적으로 대동맥이나 흉부 X선 사진 촬영에 사용한다. 대조도가 높으면 환자에 대한 X선 피폭선량을 줄일 수 있다.

고관전압 촬영을 사용하는 이유는 피부 조직으로부터 산란 방사선의 영상에 대한 영향력을 줄이기 위해서이다. 산란 방사선이 매우 높은 수치를 나타낼 경우에는 격자망을 사용한다(제13장 참조). 격자는 차등 흡수의 크기에 영향을 주지 않는다.

뼈와 인체 조직의 차등 흡수는 광전효과에 기인하며 조직의 원자번호에 크게 의존한다. 또한 대조도 감소의 원인은 콤프턴 산란에 의한 노이즈이다. 이 밖에 X선의 스펙트럼과 환자의 인체 조직의 질량 밀도가 X선 영상을 생성에 있어 매우 중요하다.

20 keV와 40 keV의 교차 에너지를 단일 에너지 X선 빔, 즉 모두 같은 에너지를 갖는 X선으로 구성된 빔이다. 우리는 제7장에서 의료 X선이 **다중 에너지(polyenergetic)** X선 빔이라는 사실을 학습하였다. 이 X선 빔은 전 스펙트럼 영역에서 에너지를 방출한다.

차등 흡수 최적화를 위한 전압 선택에는 제8장에서 논의한 대로 X선 방출 스펙트럼에 관한 요소를 고려해야 한다.

질량 밀도 영향

뼈가 연부조직에 비해 질량 밀도가 높기 때문에 차등 흡수(앞서 말한 광전효과와 콤프턴 효과가 뼈와 인체 조직에 다른 확률로 발생하는 것)가 나타나지 않더라도 뼈에 대한 영상을 만들 수 있다. **질량 밀도**(mass density)는 광 밀도와 다르고, 단위 체적당 물질의 양이며 단위로는 kg/m^3를 사용한다. 또한 상황에 따라 g/cm^3으로 표기하기도 한다.

질문 : $1\ kg/m^3$을 g/cm^3으로 환산하여라.

해답 : $1\ kg/m^3 = \frac{1,000\ g}{(100\ cm)^3} = \frac{10^3\ g}{10^6\ cm^3} = 10^{-3}\ g/cm^3$

표 9-5는 X선 영상학적으로 중요한 몇몇 물질의 질량 밀도를 나타내었다. 질량 밀도는 각 원자들과 관련되어 있다. 그리고 근본적으로는 물질의 체적 내 원자들이 얼마나 긴밀하게 밀집되어 있는지를 나타낸다.

물과 얼음은 동일한 원자들로 구성되어 있다. 그러나 얼음은 동일 질량에서 더 큰 부피를 차지한다. 따라서 얼음의 밀도는 물의 밀도 $1,000\ kg/m^3$와 비교했을 때 $917\ kg/m^3$의 수치를 나타낸다. 이렇듯 얼음과 물의 질량 밀도 차이로 인해 얼음이 물에 뜨게 되는 것이다. 즉 얼음이 물보다 가볍다는 것을 의미한다.

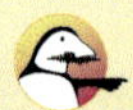
조직과 X선의 상호작용은 상호작용의 종류와 관계없이 조직의 질량 밀도에 비례한다.

질량 밀도가 두 배가 되면 X선 상호작용이 일어날 확률도 두 배가 된다. 그 이유는 상호작용을 일으킬 전자의 수도 두 배가 되기 때문이다. 광전효과를 배제하더라도 뼈와 인체 조직은 흡수에 있어서 두 배의 차이가 나타나난다. 따라서 뼈는 흰색을 띠게 된다.

질문 : 60 keV X선이 연부조직에 비해 뼈에서 콤프턴 산란이 일어날 상대적 확률은 어느 정도인가?

해답 : 뼈의 질량 밀도 $= 1,850\ kg/m^3$

연부조직의 질량 밀도 $= 1,000\ kg/m^3$

$\frac{1,850}{1,000} = 1.85$

질량 밀도 차이 때문에 흉부 X선 사진에서는 주로 폐가 나타난다. 표 9-5에 의하면 인체 조직의 질량 밀도는 공기의 770배이고, 폐의 3배이다. 따라서 같은 두께라고 가정했을 때 인체 조직 대비 연부조직(인체 조직 중 부드러운 부위)의 X선 상호작용에 의한 차이는 약 3배이다.

표 9-5 방사선과학에서 중요한 물질들의 질량 밀도

물질	질량 밀도(kg/m^3)
인체조직	
폐	320
지방	910
연부조직, 근육	1,000
뼈	1,850
조영제	
공기	1.3
바륨	3,500
요오드	4,930
기타	
칼슘	1,550
콘크리트	2,350
몰리브덴	10,200
납	11,350
레늄	12,500
텅스텐	19,300

공기와 연부조직의 Z값은 거의 같다. 연부조직은 7.4이고 공기는 7.6이다. 폐와 같이 연부조직 내에 공간이 있고 그 안에 공기가 차 있는 경우에는 질량 밀도의 차이로 인하여 차등 흡수가 나타난다. 그림 9-14는 질량 밀도에 의한 공기, 연부조직, 뼈의 차등 흡수를 나타낸다. 표 9-6는 이와 관련된 차등 흡수를 요약 정리하였다.

질문 : 유방촬영할 때 모든 X선이 광전효과 상호작용을 한다고 가정하면, X선의 지방조직($Z=6.3$, $\rho=910\ kg/m^3$)에 비해 상대적인 미세 석회화($Z=20$, $\rho=1,550\ kg/m^3$)의 차등 흡수는 어느 정도인가?

해답 : 원자번호에 의한 흡수 차: $\left(\frac{20}{6.3}\right)^3 = \frac{8,000}{250} = 32.1$

질량 밀도에 의한 흡수 차: $\frac{1,550}{910} = 1.7:1$

전체 흡수 차: $32 \times 1.7 = 54.4:1$

표 9-6 차등 흡수의 특성	
X선 에너지 증가	콤프턴 상호작용 감소
	광전 상호작용 크게 감소, 조직의 투과율 증가
조직의 원자번호 증가	콤프턴 상호작용 변화 없음, 광전 상호작용 크게 증가, 낮은 X선 투과
조직의 질량 밀도 증가	콤프턴 상호작용 비례 증가, 광전 상호작용 비례 증가, X선 투과율 비례 감소

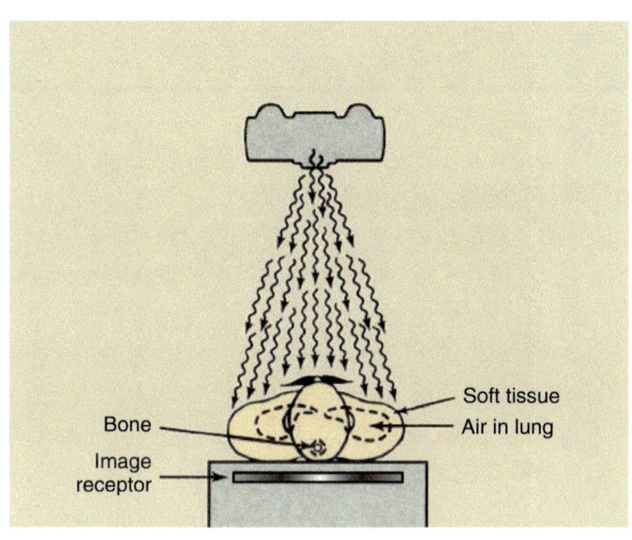

그림 9-14 X선 상호작용이 원자번호(Z)와 관련이 없다면 차등 흡수는 질량 밀도의 차이 때문에 발생할 것이다.

대조도 검사

바륨(Ba)이나 요오드(I) 화합물은 X선을 통해 내부 장기를 영상화하는 데 이용된다. 바륨의 원자번호는 56이고, 요오드는 53으로 연부조직보다 높은 원자번호와 질량 밀도를 가지고 있다. **조영제**라고 하는 화합물은 높은 원자번호 때문에 양성 조영제라고 한다.

질문 : X선이 연부조직에 비해 요오드(I)와 상호작용할 확률은 어느 정도인가?

해답 : 원자번호 차이에 의한 흡수 차: $\left(\frac{53}{7.4}\right)^3 = 367:1$

질량 밀도에 기인된 흡수 차: $\frac{4.93}{1.0} = 4.93:1$

전체 흡수 차이: $367 \times 4.93 = 1,809:1$

동맥에 요오드 성분이 있거나 결장에 바륨이 있는 경우, 이러한 내부 장기들은 방사선 영상에서 쉽게 확인할 수 있다. 낮은 출력 전압(80 kVp 이하)에서는 위장에 대해 매우 높은 대조도의 X선 영상을 제공한다. 높은 출력 전압(90 kVp 이상)에서는 검사할 내장의 윤곽이나 대장을 통과하는 빛의 양을 통해서 선명한 영상을 볼 수 있다.

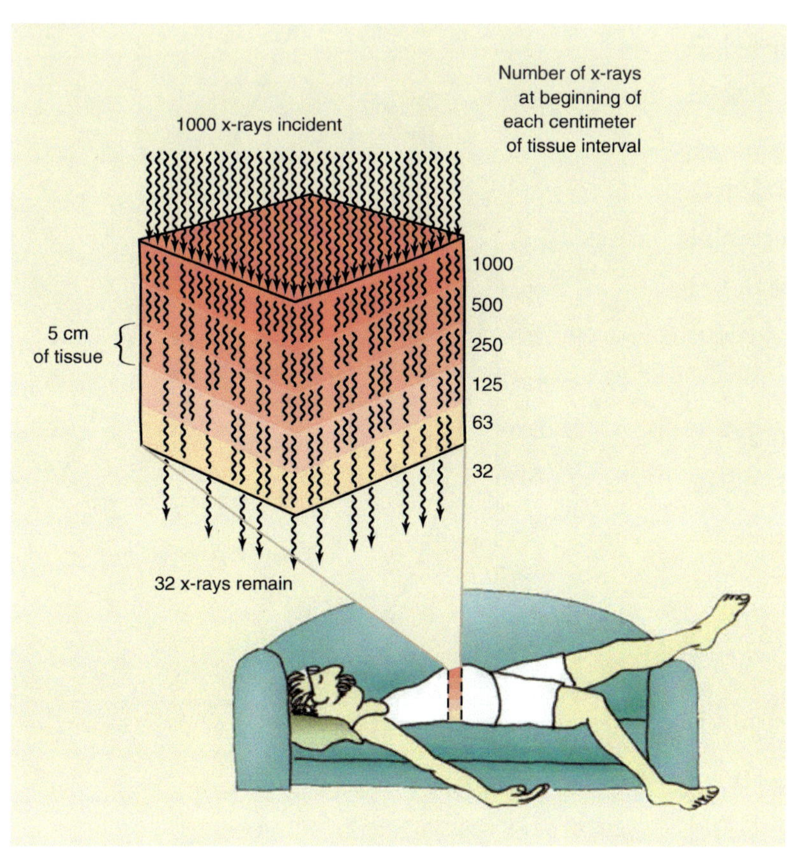

그림 9-15 흡수와 산란에 의한 X선 상호작용을 감약이라 한다. 이 예에서 X선 빔은 97% 감약되고 오직 3%의 X선이 투과된다.

지수 감쇠

X선이 인체에 입사되면 인체 조직과 반응을 하게 되는데, 이에 따른 메커니즘은 5가지가 있다. 톰슨 산란, 콤프턴 효과, 광전효과, 전자쌍 생성, 광핵반응의 메커니즘이 발생하기 위한 확률은 피부조직의 원자번호, 질량 밀도, 방사선 에너지에 의존한다.

광전효과와 같은 작용은 X선이 사라지기 때문에 광전흡수라고 한다. 광전효과의 **광전흡수**는 X선과의 작용에서 일괄적으로 나타난다.

X선이 부분적으로 흡수되는 작용은 콤프턴 효과이며, 톰슨 산란 또는 산란의 하나로 볼 수 있다. 톰슨 산란은 입사된 X선의 방향이 바뀌는 것을 일컫는다. 쌍 생성 작용과 광핵반응도 흡수과정의 하나이다.

X선 빔이 주어진 두께의 인체 조직을 통과하였을 때, 빔의 전체 X선 수에 대해 감소한 X선 수의 비율을 **감쇠**고 한다. 넓은 에너지 영역의 X선 빔이 인체에 입사되면 X선의 흡수와 산란이 나타난다. 결과적으로 X선 수는 *X선 감쇠*라는 상황에 의해 감쇠하게 된다.

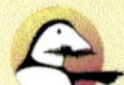
감쇠는 흡수와 산란의 곱이다.

X선은 지수적으로 감쇠한다. X선은 인체 조직에서 고정된 범위를 갖지 않고, X선이 통과해야 하는 인체 조직의 두께와 비례적으로 감소한다.

그림 9-15에서는 1,000개의 X선이 25 cm 두께의 복부에 입사된다는 사실을 확인할 수 있다. X선 에너지와 인체 조직의 원자번호가 입사되어 최초 5 cm에서 X선의 50%로 감소한다. 다시 말해, 최초 5 cm에서 500개가 사라지고 나머지가 투과되는 것이다.

두 번째 5 cm의 끝에서는 500개의 50%인 250개가 사라지고 남은 250가 다시 입사되며, 네 번째의 경우(20 cm) 63개가 남는다. 마지막으로 다섯 번째의 5 cm(최초로부터 25 cm)에서 32개만이 영상 수용체에 도달한다. 결국 X선 빔의 97%는 이러한 작용에 의해 감소하고 3%만이 수신기에 도달하는 것이다.

그림 9-16은 실제 상황과 유사한 X선 감쇠 현상이다. X선이 연부조직에서 절반으로 줄어드는 두께가 HVL 5 cm인 것은 분명한가? 두께가 어떻든 100% 전부 흡수되지 않는다. 각 두께에 대해 X선이 감소하지만 이 수는 양수이고 결국 0보다는 크다.

물질에서 α 입자 또는 β 입자가 작용하는 방법은 없다. 위의 미립자는 입자의 에너지나 인체조직의 유형의 영향을 받지 않고 전체가 모두 흡수될 때까지 계속적으로 투과한다. 예를 들어, 2 MeV의 β 입자는 근사적으로 연부조직에서 1 cm의 범위를 가진다.

요약

아래는 5가지의 기본 작용을 기술하였다.

1. 톰슨 산란은 에너지를 잃지 않고 X선 방향만 바꾼다.
2. 콤프턴 효과는 X선이 입사하여 원자를 전리시키면서 에너지를 잃고 X선의 방향도 바뀐다.
3. 광전효과는 X선이 원자의 전자 궤도 안으로 들어와 흡수되어 광전자를 내는 것이다.
4. 쌍 생성 작용은 입사되는 X선 핵의 전기장과 작용하는 것으

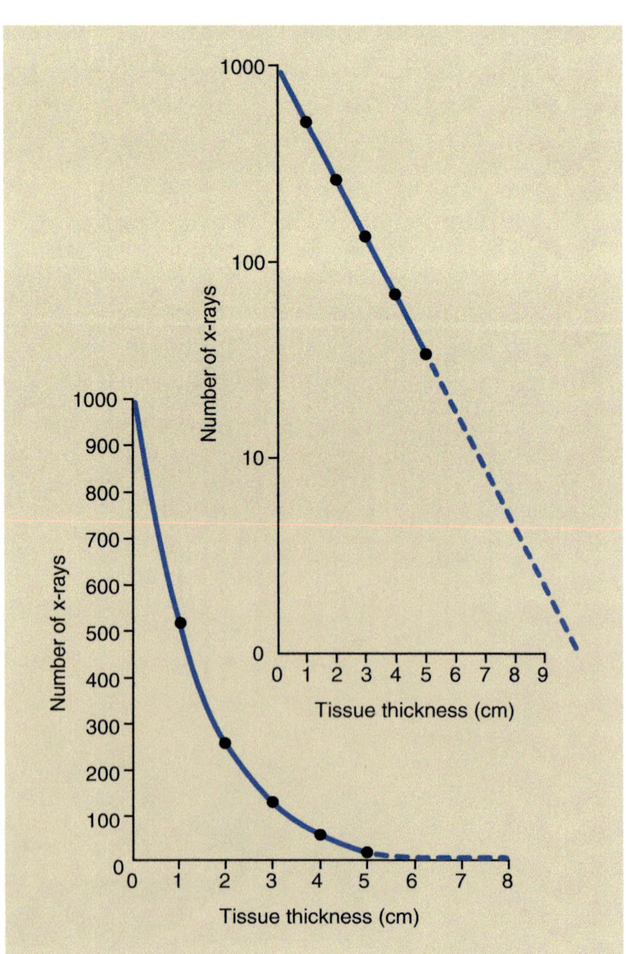

그림 9-16 그림 9-15의 지수 X선 감약에 대한 선형 및 반대수 그래프

로 X선이 사라지고 두 개의 광전자가 나타난다. 하나는 양전자이고 positron이라 하며, 다른 하나는 음전자로 electron이라 한다.

5. 광붕괴는 X선이 핵으로 바로 흡수되는 경우 발생한다. X선은 사라지고 핵 조각들이 방출된다.

이 5가지 효과는 X선 진단 영상에 있어 매우 중요한 작용이다. X선 영상은 광전효과로 인해 흡수 또는 투과의 차이로 인해 나타난다. 감쇠는 인체조직을 통과할 때 빔의 세기를 감소시킨다. 차등 흡수와 감쇠는 다음 요소에 의해 결정된다.

- 인체 조직의 원자번호(Z)
- 인체 조직의 원자의 질량 밀도
- X선 에너지

X선 영상학에서 대조도를 높여 주는 조영제는 요오드, 바륨 등이다. 이를 통해 연부조직인 내장의 이미지에 차등 흡수를 일으킨다. 요오드는 혈관, 신장, 담 영상 촬영에 사용되고 바륨은 위장 영상에 사용한다. 이 원자들은 연부조직보다 더 높은 원자번호(요오드는 53, 바륨은 56)와 질량 밀도를 가지고 있다.

도전문제

1. 아래 용어를 정의하시오.
   a. 차등 흡수
   b. 고전적 산란
   c. 질량 밀도
   d. 1.02 MeV
   e. 조영제
   f. 콤프턴 효과
   g. 감쇠
   h. 단일 에너지
   i. 2차 전자
   j. 광전효과
2. 차등 흡수에서 중요한 2가지 요소는 무엇인가?
3. 28 keV의 X선이 칼슘 원자의 L 궤도에서 광전효과 작용을 한다. 2차 전자의 운동에너지는 얼마인가(표 2-3 참조)?
4. 140 keV의 에너지를 갖는 1,000개의 X선이 동일한 두께의 뼈와 연부조직에 입사되었다. 87개의 X선이 연부조직에서 산란되었다면 뼈에서는 대략 어느 정도의 X선이 산란될까?
5. 혈관 검사에 요오드 성분들이 사용되는 이유는 무엇인가?
6. 콤프턴 작용을 그림으로 나타내시오. 입사 X선, 양이온, 음이온, 2차 X선, 산란 X선을 정의하시오.
7. 후방 산란을 설명하시오. 진단 X선학 분야에서 예를 들어 보시오.
8. 텅스텐은 X선 영상 시스템의 콜리메이터에 포함된다. 63 keV의 X선이 L전자 궤도에서 콤프턴 효과를 일으켰다. 이때 12 keV 에너지를 가진 전자가 나왔다면 산란된 X선의 에너지는 얼마인가(그림 2-9 참조)?
9. X선이 작용하는 5가지 기본 메커니즘은 무엇인가? 진단방사영상학에서 중요한 3가지는 무엇인가? 그리고 나머지가 중요하지 않은 이유는 무엇인가?
10. 평균적으로 공기에서 전리가 일어나기 위해서는 33.7 eV의 에너지가 필요하다. 22 keV의 X선이 공기에 방사되면 이온의 쌍 생성과 광전효과는 어느 정도인가?
11. 콤프턴 산란되는 X선의 에너지는 어떻게 구하는가?
12. 콤프턴 효과는 대상이 되는 원자의 원자번호에 의존하는가?
13. kVp가 증가하면 콤프턴 산란은 증가하는가, 감소하는가?
14. 광전효과에 대해 설명하시오.
15. kVp가 증가하면 광전효과 대 콤프턴 산란의 절대적 확률은 어떻게 변하는가?
16. 근육과 비교하여 뼈와 X선의 상호작용은 어떠한가?
17. 원자번호와 차등 흡수의 관계는 무엇인가?
18. 질량 밀도와 차등 흡수의 관계는 무엇인가?
19. 요오드를 가진 조영제 방사선 영상 검사에서 X선이 연부조직 대비 요오드와 상호작용할 상대적 확률은 어느 정도인가?
20. 조영제 검사에서 바륨을 투과하는 데 무선 kVp가 이용되는가?

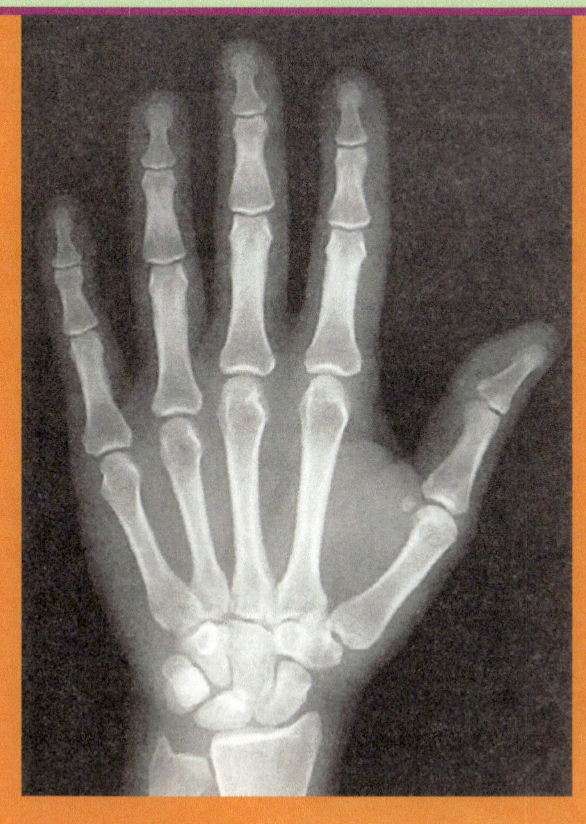

PART 3

방사선 영상

The Radiographic Image

CHAPTER

10

방사선 영상 화질의 개념

Concepts of Radiographic Image Quality

학습목표

1. *방사선 화질*, *분해능*, *노이즈*와 *감도*를 정의할 수 있다.
2. 특성 곡선의 형태를 알 수 있다.
3. 특성 곡선의 족부, 견부, 직선부를 분류할 수 있다.
4. 화질에 영향을 미치는 기하학적 인자를 알 수 있다.
5. 화질에 영향을 미치는 피사체 인자를 알 수 있다.
6. 고화질을 형성하는 기구와 적절한 기술을 알 수 있다.

방사선 화질은 방사선 영상에서 인체의 해부학적 구조의 정확한 재현성을 말한다. 즉 영상의학과 의사가 정확한 진단을 할 수 있도록 고화질의 영상이 요구된다. 방사선사는 고화질 영상을 만들기 위해 3가지 중요한 상호 연관된 범위의 화질, 즉 필름 인자, 기하학적 인자, 피사체 인자에 관한 지식을 적절하게 응용해야 한다. 이러한 각각의 인자들은 영상의 질에 영향을 미치며, 방사선사는 이를 조절할 수 있다. 이 장에서는 X선 촬영조건의 적절한 선택에 관해 논의한다.

정 의

방사선 영상 화질

방사선 영상 화질(radiographic image quality)은 검사에 의해 영상화되는 해부학적 구조의 재현성을 말한다. 해부학적 구조와 조직을 충실하게 재현하는 사진을 **고화질 사진**이라고 한다.

영상의 화질은 정의하기 쉽지 않으며 정확히 측정하기 어렵다.

화질에 영향을 미치는 요인은 실로 다양하다. 이 중 가장 중요한 특성은 **공간 분해능**, **대조도 분해능**, **노이즈** 그리고 인공물이다. 인공물은 제18장에서 논의하기로 한다.

분해능

분해능(해상력, resolution)은 2개의 분리된 피사체를 영상화하는 능력이며, 한 피사체를 다른 피사체와 시각적으로 구분하는 능력이다. **공간 분해능**(공간 해상력, spatial resolution)은 뼈와 연부조직의 경계, 유방의 미세 석회화 또는 석회화된 폐 결절과 같은 고피사체 대조도를 가진 작은 피사체를 영상화하는 능력을 말한다. 일반 X선 촬영술은 공간 분해능이 우수하다. 공간 분해능의 측정은 제28장에서 더 자세하게 논의하기로 한다.

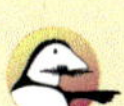
공간 분해능은 증감지에 의한 흐림 감소와 움직임에 의한 흐림 감소, 기하학적 흐림 감소에 의해 향상된다.

대조도 분해능(대조 해상력, contrast resolution)은 간, 췌장과 백색질, 회백질처럼 유사한 피사체 대조도를 가진 해부학적 구조물을 구분하는 능력을 말한다. 영상화되는 실제 피사체 크기는 저대조도보다 고대조도 상태에서 항상 더 작게 나타난다.

공간 분해능과 **대조도 분해능** 대신 **선예도**와 **기록된 선예도**라는 용어를 사용하기도 한다. 이 용어는 사진상 구조적 선들의 예리한 정도이며, 선예도의 **가시성**은 영상 대조도와 사진 농도가 최적일 때 기록된 선예도를 가시화하는 능력을 말한다.

노이즈

노이즈(noise)는 전자공학에서 유래된 용어이다. 불규칙한 광도, 잡음 그리고 오디오 시스템에서 윙윙거리는 소음이 시스템의 **오디오 노이즈**를 구성한다. 특히 TV 스크린의 'snow'는 약한 신호 영역에서 **비디오 노이즈**를 형성한다.

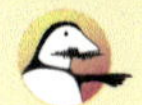
방사선 영상 노이즈는 영상에서 사진 농도의 무작위적 변동 수치이다.

영상 시스템에서는 원래 방사선 노이즈가 발생한다(그림 10-1). 많은 요소들이 영상 노이즈에 관여하며, 방사선사가 이를 조절할 수 있다. 더 낮은 노이즈는 대조도 분해능을 향상시키므로 더욱 우수한 화질의 영상을 만들 수 있다.

영상 노이즈는 필름 입상성, 구조적 반점, 양자 반점, 산란선의 4가지 성분을 가지고 있다. 제13장에서 영상 노이즈의 주요 원인인 산란선에 대해 논의할 것이다.

*필름 입상성*은 유제의 취화은 입자 크기와 간격의 분포를 말한다. *구조적 반점*은 필름 입상성과 유사하나 증감지의 형광체와도 관련되어 있다. 필름 입상성과 구조적 반점은 영상 수용체에서 고유하게 발생하며, 방사선사가 조절할 수 없고 유방촬영을 제외하면 영상 노이즈에 미치는 영향력은 적은 편이다.

*양자 반점*은 방사선사가 어느 정도 조절할 수 있으며, 많은 방사선 영상 과정에서 사진 노이즈에 중대한 영향을 끼친다. 양자 반점은 X선의 영상 수용체와의 상호작용에 의해 발생하는 무작위 현상을 말한다.

영상이 적은 X선만으로 이루어진다면 많은 수의 X선으로 구성되는 것보다 양자 반점이 많을 것이다. 초고감

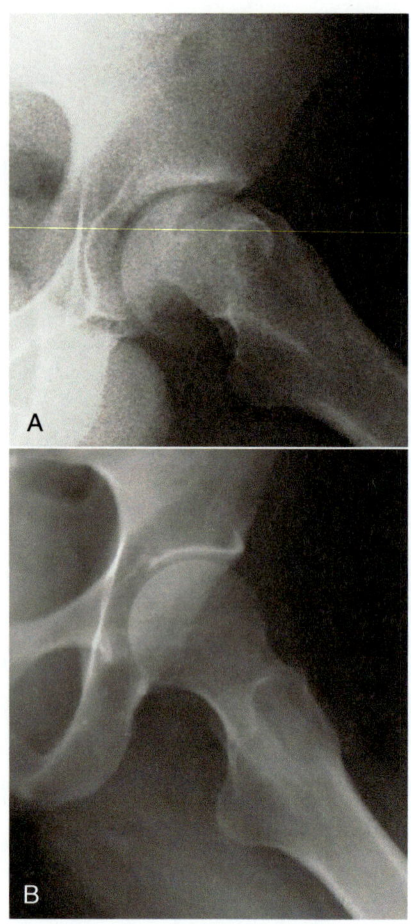

그림 10-1 (A) 이 고관절 사진에서는 영상을 생성하기 위해 적은 수의 X선을 사용하기 때문에 양자 반점과 관련하여 반점과 입자의 모양이 나타난다. (B) 이와 비교하여 더 큰 선예도로 최적의 고관절 영상을 보여준다.

도의 증감지는 양자 반점을 증가시킨다.

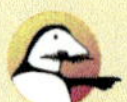

고관전류, 저전압, 그리고 저속 영상 수용체의 사용은 양자 반점을 감소시킨다.

양자 반점은 잔디 씨를 뿌리는 것과 유사하여 매우 적은 씨가 뿌려지면 잔디의 밀도가 낮아져 이삭이 적게 자랄 것이다. 반면 많은 씨를 뿌리면 잔디는 더욱 조밀하고 평탄해질 것이다. 마찬가지로 적은 X선이 영상 수용체에 조사되면 영상에 반점이나 얼룩이 생긴다. 같은 방법으로 많은 X선이 영상 수용체와 상호작용하면 영상은 풍성한 잔디와 같은 평탄한 양상을 보일 것이다.

감도

2가지 화질 특성, 즉 분해능과 노이즈는 3번째 특성인 **감도(speed)**와 밀접하게 연관된다. 비록 영상 수용체의 감도는 영상에 나타나지 않지만 분해능과 노이즈에 많

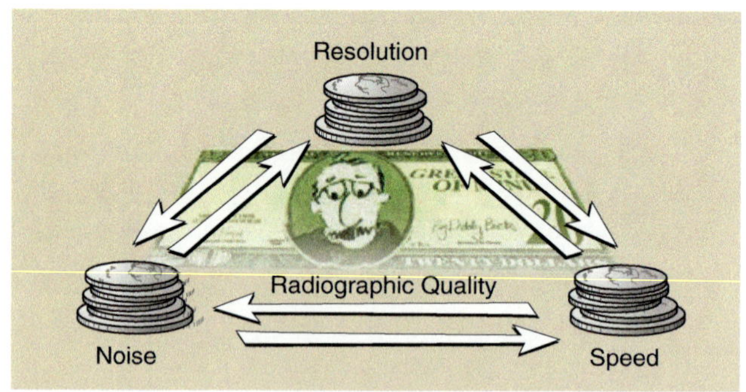

그림 10-2 분해능, 노이즈, 감도는 화질 특성과 상호 연관된다.

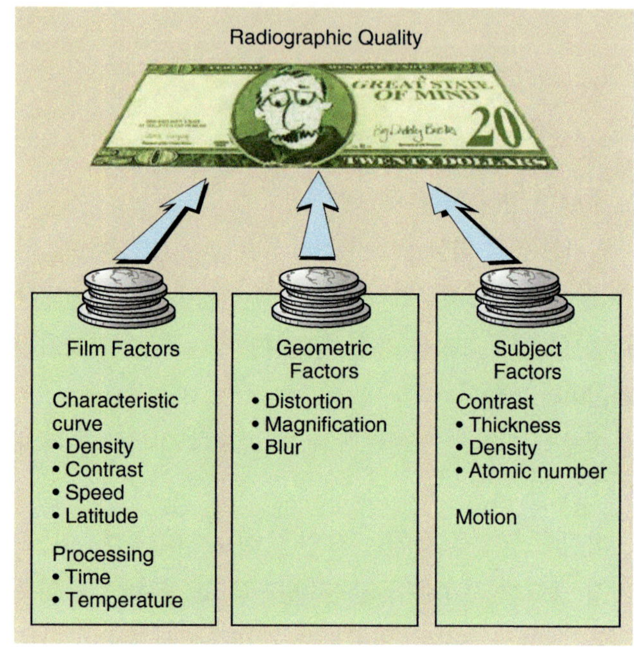

그림 10-3 화질에 영향을 미치는 기본 인자의 구성도

은 영향을 준다. 그림 10-2과 같이 이러한 특성 중 어느 한 가지의 변화는 다른 2가지에 영향을 주며, 일반적으로 다음의 법칙이 적용된다.

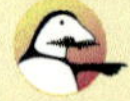

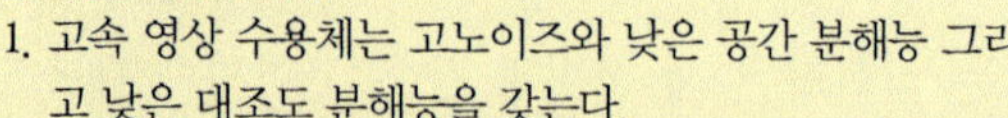

방사선 화질 법칙

1. 고속 영상 수용체는 고노이즈와 낮은 공간 분해능 그리고 낮은 대조도 분해능을 갖는다.
2. 높은 공간 분해능과 대조도 분해능은 저노이즈와 저속의 영상 수용체를 요구한다.
3. 저노이즈는 높은 공간 분해능과 대조도 분해능을 가진 저속 영상 수용체에서 수반한다.

방사선사는 고화질의 사진을 만들기 위해 필요한 모든 물리적 기구를 준비해야 하며, 숙련된 방사선사는 이 기구를 각각의 특별한 임상적 상황에 따라 적절히 사용해야 한다.

일반적으로 사진의 질은 X선 물리학의 기본 원리와 사진의 질에 영향을 주는 요소를 이해하는 것과 직접 연관된다. 그림 10-3은 화질에 영향을 주는 기본 요소를 체계화한 그래프이며 이 중 대부분은 방사선사가 조절할 수 있다. 이 장에서는 이와 관련된 자세한 내용을 논의하기로 한다.

필름 인자

노출되지 않은 X선 필름을 현상하면 투과력이 매우 강해 서리가 낀 거울 유리와 같아지기 때문에 빛을 쉽게 투과하지만 영상은 없다. 반면 노출하여 현상된 필름은 흡수성이 강하며, 적절하게 노출된 필름은 다양한 회색 음영을, 강하게 노출된 필름은 검은 음영을 나타낸다.

필름의 노출 강도와 현상 후 흑화도와의 관계를 나타낸 것을 *감광측정법*(sensitometry)이라고 한다. X선 필름의 감량 측정법을 이해하는 것은 적절한 화질 관리를 위해 필수적이다.

특성 곡선

감광측정법에 포함된 2가지 기본적 측정 사항은 필름의 노출과 현상 필름의 빛 투과율이다. 이러한 측정법은 **사진 농도**와 X선 노출과의 관계를 나타내는 데 사용되며 **특성 곡선**이라고 한다. 특성 곡선은 허터(Hurter)와 드리필드(Driffield)에 의해 처음으로 규명되었기 때문에 H&D 곡선이라고도 한다.

그림 10-4는 전형적인 특성 곡선을 나타내었다. 낮거나 높은 노출 영역에서 노출의 큰 변화는 사진 농도의 작은 변화로 나타나는데, 특성 곡선의 이러한 영역을 각각 **족부**와 **견부**라고 한다.

중간 노출 영역에서 노출의 작은 변화에도 큰 사진 농도의 변화를 야기하며, 이 영역을 *직선부*라고 한다. 이곳은 적절히 노출된 영상이 나타나는 부분이다.

특성 곡선을 완성하기 위해서는 광도계라고 하는 광학 스텝 웨지(step wedge)와 광학 농도를 측정하는 *농도계*라고 하는 2개의 기구가 필요하다. 그림 10-5는 감도계 대신 알루미늄 스텝 웨지 또는 투과계와 같은 스텝들을 나타내었다. 또한 그림 10-6은 화질관리 기구를 나열한 것이다.

첫째, 광도계를 통해 섬광을 X선 필름에 노출한다. 필름은 현상함에 따라 광학 스텝 웨지와 일치하여 사진 농도가 점차 증가한다. 광도계는 빛의 상대강도가 각 단계에 맞춰 노출될 수 있도록 제작된다.

현상된 필름은 핀홀을 통해 광원의 초점을 맞춘 농도계로 분석한다. X선 필름은 핀홀과 광 센서 사이에 위치하여 필름의 각 단계를 투과한 빛의 양을 측정한다.

Shoulder
Straight-line portion
Toe
Optical density
Radiation exposure

그림 10-4 증감지-필름 방사선 영상 수용체의 특성 곡선은 사진 농도와 X선 노출의 관계이다.

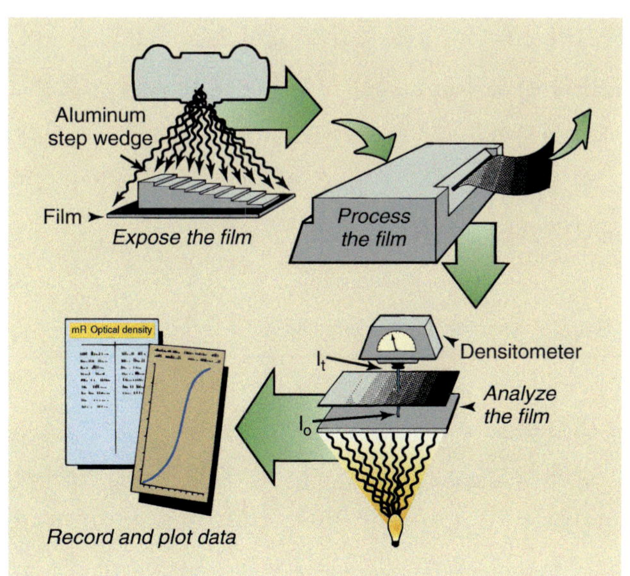

그림 10-5 특성 곡선을 완성하기 위해 이 단계들이 포함된다.

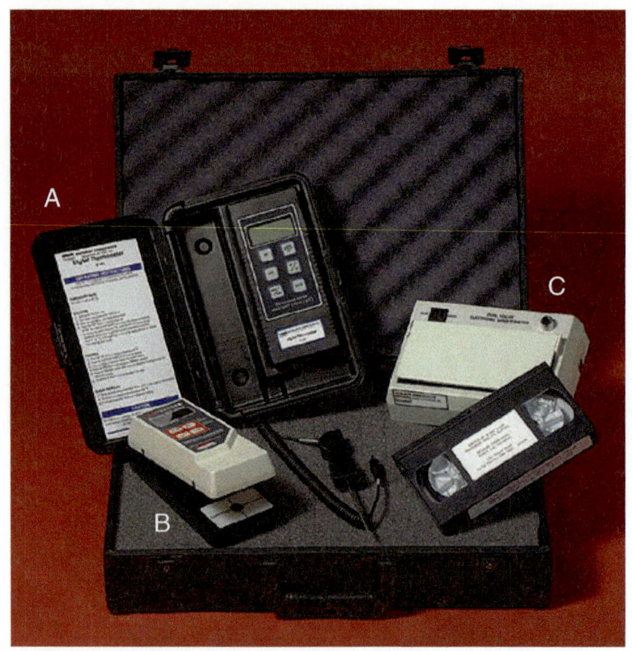

그림 10-6 디지털 온도계(A), 농도계(B), 감광계(C)는 특성 곡선을 작도하여 일상적 화질 관리를 하는 데 필요한 기구이다.

측정된 데이터를 기록하여 분석하고 그래프화하면 특성 곡선이 완성되며, X선 필름은 노출의 넓은 범위에 걸쳐 민감하게 작용한다.

예를 들면, 필름-증감지는 1 mR~1,000 mR(0.01~10 mGy_a) 의 X선 강도에 반응하고, 결과적으로 특성 곡선의 노출수치는 로그 형식으로 표현된다.

더욱이 관심사항은 절대노출이 아닌 각 노출 간의 사진 농도 변화이기 때문에 LRE(log relative exposure)이 X선축의 눈금으로 사용된다.

그림 10-7은 필름-증감지 결합으로 대표되는 mR, LRE와 상대적 mAs 값을 보여준다. LRE 눈금은 보통 2배의 노출이 log 2, 즉 0.3이므로 간격이 0.3씩 표시된다. 그림 10-7의 x 축에서 볼 수 있듯이 노출이 2배가 되면 mAs도 2배 증가한다.

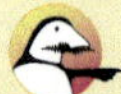
X선 노출이 2배가 되면 LRE가 0.3 증가한다.

광학 농도

광학 농도(optical density)는 사진의 흑화 정도를 말하며, 영상의 흰 부분은 낮은 사진 농도를, 검은 부분은 높은 사진 농도로 나타낸다. 현상 필름에 입사되는 빛(I_o)과 필름을 투과하는 빛(I_t)을 측정할 수 있다면 정확한 사진 농도의 수치를 기록할 수 있다. 사진 농도는 다음과 같이 정의한다.

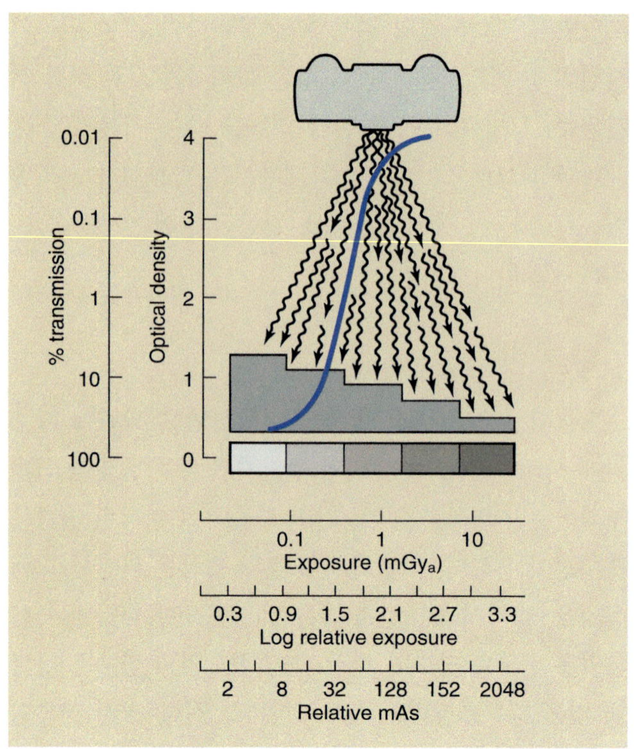

그림 10-7 전형적인 증감지-필름 결합의 LRE와 mAs의 관계. 사진 농도 OD와 투과율의 관계는 y축에 표시한다.

광학 농도

$$OD = \log_{10}\frac{I_o}{I_t}$$

질문: 흉부 영상의 폐야가 농도계로 0.15% 투과할 때 사진 농도는 얼마인가?

해답: 0.15% = 0.0015

$$OD = \log_{10}\frac{1}{0.0015}$$
$$= \log_{10} 666.7$$
$$= 2.8$$

사진 농도는 로그 함수이며, 로그는 작은 수치로 넓은 범위의 수치를 표현할 수 있다. 필름의 사진 농도는 0~4의 범위를 가지고 있으며, 각각 밝고 검은 것을 표시한다. 사진 농도 4는 실제적으로 10,000(10^4)개의 빛 광자 중 1개가 X선 필름을 투과하는 것을 의미한다. 표 10-1은 다양한 범위의 사진 농도와 일치하는 빛 투과의 범위를 보여준다.

표 10-1 X선 필름의 광학 농도와 필름을 투과한 빛 투과율과의 관계

빛 투과 백분율 ($I_t/I_o \times 100$)	빛 투과율 (I_t/I_o)	광학 농도 ($\log I_o/I_t$)
100	1	0
50	1/2	0.3
32	8/25	0.5
25	1/4	0.6
12.5	1/8	0.9
10	1/10	1
5	1/20	1.3
3.2	4/25	1.5
2.5	1/30	1.6
1.25	1/80	1.9
1	1/100	2
0.5	1/200	2.3
0.32	2/625	2.5
0.125	1/800	2.9
0.1	1/1,000	3
0.05	1/2,000	3.3
0.032	1/3,125	3.5
0.01	1/10,000	4

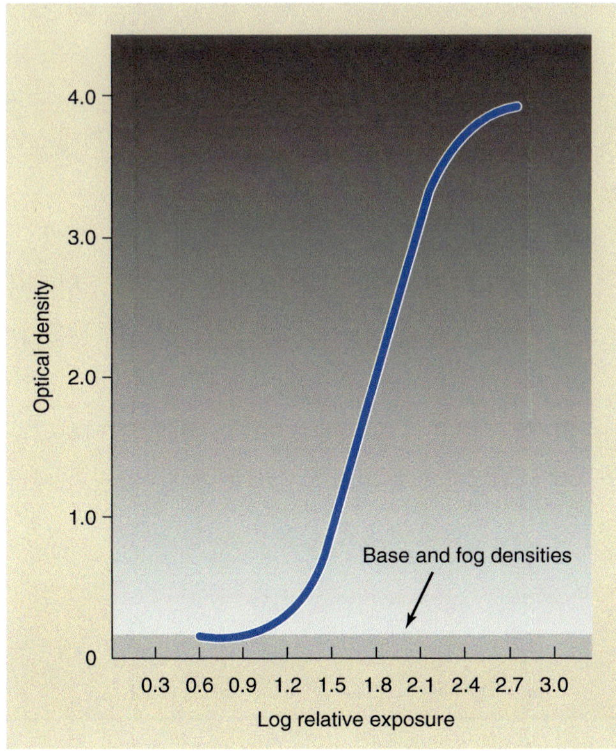

그림 10-8 지지체와 포그 농도는 사진 대조도를 저하시키며 가능한 낮게 해야 한다.

질문 : 폐야 한 영역의 사진 농도가 2.5이다. 가시광선의 몇 %가 이 영역을 투과하는가?

해답 : 표 10-1에서 사진 농도 2.5는 625개의 광자 중 2개가 투과되었음을 뜻한다. 즉 0.32%가 된다.

고화질 유리는 사진 농도가 0이며 유리에 입사한 모든 빛이 투과되었음을 의미한다. 미노출 필름은 입사 광자의 약 80% 이상의 투과를 허용하지 않는다. 거의 미노출된 상태에서 현상한 X선 필름은 사진 농도가 0.1~0.3의 범위를 가지며 각각 79%와 50%의 투과율과 일치한다.

그림 10-8과 같이 노출되지 않은 필름의 사진 농도는 **지지체 농도**와 **포그 농도**에 기인한다. 지지체 농도는 필름 지지체에 존재하는 원래의 사진 농도이며, 지지체의 구성과 눈을 즐겁게 하는 필름을 만들기 위해 지지체에 첨가한 색소에 기인한다. 지지체 농도는 약 0.1의 수치를 가진다.

포그 농도는 아무런 유용한 정보를 갖지 않는 은 입자를 현상함으로써 나타난다. 포그 농도는 필름을 저장할 때 부주의한 노출, 원치 않는 화학약품에 의한 오염, 부적절한 현상과 기타 여러 요인에 의해 야기된다. 또한 현상된 사진의 포그 농도는 0.1을 초과해서는 안 된다.

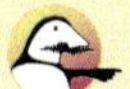 더 높은 포그 농도는 영상의 대조도를 저하시킨다.

질문 : 장골(긴뼈)의 사진에 입사한 빛은 1,500의 상대적 수치를 갖는다. 만일 방사선 흡수성 뼈 구조를 투과한 빛이 480의 강도(비교적 흰)를 가지며, 방사선 투과성 연부조직을 투과한 빛이 2의 강도(비교적 검은)를 가진다면 각각의 사진 농도는 얼마인가? 표 10-1을 참고하여라.

해답 : $\mathrm{OD} = \log_{10} \frac{I_o}{I_t}$

a. 뼈:

$$\mathrm{OD} = \log_{10} \frac{1{,}500}{480} = 0.5$$

b. 연부조직:

$$\mathrm{OD} = \log_{10} \frac{1{,}500}{2} = 2.9$$

사진 농도의 유용한 범위는 약 0.25~2.5이다. 하지만 대부분의 사진은 사진 농도 0.5~1.25 범위의 영상 패턴을 보여준다. 특성 곡선의 농도에 관한 관심은 필수적이다. 그러나 영상을 관찰하기 위한 매우 높은 사진 농도는 강한 빛이 필요한 반면, 매우 낮은 사진 농도는 상을 형성하기에는 너무 밝다.

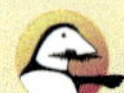

지지체와 포그 농도의 합은 약 0.1~0.3의 범위를 갖는다.

가장 유용한 사진 농도의 범위는 주로 뷰 박스(관찰대) 조명, 관찰상태와 특성 곡선의 형태에 의존한다. 예를 들면, 고대조도의 유방촬영용 영상 수용체, 고조도의 뷰 박스 그리고 양호한 관찰상태에서 가장 유용한 사진 농도 범위의 전체 값은 약 0.25~2.5이며 피부선과 같은 선 형태는 약 3.5의 값을 갖는다.

상반 법칙(reciprocity law). 사진 농도는 총 노출(mAs)에 절대적으로 의존하며, 노출시간과는 독립적으로 작용하는데, 이를 상반 법칙이라 한다. 상반 법칙은 노출시간과 독립적이고 일정한 관전류를 유지할 때 사진 농도는 변함이 없음을 의미한다.

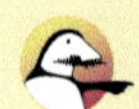

사진 농도는 노출시간과 독립적이고 X선 필름에 노출된 총 에너지에만 비례하는 것을 상반 법칙이라 한다.

상반 법칙은 X선의 직접 노출과 관계하며, 증감지로부터의 가시광선에 의한 노출은 적용되지 않는다. 결과적으로 약 10 ms보다 짧거나 2초 이상의 더 긴 노출에서 **증감지-필름 노출에 대한 상반 법칙은 실패하게 된다.**

X선 노출이 동일하더라도 이 범위 밖의 짧은 노출이나 긴 노출상태에서는 사진 농도가 좀 더 감소한다. 상반법칙은 혈관 중재시술과 유방촬영과 같은 짧거나 긴 노출시간을 요하는 특별한 과정에서 매우 중요하다. 만약 어떠한 상황에서 자동 노출 제어장치가 상반 법칙을 보상하지 않는다면 관전류 설정을 높여주어야 한다.

대조도(contrast). 조명기에서 고화질의 사진을 관찰할 때 영상을 통한 사진 농도의 차이점은 분명하다. 이러한 사진 농도의 변화를 **사진 대조도**라고 하는데, 사진 농도의 현저한 차이를 나타내는 사진은 고대조도 사진이며, 반대로 사진 농도의 차이가 적거나 분명하지 않다면 저대조도가 될 것이다. 그림 10-9는 고대조도와 저대조도 사진의 차이점을 나타낸다.

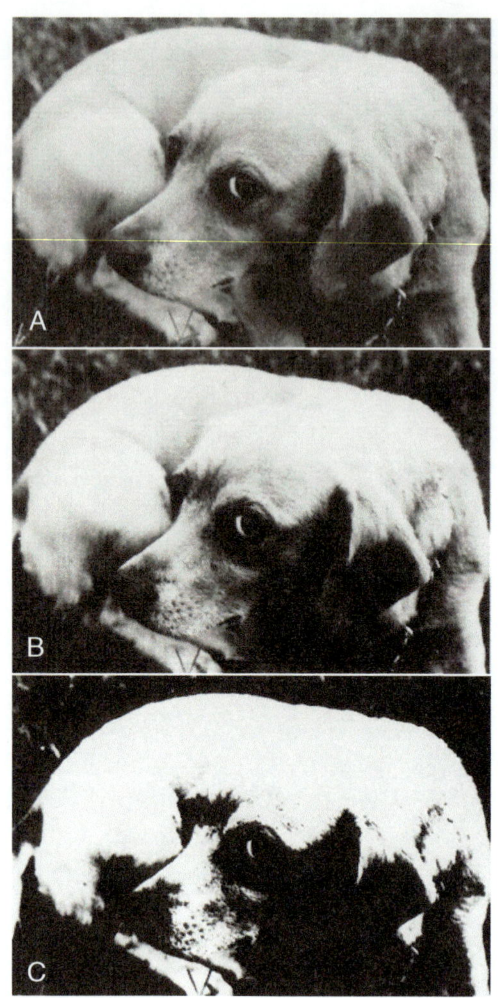

그림 10-9 대조도 차이를 나타내는 사나운 안내견. (A) 저대조도. (B) 적절한 대조도. (C) 고대조도.

사진 대조도는 2개의 분리된 요소에 의해 생성된다.

- **영상 수용체 대조도**는 증감지-필름 결합 시스템에서 고유하며, 필름 현상에 의해 어느 정도 영향을 받는다.
- **피사체 대조도**는 피사체의 크기, 형태, 검사하고자 하는 해부학적 부위의 X선 감약 특성, 선질의 에너지(kVp)에 의해 결정된다.

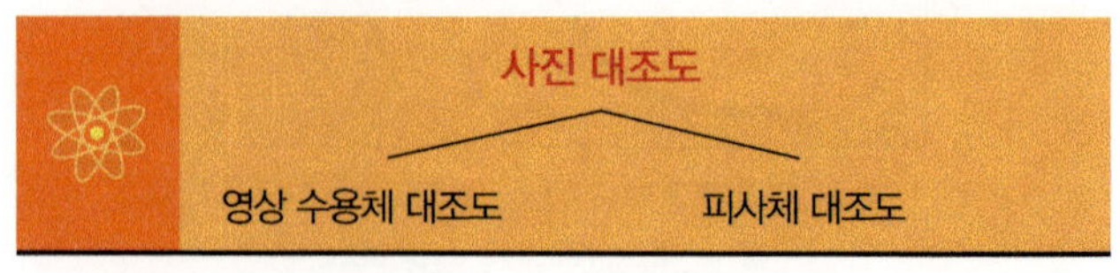

사진 대조도는 주로 영상 수용체 대조도나 피사체 대조도 변화의 영향을 받는다. 임상에서는 영상 수용체를

표준화하고 검사의 요구에 따라 피사체 대조도를 변화시키는 것이 가장 좋은 방법이다. 다음 장에서 피사체 대조도에 대해 더 자세히 논의해 보기로 한다.

영상 수용체는 사용되는 필름과 증감지에서 고유하지만, 사진 농도의 범위와 필름 현상 기술의 2가지 요소에 의해 영향을 받을 수 있다.

필름 선택은 보통 제한적이며, 사용되는 증감지에 의해 어느 정도 결정된다. 필름-증감지 영상은 직접 조사영상에 비해 더 높은 대조도를 갖는다.

방사선사는 유방 사진에서 사진 농도가 진단적으로 유용한 0.25~2.5 또는 2.5보다 약간 더 높은 정도로 영상 수용체에 적절한 노출을 할 수 있도록 최고의 기술을 발휘해야 한다. 영상 수용체의 노출이 이 범위를 벗어난 사진 농도의 결과로 나타날 때 영상은 그림 10-10과 같이 특성 곡선의 족부나 견부에 있으므로 대조도 손실을 초래한다.

표준 필름 현상술은 일관된 필름 대조도와 양호한 화질을 위해 반드시 필요한 필름 현상방법이며, 제조업자의 추천을 무시하면 대조도 저하의 결과를 초래한다.

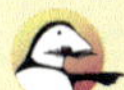
필름 대조도는 특성 곡선 직선부의 경사와 관련된다.

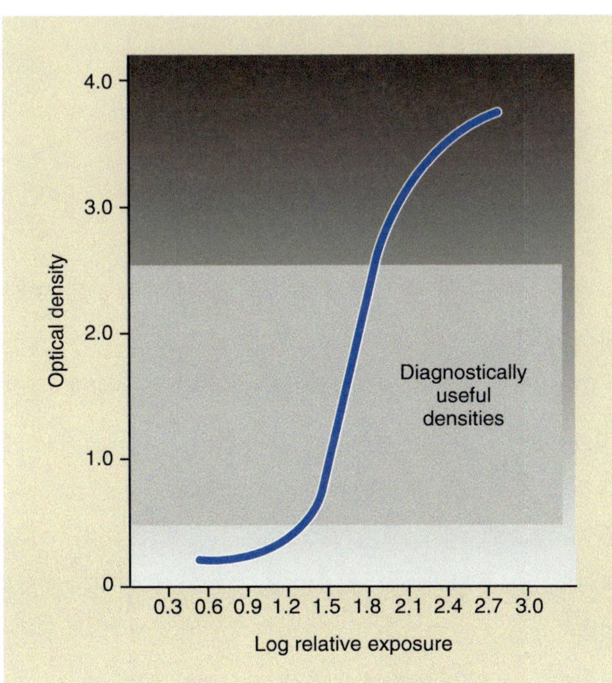

그림 10-10 필름 노출의 결과로 족부나 견부 영역의 사진 농도가 나타나면 곡선의 경사도가 저하되므로 대조도는 감약된다.

영상 수용체의 특성 곡선을 통해 대략적인 대조도의 상대적 수준을 판단할 수 있다. 만약 특성 곡선 직선부의 경사도가 1이라면 각도는 45°일 것이다. LRE 축의 1단위의 증가는 사진 농도 축의 1단위 증가와 같다. 이때의 대조도는 1이다.

대조도 1의 영상 수용체는 매우 낮은 대조도를 가지며, 1보다 큰 대조도를 갖는 영상 수용체는 X선 검사를 하는 동안 피사체 대조도를 증폭시켜야 한다. 예를 들어, 대조도 3의 영상 수용체는 작은 범위의 X선 노출에 대해 큰 사진 농도의 차이를 보여준다.

일반적으로 방사선사가 영상 수용체에 대해 정확한 지식을 가질 필요는 없다. 하지만 특성 곡선의 형태로부터 고대조도 영상 수용체와 저대조도 영상 수용체를 구별할 수 있어야 한다.

그림 10-11은 2가지 다른 영상 수용체의 특성 곡선을 나타낸다. 영상 수용체 A의 특성 곡선 경사도가 B보다 크기 때문에, 영상 수용체 A가 B보다 더 높은 대조도를 갖는다는 것을 알 수 있다.

영상 수용체 대조도는 여러 방법으로 수치적으로 특징화하여 사용한다. 가장 흔한 방법은 평균 계조도이다. 평균 계조도는 사진 농도 0.25~2.0에 지지체와 포그 농도를 더하여 특성 곡선의 두 지점 사이를 연결한 직선부의 경사도이며, 대부분의 사진에서 유용한 사진 농도의

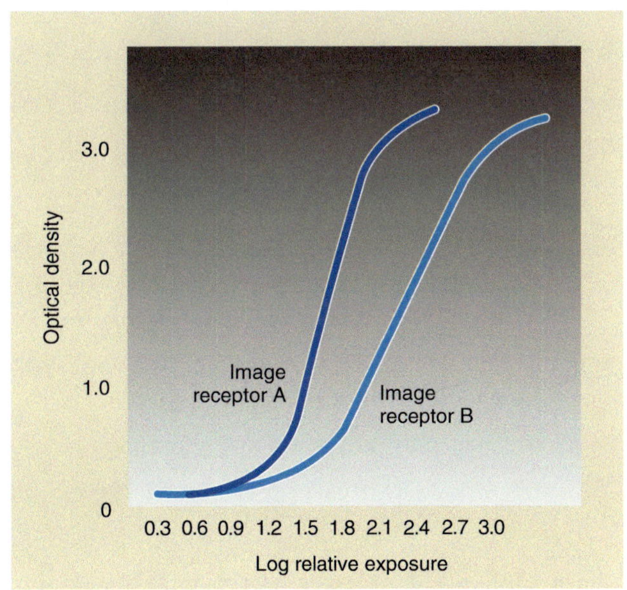

그림 10-11 영상 수용체 A는 영상 수용체 B보다 더욱 큰 특성 곡선 직선부의 경사도를 갖는다. 영상 수용체 A는 더 큰 대조도를 갖는다.

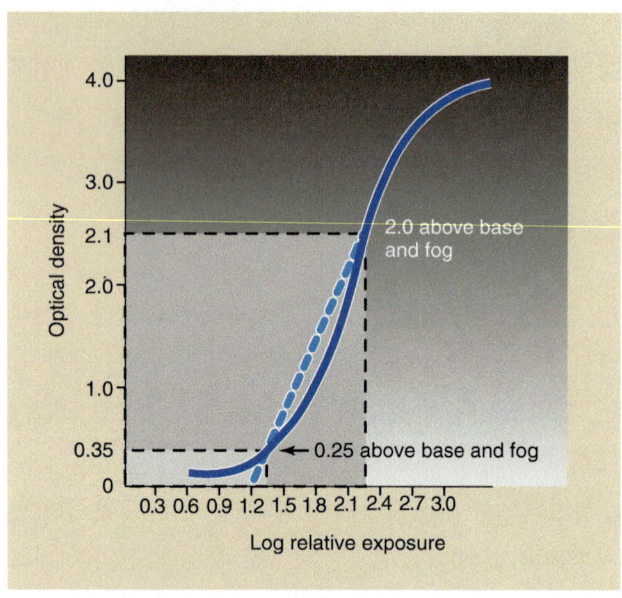

그림 10-12 평균 계조도는 사진 농도 0.25와 2.0에 지지체와 포그 농도를 더하여 특성 곡선의 두 지점 사이를 잇는 직선부의 경사도이다.

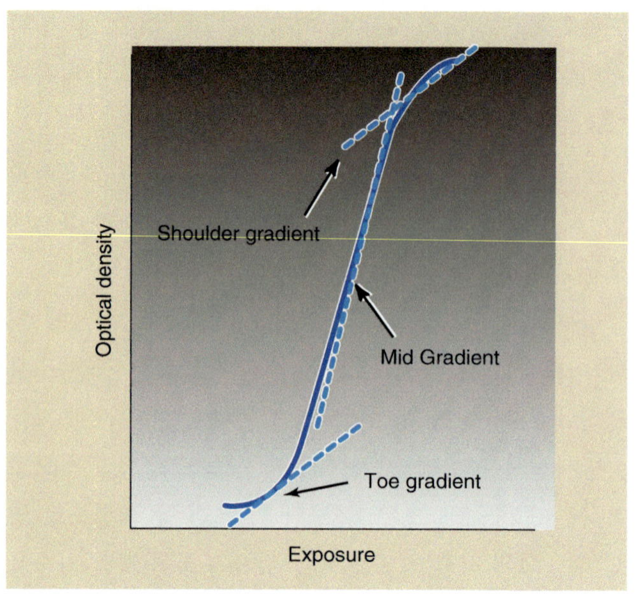

그림 10-13 계조도는 특성 곡선상 어떤 지점의 접선 경사도이다. 족부의 계조도가 임상적으로 가장 중요하다.

영상 수용체 대조도

$$\text{평균 계조도} = \frac{OD_2 - OD_1}{LRE_2 - LRE_1}$$

여기에서 OD_2는 지지체에 포그를 더한 값이 2.0인 광학농도이며, OD_1은 지지체에 포그를 더해 0.25이다.
LRE_2와 LRE_1은 각각 OD_2와 OD_1과 관련된 LRE이다.

범위이다.

이 방법을 사용하여 지지체와 포그 농도에 0.1을 더한 필름은 그림 10-12에 도안하였다.

대부분 영상 수용체의 평균 계조도는 2.5~3.5 범위를 가지고 있기 때문에 영상 수용체는 피사체 대조도의 증폭제로 작용한다. 잠상을 생성하는 많은 X선 수의 범위가 효과적으로 확장되고 피사체 대조도가 향상된다.

질문 : X선 필름은 0.06의 지지체 농도와 0.11의 포그 농도를 가지고 있다. 필름 대조도를 결정하기 위해 어느 정도의 사진 농도에서 특성 곡선을 평가할 수 있는가?

해답 : 곡선은 지지체와 포그 농도를 더하여 사진 농도 0.25~2.0에서 평가할 수 있다. 그러므로
사진 농도 1(OD_1) $= 0.06 + 0.11 + 0.25 = 0.42$
사진 농도 2(OD_2) $= 0.06 + 0.11 + 2.0 = 2.17$

또한 영상 수용체 대조도는 **계조도**에 의해 분류된다. 계조도는 그림 10-13과 같이 특성 곡선의 *어떤 지점*에서의 경사도이다. **족부의 계조도**는 많은 임상적 사진 농도가 특성 곡선의 족부 영역에서 나타나기 때문에 평균 계조도보다 중요하다. **중간 계조도**와 **견부의 계조도**는 유방촬영에서 더욱 중요하다.

질문 : 앞선 예의 특성 곡선에서 사진 농도(OD)가 각각 0.42와 2.17이라면 LRE 0.95, 1.75와 일치한다. 이때 평균 계조도는 얼마인가?

해답 :
$$\text{평균 계조도} = \frac{OD_2 - OD_1}{LRE_2 - LRE_1} = \frac{2.17 - 0.42}{1.75 - 0.95} = \frac{1.75}{0.8} = 2.19$$

평균 계조도의 표시에서 분자는 항상 1.75임을 명심하여야 한다.

영상 수용체 대조도를 측정하는 또 다른 방법은 그림 10-14에서 볼 수 있듯이 특성 곡선의 데이터를 H&H 대조도 곡선으로 작도하는 것이다. 'H&H'는 아트 하우스(Art Haus)와 에드 핸드릭(Ed Hendrick)을 나타내며, 이들은 대조도 측정기술을 처음으로 증명한 의학 물리학자이다.

감도(speed). 적은 X선 노출에 반응하는 영상 수용체의 특성을 **민감도**, 흔히 **감도**라고 한다. 1 mR(0.01 mGy_a) 미

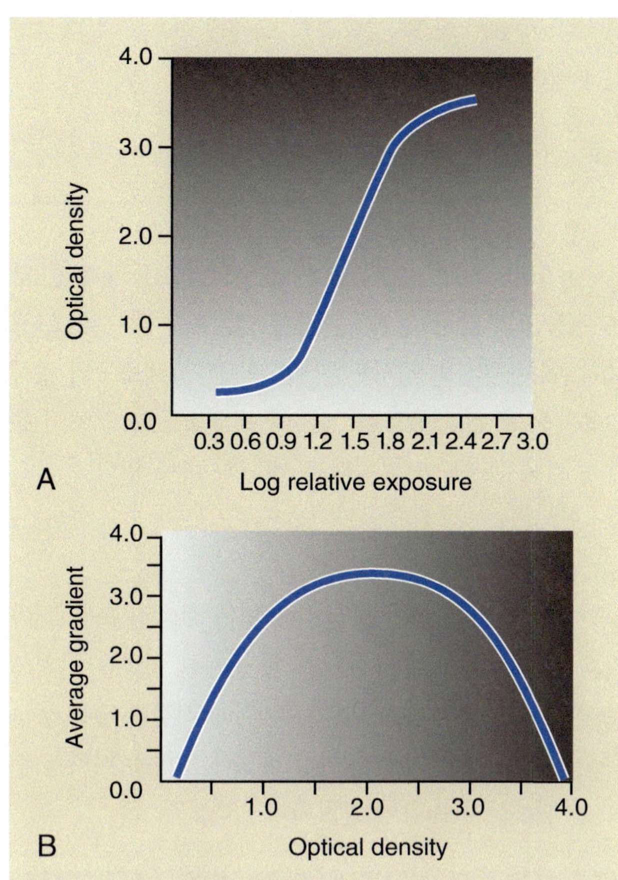

그림 10-14 특성 곡선(A)의 계조도가 광학 농도의 함수로 작도될 때 대조도 곡선(B)을 나타낸다.

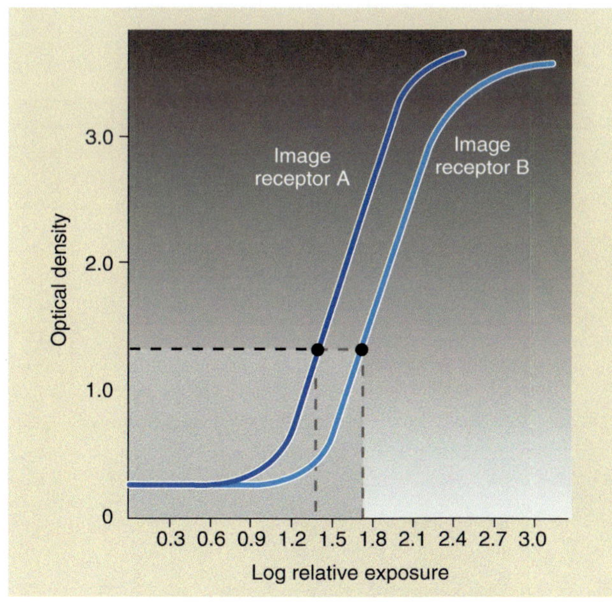

그림 10-15 방사선 영상 수용체의 감도는 100에 대한 상대적인 수이다.

만의 적은 노출도 필름-증감지 결합에 의해 감지될 수 있다. 반면 직접 조사 필름에 측정될 정도의 노출을 만들기 위해서는 수 mR이 필요하다.

감도를 분류하는 작업에는 영상 수용체의 특성 곡선이 사용된다. 그림 10-15는 2가지 다른 영상 수용체의 특성 곡선을 나타낸다. 어떤 사진 농도를 생성하기 위해 영상 수용체 A가 B보다 노출을 덜 필요로 할 때 A는 B보다 감도가 더 좋다고 한다.

감도가 더 좋은 영상 수용체의 특성 곡선은 *y*축에 더욱 접근하며 감도가 느린 영상 수용체보다 왼쪽으로 접근한다. 영상 수용체는 X선 노출의 민감도에 따라 높은 감도 또는 낮은 감도로 분류된다.

A가 B보다 2배 높은 감도를 갖는다면 A 영상 수용체는 주어진 사진 농도를 얻기 위해 B의 절반의 관전류가 필요할 것이다. 또한 영상 수용체 A는 사진 노이즈의 증가로 인해 불량한 화질을 만든다.

감도를 표시하는 숫자를 사용할 때 100을 기준으로 하며, 이것을 *par speed*라 한다. 100 이상의 숫자는 높은 감도를 뜻하며 고감도 영상 수용체와 같다. 100 이하의 숫자는 '선예한' 영상 수용체를 의미한다.

느린 영상 수용체는 노이즈가 약하기 때문에 화질이 더 좋을 것이라고 착각해서는 안 된다. 또한 감도가 낮은 영상 수용체는 환자 선량이 많아지므로 균형이 요구된다.

감광측정법에서 영상 수용체 감도를 결정하는 특정 사진 농도는 지지체와 포그를 더해 1 이상이다. 감도는 다음과 같이 R의 역수로 측정된다.

영상 수용체 감도

감도=1/지지체와 포그 농도의 합이 1인 광학 농도를 생성하기 위한 조사선량

질문: 600 감도급을 지닌 영상 수용체의 지지체와 포그 농도의 합이 1.0 이상의 사진 농도를 내기 위해서는 노출이 어느 정도 필요한가?

해답: $감도 = \frac{1}{조사선량}$

$$지지체 = \frac{1}{감도} = \frac{1}{600} = 0.00167\ \text{R}$$
$$= 1.7\ \text{mR}$$

영상 수용체를 대체하여 영상을 만들 때 동일 사진 농도를 유지하기 위해 관전류 설정의 변화가 필요하다. 예를 들어, 영상 수용체 감도가 2배이면 관전류는 절반이 될 것이며, 관전압은 아무런 변화가 필요하지 않다. 이

관계는 다음과 같이 나타낼 수 있다.

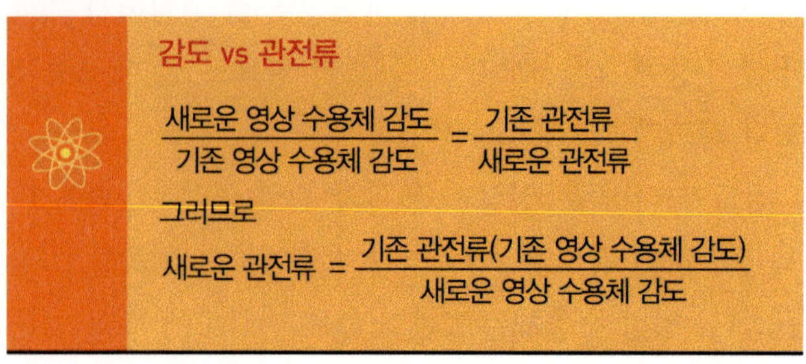

감도 vs 관전류

$$\frac{\text{새로운 영상 수용체 감도}}{\text{기존 영상 수용체 감도}} = \frac{\text{기존 관전류}}{\text{새로운 관전류}}$$

그러므로

$$\text{새로운 관전류} = \frac{\text{기존 관전류(기존 영상 수용체 감도)}}{\text{새로운 영상 수용체 감도}}$$

질문: 흉부(PA) 검사 시 250 감도급의 영상 수용체로 120 kVp/8 mAs가 필요하다. 400 감도급의 영상 수용체로 촬영 조건은 얼마를 주어야 하는가?

해답: $\text{새로운 mAs} = \frac{(8\ \text{mAs})250}{400} = 5\ \text{mAs}$

그러므로 새로운 조건은 120 kVp/5 mAs이다.

관용도(latitude). 특성 곡선으로부터 쉽게 얻을 수 있는 추가적인 영상 수용체의 특성은 관용도이다. 관용도는 영상 수용체가 진단적으로 유용한 범위의 사진 농도에 반응하는 노출의 범위를 말한다.

관용도는 노출조건 실패의 경계로 생각할 수 있다. 넓은 관용도에서 관전류는 더욱 다양하게 설정하여 진단적으로 유용한 영상을 만들 수 있다. 그림 10-16은 서로 다른 관용도를 갖는 2개의 영상 수용체를 보여준다. 영상 수용체 B는 더 넓은 범위의 노출에 반응하며, A보다 큰 관용도를 갖는다고 할 수 있다.

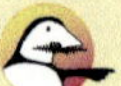

관용도와 대조도는 반비례한다.

관용도가 큰 영상 수용체는 **넓은 명암도**를 가지며, 낮은 관용도의 영상 수용체는 **좁은 명암도**를 갖는다. 그림 10-16에서 곡선의 경사도를 비교하면, 고대조도의 영상 수용체는 좁은 관용도를 가지며 저대조도의 영상 수용체는 넓은 관용도를 가진다는 사실을 알 수 있다.

필름 현상

현상의 정도는 어떤 영상 수용체에 주어진 노출로 야기되는 포그 농도와 사진 농도에 현저한 영향을 미치므로 최적의 영상 수용체 대조도를 위해 적절한 필름 현상(film processing)이 요구된다. 현상 정도에 영향을 미치는 주요 인자는 상자 10-1에 열거되어 있다.

상자 10-1 완성된 사진에 영향을 미치는 인자

- 현상 약품의 농도
- 현상 시 교반의 정도
- 현상 시간
- 현상 온도

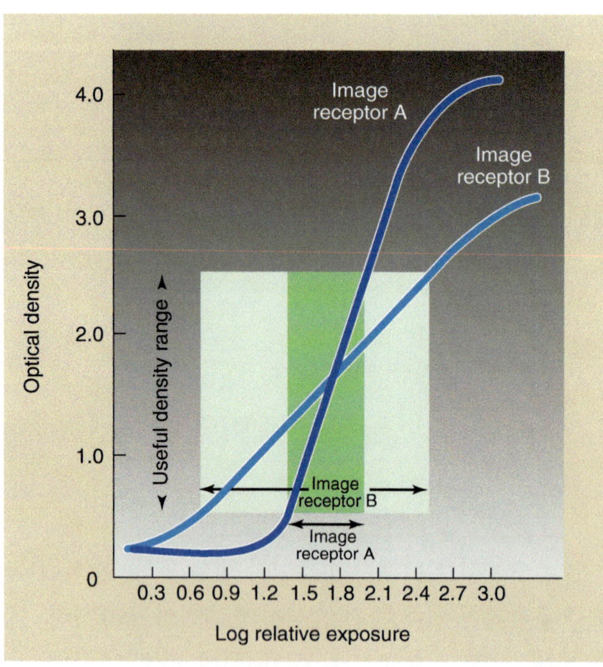

그림 10-16 영상 수용체의 관용도는 진단적으로 유용한 사진 농도에 반응하는 노출범위이다.

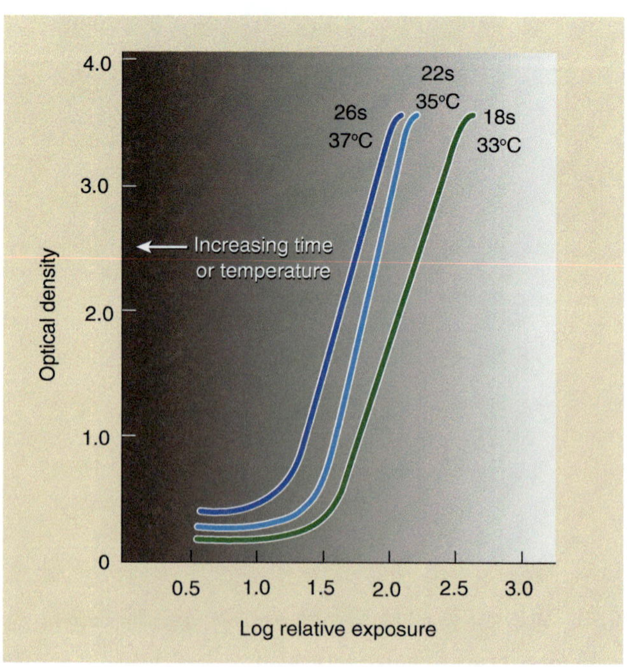

그림 10-17 현상 온도가 증가할수록 특성 곡선의 형태와 상대적 위치가 변화한다.

현상 시간. 현상 시간(development time)이 변함에 따라 필름의 특성 곡선은 그림 10-17의 LRE 축을 따라 형태와 위치가 변화한다. 만일 특성 곡선에서 대조도, 감도, 포그 레벨을 분석한다면 각각은 그림 10-18에서처럼 독립적으로 나타난다. 감도와 포그는 현상 시간이 증가함에 따라 비례적으로 증가한다.

제조업자가 추천한 현상 시간으로 낮은 포그 레벨과 상대적으로 높은 감도에서 최대의 대조도를 나타낼 수 있다. 현상 시간이 추천 시간보다 크게 연장되면 영상 수용체 대조도는 감소하고 비감도와 포그 레벨이 증가한다.

현상 온도. 현상 시간의 변화는 현상 온도의 변화와 동일하게 적용된다. 어떤 필름의 평균 계조도, 감도, 포그 레벨을 현상 온도의 함수로 작도하면 그 결과는 그림 10-18과 같다.

현상 시간에 따른 최대의 대조도는 추천된 현상 온도에서 발생한다. 포그 레벨은 온도 증가에 따라 증가하며, 영상 수용체 감도 역시 같은 결과로 나타난다.

작은 범위 내에서 시간과 온도의 변화는 다른 것을 변화시켜 보상할 수 있지만, 영상 수용체의 감광적 특성에는 큰 변화를 가져온다.

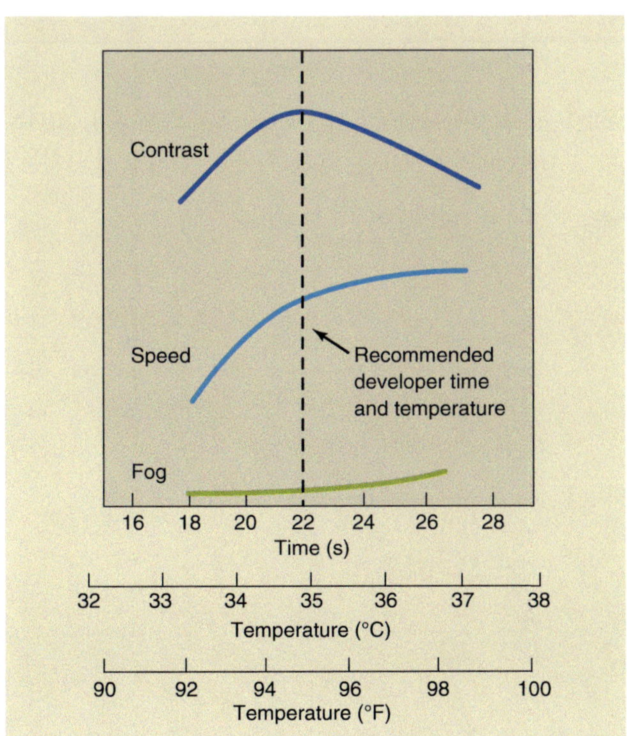

그림 10-18 90초 자동 현상 필름에서 다양한 현상 시간과 온도로 특성 분석하여 대조도, 감도, 포그를 나타내었다.

기하학적 인자

X선 사진을 만드는 많은 방법은 일반 사진과 매우 유사하며, 각 과정에서 적절한 노출시간과 강도가 필요하다. X선과 가시광선은 직선으로 진행하므로 영상은 2가지 방법에 의해 기록된다.

이러한 관점에서 X선은 그림자 영상과 유사하다고 생각될 수 있다. 그림 10-19는 적당히 손을 비틀어 빛을 비추면 그림자 영상이 벽에 나타난다는 것을 보여준다.

벽의 그림자 영상의 선예도는 많은 기하학적 요소들의 함수가 된다. 예를 들어, 벽에 가까이 손을 접근시키면 그림자 영상은 더 선예해지며, 이와 비슷하게 광원이 손으로부터 더 멀리 이동함에 따라 그림자는 더욱 선예해질 것이다.

이와 같은 기하학적 상태는 고화질 사진의 생성에 적용시킬 수 있다. 3가지 기본적 기하학적 인자(확대, 왜곡, 초점에 의한 흐림)는 화질에 영향을 준다.

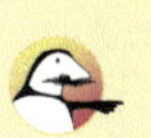

기하학적 인자
- 확대
- 왜곡
- 초점 흐림

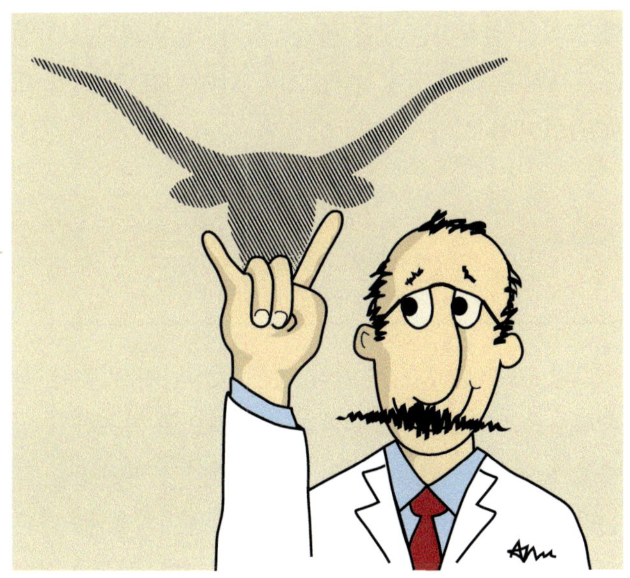

그림 10-19 X선 사진과 유사한 그림자 영상

확대

사진의 모든 영상은 실제 피사체보다 더욱 크게 나타나며, 이를 **확대**(magnification)라고 한다. 대부분의 의료 영상에서 가능한 한 최소의 확대를 유지해야만 한다.

하지만 일부 검사에서의 확대는 바람직하고 검사를 위해 주의 깊게 계획되어야 한다. 이러한 검사를 **확대 촬영**이라 하며, 제13장에서 자세히 논의하기로 한다.

정량적으로 확대는 확대율로 표시하며 다음과 같이 정의된다.

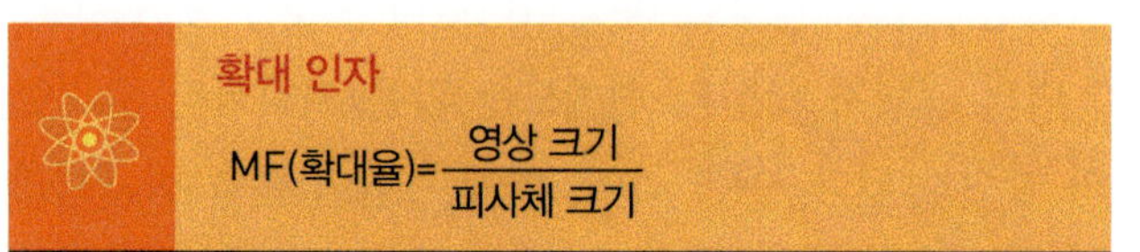

MF(확대율)는 검사 부위의 기하학적 상태에 좌우된다. 대부분의 촬영은 SID 100 cm로 하며 확대율은 약 1.1이다. SID를 180 cm로 하면 MF는 약 1.05가 된다.

질문: 심장의 최대 폭이 12.5 cm로 측정되고, 흉부 사진에서 영상이 14.7 cm로 나타났다면 MF는 어느 정도인가?

해답: $\text{MF} = \dfrac{14.7\ \text{cm}}{12.5\ \text{cm}} = 1.176$

많은 영상 분야는 전통적으로 사용되던 100 cm SID에서 현재 120 cm SID로 변화하고 있다. 이러한 변화는 확대를 줄이고 공간 분해능을 향상시키며 환자 선량을 줄이는 결과를 야기한다. 통상적인 X선 검사에서 피사체 크기를 결정하는 것은 불가능하다. 영상 크기는 사진으로부터 직접 측정될 수 있으며, MF는 SID의 비율 대 SOD의 비율로 결정된다.

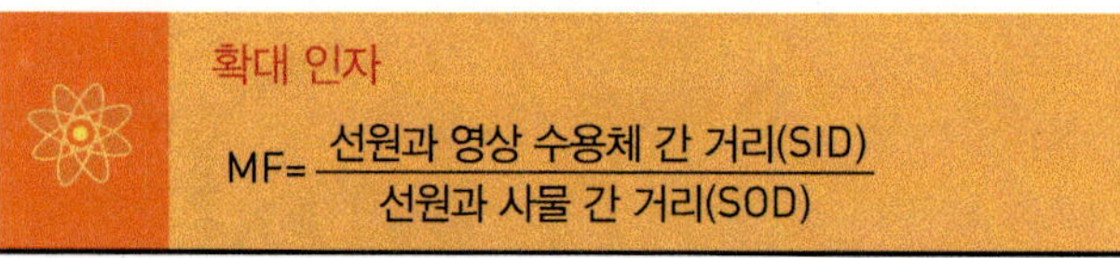

그림 10-20은 MF의 이와 같은 측정법이 비슷한 삼각형 사이의 기하학적 관계를 기본적으로 기초하고 있음을 보여준다. 만일 2개의 직삼각형이 사변(경사)을 갖는다면 1개의 삼각형의 밑변에 대한 높이의 비는 다른 삼각형의 밑변에 대한 높이의 비와 같으며, 보통 X선에서 자주 적용되는 상황이다.

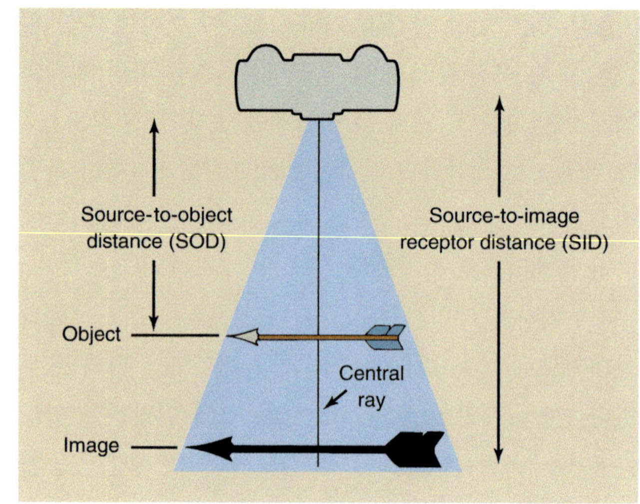

그림 10-20 확대 영상 크기 대 피사체 크기의 비율 또는 SID 대 SOD의 비이다.

SOD는 인체의 해부학적 기초를 잘 알고 있는 방사선사에 의해 비교적 정확히 측정될 수 있다. 영상 크기는 정확히 측정할 수 있으므로 피사체 크기는 다음과 같이 측정할 수 있다.

확대 인자

$$\text{MF} = \frac{\text{영상 크기}}{\text{피사체 크기}} = \frac{\text{SID}}{\text{SOD}}$$

$$\text{피사체 크기} = \text{영상 크기}\left(\frac{\text{SOD}}{\text{SID}}\right)$$

질문: 신결석이 사진상에서 1.2 cm로 측정되었다. SID는 100 cm이며 SOD는 92 cm이다. 결석의 실제 크기는?

해답: $\text{피사체 크기} = 1.2\left(\dfrac{92}{100}\right) = 1.1\ \text{cm}$

질문: SID 100 cm로 요추의 측면 영상을 촬영하였다. 사진상의 결과 요추체의 크기는 각각 최대 6.4 cm, 최소 4.2 cm였다. 만일 요추체가 영상 수용체로부터 25 cm 거리에 있다면 피사체 크기는?

해답: $\text{MF} = \dfrac{100}{100-25} = \dfrac{100}{75} = 1.33$

그러므로 피사체 크기는

$$\frac{6.4}{1.33} = \frac{4.2}{1.33} = 4.81 \times 3.16\ \text{cm}$$

이 관계가 중심선에서 벗어난 피사체에도 적용되는지 의문을 가져야 한다(그림 10-21). 만일 OID가 같고 피사체

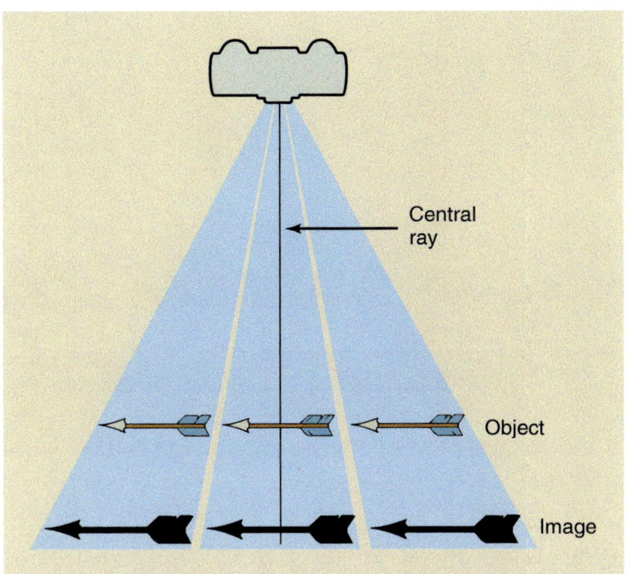

그림 10-21 중심선을 벗어난 피사체의 확대는 피사체가 동일 면상에 있다면 중심선상의 피사체의 경우와 같다.

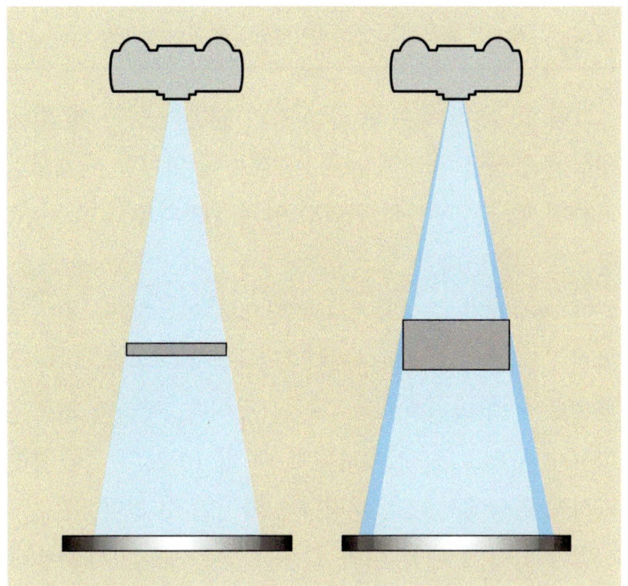

그림 10-22 두꺼운 피사체는 불균등한 확대로 나타나며 얇은 피사체와 비교하여 왜곡이 더 커진다.

가 납작하다면 중심선을 벗어난 위치에서도 중심선 내에 놓인 것과 같이 MF는 동일하게 나타난다.

요약하면, 상의 확대에 영향을 주는 인자는 SID와 OID이다.

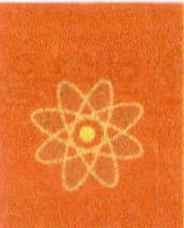

확대의 최소화

긴 SID: 가능한 한 긴 SID 사용
짧은 OID: 가능한 한 피사체를 영상 수용체에 근접

SID는 흉부촬영에서 180 cm가 가장 표준이며 일반 검사는 100 cm, 이동 촬영과 외상 검사와 같은 일부 특별한 검사는 90 cm이다.

확대는 보통 3가지 친숙한 임상적 상황에서 최소화된다. 대부분의 흉부촬영은 PA 촬영 시 SID 180 cm에서 이루어지며, 100 cm SID 검사와 비교해 보면 이 촬영은 더 큰 SID/SOD 비로 나타나며 SID가 크므로 확대는 감소된다.

최신의 유방촬영 시스템은 50~70 cm의 SID로 설계되며, 저관전압, 낮은 X선 강도를 고려하면 비교적 짧은 SID가 요구된다. 이러한 장치는 OID 감소에 의해 확대를 줄일 목적으로 유방을 힘차게 압박하는 기구를 갖추고 있다.

왜곡

이미 논의했듯이 아주 단순한 피사체(화살)는 고정된 OID로 영상 수용체에서 수평으로 위치시킨다. 만약 이러한 상황에서 어느 하나가 변화된다면 확대는 전 피사체에 걸쳐 동일하게 나타나지 않을 것이다.

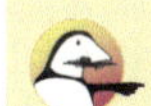

동일 피사체의 서로 다른 부분의 불균등한 확대를 *왜곡*이라고 한다.

왜곡(distortion)은 진단을 방해할 수 있으며, 3가지 상태(피사체 두께, 피사체 위치, 피사체 형태)가 영상 왜곡에 관여한다.

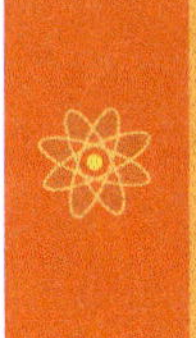

확대는 다음에 의존한다.

1. 피사체 두께
2. 피사체 위치
3. 피사체 형태

피사체 두께. 두꺼운 피사체를 사용하면 OID는 어느 정도 피사체를 횡단하여 변화한다. 예를 들어, 그림 10-22와 같이 서로 다른 두께의 2개의 정방형 구조물을 생각해 보자. 더 두꺼운 구조물을 횡단한 OID의 변화로 인해 두꺼운 구조물의 영상은 얇은 구조물의 영상보다 왜곡이 심해진다.

두꺼운 피사체는 얇은 피사체보다 왜곡이 심해진다.

그림 10-23과 같이 동일 직경의 원반과 공(구)에 의해 생성된 영상을 생각해 보자. 중심축에 위치할 때 2개의 피사체 영상은 두께의 변화로 인해 분명치 않지만 원 모양으로 나타난다.

이 피사체가 중심축에서 측면으로 이동할 때 원반은 여전히 원형으로 나타나지만 구는 덜 분명할 뿐 아니라 두께로 인해 타원형으로 나타날 것이다. 이러한 왜곡은 피사체 두께로 인해 야기되며, 그림 10-24의 불규칙한 피사체 영상에서 더욱 분명하게 확인할 수 있다.

원반과 구에 대한 이와 같은 설명은 중심선에서부터 벗어난 측면 거리가 너무 짧기 때문에 임상적으로 중요하지 않다. 그림 10-24와 같이 불규칙한 피사체나 신체 부분은 심각한 왜곡을 나타낸다.

피사체 위치. 만약 피사체 면과 영상 면이 평행하다면 영상은 왜곡이 없다. 그러나 모든 X선 검사에서 적절한 환자 자세가 유지되지 않으면 왜곡이 생길 수 있다.

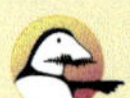
피사체 면과 영상 면이 평행하지 않다면 왜곡이 발생한다.

그림 10-25는 총 왜곡의 예를 보여준다. 기울어진 피사체 영상은 피사체 자체보다 훨씬 작아질 것이며, 이 상태에서 영상은 **단축**되었다고 표현한다. 즉 단축의 크기는 영상 크기의 감소 범위이며, 경사각이 증가할수록 비례적으로 증가한다.

만약 경사진 피사체가 X선 빔 중심축에 놓여 있지 않다면 왜곡의 정도는 피사체의 경사각과 중심축에서부터 측면 위치의 영향을 받는다. 그림 10-26은 이와 같은 상황을 보여주며 경사진 피사체의 영상이 심하게 짧아지거나 **길어짐**을 보여준다.

다양한 OID 위치에 있는 많은 피사체는 **공간 왜곡**을

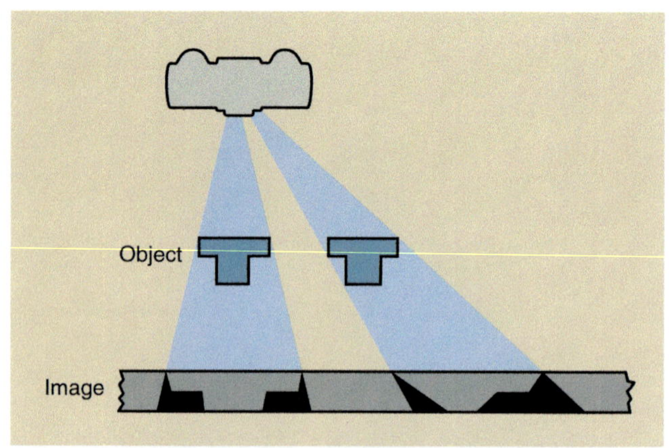

그림 10-24 영상의 중심선에서 벗어나면 이와 같은 불규칙한 해부학적 부위나 피사체는 상당히 왜곡될 수 있다.

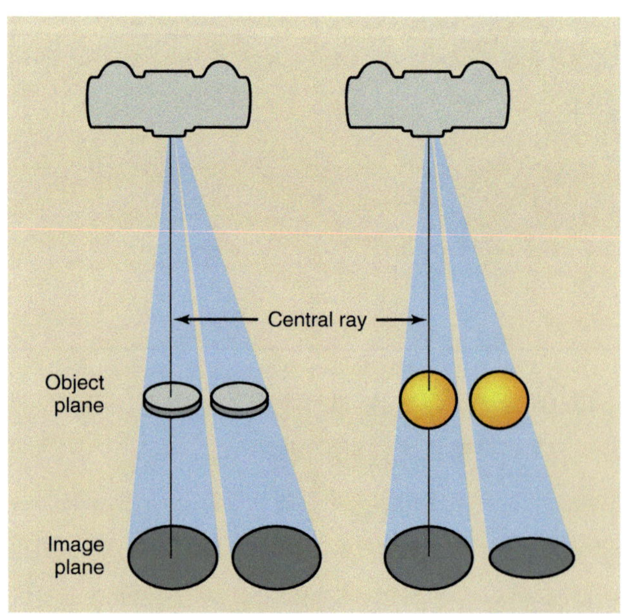

그림 10-23 피사체의 두께는 왜곡에 영향을 준다. 피사체가 중심선상에 있다면 원반과 구의 X선 사진은 원 궤도 모양으로 나타날 것이다. 중심축에서 측방으로 벗어나면 원반은 원 궤도로, 구는 타원형으로 나타날 것이다.

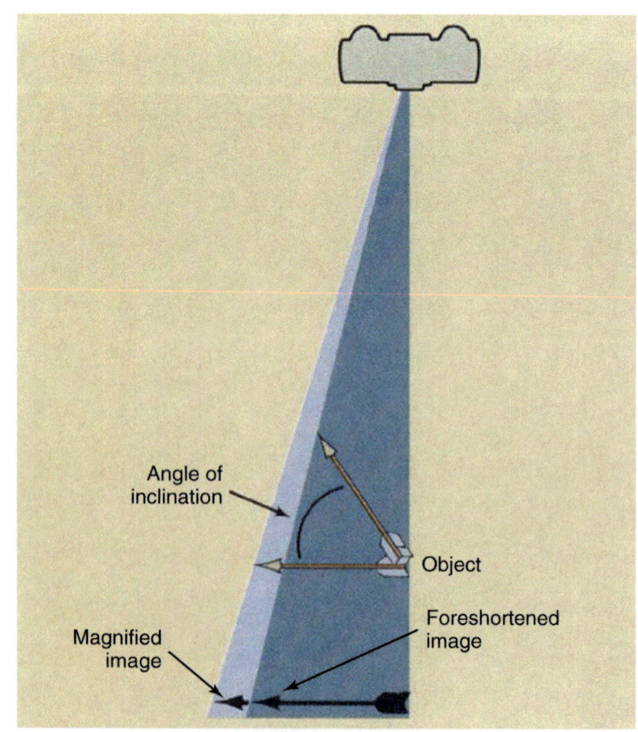

그림 10-25 피사체의 경사는 상의 축소로 나타낸다.

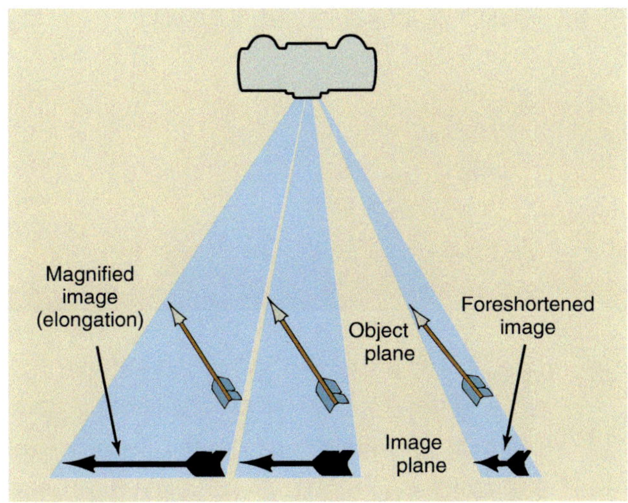

그림 10-26 중심축의 측면에 위치한 경사진 피사체는 연장 또는 축소로 상당히 왜곡될 것이다.

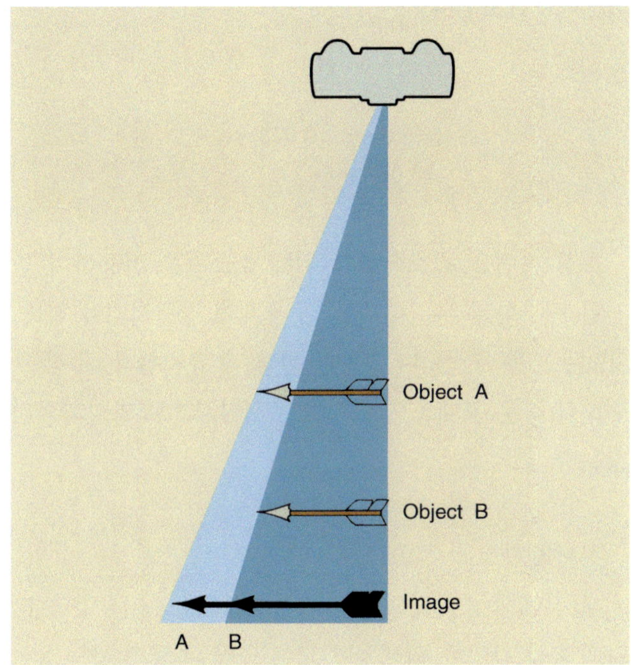

그림 10-27 동일한 크기의 피사체가 영상 수용체로부터 서로 다른 거리에 위치할 때 공간 왜곡이 발생한다.

발생시킨다. 공간 왜곡은 피사체들 간에 실제 공간 관계의 영상이 와전되는 것이다. 그림 10-27은 동일한 크기의 2개의 화살을 사용하여 이 상황을 설명하고 있다. 하나의 피사체는 다른 것보다 위에 놓여 있고, 화살의 위치 때문에 중복되어 하나만 묘사된다.

그러나 두 피사체의 동일하지 않은 확대로 화살 A는 B보다 길게 나타나며 더 측면으로 이동할 것이다. 이러한 왜곡은 중심선에 놓인 피사체에서는 최소로 나타나며, 피사체의 위치가 중심선으로부터 측면으로 이동하

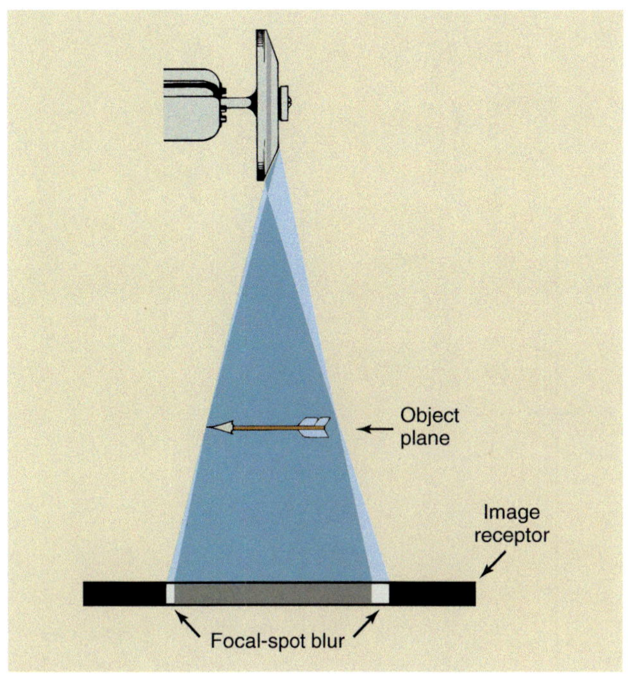

그림 10-28 초점 흐림은 초점의 유효 크기에 의해 야기되며 영상의 음극 측에서 더 크게 나타난다.

면 공간 왜곡은 더욱 분명해질 것이다.

이것은 X선 영상의 투영성을 나타내며, 3차적인 복합 피사체를 하나의 단일 영상으로 한정하는 것은 충분하지 않다. 따라서 더 많은 X선 검사가 2가지 이상의 투영으로 이루어지는 것이다.

초점에 의한 흐림

지금까지 사진의 질에 영향을 주는 기하학적 인자는 X선이 점선원으로부터 방출된다고 가정하였으나, 실제로 X선은 점선원이 아니다. 한쪽 면이 약 0.1~1.5 mm 크기의 장방향 선원으로 사용되는 X선관의 형태에 따라 다양한 크기를 가진다.

그림 10-28은 영상장치로서 측정 가능한 실효 초점을 가진 X선관을 사용한 결과를 나타내고 있다. 그림 10-28의 피사체 화살의 점은 영상에서 한 점으로 나타나지 않는데, 그 이유는 이 지점을 영상화하기 위해 사용되는 X선은 장방형 선원 전체에 걸쳐서 발생하기 때문이다.

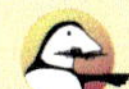
초점은 하나의 점이 아니므로 초점 흐림이 발생한다.

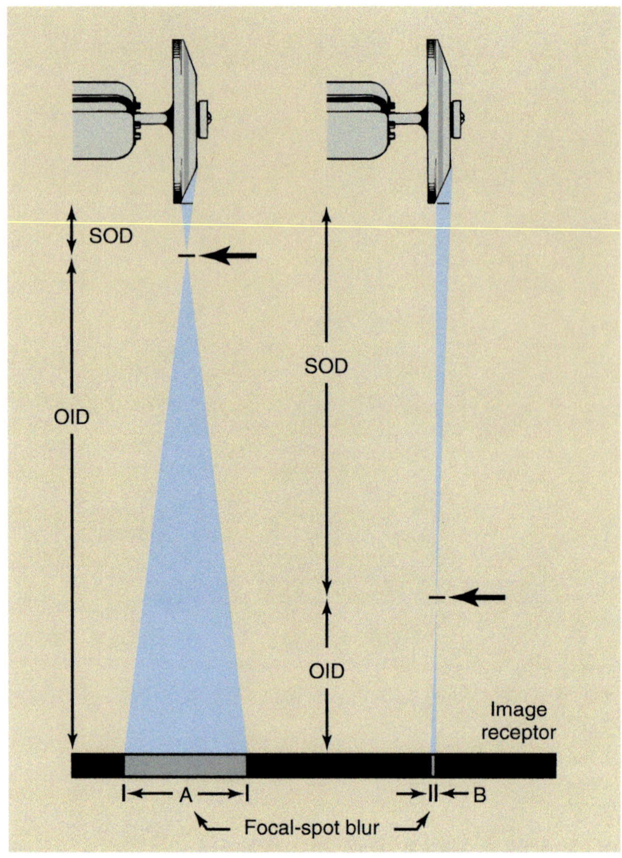

그림 10-29 피사체와 영상 수용체 사이의 거리가 짧으면 초점 흐림도 줄어든다.

실효 초점은 크기를 가지므로 방사선사는 사진의 흐림을 제어할 수 없다. 이 현상을 **초점 흐림**이라 하며, 그 크기는 영상의 음극 측에서 더 크게 나타난다.

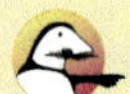

초점 흐림은 공간 분해능을 결정하는 가장 중요한 요소이지만 바람직하지 않다.

확대를 지배하는 기하학적 관계는 역시 초점 흐림에 영향을 준다. 선원과 피사체의 기하학적 조건이 변함에 따라 영상은 더 큰 확대를 만들며 초점 흐림이 증가한다. 결과적으로 이러한 상태는 가급적 피해야 한다.

초점 흐림의 영역은 비슷한 삼각자를 사용하여 측정할 수 있다. 만약 화살촉이 X선관 초점 가까이에 위치한다면 그림 10-29(A)와 같이 초점 흐림의 크기는 실효 초점의 흐림 크기보다 커질 것이다. 일반적으로 피사체는 영상 수용체에 훨씬 가깝기 때문에 초점 흐림은 그림 10-29(B)와 같이 실효 초점보다 훨씬 작다.

이 그림으로부터 두 개의 비슷한 삼각형이 묘사되는 것을 알 수 있다. 그러므로 OID에 대한 SOD의 비는 초점 흐림에 대한 실효 초점 크기와 동일하다.

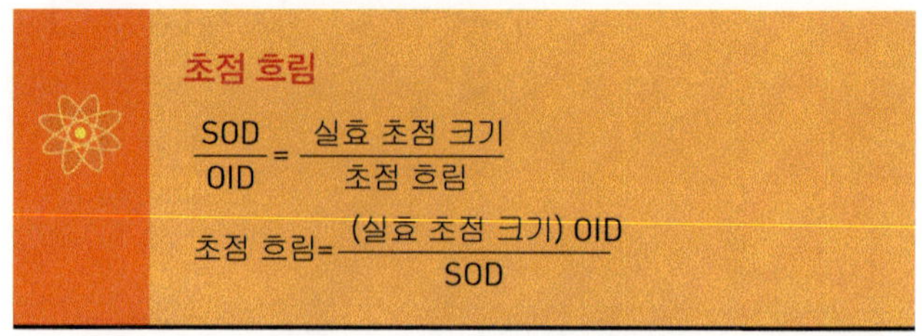

질문: 0.6 mm 실효 초점을 가진 X선관을 사용하여 석회화 결절을 영상화하였다. 이 결절은 전흉벽에서 8 cm 후방에 있다. 만일 180 cm SID 테이블 top에서 영상 수용체 사이를 5 cm 이격하여 PA로 촬영하였다면 초점 흐림의 크기는 얼마인가?

해답:

$$\text{초점 흐림} = \frac{(0.6\ \text{mm})(8+5)}{180-(8+5)}$$
$$= \frac{(0.6\ \text{mm})13}{167}$$
$$= (0.6\ \text{mm})(0.078)$$
$$= 0.047\ \text{mm}$$

초점 흐림을 최소화하기 위해 소초점을 사용하여 검사할 해부학적 부위를 영상 수용체에 접근시켜야 한다. SID는 보통 고정되나 가능한 한 길게 유지한다. 초점 흐림보다 작은 고대조도 피사체는 정상적으로 영상화되지 않는다.

경사효과

제6장에서 소개하였듯이 경사효과(heel effct)는 양극 말단의 X선 감약에 의해 야기되는 양극-음극 방향의 X선 조사야를 횡단하는 강도의 변화로 묘사된다. 경사효과의 또다른 특성은 초점 흐림에 영향을 준다는 것이다.

유효 초점 크기는 사진상에서 일정하지 않다. 그림 10-30과 같이 초점 1 mm의 X선관은 양극 측에서 실효 초점 크기가 더 작으며, 음극 측에서는 더 크다.

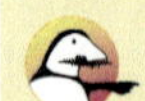

초점 흐림은 영상의 양극 측에서 작으며 음극 측에서 크다.

초점 크기의 변화는 초점 흐림의 변화를 일으킨다. 결과적으로 사진상에서 음극 측 영상은 양극 측보다 큰 크기의 흐림을 가지며, 공간 분해능은 더 나빠진다. 이는 작은 초점 각도로 짧은 SID를 사용할 때 더욱 분명히 나

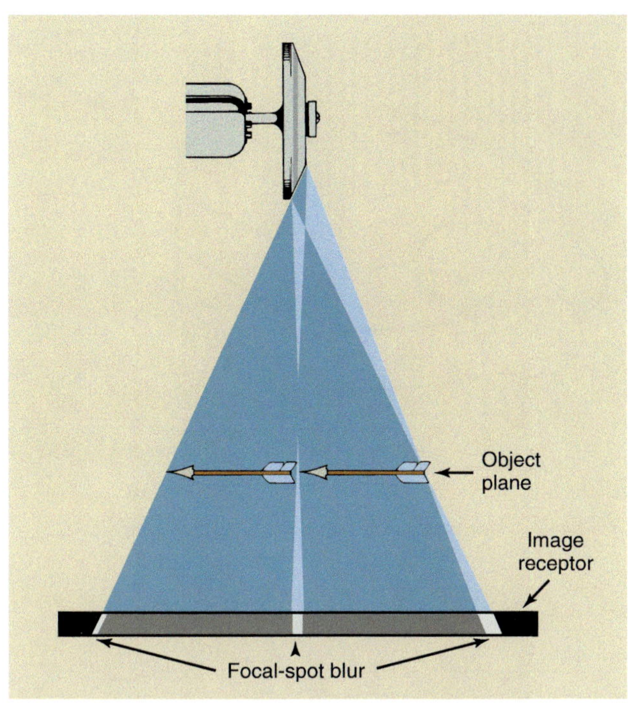

그림 10-30 실효 초점 크기는 음극 측에서 가장 크다. 그러므로 초점 흐림은 음극 측에서 가장 크다.

표 10-2 경사효과의 장점을 갖는 검사부의 환자 자세		
검사부	음극 쪽 자세	양극 쪽 자세
흉부 PA	복부	경부
복부	복부	골반
대퇴부	관골	무릎
상완골	어깨	팔꿉
흉부 AP	복부	경부
요추 AP	복부	골반

상자 10-2 피사체 인자

- 피사체 대조도
- 환자 두께
- 조직 질량 밀도
- 유효 원자번호
- 피사체 형태
- kVp

타난다. 표 10-2는 경사효과의 특성을 이용하여 실행한 진단검사 항목을 열거하였다.

피사체 인자

화질에 영향을 미치는 세 번째 일반적 인자는 상자 10-2와 같이 환자와 관련된 것들을 포함한다. 이런 요소

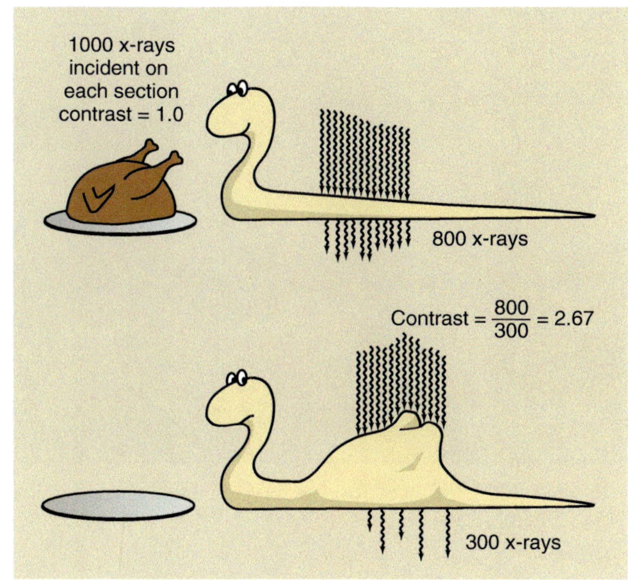

그림 10-31 서로 다른 해부학적 두께는 피사체 대조도에 기여한다.

들은 환자 자세보다는 환자의 크기, 형태, 조직 구성을 적절히 보상하는 촬영조건의 선택과 연관되어 있다. 환자 자세는 화질에 영향을 주는 기하학적 요소와 연관되는 기본적 요구사항이다.

피사체 대조도

조도기에서 보여지는 영상의 대조도를 **사진 대조도**라고 한다. 미리 언급했듯이 사진 대조도는 영상 수용체 대조도와 피사체 대조도의 함수이다. 사실 사진 대조도는 영상 수용체 대조도와 피사체 대조도의 소산이다.

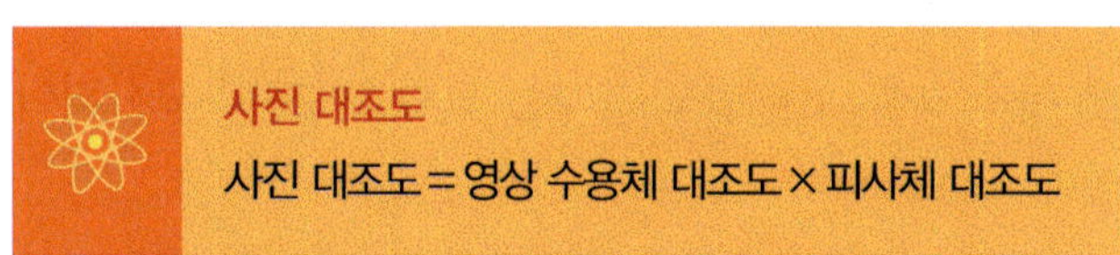

사진 대조도

사진 대조도 = 영상 수용체 대조도 × 피사체 대조도

질문 : 평균 계조도 3.1, 피사체 대조도 4.5로 증감지-필름을 사용하여 장골(긴뼈)을 촬영하였다. 사진 대조도는?

해답 : 사진 대조도 = (3.1)(4.5) = 13.95

피사체 대조도는 X선 빔의 감약과 관련하여 제9장에서 논의하였다. 피사체 대조도의 각 작용은 신체 구조 감약차의 직접적인 결과이다.

환자 두께. 표준적인 구성이라면 그림 10-31과 같이 두꺼운 신체 단면은 얇은 단면보다 X선 감약이 더 많을 것이다. 각 단면에 동일한 수의 X선이 입사되면 입사 X

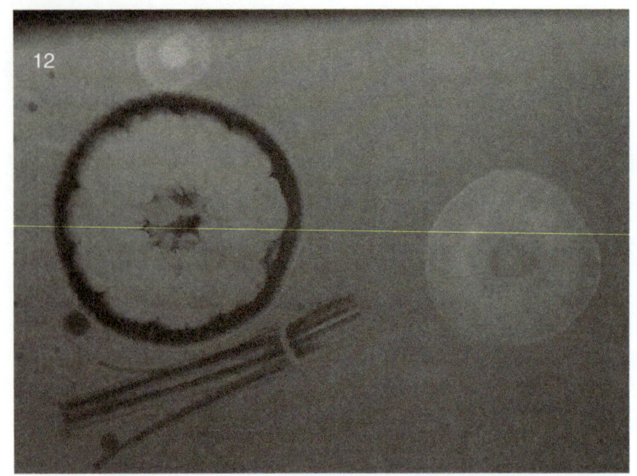

그림 10-32 오렌지, 키위, 셀러리 조각, 당근 조각의 X선 사진은 질량 밀도의 미세한 차이가 작용함을 보여준다.

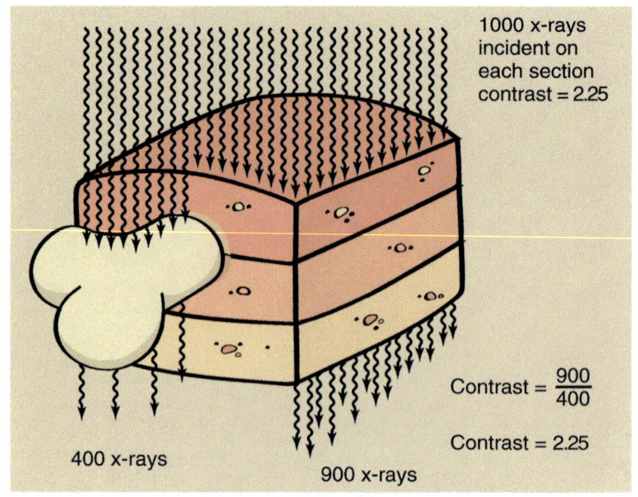

그림 10-33 조직 질량 밀도의 변화는 피사체의 대조도에 영향을 준다.

선 빔의 대조도는 0이며, 대조도는 없다.

만일, 각 단면에 동일한 수의 X선이 남는다면 피사체 대조도는 1이 될 것이다. 더 많은 X선이 두꺼운 면보다 얇은 신체면을 투과하므로 피사체 대조도는 1보다 커진다. 피사체 대조도의 정도는 신체 단면에 남은 상대적 X선 수와 비례한다.

조직 질량 밀도. 신체 면은 동일한 두께를 가질 수 있지만 질량 밀도가 다를 수 있다. 조직 질량 밀도는 피사체 대조도에 영향을 미치는 중요한 인자이다. 예를 들면, 그림 10-32와 같이 서로 다른 구성성분으로 이루어진 샐러드를 생각해 보자. 이 물질은 동일한 두께와 화학적 구성을 가지고 있다. 그러나 물과는 약간 다른 질량 밀도를 가지고 있으므로 영상화될 수 있다. 피사체 대조도의 질량 밀도 효과는 그림 10-33에 묘사되어 있다.

유효 원자번호. 피사체 대조도에 영향을 주는 다른 중요한 요소는 검사하는 조직의 유효 원자번호이다. 제 9장에서 콤프턴 상호작용은 원자번호와 무관하지만 광전 상호작용은 원자번호의 3제곱에 비례하여 변화된다는 사실을 학습하였다.

관심 조직의 유효 원자번호는 표 9-3에 나타내었다. X선 에너지의 진단 범위에서 광전효과는 상당히 중요하다. 그러므로 피사체 대조도는 영상화되는 조직의 유효 원자번호의 많은 영향을 받으며, 인접 조직의 유효 원자번호가 매우 다를 때 피사체 대조도는 매우 크다.

피사체 대조도는 조영제의 사용으로 상당히 향상될 수 있다. I(Z=53)과 Ba(Z=56)의 고원자번호는 상당히 높은 피사체 대조도를 야기한다. 조영제는 광전흡수의 향상을 통해 매우 효과적으로 피사체 대조도를 강조할 수 있다.

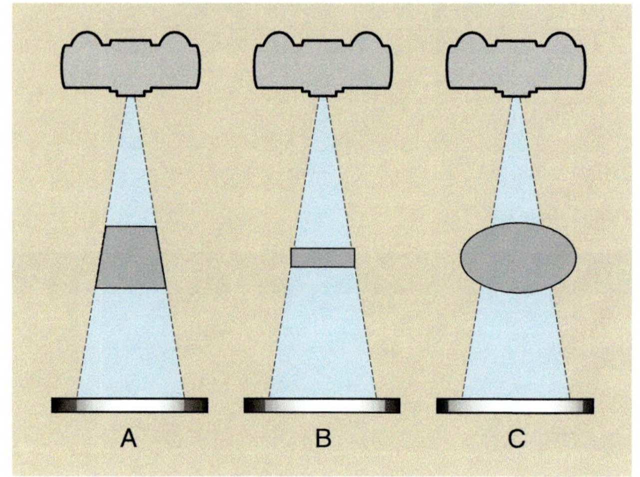

그림 10-34 검사되는 조직의 형태가 흡수에 의한 흐림에 기여한다.

피사체 형태. 검사할 해부학적 조직의 형태는 기하학적 요소에 영향을 주지만 피사체 대조도의 요인인 화질에도 영향을 끼친다. 선속과 일치하는 형태의 구조물은 확실히 최고의 피사체 대조도를 나타낸다(그림 10-34A).

모든 다른 해부학적 형태는 X선 빔을 횡단하여 존재하는 두께의 변화로 인해 피사체 대조도가 감소하게 된다. 그림 10-34의 B와 C는 피사체 대조도가 감소하는 2가지 유형을 보여준다.

피사체 대조도에 영향을 주는 이와 같은 피사체 특성을 *흡수에 의한 흐림*이라 하며, 이것은 해부학적 구조

그림 10-35 알루미늄 스텝 웨지 사진은 다양한 관전압에 따른 대조도의 변화를 보여준다.

물의 공간 분해능과 대조도 분해능을 저하시켜 작은 직경의 혈관을 검사하는 인터벤션 시술과정이 이루어지는 동안 아주 성가신 존재가 된다.

관전압(kVp). 방사선사는 피사체 대조도에 영향을 주는 4가지 선행요소를 제어할 수 없다. 그러나 피사체 대조도의 절대적 크기는 주로 작동 kVp의 조절에 의해 제어할 수 있다. 또한 관전압은 사진 대조도에 영향을 주지만 피사체 대조도를 조절할 정도로 영향을 주지는 않는다.

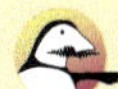 관전압은 피사체 대조도의 가장 중요한 인자이다.

그림 10-35는 40~100 범위의 관전압 수치로 알루미늄 스텝 웨지를 촬영한 일련의 합성 사진을 보여준다. 낮은 관전압은 고피사체 대조도를 나타내며, 회색 음영의 단계가 적어 희고 검게 나타나므로 **짧은 명암 대조도**라고 한다. 반면 높은 관전압은 저피사체 대조도 또는 **넓은 명암 대조도**를 나타낸다.

낮은 관전압 조건이 높은 관전압 조건보다 바람직하다고 결론을 내리는 것은 쉽지만 낮은 관전압 촬영은 2가지 중요한 단점을 갖는다.

1. X선 검사에서 관전압이 낮아짐에 따라 X선 빔은 투과력이 약해져 수용할 만한 사진 농도를 내기 위해 더 많은 관전류를 필요로 하며, 그 결과 환자 선량이 많아진다.
2. 낮은 피사체 대조도를 생성하는 노출조건은 넓은 노출 관용도를 갖는다. 관전류 선택에 의한 최적의 노출조건은 높은 관전압이 사용될 때 그다지 중요하지 않다.

움직임에 의한 흐림

노출하는 동안 환자나 X선관의 움직임은 사진의 흐림을 초래한다. 이를 **움직임에 의한 흐림**(motion blur)이라고 하며, 영상의 질적 저하를 야기한다. 결과적으로 재촬영하여 이런 문제점을 피할 수 있다.

정상적으로 X선관의 움직임은 문제가 되지 않는다. 이동 격자 메커니즘과 같은 보조장치에 의해 테이블이나 선속 제한기구의 움직임을 유발하기도 한다.

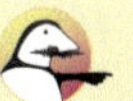 환자의 움직임은 보통 움직임에 의한 흐림을 일으킨다.

방사선사는 환자에게 주의 깊게 지시('숨을 깊게 마시고 멈추시오, 움직이지 마시오')함으로써 움직임에 의한 흐림을 감소시킬 수 있다.

2가지 형태의 환자 움직임이 발생될 수 있는데 사지와 근육의 수의적 운동은 환자를 고정시킴으로써 조절될 수 있다. 심장과 폐의 불수의적 운동은 조사시간을 짧게 하여 조절할 수 있다.

움직임에 의한 흐림은 1차적으로 4가지 요소에 의해 영향을 받는다. 방사선사는 상자 10-3에 열거한 지침을 관찰함으로써 움직임에 의한 흐림을 감소시킬 수 있다. 여기에 열거된 마지막 2가지 요소는 초점 흐림과 움직임에 의한 흐림에 똑같이 관련된다. 저관전압 파형과 고감도 영상 수용체의 사용으로 움직임의 문제는 궁극적으로 제거될 수 있다.

상자 10-3 움직임에 의한 흐림을 감소하기 위한 과정

- 가능한 한 짧은 노출시간
- 환자에게 지시하거나 제한기구를 사용하여 환자의 움직임 제한
- 긴 SID 사용
- 짧은 OID 사용

화질 향상을 위한 기구

방사선사는 정상적으로 고화질의 사진을 생성하기 위해 기구들을 사용할 수 있다. 적절한 환자 준비와 적절한 영상장치의 선택, 적절한 노출조건을 혼합하여 개념들을 연관시킨다.

주어진 X선 검사를 위해 이러한 각 요소들을 적절히 해석하고 적용시켜야 한다. 한 가지 작은 변화는 다른 변화의 보상을 필요로 한다.

환자 자세

환자 자세(patient positioning)의 중요성은 분명하다. 적절한 환자 자세는 검사하고자 하는 해부학적 구조물이 영상 수용체에 밀착해야 하며, 한 면에 놓인 구조물의 축은 영상 수용체 면에 수평이 되도록 한다. 중심선은 구조물의 중심에 정확히 입사해야 하며, 마지막으로 환자는 움직임에 의한 흐림을 최소화하기 위해 움직이지 않아야 한다.

적절한 환자 자세를 취하기 위해 방사선사는 인체 해부학에 대해 정확한 지식을 갖추고 있어야 한다. 최소의 영상 왜곡과 최대의 영상 분해능의 사진을 생성하기 위해 구조물들을 영상 수용체로부터 똑같은 거리에 위치시켜 균등한 확대상이 이루어지도록 한다.

영상 수용체

방사선과 전반에 걸쳐 주어진 검사를 위해 보통 표준 형태의 증감지-필름 결합을 사용한다. 일반적으로 사지와 연부조직 촬영은 미세 증감지-필름 결합으로 할 수 있다.

대부분의 다른 촬영은 증감지와 함께 이중 유제 필름을 사용한다. X선 필름을 제한된 환자 선량으로 고분해능 증감지와 함께 사용하면 정교한 영상을 만들어 낼 수 있다.

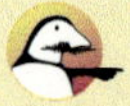

특별한 검사를 계획할 때 고려해야 할 원칙

1. 적어도 2.0의 증감계수를 사용하여 환자 선량을 감소시킨다.
2. 영상 수용체 감도가 증가함에 따라 노이즈는 증가하며, 공간 분해능은 감소한다.
3. 저대조도 영상은 큰 관용도를 가지거나, 수용할 만한 영상을 만드는 데 있어 실패의 여지가 있다.

촬영 인자의 선택

각 검사를 하기 전 방사선사는 관전압, 관전류와 노출시간의 최적의 노출조건을 선택해야 한다. 심사숙고하여 이 조건들의 값을 정해야 하고, 이 조건들은 복잡하게 상호 연관된다.

모든 사진에서 이루어지는 일반적 법칙은 가능한 한 짧은 노출을 해야 한다. 움직임에 의한 흐림을 감소시킬 수 있는 짧은 노출시간에 의해 화질이 향상된다. 3상과 고주파 발생장치가 단상 발생장치보다 좋은 한 가지 이유는 더 짧은 노출이 가능하다는 것이다.

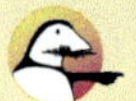

노출시간은 될 수 있는 한 짧게 해야 한다.

관전압과 관전류의 선택에 대해서는 간단히 말할 수 없다. 노출시간은 최소로 유지할 수 있으나 관전압과 관전류의 선택은 신중해야 한다. 방사선사는 X선의 적절한 질과 양을 노출함으로써 최적의 사진 대조도와 사진 농도를 만들기 위해 노력해야 한다.

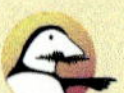

사진 대조도의 1차적 제어는 관전압이다.

관전압은 사진 농도에 영향을 준다. 관전압이 증가함에 따라 X선의 질과 양이 모두 증가하며, 더 많은 수의 X선이 환자를 투과한다. 그 결과 더 높은 비율의 1차선이 영상 수용체에 도달한다. 환자와 상호작용하는 X선 가운데 콤프턴 상호작용의 상대치는 관전압에 비례적으로 증가하고 흡수차가 덜 이루어져 피사체 대조도가 감소한다.

더욱이 관전압 증가로 영상 수용체에 도달하는 산란선이 많아져 영상의 노이즈는 더욱 높아진다. 관전압 증가의 결과는 대조도의 손실이다. 사진 대조도가 낮을 때

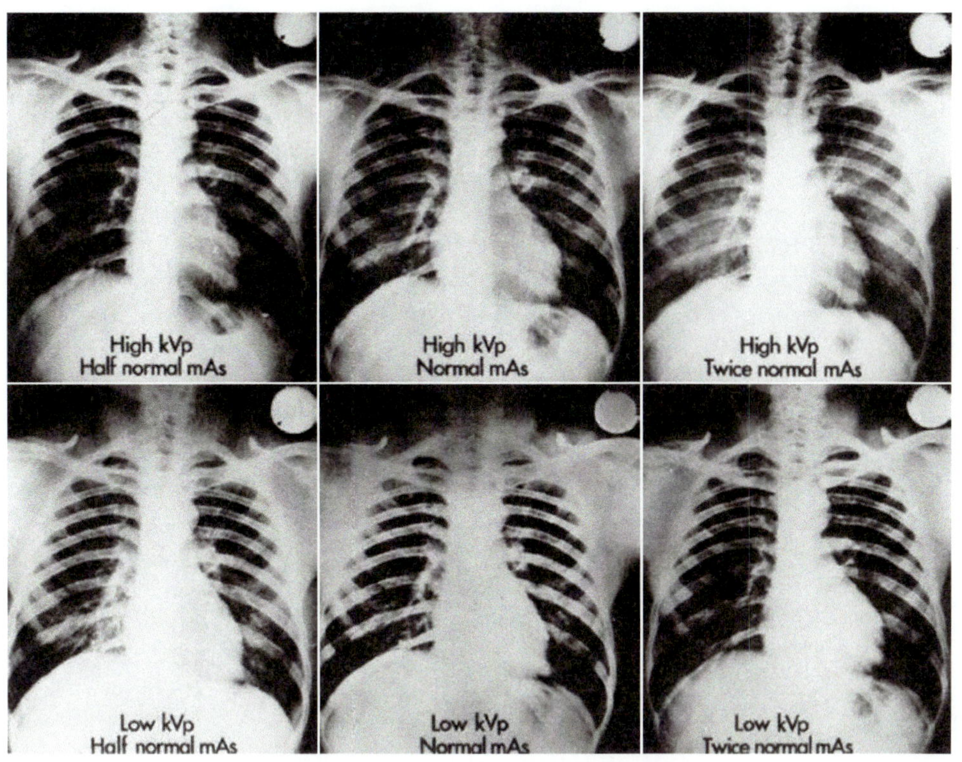

그림 10-36 고관전압 촬영술의 2가지 장점(더 큰 관용도와 실패의 경계)을 나타내는 흉부 사진

관용도는 높아져 사진 실패의 경계가 커진다.

고관전압 사용의 기본적 장점은 환자 선량의 감소와 넓은 노출 관용도이다. 그림 10-36은 고관전압 노출로부터 야기되는 관용도 증가를 나타내는 일련의 흉부 사진을 보여준다. 상대적 노출조건을 각 사진에 표시하였다. 격자를 사용하여 고관전압 촬영에 따른 대조도의 손실을 어느 정도 보상할 수 있다.

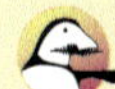 사진 농도의 1차적 제어는 관전류이다.

관전류 수치가 상승함에 따라 X선량은 증가하며, 영상 수용체에 도달하는 X선의 수는 증가하고, 결과적으로 더 높은 사진 농도와 낮은 사진 노이즈를 생성하지만 환자 선량은 더욱 많아진다.

두 번째 방법으로 관전류 수치는 대조도에 영향을 준다. 최고의 대조도는 필름의 특성 곡선의 직선부에 이르는 모든 영역에 걸쳐 노출될 경우에만 달성된다. 매우 낮은 관전류 선정은 낮은 사진 농도를 나타내며 H&D 곡선이 평평해지므로 사진 대조도는 감소한다. 같은 이유로 매우 높은 관전류 수치는 높은 사진 농도와 사진 대조도의 손실을 야기한다.

많은 다른 요소들이 사진 농도와 사진 대조도, 즉 화질에 영향을 준다. X선관 여과의 증가는 X선 강도를 감약시키지만 선질을 증가시킨다. X선 강도는 거리에 따라 변화하므로 SID 변화는 사진 농도의 변화를 초래한다. 표 10-3에서 사진의 형성에 영향을 미치는 주요 인자를 요약하여 나타내었다.

노출조건의 계속적인 추세는 만족할 만한 사진을 만들기 위해 환자 선량 감소와 노출조건의 실패에 의한 재촬영 감소 그리고 관전류의 감소를 보상하는 고관전압의 사용이다.

요 약

화질은 사진의 해부학적 구조의 재현 정확성을 말한다. 화질을 형성하는 특성은 다음과 같다.

- 공간 분해능 또는 사진상에서 작고 높은 대조도의 구조물을 탐지하는 능력
- 저노이즈 또는 해부학적 구조를 반영하지 않는 사진 농도의 제거
- 적절한 감도의 증감지-필름의 결합으로 환자 선량을 제한하

표 10-3 방사선 사진의 형성에 영향을 미치는 기본적 인자

증 가	환자 광학 농도	사진 확대	초점 흐림	움직임 흐림	흡수 흐림	농 도	대조도
필름 감도	−	0	0	−	0	+	0
증감지 감도	−	0	0	−	0	+	0
격자비	+	0	0	0	0	−	+
현상 시간/온도	0	0	0	0	0	+	−
환자 두께	+	+	+	+	+	−	−
조사야	+	0	0	0	0	+	−
조영제 사용	0	0	0	0	0	−	+
초점 크기	0	0	+	0	0	0	0
SID	−	−	−	−	0	−	0
OID	0	+	+	+	0	0	+
증감지-필름 밀착	0	0	0	0	0	0	0
mAs	+	0	0	0	0	+	+ 또는 −
조사 시간	+	0	0	+	0	+	+ 또는 −
관전압	+	0	0	0	0	+	−
관전압 파형	+	0	0	+	0	−	+
총 여과	−	0	0	0	0	−	−

지만 고화질, 저노이즈의 사진을 만든다.

이런 특성들과 3가지 다른 인자, 즉 필름 인자, 기하학적 인자, 피사체 인자가 화질을 결정하기 위해 결합한다. 필름 인자는 현상에서의 화질 관리와 필름 특성을 포함한다.

필름의 광학 농도를 광도계와 농도계로 측정하는 반대수 그래프는 특성 곡선을 나타낸다. 특성 곡선은 필름 대조도와 감도 그리고 관용도를 표시할 수 있다. 화질에 영향을 주는 기하학적 인자는 피사체 두께, 위치, 초점 흐림, 경사효과 등의 이용과 함께 확대와 왜곡을 포함한다.

화질에 영향을 주는 피사체 요소는 환자에 의존한다. 방사선사는 환자에게 협조를 요청함으로써 움직임 흐림을 예방해야 한다. 또한 환자 두께를 측정하고, 조직 질량 밀도와 해부학적 형태를 인식하여 최적의 관전압 값을 평가함으로써 높은 화질의 사진을 생성할 수 있다.

도전문제

1. 다음을 정의하거나 분류하시오.
   a. 평균 계조도
   b. 광학 농도
   c. 단축법(foreshortening)
   d. 초점 흐림
   e. 불투과성(opaque), 방사선 불투과성(radiopaque)
   f. 농도계
   g. 움직임 흐림
   h. 공간 분해능
   I. 양자 반점
   j. 관용도
2. 무엇으로 방사선 영상의 공간 분해능을 결정하는지 서술하시오.
3. 감도계를 이용한 장비에 대하여 설명하시오.
4. 영상의학과에서 현상기의 품질관리의 중요성은 무엇인가?
5. 당신의 과에서 이용되는 스크린-필름에 대해 농도계와 감도계로부터 얻은 자료의 특성 곡선이 제조사의 요구사항에 부합하는가?
6. 영상표시 박스로부터 방출되는 빛의 강도는 1,000이다. 필름을 통해 방출되는 빛의 강도는 1이다. 필름의 광학밀도는 얼마인가?
7. 주어진 방사선 영상에 대한 지지체와 포그의 밀도는 0.35이다. 지지체와 포그 밀도를 각각 0.25와 2라고 할 때, 특성 곡선은 대수적인 1.3과 2의 상대적인 조사 값을 나타낸다. 평균 계조도는 무엇인가?
8. 촬영한 방사선 영상에 영향을 미치는 필름 현상과 관련 있는 인자를 나열하시오.
9. 1의 광학밀도를 만들기 위해 X선 영상 수용체 A와 B는 각각

0.15 mGy_a와 0.45 mGy_a가 요구된다. 어느 것이 감도가 더 좋고 각각의 감도는 어느 정도인가?

10. 방사선 영상의 질에 영향을 주는 3가지 기하학적 요인은 무엇인가?
11. 표준 SID는 무엇인가?
12. 물체의 대조도에 영향을 주는 5가지 인자를 나열하고 설명하시오.
13. Foreshortening과 elongation의 차이는 무엇인가?
14. H&H 대조도 곡선을 설명하시오.
15. 방사선 영상의 광학밀도와 대조도에 영향을 주는 인자를 설명하시오.
16. 전형적인 스크린-필름 조합에 대한 특성 곡선을 그리고 축 표시를 하시오.
17. 100 cm SID를 통한 심장의 X선 검사는 넓이가 13 cm로 측정되는 cardiac silhouette를 나타낸다. 만약 OID 거리가 15 cm에서 추정된다면 심장의 실제 넓이는 어떻게 되는가?
18. 흉부의 대조도는 5.3이고 영상 수용체의 대조도는 3.2이다. 방사선 영상 대조도는 무엇인가?
19. 상반의 법칙을 설명하고 영상에 어떤 영향을 미치는지 기술하시오.
20. 방사선 영상 증배 증감지의 이용은 직접 필름 조사에 비해 영상의 대조도에 어떠한 영향을 미치는가?

• 도전문제의 해답은 웹사이트 http://evolve.elsevier.com에 로그인해서 찾을 수 있다.

CHAPTER 11

산란선의 조절

Control of Scatter Radiation

학습목표

1. 영상 형성 방사선을 구성하는 X선을 설명할 수 있다.
2. 산란선과 영상 대조도와의 관계를 이해할 수 있다.
3. 산란선에 영향을 주는 3가지 인자를 기술할 수 있다.
4. 산란선을 최소화하기 위한 3가지 장치에 대해 설명할 수 있다.
5. 선속 제한이 환자 선량과 영상의 질에 미치는 영향을 설명할 수 있다.
6. 격자 구성과 그 성능을 평가할 수 있다.
7. 환자 선량과 관련한 다양한 격자 사용을 평가할 수 있다.

대조도 분해능은 화질 평가의 중요한 인자로, 유사한 인접 조직을 상(image)으로 구분하여 나타낼 수 있는 능력이다. 콤프턴 효과에 의해서 발생하는 산란선은 영상에서 노이즈(noise)원이 되며, 대조도 분해능을 저하시켜 영상의 질(quality)을 낮추는 요인이 된다.

산란선은 높은 관전압, 넓은 조사야, 그리고 환자의 두께 증가 등 크게 3가지 요인에 의해 증가한다. 선속 제한기구는 해부학적 관심 영역에 조사야를 제한함으로써 산란선을 저감시킬 수 있다. 이러한 선속 제한기구에는 조리개, 원뿔 또는 실린더, 콜리메이터 등이 있다. 또한 격자는 잔여 선속으로부터 산란선을 제거함으로써 영상 대조도를 향상시킨다.

영상의 2가지 특성은 *공간 분해능*과 *대조도 분해능*이며, 이들은 각각 *영상 선예도* 또는 *가시적 선예도*라고도 한다.

공간 분해능은 초점 크기와 흐림을 발생시키는 다른 요인들에 의해서 결정되고, 대조도 분해능은 산란선과 다른 노이즈원에 의해서 결정된다. 방사선 영상에서는 산란선을 제어하기 위해 크게 선속 제한장치와 격자를 이용하고 있다.

산란선의 발생

X선의 2가지 형태(상호작용을 하지 않고 환자를 투과한 것과 콤프턴 상호작용을 통해 환자 내에서 산란된 것)는 광학 농도와 사진의 대조도를 결정한다. 그림 11-1과 같이 환자를 투과한 입사 X선은 잔여 X선이 되며, 영상 수용체와 상호작용하는 X선을 **영상 형성 X선(image-forming x-rays)**이라고 한다.

X선속의 적절한 콜리메이션(collimation)은 1차적으로 조사된 조직의 용적을 제한함으로써 환자 선량을 감소시킬 수 있으며, 영상의 대조도를 향상시킨다. 이상적으로는 환자와 상호작용을 하지 않은 X선만이 영상 수용체에 도달해야 한다.

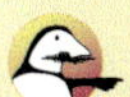
콜리메이션(collimation)은 환자 선량을 감소시키고 영상의 대조도를 향상시킨다.

산란선이 증가함에 따라 영상은 대조도를 잃고, 회색으로 흐리게 나타난다. 3가지 중요한 요인들(kVp, 조사야, 환자 두께)이 영상 수용체에 도달하는 산란선의 양에 영향을 준다.

관전압

X선 에너지가 증가함에 따라 콤프턴 상호작용의 절대적 수가 감소하나, 광전 상호작용의 수는 더욱더 감소한다. 그러므로 콤프턴 상호작용을 하는 X선의 상대적 수치는 증가하게 된다.

표 11-1은 선택한 관전압(kVp)에서 광전효과와 콤프턴 효과에 의해 10 cm 조직 두께에 입사된 X선의 비율을 나타낸다. kVp는 산란선에 영향을 주는 요인 중 하나이며 방사선사에 의해 제어될 수 있다.

산란선을 최소화하여 높은 대조도를 얻기 위해서 가능한 낮은 kVp에서 촬영해야 하지만, 환자 선량을 고려하여야 한다.

그림 11-2는 X선 사진상에 대한 광전효과와 콤프턴 효과의 상대적 영향을 나타낸다. 광전흡수의 증가는 환

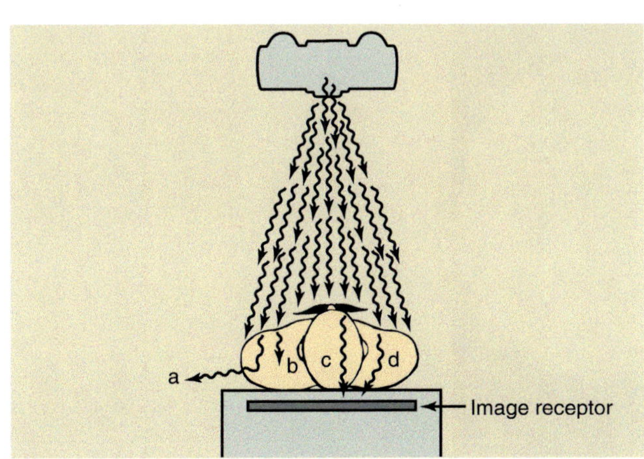

그림 11-1 (A) 일부 X선은 환자와 상호작용하여 영상 수용체 밖으로 산란된다. (B) 나머지는 환자와 상호작용하여 흡수된다. (C) 상호작용하지 않고 환자를 투과하는 X선은 영상 수용체에 도달한다. (D) 환자 내에서 산란된다. (C)와 (D) 형태의 X선을 *영상 형성 X선*이라고 한다.

표 11-1 광전효과 및 콤프턴 산란 과정에 의한 X선의 상호작용률과 연부조직 10cm의 투과율

kVp	상호작용 비율			투과율
	광전효과	콤프턴효과	총 계	
50	79	21	>99	<1
60	70	30	>99	<1
70	60	40	>99	<1
80	46	52	98	2
90	38	59	97	3
100	31	63	94	6
110	23	70	93	7
120	18	83	91	9

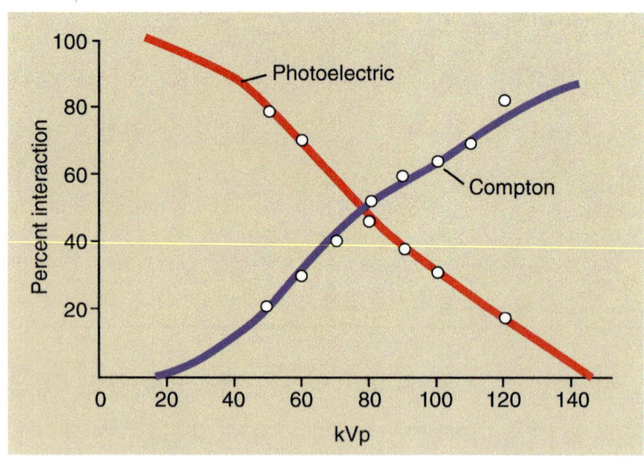

그림 11-2 X선 영상에 대한 광전효과와 콤프턴 산란의 상대적 영향

자 선량을 상당히 증가시키는 결과를 가져오며, 낮은 kVp에서 영상 수용체에 도달하는 X선은 더욱 적기 때문에 mAs를 증가시킴으로써 보상할 수 있다. 이러한 촬영 조건의 결과로 환자 선량이 더욱 증가한다.

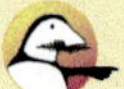

환자에 입사되는 약 1%의 X선이 영상 수용체에 도달한다.

몸이 두꺼운 환자에게서 영상화되는 신체 부분의 적절한 투과를 위해 고관전압이 요구된다. 예를 들어, 복부의 AP 검사를 위해 정상적인 노출조건이 부족하다면 방사선사는 mAs나 kVp의 증가를 선택해야 한다.

mAs의 증가는 보통 만족할 만한 영상을 만드는 데 충분한 X선을 발생하지만, 매우 높은 환자 선량을 야기한다. 한편 kVp를 약간 증가하면 충분한 X선을 발생시키며, 이로써 환자 선량을 훨씬 낮출 수 있다. 하지만 kVp가 증가하면 산란선 역시 증가하며, 영상 대조도가 낮아진다.

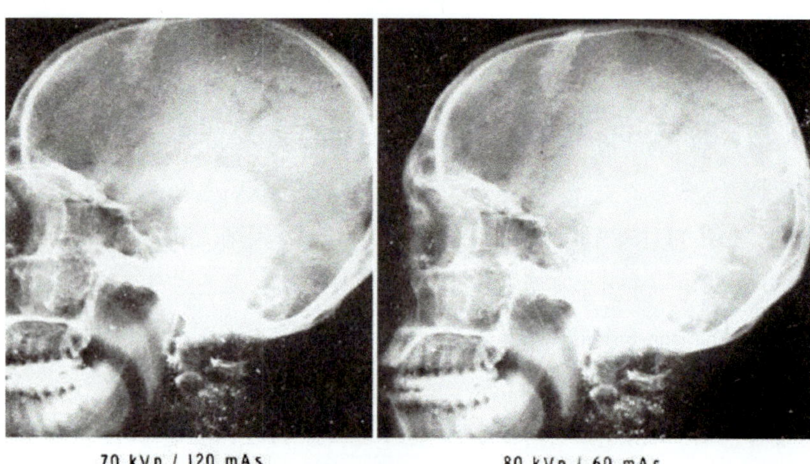

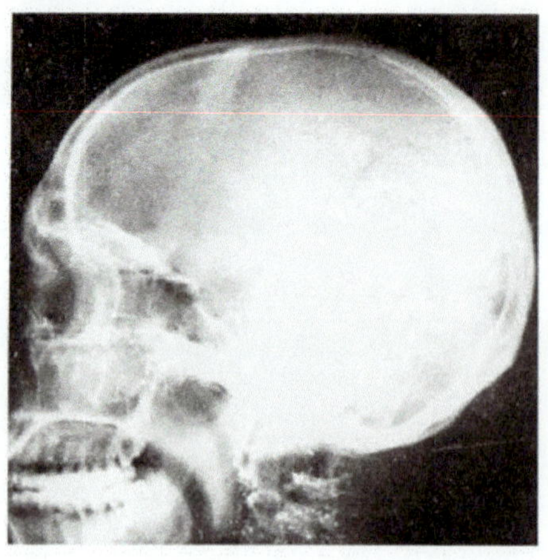

그림 11-3 각각의 두개골 촬영은 수용할 만한 화질을 가지고 있다. 각 촬영조건에 따른 환자 노출을 나타낸다. (Courtesy Donald Sommers, Lincoln Land Community College).

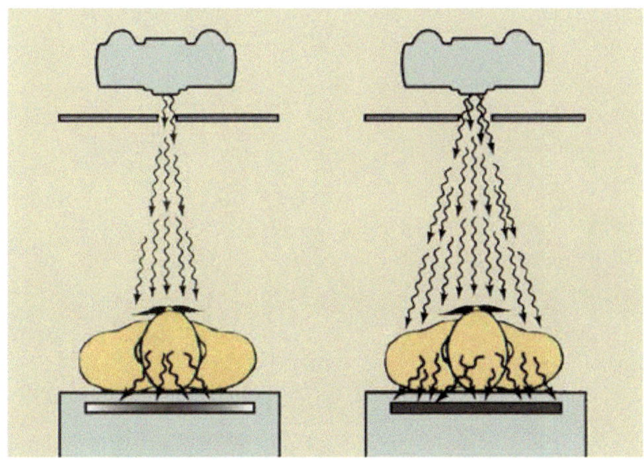

그림 11-4 X선속의 콜리메이션은 산란선 감소, 선량 감소, 대조도 향상을 가져온다.

콜리메이터와 격자는 산란선을 감소시키기 위해 사용된다. 그림 11-3은 적절한 콜리메이션과 격자를 사용하고 동일한 농도의 사진을 만들기 위해 mAs를 조절하여 두개부 팬텀을 70, 80, 90 kVp로 촬영한 일련의 사진을 제시한다.

대부분의 방사선과 의사는 이와 같은 사진을 수용할 것이다. 90 kVp에서 환자 선량은 70 kVp에서의 약 1/3이라는 점을 명심하라. 고관전압 촬영술은 일반적으로 환자 선량이 감소하므로 저관전압 촬영술보다 더 선호한다.

조사야

산란선에 영향을 미치는 다른 요소(X선 조사야)들은 방사선사에 의해서 조절될 수 있다. 그림 11-4과 같이 조사야가 증가함에 따라 산란선 역시 증가한다.

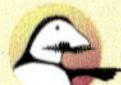 산란선은 X선속의 조사야가 증가함에 따라 증가한다.

그림 11-5는 요추 2장의 AP 사진이다. 그림 11-5의 A는 전체 프레임으로, 35×43 cm의 크기를 보여주며, 그림 11-5의 B에서 조사야는 척주에 한정된다. 조사야를 더욱 크게 하면 산란선이 증가하므로 전체 프레임에서 대조도는 매우 낮다.

동일한 사진 농도를 만들기 위해 작은 조사야와 비교하여 큰 조사야로 노출할 때, 노출조건을 증가시켜야만 한다. 산란선이 감소되면 사진 농도가 더욱 낮아지므로 노출조건을 증가시키게 된다.

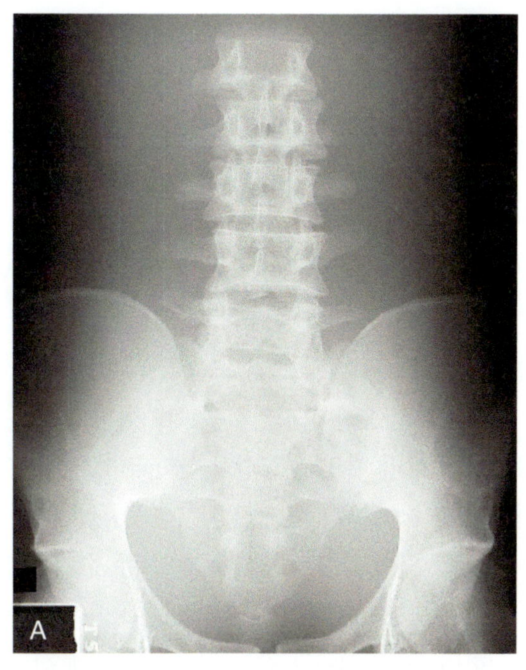

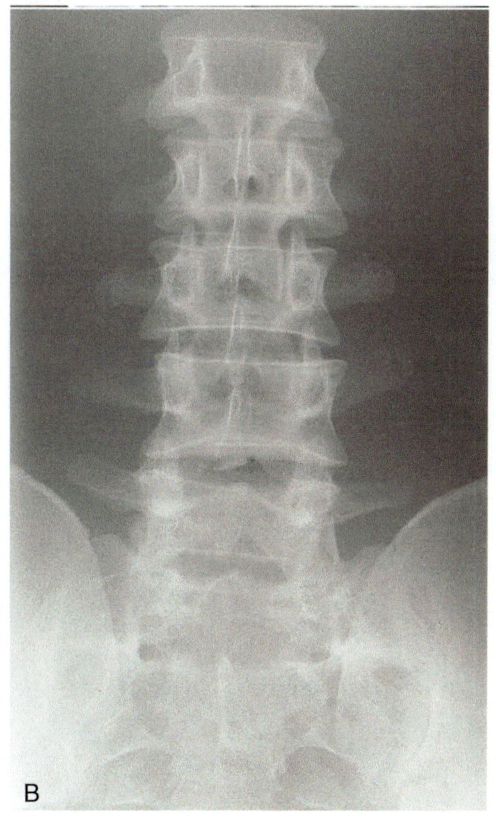

그림 11-5 요추 사진을 위해 추천되는 조건은 척주의 선속 제한이다. 전체 조사야는 영상 대조도를 저감시킨다. (A) 전체 조사야. (B) 적절히 조절된 조사야. (Courtesy Mike Enriquez, Merced Community College).

환자 두께

신체 중 두꺼운 부분의 영상은 얇은 부분의 영상보다 많은 산란선을 발생시킨다. 그림 11-6과 같이 흉부 또는 골반을 사지골의 영상과 비교하면, 동일한 증감지-필름 결합으로 촬영하였더라도 사지골 영상은 총 산란선의 양이 감소하므로 선예도가 좋다.

조직의 형태(근육, 지방, 뼈)와 삼출물이 있는 폐 조직과 같은 병변은 산란선의 생성에 부분적 역할을 한다.

그림 11-7은 20×25 cm 조사야에서 연부조직 두께의 함수에 따른 산란선의 상대 감도를 보여준다. 70 kVp에서 3 cm 두께의 사지 노출에 의해 약 45%의 산란선이 발생한다. 30 cm 두께의 복부 노출에 의해 환자를 투과하는 약 100%의 X선이 산란선을 야기한다. 환자 두께가 증가함에 따라 더 많은 X선이 산란되며, 잔여 X선속의 산란 평균 각도는 더욱 커진다.

방사선사는 정상적으로 환자 두께를 통제할 수 없다. 만약 환자 두께가 증가함에 따라 더 많은 X선이 산란된다고 인식하면, 그림 11-8과 같이 영상 수용체에 산란선을 감소시키는 압박주걱과 같은 기구를 사용하고, 적절한 노출조건을 선택함으로써 고화질의 사진을 얻을 수 있다.

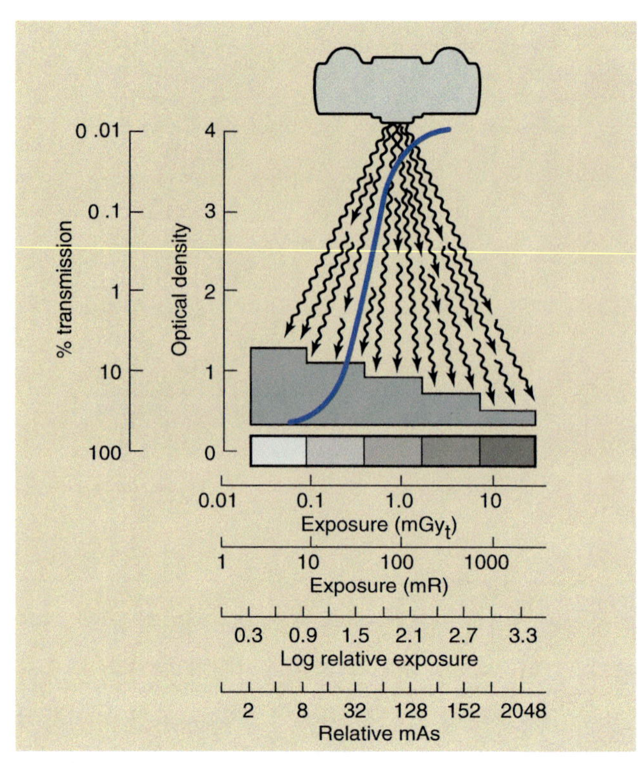

그림 11-7 산란선의 양은 해부학적 두께의 증가에 따라 향상된다.

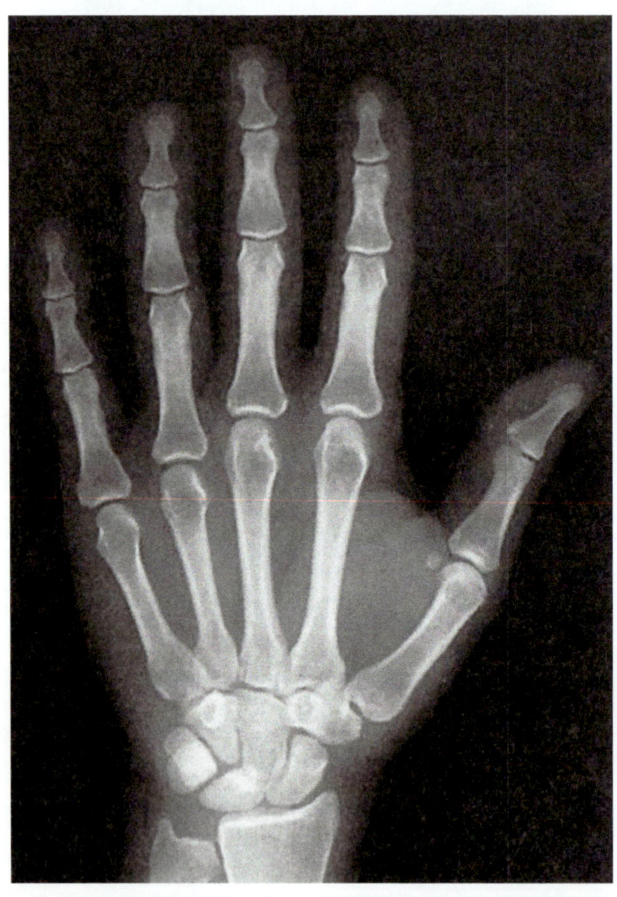

그림 11-6 X선속의 콜리메이션은 산란선 감소, 선량 감소, 대조도 향상을 가져온다. (Courtesy Rees Stuteville, Oregon Institute of Technology).

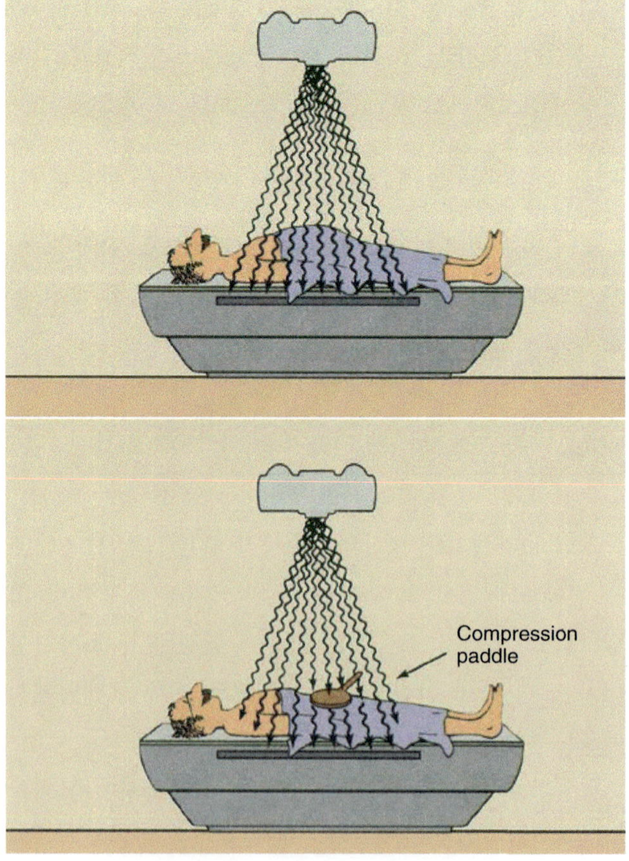

그림 11-8 조직을 압박할 때 산란선은 감소하며, 그 결과 환자 선량은 낮아지고 대조도 분해능은 높아진다.

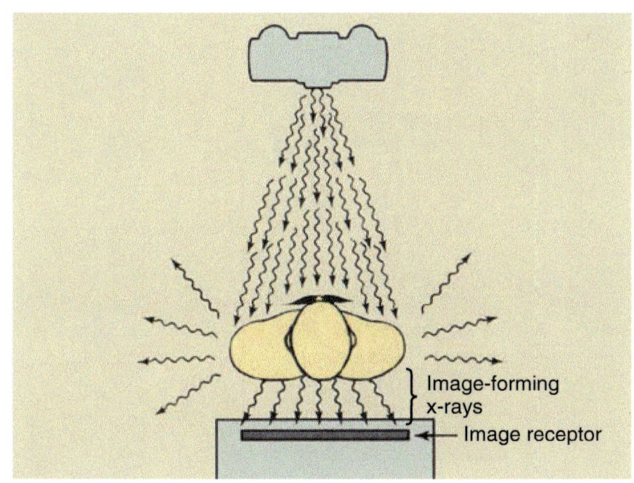

그림 11-9 1차 X선이 환자와 상호작용할 때 X선은 환자로부터 모든 방향으로 산란된다.

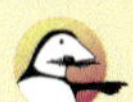

조직을 압박함으로써 공간 분해능과 대조도 분해능을 향상시키고, 환자 선량을 더 낮출 수 있다.

압박장치는 환자 두께를 감소시키고 영상 수용체에 피사체를 더욱 밀착시킴으로써 공간 분해능을 향상시킨다. 압박은 또한 환자 선량을 감소시키고 대조도 분해능을 향상시킨다. 이러한 압박법은 유방촬영 시 특히 중요하다.

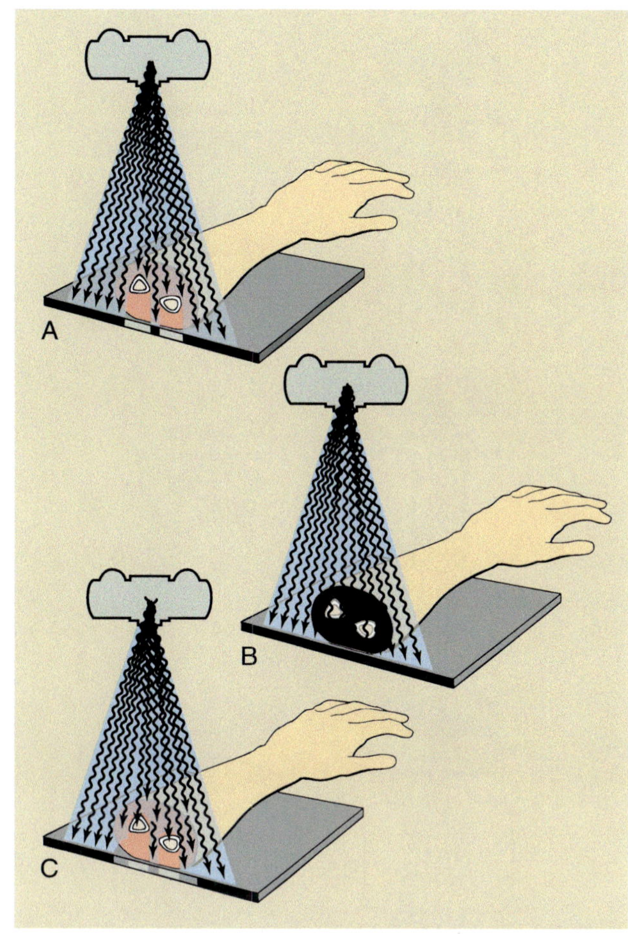

그림 11-10 장골의 횡단면 영상. (A) 감약되지 않고 투과된 X선만 사용하여 고대조도를 만든다. (B) 산란선만을 사용하면 어떤 대조도도 생기지 않는다. (C) 적절한 대조도는 투과 X선과 산란 X선을 사용함으로써 야기된다.

산란선 조절

산란선이 영상 대조도에 미치는 효과

화질의 가장 중요한 특성 중의 하나는 **대조도**이며, 이는 영상의 밝고 어두운 부분의 가시적 차이를 말한다. 대조도는 영상 부위의 사진 농도의 차이를 나타내며, 대조도 분해능은 연부조직을 영상화하여 구분할 수 있는 능력을 말한다.

대부분의 **잔여 X선**은 가장 적절한 상태에서도 산란된다. 그림 11-9는 산란 X선이 환자로부터 모든 방향으로 방출되는 것을 보여준다.

산란하지 않고 투과된 X선만을 사용하여 장골을 영상화한다면 그림 11-10(A)와 같이 영상의 선예도는 좋아질 것이다. 검고 흰 사진 농도의 변화는 뼈와 연부조직의 경계와 일치하기 때문에 영상 대조도가 높아질 것이다.

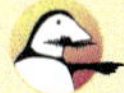

영상 대조도의 감약은 산란선으로부터 일어난다.

반면 산란선만으로 촬영한다면 영상 수용체에 투과 X선이 도달하지 못해 영상은 림 11-10(B)와 같이 흐릿한 회색이 되며 영상 대조도는 매우 낮아질 것이다.

하지만 정상상태에서 영상 수용체에 도달하는 X선은 투과 X선과 산란 X선으로 구성된다. 만일, 사진이 적절히 노출된다면 단면 영상은 그림 11-10(C)와 같이 나타나며, 적절한 대조도를 보여준다. 대조도의 손실은 산란선의 존재로부터 야기된다.

2가지 형태의 기구, 즉 **선속 제한기구와 격자**는 영상 수용체에 도달하는 산란선의 양을 감소시킨다.

선속 제한기구

기본적으로 3가지 형태, 즉 조리개, 원뿔 또는 실린더 그리고 가변 격막형 콜리메이터의 선속 제한기구(beam restrictors)가 사용된다.

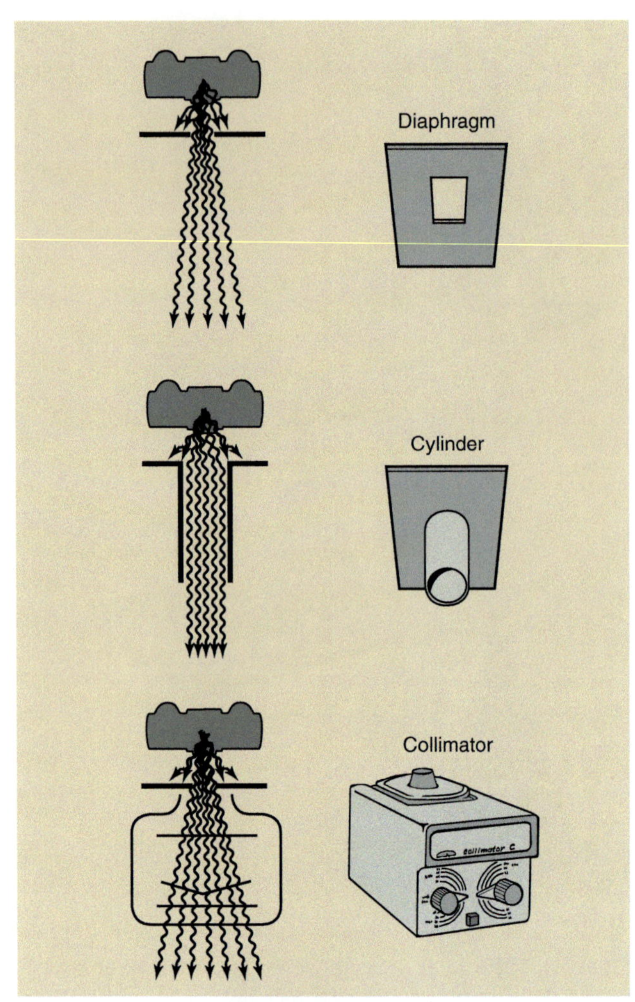

그림 11-11 3가지 형태의 선속 제한기구

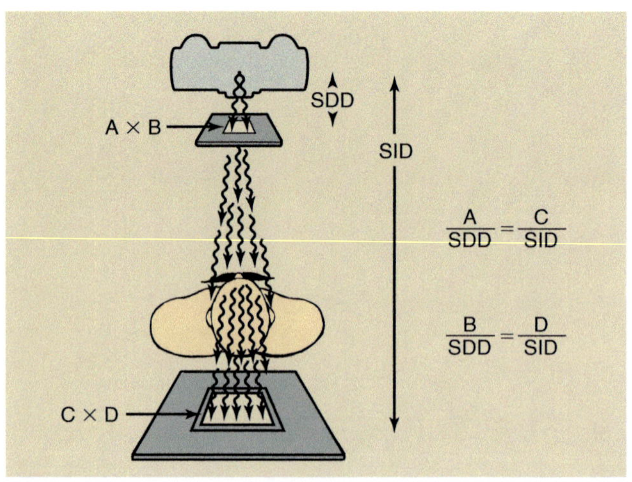

그림 11-12 조리개는 고정된 영상 수용체 크기와 일정한 SID를 위해 제작된 고정 납 개구부이다. SDD는 선속에서부터 조리개까지의 거리이다.

조리개. 조리개(aperture diaphragm)는 모든 선속 제한장치 중 가장 간단한 형태이다. 이것은 기본적으로 X선관 두부에 부착된 납 또는 납을 댄 금속 격막이다. 보통 격막의 개구부는 사용되는 영상 수용체의 크기보다 약간 작게 제작되어 있다. 그림 11-12는 X선관, 조리개, 영상 수용체가 어떠한 연관성을 가지는지를 보여준다.

조리개의 가장 친숙한 임상적 예는 외상에 의한 촬영 시스템이다. 전형적인 외상 시스템은 고정적인 SID를

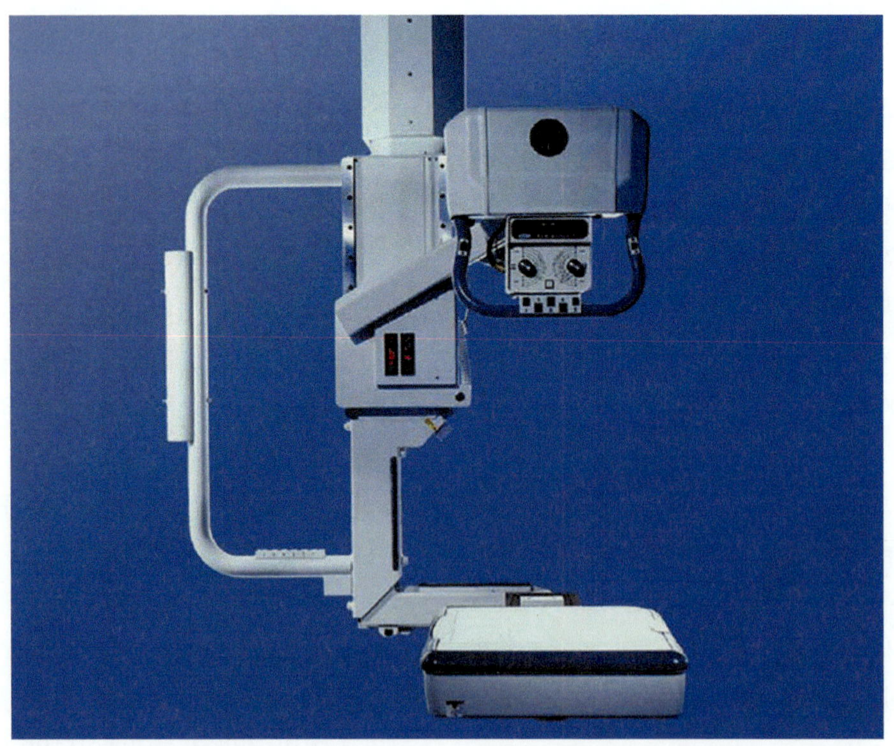

그림 11-13 두개골, 척추 그리고 사지 영상에 사용되는 전형적 외상 X선 촬영 시스템. 이 장치는 유연하며 신체 여러 부위의 검사에 적합하다. (Courtesy Fischer Imaging).

가지며 13×18 cm, 20×25 cm, 25×30 cm의 필름 크기에 맞춰 제작된 격막을 갖추고 있다. 그림 11-13과 같이 외상을 위한 X선 영상 시스템은 신체의 모든 부분을 영상화할 수 있도록 설치된다.

특별히 흉부촬영에 적합한 X선 영상 시스템은 고정된 조리개를 부착하여 공급된다. 흉부촬영을 위한 조리개는 1 cm의 모서리를 제외하면 35×43 cm의 모든 영상 수용체에 노출될 수 있도록 제작된다.

치과 촬영술은 조리개를 응용한 또 다른 대표적인 촬영술이다. 치과 영상은 보통 20 cm 또는 40 cm의 SID로 얻어진다. 대부분의 치과 영상 시스템은 정방형 콜리메이터로 공급되는데, 치과 방사선사는 X선관 두부와 환자 그리고 영상 수용체를 정교하게 정렬하여 위치시켜야 한다.

원뿔과 실린더. X선 촬영용 확장 원뿔과 실린더(cone and cylinder)는 조리개의 변형된 형태이다. 그림 11-14는 전형적인 확장 원뿔과 실린더의 예이다. 이 두 가지는 모두 연장된 금속 구조물이 필요한 크기로 제한하며, 원위부 말단 위치와 크기는 격막으로 작용하며 조사야를 결정한다.

조리개에 의해 생성된 선속과는 대조적으로 확장 원뿔과 실린더에 의해 생성된 1차 선은 보통 원형이다. 이런 선속 제한장치들을 보통 *원뿔*이라 하며, 가장 흔히 사용되는 형태는 실린더 형이다.

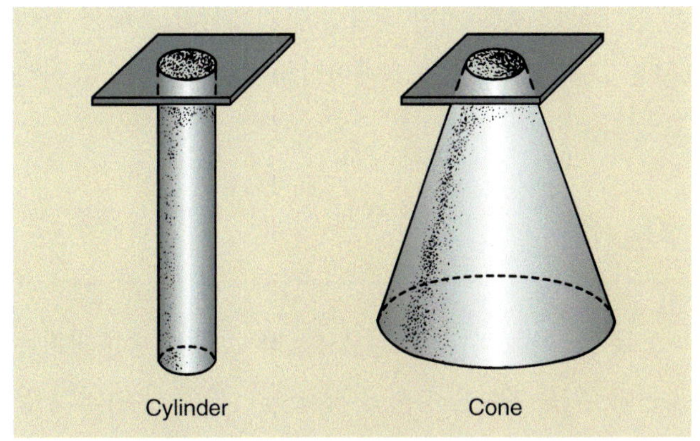

그림 11-14 X선 촬영용 원뿔과 실린더는 원형의 1차 선을 제한한다.

원뿔을 사용하는 하나의 어려운 점은 정렬이다. 만약 X선원, 원뿔, 영상 수용체가 동일한 축상에 정렬하지 않는다면 원뿔의 단이 X선과 서로 겹치므로 영상의 한 면은 노출되지 않을 것이다. 이와 같은 간섭 현상을 원뿔 삭제(*cone cutting; 조사통 가림*)라고 한다.

한때 원뿔은 진단용 방사선과에서 광범위하게 사용되었으나 오늘날 선택된 영역의 검사에만 사용된다. 그림 11-15는 전두동 검사에 원뿔이 사용될 때 영상 대조도를 얼마나 향상시키는가를 보여준다.

가변 격막형 콜리메이터. 등(light)이 배치된 가변 격막형 콜리메이터(variable aperture collimator)는 X선 촬영에서 가장 흔히 사용되는 선속 제한장치이다. 그림 11-16의 사진

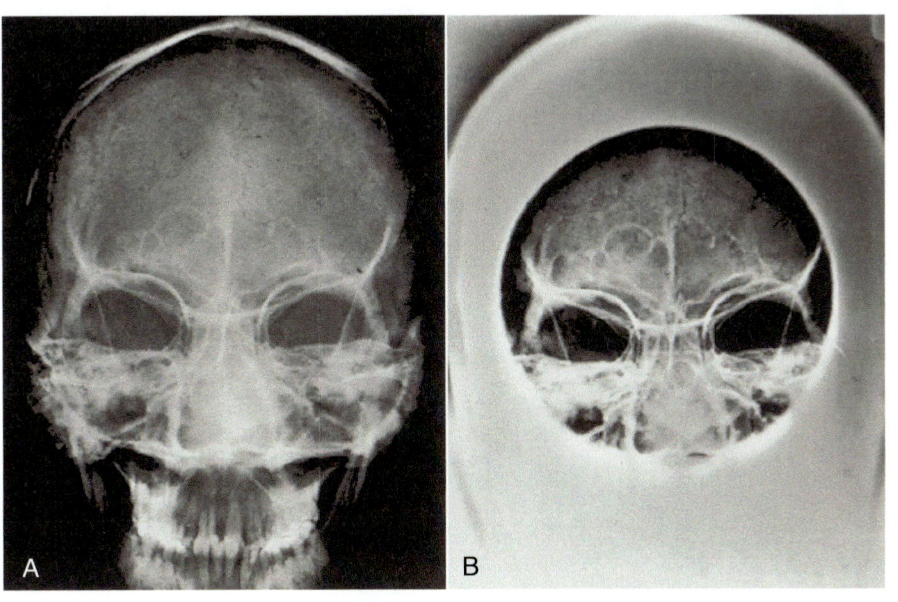

그림 11-15 (A) 원뿔을 사용하지 않은 전두동과 상악동 영상. (B) 원뿔을 사용한 전두동과 상악동 영상. 원뿔은 산란선을 감약시키고 대조도 분해능을 향상시킨다.

은 현대적인 자동 가변 격막형 콜리메이터의 예를 보여 준다. 그림 11-17은 콜리메이터의 주요 부분을 표시하고 있다.

> 콜리메이션은 환자 선량을 감소시키고 대조도 해상도를 향상시킨다.

모든 X선이 X선관 초점으로부터 정확히 방출되지는 않는다. 일부 X선은 투사 전자가 흩어져 초점 이외의 양극 위치에서 상호작용할 때 발생한다. 이러한 방사선을 ***초점 외 방사선***이라고 하며, 영상 흐림(image blurring)을 증가시킨다.

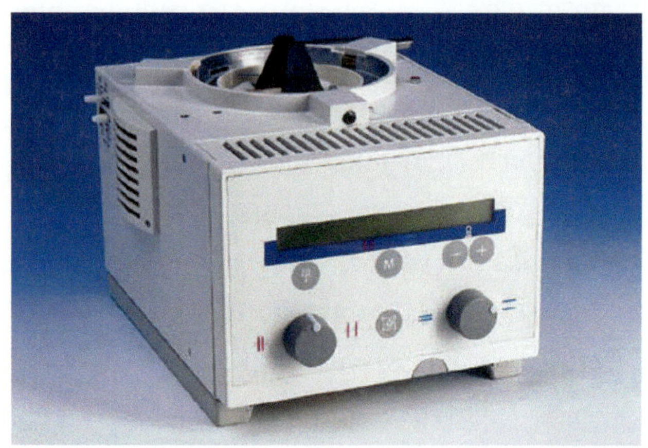
그림 11-16 자동 가변 격막형 콜리메이터

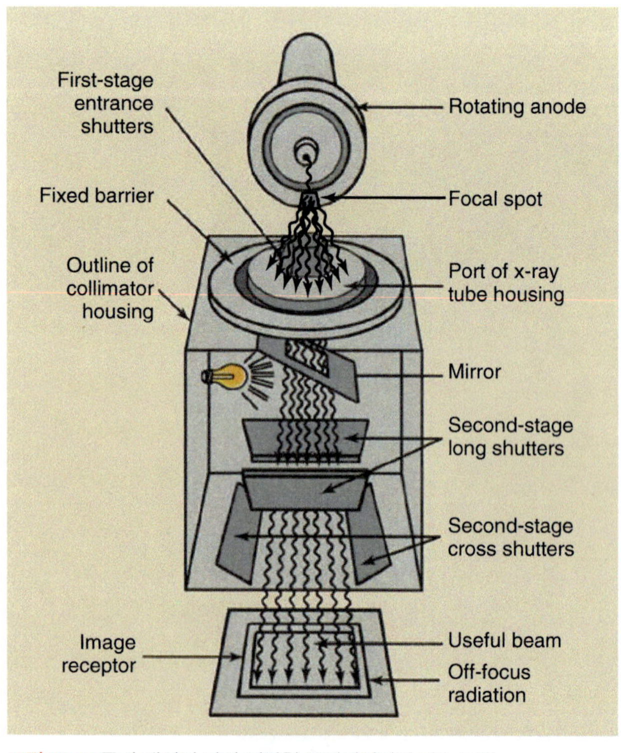

그림 11-17 등이 배치된 가변 격막형 콜리메이터의 단순 도안

초점 외 방사선을 조절하기 위해 다중 콜리메이터 블레이드를 가진 1단계 입구부 셔터 장치는 X선 관구에서 콜리메이터의 첨부로 돌출된다.

2단계의 콜리메이터 셔터 판은 보통 최소 3mm 두께의 납으로 만들어진다. 셔터 판은 쌍으로 작용하며, 독립적으로 제어되므로 장방형과 정방형의 조사야를 생성할 수 있다.

전형적인 가변 격막형 콜리메이터 등의 배치는 작은 램프와 거울로 이루어진다. 거울은 램프가 켜질 때 콜리메이터 판(leave)을 통해 예리한 빛을 충분히 투사할 수 있도록 콜리메이터 판의 X선관 측에서 충분히 떨어져야 한다.

콜리메이터 램프와 거울은 투사되는 광 조사야가 X선속과 일치하도록 조정되어야 한다. 만일 조사야와 X선속이 일치하지 않는다면 램프나 거울을 조정해야 한다. 이와 같은 일치성 검사는 QC 프로그램의 필수 평가항목이다. 광 조사야와 X선속의 불일치는 결과적으로 해부학적 구조물의 콜리메이터 차단(collimator cutoff)을 일으킨다.

오늘날 고정된 X선 촬영기구를 위해 미국에서 제작된 거의 모든 등이 설치된 콜리메이터는 자동으로 작동하는데, 이것을 **PBL(positive beam limiting)** 기구라고 한다. PBL은 미국 식약청에서 1974년에 제정되었으며, 이 규칙은 1994년에 삭제되었지만 PBL 기구는 여전히 사용되고 있다.

필름이 장전된 카세트를 Bucky 트레이에 삽입할 때 카세트 크기와 정렬을 트레이의 센서 장치가 인식하여 제 위치에 고정시킨다. 콜리메이터 하우징에 전달된 신호는 미리 측정된 위치로 콜리메이터 판이 유도되도록 동기 모터가 작동되어 선속이 사용되는 영상 수용체 크기로 제한된다.

PBL 장치의 사용에도 불구하고 방사선사는 환자 선량 감소와 화질 향상을 위해 수동적으로 선속을 더욱 좁게 조절해야 한다.

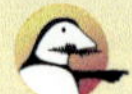

> X선속은 항상 영상 수용체의 크기를 초과한다.

최소 환자 선량으로 고화질의 X선 사진을 만들기 위해 관전압에 따라 부가적인 **콜리메이터 여과**는 필수적이다. 일부 콜리메이터 하우징은 부가 필터를 쉽게 교체할 수 있도록 설계되어 있다. 0, 1, 2, 3 mm Al 여과 스테이션이 보통 사용된다.

총 여과

총 여과=고유 여과+부가 여과

하지만 0의 위치에서도 콜리메이터 구성물질이 선속을 제한하므로 X선관의 부가 여과는 0이 아니다. X선관의 고유 여과에 추가적으로 출구 포터와 플라스틱, 반사거울은 필터 역할을 한다. 콜리메이터 어셈블리의 부가 필터는 보통 약 1 mm Al의 등가 물질이다.

방사선 영상 격자

영상 수용체에 도달한 산란 X선은 영상 형성과정의 일부가 되며, 전방으로 산란된 X선은 영상에 기여한다. 영상 수용체에 도달하는 산란선을 감소시키기 위한 효과적인 장치는 **X 선 격자**이며, 이것은 방사선 투과성 물질(**중간 물질**)과 교대로 방사선 흡수성 물질(**격자 strip**) 부분으로 배치하여 정교하게 제작된다. 이 격자는 환자와 영상 수용체의 사이에 위치한다.

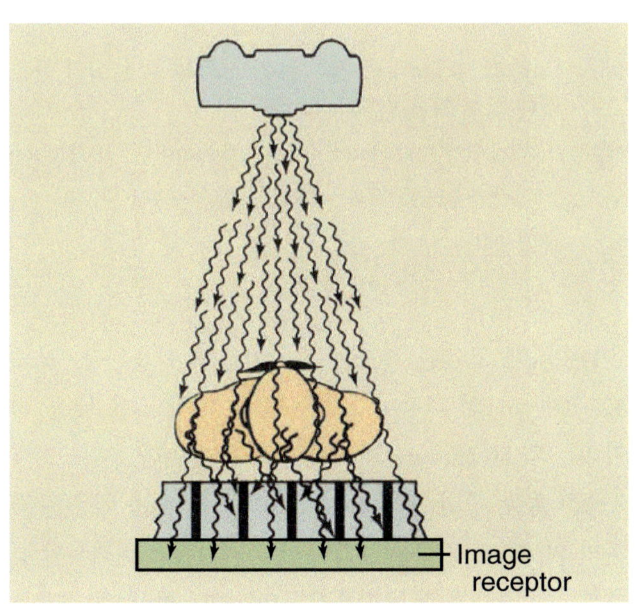

그림 11-18 격자를 투과한 X선만이 중간 물질 방향으로 이동한다. X선이 중간 물질에 흡수됨에 따라 경사지게 산란된다.

영상 수용체에 도달한 총 산란 선량을 감약시키기 위한 기술은 1913년 Gustave Bucky에 의해 처음 입증되었다. 해가 지남에 따라 Bucky 격자는 더욱 정교한 제작과정을 거쳐 발전되어 왔으나 기본 원리는 바뀌지 않았다.

격자는 선원으로부터 영상 수용체에 직선 방향의 X선만 투과될 수 있도록 설계되어 있고, 산란선은 격자 물질 내에서 흡수된다. 그림 11-18은 격자가 산란선을 어떻게 제거하는지를 보여주는 도식적 표현이다.

환자를 투과하여 방사선 흡수성 격자 줄(strip)에 가해진 X선은 흡수되며 영상 수용체에 도달하지 않는다. 예를 들어, 전형적 격자는 폭 350 μm의 중간 물질에 의해 분리된 50 μm 폭의 격자 줄을 가지고 있다. 결과적으로 격자에 부딪힌 12.5%가 방사선 흡수성 격자 줄과 상호작용하여 흡수된다.

격자 표면 X선 흡수

X선 흡수율

$$= \frac{\text{격자 줄의 폭}}{\text{격자 줄의 폭} + \text{중간 물질의 폭}} \times 100$$

질문: 격자가 50 μm의 폭과 350 μm의 중간 물질로 구성되어 있다. 격자에 입사된 X선의 몇 %가 그 표면에 흡수되는가?

해답: $\frac{50\ \mu m}{50\ \mu m + 350\ \mu m} = 0.125 = 12.5\%$

중간 물질에 입사되는 1차 X선은 영상 수용체를 통과한다. 중간 물질에 입사되는 산란선은 흡수되거나 입사각도와 격자의 물리적 특성에 따라 흡수되지 않을 수 있다.

만일 산란 X선의 각도가 격자 줄과 교차할 정도로 충분히 크다면 흡수될 것이며, 각도가 작다면 산란 X선은 1차 선과 비슷하게 투과할 것이다. 좋은 품질의 격자는 산란선의 80~90%를 감약시킬 수 있다는 것을 실험적 수치로 보여준다. 이와 같은 격자는 양호한 'clean up'을 나타낸다고 한다.

질문: 테이블 위에서 보았을 때 특수한 격자는 중간 물질 300 μm에 의해 분리된 일련의 40 μm의 납줄을 보여준다. 이 격자에 입사된 방사선은 어느 정도 흡수되는가?

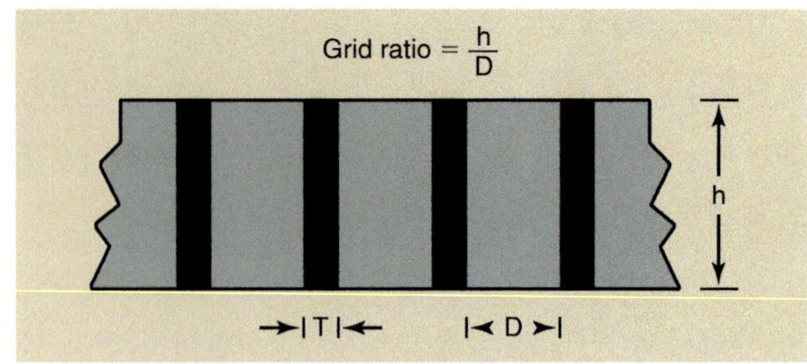

그림 11-19 격자비는 납줄의 높이(h)를 중간 물질의 두께(D)로 나눈 값으로 정의한다. T는 납줄의 폭이다.

해답: 만약 전체 표면적이 300 + 40이고, 흡수 물질의 표면적이 40이라면 흡수율은 다음과 같다.

$$\frac{40\ \mu m}{340\ \mu m} = 0.118 = 11.8\%$$

격자비. 격자는 3가지 주요 치수, 즉 납줄의 두께(T), 중간 물질의 폭(D) 그리고 격자의 높이(h)로 이루어진다. 그림 11-19와 같이 **격자비(grid ratio)**는 격자의 높이를 중간 물질의 폭으로 나눈 값이다.

격자비

$$\text{격자비} = \frac{\text{높이(h)}}{\text{폭(D)}}$$

고비율의 격자는 낮은 비율의 격자보다 산란선을 제거하는 데 더욱 효과적이다. 이것은 고비율의 격자에 의해 허용된 산란각이 저비율의 격자에 의해 허용된 각보다 작기 때문이다.

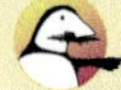 고비율의 격자는 환자 선량을 증가시킨다.

일반적으로 격자비 범위는 5:1~16:1이며 더 높은 격자비는 고관전압 촬영에서 드물게 사용된다. 8:1~10:1 격자는 일반적인 X 선 영상 시스템에 빈번하게 사용된다. 5:1 격자는 산란선의 약 85%를 제거하며 16:1 격자는 97%를 제거한다.

질문: 격자는 300 μm 두께의 중간 물질 사이에서 샌드위치된 30 μm의 납줄로 조립된다. 격자의 높이가 2.4 mm일 때 격자비는 얼마인가?

해답: $\text{격자비} = \frac{h}{D} = \frac{2,400\ \mu m}{300\ \mu m} = 8:1$

격자 밀도. cm당 격자 줄의 수를 *격자 밀도(grid frequency)*라고 한다. 고밀도의 격자는 저밀도의 격자와 비교하여 사진상에서 납줄이 잘 보이지 않는다.

만약 납줄 폭이 일정하다면 격자 밀도는 더 커지며 중간 물질은 더 가늘어지고 격자 밀도는 더 높아진다.

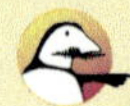 고밀도의 격자의 사용은 높은 촬영 조건을 요구하며 더 많은 환자 선량을 야기한다.

격자 밀도가 증가함에 따라 상대적으로 더 많은 납줄이 X선 흡수에 이용되기 때문에 더 높은 촬영조건이 요구되므로 환자 선량이 많아진다.

고격자 밀도와 관련하여 환자 선량이 증가하는 단점은 납줄의 폭을 감약시킴으로써 극복할 수 있으나 효과적으로 격자비를 감약시켜 산란선을 제거해야 한다.

대부분의 격자는 1 cm당 25~45선 범위의 밀도를 가진다. 격자 밀도는 납줄의 폭과 중간 물질의 폭을 알고 있다면 측정할 수 있다. 격자 밀도는 1 cm당 μm를 1 cm당(T + D)의 두께로 나눔으로써 계산할 수 있다.

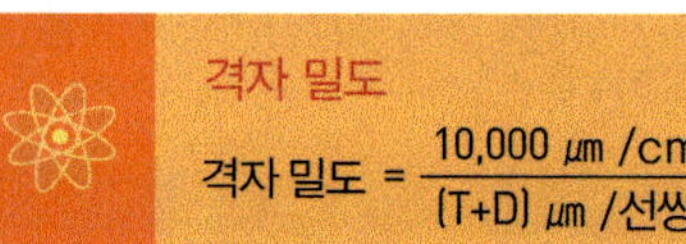

질문: 납줄이 30 μm의 두께와 300 μm의 중간 물질의 폭을 가진다면 격자 밀도는 얼마인가?

해답: 만약 1선쌍=300 μm+30 μm=330 μm이면 10,000 μm에 얼마나 많은 선쌍이 있는가(10,000 μm=1 cm)?

$$\frac{10,000\ \mu m/cm}{330\ \mu m/\text{선쌍}} = 30.3\ \text{lines/cm}$$

특수하게 고안된 격자는 유방촬영에 사용된다. 보통 4:1 또는 5:1의 격자비가 사용된다. 이와 같은 낮은 격자비는 약 80 lines/cm의 격자 밀도를 갖는다.

중간 물질. 중간 물질(interspace material)을 두는 이유는 격자의 미세한 납줄들을 정교하게 분리시키기 위해서이다. 대부분의 격자 중간 물질은 **알루미늄**이나 **플라스틱 섬유**로 구성된다. 어느 것이 더 좋은지는 논란의 여지가 있다.

알루미늄은 플라스틱보다 더 높은 원자번호를 가지므로 납줄에 흡수되지 않는 산란선의 일부를 선택적으로 여과하기 위해 사용된다. 또한 알루미늄은 사진상에서 납줄이 나타나지 않는 장점을 가지고 있다.

반면 중간 물질로서 알루미늄을 사용하면 중간에서 1차 선의 흡수를 증가시키며, 특히 낮은 관전압에서 흡수가 증가한다. 그 결과 더 높은 mAs에 의한 환자 선량의 증가를 가져온다. 100 kVp 이상에서는 이러한 특성이 중요하지 않으나, 낮은 관전압에서는 환자 선량이 약 20%로 증가할 것이다. 이런 이유로 중간 물질이 플라스틱 섬유로 된 격자는 알루미늄 격자보다 우수하다.

하지만 알루미늄은 섬유에 비해 2가지 부가적 장점을 가지고 있다. 즉 **비흡습성**으로 플라스틱처럼 습기를 흡수하지 않는다. 격자 중간 물질이 습기를 흡수한다면 쉽게 휘어질 것이다. 또한 알루미늄은 쉽게 형성되며 정교한 두께로 평면화하여 감을 수 있으므로 고품질의 격자 알루미늄 중간 물질을 제조하는 것이 더욱 간편하다.

격자 줄. 이론적으로 격자 줄(grid strip)은 무한대로 얇게 하여 높은 흡수 특성을 지닐 수 있다. 이 줄은 여러 가능한 물질로 만들 수 있다. 납은 쉽게 모양을 만들 수 있으며, 비교적 값이 저렴하여 널리 사용된다. 고원자 번호와 높은 질량 밀도는 격자를 제조하는 데 있어 납을 선택 물질로 사용하도록 한다. 텅스텐, 백금, 금 그리고 우라늄은 전부 사용할 수 있으나 어떠한 것도 납의 전반적인 바람직한 특성을 가지지 못한다.

격자 성능

불량한 사진 화질에 영향을 주는 가장 큰 단일 요소는 산란선이다. 격자는 환자를 투과한 선속으로부터 산란선을 제거함으로써 대조도 감소의 원인을 제거한다.

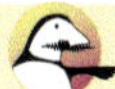 격자의 기본적 기능은 영상 대조도를 향상시키는 것이다.

대조도 향상 인자

미리 언급했듯이 격자의 특징, 특히 격자비는 보통 격자를 분류할 때 특성화된다. 하지만 격자비는 대조도를 향상시키기 위한 격자의 능력을 뜻하지 않는다. 이와 같은 격자의 특성은 **대조도 향상 인자**(contrast improvement factor; *k*)에 의해 특성화된다. 대조도 향상 인자 1은 대조도가 전혀 향상되지 않음을 뜻한다.

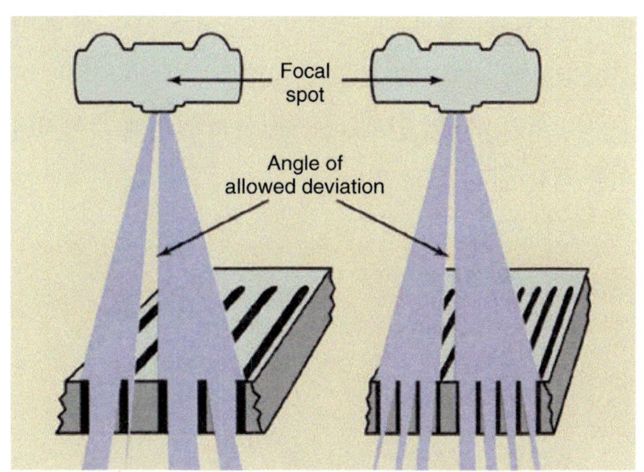

그림 11-20 고격자비는 이탈각이 더욱 작으므로 저격자비보다 효과적이다.

대부분의 격자는 1.5~2.5 사이의 대조도 향상 인자를 갖는다. 다른 말로 격자를 사용할 때 영상 대조도는 약 2배가 된다는 것을 뜻한다. 수학적으로 대조도 향상 인자(*k*)는 다음과 같이 표현된다.

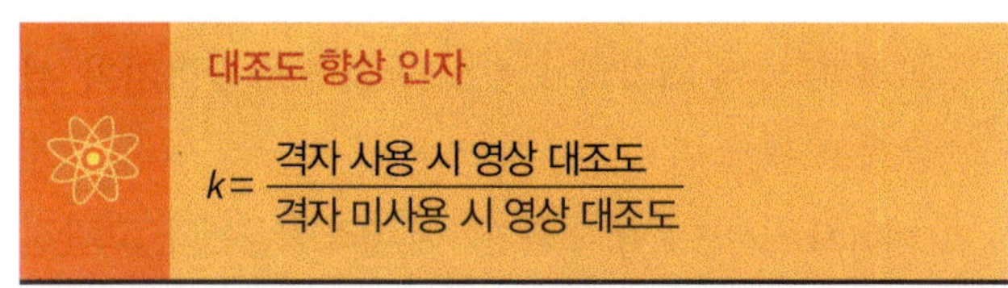

대조도 향상 인자

$$k = \frac{\text{격자 사용 시 영상 대조도}}{\text{격자 미사용 시 영상 대조도}}$$

질문: Al step wedge를 20 cm 두께의 조직 팬텀 위에 놓고 촬영하였다. 격자를 사용하지 않고 촬영한 결과 평균 대조도(대조도 수치)는 1.1이었고, 격자를 사용한 것은 사진 대조도가 2.8이었다. 이 격자의 대조도 향상 인자는 얼마인가?

해답: $k = \frac{2.8}{1.1} = 2.55$

대조도 향상 인자는 보통 100 kVp에서 측정되지만 *k*는 X선 방출 스펙트럼, 환자 두께 그리고 조사된 조직의 복합적 함수라는 것을 알아야 한다.

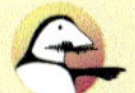 대조도 향상 인자는 고격자비에서 더욱 높아진다.

버어키 인자

격자를 사용하면 대조도가 향상되나 환자 선량을 증가시키는 단점이 있다. 격자를 투과한 X선량은 격자에 입사한 양보다 훨씬 적다. 그러므로 격자 사용 시 동일 사진 농도를 내기 위한 노출조건을 증가시켜야 한다. 이 증가된 양은 **버어키 인자**(Bucky factor; B)에 의해 주어지며 이를 **격자 인자**라고도 한다.

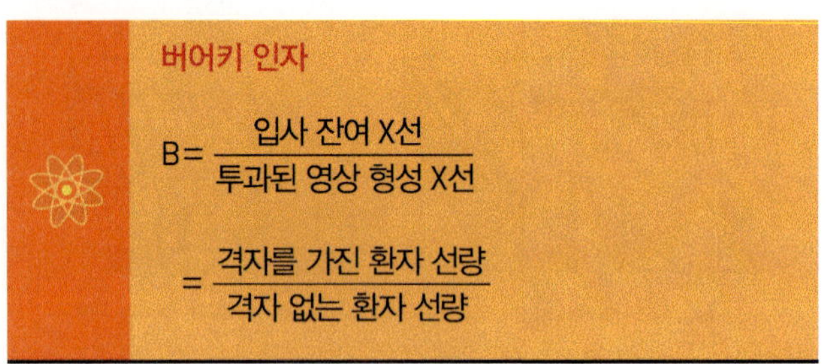
버어키 인자

$$B = \frac{\text{입사 잔여 X선}}{\text{투과된 영상 형성 X선}}$$

$$= \frac{\text{격자를 가진 환자 선량}}{\text{격자 없는 환자 선량}}$$

버어키 인자는 격자의 발명가인 버어키(Gustave Bucky)에 의해 명명되었으며, 격자를 투과한 1차 선과 산란선을 측정하기 위해 사용된다. 표 11-2는 여러 격자비를 가진 격자의 버어키 인자의 대표값을 보여준다.

표 11-2에서 나타난 데이터로부터 2개의 보편성을 정리할 수 있다.

1. **격자비가 높을수록 버어키 인자는 커진다.** 격자의 1차 선 투과는 격자비와 상당히 독립적이다. 격자의 산란선 투과는 격자비가 향상됨에 따라 낮아지기 쉬우므로 격자 인자는 증가한다.
2. **버어키 인자는 kVp가 증가함에 따라 향상된다.** 고관전압에서 더 많은 산란선이 생성된다. 산란선은 격자를 투과하기 더욱 어려워지고 버어키 인자는 증가한다.

표 11-2 일반적인 격자의 대략적인 버어키 인자 수치

격자비	버어키 인자 AT			평균
	70kVp	90kVp	120kVp	
격자 미사용	1	1	1	1
5:1	2	2.5	3	2
8:1	3	3.5	4	4
12:1	3.5	4	5	5
16:1	4	5	6	6

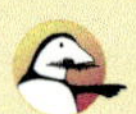
버어키 인자가 증가함에 따라 촬영 조건과 환자 선량은 비례적으로 증가한다.

대조도 향상 인자는 격자 사용 시 화질 향상을 측정하는 것이므로 버어키 인자는 격자 미사용 시 노출과 비교하여 노출조건을 얼마나 많이 증가시킬 것인가를 측정한다. 또한 버어키 인자는 특수한 격자의 사용에 따라 환자 선량을 얼마만큼 증가시키는가를 표시한다.

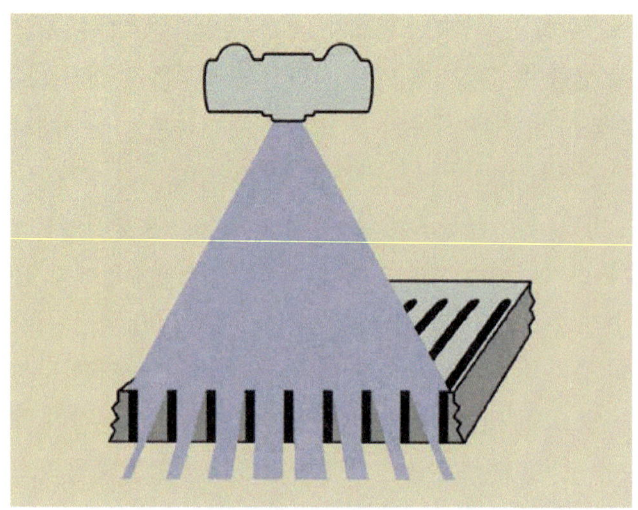
그림 11-21 평행 격자는 평행 격자 줄로 구성된다. 짧은 SID에 의해 부분적인 격자 컷오프(cutoff)가 발생된다.

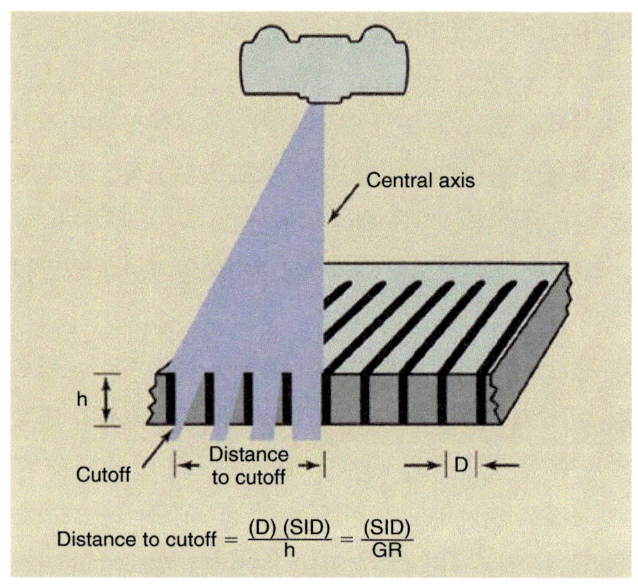

그림 11-22 평행 격자 사용 시 사진 농도는 영상 수용체 경계에서 감소한다. 격자 컷오프 거리는 SID를 격자비로 나눈 값이다.

격자 형태

평행 격자

격자의 가장 단순한 형태는 평행 격자(parallel grid)이며 그림 11-21에 그 단면을 보여 준다. 평행 격자에서 모든 납줄은 수평이다. 이러한 형태의 격자는 가장 제작하기 쉬우나 임상적으로 원치 않는 몇 가지 특성을 가지고

있다. 격자에 의한 바람직하지 않은 1차 선 흡수, 즉 **격자 컷오프(cutoff)** 현상이 있다.

1차 선의 감약은 X선이 영상 수용체의 경계에 접근할수록 커지게 된다. 35×43 cm 격자의 납줄은 43 cm의 길이를 갖는다. 사진 농도는 35 cm 폭을 횡단하여 영상 수용체의 중심선을 따라 최고 수치에 도달하며 측면으로 갈수록 감소한다.

격자 컷오프는 영상 수용체의 일부 또는 전체에서 발생할 수 있다. 이 용어는 1차 선이 영상 수용체에 도달하지 않고 'cutoff'된다는 사실로부터 유래되었다. 격자 컷오프는 격자가 부적절하게 위치하여 발생하고 평행 격자에서 가장 흔히 발생한다.

평행 격자의 특성은 짧은 SID나 넓은 영상 수용체 사용 시 가장 현저하게 나타난다. 그림 11-22는 평행 격자에 의한 1차 선 감약의 기하학적 관계를 보여준다. 완전한 컷오프가 발생할 수 있는 중심선으로부터의 거리는 다음에 의해 결정된다.

격자 컷오프

$$\text{컷오프 거리} = \frac{\text{SID}}{\text{격자비}}$$

예를 들어, 이론적으로 100 cm SID에서 10:1 격자를 사용하면 중심선으로부터 10 cm 이상 떨어져 있는 모든 1차 선은 흡수될 것이다. 이 격자가 35×43 cm의 영상 수용체와 함께 사용될 때 사진 농도는 20×43 cm 영역에서만 분명해진다.

그림 11-23 사진은 76 cm와 61 cm SID(각각 A, B)에서 6:1 평행 격자를 사용하여 촬영한 것이며, SID가 감소함에 따라 격자 컷오프가 증가하는 정도를 보여준다.

질문: 180 cm SID에서 유방촬영을 위해 16:1 평행 격자를 둔다. 중심축으로부터 완전한 격자 컷오프가 이루어지는 거리는 얼마인가? 영상은 35×43 cm의 영상 수용체를 만족스럽게 포함시킬 수 있는가?

해답: 컷오프 거리는 $\frac{180}{16} = 11.3$ cm

영상 수용체의 경계까지의 거리
$= 35 \div 2 = 17.5$ cm

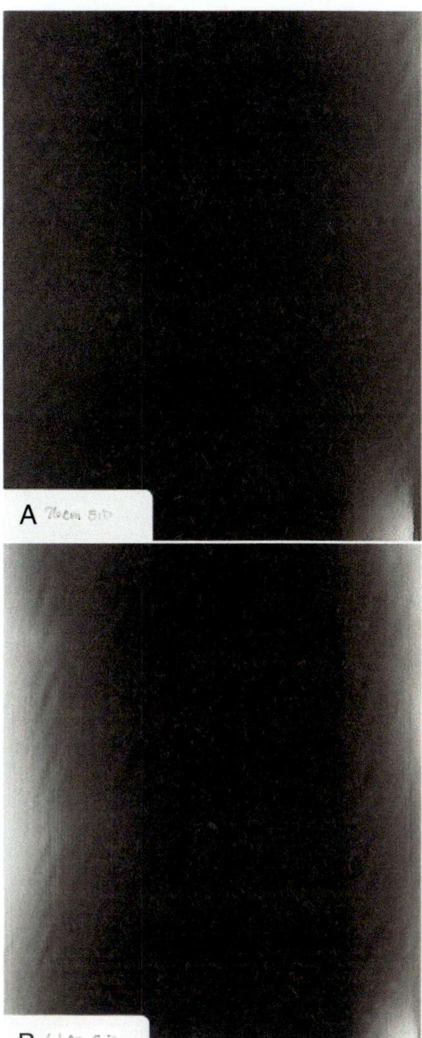

그림 11-23 (A) 76 cm에서 6:1 평행 격자로 촬영한 사진 (B) 61 cm SID에서 평행 격자로 촬영한 사진. 사진 농도는 중심으로부터 상의 경계로 가까워짐에 따라 감소하며, 완전한 컷오프가 이루어진다. (Courtesy Dawn Stark, Mississippi State University).

따라서 격자 컷오프는 영상 수용체 측면 6.2 cm(17.5 ~11.3)에서 발생할 것이다.

교차 격자

평행 격자는 격자 축을 따라 한 방향에서만 산란선을 제거한다. 교차 격자(crossed grid)는 이런 단점을 극복하기 위해 제작되었다. 그림 11-24와 같이 교차 격자는 격자의 장, 단축에 평행한 납줄을 가지고 있다. 납줄은 보통 평행 격자를 서로 겹겹이 겹쳐 제작하며 서로 수직을 이룬다.

교차 격자는 제작하기 어렵지 않고 가격이 높지 않으나 임상에서 사용이 제한되어 있다(버어키의 오리지널 격자

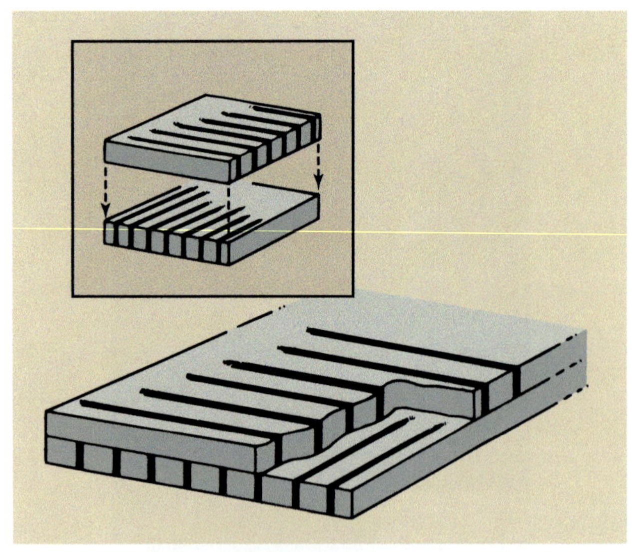

그림 11-24 교차 격자는 격자 줄이 수직이 되도록 2개의 평행 격자를 서로 중첩함으로써 제작된다.

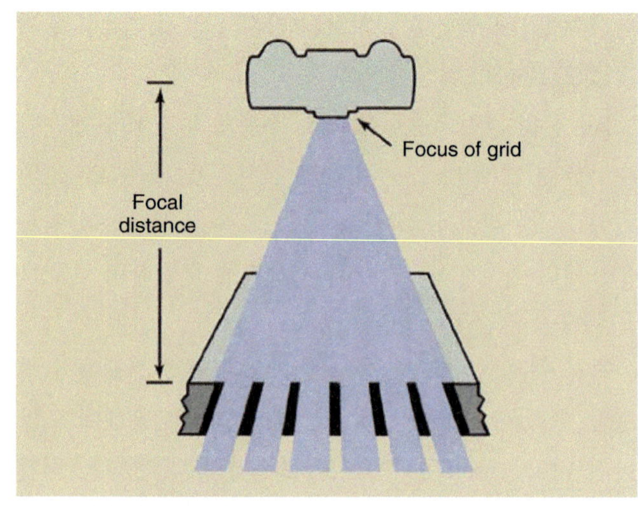

그림 11-25 초점 격자는 전체 영상 수용체를 횡단하여 1차 선의 진로에 격자 줄이 수평이 되도록 제작된다.

가 교차되어 있다는 점을 생각하면 흥미롭다).

교차 격자는 산란선 제거에 있어 평행 격자보다 훨씬 효율적이다. 사실 교차 격자는 평행 격자보다 2배 더 큰 대조도 향상 인자를 가지고 있다. 6:1 교차 격자는 12:1의 평행 격자보다 큰 산란선 제거율을 갖는다.

일반적으로 동작 관전압이 증가함에 따라 교차 격자가 갖는 장점은 향상된다. 6:1 격자비의 교차 격자는 2개의 6:1 평행 격자와 같다.

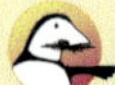

평행과 교차 격자의 주요 단점은 격자 컷오프이다.

교차 격자를 사용하는 것과 연관된 심각한 단점이 있다. 첫째, 격자 위치가 중요하며 X선의 중심 선속은 격자의 중심과 일치해야 한다. 둘째, 경사진 테이블 촬영술은 X선관과 테이블이 적절히 정렬될 때에만 가능하다. 마지막으로 더 많은 노출조건이 필요하며 그 결과 환자 선량이 높아진다.

초점 격자

초점 격자(focused grid)는 격자 컷오프를 최소화하기 위해 제작된다. 초점 격자의 납 격자 줄은 초점에 맞춘 가상의 방사궤도상에 놓이며, 이것들은 X선속의 발산과 일치한다. 그림 11-25와 같이 초점 격자가 사용될 때 X선관 초점은 이 가상의 궤도 중심에 놓여야 한다.

초점 격자는 평행 격자보다 제작하기 어렵다. 초점 격자는 평행 격자의 모든 특성을 가지며, 적절히 위치할 때에만 예외적으로 격자 컷오프 현상이 나타나지 않는다. 방사선사는 기하학적 제한 때문에 초점 격자를 위치시킬 때 주의를 기울여야 한다.

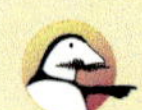

고격자비의 격자는 위치를 잡는 데 있어 저격자비의 격자보다 덜 관용적이다.

모든 초점 격자에는 지정 격자의 X선관 측 면이 표시되어 있다. 만일 지정된 거리가 아닌 거리에서 촬영하면 격자 컷오프가 발생한다.

이동 격자

이미 논의했듯이 격자의 분명한 단점은 영상에 격자선이 발생할 수 있다는 점이다. **격자선**은 1차 선이 격자 줄에 흡수될 때 만들어지는 영상이다. 격자 줄이 매우 작더라도 이 영상은 관측될 수 있다.

격자선의 존재 유무는 격자를 촬영함으로써 간단히 검사할 수 있다. 보통 고밀도의 격자는 저밀도와 비교하여 격자선이 선명하지 않다. 항상 그렇지는 않지만 격자선이 보이는 것은 격자 줄의 폭과 직접적으로 관련이 있다.

격자의 발전이 크게 이루어진 시기는 1920년이었다. Hollis E. Potter는 매우 간단한 생각을 착안하였다. 즉 X

선 노출을 하는 동안 격자를 움직이게 하는 것인데 이때 촬영 조건이 증가하고 격자선은 없어진다. 이러한 기구를 **이동 격자** 또는 Potter Bucky diaphragm이라고 한다(간단히 버어키).

초점 격자는 보통 이동 격자로 사용된다. 이것들은 노출 직전에 움직이기 시작하여 노출 후에도 계속 움직이는 거치장치에 위치시킨다. 오늘날 이동 격자장치의 2가지 기본 형태, 즉 왕복 운동과 진동 메커니즘이 사용되고 있다.

왕복 운동 격자. 왕복 운동 격자는 X선이 노출되는 동안 모터 구동력을 이용하여 전·후방으로 여러 번 움직이는 격자이다. 총 동작거리는 약 2 cm이다.

진동 격자. 진동 격자는 프레임과 격자 사이의 모든 면에서 2~3 cm 유격을 가진 하나의 프레임 내에 위치시킨다. 네 모서리에 위치한 정교한 스프링과 같은 기구가 프레임 내에 중심을 맞춘 격자를 고정시킨다. 역동적인 전자석이 한쪽 면으로 격자를 당겨 노출이 시작될 때 이것을 느슨하게 한다. 이후 격자는 격자 프레임 주변에서 원형으로 진동하며 20~30초 후 정지한다.

이동 격자의 단점. 이동 격자는 실패하기 쉬운 기전이 많다. 이동 격자 사용 시 이와 같은 기전 때문에 환자와 영상 수용체 사이의 거리는 증가한다. 이 여분의 거리는 원치 않는 확대의 증가와 영상 흐림을 만들어 낸다. 이동 격자는 카세트 홀딩 장치 내에서 움직임을 유발하며, 그 결과 추가적 영상 흐림을 나타낸다.

다행스럽게도 이동 격자는 단점보다 장점이 훨씬 많다. 움직임에 의한 흐림의 유형은 서술적 목적으로만 논의된다. 적절한 기능을 갖춘 이동 격자에 의해 발생한 움직임에 의한 흐림은 쉽게 감지되지 않는다. 이동 격자는 보통 선택의 기술이며 따라서 널리 사용된다.

격자 사용 시 문제점

진단용 영상의 대부분의 격자는 이동형이다. 이것들은 테이블 위 바로 아래나 수직의 가슴판 바로 뒤의 이동 시스템에 장착된다.

물론 격자는 효과적으로 이쪽저쪽으로 움직여야 한다. 만약 그림 11-26과 같이 격자가 부정확하게 설치되어 격자 줄과 동일 방향으로 움직인다면 사진상에 납

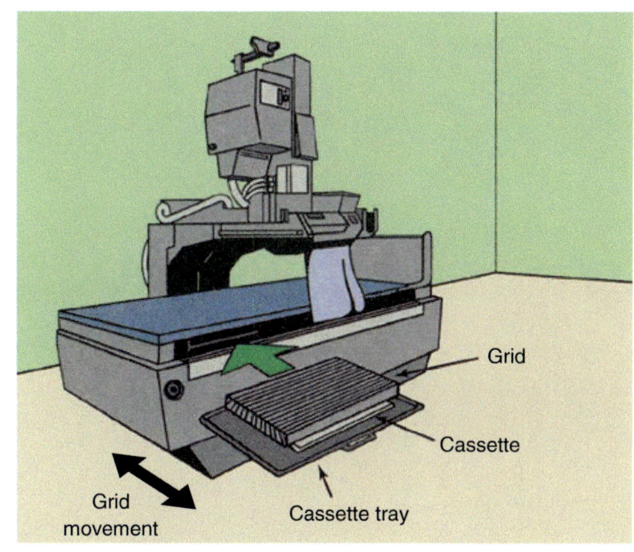

그림 11-26 이동 격자의 적절한 설치

표 11-3 초점 격자 정렬

오프 레벨(off level)	격자 컷오프가 영상 횡단; 노출 부족, 희미한 영상
오프 중심(off center)	격자 컷오프가 영상 횡단; 노출 부족, 희미한 영상
오프 초점(off focus)	영상의 경계 쪽으로 격자 컷오프
업사이드 다운 (upside down)	영상의 경계 쪽으로 심각한 격자 컷오프
오프 중심(offcenter), 오프 초점(off focus)	영상의 한쪽으로 격자 컷오프

줄이 나타날 것이다.

격자 사용 시 대부분의 빈번한 실수는 부적당한 위치에서 비롯된다. 적당한 기능을 하는 격자에서는 X선관 초점과 X선속의 중심선이 정확히 일치한다. 표 11-3과 같이 초점 격자의 특성 가운데 4가지 상황은 피해야 한다. 평행 격자와 초점 격자에서 높이가 맞지 않는 문제를 일으킬 수 있다.

오프 레벨 격자

적당한 기능의 격자는 그림 11-27과 같이 X선속의 중심선에 수직으로 위치한다. **중심 X선속**은 1차 선의 선속 중심을 따라 전파되는 X선이다.

이름에서 알 수 있듯이 **오프 레벨 격자**는 보통 격자의 위치 불량이 아닌 X선관의 위치 불량으로 발생한다. 그러나 수평 선속으로 촬영할 때 격자가 경사지거나, 영상 수용체가 환자 침대 속으로 내려앉은 상태에서 응급 촬

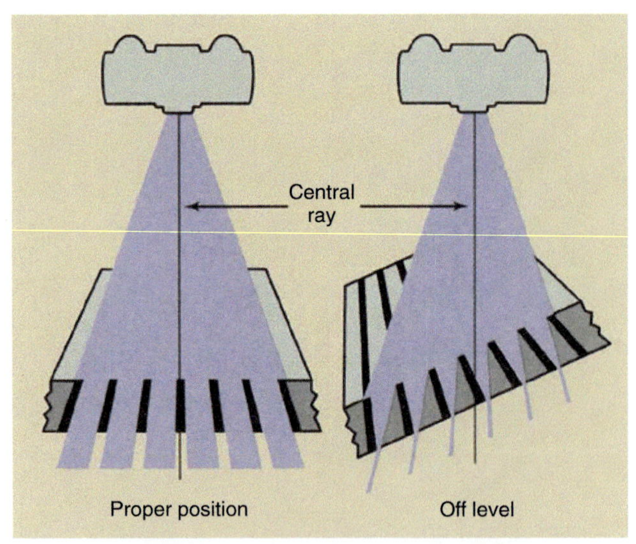

그림 11-27 만약 중심축이 격자의 수직을 나타내지 않을 정도로 격자의 높이가 맞지 않으면 부분적 컷오프가 전체 영상 수용체에 걸쳐 발생한다.

영 시 이러한 현상이 발생할 수 있다.

만약 중심선이 어떤 각도로 격자 위에 입사된다면 이때 모든 입사 X선은 기울어져 격자 컷오프가 전체 사진상에 횡단하여 발생하며, 그 결과 더 낮은 사진 농도를 나타낸다.

오프 중심 격자

격자는 X선속의 중심선에 수직이 되어야 하며 측면으로 기울어지면 격자 컷오프가 발생한다. 이것은 그림 11-28에서 볼 수 있듯이 초점 격자의 하나의 문제점이며, 오프 중심 격자를 적절히 위치한 격자와 함께 보여준다.

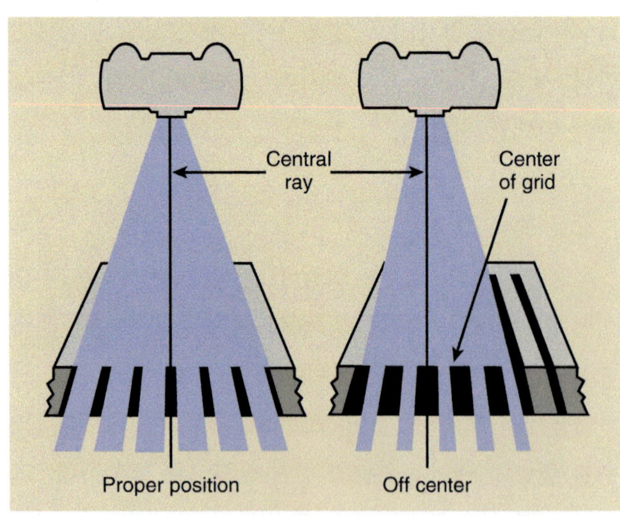

그림 11-28 초점 격자가 오프 중심 위치에 있을 때 부분적 격자 컷오프 현상이 전체 영상 수용체에 걸쳐 발생한다.

초점 격자의 중심은 X선관 초점 아래에 똑바로 위치시켜야 한다. 그리하여 X선속의 중심선이 격자의 가장 가운데 있는 중간 물질을 통과하도록 한다. 측면 이동은 전체 사진상에 격자 컷오프의 결과로 나타나며, 더 낮은 사진 농도를 생성한다. 이러한 위치적 오류를 **lateral decentering**이라 한다.

격자 높이가 맞지 않음에 따라 오프 중심이 더욱 심해지는데 이는 격자보다 X선관의 위치 불량에 기인한다. 실제 방사선사는 카세트 중심에 광 조사야의 중심을 주의 깊게 정렬시켜야 한다.

오프 초점 격자

초점 격자 사용의 주요 문제점은 격자에 지정되지 않은 SID로 X선 촬영을 할 때 발생한다. 그림 11-29는 초점 격자를 적절한 초점거리에서 사용하지 않을 때 일어나는 현상을 나타낸다. 격자가 특정 초점거리에서 멀어질수록 심각한 격자 컷오프가 발생된다. 격자 컷오프는 영상 수용체를 횡단하여 불균등하며 주변 쪽이 더욱 심해진다.

만약 모든 유방촬영을 180 cm SID로 하고 100 cm SID의 테이블 촬영을 한다면 문제점은 없다. 적절한 초점거리에서 격자의 위치는 고격자비에서 더욱 중요하다. 위치 관용도는 낮은 격자비에서 더 커질 수 있다.

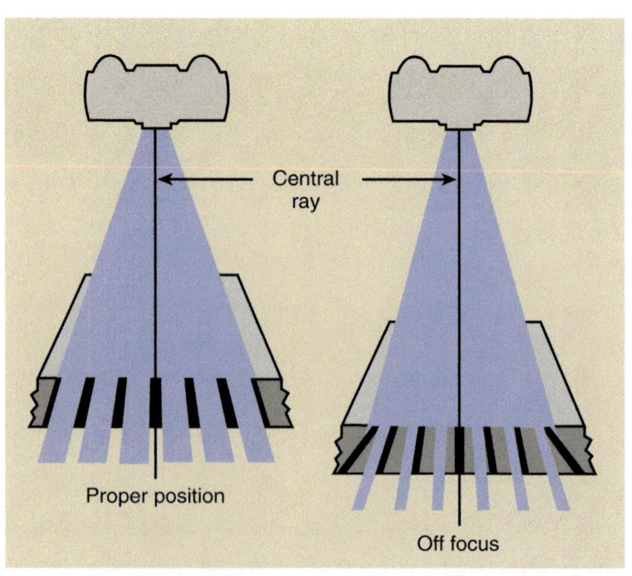

그림 11-29 만일 초점 격자가 특정 초점거리에 맞지 않을 때 격자 컷오프가 발생하며 사진 농도는 중심선으로부터의 거리에 따라 감소한다.

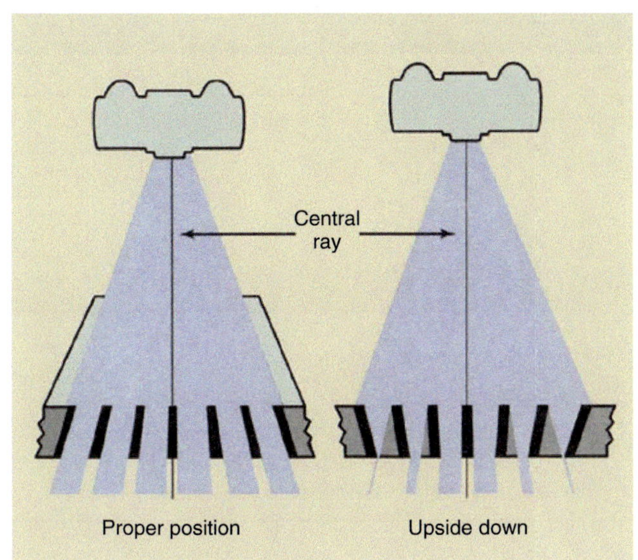

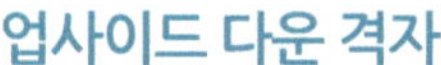

그림 11-30 첫 번째 사진상에서 초점 격자가 뒤집힘을 감지해야 한다. 중심선 영역을 제외하면 완전한 격자 컷오프가 발생한다.

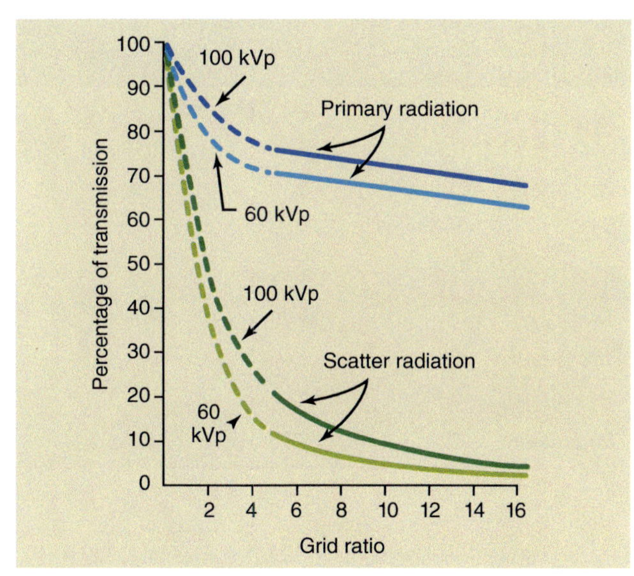

그림 11-31 격자비가 증가함에 따라 산란선 투과는 1차 선 투과보다 빨리 감소하므로 산란선 제거율이 증가된다.

업사이드 다운 격자

뒤집힌 격자에 대한 설명은 분명하다. 한번 시도해 보면 즉시 이러한 현상을 알 수 있다. 뒤집힌 초점 격자로 촬영한 사진상은 그림 11-30과 같이 중심선의 양측에 심각한 컷오프 현상을 나타낸다.

모든 초점 격자는 한쪽 또는 양쪽에 선명한 라벨을 부착하며 격자 줄과 같은 방향으로 X선관 측에 격자의 중심을 그은 선을 가지고 있다. 라벨은 X선관 측 또는 영상 수용체 측의 양측을 모두 표시하며, 이는 초점거리를 나타낸다. 앞뒤가 바뀌지 않도록 적절한 주의가 필요하다.

조합된 오프 중심, 오프 초점 격자. 만약 격자에 오프 중심과 오프 초점이 중복된다면 가장 보편적인 원인은 격자의 부적절한 위치가 될 것이다. 부주의하게 응급 촬영을 하면 쉽게 발생할 수 있으며, 불균등한 노출로 인해 격자 위치 아티팩트(artifact)를 쉽게 유발할 수 있다. 결과적으로 사진상 한 쪽은 검게 나타나고, 다른 쪽은 밝게 나타난다.

격자 선택

현대의 격자는 방사선사가 고정 격자에서 분명하게 격자선을 발견할 수 없을 정도로 잘 제작되고 있다. 특별히 응급환자 촬영과 똑바로 선 환자의 수평촬영에서는 격자선이 보이지 않는다.

그러나 드물게는 이동 격자 기전이 실패하여 영상의 질적 저하가 발생된다. 그러므로 대개의 상황에서 이동 격자 주변에 촬영 과정을 설계하는 것이 바람직하다. 이동 격자가 사용될 때 평행 격자를 사용할 수도 있으나 초점 격자가 가장 흔히 사용된다.

일반적으로 초점 격자는 평행 격자보다 훨씬 우수하지만 더 많은 주의가 필요하다. 초점 격자가 사용될 때 X선 장치의 지시기는 양호한 조절과 적절한 교정이 필요하다. SID(source to image distance) 지시기, STD(source to table top distance) 지시기, 광 콜리메이터는 모두 적절히 조정되어야 한다.

적절한 비율의 격자의 선택은 관전압, 제거율, 환자 선량의 3가지 서로 연관된 요소를 이해하는 데 달려 있다. 고관전압이 사용될 때는 역시 고격자비의 격자를 사용해야 한다. 물론 격자의 선택은 촬영 대상의 해부학적 크기와 형태의 영향을 받는다.

격자비가 증가함에 따라 산란선 제거율 또한 증가한다. 그림 11-31은 격자비의 함수에 따라 산란선과 1차선의 대략적인 투과율을 보여준다. 12:1과 16:1의 격자비의 차이점이 적다는 사실을 명심하여야 한다.

그러나 환자 선량의 차이는 크므로 보통 16:1 격자는 사용되지 않는다. 많은 일반적 목적의 X선 검사 설비에서 8:1 격자가 원하는 수준의 산란선 제거율과 환자 선량이라는 측면에서 좋은 타협점이 될 수 있다.

표 11-4 400 감도급의 영상 수용체의 성인 골반 검사에 대한 대략적인 입사측 피부 선량

격자 형태	입사 선량(mrad)		
	70 kVp	90 kVp	110 kVp
격자 미사용	0.4	0.35	0.25
5:1	1.4	1.1	7.5
8:1	1.6	1.4	1.0
12:1	2.1	2.0	1.5
16:1	2.6	2.4	1.9
5:1 crossed	2.7	2.0	1.5
8:1 crossed	2.9	2.7	2.0

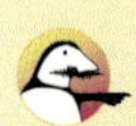

8:1까지의 격자비는 일반적으로 90 kVp 이하의 X선관 전압에서 만족할 만하다. 8:1 이상의 격자비는 90 kVp를 초과할 때 사용된다.

부적절한 격자 위치는 빈번한 격자 교체를 수반하므로 1종류의 격자를 사용함으로써 격자 컷오프의 가능성을 줄일 수 있다. 지정된 유방촬영에 고관전압술을 사용하는 시설에서는 16:1 격자가 설치된다.

환자 선량

X선 격자 사용에 따른 한 가지 주요 단점은 환자 선량(patient dose)의 증가이다. 어떤 검사에서 격자를 사용하면 격자를 사용하지 않을 때보다 환자 선량이 몇 배 많아진다. 유사한 물리적 특성을 가진 고정 격자 대신에 이동 격자를 사용하면 환자 선량이 약 15% 더 필요하다. 표 11-4는 400 감도의 영상 수용체를 갖는 여러 종류의 격자 촬영술을 사용한 대략적 환자 선량을 요약한 것이다.

낮은 비의 격자는 유방촬영에 사용되며, 모든 유방촬영 시스템은 4:1 또는 5:1의 이동 격자를 장착하고 있다. 유방촬영에 저관전압이 사용될지라도 상당한 양의 산란선이 발생한다.

격자를 사용하면 공간 분해능의 손실 없이 대조도를 훨씬 상승시킬 수 있다. 유일한 단점은 격자를 사용하지 않을 때에 비해 약 2배의 환자 선량을 증가시킨다는 것이다. 그러나 지정된 장치와 격자를 사용하면 환자 선량을 낮출 수 있다.

표 11-5 표준 격자에 필요한 노출조건의 대략적 변화

격자 형태	mAs 증가	kVp 증가
격자 미사용	1 ×	0
5:1	2 ×	+8~10
8:1	4 ×	+13~15
12:1	5 ×	+20~25
16:1	6 ×	+30~40

격자 선택 요소

1. 환자 선량은 격자비가 증가함에 따라 증가한다.
2. 고비율의 격자는 고관전압 검사에 사용한다.
3. 저관전압보다 고관전압에서 환자 선량은 더욱 작다.

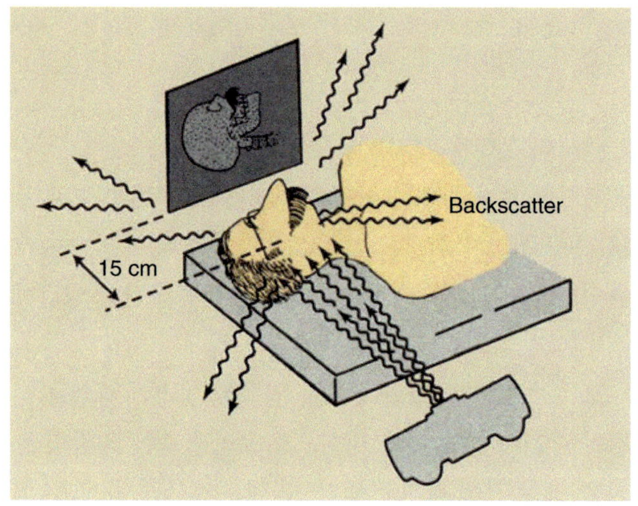

그림 11-32 공기-갭 기술이 사용될 때 영상 수용체는 환자로부터 10~15 cm 이격된다. 산란선의 대부분은 영상 수용체와 상호작용하지 않는다.

일반적으로 저관전압, 저비율의 격자와 비교해 고관전압, 고비율의 격자를 사용하면 동일한 화질로 환자 선량을 낮출 수 있다.

격자 사용의 한 가지 추가적 단점은 요구되는 노출조건의 증가이다. 격자가 사용될 경우 격자 없이 진행하는 검사보다 노출조건을 증가시켜야 하며, mAs나 kVp이 증가되어야 한다. 표 11-5는 표준 격자에 필요한 노출조건의 대략적 변화를 나타낸다. 보통 kVp보다 mAs를 증가시켜야 하고, 노출시간의 증가에 의해 영상 흐림이 나타나므로 유방촬영에서는 예외적으로 kVp를 증가시켜야 한다.

표 11-6은 여러 종류의 격자 선택 시 고려해야 할 임상적 요소를 요약한 것이다.

표 11-6 격자 선택 시 임상적 고려사항

격자 형태	산란선 제거 정도	위치 관용도		추천 조건	주의 사항
		오프중심	오프초점		
5:1, 선형	+	매우 넓음	매우 넓음	80 kVp까지	가장 경제적, 사용하기 가장 쉽다
6:1, 선형	+	매우 넓음	매우 넓음	80 kVp까지	가장 경제적, 침대 촬영에 이상적으로 적용
8:1, 선형	+	넓음	넓음	100 kVp까지	일반적인 고정 격자의 사용
10:1, 선형	+++	넓음	넓음	100 kVp까지	적절한 정렬을 위해 합리적 관리가 필요
5:1, 십자형	+++	좁음	매우 넓음	100 kVp까지	X선관 경사도는 5°로 제한
12:1, 선형	++++	좁음	좁음	110 kVp 이상	적절한 정렬을 위한 특별한 관리가 필요, 일반적으로 고정 마운트로 사용
6:1, 십자형	++++	좁음	매우 넓음	110 kVp까지	X선관 경사 촬영술에는 적합하지 않음
16:1, 선형	+++++	좁음	좁음	100 kVp 이상	적절한 정렬을 위해 특별한 관리가 필요 일반적으로 고정 마운트로 사용
8:1, 십자형	+++++	좁음	넓음	120 kVp까지	X선관 경사 기술로는 적합하지 않음

공기-갭 기술

X선 사진용 격자를 대체하여 사용할 수 있는 현명한 기술은 **공기-갭 기술**(air-gap technique)이다. 공기-갭 기술은 산란선을 줄이는 또 다른 방법이며 그 결과 영상 대조도를 증진시킨다.

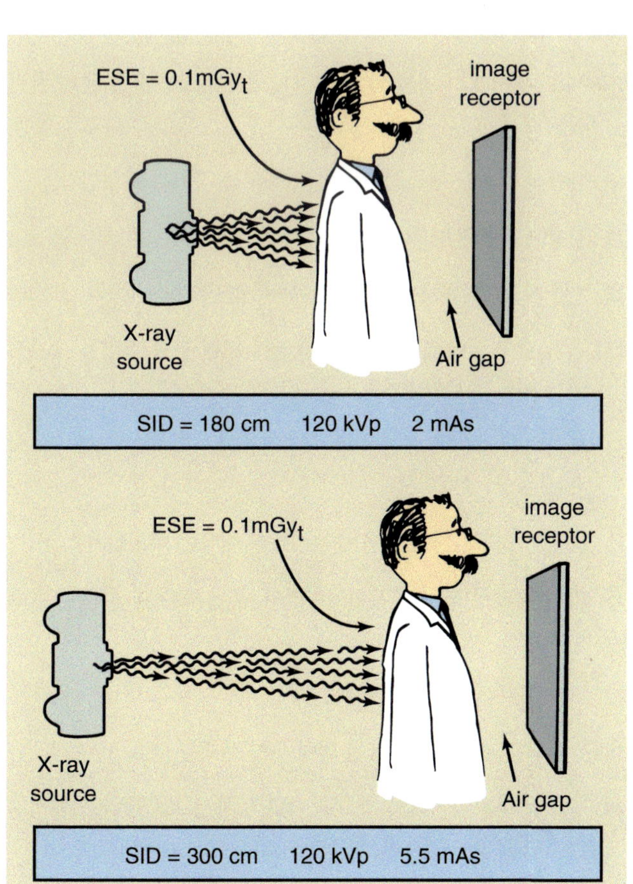

그림 11-33 180 cm에서 300 cm로의 SID의 증가는 환자 선량의 증가 없이 공간 분해능을 향상시킬 수 있다.

공기-갭 기술이 사용될 때 영상 수용체는 그림 11-32와 같이 환자로부터 10~15 cm 이격시켜야 한다. 환자에서 발생한 산란선의 일부분은 영상 수용체로부터 멀리 산란되며 검출되지 않는다. 더 적은 산란선이 영상 수용체와 상호작용하므로 대조도는 향상된다.

보통 공기-갭 기술이 사용될 때 mAs를 공기-갭 1 cm당 약 10%를 증가시켜야 한다. 노출조건은 8:1 격자와 거의 같으며, 환자 선량은 격자 미사용 기술과 비교하면 더욱 높고, 중간 비율의 격자 촬영술과 거의 동일하다.

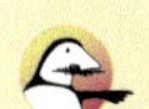
공기-갭 기술의 한 가지 단점은 초점 흐림과 연관된 영상 확대이다.

공기-갭 기술은 특히 유방촬영과 두개골 조영 촬영에 응용된다. 이 기술에 동반되는 확대는 수용할 만하다.

그러나 유방촬영에서 일부 방사선사는 SID를 180 cm에서 300 cm로 증가시켜 촬영한다. 이렇게 함으로써 작은 확대와 선예도가 높은 영상을 만들 수 있다. 물론 그림 11-33과 같이 노출조건이 증가하지만 환자 선량은 증가하지 않는다.

공기-갭 기술은 고관전압 촬영술에서는 산란선의 방향이 더욱 전방으로 진행하므로 정상적으로는 효과적이지 않다. 산란선은 약 90 kVp 이하의 관전압에서 더욱 측면으로 향하므로 영상 수용체의 측면으로 산란될 가능성이 더욱 높다. 그럼에도 불구하고 일부 방사선과에서는 120~140 kVp의 공기-갭 유방촬영술을 사용하여 좋은 결과를 나타내고 있다.

요 약

환자를 투과한 X선의 2가지 형태, 즉 (1) 상호작용을 하지 않고 조직을 투과한 X선 (2) 콤프턴 상호작용에 의해 조직에서 산란된 X선(영상의 노이즈를 초래한다), 산란선 증가에 기여하는 3가지 요소는 궁극적으로 영상 노이즈를 일으키는데, 이것은 kVp 증가, 조사야 증가, 그리고 해부학적 두께의 증가이다.

비록 kVp 증가는 산란선을 증가시키나 환자 선량은 감소한다. 선속 제한장치는 산란선 증가를 최소하기 위해 사용된다. 이러한 장치들은 조리개, 원뿔과 실린더 그리고 가변 격막형 콜리메이터이다. 가변 격막형 콜리메이터는 진단 영상에서 가장 흔히 사용되는 선속 제한장치이다.

대조도는 X선 영상의 가장 중요한 특징 중 하나이다. 콤프턴 상호작용의 결과 발생하는 산란선은 대조도를 감소시키는 1차적 요소이다. 격자는 영상 수용체에 도달하는 산란선의 양을 감소시킨다.

격자 제품의 주요 구성 2가지는 중간 물질(알루미늄 또는 플라스틱)과 격자 물질(납줄)이다. 격자의 주요 특징은 격자비이며, 이는 격자 줄의 높이를 중간 물질의 폭으로 나눈 값이다. 여러 종류의 격자는 특별한 경우에 선택하여 사용한다. 90 kVp 이하에서 8:1 격자비와 더 낮은 격자비가 사용되며, 90 kVp와 그 이상에서는 8:1 이상의 격자비가 사용된다.

격자 사용 시 모든 경우에서 환자 선량이 증가한다. 표 11-5는 격자비의 변화에 따라 요구되는 mAs와 kVp의 변화를 요약한다.

격자 사용과 함께 발생하는 문제는 오프 레벨, 오프 중심, 실수로 뒤집힌 격자이다. 격자의 대체 사용은 공기-갭 기술이다. 이것은 영상 수용체를 환자로부터 10~15 cm 이격하는 것이다. 환자를 투과한 산란선이 환자와 필름 사이의 공간에서 사라지므로 산란선의 감약이 일어난다.

도전문제

1. 다음을 정의하거나 분류하시오.
   a. 산란선에 영향을 미치는 3가지 인자
   b. 콜리메이터 여과
   c. 영상 대조도
   d. 격자 컷오프
   e. 콜리메이션
   f. 초점 외 방사선
   g. PBL 장치
   h. 공기-갭 기술
   i. 영상 형성 X선
   j. 대조도 향상 인자
2. 요추 방사선 촬영 시 콜리메이션이 정상적으로 작동하여야 하는 이유는 무엇인가?
3. 재질과 크기를 포함하여 그리드의 구성에 대해 설명하시오.
4. IVP는 (1) 74 kVp, 120 mAs 또는 (2) 82 kVp, 80 mAs 의 조건으로 얻을 수 있다. 서로 다른 조건 중 한 조건을 선택할 수 있는 이유를 설명하시오.
5. 젖은 캐스트의 장골(긴뼈)의 방사선 영상은 건조 캐스트의 장골에 비해 산란이 쉽게 일어나는지 그렇지 않은지 설명하시오.
6. 초점 격자는 다음의 특성을 갖는다:100 cm 초점 거리, 40 μm 격자 줄, 350 μm 간격, 그리고 2.8 mm 높이. 격자비는 얼마인가?
7. X선 빔에 더 많은 여과가 추가된다면 영상 대조도와 환자 선량은 어떻게 되는가?
8. 조직 압박은 왜 영상 대조도를 향상시키는가?
9. 80 kVp에서 X선 빔의 약 몇 %가 콤프턴 상호작용을 통해 산란되는가?
10. 산란선 생성을 감소시키는 데 이용되는 장치는 무엇인가?
11. 검사하는 동안 조직 압박이 특히 중요한가?
12. X선 빔을 제한하는 2가지 이유는 무엇인가?
13. 공기-갭 기술이 접촉 방사선 촬영에 비해 환자 선량을 증가시키는 이유는 무엇인가?
14. 노출되지 않은 경계선이 방사선 영상의 가장자리에 보이는 이유는 무엇인가?
15. 낮은 kVp가 환자 선량을 증가시키는 이유는 무엇인가?
16. 가변 격막형 광초점 콜리메이터의 광 조사야 내에 무엇이 보이는가?
17. 격자 차단은 어떻게 일어나는가?
18. 광초점 콜리메이터는 X선 빔에 추가 여과를 일으키는가?
19. 광초점 콜리메이터의 광 조사야와 방사선 조사야가 일치하지 않으면 무엇이 필요한가?
20. X선 조사야가 언제 영상 수용체의 크기를 초과하는가?

CHAPTER 12

증감지-필름 방사선 영상

Screen-Film Radiography

학습목표

1. 방사선 영상 필름의 구성에 대해 설명할 수 있다.
2. 잠상의 형성에 대해 설명할 수 있다.
3. 방사선 영상 증감지의 구성에 대해 설명할 수 있다.
4. 발광에 대해 설명하고 발광에 대한 인광과 형광의 관계를 비교 설명할 수 있다.
5. 양자검출효율(DQE)과 변환효율(CE)을 설명하고 어떻게 영상 수용체 감도와 영상 잡음에 영향을 미치는지 설명할 수 있다.
6. 자동 필름 현상기 시스템을 설명할 수 있다.

영상을 형성하는 X선은 환자를 통과하여 방사선 영상 카세트 내에 있는 증감지에 조사된다. 증감지는 가시광을 방출하며 이 빛은 두 증감지 사이에 있는 필름을 감광시킨다. 일부의 X선이 필름 유제에 도달하지만 주로 필름을 감광시키는 것은 증감지로부터 방출된 빛이다.

불가시적인 잠상을 현상함으로써 가시적인 영상을 만든다. 현상은 빛에 노출된 은 결정체 내에 있는 은 이온들을 미세한 은 입자들로 변환시킨다. 필름현상 단계—습윤, 현상, 세척, 정착, 세정, 건조—는 자동 현상기에서 약 90초 후 완성된다.

이 장은 방사선 영상 증감지-필름 수용체와 가시적 영상의 생성에 대한 이해를 위해 요구되는 지식을 다룬다.

진단용 방사선 기기와 기술의 1차적 목표는 X선 빔으로부터의 정보를 판독자에게 영상학적 · 의학적 정보를 전달하는 것이다. X선관으로부터 나오는 X선 빔은 공간에서 거의 균등하게 분포하며, 환자와의 상호작용 결과 **X선 빔**은 공간에서 더 이상 균등하지 않고, 통과하는 조직의 특성에 따라 다양한 강도를 갖는다.

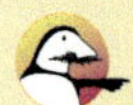

영상을 형성하는 X선은 환자를 투과하여 영상 수용체와 상호작용한다.

투과 X선 빔은 1차 선 빔이 환자를 통과한 후 남은 X선을 말한다. 이것은 영상을 형성하는 X선과 영상 수용체로부터 멀리 떨어진 산란 X선으로 이루어진다.

이 투과 X선 빔에서 진단적으로 유용한 정보는 판독자에게 알기 쉬운 형태로 전달되어야 한다. X선 필름은 이러한 매개체 역할을 한다. 다른 매개체는 투시 영상 증배관, TV 모니터 그리고 후에 논의하는 레이저 영상 시스템, 반도체 검출기를 포함한다. X선 빔을 가시영상으로 전환하는 매체를 **영상 수용체**(image receptor; IR)라고 한다. 가장 흔한 영상 수용체는 X선 필름이며 반도체 디지탈 IR의 응용이 점차 증가하고 있다.

사진술의 기원은 19세기 초에 이루어졌고 미국의 남북전쟁 당시(1860~1865년) 직업적으로 사용되었다. 아마추어 사진술은 20세기 초에 표면화되었다.

X선 사진 필름의 구성과 특징은 일반 사진 필름과 유사하다. X선 필름은 엄격한 품질관리로 제조되며, 일반 사진 필름과 다른 스펙트럼 반응을 갖는다. 그러나 작동

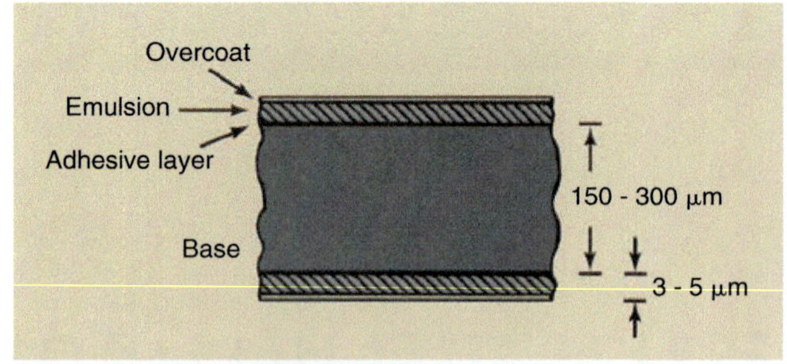

그림 12-1 방사선 영상 필름의 단층면. 필름의 대부분은 지지체로 구성되어 있다. 유제는 의료 영상을 포함하고 있다.

기전에는 유사점이 많다. 다음은 X선 필름과 관련 있는 설명이지만, 형태를 변경하여 일반 사진 필름에 적용시킬 수 있다.

방사선 영상 필름

X선 필름의 제조는 엄격한 품질관리가 요구되는 정밀한 과정을 거친다. 제조공정은 필름의 작은 먼지나 오염이 X선 빔으로부터의 정보를 재생하는 필름의 능력을 제한하므로 매우 위생적인 과정을 거친다.

1960년대 초기 핵무기 실험이 정점에 달했을 때 방사성 낙진의 오염이 X선 필름의 제조 환경을 침해하지 않도록 각별한 주의가 요구되었다.

그림 12-1과 같이 X선 필름은 기본적으로 **지지체**와 **유제**의 두 부분으로 이루어진다. 대부분의 X선 필름에서 유제는 양면에 도포되며, 이를 **양면 유제 필름**이라 한다. 유제와 지지체 사이에 얇게 도포된 물질을 **하인층**이라고 한다. 이 층은 유제와 지지체의 접착 역할을 한다. 접착층은 유제와 지지체의 적절한 접착과 유제를 사용하고 현상하는 동안 완전성을 유지하도록 한다.

유제는 젤라틴 보호막의 *외피층*으로 덮여 있다. 이 외피는 노출 전 X선 필름을 비교적 거칠게 다루어도 상처와 압박이 생기지 않고 취급 시 오염이나 현상으로부터 유제를 보호한다. 현상된 필름은 손상에 대한 주의가 덜 필요하다. 필름의 두께는 약 150~300 μm이다.

지지체

지지체(base)는 X선 필름의 기초를 이룬다. 지지체의 1차 목표는 도포된 유제 위에 단단한 구조를 마련하는 것이다. 지지체는 유연하며, 취급이 용이하도록 부러지지

않고 사진 관찰대에 잘 걸릴 수 있도록 딱딱해야 한다.

고전적 사진 필름은 X선 필름보다 훨씬 얇은 지지체를 가지므로 강도가 강하지 않다. 필름 관찰대에 14×17 인치 사진 필름이 걸린다는 것을 상상할 수 있는가?

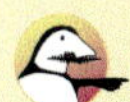

X선 필름 지지체는 150~300 μm 두께로 적당한 강도와 투과도를 가지며, 폴리에스테르로 이루어진다.

X선 필름 지지체는 상이 왜곡되지 않도록 사용하는 동안 크기와 형태가 유지된다. 이러한 지지체의 특성을 **치수 안정성**이라 한다. 지지체는 영상 위에 그림자나 원치 않는 형태가 출현되지 않도록 균등하게 **투과**하고, 거의 모든 빛을 통과시킨다.

그러나 제조하는 동안 대부분의 X선 필름 지지체에 약간의 청색 색소를 첨가한다. 무색 필름과 비교하면 이 색소는 눈의 피로를 덜어 주고 판독자의 진단적 효율성과 정확성을 향상시킨다.

X선 필름의 원조는 **유리판**이었다. 1차 대전 중 전쟁터에서 유리가 깨지는 결점이 빈번히 발생하였다.

이를 보안하기 위해 유리 대신 **질산 섬유소(cellulose nitrate)**로 대체되어 곧 표준 지지체가 되었다. 그러나 질산 섬유소는 가연성이라는 심각한 약점을 가지고 있었다. 부적절한 보존과 취급으로 인해 1920년대와 1930년대 초에 화재가 빈번하게 발생했다.

1920년 중반에 "안전 지지체"라고 하는 **3초산 섬유소(cellulosetri acetate)**가 개발되었다. 3초산 섬유소는 질산 섬유소와 유사한 특성을 갖지만 가연성이 없다.

1960년대 초에 **폴리에스테르** 지지체가 도입되었다. 폴리에스테르는 3초산 섬유소의 대체품으로 개발되었으며 3초산 섬유소보다 높은 내구력과 강도를 가진다. 치수 안정성은 최상이며 폴리에스테르 지지체는 초산 지지체보다 훨씬 얇지만(≈175 μm) 강도는 거의 유사하다.

유제

유제(emulsion)는 X선 필름의 가장 중요한 부분이다. 이것은 X선 또는 빛광자가 증감지와 상호작용하여 정보를 전달하는 물질이다. **젤라틴**이 균등하게 혼합되어 있는 유제는 **취화은 결정**을 이루며, 3~5 μm 두께의 균일한 층으로 도포된다.

젤라틴은 샐러드나 디저트에 사용하는 것과 유사하나 품질이 더욱 우수하고 투명하기 때문에 빛을 투과한다. 또한 현상약품이 취화은 결정에 쉽게 침투할 수 있도록 작은 구멍을 충분히 제공한다. 이의 기본적 기능은 취화은 결정이 뭉치지 않고 균일하게 분산되도록 하는 역할을 한다.

취화은 결정은 X선 필름 유제의 활성성분이다. 전형적인 유제는 **브롬화은**이 98%이며, 나머지는 **요오드화은**이다. 이 원자들(Br, Ag, I)은 젤라틴이나 지지체에 비해 비교적 높은 원자번호를 갖는다. X선 광자는 이와 같은 원자번호가 높은 물질과 상호작용하여 사진의 잠상을 형성한다.

유제의 취화은 결정은 영상 응용 분야에 따라 판형, 입방형, 팔각형, 다각형, 불규칙형을 갖는다. 대부분의 X선 필름에 판형이 사용된다.

판형 입자는 납작하며 두께는 0.1 μm이다. 삼각기둥, 육각형 그리고 더 높은 등급의 다각형(polygonal)의 단면을 가진다. 이 결정은 직경이 거의 1 μm이다. 원자의 정렬은 그림 12-2에서 볼 수 있듯이 입방이다.

결정은 질산 속에서 금속 은을 용해시켜 질산은의 형태를 만든다. 빛에 예민한 브롬화은(AgBr)은 브롬화칼륨(KBr)과 질산은을 혼합하여 생성하며, 다음 반응에 의해 만들어진다.

취화은 결정의 형성

$$AgNO_3 + KBr \rightarrow AgBr \downarrow + KNO_3$$

화살표(↓)는 취화은이 질산칼리 용해 시 침전됨을 뜻하며 이것은 수세되어 씻긴다.

전 과정은 젤라틴의 존재로 정교한 온도 조절과 압력, 성분들의 혼합률로 이루어진다.

취화은 결정의 모양과 결정 구조는 완전하지 않다. 불안전한 결정 형태는 화학적 불순물에 의한 것이며 이것는 보통 AgS이다. 이는 유제 표면 가까이에서 입방격자에 화학 증감을 함으로써 발생한다.

이러한 불순물을 **감광핵**이라 하며 노출하는 동안 광전자와 은이온이 감광핵에 이끌려 금속은의 **잠상핵** 형태가 된다.

다양한 X선 필름 가운데 감도, 대조도, 해상도는 취

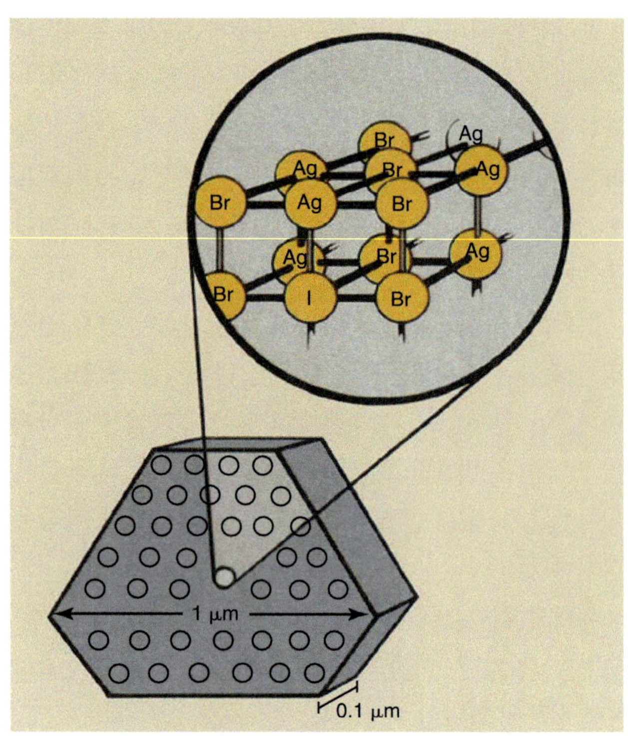

그림 12-2 판형 취화은 결정의 예. 결정 안의 원자의 정렬은 입방이다.

필름의 유형

의료용 영상은 매우 기술적이며 정교하게 만들어진다. 이것은 현재 이용되는 필름의 수나 다양성에 반영된다. 각 유명 필름 제조사는 여러 종류의 의료용 영상 필름을 제조한다. 표 12-1와 같은 여러 유형의 필름과 조합하면 500개 이상의 선택이 가능하다.

증감지-필름에 추가하여 직접 조사용 필름(가끔 비증감지 형태), 특별한 부위에 응용하는 필름(유방촬영용, 비디오 기록용, 복사용, 반전용, 영화용 X선, 치과용 X선 필름)이 이용된다. 각각은 이것을 사용하는 방사선사에 더욱 친숙하다.

표 12-2는 영국의 표준 필름 크기와 SI 단위를 보여준다. 대부분의 크기는 정확히 같지 않지만 호환적이다. 세계적으로 가장 흔히 사용되는 필름을 증감지-필름이라 한다. **증감지-필름**은 X선 사진 증감지와 함께 사용되는 필름 형태이다.

화은 결정이 제조되어 결정에 젤라틴을 혼합할 때 결정된다. 결정당 감광핵의 수, 유제의 결정 농축도, 크기, 결정의 분포는 X선 필름의 특성에 영향을 미친다.

직접 조사용 필름은 증감지-필름보다 많은 취화은 유제를 가지며 더욱 두껍다. 취화은 유제의 크기와 농축도는 1차적으로 필름 감도에 영향을 준다. X선 필름 유제의 구성은 각 제조사들의 철저한 보안에 의해 독점적 기밀이 유지된다.

X선 필름은 전적으로 암실에서 제조된다. 유제 성분이 만들어지는 순간부터 마지막 포장까지 빛이 존재해서는 안 된다.

증감지-필름

이미 언급했듯이 증감지 필름(screen-film)은 영상의학과에서 가장 널리 사용되는 IR이다. 여러 특성이 고려되는데 대조도, 감도, 스펙트럼 일치, 반 교차 효과와 반 할

표 12-2 표준 필름 크기

영국 단위(inch)	SI 단위(cm)
7×7 inch	18×18 cm
8×10 inch	20×25 cm
10×12 inch	24×30 cm
14×14 inch	35×35 cm
14×17 inch	35×43 cm

표 12-1 의료용 영상에 사용되는 필름의 유형

유형	유제	특성	적용
증감지	2장	청색 또는 녹색 감성	일반 X선용
레이저 프린팅	반 할레이션층의 단면 유제	약 630㎚에 일치하는 레이저	CT, MRI, 초음파 등에 적합한 레이저 프린터
복사용과 치과 복사용	반 할레이션층의 단면 유제, 두 묶음의 포장	최고 농도로 미리 조사, 후방 산란 감약을 위한 납 foil	복사용 X선 사진, 치과용
방사선 모니터링	두 묶음의 포장	사진 농도 증가를 위한 단면 유제의 탈피	방사선 모니터링
건조기	1개	온도 감성	건조 프린터

레이션 색소, 안전광 요구 등이 있다.

대조도. 대부분의 제조사들은 다양한 대조도(contrast) 수준의 증감지 필름을 주문한다. 고대조도 필름은 매우 희고, 검은 영상을 만들며, 반면 저대조도 필름은 회색조가 많다. IR의 대조도는 노출 **관용도**, 즉 상을 만드는 노출 범위에 반비례하고, 결과적으로 증감지-필름은 큰 관용도로 이용된다. 보통 제조사들은 중간 대조도, 높은 대조도, 아주 높은 대조도로 구분하여 제조한다.

그 차이는 **취화은 결정의 크기와 분포에 의해 좌우된다**. 고대조도 유제는 비교적 고른 입자 크기를 가진 더 작은 취화은 입자로 이루어져 있다. 반면 저대조도 입자는 더 넓은 범위의 큰 입자를 가지고 있다.

감도. 증감지-필름 IR은 여러 종류의 감도(speed)로 이용된다. 감도는 X선과 빛에 반응하는 증감지-필름 결합의 민감도이다. 보통 제조사들은 서로 다른 감도를 갖는 여러 종류의 IR을 제조한다.

직접 조사용 필름에서 감도는 근본적으로 취화은 결정의 농축도와 총 수이다. 증감지-필름에서 취화은 입자 크기와 형태는 필름 감도를 결정하는 요소가 된다.

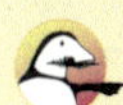
크로스오버(crossover)는 X선 사진용 증감지 후면의 빛에 의해 발생한다.

감도를 최적화하기 위해 증감지-필름은 **2중 유제**를 사용해야 한다. 유제는 지지체의 양측에 도포된다. 양면 유제는 양쪽으로부터 필름이 빛에 노출될 수 있도록 2장의 증감지를 사용하여 효율을 높인다. 양면 유제는 단면 유제와 비교했을 때 두께가 2배이므로 감도를 2배 높일 수 있다.

하지만 이전 기술과 비교하여 은 함유가 적은 요즈음 사용되는 유제는 단위 조사당 동일한 사진 농도를 생성한다. 이와 같이 유제에 더욱 효율적인 은의 사용을 **유제의 도포력**이라 한다.

한 필름의 기록된 감도는 IR(필름, 2장의 증감지)에서 거의 일정하다. 증감지와 필름이 적절하게 일치할 때 기록된 감도는 정확하며, 불일치는 중요한 노출 실수를 야기한다.

크로스오버. 최근까지 일반적인 취화은 입자는 납작하고 그림 12-3(A)와 같은 3차원 구조로 되어 있었다. 대부분의 유제는 판형 유제이며 그림 12-3(B)와 같이 납작하고 넓은 표면적을 갖는다. 그 결과 도포력이 향상되고 크로스오버를 비약적으로 줄일 수 있다.

빛이 증감지에 의해 방출될 때 인접 유제를 노출시킬 뿐 아니라 다른 지지체 면도 노출된다. 그림 12-4와 같이 빛이 지지체와 교차될 때 영상의 흐림이 증가한다.

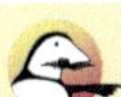
큰 유제 입자는 작은 입자의 유제보다 감도가 높다.

판형 유제는 도포력이 증가하므로 크로스오버가 감소한다. 이것은 증감지로부터 흡수되는 빛뿐만 아니라 유제를 투과하는 빛도 줄일 수 있다.

그림 12-5와 같이 크로스오버 층에 있는 빛 흡수 염료의 추가로 크로스오버를 약 0 수준으로 낮출 수 있다.

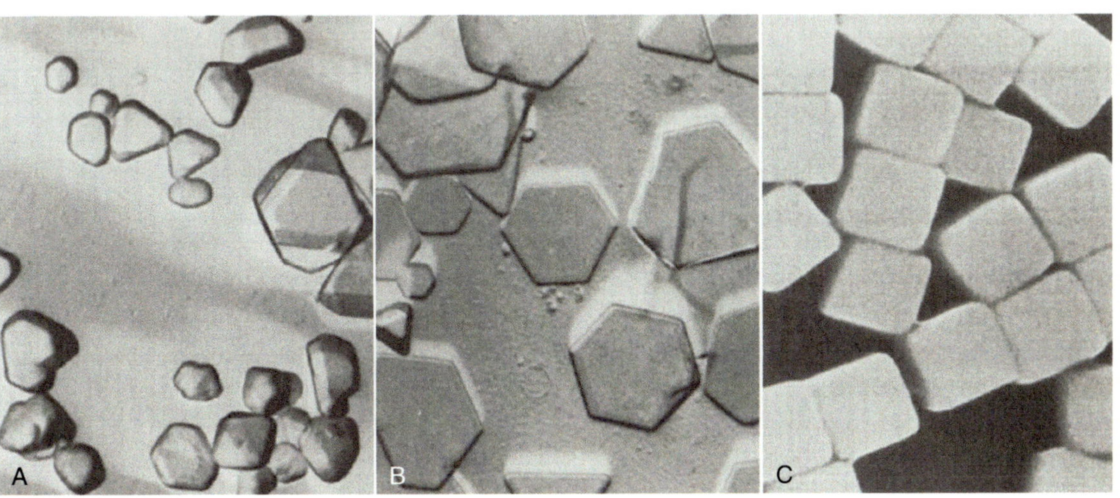

그림 12-3 (A) 고전적 취화은 입자는 크기가 불규칙하다. (B) 새로운 입자기술은 편평하며 테이블과 같은 입자를 구성한다. (C) 입방 결정입자.

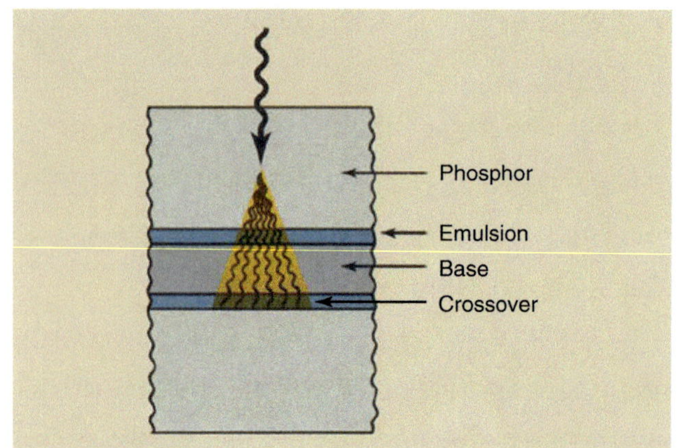

그림 12-4 크로스오버는 증감지 형광이 유제 반대편의 지지체에 노출되어 교차할 때 발생한다.

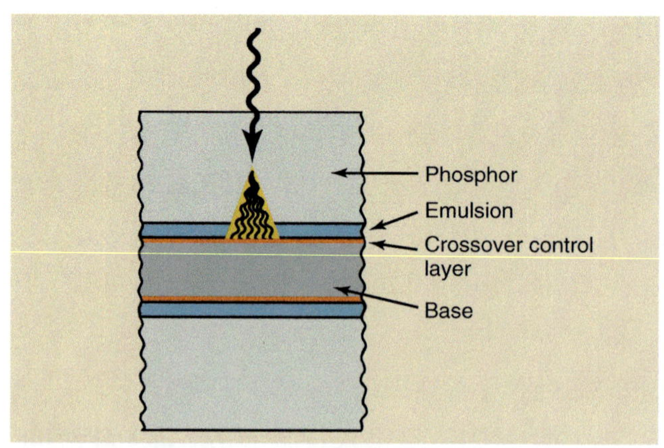

그림 12-5 크로스오버는 지지체 색소를 첨가함으로써 감소된다. 이 층을 크로스오버 조절층이라고 한다.

크로스오버 조절층은 3개의 중요한 특성을 가지고 있다. (1) 크로스오버 빛을 대부분 흡수, (2) 이것은 유제 내부로 확산되지 않지만 분리된 층으로 남는다. (3) 현상하는 동안 거의 제거된다.

크로스오버는 청색 또는 자외선을 방출하는 증감지의 사용으로 감약되거나 제거된다. 이 빛은 취화은 결정에 의해 더 강력하게 흡수된다. 또한 폴리에스테르 지지체는 자외선에 투과되지 않으므로 자외선 방출 증감지에는 크로스오버 현상이 없다.

스펙트럼 매칭. 현대의 증감지-필름의 선택에 있어서 가장 중요한 고려사항은 스펙트럼 흡수 특성이다. 1970년대 초 **희토류 증감지**가 도입된 이후 방사선사들은 특히 필름(여러 색상의 빛에 예민한 필름) 사용에 신중해야 하며, **스펙트럼 반응**은 증감지에 의해 방출되는 빛의 스펙트럼과 적당히 일치해야 한다.

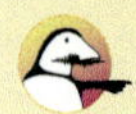
희토류 증감지는 희토류 원소로 만들어진다. 이 원소들의 원자번호는 57~71이다.

$CaWO_4$ 증감지는 청색과 청자색 빛을 방출하며 대부분 희토류 증감지로 대체되었다. 현재 많은 희토류 형광지는 자외선 청색, 녹색과 적색 빛을 방출한다. 모든 취화은 필름은 자색과 청색 빛에 반응하지만 염료로 스펙트럼 증감을 하지 않으면 녹색, 황색, 적색에는 반응하지 않는다. 만약 녹색 방출 증감지를 사용할 경우에는 청색뿐만 아니라 녹색 빛에도 반응하는 필름과 매치시켜야 한다. 이러한 필름을 **오소크로마틱(orthochromatic)**이라 하며 녹색 감정 필름이라고 부른다. 이것은 **팬크로마틱(panchromatic)**과 구별되며, 일반 사진에 사용하며 전체 가시광선 스펙트럼에 반응한다.

그림 12-6는 청색과 녹색 감성 필름의 스펙트럼 반응을 나타낸다. 청색 감성 필름은 청색이나 자외선 방출 형광지와 함께 사용해야만 한다. 녹색 감성 필름은 보통 녹색 발광 증감지와 함께 노출된다.

만일 자외선과 청색 스펙트럼 영역에만 감성이 있는 필름을 녹색 방출 증감지와 함께 사용하면 IR 감도는 대폭 감소하고 환자 선량도 증가하게 된다. 적절한 스펙트럼 일치는 적당한 증감지와 필름 결합을 선택함으로써 이루어진다.

상반 법칙. 한 필름의 총 노출은 노출시간에 의존하지 않는다는 것이 **상반 법칙(Reciprocity law)**의 정의이다. 이것은 다음과 같이 설명할 수 있다.

상반 법칙

노출=강도×시간=대조도 광학 농도

상반 법칙은 직접 X선 노출 필름에 적용된다. 산업용 방사선사는 이 효과를 보상해서는 안 된다. 필름이 X선용 증감지로부터 빛에 노출될 때 상반법칙은 실패한다.

아주 긴 노출이나 아주 짧은 노출을 하면 상반 법칙에 의해 예상되는 광학농도를 좀 더 낮출 수 있다. 방사선사는 이러한 사실을 알아야 한다.

상반 법칙 불궤(failure)는 노출시간이 길거나(유방촬영), 짧을 때(혈관촬영) 중요하다. 긴 노출이나 짧은 노출의 결과는 감도를 저하시키므로 방사선 사진 기술의 숙련이

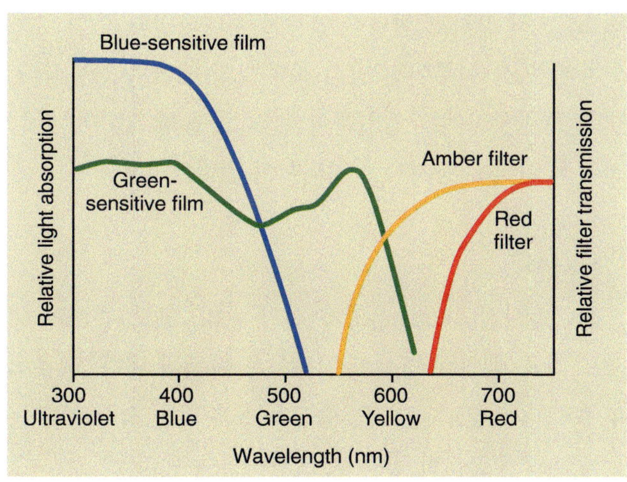

그림 12-6 청색과 녹색 감성의 X선 필름을 나타내며 각각은 호박색, 적색 안전등을 필요로 한다.

더욱 더 요구된다. 표 12-3은 노출시간의 함수에 따라 감도 손실의 근사치를 보여준다.

안전광. X선 필름은 암실에서 특히 주의해서 사용해야 한다. 대부분의 안전등은 칼라 필터가 있는 백열전구이다. **안전등**은 필름에는 감광되지 않고 암실을 조명할 수 있을 정도의 충분한 빛이 확보되어야 한다.

적당한 암실조명은 필터의 색뿐만 아니라 전구의 와트(W) 수 그리고 램프와 작업대 사이의 거리에 의해 좌우된다. 15 W 전구는 작업대로부터 5 ft(1.5 m)보다 더 가까워져서는 안 된다.

청색 감성 필름에는 **호박색 필터**가 사용된다. 호박색 필터는 청색 감성 필름의 550 nm보다 긴 파장의 빛을 투과시킨다.

호박색 필터의 사용은 녹색 감성 필름에 포그를 유발하므로 이 경우는 거의 600 nm에 가까운 빛만 투과시키는 적색 필터를 사용한다. **적색 필터**는 녹색과 청색 감성 필름에 적당하다. 그림 12-6는 호박색과 적색 안전 필터의 투과 특성의 근사치를 보여준다.

표 12-3 대략적인 상반 법칙 불궤

조사시간	비감도(%)
1 ms	95
10 ms	100
100 ms	100
1s	90
10s	60

직접 조사용 필름

필름과 함께 X선 사진용 증감지를 사용하면 촬영조건을 감소시키고 그 결과 환자 선량이 감소한다. 하지만 영상은 증감지를 사용하지 않고 노출했을 때보다 더욱 흐려진다. 과거의 일부 필름은 무증감지용으로 제작되었는데 얇은 신체 부위, 즉(피사체 대조도가 높고 방사선 위험이 낮은) 손, 발에 사용되었다.

대부분의 사지 검사에는 미립자, 고선예 증감지와 양면 유제 필름을 IR로 사용하였다. 1970년대 초까지 이러한 필름이 유방촬영용으로 사용되었는데 환자 선량이 매우 높은 경향이 있었다. 이 필름은 전형적으로 증감지-필름보다 10~100배 이상의 선량이 요구되며, 현재는 거의 사용되지 않는다.

이러한 종류의 필름을 직접 조사용 필름이라고 한다. 직접 조사용 필름 유제는 증감지-필름 유제보다 두껍고 직접 X선 상호작용을 향상시킬 수 있도록 취화은 유제의 농축도를 한층 더 높였다.

현상 후 양면 유제 필름은 양면 유제층이 서로 확장과 위축을 상쇄하므로 납작해진다.

하지만 단면 유제는 현상할 때 유제가 팽창하고 건조하는 동안 유제가 위축되므로 특별히 주의를 기울여야 한다. 단면 유제 필름의 지지체의 이면층은 현상하는 동안 유제의 팽창과 위축이 균형을 이룰 수 있도록 투명 젤라틴으로 도포한다.

유방촬영용 필름

유방촬영은 원래 공업용, 양면 유제의 직접 조사용 필름으로 만들어졌는데, X선량이 너무 높아 특수 필름으로 개발되었다.

유방촬영용 필름은 단면 증감지와 함께 노출될 수 있도록 설계한 단면 유제 필름이다. 현재 광범위하게 사용하고 있는 유방촬영용 증감지-필름 시스템은 녹색 방출의 터븀(terbium)이 도포되어 있는 녹색 감성의 Gd_2O_2S 증감지이다.

지지체 반대편의 표면은 유제와 지지체를 투과하는 증감지 빛의 반사를 감소시키는 특수한 빛 흡수 염료로 도포되어 있다. 이러한 작용을 **할레이션(halation)**이라 하며 흡수되는 염료는 **할레이션 방지막**이다. 이 할레이션 방지막은 모든 유방촬영용 필름뿐 아니라 단면 유제 증감지-필름에 사용된다. 이 방지막은 현상하는 동안 제거되어 더욱 밝게 볼 수 있다.

필름의 취급과 보존

방사선 영상 필름은 민감한 방사선 검출기이므로 취급에 유의해야 한다. 부적절한 취급과 보존은 진단을 저해하는 인공물을 가진 불량한 사진을 만든다. 이러한 이유로 필름은 구부러지거나 접히지 않도록, 거칠게 다루지 않아야 하고 주의 있게 취급해야 한다. 또한 손은 청결히 하고 로션은 피하는 것이 좋다.

부적절한 취급과 현상은 **인공오손**(artifacts: 가끔 필름에 나타나는 자국이나 가영상)을 야기한다. X선 필름은 압력에 민감하므로 거칠게 다루거나 손톱과 같은 예리한 물질로 누르면 현상된 필름에 인공물이 나타난다.

현상 전에 필름을 구부리면 줄 모양의 인공물이 생성되며, 손의 오염이나 증감지의 오염은 특별한 인공물을 생성한다. 정전기는 건조한 환경에서 특징적인 인공물을 만들어 낸다.

자동 현상을 하는 동안 낡고 더러운 이송 시스템을 사용하면 반복적으로 동일한 인공물을 유발한다.

온도와 습도

특히 방사선 영상 필름은 장기간 사용하면 고온과 습도에 민감해진다. 열은 필름에 포그를 증가시키고 대조도를 떨어뜨린다. 결과적으로 X선 필름은 20℃(68℉)보다 낮은 온도로 저장해야 한다. 높은 온도(>68℉)에서 보관하면 포그 증가로 인해 대조도가 감소한다.

결과적으로 X선 필름은 서늘하고 건조한 장소에 이상적으로 조절된 기온 조건으로 보관해야 하며 너무 건조한 곳에서의 보관은 부적절하다. 정전기에 의한 인공물은 상대습도가 약 40% 이하로 떨어질 때 발생할 수 있다.

빛

방사선 영상 필름은 어두운 곳에서 취급 보존해야 한다. 유제는 현상 전에 어떠한 빛(light)에 의해서도 감광될 수 있다. 만약 낮은 수준의 확산광이 필름에 노출되면 포그는 증가하며, 밝은 빛에 필름이 노출되거나 부분적 노출 시 진하고 선명한 인공물이 나타난다.

차폐가 잘 이루어진 암실에서 빛의 제어가 가능하다. 필름 보관상자에는 암실문이 열려 있을 때 열리지 않는 전기적 인터록 장치가 설치되어야 한다.

방사선

전리방사선(radiation)은 1차 선과 달리, 포그 증가와 대조도 감소에 의해 영상의 인공물을 만들어 낸다. 필름이 부주의하게 빛, X선, 열, 습도에 노출되면 영상 포그는 둔탁하고 불규칙한 광학 농도를 만들어 낸다.

암실은 보통 촬영실 옆에 위치하며 납으로 차폐시켜야 한다. 일반적으로 보관 선반과 필름 상자는 납으로 입혀져 있다.

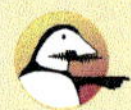

현상되지 않은 필름의 포그를 유발하는 수준은 약 2 μGy_a(0.2 mR)이다.

방사선 영상 필름은 인체에 비해 X선 노출에 더 민감하기 때문에, 필름을 보호하는 데 더 많은 납이 요구된다. 납벽의 두께는 2 μGy_a 이하의 노출을 유지하기 위해 설계된다.

잠상의 형성

X선이 환자를 투과하여 증감지와 필름에 입사되면 유제에 1차적으로 다양한 빛에너지를 부과하고 취화은 결정원자와 광전효과를 일으킨다. 이 에너지는 피사체나 해부학적 구조물에 부과된다.

노출 후 영상은 즉시 필름상에 나타나지 않는다. 그러나 불가시 영상이 존재하며, 이를 **잠상**이라 한다. 적절한 화학현상을 거쳐 잠상이 **가시상**이 된다.

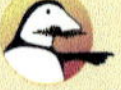

잠상은 취화은 결정에서 유래한 불가시적 변화이다.

취화은 결정체

그림 12-7과 같이 은, 브롬, 요오드 원자는 이온 형태의 **입방격자**로 혼합되어 있다. 은은 양이온이며 브롬과 요오드는 음이온이다. 취화은 이온 결정이 형성될 때 각 은 원자는 외각 전자를 느슨하게 하여 취화 원자와 접촉한다.

은 원자는 전자가 없으므로 양으로 대전되며 Ag^+이

된다. 브롬 이온과 요오드 원자는 각각 하나의 독특한 전자를 갖기 때문에 음으로 대전된 이온이다(각각 Br^-, I^-).

> 이온은 아주 많은 전자나 아주 적은 전자를 갖기 때문에 전하를 가질 수 있다.

취화은 결정(silver halide crystal)은 다이아몬드와 같은 결정처럼 딱딱하지 않다. 어떤 상태에서는 원자와 전자가 취화은 내에서 자유롭게 이동한다.

취소 이온, 브롬, 요오드는 결정 표면을 따라 최대의 집중도를 나타낸다. 그러므로 취화은 결정은 음의 표면 전하를 가지며 이것이 **간질성** 은 이온으로 결정 내부의 은 이온과 양전하와의 조화를 이룬다. 취화은 결정 구조의 고유 결함인 **Frankel 결함**은 간질성 은 이온과 은 이온 공위로 구성된다. 그림 12-8은 취화은 결정의 모델을 나타내었다.

취화은 결정과 광자의 상호작용

증감지로부터 방출된 빛 광자가 필름과 상호작용했을 때, 잠상을 형성하는 은과 할로겐 원자들(Ag, Br, I)이 상호작용한다. 이 상호작용은 그림 12-9(A)와 같이 결정체 내에서 전자들을 방출한다.

2차 전자의 형성

$Br^- + 광자 \rightarrow Br + e^-$

이 전자들은 그림 12-9(B)와 같이 결정체 내에서 먼 거리를 이동할 만큼의 충분한 에너지로 방출된다. 결정체 내를 가로지르는 동안, 전자들은 결정체 격자로부터 추가적인 전자들을 방출시키기에 충분한 에너지를 가질 수 있다.

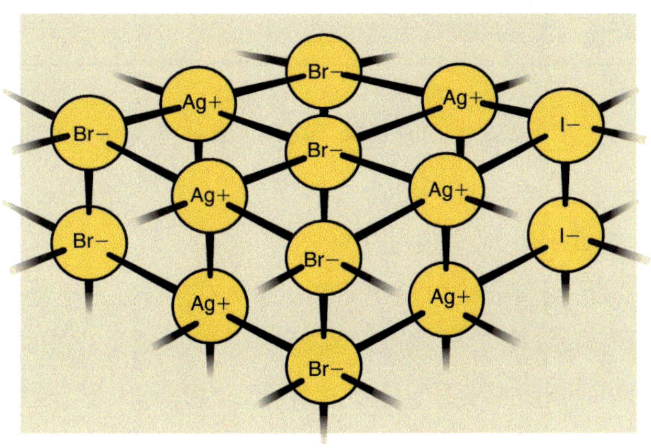

그림 12-7 취화은 결정 격자는 이온을 함유한다. 전자는 은 원자로부터의 브롬과 요오드 원자에 차입된다.

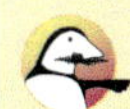

> 증감지의 가시광선에 의한 상호작용이든 직접 X선 조사에 의한 상호작용이든 결과는 동일하다.

2차 전자는 감광핵으로부터 흡수작용에 의해 자유로워지며 포획된다. 감광핵은 광전자를 포획하여 음으로 대전되며, 그 중심은 그림 12-9(C)와 같이 이동성 은 이온을 끌어들인다.

금속 은의 형성

$e^- + Ag^+ \rightarrow Ag$

감광핵에 전자가 주어지면 음전하를 띠게 되어 이동성 은은 간질성 은 이온을 끌어당겨 감광핵 내의 은 이온은 전자로 인하여 중성화된다.

잠 상

감광핵에서 전자가 집중하여 음전하 영역을 생성

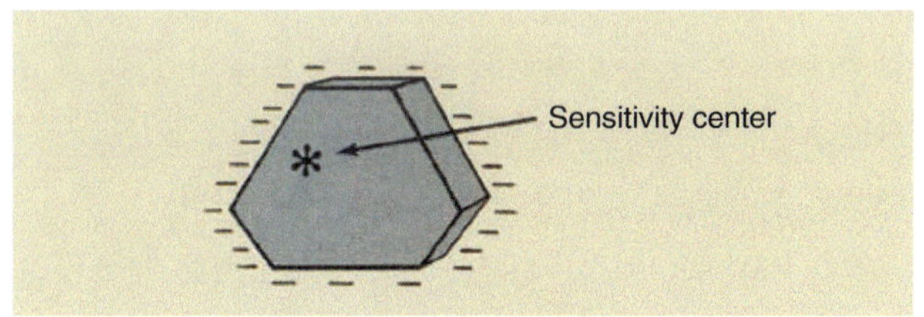

그림 12-8 감광핵을 강조하는 취화은 결정의 모델과 그 표면에 음 이온의 농축

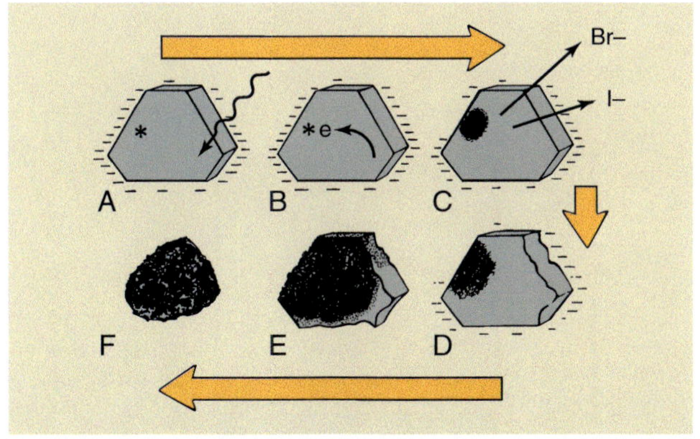

그림 12-9 잠상의 생성과 가시광으로의 변환은 동시에 여러 과정을 필요로 한다. (A) X선의 상호작용은 전자를 느슨하게 한다. (B) 이 전자들은 감광핵으로 이동한다. (C) 감광핵에서 간질상 은 이온의 유인에 의해 은 원자가 생성된다. (D) 이 과정을 여러 번 반복하여 은 원자를 축적한다. (E) 잔여 취화은은 현상하는 동안 은으로 변환된다. (F) 은 입자가 형성된다.

한다. 취소 원소는 결정으로부터 제거되며 양의 은 이온은 정전적으로 감광핵으로 당겨진다. 양 이온은 감광핵으로 이동한 후 전자에 의해 중성화되고 금속 은으로 변환된다.

브롬화은(AgBr) 결정은 최적의 노출상태와 현상에 의해 감광핵에 4~10 원자들이 집합되고, 이러한 은 침착은 그림 12-9(D)와 같이 관찰되지 않으며 현미경으로도 보이지 않는다.

은 원자의 집합을 **잠상핵**이라 한다. 현상하는 동안 가시적 은의 양이 그림 12-9(E)와 같은 사진영상을 만들어 낸다.

마지막으로 감광핵에 침착된 은을 가진 격자는 그림 12-9(F)와 같이 흑화 입자로 현상되고, 현상은 잠상을 가시상으로 전환하는 화학적 과정이다. 현상과정은 중요한 부분이기 때문에 다음 장에서 다루도록 한다.

방사선 영상 증감지의 구조

X선을 검출하여 해부학적 구조를 영상화하기 위해 필름을 사용하는 것은 유용하지 않다. 사실 1% 미만의 X선이 필름과 상호작용하여 잠상에 기여한다.

필름만을 사용하면 환자 선량이 높아지므로 대부분 X선 사진은 증감지와 필름을 결합하여 만들어진다. 증감지는 X선 에너지를 가시광선으로 전환하며, 이후 가시광선은 필름과 상호작용하여 잠상을 형성한다.

증감지에 부딪친 약 30%의 X선이 증감지와 상호작용하며, 이 작용에 의해 많은 수의 가시광자가 방출된다.

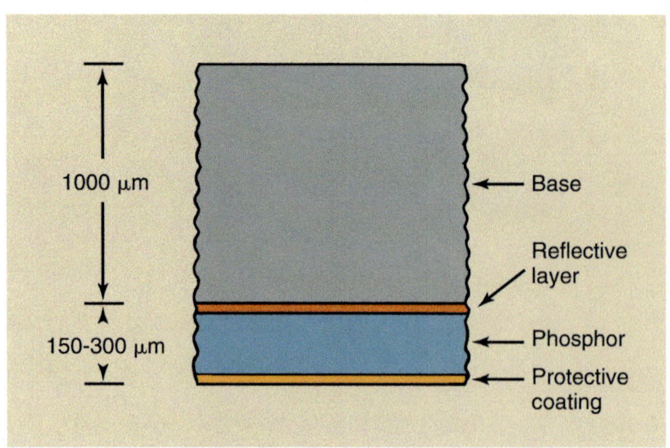

그림 12-10 증감지의 단면 영상으로 4개의 기본 층을 보여준다.

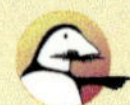

증감지는 증감지-필름 카세트에 도달하는 상 형성의 X선의 작용을 증폭시킨다.

한편 X선 필름용 증감지의 사용으로 환자 선량을 상당히 낮출 수 있으나 상에 흐림이 발생한다. 그러나 현재 사용되는 증감지는 영상의 흐림이 심각하지 않다.

X선용 증감지는 유연한 플라스틱 판이나 마분지와 유사하며, 필름 크기에 따라 크기가 다양하다.

보통 X선 필름은 2장의 증감지 사이에 끼워져 있다. 이 필름은 지지체를 중심으로 양면에 유제가 도포되어 있으므로 **양면 유제 필름**이라 한다. 대부분의 증감지는 4개의 구분된 층으로 이루어져 있고 이 단면은 그림 12-10과 같다.

보호층

필름에서 가장 가까운 증감지층이 **보호층**(protective coating)이다. 이 층은 두께가 10~20 μm이며 취급 시 손상이나 마모되지 않도록 증감지 표면에 부착하며, 정전기 발생을 막고, 형광의 활성을 방해하지 않도록 한다. 보호층은 빛을 투과하는 성질이 있다.

형광체

증감지의 활성층은 **형광물질**로 이루어져 있다. 형광은 X선이 자극하는 동안 빛을 방출하며, 형광층의 두께는 증감지 형태에 따라 50~300 μm로 다양하다. 약 1980년경 대부분 형광 활성체는 폴리머 주형(polymer matrix)에 끼워 넣은 **텅스텐산 칼슘** 결정이었다.

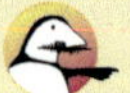

형광은 X선을 빛으로 변환시킨다.

어두운 곳에서 카세트를 열어 조정실의 보호창을 통해 관찰함으로써 확인할 수 있으며, X선용 증감지는 X선이 조사될 때 밝게 빛난다.

많은 물질들이 이 방법으로 반응하지만 X선 사진술은 상자 12-1과 같은 특성들을 갖추어야 할 필요가 있다. 수년 동안 여러 물질들이 형광체로 사용되어 왔다. 이러한 특성을 나타내는 물질에는 **텅스텐산 칼슘**(calcium tungstate), **황화 아연**(zinc sulfide), **황화 납 바륨**(barium lead

상자 12-1 X선 필름용 증감지 형광의 특성

- 형광은 높은 X선 흡수를 위해 **높은 원자번호**를 가져야 한다. 이를 검출기 **양자효율**(DQE)이라 한다.
- **형광**은 X선 흡수 당 많은 양의 빛을 방출해야 한다. 이를 X선 **변환효율**(CE)이라 한다.
- 방출된 빛은 필름 감도와 일치하기 위해 적당한 파장이어야 한다. 이를 **스펙트럼 일치**라 한다.
- 잔광은 X선의 형광 노출 후에 계속적인 빛 방출이며 최소화해야 한다.
- 형광은 열, 습도, 다른 환경적 조건에 의해 영향을 받지 않아야 한다.

sulfate) 등이 있다. 희토류 원소는 **가돌리늄**(Gd), **란탄**(La), **이트륨**(Y)이며 새로운 형광물질로서 감도가 더욱 빠른 형광체이다.

뢴트겐은 아주 우연히 X선을 발견하였다. 그는 시안화 **백금 바륨**의 형광을 관찰하였는데, 이 형광은 전리방사선학에 성공적으로 적용되지 못했다. 뢴트겐의 X선 발견 1년 후에 미국 발명가 에디슨(Thomas A. Edison)은 텅스텐산 칼슘을 개발했다. 비록 에디슨이 20세기가 시작되기 전 X선 필름용 증감지가 사용될 수 있음을 언급하였으나 증감지-필름 결합은 1차 대전 시까지 상용화되지 못했다. 텅스텐산 칼슘이 향상된 제조기술과 품질관리 과정을 거쳐 거의 모든 X선 사진술에 우수하게 사용된다는 사실이 입증되어 1970년대까지 거의 독점적으로 형광체로 사용되어 왔다.

이후 희토류 형광체가 전리방사선학에 사용되었다.

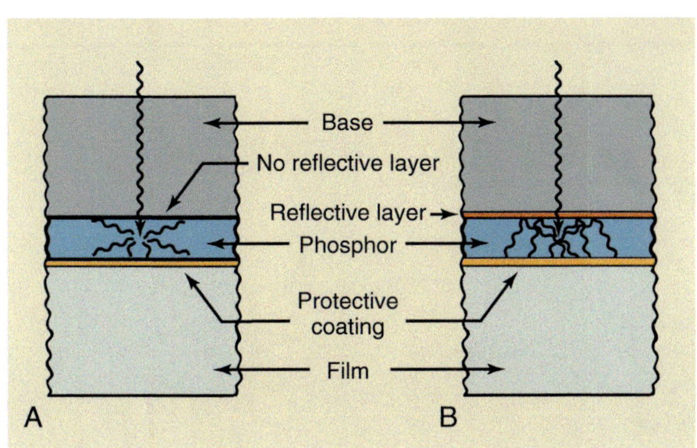

그림 12-11 반사층이 없는 증감지는 반사층을 가진 증감지에 비해 필름에 도달하는 빛 광자가 더 적으므로 비효율적이다. (A) 반사층이 없는 증감지. (B) 반사층이 있는 증감지.

이 증감지는 텅스텐산 칼슘보다 감도가 좋고 X선 영상의 여러 형태로 유용하게 취급되었다. 희토류 형광체를 사용함으로써 더 낮은 환자 선량과 X선관의 열적 압박 그리고 X선실의 차폐를 감소시키는 결과를 가져왔다.

증감지 영상 특성의 차이점은 1차적으로 형광체 구성 성분의 차이에 기인한다. 형광체의 두께와 형광 결정체의 농도와 크기가 증감지 작용에 영향을 미친다. 형광층 두께는 약 50~300 μm, 각 형광 입자의 크기는 5~15 μm이다.

반사층

형광층과 지지체 사이에는 그림 12-11과 같이 반사층(reflective layer)이 있으며 두께는 약 25 μm이다. 마그네슘 산화물(MgO)이나 티타늄 이산화물(TiO_2)과 같은 빛나는 물질로 이루어져 있다. X선이 형광체와 상호작용할 때 빛은 같은 방향으로 방출된다.

이 빛의 절반 이하가 필름 쪽으로 방출되는데, 반사층은 다른 방향으로 향하는 빛을 필름 쪽으로 향하게 한다. 반사층은 증감지 효율을 증진시키고, 필름에 도달하는 빛 광자를 약 2배 증가하게 한다.

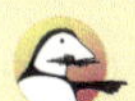

*등방향 방출*은 X선이 모든 방향으로 같은 강도로 방출되는 것을 말한다.

지지체

필름으로부터 가장 멀리 있는 층이 **지지체**(base)이다. 지지체는 약 1 mm 두께로 형광체 층의 지지 역할을 한다. 폴리에스테르가 가장 일반적인 지지체 재료로 이용된다.

증감지 특성

외부 자극에 반응하여 빛을 방출하는 물질은 **발광물질** 또는 **형광체**(phosphor)라 하고 방출된 가시광을 **발광**이라 한다. 전기적인 전류(형광빛), 생화학 반응(반딧불), 가시광(시계 다이얼), 그리고 X선(증감지)을 포함한 다양한 자극원은 물질에서 발광을 야기한다.

발광은 특성 X선 방출과 매우 유사하다. 그러나 그림 12-12과 같이 **외각궤도**의 전자들과 관련이 있다. 증감지에서 단일 X선의 흡수는 수천 개의 빛 광자 방출을 야기한다.

외각궤도의 전자는 발광물질이 자극되었을 때 들뜬 에너지 상태로 옮겨진다. 이것은 궤도에 빈 공간을 만들고 불안정한 상태를 이룬다. 이 홀은 여기된 전자가 정상 상태로 되돌아올 때 채워지고, 천이는 가시광선 광자의 방출 결과로 나타난다.

외각 전자에 대한 여기 에너지 상태의 범위는 좁고 이러한 상태는 형광체의 구조에 의존한다. 방출광의 파장은 여기 에너지와 형광체의 특징에 의해 결정된다. 즉 발광물질은 특정한 색의 빛을 방출한다.

발광의 종류에는 크게 2가지 유형이 있다. 형광체가 자극되는 동안에만 가시광이 방출된다면 이 과정을 **형광**(fluorescence)이라 한다. 이와 다르게 형광체가 자극 후에 빛을 계속 방출하면 **인광**(phosphorescence)이라 한다.

증감지의 3가지 주요 특성에는 감도(speed), 영상 잡음(image noise), 그리고 공간 분해능(spatial resolution)이 있다.

증감지는 환자 선량을 감소시키기 위해 이용되기 때문에 선량 감소의 크기도 하나의 특징이 된다. 이 특성은 **증감인자**(intensification factor; IF)라 하며 증감지 **감도**와 관계가 있다.

증감지 감도

많은 형태의 방사선 사진 증감지가 사용되고 있으며 각 제조업자들은 서로 다른 이름으로 이들을 구분한다. 전반적으로 증감지는 수치로 표현되는 상대 감도에 의해 분류된다. 증감지의 상대 감도는 100(저감도, 저선예도)~1,200(초고감도)의 범위를 갖는다.

증감지 감도는 얼마나 효율적으로 X선을 빛으로 전환하는가를 묘사하는 상대적 수치이다. 평균 감도의 텅스텐산 칼슘 증감지는 100의 수치로 할당되며, 모든 다른 증감지와 비교할 수 있는 기준으로 작용한다. 텅스텐산 칼슘 증감지는 이제 좀처럼 사용되지 않는다. 고감도의 희토류 증감지는 약 1,200의 상대 감도를 가지고 있으며, 고선예도 증감지는 약 50~80의 상대 감도를 갖는다. 이와 또 다른 특성은 표 12-4에 요약하였다.

표 12-4 전형적인 X선 사진용 증감지 특성

형광의 특성	증감지 형태	
	텅스텐산 칼슘	산화유황, Y, La, Gd의 산화취화물
빛 방출	청색	녹색 또는 청색
대략적인 감도	50~200	80~1,200
증감률	20~100	40~400
분해능	8~15	8~15

X선 사진용 증감지의 감도는 환자 선량과 관계된 어떤 정보도 전달하지 못한다. 이 정보는 증감계수(IF)와 연관된다. IF는 증감지 없이 어떤 사진 농도를 내기 위해 필요한 조사선량과 증감지를 사용하여 동일 농도를 내기 위해 필요한 조사선량의 비율로 정의된다.

한 증감지와 다른 증감지를 비교하기 위해 선택되는 사진 농도는 1.0이다. IF 값은 증감지 사용에 따른 선량 감약을 결정하기 위해 사용될 수 있다.

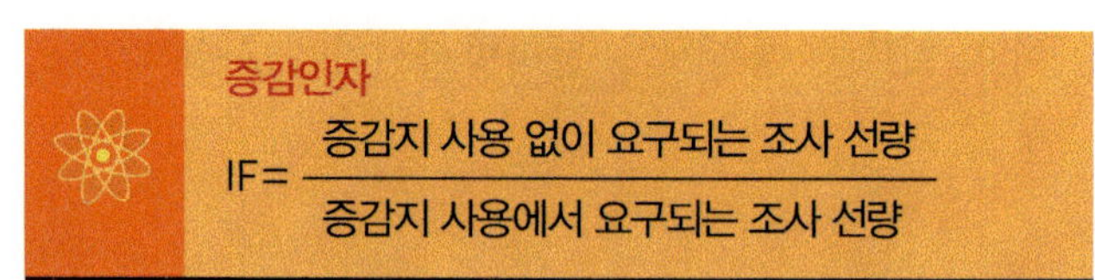

증감인자

$$IF = \frac{\text{증감지 사용 없이 요구되는 조사 선량}}{\text{증감지 사용에서 요구되는 조사 선량}}$$

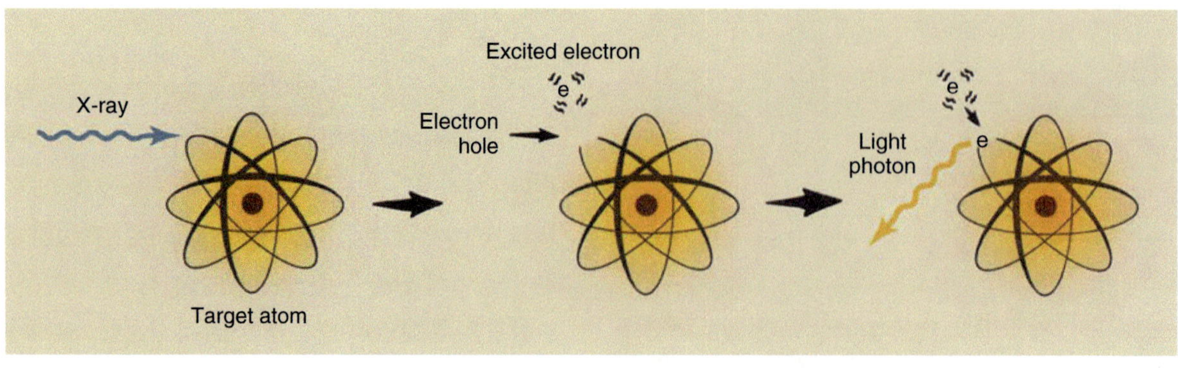

그림 12-12 형광은 외각 전자가 여기상태로 올라갈 때 발생하며 빛 광자의 방출로 인해 정상 상태로 되돌아간다.

상자 12-2 방사선사가 통제할 수 없는 X선 사진 증감지의 특성

- **형광물질 구성.** 희토류 형광체는 효율적으로 X선을 가시광선으로 전환시킨다.
- **형광체 두께.** 형광체 층이 두꺼울수록 DQE는 더 커진다. 고감도 증감지는 형광체 두께가 두껍다. 고선예 증감지는 얇은 형광층 두께를 가진다.
- **반사층.** 반사층의 존재는 증감지 감도와 영상 흐림을 증가시킨다.
- **염료.** 빛 흡수 염료는 빛의 확산을 제어하기 위해 일부 형광체에 부가된다. 이 염료는 공간 분해능을 향상시키나 감도를 저하시킨다.
- **입자 크기.** 더욱 큰 형광체 입자는 X선 상호작용에 의해 더 많은 빛을 생성한다. 고선예 증감지 입자의 크기는 고감도 증감지 입자의 약 1/20이다.
- **형광 입자의 농도.** 더욱 큰 입자 농도는 증감지 감도를 더 크게 한다.

질문: X선 사진 증감지의 감도 100으로 골반 검사를 75 kVp, 50 mAs로 시행하여 피부 표면 선량 200 mR(2 mGy_a)의 결과가 나왔다. 이와 비슷한 검사를 증감지 없이 시행하여 6,400 mR(64 mGy_a)의 ESE(entrance skin exposure)의 결과를 나타냈다. 대략적인 증감지-필름 결합의 IF는 얼마인가?

해답: IF = 64/2 = 32

여러 요소들이 X선 사진용 증감지 감도에 영향을 준다. 이 가운데 일부는 방사선사에 의해 조절될 수 있다. 결국 증감지 감도는 형광과 상호작용하는 X선의 상대적 수치에 의해 결정되며, 얼마나 효율적으로 X선 에너지를 가시광선으로 전환하는가에 의해 좌우된다.

상자 12-2은 증감지 감도에 영향을 주는 X선 사진용 증감지의 특성을 보여주며, **이 특성들은 방사선사가 제어할 수 없다.** 이것은 상대적으로 중요한 순서대로 열거한 것이다.

X선 사진용 증감지에 영향을 주는 몇몇 요소들은 **방사선사에 의해 통제될 수 있다.** 이것들은 선질, 영상의 현상과 온도를 포함한다.

선질. X선관의 관전압을 높이면 그림 12-13과 같이 증감계수(IF)가 증가한다. 이것은 비록 제9장에서 X선 흡수에 대한 논의와는 상반된 것처럼 보이나 실제로는 그렇지 않다.

제9장에서 X선 흡수는 관전압의 증가에 따라 감소되었음을 보여주었다. 하지만 IF는 X선 사진 필름의 단독 사용에 대한 X선 증감지 사용의 흡수비이다.

증감지는 필름보다 높은 유효 원자번호를 가지고 있다. 따라서 증감지의 진흡수는 관전압 증가에 따라 감소하며, 필름의 진흡수와 비교한 상대흡수는 증가한다. 70 kVp에서 전형적인 중간 감도급 증감지 IF는 60이며, 희토류 증감지의 IF는 150이다.

사진 현상. X선 사진 필름이 빛에 노출될 때 유제의 표면층만이 영향을 미친다. 유제는 필름이 X선에 노출될 때 전반적으로 균등하게 영향을 받는다.

그러므로 증감지-필름에 대한 과도한 현상시간은 지지체 가까이에 있는 유제가 잠상을 함유하고 있지 않으므로, IF를 낮추는 결과를 야기한다. 그러나 현상액이 유제 깊숙이 침투할 충분한 시간이 허용된다면 은으로 환원될 수 있다. 증감지와 함께 사용될 목적으로 제조된 필름은 직접 조사용으로 제조된 유제보다 얇은 유제층을 갖고 있으므로 이 두 유형의 필름은 그다지 영향을 미치지 않는다.

온도. X선 사진용 증감지는 높은 온도보다 낮은 온도에서 X선 상호작용에 의해 더 많은 빛을 방출한다. 결과적으로 IF는 높은 온도에서 더욱 낮아진다. 온도는 제한된 환경에서는 임상적으로 덜 중요하지만 높고 낮은 기후의 야외 작업에서 중요할 수 있다.

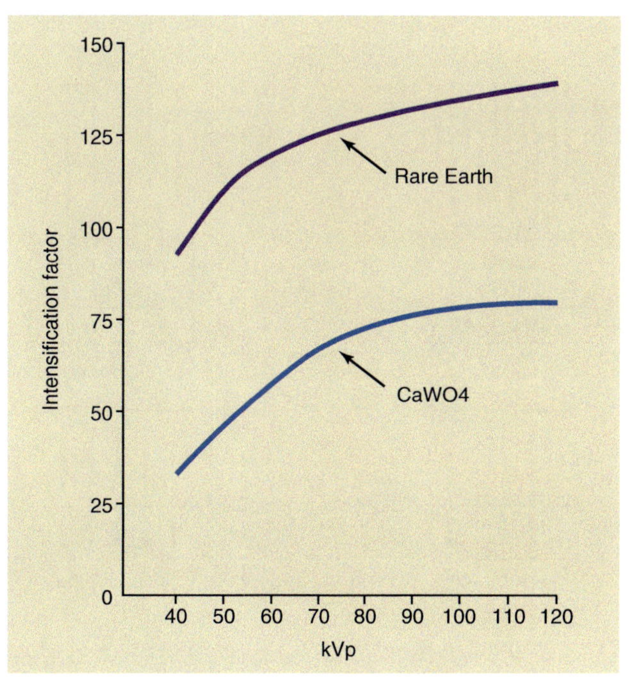

그림 12-13 관전압에 따른 증감계수의 대략적 변화를 보여준다.

영상 잡음

영상 잡음(image noise)은 사진상에 반점 형태로 나타나며, 고감도 증감지와 높은 관전압을 사용할 때 출현하기도 한다. 노이즈는 영상 대조도를 감소시킨다.

희토류 X선 사진용 증감지는 2가지 중요한 특성 때문에 감도를 증가시킨다. 이 2가지는 다른 형태의 증감지에 비해 훨씬 크게 나타난다. 첫째, 증감지에 의해 흡수한 X선율이 크며, 이것을 **양자효율(DQE)**이라 한다. 둘째, 흡수한 각 X선에서 방출한 빛의 총량이 크며, 이것을 **변환효율(CE)**이라 한다.

그림 12-14는 CE의 증가가 영상 노이즈를 증가시키는 원인을 보여준다. 반면 DQE의 증가는 그렇지 않다. 그림 12-14(A)에서 텅스텐산 칼슘 증감지는 20%의 DQE와 5%의 CE를 갖는다. 10mAs의 촬영조건으로 증감지에 1,000개의 X선 입사를 일으키고, 이 가운데 200개가 흡수되며, 결과적으로 10개의 X선과 동등한 빛 광자를 발생시킨다. 이때 이 시스템은 100의 감도를 갖는다고 할 수 있다.

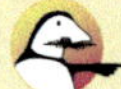 높은 변환효율은 노이즈를 증가시킨다.

그림 12-14(B)와 같이 형광체의 두께가 2배가 되면 DQE는 약 40%로 증가하며 mAs는 5 mAs로 줄어들 수 있다. 현재 감도가 200이지만 동등한 수의 X선이 흡수되므로 노이즈의 증가는 일어나지 않는다.

하지만 형광체가 10%의 CE로 변화하면 감도는 그림 12-14(C)와 같이 노이즈 증가로 인해 2배가 된다. 증감지는 X선 흡수당 약 2배의 빛이 방출되기 때문에 200감도의 증감지가 될 수 있으며, 절반의 X선이 필요하므로 결과적으로 영상 노이즈를 구성하는 **양자 반점**을 증가시킨다.

양자 반점은 매우 빠른 감도의 증감지-필름 시스템을 직접 사용한 결과로 나타나기도 한다. 이 시스템은 매우 적은 양의 노출을 필요로 하며 그 결과 입자 반점 또는 영상 얼룩을 발생시킨다.

실질적으로 동일한 공간 분해능의 희토류 증감지의 감도는 텅스텐산 칼슘보다 최소 2배 정도 빠르지만 특별한 노이즈의 증가는 없다. 희토류 증감지는 더 높은 DQE와 CE를 갖는다. 하지만 감도는 기본적으로 DQE에 기인한다.

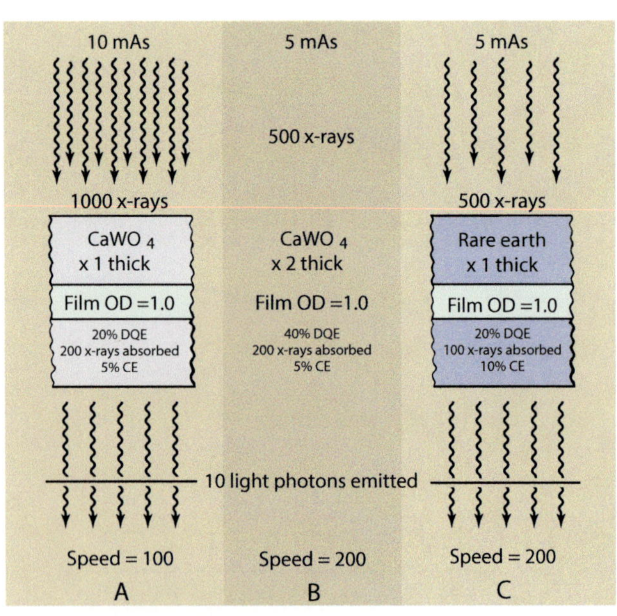

그림 12-14 높은 변환효율일 경우 영상 노이즈도 증가하지만 높은 DQE와는 관련이 없다.

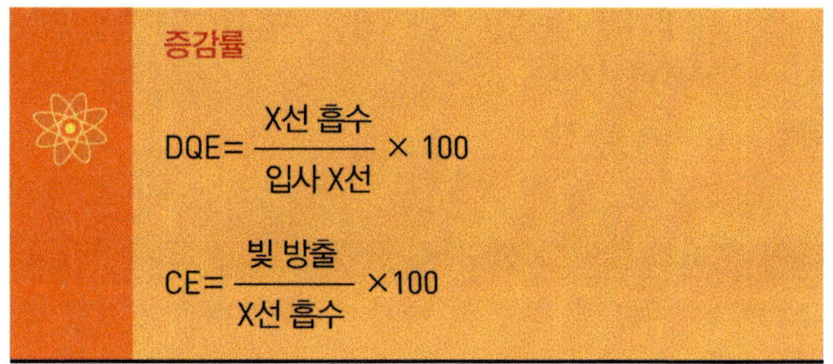

$$DQE = \frac{\text{X선 흡수}}{\text{입사 X선}} \times 100$$

$$CE = \frac{\text{빛 방출}}{\text{X선 흡수}} \times 100$$

공간 분해능

방사선사는 화질을 묘사할 때 **영상 선예도** 또는 **가시적 선예도**라는 표현을 사용하기도 한다. 이러한 질적 용어는 공간 분해능(spatial resolution)과 대조도 분해능의 양적인 수치와 결합하여 사용한다. *공간 분해능*은 작은 피사체를 얼마나 영상화할 수 있는가를 말하며, *대조도 분해능*은 간과 췌장 또는 회백질과 백질과 같은 유사한 조직을 영상화할 수 있는 능력을 말한다.

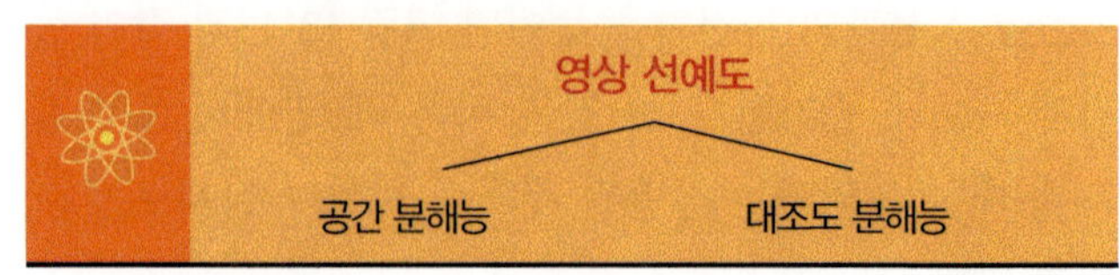

X선 사진용 증감지의 사용은 X선의 영상화 과정에 1단계를 추가한다. X선 사진용 증감지는 직접 조사 X선

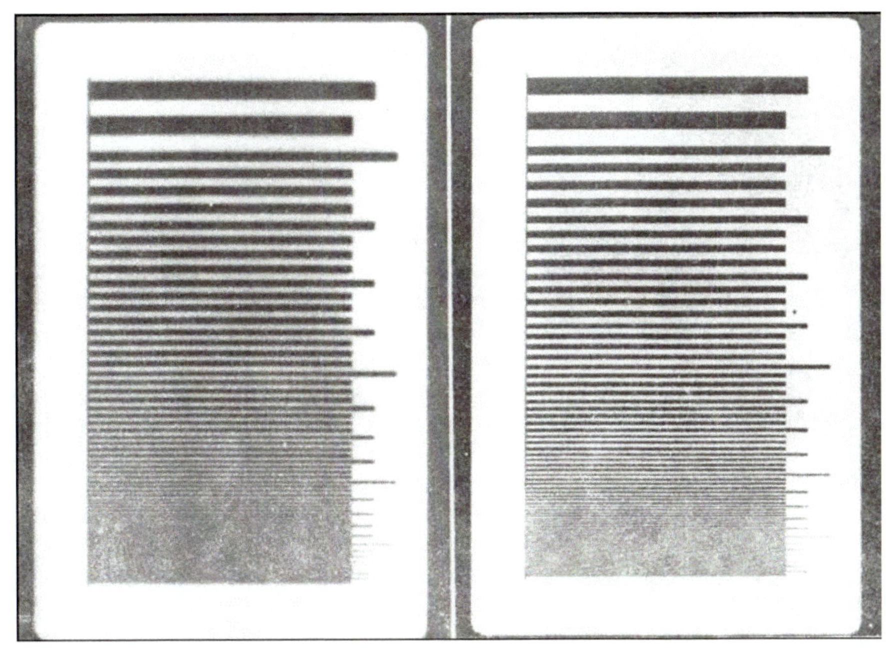

그림 12-15 직접 조사 필름으로 X선 테스트 패턴의 영상이 만들어진다(우측). 중간 감도의 증감지-필름 결합(좌측). 이 둘의 영상 흐림의 차이는 분명하다.

사진에 비해 더 낮은 공간 분해능을 갖는 불이익을 가지고 있다.

공간 분해능은 여러 방법으로 측정되며 수치로 나타낼 수 있다. 공간 분해능은 기본적으로 유효 초점 크기에 의해 제한된다.

초점 내에 있는 사진상은 양호한 공간 분해능을 보여준다. 초점을 벗어난 것은 불량한 공간 분해능을 나타내며 더 큰 영상 흐림을 나타낸다. 그림 12-15은 직접 조사 X선 필름과 중간 감도 증감지-필름 결합의 테스트 패턴을 영상화하여 나타냈다.

이러한 테스트 패턴을 선쌍 테스트 패턴이라고 하며, 동일한 크기의 중간 간격에 의해 분리된 납줄로 이루어진다. 공간 분해능은 영상의 lp/mm로 표시할 수 있으며, 이 수치가 높을수록 영상화되는 피사체는 작아지며 공간 분해능은 높아진다.

표 12-4와 같이 감도가 높은 증감지는 7 lp/mm를 분해할 수 있고, 선예도가 높은 증감지는 15 lp/mm를 분해할 수 있다. 직접 조사 필름은 50 lp/mm를 분해할 수 있으며, 육안으로는 약 10 lp/mm를 분해할 수 있다.

X선이 증감지 형광과 상호작용할 때 방출된 빛에 의해서 활성화되는 필름 유제 부분은 직접 X선 조사에 의한 것보다 크다. 이러한 상황은 공간 분해능을 감약시키거나 영상 흐림을 증가시킨다.

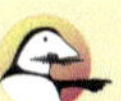

일반적으로 IF의 증가는 공간 분해능을 감소시킨다.

고감도 증감지는 낮은 공간 분해능을 가지며 미세 증감지는 높은 공간 분해능을 가진다. 더 작은 형광체 입자와 더 얇은 형광층에 의해 공간 분해능이 향상된다. 그림 12-16은 이와 같은 요소가 공간 분해능에 얼마나 영향을 미치는가를 보여준다. 불행히도 이런 요소들은 방사선사에 의해 조절될 수 없다.

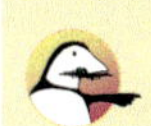

유방촬영에서 증감지는 X선원으로부터 먼 필름 유제면 쪽과 접촉하여 위치하므로 증감지 흐림을 감약시키고, 공간 분해능을 향상시킨다.

그림 12-16의 양쪽 모두에서 X선이 입사한 후 곧이어 형광체와 상호작용한다. 그 결과 증감지 흐림이 야기되며, 더 얇은 증감지에서 감약된다.

유방 영상에서 공간 분해능은 카세트의 한쪽에만 단일 유제 필름을 위치시킴으로써 향상된다.

증감지-필름 결합

증감지와 필름은 상호 보완, 즉 받아들일 수 있는 환

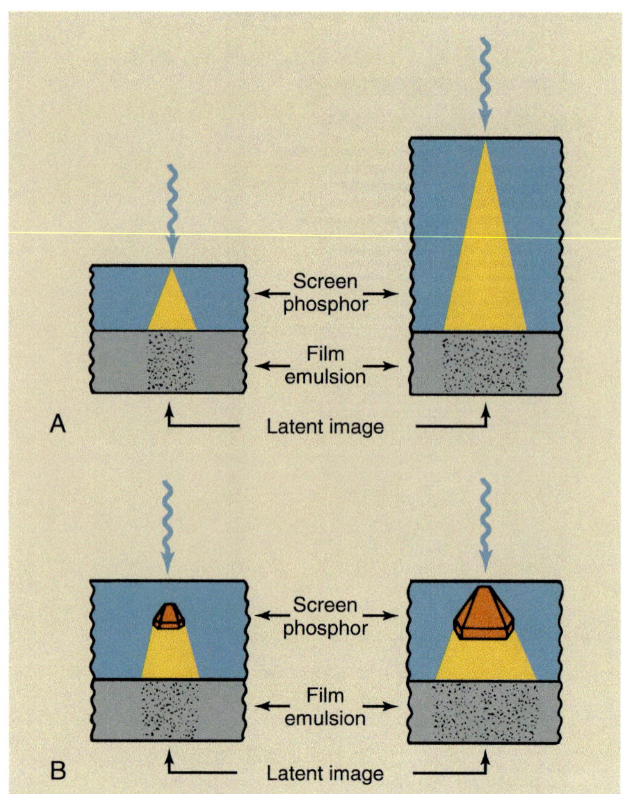

그림 12-16 (A) 공간 분해능의 감약은 형광체층이 두꺼울 때 더욱 커진다. (B) 입자 크기가 클 때 공간 분해능의 감약은 더욱 커진다. 이와 같은 상황은 증감지 감도를 증가시키며, 입사 X선당 좀 더 많은 수의 광자를 생성함으로써 환자 선량을 감소시킨다.

자 선량에서 영상의 질을 보장하기 위해 제조된다.

증감지는 항상 거의 쌍으로 이용된다. 그림 12-17은 증감지 앞과 뒤에 양면 유제 필름이 있는 카세트의 단면이다. 잠상의 형성은 양쪽 증감지에서 거의 동등하게 나뉘어지고 X선 상호작용에 의해 직접 기여하는 정도는 1%도 안 된다. 각 증감지는 근접한 유제를 노출시킨다.

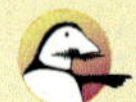

증감지-필름의 조합은 필수적이며 증감지가 디자인될 때 함께 사용하도록 설계된다.

환자 선량의 감소와 함께, IR에서 증감지의 이용은 상자 12-3과 같은 몇 가지 장점을 제공한다. 이러한 장점들을 얻기 위해서는 적절한 선택, 조작, 그리고 증감지-필름 조합의 이용이 요구된다.

카세트

카세트(cassette)는 필름과 X선 사진용 증감지를 수용하는 딱딱한 홀더이다. X선원이 부딪히는 면인 전면 덮개는 플라스틱과 같은 낮은 원자번호의 물질로 만들어지

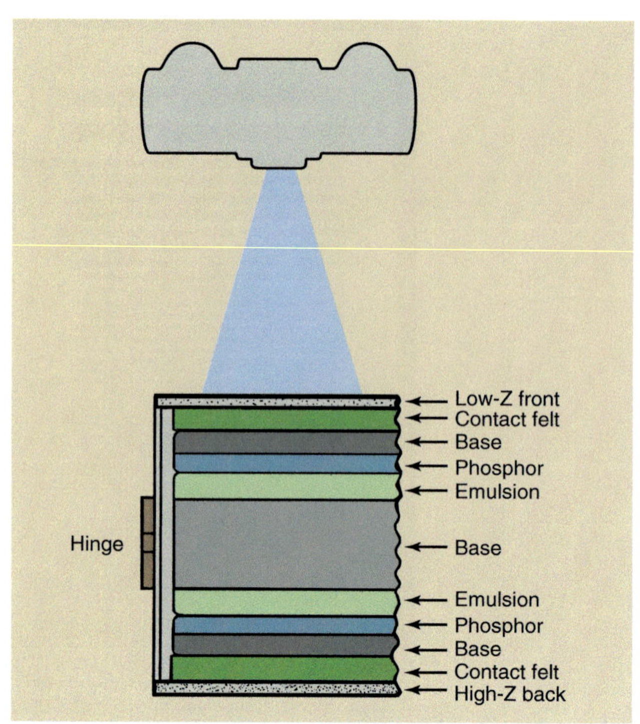

그림 12-17 전후면 증감지와 양면 유제 필름을 함유한 카세트의 단면

상자 12-3 적절한 증감지-필름 사용의 장점

증가
- kVp 선택의 유연성
- 사진 대조도의 조절
- 더 작은 초점을 사용할 때 공간 분해능
- 확대 촬영을 위한 용량

감소
- 환자 선량
- 직업 피폭
- X선관 열 생성
- X선 조사시간
- X선관 전류
- 초점 크기

기 때문에 얇지만 견고하다. 카세트의 전면 덮개는 X선 빔을 최소한으로 감약하기 위해 디자인된다.

전면 덮개의 안쪽에 전면 증감지가 부착되며, 후면 덮개에 후면 증감지가 부착된다. X선 사진용 필름은 2장의 증감지 사이에 위치한다.

각 증감지와 카세트 덮개 사이에 방사선 투과성 플라스틱 폼과 같은 **압박기구**가 있다. 이것은 카세트를 닫거나 잠글 때 증감지-필름 접촉을 더욱 강하게 한다.

후면 덮개는 보통 후방 산란을 최소화하기 위해 무거운 금속으로 만들어진다. 후면 덮개를 투과한 X선은 낮은 원자번호의 물질보다 높은 원자번호의 물질에서 광전효과를 일으키기 쉽다.

X선은 전체 카세트를 투과하며, 일부는 카세트 홀딩 장치나 주위의 벽에 의해서 필름 쪽으로 후방 산란될 수 있다. 이것을 후방 산란선이라 하며, 영상 포그를 일으킨다. 가끔 후면 덮개의 경첩이나 꺾쇠가 영상화되는데, 후방 산란선에 의해 발생하며 정상적으로 X선 빔이 충분히 투과되는 고관전압 촬영술을 시행할 때 발생한다.

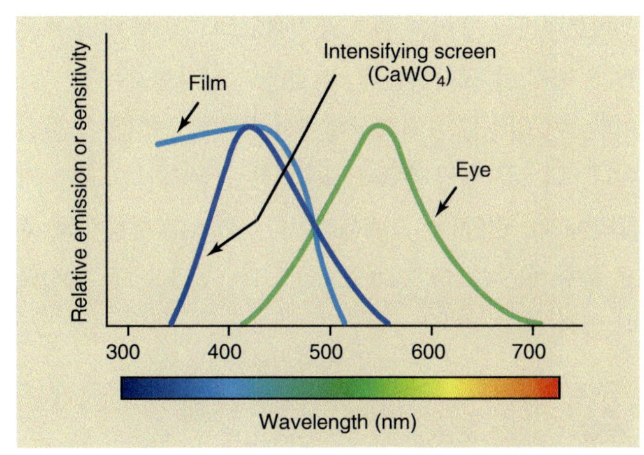

그림 12-18 스펙트럼 일치의 중요성을 보여주는 그림으로 X선 사진용 증감지의 상대적 방출 스펙트럼과 X선 필름의 상대 감도가 증감지의 빛과 일치한다.

탄소섬유

탄소섬유(carbon fiber)는 일찍이 우주 탐험 프로그램으로 개발된 물질 중 하나였다. 이 물질은 우수한 강성과 열 저항성 때문에 원추형 두부(nose cone)에 적용하기 위해 개발되었다. 이것은 어떤 형태나 두께를 형성할 수 있는 플라스틱 주형(matrix)으로서 기본적으로 흑연섬유($Z_c = 6$)로 구성되어 있다.

탄소섬유 물질로 구성된 카세트 전면은 알루미늄 또는 플라스틱 카세트에 비해 X선의 약 50%만이 흡수된다.

탄소섬유는 투시용 검사 테이블을 위한 침대 물질과 CT 침대에도 사용된다.

탄소섬유는 환자 선량을 감소시킬 뿐 아니라 더 낮은 조건의 X선 촬영이 요구되므로 X선관의 수명을 더욱 연장시킬 수 있다.

증감지-필름 방사선 영상 노출

텅스텐산 칼슘($CaWO_4$)은 1896년 에디슨(Thomas Edison)에 의해 도입된 이후 1970년대까지 X선용 사진 증감지의 형광체로 거의 독점적으로 사용되었다. 하지만 증감지는 단 5%의 CE를 나타낸다.

텅스텐산 칼슘이 유용한 증감지 형광체가 되는 한 가지 이유는 자청색 영역의 빛을 방출한다는 것이다. 고전적인 X선 필름의 감도는 자청색 스펙트럼 영역에서 가장 높다. 결과적으로 텅스텐산 칼슘 증감지에 의해서 방출된 빛은 그림 12-18과 같이 X선 필름에 흡수되기 쉽다.

만약, 증감지 형광이 녹색 또는 적색 빛을 방출한다면 잠상을 만들기 위해 더욱 많은 수의 빛 광자를 필요로 하기 때문에 IF는 감약될 것이며, 증감지에서 방출되는 빛은 필름의 빛 감도와 일치하지 못할 것이다.

희토류 증감지

새로운 형광물질이 대부분의 X선 사진용 증감지에 응용되고 있다. 표 12-5은 구체적으로 사용되는 형광체를 분류하여 나타내고 있다. 바륨과 아연을 지지체로 하는 형광체를 제외하면 다른 새로운 형광체는 희토류로 분류되며, 이러한 모든 증감지는 **희토류 형광체 증감지**로 알려지고 있다.

표 12-5 X선 사진용 증감지의 구성과 유제

형광체	활성제	방출
Barium fluorochloride	Europium	자외선
Barium strontium sulfate	Europium	자외선
Barium sulfate	Lead	자외선
Zinc sulfide	Silver	청색-자외선
Calcium tungstate	Lead	청색
Lanthanum oxybromide	Thulium	청색
Yttrium oxysulfide	Terbium	청색
Gadolinium oxysulfide	Terbium	녹색
Lanthanum oxysulfide	Terbium	녹색
Zinc cadmium sulfide	Silver	황록색

*희토류*라는 용어는 원소 주기율표(그림 2-4 참조)의 그룹 Ⅲa의 원소를 묘사하는데, 이것들의 원자번호는 57~71이다. 이 원소들은 자연상태에서 희귀한 전이금속 물질이다. 희토류 형광체에서 사용되는 근본적인 물질은 **가돌리늄(Gd)**, **란탄(La)**, **이트륨(Y)**이다. 희토류 형광체의 주요 종류에는 Gd_2O_2S:Tb, La_2O_2S:Tb, Y_2O_2S:Tb, LaOBr이 있다.

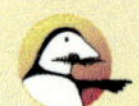
희토류 X선 사진용 증감지는 기본적으로 감도가 높다는 장점을 가지고 있다.

희토류 형광체 증감지는 1,200까지의 다양한 감도 수준을 이행하기 위해 제조되며, 공간 분해능이나 대조도 분해능의 손실 없이 감도를 증가시킨다. 하지만 초고감도의 희토류 증감지를 사용하면 **영상 노이즈**의 영향이 매우 커질 것이다.

희토류 X선 사진용 증감지는 감도가 매우 빠르기 때문에 더 낮은 X선 촬영조건을 사용할 수 있으며, 환자 선량을 더 낮출 수 있다. 희토류 증감지를 빈번하게 사용하면 일반적인 선량 감소 환경을 마련할 수 있으며, 방사선 시설의 설계에 영향을 주어 보호용 납 차폐 설치의 필요성을 줄일 수 있다. 또한 더 낮은 촬영조건은 X선관 수명을 연장시킨다.

희토류 X선용 증감지를 사용하면 더 높은 DQE와 효율적인 CE로 감도의 증가를 가져올 수 있으나, 희토류 증감지에 의해 방출되는 빛은 다른 증감지에서 방출되는 빛과 다르다. 그러므로 희토류 증감지는 스펙트럼이 일치하는 특수한 필름을 사용해야 한다.

더 높은 X선 흡수. 진단용 X선이 텅스텐산 칼슘 증감지와 상호작용할 때 X선의 약 30%가 흡수한다. 흡수 기전은 전적으로 광전효과에 의해 나타나며, 광전흡수는 높은 원자번호의 내각 전자에서 쉽게 발생한다는 사실을 상기해야 한다.

텅스텐 원자는 텅스텐산 칼슘 증감지의 흡수 특성을 결정한다. 텅스텐은 원자번호가 74이며 K각 전자 결합에너지는 69 keV이다. 진단 범위 내에서 텅스텐의 X선 흡수는 그림 12-19의 관계를 따른다.

매우 낮은 에너지에서 광전흡수는 매우 크게 나타나지만, X선 에너지가 증가함에 따라 흡수의 가능성은 X선 에너지가 K각 전자의 결합에너지와 동일할 때까지 급속히 감소한다. K각 전자 결합에너지 아래의 X선 에너지에서 입사 X선은 에너지가 매우 낮으므로 K각 전자를 전리할 수 없다.

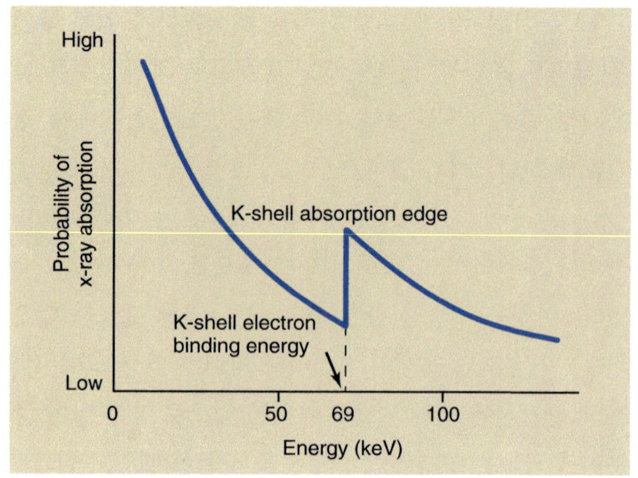

그림 12-19 입사 X선 에너지의 함수에 대한 텅스텐산 칼슘 증감지의 X선 흡수율

X선 에너지가 K각 전자결합 에너지와 같을 때 2개의 K각 전자가 광전 상호작용에 이용된다. 결과적으로 이 에너지에서 광전흡수의 가능성은 급속히 증가한다.

이 에너지 준위에서의 급격한 흡수 증가를 K각 흡수단이라고 하며, 이후 X선 에너지가 증가함에 따라서 광전흡수의 또 다른 급격한 감약이 따른다.

X선 사진용 증감지에 사용되는 희토류 형광물질은 텅스텐보다 낮은 원자번호를 가지고 있으며, 결과적으로 더 낮은 K각 전자 결합에너지를 갖는다. 표 12-6는 X선 사진용 증감지에 함유되어 있는 원소의 중요한 물리적 특성을 열거한다.

그림 12-20는 희토류 증감지의 X선 흡수 가능성이 텅스텐산 칼슘 증감지보다 낮음을 보여주는데, 각각의 K

표 12-6 X선 사진용 증감지 형광체에 있어 고원자번호 원소의 원자번호와 K각 전자 결합에너지

원소	화학기호	원자번호(Z)	K각 전자 결합에너지(keV)
Yttrium	Y	39	17
Barium	Ba	56	37
Lanthanum	La	57	39
Gadolinium	Gd	64	50
Tungsten	W	74	69

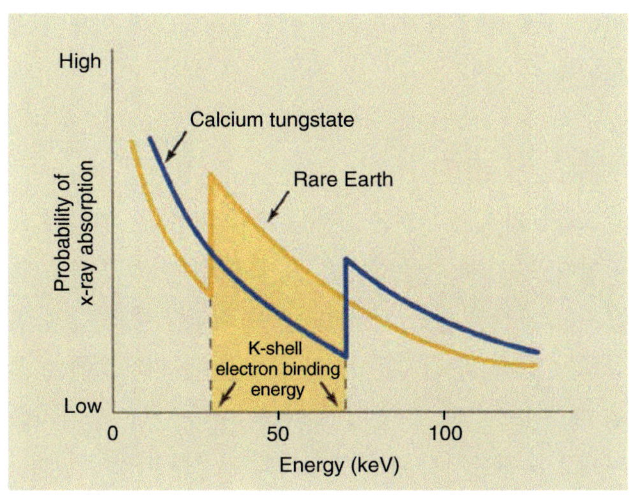

그림 12-20 텅스텐산 칼슘 증감지와 비교한 희토류 증감지의 X선 흡수율. 각각의 K각 전자 결합에너지 사이의 에너지 간격에서 희토류 증감지의 흡수는 더욱 크다.

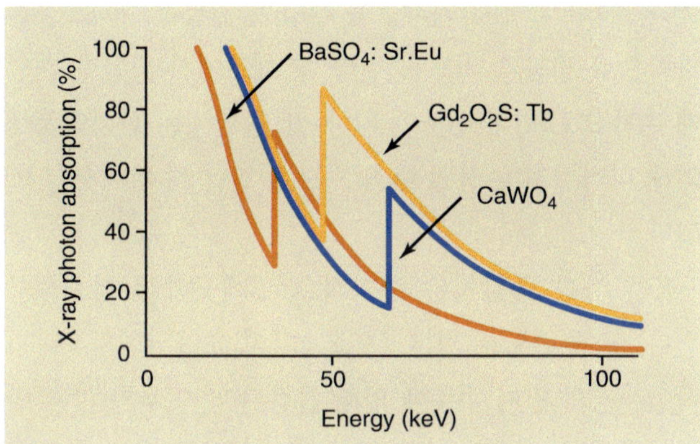

그림 12-21 3가지 증감지 형광체의 X선 흡수

각 전자 결합에너지 사이의 모든 X선 에너지에서는 예외로 나타난다.

희토류 원소의 K각 흡수단 아래에서 X선 흡수는 텅스텐에서 더 크게 나타난다. 하지만 희토류 원소의 K각 전자 결합에너지와 동등한 X선 에너지에서 광전흡수의 가능성은 텅스텐보다도 훨씬 크다.

텅스텐과 마찬가지로 희토류 원소의 흡수 가능성은 X선 에너지가 증가함에 따라 감소한다. 또한 희토류 원소는 텅스텐의 K각 흡수단 위의 X선 에너지에서 텅스텐보다도 낮은 흡수를 나타낸다.

각각의 희토류 증감지는 흡수 특성 곡선을 가지며 증감지 감도와 kVp에 따른 감도 변화를 결정한다. 그림 12-21은 텅스텐산 칼슘과 비교한 2가지 형광체의 X선 흡수를 보여준다. 예를 들어 $BaSO_4$:Sr.Eu는 Gd_2O_2S:Tb보다 낮은 kVp에서 더 높은 DQE를 갖는다.

이러한 복합적인 상호작용의 결과는 희토류 원소와 텅스텐의 K각 흡수단 사이의 에너지 범위에서 발생하는데, 이 경우 희토류 형광 증감지는 텅스텐산 칼슘 증감지보다 X선 흡수가 약 5배에 이른다. 더욱이 각 X선 흡수과정에서 더 많은 빛이 희토류 형광체에 의해 방출된다.

희토류 X선 사진용 증감지는 각각의 K각 흡수단 사이의 에너지 범위에서만 칼슘 텅스텐 증감지보다 큰 흡수 특성을 갖는다. 이러한 에너지 범위는 약 35~70 keV이며 일반적 X선 검사를 할 때 방출하는 X선의 범위와 대부분 일치한다. 이 에너지 범위를 벗어나면 텅스텐산 칼슘 증감지는 희토류 증감지보다 많은 X선을 흡수한다.

더 높은 변환율. 희토류 형광체의 부가적 특성인 CE는 특별히 감도에 기여한다. CE는 흡수된 X선 에너지에 대한 방출된 가시광선 에너지의 비율로 정의한다.

X선이 형광체와 광전 상호작용을 하고 흡수될 때 이 에너지는 형광체 결정 입자의 전자 재배치를 통해 열 또는 빛으로 재현된다. 모든 에너지가 열로 재현된다면 형광체는 증감지로서의 가치가 사라질 것이다. 텅스텐산 칼슘에서 X선 흡수 에너지의 약 5%가 빛으로 재현되고, **희토류 형광체의 CE는 약 20%이다.**

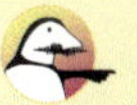
높은 CE와 DQE의 결합은 희토류 형광체의 감도 증가로 나타난다.

스펙트럼 매칭. 희토류 형광체 증감지는 빛 흡수 특성이 증감지의 빛 방출과 일치하는 사진 유제만 결합하여 사용해야 한다. 이것을 *스펙트럼 일치*라고 한다. 텅스텐산 칼슘 증감지는 그림 12-22와 같이 430 nm에서의 최대 감도를 가진 자색~청색의 넓은 연속 스펙트럼 영역에서 빛을 방출한다.

희토류 형광체의 스펙트럼 방출은 그림 12-22와 같이 스펙트럼에 많은 피크가 나타나듯이 더욱 분명하다. 스펙트럼 방출은 약 540 nm의 녹색 영역이 중심이 된다. Tb 활성체는 이러한 방출 스펙트럼의 형태와 감도에 연관된다.

스펙트럼 방출은 형광체 속 Tb 원자의 다양한 농축도, 활성체 부가와 색을 흡수하는 염료에 의해서 변경될 수 있다. 형광체는 자외선, 청색, 녹색, 적색의 형광체

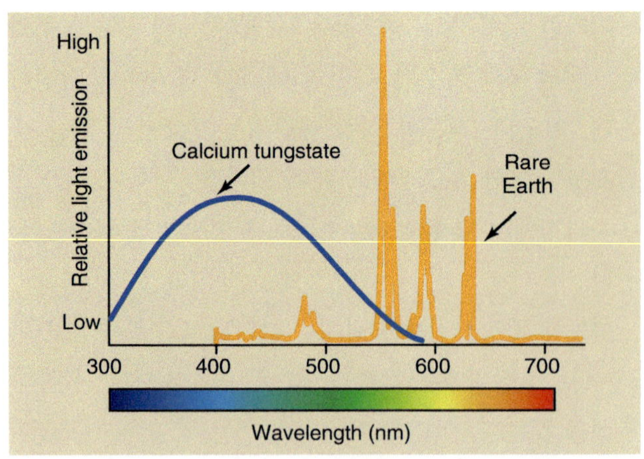

그림 12-22 텅스텐산 칼슘 증감지는 청색 영역을 중심으로 넓은 스펙트럼의 빛을 방출한다. 희토류 증감지에서는 황록색 부근 영역을 중심으로 불연속적 방출이 일어난다.

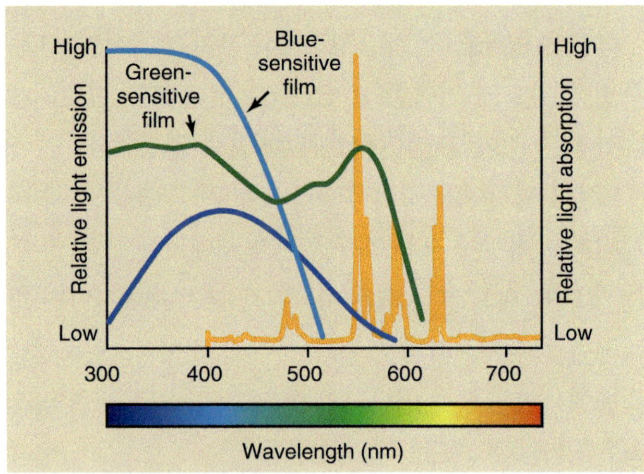

그림 12-23 청색 감성의 필름은 청색 방출 증감지와 함께 사용되며, 녹색 감성 필름은 녹색 방출 증감지와 함께 사용된다.

를 사용할 수 있다.

고전적 X선 필름은 청색과 자색에 예민지만, 더욱 긴 파장의 빛에는 훨씬 덜 예민하다. 이러한 청색 감성의 필름은 흡수 스펙트럼이 텅스텐산 칼슘의 방출 스펙트럼과 일치하므로 텅스텐산 칼슘 증감지와 함께 사용된다.

특수하게 디자인된 녹색 감성의 필름은 그림 12-23과 같은 희토류 증감지와 함께 사용된다. 만일 녹색 방출의 증감지가 청색 감성의 필름과 사용된다면 녹색 영역에서 강한 방출이 감지되지 않을 것이며, 시스템 감도는 심하게 감약될 것이다. 희토류 증감지의 감도를 최대로 이용하기 위해 필름은 증감지의 스펙트럼 방출에 예민해져야 한다.

안전광. 녹색 감성 필름은 암실에서 문제를 발생시킨다. 희토류 증감지-필름은 안전광(safelight)의 이용이 요구된다.

증감지 관리

고화질의 X선 사진은 X선 증감지의 적절한 취급을 요구한다. 증감지 취급은 작은 손톱의 긁힘이 인공물을 일으키고 사진의 질을 저하시키므로 최대한 주의 깊게 취급해야 한다. 증감지는 새로 들여올 때, 카세트에 설치될 때, 청소할 때 주의 깊게 취급하여야 한다. 증감지를 카세트에 결합시킬 때 제조업자의 지시를 따라야 한다.

카세트를 삽입할 때 필름이 안에서 기울어지지 않게 한다. 날카로운 모서리나 끝부분은 증감지를 긁히게 한다. 경첩 끝에서 카세트를 흔들어 필름을 꺼내고, 손가락으로 필름을 넣도록 한다. 카세트에서 필름을 꺼낼 때 손톱으로 꺼내서는 안 된다. 또 증감지는 화학약품에 의해 더러워져 손상될 수 있으므로 열린 채 두어서는 안 된다.

X선 사진 증감지는 주기적으로 깨끗하게 청소해야 한다. 교체 빈도는 기본적으로 2가지 요인, 즉 사용량과 작업환경의 먼지 수준에 의해 결정된다. 업무가 많은 방사선과에서는 매달 1번 또는 이보다 자주 증감지를 청소할 필요가 있다. 업무량이 많지 않은 경우 청소 주기는 2~3개월에 1번으로 늘여도 안전하다.

세척 시 제조업자의 지시를 반드시 준수해야 한다. 증감지는 부드러운 비누와 물로 세척하며, **정전기 방지제**가 포함된 특수한 세제를 사용할 수도 있다.

증감지는 부드럽게 헹구어 완전히 말려야 한다. 증감지에 습기가 있으면 필름 유제가 증감지에 부착하여 영구적 손상을 일으킬 수 있다.

X선 증감지를 다루는 데 있어 중요한 요구사항은 증감지-필름 밀착을 유지하는 것이다. 증감지-필름 밀착 시험을 그물 모양의 철사줄을 촬영하여 검사할 수 있다(그림 12-24A). 그림 12-24(B)와 같이 더 어두운 영역에서 흐림이 보인다면 증감지-필름 밀착은 불량하므로 교정해 주거나 카세트를 교체해 주어야 한다.

적절히 관리된 X선 사진용 증감지는 상당 기간 보존할 수 있다. 증감지는 X선과 형광체의 상호작용으로 소모되지 않으며, **방사선 노화현상**이 생기지 않는다. 증감

그림 12-24 그물 모양의 철사줄을 촬영하여 증감지-필름 밀착 시험을 위해 검사할 수 있다. (A) 양호한 밀착이 분명하게 나타난다. (B) 흰 카세트 커버는 불량한 밀착 영역을 만든다.

지를 부적절하게 취급·관리하면 손상되어 교체해야만 한다.

필름 현상

잠상은 아주 적은 은 이온만 금속 은으로 변화되어 감광 중심에 부착하므로 보이지 않는다. 필름 현상은 노출된 결정 속의 모든 은 이온이 은 원자로 변환될 때까지 이러한 작용을 몇 번이고 확대한다. 그 결과 잠상이 가시의 X선 영상으로 전환된다.

노출된 결정은 현미경으로 볼 수 있는 흑화 입자가 된다. 은은 미세한 보석류나 식기에 함유되어 있는데 고도로 정제된 것을 제외하면 검은 색으로 나타나며, 표면이 매끄럽고 광택이 난다.

현상은 X선 사진을 만드는 데 있어서 노출조건과 환자 자세처럼 중요하다. 현상조건의 변경은 불량한 노출조건을 보상하지 않는다. 불량한 노출조건이 환자 선량을 높이기 때문이다. 자동 현상법의 도입 이전에 X선 필름은 수동으로 현상되었다. 완전히 건조되어 판독할 수 있기까지 약 1시간이 소요되었다.

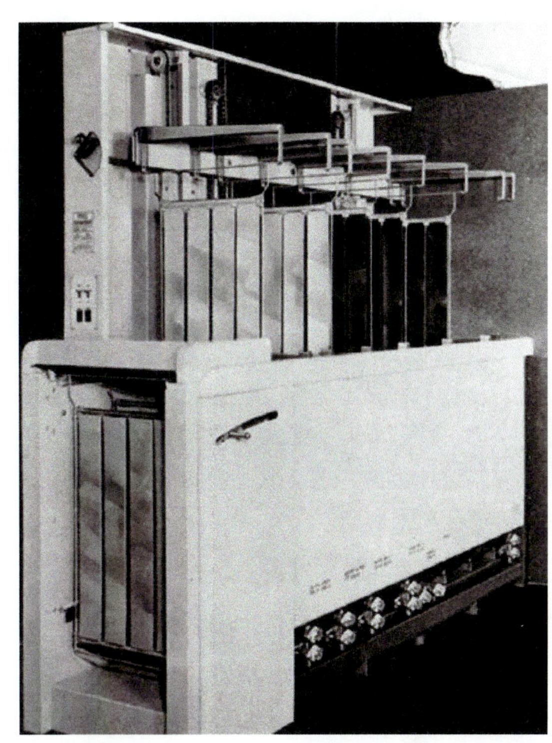

그림 12-25 최초의 자동 현상기, circa 1942. (Courtesy Art Haus, Columbus, Ohio).

그림 12-25와 같은 현대의 X선 필름 **자동 현상기**는 1942년 파코(Pako)에 의해 도입되었다. 최초에 상업적으로 이용된 모델은 특수한 필름 행거의 사용으로 시간당 120매를 현상할 수 있었다. 이 필름 행거는 한 탱크로부터 다른 탱크로 옮겨지며, 한 필름의 현상에 필요한 총 시간은 약 40분이다.

X선 필름 자동 현상법은 1956년 비약적으로 발전하여 코닥(Estaman Kodak)사가 의료용 사진 현상용 롤러 이송 시스템을 도입했다. 그림 12-26는 롤러 자동 현상기를 보여준다(길이는 약 3 m, 무게는 약 3/4 t으로 오늘날로 환산해 약 35만 달러에 팔렸다).

자동 현상기는 영상의학과를 빠르게 혁신시켰다. 사진 완성은 6분 안에 이루어졌고 인적 요소에 의해 야기되는 결과의 다양성이 배제되었다. 방사선과의 효율성, 작업의 흐름, X선 사진의 모든 질적 요소가 향상되었다.

또 다른 중요한 비약적 발전은 1965년 코닥사의 90초 급속 현상이었다. 급속 현상은 새로운 화학약품과 유제품뿐만 아니라 폴리에스테르 지지체에 의한 급속 건조로 인해 가능하게 되었다. 이 현상기로 dry to drop 시간은 90초가 가능하다. 이러한 유형의 자동 현상 시스템은

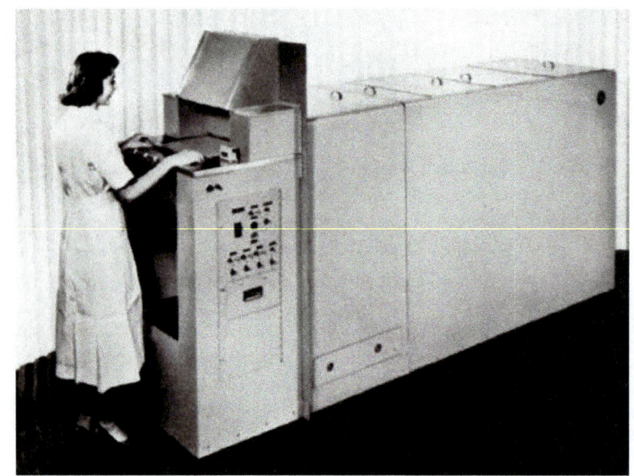

그림 12-26 최초의 롤러 이송 자동 현상기, circa 1956. (Courtesy Eastman Kodak Company.)

표준으로 남아 있다. 1987년 코니카(Konica)사의 약 45초의 현상 주기를 갖는 자동 현상기가 도입되었다. 그러나 이 현상기는 특수한 필름과 화학약품을 필요로 한다.

X선 사진 현상은 여러 단계를 포함하며 표 12-7에 요약되어 있다.

오늘날 모든 X선 사진 현상은 자동화되어 있다. 앞으로의 논의는 수동 현상을 포함하지 않으며, 화학작용은 양쪽 모두 기본적으로 같다. 자동 현상에 있어 매 단계의 시간은 매우 짧으며, 화학적 농축도와 온도는 더욱 높다.

현상의 첫 **단계**는 화학약품이 유제의 모든 면을 균등하게 적셔서 유제가 팽창할 수 있도록 필름을 **습윤(wetting)**하는 것이다. 자동 현상에 있어 이 단계는 생략되며 습윤액(wetting agent)은 2번째 단계인 **현상**에 사용된다.

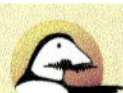 현상은 잠상이 가시상으로 변환되는 사진 처리과정이다.

현상 단계는 매우 짧으며 아주 중요하다. 현상 후 필름은 현상과정을 정지하도록 설계된 산성 용액에 씻어야 한다. 그리고 유제로부터 과도한 현상 화학물질을 제거해야 하며, 이 과정을 중간 수세라 한다. X선 필름 현상에서 **중간 수세**는 다음 단계인 **정착**에 포함된다.

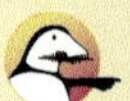 ***정착.*** 방사선에 조사되지 않은 취화은을 유제로부터 제거하는 과정이다. 영상을 보존하기 위해 유제를 고정한다.

유제의 젤라틴은 구조적 완전성을 높이기 위해 **경막성**이 부여된다. 수세는 이전 현상 단계에서 남은 현상액을 제거하기 위해 높은 강도로 필름을 **씻음**으로써 이루어진다.

마지막으로 필름은 취급과 관찰을 손쉽게 할 수 있도록 물기를 제거하여 **건조**한다.

현상, 정착, 수세는 X선 필름 처리 단계의 중요한 과정이다. 이 **과정**에는 정밀한 화학반응을 수반하지만 이해하기 어려운 부분이기도 하다.

사진 현상의 화학반응

필름 현상에 사용된 화학약품은 유제를 투과하여 화학작용을 나타내도록 만들어진다. 이 화학약품이 아주 짧은 시간 동안 필름 내에 효율적으로 스며 든다.

용액을 혼합, 현상기 세척 또는 현상기 조작 시 다음 과정을 준수해야 한다.

- 연기 흡입을 줄이기 위해 적합한 마스크를 착용–외과 수술용 마스크가 아닌 분진 방지용 마스크를 착용한다.
- 장갑을 착용–세균 방지용 수술장갑은 사용해서는

표 12-7 X선 필름 현상의 순서

순서	목적	대략 소요시간	
		수동	자동
습윤	다음 과정의 화학약품이 쉽게 침투할 수 있도록 유제를 팽창	15s	–
현상	잠상으로부터 가시상을 생성	5min	22s
중간 수세	현상을 종료하고 유제의 과잉 화학약품 제거	30s	–
정착	유제에 남아 있는 취화은 제거와 젤라틴 경막	15min	22s
수세	과잉 화학약품 제거	20min	20s
건조	물기 제거와 필름 관찰 준비	30min	26s

안 된다. 사진용 화학약품이 투과될 수 있으므로 얇은 고무장갑은 피한다.

- 보호용 안경 착용–화학약품이 눈에 들어가는 것을 방지한다.

습윤

용매는 여러 가지 용질과 분말을 녹일 수 있는 액체이다. 일반적으로 용매는 물이며, X선 필름 현상에 사용되는 화학약품을 녹인다. 이러한 화학약품을 유제에 투과시키기 위해 **습윤제**를 사용한다. 습윤제는 물이며, 유제의 젤라틴을 투과하여 유제를 팽창시킨다. 자동 현상에서 습윤제는 현상액 속에 있다.

현상

현상(development)의 기본작용은 **노광**된 결정의 은 이온을 금속 은으로 변환시키는 것이다. 현상액은 은 이온을 은으로 변화시키기 위해 감광핵 결정에 전자를 공급한다.

현상액은 용매를 포함하여 다른 많은 성분들을 함유한다. 현상액의 구성과 각 성분의 기능을 표 12-8에 요약하였다.

은 이온을 금속 은으로 변환시키기 위해 전자를 은 이온에 공급해야 하며, 화학반응은 다음과 같다.

금속 은으로 환원

$Ag^+ + e^- \rightarrow Ag$

현상 약품에 의해 전자가 주어지면 현상 주약은 양이온을 중화시키는데, 이 과정을 **환원**이라 하며 은 이온이 금속 은으로 **환원된다**고 하고, 이러한 화학약품을 **환원제**라 한다.

환원의 반대 과정은 **산화**이며 전자를 생성하는 반응이다. 산화와 환원은 동시에 일어나고 이를 **산화-환원반응**이라 한다. 환원으로 인해 전자가 소모되고(EUR), 산화로 인해 전자가 생성(OPE)된다.

현상 주약의 기본 성분은 **하이드로퀴논(hydroquinone)**, **페니돈(phenidone)**, **메톨(metol)**이다.

보통 하이드로퀴논과 페니돈은 급속 현상을 위해 혼합한다. 이 분자들은 풍부한 전자를 갖는데 이 전자들은 은 이온을 환원하기 위해 쉽게 느슨해진다.

표 12-8 현상액의 구성과 기능

구성	화학약품	기능
현상 주약	Phenidone Hydroquinone	환원제: 회색 음영을 빠르게 생성, 검정 음영을 늦게 생성
활성제	Sodium carbonate	유제의 팽창 도움: 염기의 생성, 산도(pH) 조정
억제제	Potassium bromide	항포그제: 화학약품 공격으로부터 미노출된 결정의 생성
보호제	Sodium sulfite	산화 조절: 현상액 성분의 균형 유지
경막제	Glutaraldehyde	유제의 팽창 조절과 보존 화질의 향상
제거제	Chelates	금속 불순물 제거: 현상 주약의 안정
용제	Water	사용한 화학약품 용해

현상된 필름의 사진 농도는 그림 12-27과 같이 잠상을 함유하는 결정 입자를 현상함으로써 만들어진다.

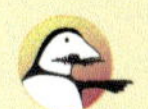

상승작용. 2가지 주약이 함께 작용하면 각각의 주약이 독립적으로 작용할 때보다 더 큰 효과가 발생한다.

X선 필름의 특성 곡선은 현상 주약의 시너지 반응에 의해 형성된다. 하이드로퀴논은 오히려 천천히 반응하지만, 매우 검은 음영을 만드는 데 기여한다. 그림 12-28과 같이 페니돈은 신속하게 작용하여 더 밝은 회색 음영에 영향을 주며, 하이드로퀴논은 견부를 지배한다.

노출되지 않은 취화은 결정은 표면 전체에 걸쳐 음전하가 분포되어 있다. 반대로 노출된 취화은 결정은 그 전 표면에 음전하가 분포되어 있지만 감광핵만은 예외이다. 취화은 결정은 현상 주약으로 하여금 노출된 결정의 감광핵

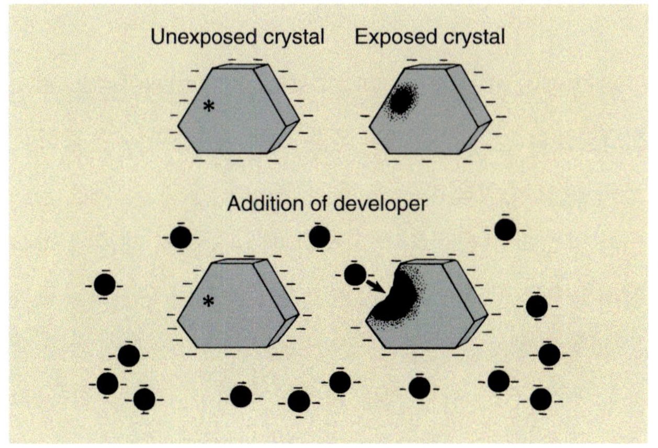

그림 12-27 현상은 잠상을 증폭시키는 화학적 과정이다. 잠상을 함유하는 입자만이 현상 주약의 첨가에 의해 금속 은으로 환원될 수 있다.

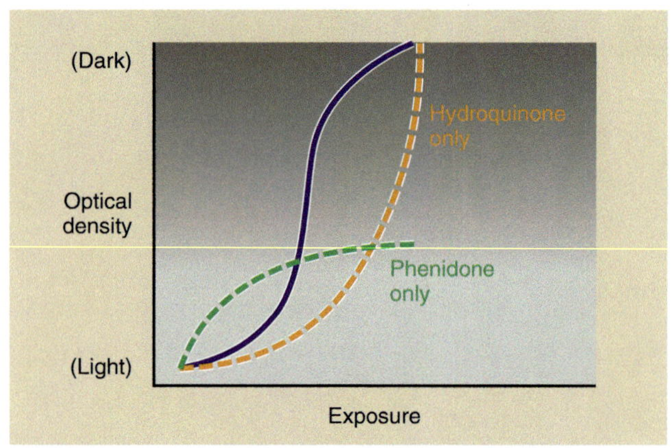

그림 12-28 특성 곡선의 형태는 현상 주약에 의해 지배된다. 페니돈(phenidone)은 족부를 지배하며, 하이드로퀴논(hydroquinone)은 견부를 지배한다.

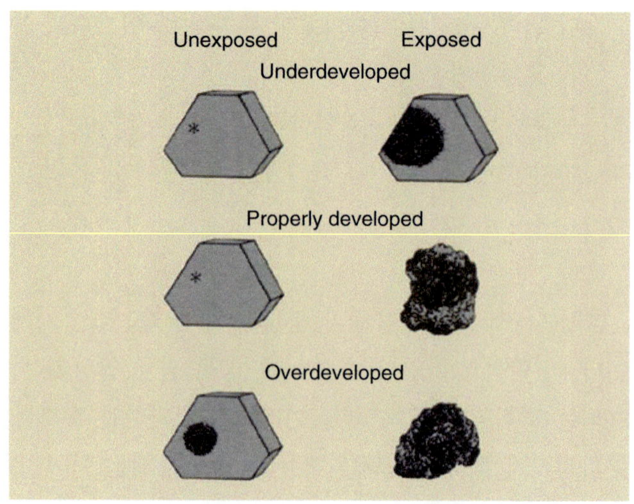

그림 12-29 현상 부족은 잠상을 함유한 결정 입자가 완전히 환원되지 않으므로 흐릿한 사진상을 만든다. 현상 과다는 미노출된 결정 입자의 부분적 환원으로 현상 부족과 유사한 사진상을 만든다. 적절한 현상은 최대의 대조도를 나타낸다.

영역만 제외하고 결정 표면의 침투를 어렵게 한다.

노출된 결정 속에서 현상 주약은 감광핵을 관통하여 입자에 침투하며, 남은 은 이온을 은 원자로 환원한다. 감광핵은 전자가 현상 주약으로부터 결정 입자로의 전이를 통해 금속전도를 하는 전극이라 할 수 있다. 노출과 미노출 결정의 현상 작용은 그림 12-29와 같이 차이점이 있다.

현상은 시간의 경과와 함께 진행되며 결정 크기, 현상액 농축, 온도와 같은 인자에 의존한다. 최초의 금속 은은 감광핵 부분에서 서서히 만들어진다. 현상이 완전히 끝난 후 노출된 결정은 파괴되고 검은 색의 금속은 입자만이 남으며, 노출되지 않은 입자는 영향을 받지 않고 남아 있다.

은 이온의 환원은 브롬 이온의 유리에 의해 진행된다. 브롬 이온은 남은 결정을 투과해 유제의 젤라틴 부분으로 이동함으로써 이온이 현상액에 용해되고 필름으로부터 제거된다.

현상액은 알칼리 혼합물을 포함한다. **탄산나트륨, 수산화나트륨**과 같은 **완충제**는 **수소 이온 농도(pH)**를 조절함으로써 현상 주약의 활동을 향상시킨다.

이 알칼리 혼합물은 부식성이 매우 강하기 때문에 피부 상처를 야기할 수 있다. 강력한 알칼리제인 수산화나트륨은 보통 **lye**로 불린다. 탄산나트륨을 함유한 현상액을 사용할 경우 취급 시 주의를 기울여야 하고, 고무장갑을 착용하여 입이나 눈에 약품이 들어가지 않도록 한다.

브롬화칼륨(KBr)과 **브롬화옥소(KI)**는 **억제제**로 **현상액**에 첨가한다. 억제제는 현상 주약의 작용을 노출된 취화은 결정에만 제한하도록 한다. 억제제가 첨가되지 않으면 노출되지 않은 결정 입자도 금속 은으로 환원되며, 결과적으로 **현상 포그**라고 하는 인공물을 증가시킨다.

보호제는 공기에 의한 현상액의 산화를 방지하기 위해 현상액에 포함되는 약품이다. 현상액 혼합 시, 저장 시에 공기가 화학약품에 유입되는데, 이를 **공기산화**라고 한다. 보호제는 공기산화를 억제함으로써 현상을 적절히 조절할 수 있도록 한다.

혼합액은 2주 정도 지속되며, 보충액 탱크에는 공기 산화를 방지하기 위해 크기가 알맞은 덮개가 필요하다. 하이드로퀴논은 특히 공기 산화에 민감하며, 현상 주약이 산화하면 갈색으로 변한다. 또한 보호제의 첨가로 현상액을 투명하게 유지할 수 있다. 황화나트륨은 일반적으로 사용하는 보호제이다.

자동 현상기에 사용하는 현상액에는 **경막제**가 포함되는데, 보통 글루탈알데히드(glutaldehyde)가 사용된다. 만일 유제가 너무 팽창하면 연화되고 이송 시스템의 결속이 완화되므로 필름의 이동이 어려워진다.

경막제는 유제의 팽창과 연화를 방지한다. 필름의 현상 과정 후에 습기가 남아 있다면 경막액이 부족한 것이다.

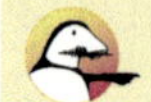
글루탈알데히드(glutaldehyde)의 부족은 자동 현상에 큰 문제점을 야기한다.

현상액은 금속 불순물과 용해성 염을 포함하고 있다. 이 불순물은 하이드로퀴논의 산화를 촉진하며, 현상액을 불안정하게 한다. **킬레이트(chelates)**는 금속 이온과 염의 존재로 **안정 복합체**를 형성하는 불순물 제거제로 사용된다.

적절한 현상에 의해 잠상을 포함하는 모든 노출 입자는 금속 은으로 환원되지만, 노출되지 않은 입자는 영향을 받지 않는다. 그러나 현상과정은 완전하지 않으며, 잠상을 함유하는 일부 결정은 현상(환원)되지 않은 상태로 남아, 노출되지 않은 입자들도 현상된다. 이러한 반응은 모두 사진의 질을 저하하는 작용을 한다.

필름 현상은 기본적인 화학반응이며, 모든 화학반응은 3가지 물리적 특성(온도, 시간, 현상액 농도)에 의해 영향을 받는다. 긴 현상시간은 각 은 입자의 환원을 증가시켜 전체 입자의 현상을 증진시킨다. 현상 온도 또한 동일한 작용을 한다.

또한 은 환원은 현상액의 농도에 좌우된다. 환원제는 농도가 증가함에 따라 강력해지고, 노출된 취화은이나 노출되지 않은 취화은 결정에 더욱 쉽게 침투한다.

X선 필름과 현상 약품의 제조업자들은 최적 조건의 시간과 온도, 적절한 현상액의 농도를 매우 신중히 결정한다. 현상액 제조업자의 추천을 따른다면 최적의 대조도, 감도, 포그를 기대할 수 있으나, 이를 받아들이지 않으면 화질 저하를 야기할 수 있다.

포그가 있는 필름은 회색이며 대조도가 결여되어 있다. 포그의 원인은 많지만 가장 중요한 요인은 시간, 온도, 현상액 농도이다. 제조업자의 추천을 무시한 이러한 요소들로 인해 현상 포그가 증가한다.

또한 포그는 현상액의 화학적 오염(**화학적 포그**)에 의해 발생하며, 의도되지 않은 방사선 노출(**방사선 포그**), 부적절한 보관, 온도와 상대 습도에 의해 발생한다. 인돌(indoles), 트리아졸(triazols)과 같은 화학적 포그 방지제는 현상액에 함유되는 중요한 성분이다.

정착

필름은 현상이 완전하더라도 영상이 퇴색되지 않고 영구히 남아야 하며, 이 현상 단계가 **정착(fixing)**이다. 영상은 필름 위에 고정되어야 하며 **화질**을 보존할 수 있도록 한다.

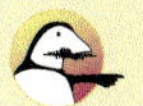

화질 보존은 영상의 영구성을 말한다. 영상은 시간과 함께 퇴색되지 않고 원상태로 남아 있어야 한다.

필름에 현상액이 제거될 때 현상액 일부가 유제에 남아 환원 작용은 계속 진행된다. 현상이 정지되지 않으면 현상 포그가 생긴다. 이미 논의했듯이 다음 현상의 수동처리 단계를 **중간 수세**라 하며, 그 기능은 유제의 남은 현상액을 중화하고, 작용을 정지시키는 것이다. 중간 수세에 사용되는 화학약품은 **초산**이다.

이송 시스템의 롤러가 필름을 깨끗이 짜내기 때문에 자동 현상에서 중간 수세는 필요하지 않다. 더욱이 정착액은 초산을 함유하며 중간 수세 역할을 한다. 초산을 **활성제**라고 하며, 유제의 pH를 중성화시키고 현상액의 작용을 정지시킨다. 표 12-9은 정착액의 화학적 구성성분이다.

투명제인 **하이포(hypo)**를 정착 주약과 혼용해서 사용하기도 한다. 정착 주약은 유제로부터 노출되지 않고, 현상되지 않은 취화은을 제거한다. **티오황산나트륨(sodium thiosulfate)**는 전통적으로 하이포로 알려진 주약이다. 그러나 티오황산암모늄(ammonium thiosulfate)이 정착 약품으로 가장 많이 사용된다. 광전흡수로 인해 X선이 제거되면 결과적으로 유제는 미노출의 취화은 결정으로 남는다. 이 미노출된 결정은 정착액에 의해 제거된다.

하이포 보유는 유제에 원치 않는 정착액이 남아 있는 경우를 의미하는 용어이다. 과다 하이포는 서서히 산화되어 오랜 시간이 경과하면 영상을 갈색으로 변색시킨다. 유제에 남은 정착 주약은 은과 결합하여 황화은을 만들고 황색, 갈색으로 변색된다.

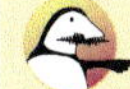

황화은 얼룩은 필름의 보관이 불량할 때 나타난다.

정착액은 **경막제**라고 하는 화학약품을 포함하고 있다. 환원되지 않은 취화은은 현상의 진행에 따라 정착과정에서 유제로부터 제거되며 유제는 수축된다. 경막제는 수축과정을 가속화시키고 유제를 더욱 단단하게 한다.

경막의 목적은 필름이 수세와 건조 영역으로 적당히 이송될 수 있도록 하는 것이며, 그 결과 신속하고 완전한 건조가 이루어지도록 한다. **칼륨 명반(potassium alum)**

표 12-9 현상액의 구성과 기능

구성	화학약품	기능
활성제	Acetic acid	현상액의 중화와 작용의 정지
정착제	Ammonium thiosulfate	유제로부터 미현상된 치화은 제거
경막제	Potassium alum	경막과 유제의 위축
보호제	Sodium sulfite	화학적 균형 유지
완충제	Acetate	적절한 pH 유지
제거제	Boric acids and salts	알루미늄 이온 제거
용제	Water	기타 성분 용해

경막제가 흔히 사용되며, **염화알류미늄**(aluminum chloride), **크로니움 명반**(chronium alum) 등이 사용된다.

정착액은 **보호제**를 함유하며, 현상액의 보호제와 동일한 목적과 성분으로 이루어져 있다. 보호제는 sodium sulfite 이며 현상액과 정착액이 한 탱크에서 다른 탱크로 이월하므로 화학적 균형을 유지하도록 하는 역할을 한다.

정착액의 염기도, 산도, pH는 일정해야 한다. 아세테이트(acetate)라고 하는 **완충제**를 정착액에 첨가한다.

금속 이온이 현상액에서 제거되듯이 정착액 속에서도 금속 이온이 제거된다. 이 단계에서 대표적인 기본적 불순물은 알루미늄 이온이며, 붕산과 붕산염은 제거제로 사용된다.

마지막으로 정착액은 용제로 물을 포함하고 있다. 다른 화학약품을 용제로 사용할 수 있으나, 화학약품의 진한 농도가 자동 현상기의 이송 메커니즘을 망치기 쉽기 때문에 사용되지 않는다.

수세

현상의 다음 과정은 유제에 남아 있는(특히 필름 표면에 부착된 하이포) 화학약품을 씻어내는 과정이며 물이 수세약품으로 사용된다. **자동 현상에서 수세수 온도는 약 3℃ 이하로 유지해야 한다.**

이렇게 하여 수세욕은 현상 온도를 적절하게 유지한다. 부적절한 수세(washing)는 과도한 하이포 잔류로 영상의 퇴색을 일으키고, 시간의 경과와 함께 갈색으로 변화되어 화질 보존에 부적절하다.

건조

현상의 마지막 단계에서 필름 건조(drying)는 따뜻하고 건조한 바람을 건조실로 이송한 필름 표면 위에 불어 넣는 과정이다.

수동 현상은 총 1시간 이상의 작업과정으로 완성된다. 대부분의 자동 현상기는 90초 현상기이며, 현상의 시작부터 끝까지의 전체 시간으로 **건조에서 건조되기까지의 시간**은 90초이다.

잠상을 가시상으로 전환하는 과정은 그림 12-30과 같이 유제 내에서 3단계 과정으로 요약될 수 있다. 첫째, 취화은 입자의 노광에 의해 잠상이 현상된다. 둘째, 노광된 입자만이 현상에 의해 가시상이 되며, 셋째, 정착액에 의해 유제의 노광되지 않은 입자를 제거하여 영구적인 영상을 만든다.

자동 현상

1956년 롤러형 자동 현상기가 도입되어 방사선 분야의 효율성이 상당히 향상되었다. 또한 자동 현상은 동일한 방법에 의해 필름이 정확히 현상되므로 더욱 우수한 화질을 만들 수 있으며, 방사선사에 의한 실수가 거의 사라졌다.

자동 현상의 기본 구성은 표 12-10과 같이 이송 시스템, 온도조절 시스템, 순환 시스템, 보충 시스템, 건조 시스템으로 이루어져 있다. 그림 12-31은 자동 현상기의 내부 영상이다.

이송 시스템

필름을 현상하기 위해 암실에 있는 자동 현상기에 삽

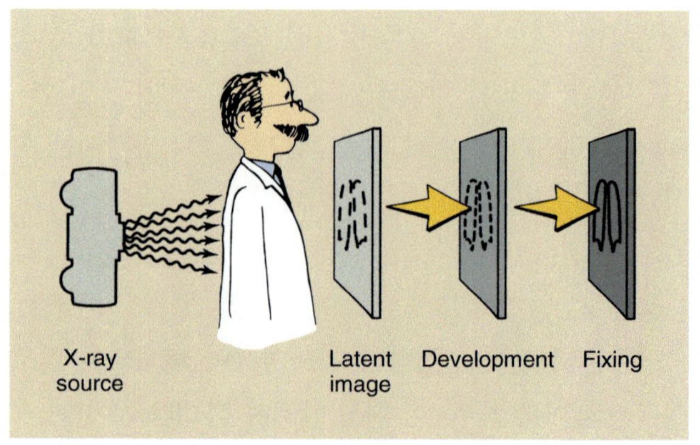

그림 12-30 잠상의 가시상으로의 변환은 3단계로 이루어진다.

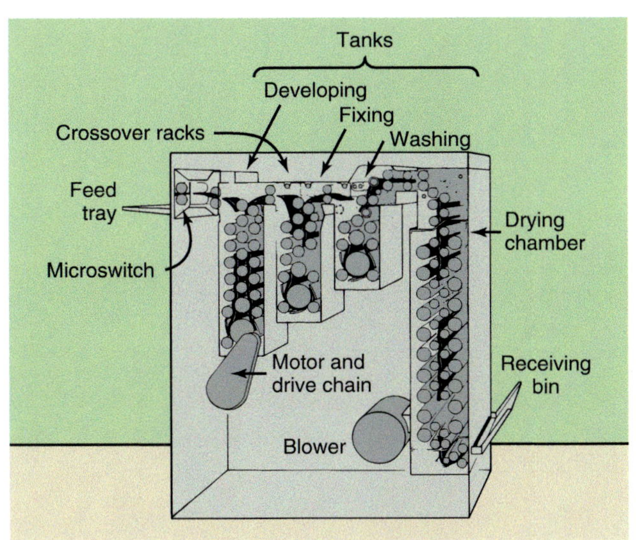

그림 12-31 자동 현상기의 내부. 주요 부분을 표시하고 있다.

입하면 **피드 트레이(feed tray)**에서 이송 시스템이 시작되고, **엔트리 롤러(entry roller)**에서 필름을 포착하여 현상기로 보내진다. **마이크로 스위치**는 현상 약품의 보충률을 조절한다.

피드 트레이의 외측 레일을 이용하여 필름을 교대로 삽입한다(그림 12-32). 이것은 이송 시스템 구성품의 손상을 방지한다. 필름은 엔트리롤러에 의해 수세 및 건조 챔버로 전달되고 마지막으로 리시빙 빈(receiving bin)으로 떨어진다.

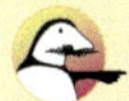
필름의 짧은 면이 항상 측면 레일로 향하도록 하여 적절한 보충이 유지되도록 한다.

이송 시스템은 필름의 이송뿐 아니라 필름이 현상 약품에 침전되는 시간을 조절함으로써 현상을 조절한다. 현상의 각 단계의 타이밍은 필름의 이동률을 주의 깊게 조절함으로써 결정된다. 이송 시스템은 3개의 하부 시스템인 **롤러, 이송 랙, 드라이버 모터**로 구성된다.

이송 체계에서 롤러의 3가지 형태가 사용된다. 1인치 직경의 **이송 롤러**는 각 경로를 따라 필름을 운송한다. 이것은 그림 12-33에서처럼 한 쌍씩 서로 반대편에 위치하거나 서로 오프셋(offset)된다.

그림 12-34와 같은 **마스터 롤러(solar roller)**는 3인치 직경으로 필름이 현상기 내에서 방향을 전환할 때 사용된다. 많은 **위성 롤러**와 금속 또는 플라스틱 안내판이 마스터 롤러 주위에 배치된다.

피드 트레이의 엔트리 롤러를 제외하면 대부분 이송 시스템의 롤러는 그림 12-35와 같이 랙 부품 위에 위치한다. 이 랙은 쉽게 제거되며 관리하기 편리하고, 현상기를 효율적으로 청소할 수 있다.

필름이 랙 부품을 따라 한 방향으로 이송될 때 25 mm(1인치) 롤러만이 작동하여 필름을 안내한다. 각각의 구부러지는 과정에서 굴곡된 금속 립(lip)이 필름을 구부려 안내하며, 이것을 **가이드 슈(guide shoe)**라 한다. 필름이 180° 구부러져 안내판의 인도에 따라 방향 전환 자세가 되며, 마스터 롤러와 위성 롤러에 의해 굴곡운동이 추진되어 안내판 날개로 롤러의 다음 직선 이동과정을

표 12-10 자동 현상기의 기본 구성

시스템	하부 시스템	목 적
이송		적절한 간격으로 여러 단계를 거쳐 필름 이송
	롤러	필름 이동의 지지
	이송 랙	필름과 롤러 및 guide shoe의 방향 이동 및 변화
	드라이버	정확한 비율로 롤러를 돌리는 데 필요한 전력 준비
온도		각 단계에서 온도 조절 및 모니터링
순환		용액의 교반
	현상액	지속적인 혼합 필터
	정착액	지속적인 혼합
	수세	일정한 비율로 수세수를 조절
보충	현상	계기 및 치환
	정착	계기 및 치환
건조		습기 제거

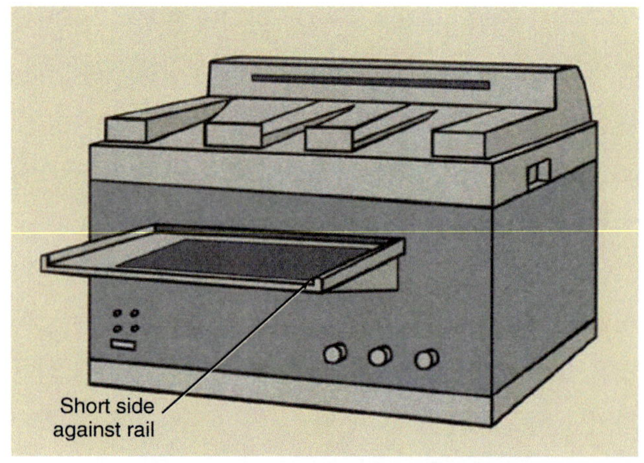

그림 12-32 필름의 짧은 면이 피드 트레이의 측면 레일로 향하도록 한다.

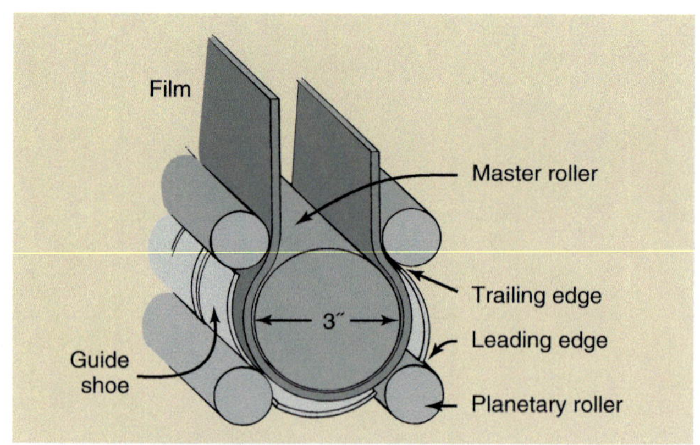

그림 12-34 위성 롤러, 가이드 슈(guide shoe)와 함께 마스터 롤러는 현상기 내에서 필름의 방향을 전환할 때 사용된다.

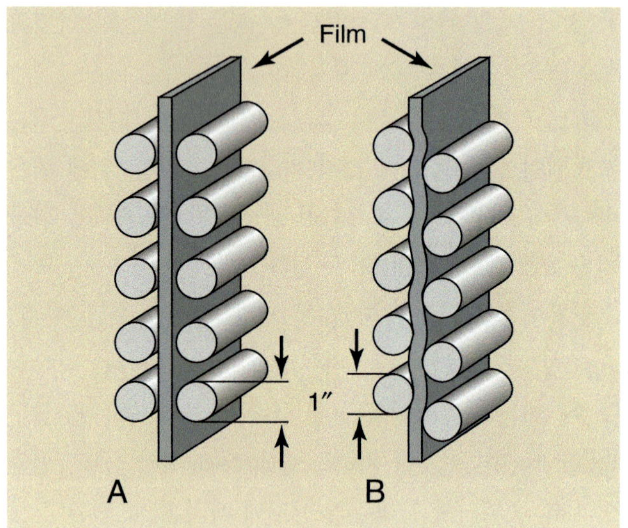

그림 12-33 (A) 이송 롤러는 서로 반대편에 위치한다. (B) 이송 롤러는 서로 오프셋한다.

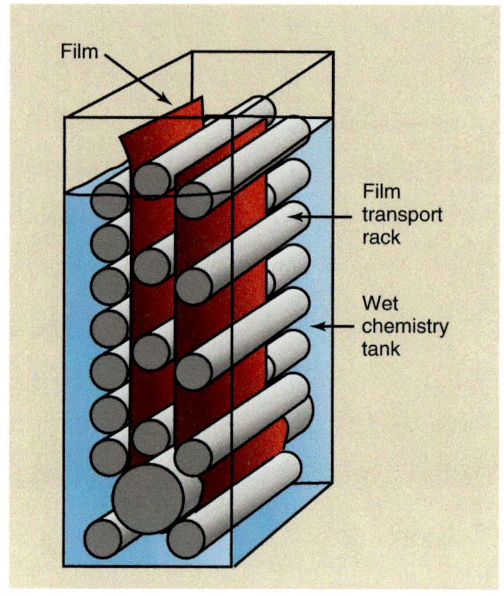

그림 12-35 이송 랙 부품

이끌면서 굴곡운동이 끝난다.

필름이 랙 부품의 상부로 나올 때 **크로스오버 랙**을 통해 다음 랙 부품으로 안내된다. 크로스오버 랙은 롤러와 안내판으로 구성되는 더 작은 랙 부품이다.

이송 시스템을 위한 동력은 단수 마력의 드라이버 모터에 의해 작동한다. **드라이버 모터**의 축은 기어 감속 조립품을 통해 10~20 rpm으로 감속한다.

온도 조절 시스템

현상액, 정착액, 수세는 정확한 온도 조절이 필요하다. 현상액 온도가 가장 중요한데 35℃(95℉)를 유지하며, 수세수는 3℃ 이하로 유지한다. 온도는 각 단계에서 열 교환기나 온도 저항체에 의해 감시되며, 각 탱크의 열 전극 조절에 의해 자동적으로 조절된다.

순환 시스템

교반(agitation)은 현상 약품의 지속적인 혼합과 현상 탱크 전반의 일정한 온도 유지, 유제의 현상 약품 흡수를 위해 필요하다. 자동 현상에서 순환 시스템의 역할은 현상액과 정착액을 계속 퍼 올려 각 탱크에 일정한 교반을 유지하는 것이다.

현상액의 순환 시스템은 유제에서 떨어져 나온 젤라틴 조각을 포획하기 위해 약 100 μm보다 작은 입자들을 포집하는 필터를 필요로 하며 입자들이 롤러에 부착하여 인공물을 유발하는 것을 줄인다. 이 필터는 100% 유용하지 않으므로 슬러지를 롤러 위에 부착시킬 수도 있다.

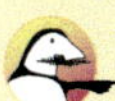

탱크와 이송 시스템의 청결은 모든 현상기의 일반적인 유지 관리사항이 된다.

정착액의 순환 시스템에서는 정착액이 젤라틴을 단단하게 하고 수축시켜 롤러에 슬러지가 부착하지 않으므로 일반적으로 필터가 요구되지 않는다. 정착은 최종 영상에 영향을 주지 않는다.

물은 건조 전에 필름 표면으로부터 모든 현상 화학약품을 제거하기 위해 탱크 내에서 순환되어야 한다. 이는 필름 보존의 질을 보증하고, 보통 폐쇄 순환 시스템보다 개방 시스템이 사용된다. 신선한 물이 탱크 바닥에서 파이프로 연결되어 탱크 상부로 흘러 넘친다. 탱크 상부에서 수집한 물은 하수도로 직접 방류한다. 대부분 현상기의 수세 탱크 유수율은 12 L/min(3 gal/min)이다.

보충 시스템

필름이 현상될 때마다 자동 현상기의 현상 약품이 사용된다. 일부 현상액은 유제 내부에 흡수되어 정착하는 동안 중화된다. 이와 마찬가지로 정착 단계에서 정착액이 유제에 흡수되며, 일부는 수세 탱크로 이월된다.

현상액이나 정착액이 보충되지 않는다면 각 약품은 짧은 시간 내에 화학적 균형을 잃을 것이며, 각 탱크의 용액 수위가 낮아져 필름이 화학약품에 접촉하는 시간이 짧아질 것이다.

보충 시스템은 적절한 용량과 화학적 활성도를 유지할 수 있도록 화학약품을 적당한 양으로 조절한다. 현상액 보충이 더욱 중요하긴 하지만 정착액도 보충되어야 한다. 수세수는 재순환하지 않으므로 지속적이고 완전하게 보충해야 한다.

필름이 피드 트레이에 삽입되면 롤러의 인도에 의해 가장 넓은 면이 물리고 좁은 면이 측면 레일로 향하면서 마이크로 스위치가 작동하여 필름이 이동한 길이만큼 보충이 이루어진다. 보충률은 필름 14인치당 현상액의 약 60~70 mL이고, 정착액은 100~110 mL이다.

건조 시스템

현상이 끝난 후 필름에 습기가 남아 있으면 인공물을 일으키는 먼지 입자들이 쉽게 부착된다. 더욱이 습기가 있는 필름은 뷰 박스에 걸기 어려우며, 저장 시 서로 붙어 손상될 수 있다.

건조 시스템은 송풍기, 환기구, 건조관, 배출 시스템으로 구성되며, 현상된 필름에 남아있는 습기를 추출하여 건조 수납대로 필름을 배출한다.

현상기는 공기를 지속적으로 흡수하고 열기를 함유한 습기 찬 공기를 외부로 배출할 수 있도록 내부 기압을 음압으로 유지해야 한다. 이상적으로 수납대는 인접 작업실로 향하게 하고 열기가 날아가지 않도록 덮개를 부착해야 한다.

송풍기는 실내 공기를 빨아들이며, 건조관의 배관 작업을 통해 열 코일로 공기를 불어넣는 팬이다. 이로 인해 실내 공기는 습도가 낮아지고 먼지는 없어진다. 약 2,500 W 용량의 열 코일 3개가 사용되기도 하며, 건조실로 들어온 공기 온도는 온도 조절장치로 조절된다.

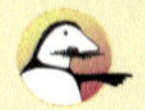

습기 찬 필름을 야기하는 대부분의 현상 실패는 glutaraldehyde의 고갈과 현상액의 경막제 부족에 의한다.

건조관은 길이를 연장하여 필름과 접촉하는 길고 속이 빈 가는 틈의 출구를 가진 실린더로 이루어져 있다. 이 실린더를 필름의 양면에 위치시켜 필름이 건조실로 이동할 수 있도록 한다.

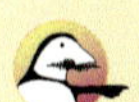

현상이 끝난 후 습기 찬 필름에는 인공물을 유발하는 먼지 입자가 부착된다.

뜨겁고 습기 찬 공기가 건조실에서 외부로 배출되고, 같은 방법으로 건조한 공기가 내부로 유입되도록 한다. 배기 가스의 일부분은 건조 시스템 내에서 재순환한다.

요 약

영상을 형성하는 X선은 환자를 투과하여 영상 수용체에 노출되는 X선이다. 고전적인 영상 수용체는 2장의 X선 사진용 증감지 사이에 끼워진 X선 필름을 함유하는 카세트이다. X선 필름은 폴리에스테르 지지체를 중심으로 양면에 유제가 도포된 형태로 구성된다.

사진 유제는 질산은과 브롬화 칼리의 혼합으로부터 빛에 민감한 취화은 결정 입자가 제조된다. AgBr 분자가 빛에 민감하므로 제조 시에 암흑이나 적색광하에서 지지체 위에 유제를 도포한다.

빛 광자가 취화은 입자와 상호작용할 때 필름 유제에서 불가시 잠상이 형성된다. X선 필름의 현상은 잠상을 가시상으로 변환시키는 것이다.

다음은 X선 필름의 몇몇 중요 특성을 요약한 것이다.

- **대조도**－고대조도 필름은 검고 흰 영상을 만든다. 저대조도 필름은 회색 음영을 만든다.
- **관용도**－관용도는 영상을 만드는 노출조건(kVp, mAs)의 범위이다.
- **감도**－감도는 X선과 빛에 대한 증감지-필름의 민감도이다. 빠른 증감지-필름은 진단 영상을 생성하기 위해 적은 X선이 요구된다.
- **교차효과**－빛이 X선 사진용 증감지로부터 방출될 때 인접 필름 유제뿐만 아니라 지지체의 반대편에 있는 유제에도 노출된다. 빛은 지지체와 교차하며 영상의 흐림을 야기한다.
- **스펙트럼 매칭**－X선 빔은 직접 X선 필름을 노출하지 않는다. 증감지는 X선에 노출될 때 빛을 방출하며, 그 후 방출한 빛이 X선 필름을 노출시킨다. 방출 빛의 색깔은 필름의 반응과 일치해야 한다.
- **상반 법칙**－X선 사진용 증감지가 빛에 노출될 때 노출시간이 매우 짧거나 길면 필름 감도는 더욱 감약된다.

필름은 주의 깊게 다루어야 하며, 인공물을 감약시키기 위해 특정 온도와 습도에서 보관해야 한다. X선 필름의 인공물은 거칠게 취급하면 생길 수 있다.

도전문제

1. 다음을 정의하거나 구분하시오.
   a. 용매
   b. 감광핵
   c. 잠상
   d. 기록 품질
   e. 정색성
   f. 증배 인자
   g. 스펙트럼 매칭
   h. 발광
   i. 등방성
   j. 상승작용
2. 한 쌍의 X선 사진용 증감지와 함께 사용되는 X선 필름의 단면을 도해하시오.
3. **치수 안정성**이 X선 필름에 적용될 때 그 의미는 무엇인가?
4. 방사선 사진의 자동현상 단계를 기술하고 90초가 이용되었을 때 각 단계에 요구되는 시간은 얼마인가?
5. 발광의 2가지 유형을 설명하고 증감지와 형광 스크린과 어떻게 연관되는지 설명하시오.
6. 필름 유제의 결정에서 잠상이 형성되는 과정을 설명하시오.
7. 현상액을 배합하고 조작하는 사람에게 장갑이나 고글이 필요한 이유는 무엇인가?
8. 무엇이 적절한 암실 보호등 선택을 결정하는가?
9. 증감지-필름 접합상태를 검사하기 위해 설계된 기술을 설명하시오.
10. 필름이 이용되고 저장되었을 때, 어떤 주의가 요구되는가?
11. 필름이 리시빙 빈(receiving vin)에 떨어졌을 때, 젖은 상태라면 무엇이 문제이며 가능한 원인은 무엇인가?
12. 은 할로겐 반응을 작성하시오.
13. X선 필름의 감도는 무엇에 의해 결정되는가?
14. DQE와 CE를 정의하고 설명하시오.
15. 잠상 형태의 Gurney-Mott 설을 설명하시오.
16. 증감지-필름 조합의 선택에서 스펙트럼 매칭의 중요성은 무엇인가?
17. 방사선사는 왜 상반법칙 불궤의 법칙을 인지하고 있어야 하는가?
18. 안전등의 회백색 필터는 어떤 상태하에서 사용되는가? 안전등의 적색 필터는 어떤 상태하에서 사용되는가?
19. 일반적인 증감지-필름과 유방촬영용 증감지-필름의 차이점을 논하시오.
20. 양자 반점이란 무엇인가?

증감지-필름 방사선 영상 기술

Screen-Film Radiographic Technique

CHAPTER 13

학습목표

1. 4가지 주요 노출조건을 열거할 수 있다.
2. 선질과 선량에 관한 mAs와 kVp에 대한 논의를 할 수 있다.
3. X선질과 선량에 영향을 미치는 영상 시스템의 특징을 논의할 수 있다.
4. 노출조건에 관계되는 4가지 환자 인자와 그 영향을 설명할 수 있다.
5. 4가지 화질 인자의 분류와 사진 특성에 미치는 영향을 알 수 있다.
6. 노출조건표의 3가지 형태를 알 수 있다.
7. 자동 노출을 조절하는 3가지 형태를 알 수 있다.
8. 단층촬영각과 단층 두께와의 연관성을 알 수 있다.
9. 확대 촬영과 사용법을 설명할 수 있다.

노출조건은 방사선사가 고화질의 사진상을 만들어 내는 데 사용되는 많은 기구이다. 주요 노출조건은 kVp, mAs, 조사시간, SID이다.

이 장에서는 초점, 선속 여과, 고압 발생장치와 함께 노출조건의 선택에 영향을 주는 영상 시스템의 특성을 알아본다.

노출조건은 보통 고화질의 영상을 생성하기 위해 영상 시스템의 조정판에서 선택되는 통합적인 노출 선정으로 묘사된다. X선관과 환자 그리고 영상 수용체의 기하학적 위치는 이 묘사에 포함된다.

X선 진단의 많은 영역에서 필요한 정보를 얻기 위해서는 특별한 장치와 기술을 필요로 한다. 이러한 과정은 주어진 해부학적 구조를 더욱 분명하게 나타내도록 설계되며, 다른 구조물은 가시화되지 않도록 한다.

이 장에서 논의되는 장치와 과정은 고전적 단층촬영술과 확대촬영을 포함한다. 이와 같은 X선 검사는 일반적이지 않으므로 이를 수행하기 위해 특별한 노력을 기울여야 한다.

노출조건

진단용 사진을 생성하기 위해 환자에 적절한 X선의 노출이 필요하다. 표 13-1과 같이 환자에 노출되는 X선의 선량과 선질을 결정하고, 이에 영향을 주는 요소를 **노출조건** 또는 노출 인자라 한다. X선 강도를 의미하는 X선량은 mR 또는 mR/mAs로 측정되며, X선 투과력을 의미하는 X선질은 반가층에 의해 측정된다.

X선 영상 시스템의 설계에 의한 고정된 요소를 제외하면 방사선사가 모든 요소를 조절할 수 있다. 예를 들어, 초점 크기는 2가지로 선택할 수 있으며, 부가 X선 필터가 고정되기도 한다. 고관전압 발생기는 변경할 수 없는 특징적인 전압 파형을 나타낸다.

표 13-1 X선 선량과 선질에 영향을 주는 요소

증 가	결과	
	X선 선량	X선 선질
kVp	증가	증가
mA	증가	무변화
조사시간	증가	무변화
mAs	증가	무변화
거리	감소	무변화
전압 파형	감소	감소
여과	감소	증가

4가지 주요 노출조건은 kVp, mA, 조사시간과 SID이다. 이 중 가장 중요한 것은 kVp와 mAs이며, 이 요소들은 X선의 선질과 선량에 관계한다. 초점 크기, 거리, 필터는 특별한 검사에서 조절이 필요한 부가 조건이다.

관전압 수치

kVp를 노출조건으로 이해하기 위해서는 kVp이 X선 빔의 질, 즉 X선 투과력을 조절하는 1차적 요소임을 알아야 한다. **X선속**의 선질이 높을수록 에너지가 높아져 해부학적 관심 부위를 더 쉽게 투과할 수 있다.

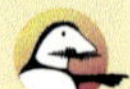

kVp는 영상의 대조도를 조절한다.

kVp는 선질에 영향을 주기 때문에 다른 요소들보다도 영상 수용체 노출에 더 많은 영향을 주며, 선속 강도에는 적은 영향을 미친다. kVp가 증가함에 따라 더 많은 X선이 방출되며, 더 높은 에너지로 큰 투과력을 갖는다. 불행히도 kVp는 더 높은 에너지를 가지기 때문에 더 많은 콤프턴 상호작용을 일으키고 많은 산란선을 발생시키며, 그 결과 영상의 대조도를 감소시킨다.

선택된 kVp는 상을 형성하는 X선 빔의 수를 결정하며, 평균적인 사진 농도를 만든다. 결과적으로 kVp가 증가함에 따라 흡수차가 덜 발생하므로 높은 kVp는 영상 대조도를 감소시킨다.

관전류

mA는 X선 발생 수를 결정하고 **X선의 양**이 되며, 단위는 암페어(A)이다. 1A는 도체에서 1초당 흐르는 1 쿨롱(coulomb; C)의 하전력과 같다.

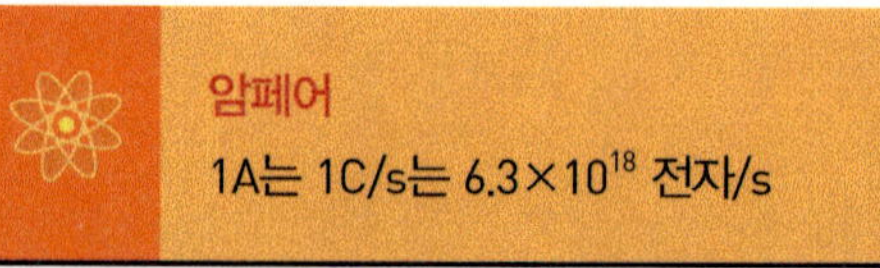

암페어

1A는 1C/s는 6.3×10^{18} 전자/s

그러므로 작동 전류가 1,000 mA로 선택될 때 초당 X선관에 흐르는 전자의 수는 6.3×10^{18}개이다.

질문: 500 mA가 선택될 때 음극에서부터 양극으로 흐르는 전자는 몇 개인가?

해답 : 500 mA = 0.5A
= (0.5 A)(6.3×10^{18} 전자/s/A)
= 3.15×10^{18} 전자/s

X선관을 통하여 전자가 많이 흐를수록 더 많은 X선이 생성된다. 조사시간이 일정하다고 가정하면 이 관계는 직선적으로 비례한다. 200 mA에서 400 mA의 변화는 X선관 전류의 100% 증가 혹은 2배 증가가 될 것이다. 즉 X선량이 2배가 되며, 환자 선량이 2배가 된다.

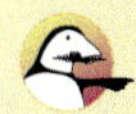
조사시간이 일정할 때 mA는 X선량과 환자 선량을 조절한다.

질문 : 200 mA에서 ESE는 750 mR(7.5 mGy_a)이다. 500 mA에서 ESE는 얼마인가?

해답 : ESE = 7.5 mGy_a(500 mA/200 mA)
= 18.75 Gy_a

mA의 변화는 음극에서 양극까지 흐르는 전자의 운동에너지가 변화하는 것은 아니며, 단순히 전자의 수가 변화하는 것이다. 결과적으로 X선 에너지는 변화하지 않고 그 수가 변화한다.

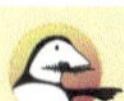
X선질은 mA와 함께 변하지 않고 고정된다.

X선 영상 시스템은 최대로 가능한 관전류에 의해서 분류되기도 한다. 개인 병원의 저렴한 X선 영상 시스템은 600 mA의 최대 용량을 가진다. 중재 방사선 영상 시스템은 1,500 mA의 용량을 가지고 있다.

노출시간

X선 노출시간(exposure time)은 가능한 한 짧게 유지하는 것이 보통이다. 환자 선량을 최소화하는 것보다는 환자의 움직임에 의해 발생할 수 있는 흐림을 최소화시키는 데 목적이 있다.

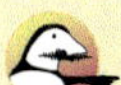
노출시간의 단축은 움직임에 의한 흐림을 감소시킨다.

진단용 영상을 생성하기 위해서는 영상 수용체의 방사선 조사를 필요로 한다. 그러므로 조사시간이 감소할 때 mA는 요구되는 X선 강도를 충족하기 위해 비례적으로 증가시켜야 한다.

표 13-2 서로 다른 노출시간 단위의 관계

분수(s)	초(s)	ms
1.0	1.0	1,000
4/5	0.8	800
3/4	0.75	750
2/3	0.67	667
3/5	0.6	600
1/2	0.5	500
2/5	0.4	400
1/3	0.33	333
1/4	0.25	250
1/5	0.2	200
1/10	0.1	100
1/20	0.05	50
1/60	0.017	17
1/120	0.008	8

오래된 X선 영상 시스템에서 노출시간은 분수 단위의 초로 표시된다. 현재의 영상 시스템이 밀리세컨드(ms) 단위의 노출시간을 분류하는 데 비해 표 13-2는 여러 단위의 조사시간 간의 관련성을 나타내었다.

X선 영상 시스템을 단상, 3상 또는 고주파수로 분류하는 것은 쉬운 방법이며, 고주파 시스템은 더 짧은 조사시간이 가능하다. 단상 영상 시스템은 조사시간을 1/2 cycle보다 적게 할 수 없으며, 1/120초 또는 8 ms(10 ms, 50 Hz 발생장치)와 동일하다. 3상과 고주파 발생장치는 정상적으로 1 ms보다 짧은 노출시간을 만들 수 있다.

mA와 조사시간은 보통 결합하여 mAs로 사용된다. 대부분의 X선 조정판은 mA와 조사시간을 분리하여 선정하지 않으며, mAs 선정만을 허용한다.

mAs
mA × s(조사시간)

방사선사는 조사시간을 선택할 필요가 있지만 항상 mA 단위임을 숙지하여 선택해야 한다. 중요 매개변수는 조사시간과 관전류이다.

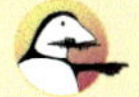
mAs는 사진 농도를 조절한다.

mAs 수치는 1차 선속의 X선 수를 결정하며, mAs는 기본적으로 mA와 조사시간에 의해 X선량을 조절한다. mAs는 **선질**에는 거의 영향을 주지 않으며, 사진상에 사진 농도를 조절하는 중요 요소가 된다.

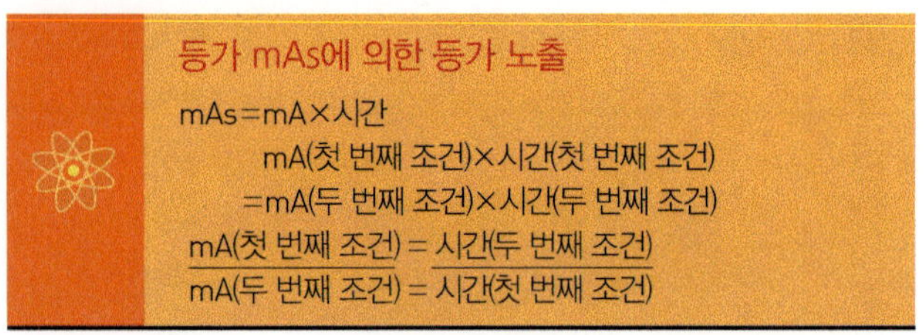

등가 mAs에 의한 등가 노출

mAs=mA×시간

mA(첫 번째 조건)×시간(첫 번째 조건)

=mA(두 번째 조건)×시간(두 번째 조건)

$$\frac{\text{mA(첫 번째 조건)}}{\text{mA(두 번째 조건)}} = \frac{\text{시간(두 번째 조건)}}{\text{시간(첫 번째 조건)}}$$

질문: 노출조건이 600 mA, 200 ms가 요구될 때 mAs 수치는 얼마인가?

해답: 600 mA × 200 ms = 600 mA × 0.2s

= 120 mAs

시간과 mA는 상반된 방법으로 서로 보상하여 사용될 수 있다. 이것은 다음과 같이 묘사된다.

질문: 복부촬영에는 300 mA, 500 ms가 요구된다. 환자는 숨을 참을 수 없고 그 결과 움직임에 의한 흐림이 발생한다. 200 ms의 조사시간으로 두 번째 노출조건을 설정한다면, 새로운 mA는 얼마인가?

해답:

$$\frac{x}{300\ \text{mA}} = \frac{500\ \text{ms}}{200\ \text{ms}}$$

$$(200\ \text{ms})x = (500\ \text{ms})(300\ \text{mA})$$

$$(0.2\ \text{s})x = (0.5\ \text{s})(300\ \text{ms})$$

$$(0.2\ \text{s})x = 150\ \text{mAs}$$

$$x = \frac{150\ \text{mAs}}{0.2\ \text{s}} = 750\ \text{mA}$$

또는

$$\text{새로운 mA} = \frac{\text{기존 mAs}}{\text{새로운 시간}}$$

$$\text{새로운 mA} = \frac{0.5\ \text{s} \times 300\ \text{mA}}{0.2\ \text{s}} = 750\ \text{mA}$$

만약, 고관전압 발생장치가 적절히 교정된다면 동일한 mAs 수치에 의한 동일 사진 농도는 다양한 mA와 조사시간의 조합으로 생성될 수 있다(표 13-3). X선관 전류는 초당 전자의 흐름이므로 mAs 수치는 특정 조사를 위해 X선관에 전도된 총 전자의 수치이다.

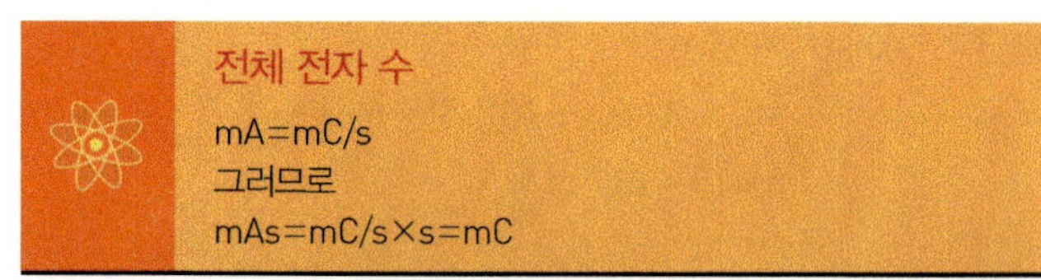

전체 전자 수

mA=mC/s

그러므로

mAs=mC/s×s=mC

표 13-3 10 mAs를 생성하기 위한 mA와 ms의 발생

mA		ms		mAs
100	×	100	=	10
200	×	50	=	10
300	×	33	=	10
400	×	25	=	10
600	×	17	=	10
800	×	12	=	10
1,000	×	10	=	10

질문: 100 mAs에서 생성되는 전자 수는 얼마인가?

해답: 100 mAs = 0.1 As = 0.1 C/s × s = 0.1 C

1 C = 6.3×10^{18} 전자

그러므로 0.1 C = 6.3×10^{17} 전자

= 100 mAs

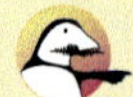

mAs는 전하량의 수치이다.

X선 영상 시스템에서 mAs만이 선택된다면 노출조건은 고압 정류관에 의해 허용되는 최단 노출시간에서 최고의 mA로 자동적으로 조절된다. 이러한 디자인을 **부하강하 변압기**라고 한다.

질문: 방사선사가 200 mAs의 노출조건을 선택하여 운영 콘솔을 최대 mA(1,000 mA) 영역으로 자동적으로 조절한다면, 노출시간은 얼마인가?

해답: $\frac{200\ \text{mA}}{1{,}000\ \text{mA}} = 0.2\ \text{s} = 200\ \text{ms}$

(실제 조사시간은 양극이 가열됨에 따라 관전류가 강하되므로 200 ms보다 조금 더 길다.)

mAs 선정의 변화는 노출하는 동안 전자의 에너지가 아닌 전도된 전자의 수만 변하는 것이며, 이 관계는 직접적으로 비례한다. 즉 mAs의 2배는 X선량의 2배이다.

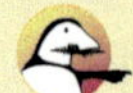

mAs의 변화는 X선의 선량에만 영향을 미친다.

질문 : 경추 검사에 68 kVp/30 mAs가 요구되며, 그 결과 ESE는 120 mR(1.2 mGy_a)이다. 다음 환자는 68 kVp/25 mAs로 검사한다. ESE는 얼마인가?

해답 : $ESE = 1.2\ mGy_a(25\ mAs/30\ mAs) = 1.0\ mGy_a$

거 리

거리(distance)는 역자승의 법칙에 따라 영상 수용체의 노출에 영향을 미친다. 이것은 제3장에서 논의하였다. SID는 주로 영상 수용체에서 X선 강도를 결정한다.

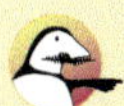
거리는 X선질에 영향을 미치지 않는다.

다음의 관계를 *직접자승 법칙*이라고 하는데 이것은 역자승 법칙으로부터 유도된다. 방사선사가 일정한 사진 농도를 유지하기 위하여 SID를 변경한 후에 필요한 mAs를 측정해야 한다.

거리 역자승 법칙

mAs versus SID

$$\frac{\text{mAs(두 번째 조건)}}{\text{mAs(첫 번째 조건)}} = \frac{\text{SID}^2\text{(두 번째 조건)}}{\text{SID}^2\text{(첫 번째 조건)}}$$

$$\frac{\text{두 번째 mAs}}{\text{첫 번째 mAs}} = \frac{\text{두 번째 거리 제곱}}{\text{첫 번째 거리 제곱}}$$

질문 : 180 cm SID에서 100 mAs 검사가 요구된다. 거리가 90 cm SID로 변화한다면 새로운 mAs 선정은 어떻게 해야 하는가?

해답 :
$$\frac{x}{100} = \frac{90^2}{180^2}$$
$$x = 100\left(\frac{90^2}{180^2}\right)^2 = 100\left(\frac{1}{2}\right)^2$$
$$= 100\left(\frac{1}{4}\right) = 25\ mAs$$

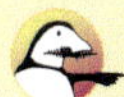
거리(SID)는 사진 농도에 영향을 미친다.

방사선사는 X선 노출을 준비할 때 다음의 각 조건을 선택한다. 즉 kVp, mAs와 SID이다. 조정판은 해부학적 부위의 두께, 사용되는 부속기구의 종류에 의해 선택 기준을 정한다.

표준 SID는 몇 년간 사용되어 왔다. 테이블 top 촬영에서는 100 cm가 보통이지만 보통 유방 검사에서는 180 cm를 사용한다. 변압기 디자인과 영상 수용체가 발전됨에 따라 더욱 긴 SID가 요구되고 있다. 현재 120 cm 테이블 top 촬영과 300 cm 흉부촬영이 사용되고 있다.

더욱 긴 SID를 사용하면 초점 흐림이 저하되고 공간 분해능이 향상된다. 하지만 직접자승 법칙에 영향을 주기 때문에 더 많은 mAs가 사용되어야 한다.

영상 시스템 특성

초점 크기

대부분의 X선관은 2개의 초점 크기를 갖추고 있으며, 계기판상에서 보통 소초점과 대초점으로 분류된다. 고전적 X선관은 2개의 초점을 가지고 있는데, 즉 0.5 mm/1.0 mm, 0.6 mm/1.2 mm 또는 1.0 mm/2.0 mm이다. 혈관 중재 시술에 사용되는 X선관이나 혈관촬영 또는 확대 촬영에 사용되는 X선관은 0.3 mm/1.0 mm 초점으로 구성된다.

대부분의 유방촬영용 X선관은 0.1 mm/0.3 mm 초점을 가지고 있으며 **미소 초점관**이라고 한다. 또한 비교적 짧은 SID에서 매우 작은 미소 석회화 조직을 영상화하기 위해 특별히 제작된다.

정상적인 영상에서는 대초점이 사용되고, 두껍거나 고밀도의 신체 부위를 영상화하기 위하여 충분한 mAs가 사용되어야 한다. 또한 대초점은 더욱 짧은 노출시간을 필요로 하며, 이는 움직임에 의한 흐림을 최소화한다.

대초점과 소초점의 차이점 중 하나는 X선을 생성하는 용량의 차이이다. 대초점에서는 양극 열용량이 더욱 크므로 더욱 많은 X선이 발생한다. 소초점에서 전자의 상호작용은 양극의 훨씬 작은 영역에 걸쳐 발생하며 그 결과 발생한 열은 X선의 용량을 제한한다.

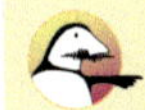
kVp/mAs 선택을 위한 초점의 변화는 X선의 선량이나 선질을 변화시키지 않는다.

소초점은 선예한 촬영을 위하여 예비되어 있으며, X 선량은 비교적 작은 초점을 갖는다. 소초점은 항상 확대 촬영, 즉 사지 촬영에 사용되며 많은 X선량이 필요하지

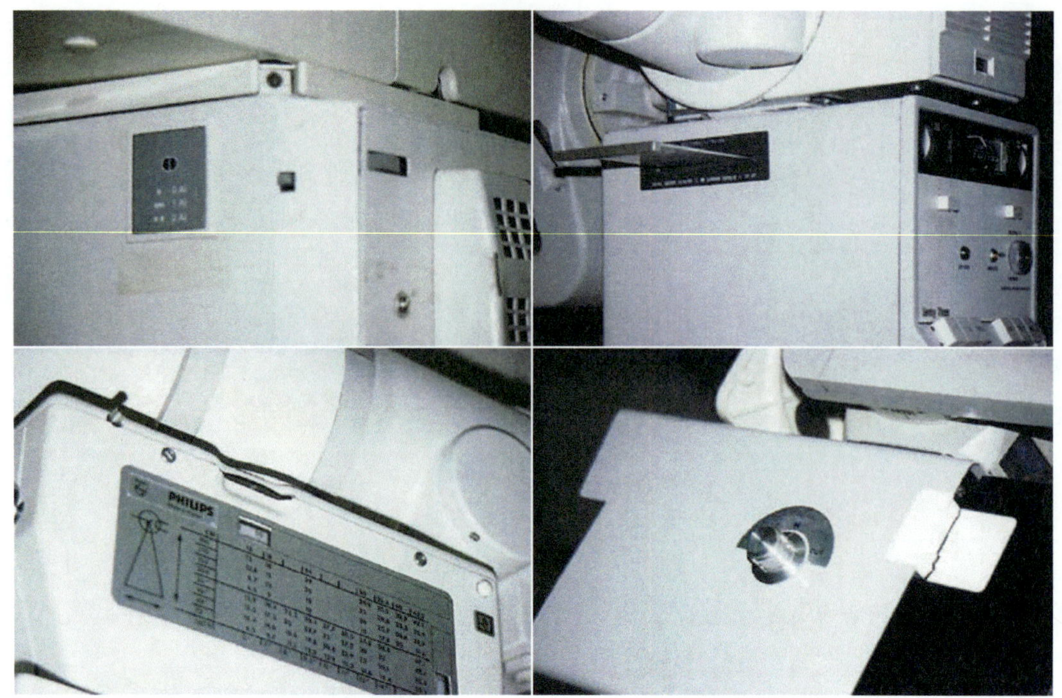

그림 13-1 선택할 수 있는 부가 여과의 예

않은 얇은 신체 부위의 검사에 사용된다.

여과

여과(filtration)에는 고유 여과, 부가 여과, 보상 여과의 3종류가 사용된다. 모든 X선 빔은 X선관 유리나 금속 외피와 같은 **고유 여과** 특성의 영향을 받는다. 일반적인 목적의 X선관에서 고유 여과 수치는 약 0.5 mm Al 등가이다.

가변 격막형 등이 장착된 콜리메이터는 보통 부가 1.0mm Al과 등가이다. 이 가운데 최고는 콜리메이터의 거울 표면의 반사에 의한 여과이다. 요구되는 2.5 mm Al 총 여과를 위해서 1 mm Al 부가 여과가 X선관구와 콜리메이터 사이에 설치된다. 방사선사는 여과원 전체를 조절하는 것이 아니라 부가 여과의 단계를 조절한다.

일부 X선 영상 시스템은 그림 13-1과 같이 **부가 여과**를 선택한다. 보통 영상 시스템은 최저 허용의 부가 여과를 설치한다. X선 촬영조건표는 보통 최저 여과 수준에서 공식화된다. 만약 더 높은 여과가 사용되면 X선 촬영조건표는 그 수준에서 올려 줘야 한다.

그림 13-2는 특수 검사와 환자 선량 감소를 위하여 설계된 다양한 여과물질의 층을 보여주고, 2가지 종류의 콜리메이터 블레이드를 개방한 광 조사야 거울과 필터를 보여준다.

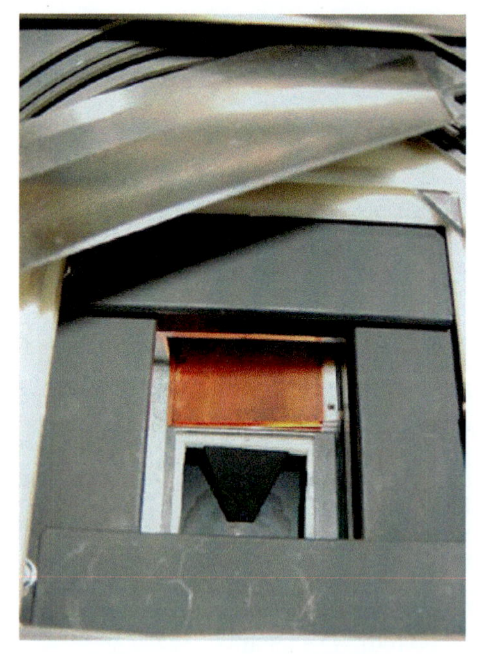

그림 13-2 광조사야 거울과 여러 층의 필터를 보여주는 개방 콜리메이터

정상 조건하에서 필터를 변경하는 것은 불필요하다. 사지, 관절, 가슴과 같은 높은 피사체 대조도를 가진 조직을 검사할 때 더 높은 여과를 해야 한다. 이러한 검사를 위해 더 높은 여과를 사용하면 환자 선량을 낮출 수

있다. **부가 여과를 변경할 때 다음 검사를 시작하기 전에 확실하게 정상적인 자세로 되돌려야 한다.**

보상 여과판은 콜리메이터 아래에 활주 홈을 가진 투과성 판넬 위에 장착된 알루미늄 형태의 여과판이다. 영상 수용체에 더욱 균등한 노출을 할 수 있도록 X선 빔 강도의 균형을 맞춘다. 예를 들면, 척추 검사 시 쐐기 형태나 가슴 검사 시 통의 형태를 갖는다.

부가 여과가 증가함에 따라 X선 빔의 질과 투과력은 증가한다. 영상에서는 kVp 증가와 같이 더 많은 산란선과 대조도가 저하되는 결과로 나타난다.

고관전압 발생

방사선사는 주어진 검사 시 고관전압 변압기의 형태를 **선택할 수 없으며**, X선 영상 시스템에서 고정된다. 여러 종류의 고관전압 변압기가 X선 노출조건과 환자 선량에 어떤 영향을 주는가를 이해하는 것은 중요하다.

3가지 기본적인 고관전압 변압기(단상, 3상, 고주파)의 형태가 사용되고 있다. X선관에서 발생되는 X선 선질과 선량은 사용되는 고관전압 변압기의 형태에 의해 영향을 받는다.

그림 5-29를 통해 각각의 고관전압 정류관의 형태와 관련된 전압 파형을 알 수 있다. 표 13-4는 2가지 보통 검사에 사용되는 여러 형태의 고관전압 정류관의 % 파형, 출력의 변화, 노출조건의 변화를 열거하고 있다.

반파 정류관은 100% 전압 파형을 갖는다. 반파 정류관으로 노출 시 X선은 노출시간의 절반만 방출되며, 음의 반 주기 동안 X선은 방출되지 않는다.

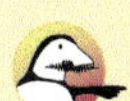
반파 정류는 전파 정류에서 발생되는 것과 동일한 X선의 선질을 생성하지만 선량은 절반이다.

표 13-4 고관전압 발생장치의 여러 형태의 특성

변압기 형태	맥동률	상대적 양	등가 노출(kVp/mAs)	
			흉부	복부
반파	100	100	120/20	74/40
전파	100	200	120/20	74/40
3상, 6펄스	14	260	115/6	72/34
3상 12펄스	4	280	115/4	72/30
고주파	<1	300	112/3	70/24

오늘날 반파 정류장치는 거의 사용하지 않는다. 하지만 일부 이동형과 치과 X선 영상 시스템은 반파 정류장치를 사용한다.

전파 정류장치의 전압 파형은 무파형 시간(dead time)이 없는 것을 제외하면 반파 정류장치와 동일하다. 촬영하는 동안 맥동처럼 연속적으로 X선이 방출된다. 결과적으로 전파 정류장치의 노출시간은 반파 정류장치의 절반이다.

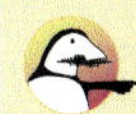
전파 정류장치에서 반파 정류장치로 변경할 때 X선질은 변화되지 않으나 X선량은 2배가 된다.

3상 전력은 2가지 기본 형태, 즉 6펄스 또는 12펄스로부터 나온다. 이 차이점은 고관전압 가설 변압기가 제작되는 방식에 의해 결정된다.

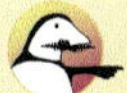
3상 전력은 더 높은 X선의 선량과 선질을 갖는다.

이 2가지 형태의 차이점은 작지만 X선의 양과 질을 감지할 정도의 변화를 가져온다. 3상 전력은 단상 전력보다 효과적이기 때문에, 주어진 mAs 선정으로 더 많은 X선이 발생하고 평균 에너지는 더욱 높아지며 방출된 X선은 거의 일정한 맥동을 갖는다.

고주파 변압기는 1980년대 초에 개발되어 점차 사용이 증가되고 있다. 전압 파형은 1% 파형보다 작고 거의 일정하다.

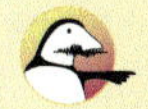
고주파 발생장치는 X선의 양과 질을 더욱 크게 하는 결과를 가져온다.

현재 고주파 발생장치는 신개발 유방촬영장치, CT 장치, 이동형 X선 장치에 대한 사용이 점차 증가하고 있다. 미래의 고전압 변압기는 요구되는 전력 수준과 상관 없이 고주파형이 될 것이다.

환자 인자

노출조건은 3가지 그룹의 조건으로 분류하여 묘사된다. 첫 번째 그룹은 **환자 인자**, 해부학적 두께와 신체 구성을 말한다. 두 번째 그룹은 **화질 인자**로 구성되며, 사진 농도, 대조도, 선예도, 왜곡 등을 말한다. 이러한 화질 요소들의 환자에 대한 영향은 중요하다.

마지막 그룹은 **노출조건**(노출 인자)을 포함하는데, 즉 격자, 증감지, 초점 그리고 여과와 함께 kVp, mA, 조사시간과 SID이다. 이러한 인자들은 영상 수용체와 환자 선량의 기본적 노출 특성을 결정한다. 방사선사는 영상을 생성하고 평가하며 비교하는 특이하고 규칙적인 수단으로 노출조건을 준비해야만 한다.

이러한 요소들의 이해는 고화질의 사진을 생성하기 위해 필수적이며 방사선사에게 가장 어려운 작업은 환자의 평가를 포함한다.

환자의 크기, 형태, 물리학적 상태는 노출조건에 큰 영향을 미친다. 환자의 일반적인 크기와 형태를 **체형**이라 한다. 그림 13-3은 이러한 4가지 형태를 묘사한다. **Sthenic**은 힘차고 활발한 평균 환자를 의미하며, **Hyposthenic** 환자는 약한 체격이지만 건강한 모습을 나타내며, 이런 환자는 노출조건이 덜 필요하다. **Hypersthenic** 환자는 보통 체격이 크고 과체중이다. **Asthenic** 환자는 작고 쇠약하며 나이가 든 형태이다.

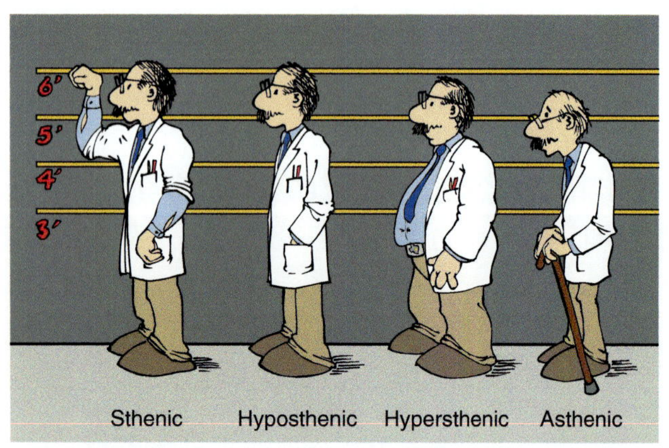

그림 13-3 일반적인 상태의 4가지 체형

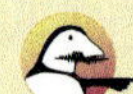 노출조건표는 환자 체형에 기초한다.

체형의 인식은 노출조건의 선정에 필수적이며, 이것이 확고할 때 검사하고자 하는 부위의 두께와 구성이 결정된다.

두께

환자 몸의 두께가 두꺼울수록 환자를 투과하기 위해 영상 수용체에 더 많은 X선의 노출이 필요하다. 이런 이유로 방사선사는 노출되는 대상의 해부학적 두께를 측정하기 위해 **클리퍼(caliper)**를 사용해야 한다.

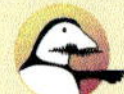 환자 몸의 두께는 추측해서는 안 된다.

실제 노출에서 mAs 선택이나 kVp는 신체 두께의 함수에 따라서 변경된다. 표 13-5는 고정형 kVp 기술을 사용하여 복부를 촬영할 때, mAs 선정을 어떻게 변경할 것인지의 예를 보여준다. 표 13-6은 가변형 kVp 기술이 사용될 때 신체 두께의 함수에 따른 X선 노출조건의 변화를 나타낸다.

신체 구성요소

해부학적 부위의 두께 측정은 방사선사가 적절한 노출조건을 선택할 때 소홀히 해서는 안 된다. 흉부와 복부는 동일한 두께를 가지지만, 각각의 노출조건은 상당히 다르다. 방사선사는 해부학적 부위의 질량 밀도와 그 범위를 측정해야 한다.

일반적으로 연부조직만 영상화될 때 저관전압과 고관전류가 사용된다. 하지만 연부조직과 뼈로 구성된 사지

표 13-5 복부 전후 검사 시 고정된 kVp 조건

kVp	80	80	80	80	80	80	80	80
환자 두께(cm)	16	18	20	22	24	26	28	30
mAs	12	15	22	30	45	60	90	120

표 13-6 골반 전후 검사 시 다양한 kVp 조건

mAs	100	100	100	100	100	100	100	100
환자 두께(cm)	15	16	17	18	19	20	21	22
kVp	56	58	60	62	64	66	68	70

에서는 신체 부위가 얇기 때문에 저관전압이 사용된다.

방사선사는 가슴을 촬영할 때 고피사체 대조도의 장점을 이용한다. 폐 조직은 아주 낮은 질량 밀도를 가지며, 뼈 조직은 높은 질량 밀도를 가진다. 그리고 종격 구조는 중간 질량 밀도를 가진다. 결과적으로 고 kVp와 저 mAs를 사용하여 장점을 높일 수 있으며, 영상의 결과는 만족할 만한 대조도와 낮은 환자 선량을 야기한다.

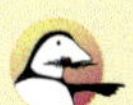
흉부는 높은 피사체 대조도를 가지며, 복부는 낮은 피사체 대조도를 가진다.

이러한 다양한 조직은 **방사선 투과성** 또는 **방사선 흡수성**으로 묘사되기도 한다(그림 13-4). 방사선 투과성 조직은 X선이 적게 감약됨에 따라서 사진상에 검은 농도를 만들며, 방사선 흡수성 조직은 X선을 흡수하여 사진상에 흰 음영을 만든다. 표 13-7은 여러 형태의 체형과 조직의 방사선 투과성의 상대치를 나타낸다.

병 변

병변(pathology)의 형태, 크기, 구성은 노출조건에 영향을 준다. 이 경우 환자 검사 요청서와 이전의 영상은 일부 도움이 된다. 방사선사는 담당 의사, 방사선과 의사 또는 병변이 의심되는 환자로부터 더 많은 정보를 얻는 것을 주저해서는 안 된다.

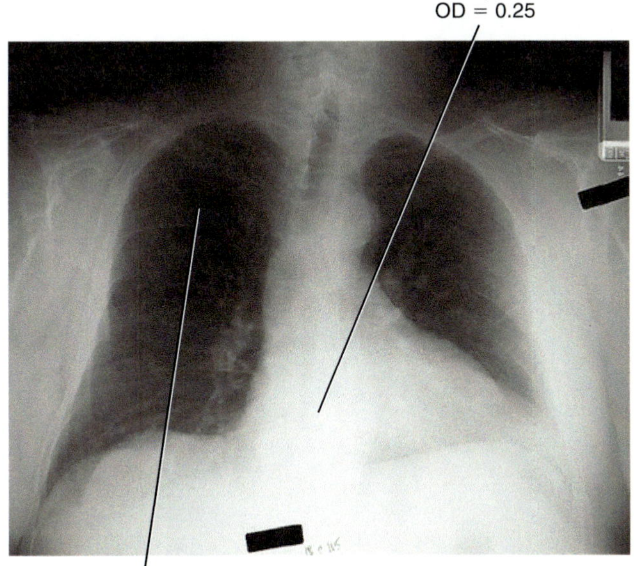

그림 13-4 상대적 투과도와 사진 농도를 사진상에 나타낸다.

표 13-7 방사선 투과성의 상대적 정도

	사진상	체형	조직 형태
방사선 투과성	검다	asthenic	폐
↓	↓	hyposthenic	지방
		sthenic	근육
방사선 흡수성	희다	hypersthenic	뼈

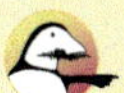
병변은 방사선 투과성이나 흡수성을 증가시킬 수 있다.

일부 병변은 **파괴적**이어서 조직에 더 큰 투과성을 야기하고, 다른 병변은 종괴 밀도나 구성이 **건설적**으로 증가하여 더 큰 방사선 흡수성을 야기한다. 실제와 경험은 방사선사의 임상적 판단에 도움을 주지만 상자 13-1의 기본적 분류 도표를 참고해야 한다.

화질 인자

*화질 인자*라는 말은 X선 사진상의 특징을 말하며, 사진 농도, 대조도, 영상 선예도, 왜곡을 포함한다. 이러한 요소들은 방사선사가 사진을 생성하고 검토하며 평가하는 수단을 마련한다. 화질 인자는 사진의 언어라고 생각되며, 하나의 인자로부터 다른 인자를 분리하여 생각하는 것은 어렵다.

사진 농도

사진 농도는 완성된 사진의 흑화도이다. 사진 농도는 수치로 나타내며 아주 검은 것(사진을 통과한 빛이 전혀 없음)으로부터 아주 흰 것까지 여러 단계로 표현된다. 그림 13-5와 같이 흰 것이 0.2보다 낮은 것에 반해 검은 것은

상자 13-1 병변의 분류

방사선 투과성(파괴적)	방사선 흡수성(건설적)
활동성 폐결핵	대동맥류
위축	복수
장 폐색	무기폐
암	간경화
퇴행성 관절염	이상 비대
기종	전이
골다공증	늑막 삼출
기흉	폐렴
	경화증

그림 13-5 사진을 투과한 빛의 양은 필름의 사진 농도에 의해 결정된다. Step wedge 사진상 보편적인 사진 농도가 범위를 나타낸다.

사진 농도 3 이상의 수치와 같다. 사진 농도 2는 뷰 박스에서 나온 빛의 약 1%만이 필름을 통과한다.

의료영상에서 많은 문제점들은 아주 검거나 아주 흰 영상에서 비롯된다. 아주 검은 사진은 **과다 노출**에 의해 야기되는 높은 사진 농도를 가지며, 이런 상태는 영상 수용체에 아주 많은 X선이 도달할 때 발생한다. 아주 밝은 X선 사진은 아주 적은 X선이 노출된 결과이다. 결과적으로 **과소 노출**과 낮은 사진 농도를 야기한다.

과다 노출과 과소 노출은 수용할 수 없는 화질의 결과로 나타나며 다시 검사해야만 한다. 그림 13-6은 이와 같은 2가지 극단적인 노출의 임상적인 예를 보여준다.

사진 농도는 2가지 주요 인자(mAs와 SID)로 통제할 수 있다. SID가 계속적으로 변경될 때 많은 문제점들이 발생한다. 그러므로 보통 SID는 이동형 검사에서는 90 cm로 고정하며, 테이블 검사에서는 100 cm, 선 자세의 가슴 검사에서는 180 cm로 고정된다. 그림 13-7은 다른 노출조건이 일정할 때 SID 변경으로 발생하는 사진 농도의 변화를 보여준다.

하지만 보통의 경우처럼 거리가 고정될 때 mAs 수치는 사진 농도를 조절하기 위해 1차적으로 변경할 수 있는 노출조건이 된다. 사진 농도는 mAs가 증가함에 따라 직접적으로 증가한다.

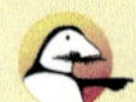

사진 농도가 변경할 수 있는 유일한 수단일 때, 조절할 수 있는 요소는 mAs가 된다.

그림 13-8과 같이 사진 농도는 다른 요소에 의해 영향을 받을 수 있지만 mAs 수치는 사진 농도의 통제를 위한 선택 요소가 된다. 약 30%의 mAs 변화는 사진 농도의 가시적 변화를 생성할 수 있다. 일반적으로 그림 13-9와 같이 mAs 선정만을 변경할 때 절반이나 2배로 조절해야 한다. 만약 현저한 변화가 필요하지 않으면 재검사는 요구되지 않을 것이다.

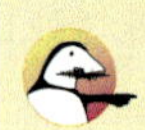

사진 농도의 상당한 변화를 발생시키기 위해 mAs 수치는 약 30%로 변화시켜야 한다. kVp 선정은 사진 농도를 인지할만한 변화를 생성하기 위해 약 4%를 변경해야 한다.

완성된 사진 농도는 mAs에 비례적으로 증가하며 kVp와 동일하게 적용되지만, 사진 농도는 kVp 증가와 비례적이지 않다.

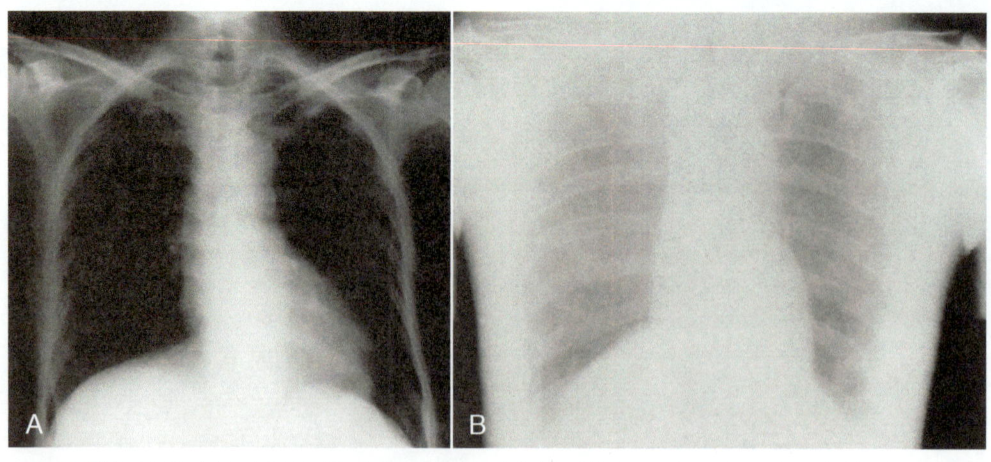

그림 13-6 (A) 가슴의 과다 노출된 사진은 진단하기에 너무 검다. (B) 마찬가지로 과소 노출된 흉부 사진은 폐야의 선예도가 분명하지 않으므로 용인할 수 없다.

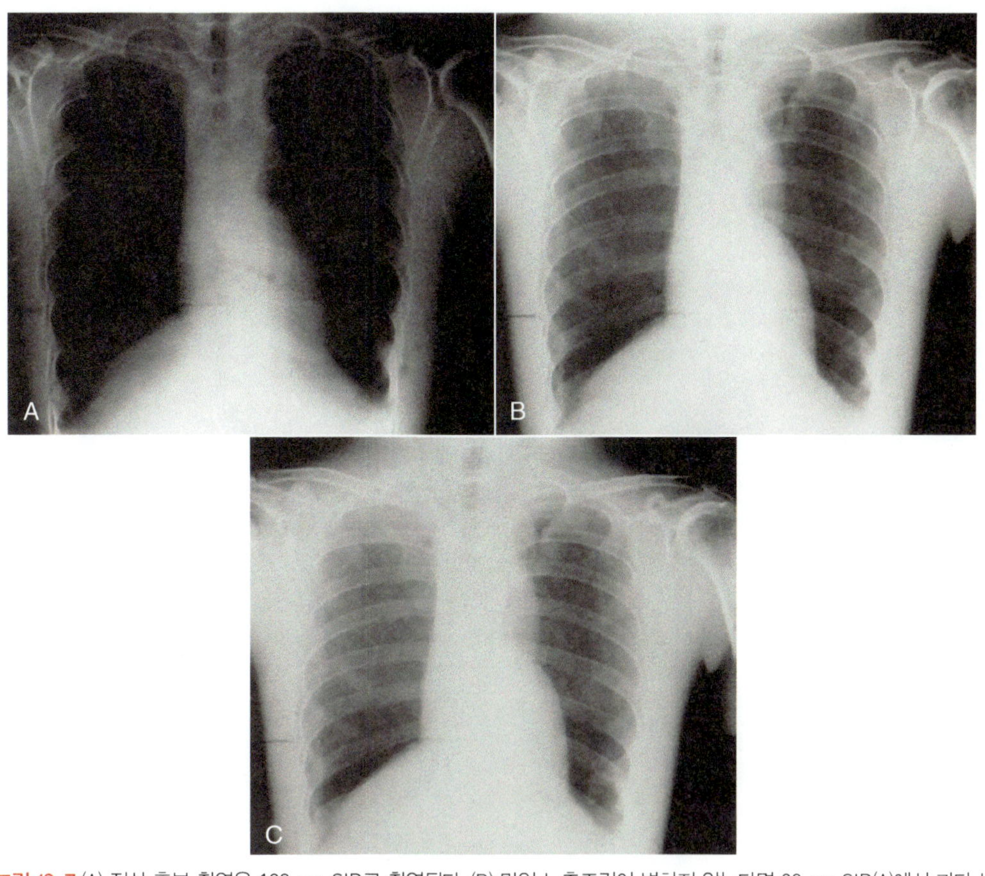

그림 13-7 (A) 정상 흉부 촬영은 100 cm SID로 촬영된다. (B) 만일 노출조건이 변하지 않는다면 90 cm SID(A)에서 과다 노출될 것이고, 180 cm SID에서는 (C)와 같이 과소 노출될 것이다.

kVp가 증가함에 따라 선속의 질이 증가하며, 더 많은 X선이 해부학적 부위를 통과한다. 제8장에서 논의했듯이 환자의 X선 강도는 kVp^2에 비례하고 영상 수용체에서는 kVp^5에 비례한다.

영상 대조도는 kVp가 사진 농도를 조정하기 위해 변경될 때 영향을 받는다. kVp로 최적의 사진 농도를 만드는 것은 훨씬 어렵다. 최적의 영상을 얻기 위해 사진 농도가 하나의 변경 요소가 될 것인지 혹은 대조도가 변경 요소가 될 것인지는 경험 많은 방사선사의 눈에 달려 있다.

kVp에 따른 노출조건의 변화는 복잡하다. kVp 변화는 투과력, 산란선, 환자 선량, 특히 대조도에 영향을 미친다. 만일 사진상의 사진 농도가 kVp에 따라 증가한다면 일반적으로 수용할 만하다. 15% kVp 증가는 mAs의 2배와 동등하며, 이것을 **15% 법칙**이라고 한다.

그림 13-10은 15% 법칙이 적용될 때 사진 농도의 변화를 나타낸다. 만일 사진 농도만이 변경된다면 kVp의 큰 변화가 영상 대조도를 변화시키기 때문에 15% 법칙을 사용해서는 안 된다.

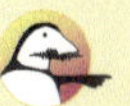

mAs 50% 감약에 따른 kVp 15% 증가는 동일한 사진 농도를 나타낸다.

사진상에서 사진 농도를 증가시키거나 감소시키기 위해 사용하는 가장 간단한 방법은 mAs의 증가 또는 감소이다. 이것은 완성된 사진에 영향을 주는 다른 가능한 요소를 감소시킨다. 표 13-8은 사진 농도에 영향을 미치는 여러 가지 요소들을 열거하였다.

대조도

영상 대조도의 기능은 해부학적 부위를 더욱 잘 보이게 한다. 대조도는 인접한 해부학적 구조물의 사진 농도의 차이나 사진상에서 사진 농도의 변화를 말한다. 그러므로 대조도는 사진의 질의 가장 중요한 요소가 되며, 모서리의 경계나 구조물의 경계를 잘 나타내야 한다. 대조도는 신체의 여러 조직을 투과한 X선 빔 감약차의 결과이다.

그림 13-11은 인접한 구조물 사이의 사진 농도의 변

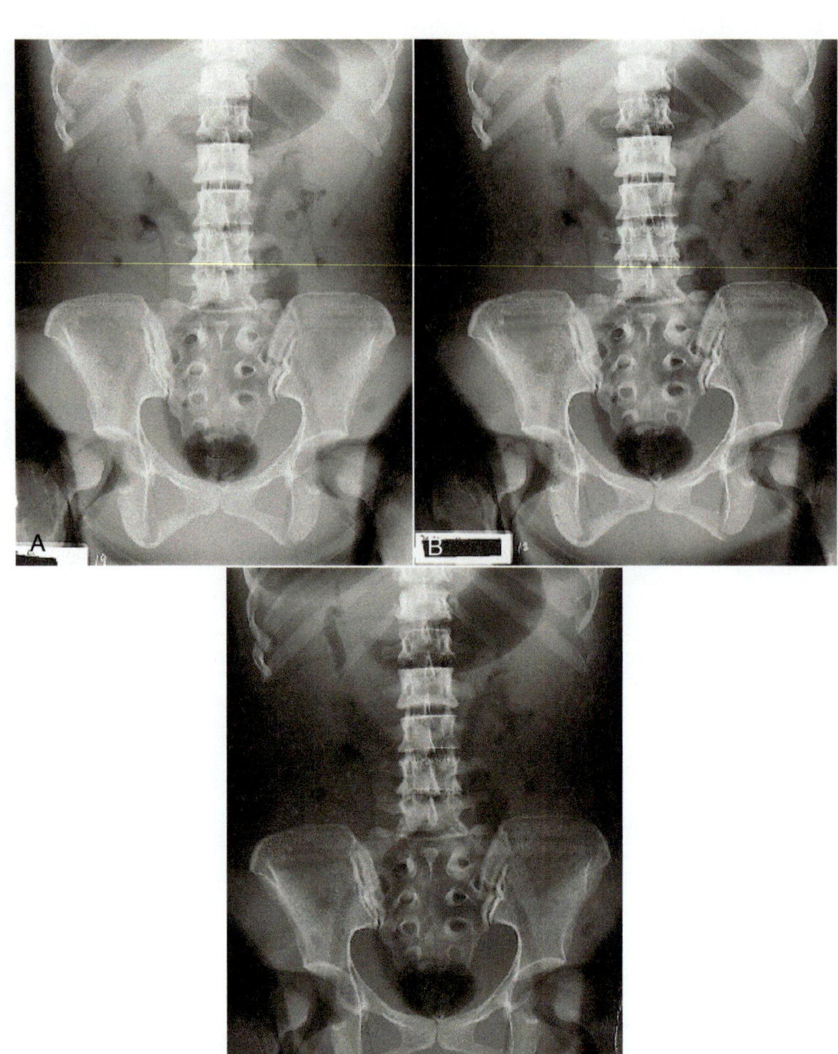

그림 13-8 사진 농도는 mAs 수치에 의해서 기본적으로 결정된다. 복부의 3가지 팬텀을 70 kVp로 촬영하였다. (A) 10 mAs. (B) 25% 증가, 12.5 mAs. (C) 50% 증가, 15 mAs

표 13-8 사진 농도에 영향을 주는 노출조건

조건 증가	사진 농도의 영향
관전류량	증가
관전압	증가
SID	감소
조직 두께	감소
질량 밀도	감소
현상시간	증가
영상 수용체 감도	증가
콜리메이션	감소
격자비	감소

화를 나타내는 복부 영상이며, 척추를 따라서 뼈와 연부조직의 경계를 쉽게 확인할 수 있는 고대조도 영상이다. 요근과 신장의 연부조직은 잘 보이지만 훨씬 낮은 대조도를 나타낸다. 연부조직의 대조도 분해능은 kVp가 감소함에 따라 증가할 수 있지만 환자 선량이 더 높아지는 손실을 초래한다.

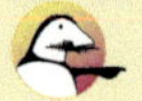

kVp는 영상의 대조도를 조절하는 데 사용되는 주요 인자이다.

X선 빔의 투과력은 kVp에 의해 조절된다. 적절한 대조도를 얻기 위해서는 해부학적 부위를 적절히 투과해야 한다. 그렇기 때문에 투과력은 영상 대조도를 이해하는 핵심이 된다. 그림 13-12에서 나타나는 사진들을 비교해 보자. 그림 13-12(A)는 고대조도 또는 '짧은 그레이 스케일'을 나타내는 반면 그림 13-12(B)는 저대조도 또는 '긴 그레이 스케일'을 나타낸다.

*대조도의 그레이 스케일*은 사진의 가장 흰 곳에서부

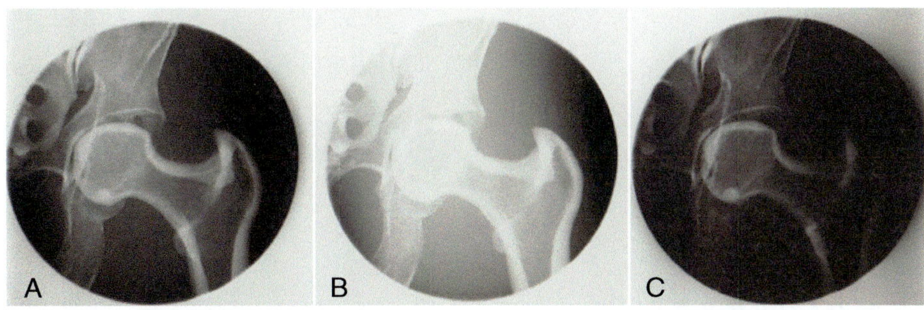

그림 13-9 mAs 수치의 변화는 사진 농도에 직접 영향을 준다. (A) 원영상. (B) mAs 수치가 약 절반 감소 시 사진 농도는 감소한다. (C) mAs 수치가 2배일 때 사진 농도는 증가한다.

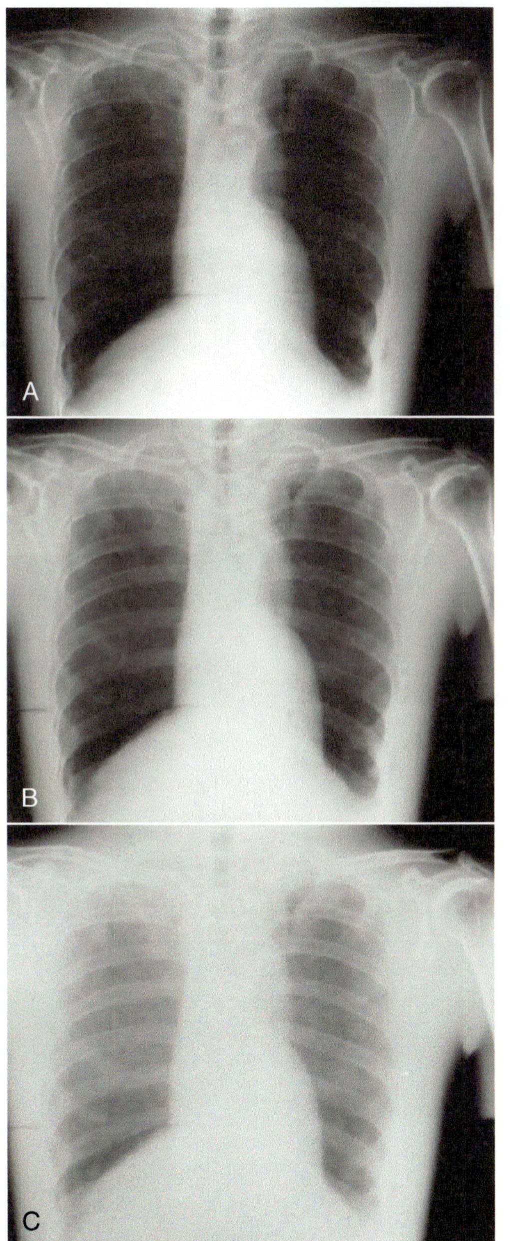

그림 13-10 정상 흉부촬영을 70 kVp에서 수행했다(B). 만일 kVp가 80 kVp로 15% 증가한다면(A)와 같이 과다 노출이 발생한다. 동일하게 60 kVp로 15% 감소하면(C)와 같이 과소 노출된다.

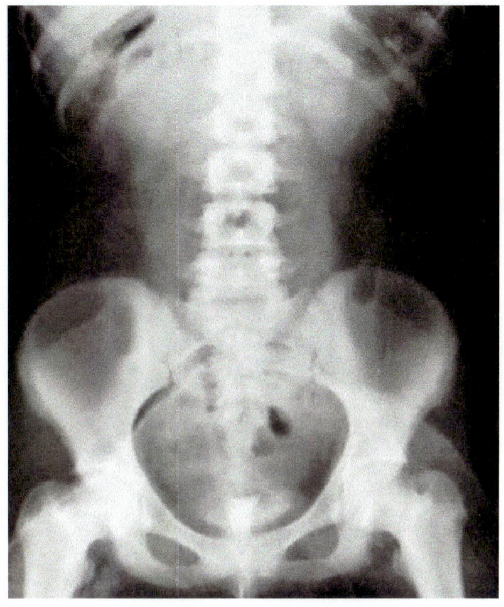

그림 13-11 복부 영상은 원래의 고대조도로 척추를 나타낸다. 신장, 간, 그리고 요근은 낮은 kVp로 좀 더 쉽게 나타나는 저대조도 조직이다.

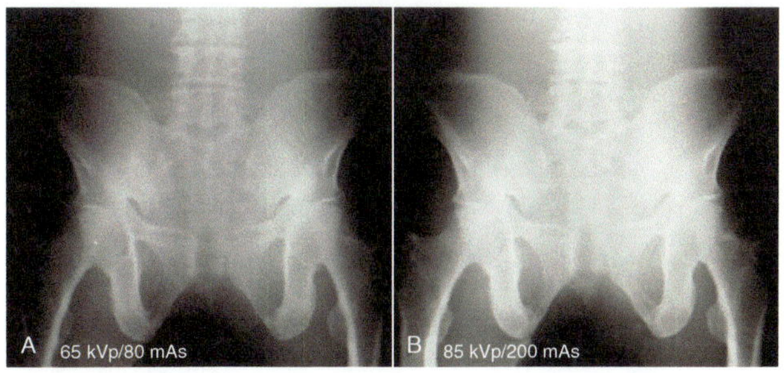

그림 13-12 골반 팬텀 사진은 short scale contrast(A)와 long scale contrast(B)를 나타낸다.

터 가장 검은 부분에 이르기까지 사진 농도의 범위를 말한다. 예를 들면, 가장 밝은 곳에서부터 가장 어두운 곳까지 순서적으로 조각들을 정렬하여 사진상에 각 사진 농도를 나타내는 작은 조각들을 가위로 자른다고 생각해 보자. 결국 사진 농도의 범위는 대조도의 그레이 스케일이 될 것이다.

고대조도 필름은 짧은 그레이 스케일을 나타내며, 희고 검은 적은 계단이 명확히 나타난다. 저대조도 필름은 긴 그레이 스케일을 나타내며 많은 회색 음영이 출현한다.

그림 13-13은 알루미늄 step wedge를 촬영한 2장의 사진으로 scale 대조도를 나타낸다. 50 kVp의 사진은 다섯 단계만 묘사하고, 90 kVp의 사진은 모두 13단계가 long scale 대조도로 나타난다.

방사선사는 대조도를 감소시키기 위해서는 긴 그레이 스케일의 대조도로 회색조가 더 많게 촬영해야 하며, 이는 kVp를 증가시킴으로써 가능해진다. 50~90 kVp 범위에서 가시적으로 대조도 스케일에 영향을 주기 위해서는 일반적으로 약 4%의 kVp 변화가 필요하다. 낮은 kVp에서 2 kVp의 변화는 충분하다. 반면 그림 13-14와 같이 높은 kVp에서는 10 kVp의 변화가 필요하다.

고대조도 또는 짧은 스케일의 대조도는 낮은 kVp 노출조건으로 획득할 수 있다. **저대조도**는 long scale 대조도와 동일하며 높은 kVp 촬영술로부터 야기된다. 이러한 사진 대조도의 관계는 표 13-9에 요약되어 있다.

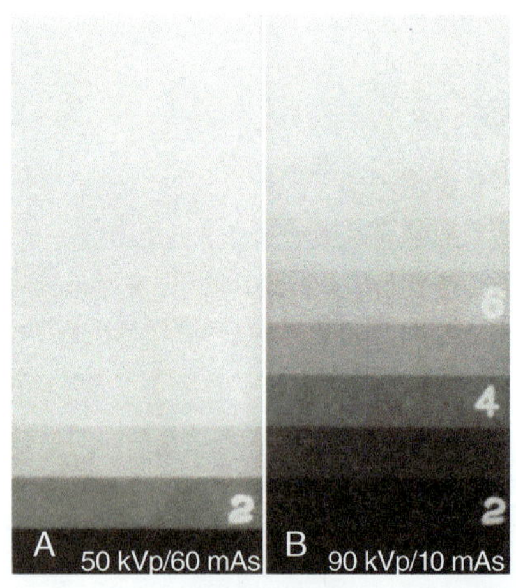

그림 13-13 저 kVp로 노출된 step wedge 영상(A)과 고 kVp(B) 영상은 각각 short scale과 long sclae 대조도를 묘사한다.

표 13-9 kVp와 Scale 대조도의 관계

고관전압 생성	저관전압 생성
Long scale	Short scale
저대조도	고대조도
더 낮은 대조도	더 큰 대조도

kVp와 더불어 다른 많은 요소들이 사진 대조도에 영향을 미친다. mAs의 선정은 X선질이 아닌 양과 대조도에 영향을 미친다. mAs 수치가 아주 높거나 낮으면 양호한 사진 농도는 각각 특성 곡선의 견부나 족부로 떨어질 것이다(제10장 참조).

견부와 족부에서 계조도가 작으므로 영상 대조도는 낮다. 다른 구조물의 영상은 피사체 대조도의 차이에도 불구하고 유사한 사진 농도를 나타낸다.

증감지의 사용은 비증감지 노출과 비교하여 대조도 스케일이 더욱 작아진다. 콜레메이션은 일부 산란선을

표 13-10 사진 대조도의 영향을 미치는 노출조건 요소

조건의 증가	대조도 변화의 결과
kVp	감소
격자비	증가
선속 제한	증가
사용되는 영상 수용체	가변적
현상시간	감소
mAs	감소(족부, 견부)

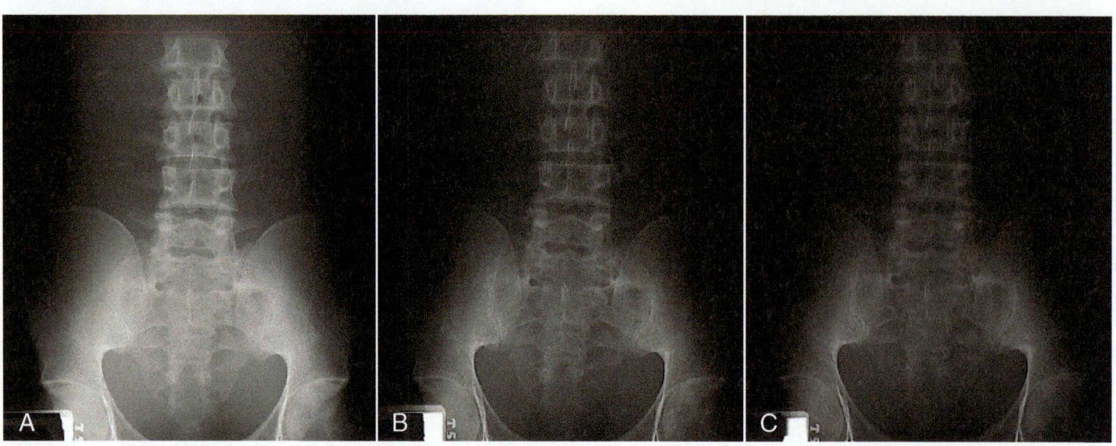

그림 13-14 골반과 복부의 영상은 4 kVp 증가가 대조도를 인식할 정도의 변화를 야기한다는 것을 보여준다. (A) 75 kVp/28 mAs. (B) 79 kVp/28 mAs. (C) 81 kVp/28 mAs.

제거하여 더 낮은 대조도 스케일의 사진을 만든다. 격자는 필름에 도달하는 산란선의 양을 감소시켜 사진상에 더욱 작은 대조도 스케일을 생성한다. 고격자비의 격자는 대조도를 향상시킨다. 표 13-10은 대조도에 영향을 주는 노출조건을 요약하였다.

방사선사가 직면하는 전형적인 임상적 문제는 사진 대조도의 조절을 포함한다. 영상이 만들어지지만 대조도 스케일이 매우 길거나(많은 회색조) 매우 짧아진다(아주 많은 검정과 흰색). 이런 문제점을 해결하기 위해서 15% 법칙이 적용된다. kVp 15% 변화는 mAs의 절반이나 2배의 변화를 야기한다.

질문 : 환자의 무릎을 14 cm, 62 kVp/12 mAs로 촬영하였다. 그 결과 대조도 scale이 매우 작았다. 재촬영조건은 얼마인가?

해답 : 15% 증가는 62 kVp × 0.15 = 9.3 kVp
그러므로 새로운 kVp = 62 + 9 = 71 kVp
mAs는 1/2 감약
12 mAs × 0.5 = 6 mAs
그러므로 재촬영조건 = 71 kVp/6 mAs

대조도 스케일의 변화에 대한 더 작은 노출조건의 보상이 필요하다. kVp의 5% 증가는 약간 감소된 대조도로 동일 사진 농도를 생성하기 위해 mAs를 30% 감약함으로써 수행될 수 있다. 이것을 **5% 법칙**이라고 한다.

방사선사에 의한 적절한 노출 보상은 판단의 문제이다. 해부학적 부위와 체형, 의심 병변 그리고 X선 영상 수용체의 특성은 모두 숙련된 방사선사가 고려해야 할 요소이며, 실행과 경험으로 보편화할 수 있다.

질문 : 무릎 촬영에서 62 kVp/12 mAs가 요구된다. 영상 대조도를 적절히 감약하기 위한 새로운 촬영조건은 얼마로 해야 하는가?

해답 : 5% 법칙을 적용
62 kVp × 0.05 = 3.1 kVp
62 + 3 = 65 kVp
12mAs × 0.30 = 3.6 mAs
12 − 4 = 8 mAs
재촬영조건 = 65 kVp/8 mAs

선예도

*선예도(detail)*는 사진상에서 작은 구조물의 예리한 형태를 묘사한다. 적절한 선예도로 아주 작은 해부학적 부위까지 볼 수 있으며 해부학적 조직을 쉽게 탐지할 수 있다. 영상 선예도는 **기록된 선예도와 가시적 영상 선예도**라는 2가지 방법으로 측정되어야 한다.

*영상 선예도*의 예리함은 영상에서 구조적인 선이나 경계부 그리고 흐림의 양을 말한다. 일반적으로 영상 선예도의 예리함을 좌우하는 인자는 제10장에서 논의한 기하학적 인자, 즉 초점 크기, SID, OID이다. 영상 선예도는 사용하는 증감지 형태와 장치 또는 환자의 움직임의 영향을 받는다.

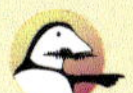
영상 선예도는 공간 분해능에 의해 가장 쉽게 측정된다.

아주 예리한 영상 선예도를 나타내기 위해 아주 작은 초점과 긴 SID를 사용하여야 하고, 해부학적 부위를 가능한 한 영상 수용체에 접근시켜야 한다. 그림 13-15는 발 팬텀의 2가지 사진을 나타낸다. 하나는 최적 상태에서 촬영하였고 다른 것은 불량한 노출조건으로 촬영하였다. 영상 선예도의 차이점은 분명하다.

영상 선예도의 가시성은 사진상에서 선예함을 볼 수 있는 능력을 말하며, 대조도 분해능에 의해 가장 쉽게 측정될 수 있다. *가시성의 손실*은 영상 선예도의 악화 또는 모호함을 야기하는 여러 요소를 말한다. 예를 들면, 포그는 사진상의 구조적 선을 보기 위한 능력을 감소시킨다.

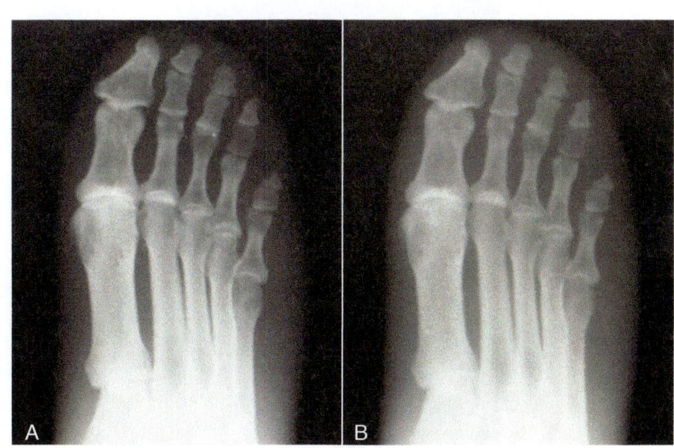

그림 13-15 X선관 초점 1 mm로 촬영한 사진(A). 2 mm로 촬영한 것(B)보다 선예도가 우수하다.

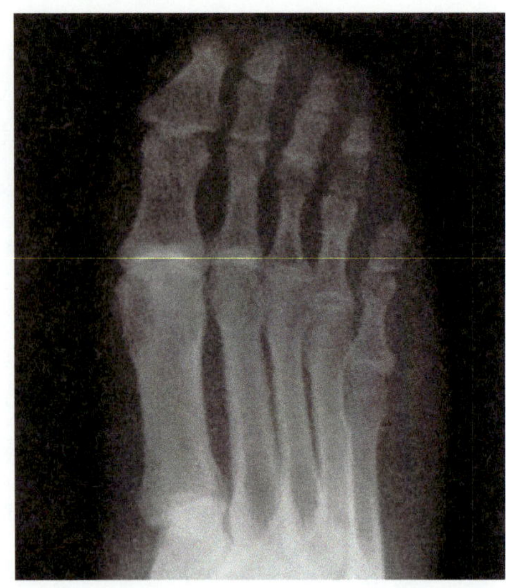

그림 13-16 영상 선예도의 가시성이 안전광에 의한 포그로 인해 감약된 것을 제외하면 15-15와 동일한 사진이다.

정확한 노출조건을 사용함으로써 경계가 분명한 영상을 만들 수 있으나, 빛이나 방사선에 의해 필름에 포그가 발생하면 선예도는 그림 13-16과 같이 완전히 가시적이지 않을 것이며, 양호한 선예성이 존재하지만 가시성이 불량한 결과가 나타날 것이다. kVp와 mAs 수치가 영상 대조도에 영향을 주기 때문에 이러한 인자는 각 검사를 위해 주의 깊게 선택해야 한다.

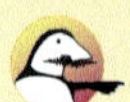

영상 대조도의 가시성은 대조도 분해능에 의해 가장 쉽게 측정된다.

사진 농도와 대조도에 영향을 주는 인자들은 영상 대조도의 가시성에 영향을 미친다. 영상 대조도에 최고의 가시성을 부여하는 핵심 요소는 콜리메이션, 격자의 사용, 영상 수용체에 도달하는 산란선을 방지하는 기구들이다.

왜곡

4번째 화질 인자는 **왜곡(distortion)**이다. 이것은 사진상에서 피사체의 크기와 형태의 잘못된 표현이다. 최종 사진은 X선관, 해부학적 부위, 영상 수용체의 위치로 인해 피사체를 잘못 표현하게 된다.

영상 수용체나 X선관의 정렬 불량은 영상을 **확대**하는 결과로 나타난다. *확대*는 해부학적 관심 부위가 정상보다 더욱 크게 나타남을 의미하며, 해부학적 부위의 정렬 불량은 영상을 **축소**시키는 결과가 된다.

상의 축소는 해부학적 부위가 정상보다 작아짐을 의미한다. 그림 13-17은 확대와 축소의 예이며, 신체적 부위(안면골, 늑골)는 영상의 결과에 따라 자연적으로 짧아진다.

왜곡은 X선관, 해부학적 부위, 영상 수용체의 양호한 정렬에 의해 최소화할 수 있다. 정렬은 기본적으로 **환자 위치잡이**에 중요한 역할을 한다.

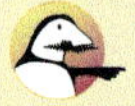

왜곡은 해부학적 관심 부위를 영상 수용체와 평행하게 위치시킴으로써 감소시킬 수 있다.

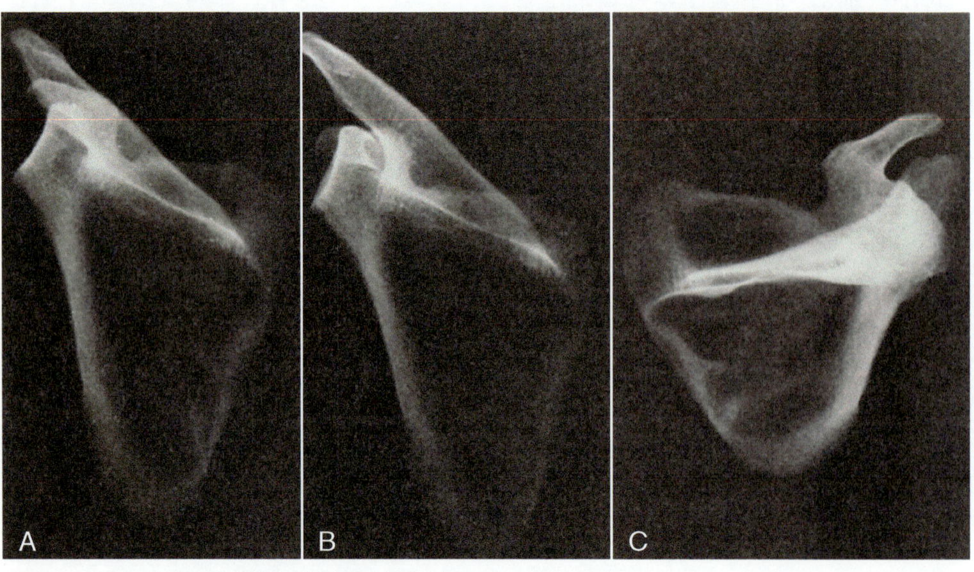

그림 13-17 (A) 정상 견갑골의 투영. (B) 견갑골의 확대. (C) 견갑골의 축소.

표 13-11 기본적 화질 인자

인자	조절	영향
사진 농도	mAs	kVp
		거리
		조직 두께
		질량 밀도
		현상시간/온도
		영상 수용체 감도
		콜리메이션
		격자비
대조도	kVp	mAs(족부, 견부)
		현상시간/온도
		사용되는 영상 수용체
		콜리메이션
		격자비
선예도	초점 크기	SID
		OID
		움직임
		농도와 대조도에 관련 있는 모든 인자
왜곡	환자 자세	X선관, 해부학적 부위와 영상 수용체의 정렬

표 13-11은 기본적인 화질 인자를 요약한 것이다. 각 화질 인자에 대한 1차적 노출조건의 조절은 이 인자에 영향을 주는 2차적 노출조건에 따라서 주어진다.

노출조건표

kVp, mA, 노출시간, SID는 주요 노출조건이다. 방사선사가 최종 사진에서 원하는 사진 농도, 사진 대조도, 선예도를 생성하기 위한 노출조건을 어떻게 조절할 것인가를 인식하는 것은 중요하지만, 새로운 환자마다 이를 적용하는 것은 적절치 않다.

각 영상 시스템의 조건표에서 고화질을 생성하기 위하여 일괄적으로 표준 방법을 사용할 수 있다. 이 목적으로 사용되는 것을 **노출조건표**라고 한다. 노출조건표는 주어진 방사선 검사를 할 수 있도록 특별한 촬영조건을 결정하는 수단을 마련한 표이다.

성공적인 노출조건표를 완성하기 위해서 방사선사는 그것이 어떻게 구성되어 있으며, 어떻게 사용하는지 이해해야 한다. 가장 중요한 점은 환자 체형과 병리적 상태에 따라 조절하는 방법을 아는 것이다.

노출조건표를 적절히 사용할 때 양호한 진단 사진이 만들어진다. 대조도 scale과 사진 농도는 조건표를 사용하지 않을 때보다 더 쉽게 짐작할 수 있다.

노출조건표는 모든 형태의 시설에 적용할 수 있도록 준비해야 한다. 4가지 형태의 조건표는 **가변형 kVp, 고정형 kVp, 고관전압** 그리고 **자동 노출**에 기초를 둔다. 각 조건표는 모든 환자와 모든 검사를 위한 노출조건 선택의 길잡이가 된다.

많은 시설에서 각 촬영검사실에 특별한 형태의 조건표를 선택하여 준비해야 한다. 선택된 조건표의 형태는 보통 방사선사와 사용되는 영상 시스템의 형태, 증감지-필름 결합, 사용되는 부속기구에 의해 결정된다.

노출조건표의 사용은 환자 방어의 중요한 요소가 된다. 방사선사는 한 번의 노출로 최고의 화질을 얻기 위해 이 기술을 사용해야 한다. 재검사는 환자 선량을 증가시킬 뿐이다.

조건표를 사용하는 기본적 장점은 동일한 환자를 다른 날 다른 방사선사가 검사하더라도 노출의 일관성을 가진다는 점이다.

많은 전문가들은 특별한 조건표를 준비하고 사용하도록 지시한다. 각 사진 영상 시스템은 유일한 X선 특성을 가지므로 각 검사실에 맞는 특별한 조건표를 준비하여 검사해야 한다.

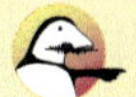
책이나 팜플렛에 인쇄된 노출조건표를 그대로 사용해서는 안 된다.

물리학자는 노출조건표를 준비하기 전에 X선 촬영장치를 조절해야 하고, 현상 시스템을 철저히 평가하고 총 여과를 결정해야 한다. 2.5mm Al은 표준 처방이지만 3mm Al 총 여과 또는 그 이상을 콜리메이터 하우징에 설치할 수 있다. 이렇게 하면 대조도가 뚜렷하게 변경되어 노출조건표의 차이가 분명하게 나타날 것이다.

사용되는 격자의 형태는 미리 알고 있어야 하며 콜리메이터나 선속 제한장치는 적절한 광 조사야로 검사하여 X선 빔이 일치되도록 해야 한다. 노출조건표가 부적절하다는 것을 발견하면 우선 이 조건들을 검사해야 한다.

가변형 kVp 노출조건표는 고정된 mAs 수치와 해부학

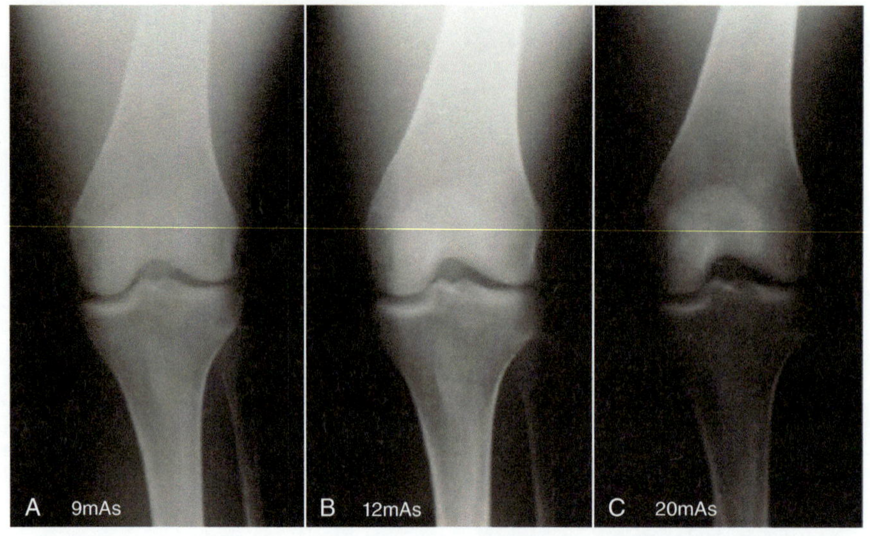

그림 13-18 (A) 무릎 팬텀으로 58 kVp로 촬영한 사진. (B) 다양한 kVp 조건표를 시작하기 위해 12 mAs를 선택한다.

적 부위의 두께에 따라 변화하는 kVp를 사용한다.

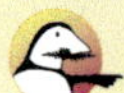 kVp는 해부학적 두께 1cm 당 2 kVp로 변화한다.

가변형 kVp 조건표의 기본적 특성은 짧은 스케일의 대조도이다. 일반적으로 이 방법에 의한 노출은 낮은 kVp를 사용하므로 더 작은 대조도의 사진을 생성할 것이다. 가변형 kVp 조건표에 의해 유도된 노출은 더 높은 환자 선량과 더 작은 노출 관용도를 만든다. 방사선사는 조건표로부터 노출조건을 선택하기 전에 해부학적 부위를 정확히 측정해야 한다. 이를 주의하지 않으면 해부학적 부위는 낮은 kVp로 인해 완전히 투과되지 않을 것이다.

kVp는 대략적 과정으로 완성되며 가변형 kVp 조건표는 공식화된다. 최초의 kVp는 다음과 같은 전압 파형에 의존한다.

가변형 kVp

최초의 kVp(고주파) = 2× 해부학적 두께(cm) + 23

가변형 kVp 조건표의 시행을 위해 검사할 신체 부위를 선택한다. 예를 들어, 무릎이 선택된다면 시험 노출을 위해 무릎 팬텀을 사용한다.

우선 무릎 팬텀의 두께를 측정할 목적으로 디자인된 클리퍼를 사용해야 한다. 만약 고전압 발생장치가 고주파라면 그 시작은 두께에 2를 곱하고 23을 더해 kVp를 정한다. 단상 또는 3상 고전압 방식이면 각각 30 또는 25를 추가해야 한다.

질문: 무릎 팬텀의 두께가 14 cm이다. 가변형 kVp 조건표를 완성하기 위해 단상을 사용하였다면 kVp의 시작은 얼마인가?

해답: 14 cm × 2 = 28 + 30 = 58 kVp

무릎 검사를 위한 kVp 선정은 58 kVp이다. 다음 과제는 이 kVp에서 최적의 mAs 선정을 선택하는 것이다. 이것은 영상 수용체의 특성과 산란선의 효율적 조절에 의존한다. 예를 들어, 그림 13-18과 같이 8:1 격자로 400 감도급의 영상 수용체를 사용하면 시험 노출을 58 kVp에서 9 mAs, 12 mAs, 20 mAs로 한다. 최적의 사진 농도를 만드는 사진을 선택하거나 필요 시 다른 mAs 수치의 선정으로 추가 노출을 한다.

이렇게 하여 가변형 kVp 조건표의 첫 줄을 만든다. 무릎을 14cm로 측정하여 사진 촬영을 할 때 사용되는 kVp와 mAs 선정은 표 13-12와 같이 58 kVp, 12 mAs로 완성된다.

다른 해부학적 부위를 위한 가변형 kVp 조건표를 준비하기 위해 동일한 과정을 사용한다. 영상의학과 의사는 동일한 해부학적 구조를 검사하기 위해 유사한 대조도 스케일을 선호하므로 가변형 kVp 조건표는 주로 고정된 kVp 조건표로 대체되어 왔다.

표 13-12 무릎 검사를 위한 다양한 kVp 조건표

무릎-전/후면	부위 두께(cm)	kVp
mAs: 12	8	50
SID: 100 cm	9	52
격자: 12 : 1	10	54
콜리메이션: to part	11	56
영상 수용체	**12**	**58**
감도: 200	13	60
	14	62
	15	64
	16	66

고정된 kVp 조건표는 가장 흔히 사용되는 방법이다. 푹스(Arthur Fuchs)에 의해 개발된 이 방법은 긴 스케일의 대조도 사진을 생성하는 노출 선정방법이다. kVp는 해부학적 부위의 투과를 위해 최적화된 조건으로 선정된다. 일반적으로 최적의 검사를 위해 가변형 kVp보다 어느 정도 높은 kVp 수치를 선택한다.

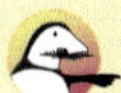 각 해부학적 부위에 대한 최적 kVp를 선택한다.

kVp는 한 번 선택되면 각 검사 유형에 대해 그 수준에서 고정되며 다른 해부학적 부위의 두께에 따라 변하지 않는다. 그러나 mAs 수치는 적절한 사진 농도를 만들기 위해 해부학적 부위의 두께에 따라 변화한다. 예를 들어, 무릎의 모든 검사는 두께의 차이에 따라 조절된 mAs와 60 kVp를 필요로 한다.

고정된 kVp 조건표는 일반적인 수치 이상의 kVp를 필요로 하기 때문에 환자 선량을 낮추는 장점이 있다. 더 큰 관용도와 동일 해부학적 부위에 대해 노출의 일관성을 갖는다.

신체 측정은 신체 크기를 small, medium, large로 분류하므로 중요하지 않다. 척추와 몸통의 가장 적절한 검사를 위한 최적의 kVp는 약 80 kVp이다. 복부의 연부조직에는 약 70 kVp가 적당하며, 사지 검사에는 60 kVp가 최적의 조건이 된다.

고정된 kVp 조건표를 준비하기 위한 첫 번째 단계는 해부학적 부위의 두께를 3 그룹, 즉 small, medium, large로 분류하는 것이다. 예를 들면, 복부의 경우 small은 14~20 cm, medium은 21~25 cm, large는 26~32 cm이다.

표 13-13 복부 검사를 위한 고정된 kVp 조건표

복부 전면	부위 두께(cm)	요구되는 mAs
kVp: 80	소: 14~20	56
SID: 100cm	중: 21~25	80
격자: 12 : 1	대: 26~31	104
콜리메이션: to part		
영상 수용체		
감도: 200		

시험 노출에서는 medium 크기의 팬텀을 사용하여 80 kVp로 노출한다. 그림 13-19와 같이 mAs의 간격은 40, 60, 80 등으로 적절한 사진 농도가 될 때까지 노출한다. 선정된 사진 농도는 사용된 영상 수용체의 형태와 산란선 제어기구의 사용에 의존한다.

적절한 사진 농도가 완성되면 조건표는 small과 large의 해부학적 부위로 확장시킬 수 있다. 작은 해부학적 부위에서는 mAs를 30%로 감약시키고, 큰 해부학적 부위에서는 30%를 증가시키며, 외상처럼 부어오른 부분에서는 50%의 증가가 필요하다. 표 13-13은 대표적인 과정을 나타낸다.

고정된 kVp 조건표는 2cm 두께당 특정 mAs를 부여한다. 이런 접근 방식은 피사체를 small, medium, large 그룹으로 사용하는 것보다 정확하다.

높은 kVp 조건표를 위해 선정된 kVp는 보통 100 이상이다. 예를 들어, 바륨 조영제를 사용한 머리 위(over head) 검사는 각 노출에 120 kVp를 사용한다. 높은 kVp 노출 조건은 바륨의 적절한 투과를 가능하게 한다.

이러한 유형의 노출조건은 흉부 촬영에서 폐야와 종격동에 존재하는 다양한 조직의 종괴 밀도를 나타내는 데 사용될 수 있다. 흉부 촬영 시 120 kVp를 선정하면 모든 뼈 조직이 투과되어 다른 연부조직의 종괴가 더욱 잘 보이게 된다.

높은 kVp 조건을 준비하기 위한 과정은 기본적으로 고정된 kVp 조건표와 동일하다. 특수한 해부학적 부위의 모든 노출은 동일한 kVp를 사용하고 mAs는 훨씬 작아진다.

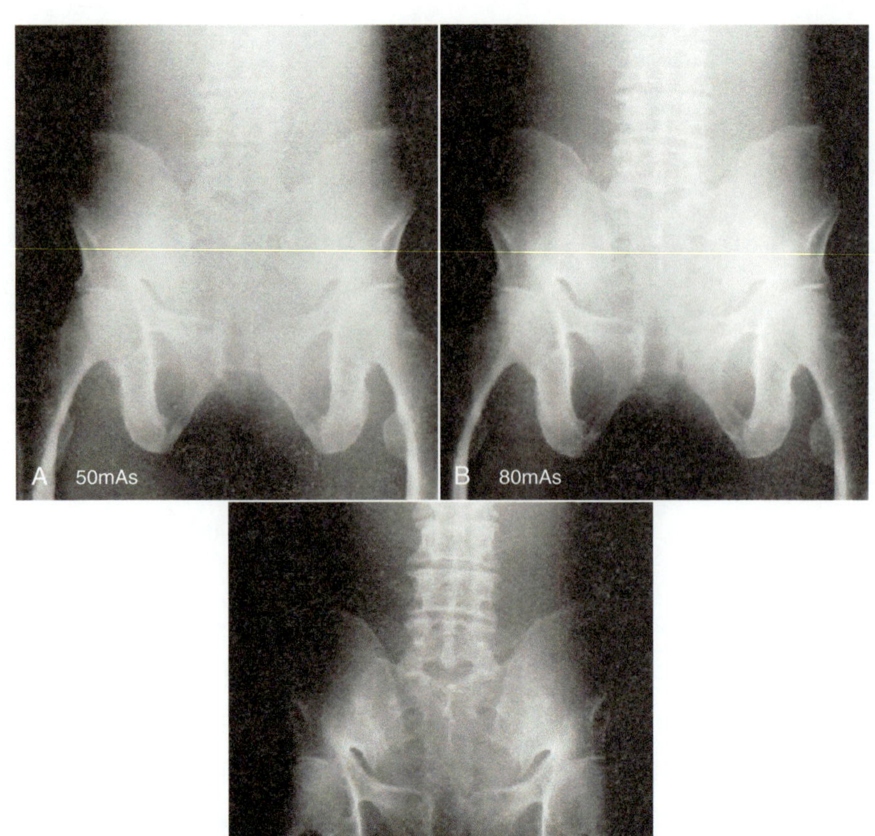

그림 13-19 고정된 kVp 조건표를 완성하기 위한 복부 팬텀 사진. 모든 노출은 80 kVp로 한다. 이 경우 조건표를 시작하기 위해 80 mAs(B)가 선정된다.

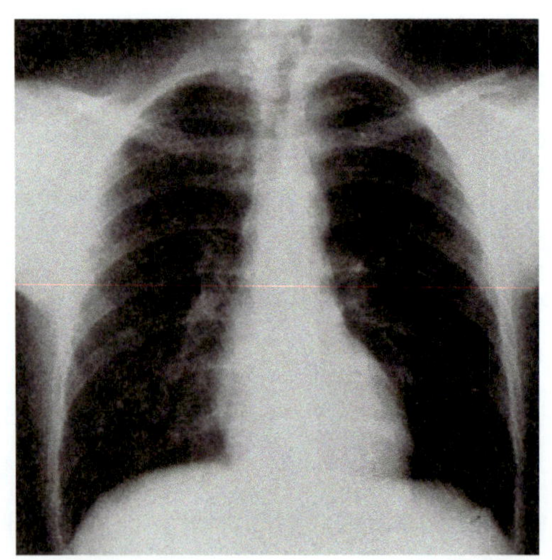

그림 13-20 고관전압 흉부 사진에서는 종격 구조를 쉽게 관찰할 수 있다.

팬텀을 사용하여 적절한 사진 농도를 내기 위해 적절하게 mAs를 선정하여 시험 노출한다. 그림 13-20은 120 kVp로 촬영한 흉부 사진을 보여준다. 낮은 kVp 촬영과 비교하여 기관지와 종격 구조물의 조직 특성이 잘 나타난다. 높은 kVp 노출의 추가적 장점은 환자 선량의 감소이다.

자동 노출조건

X선 영상 시스템의 운영 콘솔 장치는 컴퓨터 기술 발달에 따라 변화하고 있다. 현재 여러 자동 노출조건이 사용되고 있으나 영상화되는 해부학적 부위와 환자의 특성 분류에 대한 방사선사의 책임은 불가피하다.

컴퓨터에 의한 자동 노출 시스템은 제5장에서 논의한 전자 노출 타이머를 사용한다. 방사선 강도는 포토셀 또는 이온 챔버로 측정되며, 영상 수용체에 적정 노출이 이루어질 때 노출은 종료된다. 자동 노출 시스템의 원리는 이미 설명하였으나 이 시스템에서 사용되는 노출조건표의 중요성은 논의하지 않았다.

자동 제어 X선 시스템은 100% 자동식이 아니다. 방사선사가 각 검사를 위해 kVp, mAs, time을 선택할 수 있으며, 덜 숙련된 기술자가 이 시스템을 사용한다고 생각하면 옳지 않다.

보통, 방사선사는 고정된 kVp 방법에서 사용한 것과 유사한 kVp를 선정해야 하며, 적절한 사진 농도의 조절이 필요한 조사야나 해부학적 구조를 센서를 사용하여 미세 조정해야 한다.

특정 부위가 적절한 노출을 위해 포토타이밍 장치에 놓이도록 환자 자세를 *정확히 위치시켜야 한다*.

표 13-14는 자동 X선 시스템을 위해 노출조건표를 준비할 때 고려해야 할 요소이다. kVp는 검사할 특정 해부학적 부위에 따라 선택된다.

대부분의 X선 영상 시스템의 X선 노출은 AEC 시스템에 의해 결정된다. AEC는 영상 수용체에 입사되는 방사선의 양을 감지하는 장치를 병합한다. 전자 피드백 회로를 통해 만족할 만한 사진 농도를 내기 위한 충분한 X선량이 영상 수용체에 도달할 때 노출은 종료된다.

방사선사는 AEC를 이용하여 영상을 만들기 위해 적절한 kVp와 mA, time을 센서, 사진 농도와 함께 사용해야 한다. 영상 수용체가 만족할 만한 사진 농도와 일치하는 적정 X선 노출을 받을 때 노출은 종료된다.

그림 13-21과 같이 AEC 장치로 보통 2개 이상의 노출 센서를 사용할 수 있다. 예를 들면, 3개의 X선 센싱 셀이 이용되며 방사선사는 검사에 사용되는 센서를 선택할 책임이 있다. 흉부에서 종격동이 관심 영역이라면 중앙 센싱 셀만 사용되며, 폐야가 중요하다면 2개의 측면 셀이 활성화된다.

600 mAs의 안전 이중 장치를 가진 AEC가 필요하다. AEC가 노출 종료에 실패하면 두 번째 안전 회로가 600 mAs로 노출을 종료하며, mAs는 mA에 따라 sec가 결정된다.

표 13-14 자동 시스템을 위한 건설적 노출조건표의 고려 인자

선정 인자	선정 이유
kVp	각 해부학적 부위의 선택
사진 농도 조절	조사야 또는 해부학적 부위의 차이를 미세 조정
콜리메이션	환자 선량 감소와 자동 노출 조절의 적절한 반응을 보증
기타 선택	X선량 - 화질의 비율을 최적화

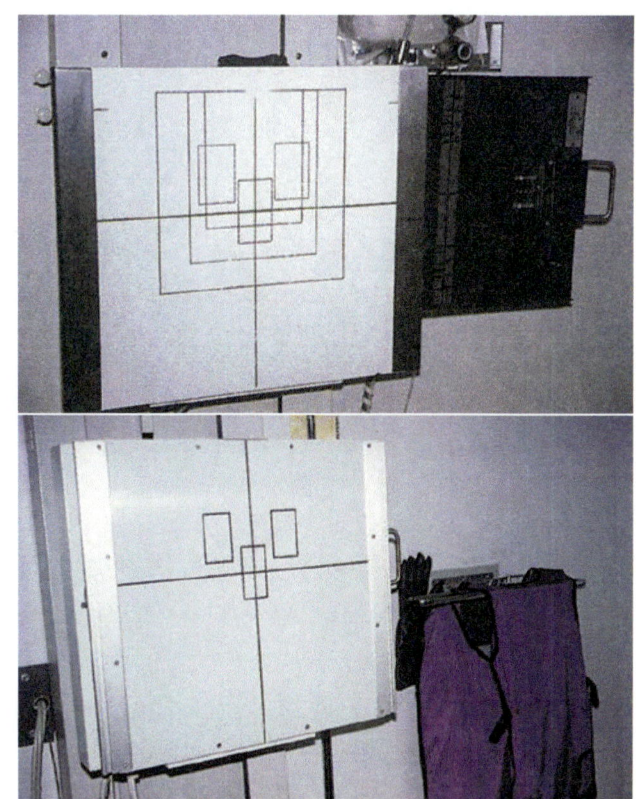

그림 13-21 수직 chest Bucky는 AEC 센서의 위치가 3개의 직사각형으로 대표됨을 나타낸다.

방사선사는 노출 cell의 선택에 추가하여 보통 3~7 위치 눈금이 부착된 숫자 단계의 사진 농도를 선택한다. 눈금의 각 단계에서 미리 설정한 평균 사진 농도를 0.1씩 증가 또는 감소시킴으로써 조절할 수 있다. 이러한 방법을 특수 환자에게 적용할 수 있으며, 서서히 변화하는 보정 혹은 AEC의 감도를 극복할 수 있다.

AEC의 노출조건표가 도움이 되며 mA, kVp, 예비시간, 센서 선택, 사진 농도 선정을 포함한다.

마이크로프로세서는 운영 콘솔에 아주 빈번히 병합된다. 마이크로프로세서 기술자가 계수적으로 kVp나 mAs를 선택할 수 있게 하며, 자동적으로 적절한 mA 영역과 조사시간을 활성화한다. 마이크로프로세서는 부하강하 변합기이며 최대의 mA 선정으로 노출을 시작하고, 노출하는 동안 관전류가 감소되도록 한다. 또한 피사체의 움직임에 의한 흐림을 감소시키기 위해 조사시간을 최소화한다.

환자의 노출 조정을 위해 널리 사용되는 전자 기술을 **APR(anatomically programmed radiography)**이라 한다. APR은 또한 마이크로프로세서 기술에 사용된다. 방사선사

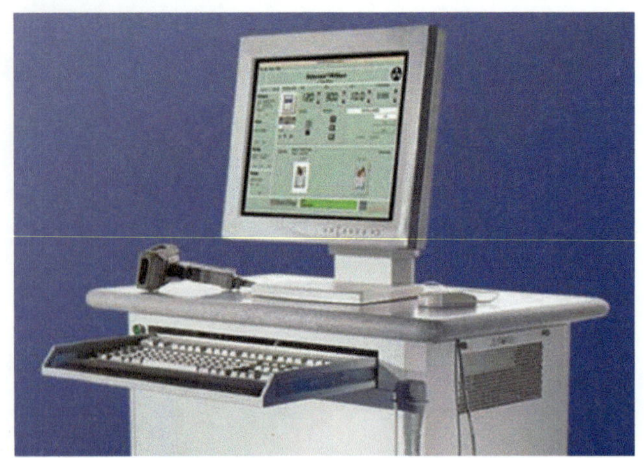

그림 13-22 낮은 뼈대와 AEC를 갖는 APR operating console이 선택된다.

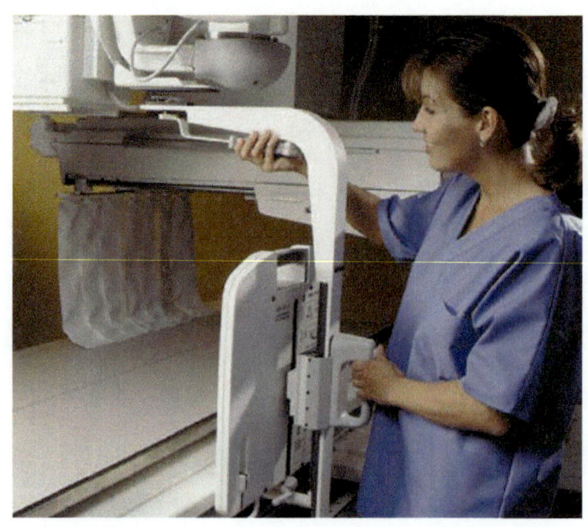

그림 13-23 단층촬영장치는 일반적 목적의 영상 시스템으로 직선운동을 하도록 설계된다.

가 원하는 kVp와 mAs를 선택하기보다는 그림 13-22와 같은 콘솔, 비디오상의 그래픽이나 터치스크린이 방사선사의 길잡이가 된다.

방사선사는 상을 생성하기 위해 간단히 아이콘을 터치하거나 해부학적 부위와 체형에 따른 처방을 선택하면 된다. 마이크로프로세서는 자동적으로 적절한 kVp와 mAs를 선택한다. 전 과정은 AEC를 사용하며 그 결과 결점이 거의 없는 사진을 만들어 재촬영을 줄일 수 있다. 그러나 포토 타이밍 센서와 관련한 정확한 환자 자세는 고화질의 사진상을 얻기 위해 여전히 중요한 요소로 작용한다.

APR의 원리는 AEC와 유사하다. X선 사진의 조건표가 조절장치의 마이크로프로세서에 저장되어 있다. 서비스 기술자는 설치하는 동안 제어 프로그램을 작동하고 전반적인 시설상태를 위해 노출 제어 회로를 조정한다.

방사선사는 노출하기 전에 부위와 상대적 크기를 선택할 필요가 있다. 그러나 최상의 화질을 위해 노출 전 검사가 최적화될 때까지 프로그램화된 교육을 지속적으로 받아야 한다.

방사선사는 모든 AEC 시스템에서 산란선이 센싱 셀에 도달할 가능성이 있음을 인식할 필요가 있다. 이 cell은 1차 선과 산란선을 구분할 수 없다. 만일 고비율의 산란선이 cell에 도달하면 노출은 미비한 채로 종료된다.

이러한 상황이 발생할 수 있는 고전적인 한 예는 척추 측면검사이다. 환자 후방의 표 top 위에 있는 연고무 조각은 조사야의 모서리에서 발생하는 산란선을 흡수하여 문제점을 교정한다.

단층촬영술

흉부와 복부의 고전적 촬영은 거의 동일한 충실도로 신체의 모든 구조물을 영상화한다. 하지만 이런 구조물은 서로 중첩되어 관심 구조물이 보이지 않는 결과로 나타나기도 하는데, 이러한 현상이 발생할 때 **단층촬영술(tomography)**이라고 하는 과정이 필요하다.

단층 검사는 다른 면의 구조물을 흐리게 하면서 관심면 상에 놓인 해부학적 부위만을 묘사하기 위해 설계된다. 관심 조직의 사진 대조도는 그 조직의 위와 아래의 해부학적 구조를 흐리게 함으로써 향상될 수 있다.

대부분의 X선 단층촬영 시스템은 그림 13-23과 같이 고전적 촬영 영상 시스템과 유사하다. 테이블 위의 X선관에 연결되는 수직 봉은 환자 아래의 영상 수용체와 함께 축점에 대해 서로 반대 방향으로 움직인다는 사실을 유의하여야 한다. 이러한 현상은 단층촬영에서 유일하다.

봉의 꼭대기가 한 방향으로 움직임에 따라 봉의 바닥은 반대 방향으로 움직인다. 한 지점에서는 어떤 방향으로도 움직이지 않는다. 이를 축점이라 하고, 축점 높이의 모든 영상은 고정되며 최소의 흐림과 최고의 대조도를 나타낸다.

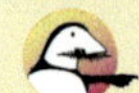

단층촬영의 기본적 장점은 대조도 분해능의 향상이다.

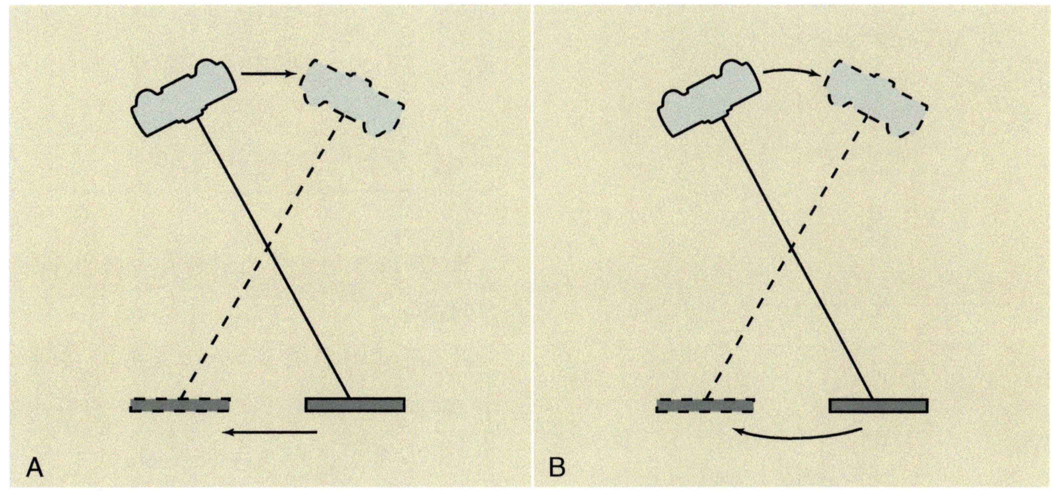

그림 13-24 (A) 일반적 목적의 X선 영상 시스템의 영상 수용체와 tube head는 평면 내에서 단층적으로 움직이도록 설계된다. (B) 원호로 움직이도록 설계된 단층촬영 장치.

표 13-15 대표적인 선형 단층촬영 조건

검사	투영	관전압	관전류량	단층 두께
경추	전후면	75	60	3~5 mm
	측면	77	60	2 mm
흉추	전후면	77	80	5 mm
요추	전후면	77	140	5 mm
흉부	전후면	96	80	2~5 cm
정맥 신우조영술(IVP)	전후면	70	140	1 cm
손목	전후면	48	20	2 mm

CT와 우수한 대조도 분해능을 가진 MRI가 도입된 이후 고전적 단층촬영술의 사용 빈도가 줄어들었다. 고전적 단층촬영술은 석회화된 신장 결석과 같은 고대조도 검사 과정에 기본적으로 응용된다. 표 13-15는 가장 흔히 사용되는 단층촬영 검사와 대표적인 조건을 열거한다.

가장 간단한 단층 검사는 직선형 단층촬영이다. 그림 13-24와 같이 X선관은 직선 단층촬영을 하는 동안 영상 수용체에 기계적으로 접속하여 영상 수용체가 반대 방향으로 움직일 때 한 방향으로 움직인다.

그림 13-25는 다른 관점에서의 직선형 단층촬영 검사를 나타낸다. 축점은 X선관과 영상 수용체의 움직임에 따라 가상적 중심점이 된다. 축점의 위치는 목적면을 결정하며 이 면에 놓인 해부적 구조만이 선명하게 묘사된다.

그림 13-26은 목적면 내의 해부학적 구조물이 이 면의 상부나 하부에 비해 어떻게 영상화되는가를 보여준다. 검사는 X선관과 영상 수용체가 축점의 반대쪽에 위치할 때 시작되고, 노출은 X선관과 영상 수용체가 동시에 반대 방향으로 움직일 때 시작된다. 목적면상에 놓인 해부학적 구조물의 영상(화살표)은 X선관이 움직이는 동안 영상 수용체의 고정된 위치에 놓일 것이다.

반면 목적면의 상, 하에 놓인 구조물의 영상(공과 박스)은 단층 운동을 하는 동안 영상 수용체상에서 다양한 위치로 재현될 것이다. 공과 박스는 영상 수용체를 횡단하여 움직이기 때문에 흐려지고 각각 반대 방향으로 움직인다.

결과적으로 공과 박스는 흐려지고, 단층촬영각이 클수록 목적면의 상·하 구조물은 더 흐려진다.

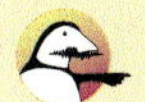
목적면과 더 멀리 떨어져 있는 해부학적 구조물은 영상화될 때 더욱 흐려진다.

축점 바깥에 놓인 피사체는 축점으로부터의 거리가 멀어짐에 따라 움직임에 의한 흐림이 증가할 것이다. 그

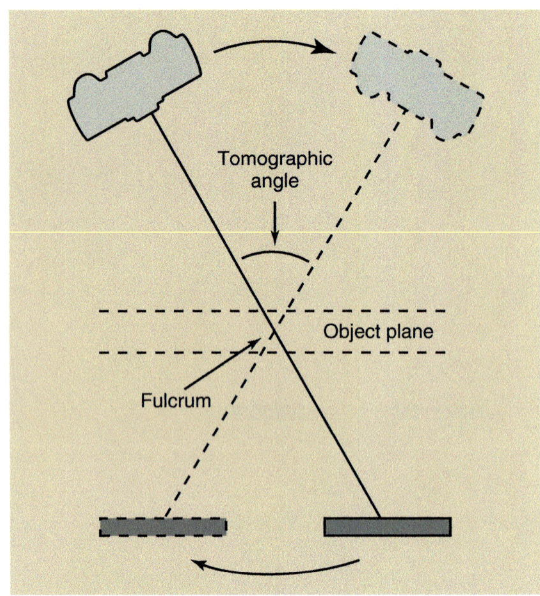

그림 13-25 축점, 피사체면, 단층촬영각의 관계

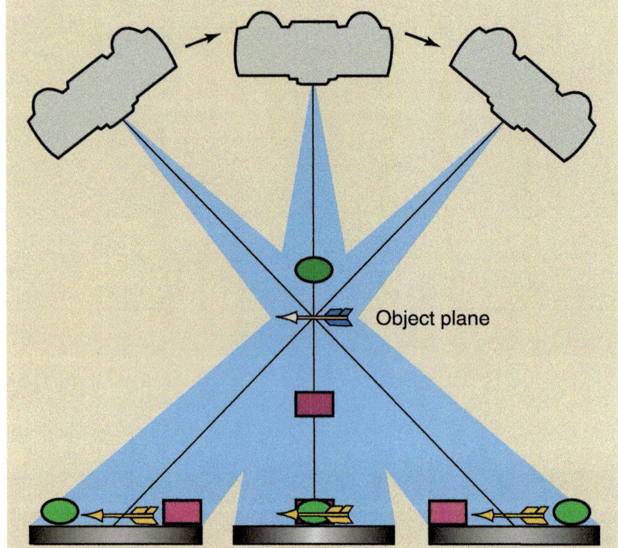

그림 13-26 목적면에 놓인 피사체만 적절히 영상화된다. 목적면 위나 아래의 피사체 필름을 횡단하여 영상화되므로 흐려진다.

림 13-27과 같이 영상화되는 조직의 두께를 **단층면**이라 하고, 그 두께는 **단층각**에 의해 제어된다.

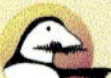
단층각이 클수록 단층면은 얇아진다.

표 13-16은 단층각과 단층면 두께의 대략적인 관계를 보여준다.

단층각이 매우 작을 때(예를 들면, 0°), 단층 두께는 완전한 해부학적 구조를 나타내며 일반 촬영과 같다. 단층각이 10°일 때 단층 두께는 약 6 mm이며, 목적면으로부터 약 3 mm 이상 멀리 떨어진 구조물은 흐림이 발생한다.

직선형의 해부학적 구조물의 길이가 X선관 운동과 평행 위치에 놓인다면 흐림이 덜한 영상으로 나타날 것이다. 이것을 그림 13-28과 같이 단층촬영 시험 피사체와 함께 표시한다. 반대로 그림 13-29는 X선관 운동에 대해 수직을 나타내는 직선형 구조물이 어떻게 더 쉽게 흐려지는가를 보여준다.

단층각이 10° 이하이면 단층 두께는 아주 커진다(표 13-16). 이러한 형태의 단층촬영은 비교적 큰 지역의 조직을 영상화하므로 대상 *단층촬영술(zonography)*이라 한다. 대상 단층촬영술은 피사체 대조도가 매우 낮을 때 사용되며, 흉부와 신장 검사에 가장 많이 응용된다. 보통 단층촬영각은 5~10°를 사용한다.

파노라마 단층촬영(panoramic tomography)은 신속한 치과 검사를 위해 개발되었으나, 하악과 같은 두부의 곡면 골조직에 진단적으로 점차 응용이 증가되고 있다. 이 과정

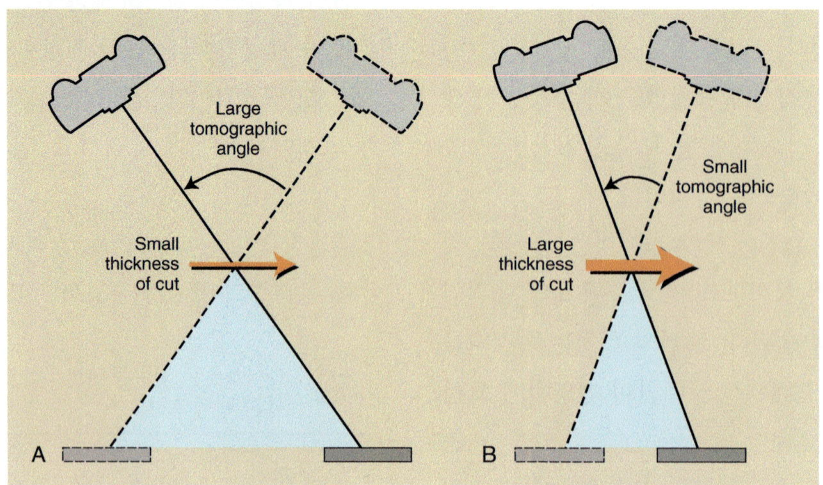

그림 13-27 단층 두께는 단층촬영각에 의해 결정된다. (A) 큰 단층촬영각은 단층면이 얇다. (B) 작은 단층촬영각은 단층면이 두껍다.

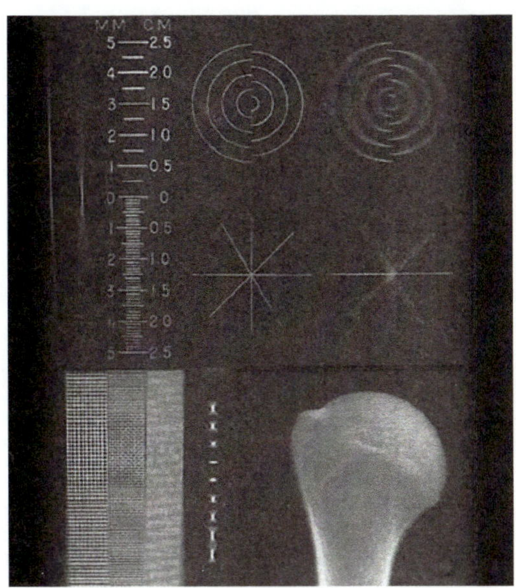

그림 13-28 시험 피사체 영상은 적절히 교정된 정면도를 나타내며 X선관의 움직임에 대해 수직을 나타내는 피사체는 흐림이 증가한다.

에서 X선관과 영상 수용체는 그림 13-30에서처럼 두부 주위로 영상 수용체가 움직인다. X선 빔은 슬릿 콜리메이션이 되며, 영상 수용체도 슬릿 콜리메이션이 된다. 영상 수용체는 검사하는 동안 검사 부위의 길이에 따라 수 초 동안 조사되도록 슬릿 콜리메이터 후방에서 횡단한다. 그림 13-31은 임상적 예이다.

단층촬영의 기본적 장점은 사진 대조도의 향상이다. 위나 아래에 있는 조직의 흐림을 통해 단층면 조직의 피사체 대조도가 향상된다.

표 13-16 단층촬영각의 함수에 따른 선형 단층촬영 시 단층 두께의 대략적인 수치

단층촬영각(°)	단층 두께(mm)
0	무한대
2	31
4	16
6	11
10	6
20	3
35	2
50	1

단층촬영의 기본적 단점은 환자 선량의 증가이다. X선관이 횡단 운동을 하는 동안 수 초가 걸린다. 예를 들어, 1장의 신장 단층촬영(신장 검사)은 10 mGy_t(1,000 mrad)의 환자 선량이 조사된다.

더욱이 단층촬영 검사는 관심면의 단층상이 영상화될 수 있도록 여러 번 노출을 요한다. 단층촬영 검사로 16장을 촬영하면 환자 선량은 수 mGy_t(rad)가 될 것이다.

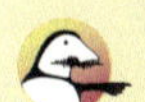

단층촬영 시 평행 격자가 사용되며 격자선이 X선관 운동에 따라 동일 방향으로 정렬되어야 한다.

단층촬영과 일반 촬영에서 격자가 사용되는 이유는

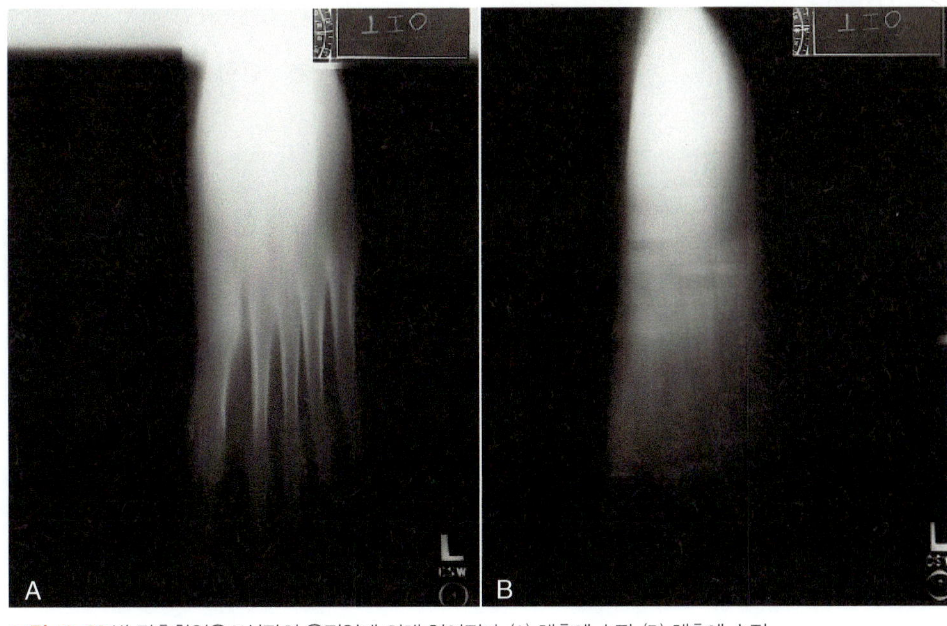

그림 13-29 발 단층촬영은 X선관의 움직임에 의해 얻어진다. (A) 체축에 수평. (B) 체축에 수직.

동일하다. 선형 단층촬영에서 격자선이 테이블 길이에 수평이 되도록 격자를 위치시켜야 한다.

확대 방사선 촬영

확대 방사선 촬영은 주로 인터벤션 방사선 촬영 기술자에 의해 이용되는 기술이며 유방촬영에서도 종종 사용된다. 확대 촬영은 작은 구조물을 쉽게 관찰할 수 있도록 한다. 일반 촬영은 OID를 최대 수치로 단축하지만 확대 촬영은 OID를 증가시킨다.

그림 13-32와 같이 확대 촬영을 위해 SID를 고정시키는 반면 OID를 증가시킨다. 확대의 정도는 다음과 같은 **확대율(magnification factor; MF)**에 의한다.

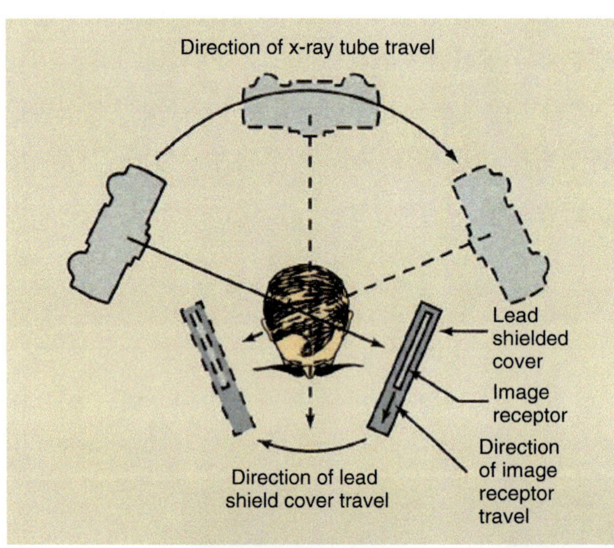

그림 13-30 파노라마 단층촬영을 위한 X선원과 영상 수용체의 움직임

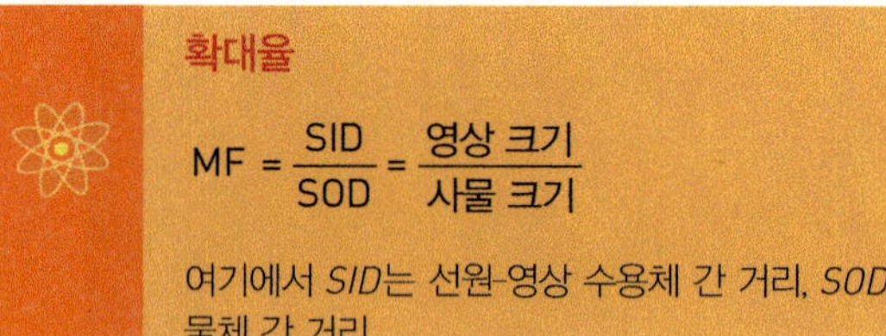

확대율

$$MF = \frac{SID}{SOD} = \frac{\text{영상 크기}}{\text{사물 크기}}$$

여기에서 *SID*는 선원-영상 수용체 간 거리, *SOD*는 선원-물체 간 거리

질문: 100 cm SID로 경추늑골근(sella turcica)를 확대 촬영하였다. 이때 피사체는 영상 수용체로부터 25 cm 거리에 있다. 만약 이 영상이 16 mm라면 실제 크기는 얼마인가?

해답:

$$MF = \frac{100}{(100-25)} = 1.33$$

$$\frac{\text{영상 크기}}{\text{사물 크기}} = MF$$

$$\text{사물 크기} = \frac{\text{영상 크기}}{MF} = \frac{16}{1.33} = 12.0 \text{ mm}$$

확대 촬영은 영상 선예도의 손실을 방지하기 위해 작은 초점을 사용해야 한다. 불필요하게 큰 초점으로부터 야기되는 초점 흐림은 확대 영상의 진단적 가치를 떨어뜨릴 수 있다.

확대 촬영 시 보통 격자는 불필요하다. OID를 크게 높이면 많은 산란선이 영상 수용체의 도달하지 못하는 공기-갭의 결과가 일어난다.

확대 촬영의 기본적 단점은 환자 선량의 증가이다. 확대율을 2배로 하기 위해 환자를 X선관과 영상 수용체의 중간에 위치시켜야 한다. 환자 선량은 거리 자승과 비례하여 4배로 증가한다. 실제 대부분의 확대 촬영술은 격

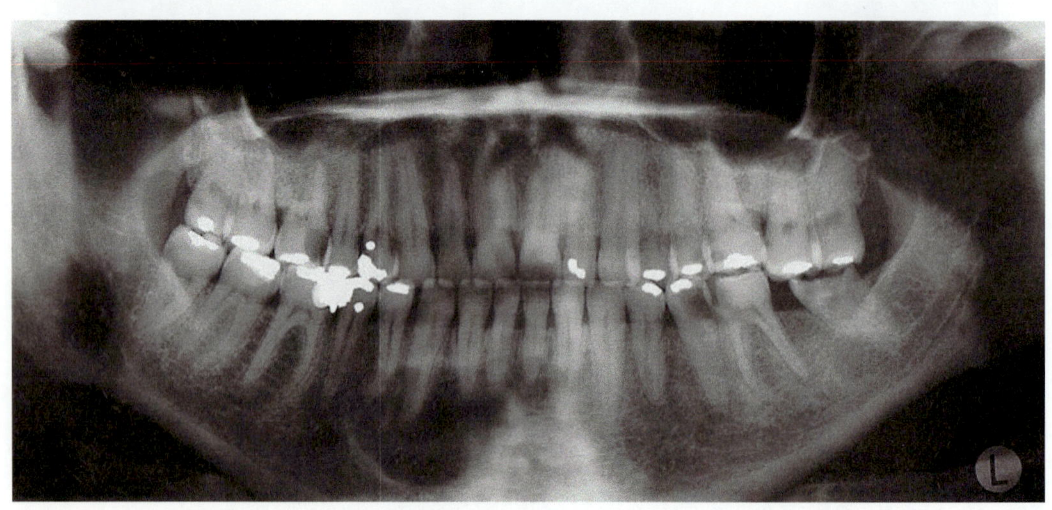

그림 13-31 우측 하악의 결함과 회복을 보여주는 파노라마 단층촬영

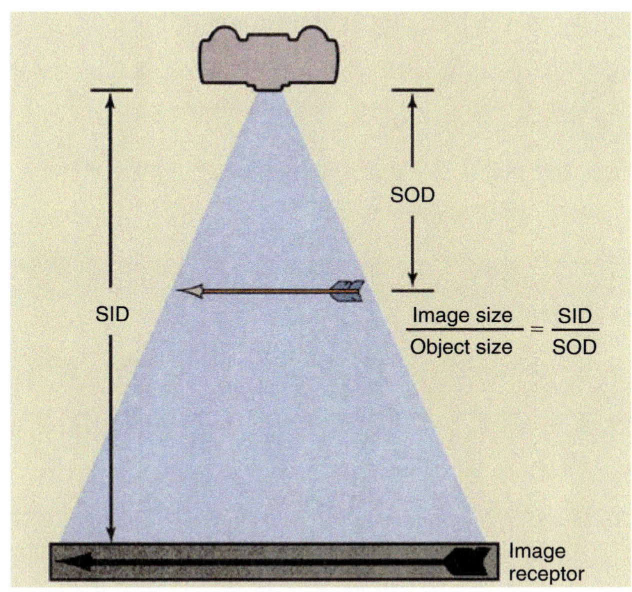

그림 13-32 확대 촬영의 원리. 확대 인자 영상 크기의 비는 피사체 크기와 같다.

자를 사용하지 않으므로 정상 환자 선량의 3배의 결과가 나타난다.

요 약

X선 노출조건(kVp, mAs, SID)은 고화질의 사진상을 만들기 위해 방사선사에 의해 조절된다. 노출조건은 X선의 양(X선의 수)과 질, X선 투과력에 영향을 준다. 노출조건의 적절한 선택은 영상의 공간 분해능과 대조도 분해능을 최적화한다.

노출조건은 고화질의 사진을 만들기 위해 해부학적 부위를 노출하는 데 사용되는 조건들의 결합이다. 노출은 다음에 의해 특성화된다: (1) 환자 인자, (2) 화질 인자, (3) 노출조건.

환자 인자는 해부학적 두께, 신체 구성, 존재하는 병변을 포함한다. 방사선사는 신체 구성을 결정하기 위한 방법으로 sthenic, asthenic, hyposthenic, hypersthenic과 같은 체형을 인식하여 적절한 노출조건을 선택해야 한다. 병변이 파괴적이면 방사선 투과성이 되며, 이때 노출조건은 감소한다. 만약, 건설적이라면 방사선 흡수성이 되어 노출조건을 향상시켜야 한다.

화질 인자는 OD, 대조도, 선예도, 왜곡을 포함한다. 사진의 흑화는 log I_O/I로 정의한다. 대조도는 인접 해부학적 구조물의 사진 농도의 차이를 말한다.

고관전압은 저관전압이 높은 대조도 영상을 나타내는 데 비해 낮은 대조도 영상을 만든다. 영상의 선예도는 사진상의 예리한 정도를 말한다. 최고의 선예도를 나타내기 위해 가장 작은 초점을 이용하며, 긴 SID, 작은 OID를 사용한다. *왜곡*은 사진상에서 피사체의 크기와 형태의 잘못된 표현을 말한다.

기본적인 노출조건은 kVp, mAs 그리고 SID이다. 방사선사에 의해 고화질을 일관성 있게 생성하기 위해 고정된 kVp 조건표와 높은 kVp 조건표 등 2개의 조건표가 가장 많이 사용된다. 높은 kVp 조건표는 120~135 kVp의 바륨 검사와 유방 검사에 사용된다. 고정된 kVp 조건표는 사지 촬영에 약 60 kVp를 사용하며, 몸통 검사에는 약 80 kVp를 사용한다.

AEC를 사용하더라도 X선 노출조건표가 필요하다. APR은 제어장치의 조건표로 프로그램화된 마이크로프로세서 기술을 사용한다. 마이크로프로세서는 자동적으로 적절한 kVp와 mAs를 선택한다.

비록 CT와 MRI가 고전적 단층촬영 검사를 대체해 왔지만 흉부와 신장의 단층촬영이 빈번하게 사용되고 있다. 단층촬영의 목적면은 축점(X선관과 영상 수용체의 움직임에 따른 가상의 중심점)을 포함한다. 단층촬영각은 단층면의 두께를 결정하는 운동 각도이다. 단층촬영의 기본적 장점은 사진 대조도의 향상이다.

확대 촬영은 주로 유방촬영, 신경혈관, 중재시술의 방사선 촬영에 이용된다.

도전문제

1. 다음을 정의하거나 분류하시오.
   a. 관전압(kVp)
   b. 관전류(mAs)
   c. 빔 투과력
   d. 15% 법칙
   e. 선원-영상 수용체 거리(SID)
   f. 고유 여과
   g. 신체 체질
   h. 영상 선예도
   i. 영상 질 인자
   j. 왜곡
2. 관전압(kVp)를 증가시키면 X선 선량, 선질, 그리고 대조도가 어떻게 변하는가?
3. 4가지 노출조건을 나열하고 설명하시오. 각 조건(인자)은 OD에 어떤 영향을 미치는가?
4. 단상, 3상, 그리고 고주파 영상 시스템 중 일반적으로 가장 짧은 노출시간은?
5. SID가 100에서 180 cm로 변할 때, mA와 노출시간은 어떻게 변화시켜야 하는가?
6. X선관은 왜 두 개의 초점 크기를 가지는가?

7. 방사선 촬영조건이 400 mA, 200 ms, 그리고 90 cm의 SID에서 82 kVp이라면 mAs는 무엇인가?
8. 전체 X선 빔 여과의 구성에 대해 설명하시오.
9. 50 ms에서 800 mA의 촬영조건이라면 mAs 설정은 무엇인가?
10. 일반적인 측방 흉부 촬영은 120 kVp, 100 mA, 15 ms이다. 동적 흐림을 감소시키기 위해 조사시간을 5 ms로 감소시켰다. mA는 어떻게 해야 하는가?
11. mA 변화가 X선관을 지나는 전자의 운동에너지에 영향을 미치지 못하는 이유를 설명하시오.
12. 조사시간을 가능한 짧게 유지해야 하는 이유는 무엇인가?
13. 광학밀도의 범위를 분류하시오(too dark, too light, within the useful range).
14. 한 검사는 100 cm SID에서 78 kVp/150 mAs를 요구한다. 거리가 180 cm로 변한다면 mAs 설정값은 어떻게 해야 하는가?
15. X선관에 이용되는 두 개의 초점과 이용 경로에 대해 설명하시오.
16. OD의 변화가 요구될 때, 어떠한 조사조건 인자가 변해야 하는지 이유를 설명하시오.
17. 고전압 발생은 X선 빔의 선량과 선질에 어떠한 영향을 미치는지 설명하시오.
18. 신체 체질(body habitus)은 조사 인자 선택에 어떠한 영향을 주는가?
19. 작은 초점에 비교했을 때 큰 초점을 가진 노출의 장점은 무엇인가?
20. *대조도*를 정의하고 고대조도와 저대조도를 가진 조직의 예를 드시오.

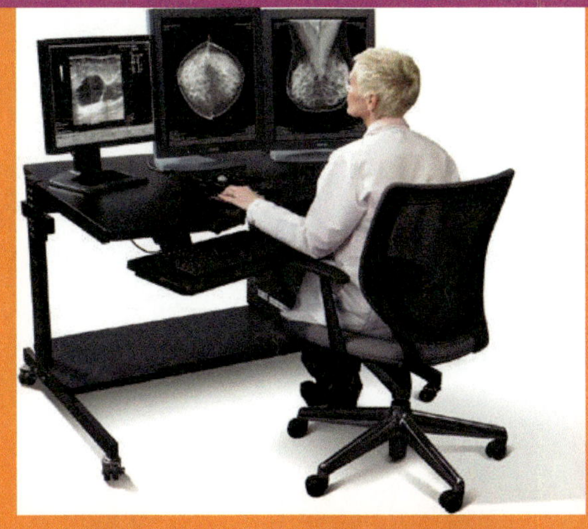

PART 4

디지털 방사선 영상
The Digital Radiographic Image

CHAPTER 14

의료영상과 컴퓨터

Computers in Medical Imaging

학습목표

1. 컴퓨터의 역사와 트랜지스터 및 마이크로프로세서의 기능에 대해 설명할 수 있다.
2. 컴퓨터 용어인 *비트(bit)*, *바이트(byte)*, *워드(word)*를 정의할 수 있다.
3. 다양한 컴퓨터 언어들을 나열하고 설명할 수 있다.
4. 컴퓨터 프로그램의 두 부류인 시스템 소프트웨어와 응용 프로그램을 비교할 수 있다.
5. 컴퓨터 하드웨어의 구성품을 나열하고 정의할 수 있다.
6. 컴퓨터가 통신하는 방법에 대해 설명할 수 있다.
7. 의료영상에서 컴퓨터의 주요 용도를 기술할 수 있다.

현대 사회에서 컴퓨터라는 용어는 컴퓨터 응용 프로그램의 폭발적 증가의 원인이 된 개인용 컴퓨터(personal computer; PC)를 말한다. 또한 과학, 공학, 비즈니스 분야에서 컴퓨터는 꼭 필요한 존재가 되었다. 예를 들어, 비디오 게임, 자동현금지급기, 고속도로 통행료징수기 등도 컴퓨터와 관련이 있으며 많은 사람이 이용하는 슈퍼마켓 계산대, 티켓 예약센터, 기업의 여러 프로세스, 전화 시스템, 신호등, 자동차 점화장치 등에서도 컴퓨터를 활용한다.

방사선학에서의 컴퓨터의 응용 또한 발전하고 있다. 최초로 광범위하게 사용되었던 방사선 응용 분야는 전산단층촬영(CT)이었다. 자기공명영상(MRI)과 진단용 초음파 촬영에서도 전산단층촬영 시스템과 유사한 방법으로 컴퓨터를 활용한다. 컴퓨터는 X선 발생장치와 방사선 영상 조절판, 디지털 투시촬영과 디지털 방사선 촬영 과정을 제어하고 조절한다. 정보통신은 원격방사선학 분야의 발전에 큰 기여를 했다. 원격방사선학은 환자의 영상이나 진료기록을 전송할 수 있게 하여, 원거리 영상 판독과 정보 관리를 할 수 있도록 하였고, 병원 업무의 변화를 가져왔다.

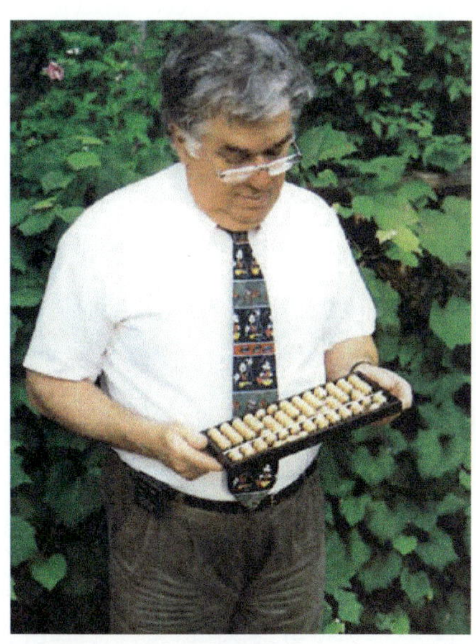

그림 14-1 주판은 최초의 계산용 도구이다.

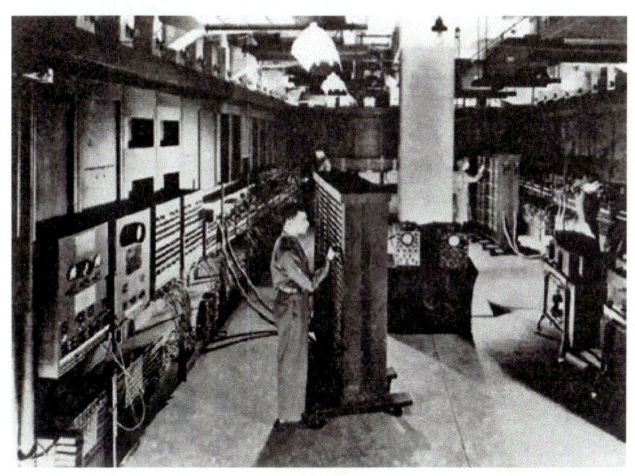

그림 14-2 ENIAC 컴퓨터는 한 방을 가득 차지하였다. 1946년에야 완성되었고, 최초의 일반적 용도의 완전한 전자 디지털 컴퓨터로 인정되었다.

컴퓨터의 역사

그림 14-1과 같은 초기 계산기인 주판은 몇 천년 전에 중국에서 발명되었고, 아시아의 몇몇 국가에서는 아직까지도 주판을 사용하고 있다. 17세기의 수학자인 파스칼(Blaise Pascal)과 라이프니츠(Cottfried Leibniz)는 톱니바퀴를 이용하여 기본적인 사칙연산, 즉 덧셈, 뺄셈, 곱셈, 나눗셈을 할 수 있는 기계식 계산기를 발명하였다.

1842년 배비지(Charles Babbage)는 일반적인 계산을 자동으로 할 수 있는 장치를 설계하였다. 홀러리스(Herman Hollerith)는 1890년에 인구조사를 위해 도표용 기기를 설계했는데, 이 기기는 카드에 구멍을 뚫는 방식으로 정보를 저장했고, 전기적 센서가 있는 기계를 이용하여 이 카드를 해석하였다. 이후 홀러리스의 회사는 IBM으로 성장하였다.

1939년 애탠소프(John Atansoff)와 베리(Clifford Berry)는 최초의 전기적 디지털 컴퓨터를 설계하고 만들었다.

1943년 12월, 영국은 최초로 완전히 사용 가능한 콜로서스(Colossus)라는 컴퓨터를 독일군 암호를 해독하기 위해 만들었다. 콜로서스는 매우 성공적이었지만 군사적 중요성 때문에 일급 비밀로 분류되었고, 이 컴퓨터의 존재도 관련 있는 몇몇 사람들에게만 알려졌다. 1976년까지 콜로서스의 보안이 유지되었고, 이 때문에 콜로서스는 거의 인정을 받은 적이 없었다.

1944년 하버드 대학교에서 최초의 현대적인 범용 컴퓨터를 개발하였다. 자동순차 제어계산기(automatic sequence controlled calculator; ASCC)라 불렸던 이 장치는 마크원(Mark I)으로 알려져 있다. 이는 전기 기계장치로서 매우 느리고 오작동도 빈번히 발생했다.

첫 번째 범용 **전자 컴퓨터**는 1946년 펜실베니아 주립대학교의 에케르트(J. Presper Eckert)와 모클리(John Mauchly)가 50,000달러의 비용을 들여 만들었다. 그림 14-2의 에니악(Electronic Numerical Integrator And Calculator; ENIAC)이라고 하는 이 컴퓨터는 18,000개가 넘는 진공관을 사용하였는데, 약 7분마다 1개씩 고장이 나곤 하였다. 에니악(ENIAC)과 마크 원(Mark I) 모두 명령어가 기억장치에 저장되어 있지 않았다.

1948년 쇼클리(Willam Shockley)가 이끄는 Bell 연구소 과학자들은 트랜지스터를 발명하였다. 트랜지스터는 전기적 신호를 번갈아 흐르게 하거나, 흐르지 못하게 하는 전기적 스위치이다. 이로 인하여 "프로그램 내장형" 컴퓨터를 개발할 수 있게 되었고, 컴퓨터 과학의 폭발적인 발전으로 이어졌다.

Sperry-Rand 사의 에케르트(Eckert)와 모클리(Mauchly)가 1951년에 트랜지스터를 이용하여 최초의 상업용 컴퓨터이자 프로그램 내장형 전자 디지털 컴퓨터인 유니박(universal automatic computer; UNIVAC)을 개발하였다.

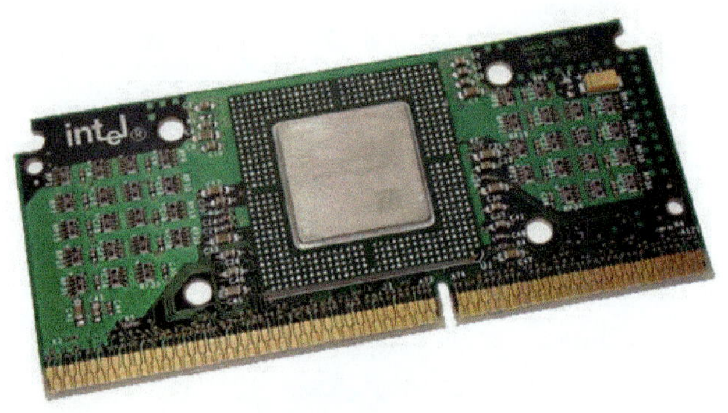

그림 14-3 이 셀러론 마이크로프로세서는 백만 개 이상의 트랜지스터가 한 쪽 면이 1 cm 보다 작은 실리콘 칩에 포함되어 있다.

컴퓨터는 사용되는 전자장치의 발전과 함께 4세대로 발전해 왔다. 1세대 컴퓨터는 진공관(1939~1958)이었다. 1958년 즈음에서야 일반적으로 사용하게 된 2세대 컴퓨터는 개별적으로 패키지화된 트랜지스터를 기반으로 한 것이었다.

3세대 컴퓨터는 트랜지스터와 전기적 요소들이 칩(chip) 에 합쳐진 집적회로(intergrated circuit; IC)를 사용했으며, 1964년 소개되었다. 마이크로프로세서는 1971년에 인텔사의 호프(Ted Hoff)에 의해 개발되었다.

1975년에 처음 공개된 4세대 컴퓨터는 3세대 컴퓨터의 연장이자 합성된 대규모 집적회로(large-scale integration; LSI)를 사용하였다. 현재 그림 14-3과 같은 1 cm 보다 작은 칩에 수백 만의 회로 인자들로 구성된 초대규모 집적회로(very large-scale integration; VLSI)로 대체되었다.

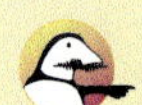
컴퓨터라는 용어는 일반적으로 프로그램이 저장된 전자 디지털 컴퓨터를 지칭한다.

현대의 *컴퓨터*라는 용어는 개인용 컴퓨터(personal computer; PC)를 말하는데, 이는 그림 14-4와 같이 우리 주변에서 쉽게 찾아볼 수 있다.

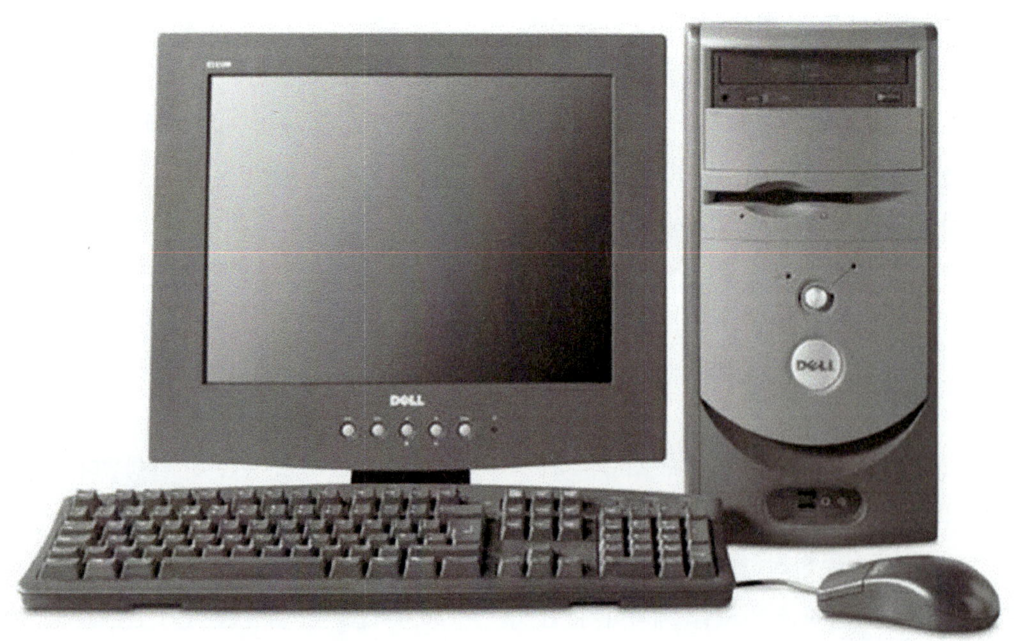

그림 14-4 오늘날 퍼스널 컴퓨터(PC)는 뛰어난 속도와 용량, 그리고 쉬운 사용법으로 방사선학 분야에서 많이 이용되고 있다.

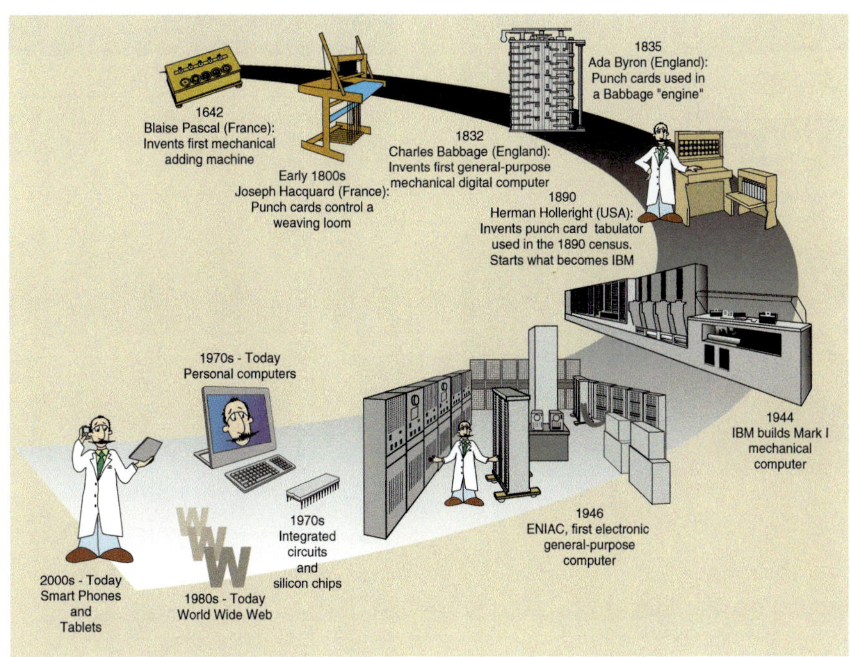

그림 14-5 시간 변화에 따른 컴퓨터의 진화를 보여준다.

오늘날에는 디지털 컴퓨터가 아날로그 컴퓨터를 대체하고, *디지털*이라는 용어가 *컴퓨터*와 거의 동일한 단어가 되었다. 그림 14-5을 통해 시간 변화에 따른 컴퓨터의 발전상을 확인할 수 있으며, 컴퓨터 산업이 얼마나 빠르게 발전했는지를 한눈에 알 수 있다.

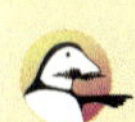

*아날로그*는 연속적으로 변하는 값을 나타낸다. *디지털* 시스템에서는 부호화 과정을 통해 변환된 2가지의 값(0, 1)만을 사용한다.

아날로그와 디지털의 차이는 그림 14-6과 같이 서로 다른 두 종류의 시계로 표현될 수 있다. 아날로그 시계는 기계적이고 연속적으로 돌아가는 시계바늘이 있는 반면, 디지털 시계는 컴퓨터 칩을 내장하고 있으며 숫자로 시간을 나타낸다.

아날로그와 디지털 측정장치는 상업적, 과학적 용도로 다양하게 사용되며 디지털 측정장치가 읽기도 편하고 조금 더 정확하다.

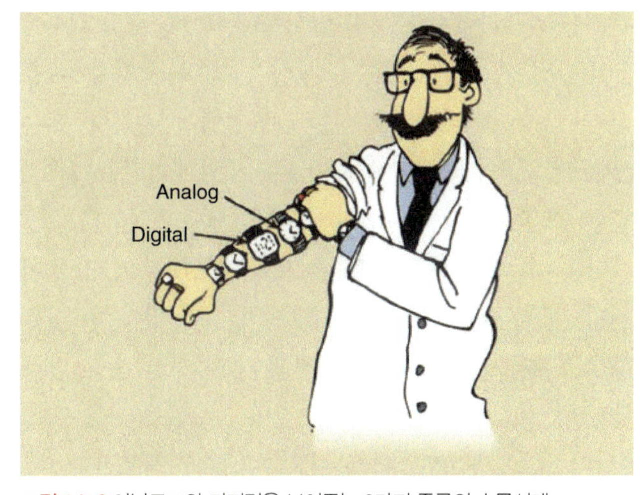

그림 14-6 아날로그와 디지털을 보여주는 2가지 종류의 손목시계

컴퓨터의 구성

컴퓨터는 하드웨어와 소프트웨어라는 2가지 주요 구성요소가 있다. **하드웨어**는 다양한 입·출력장치를 포함한 물리적인 구성품으로써 눈에 보이는 컴퓨터의 모든 것들이다. 하드웨어는 입력, 메모리, 저장, 출력, 통신과 같이 수행하는 기능(operation)에 의해 분류된다. **소프트웨어**는 하드웨어에게 무엇을 하고 데이터를 어떻게 저장하고 처리할 것인지를 나타내는 컴퓨터 프로그램으로 구성된다.

컴퓨터 언어

컴퓨터에 데이터를 어떻게 처리하고 저장하는지에 대한 명령을 내리기 위해 수많은 컴퓨터 언어(computer language)들이 개발되었다. 일반적으로 고급 언어들은 짧은

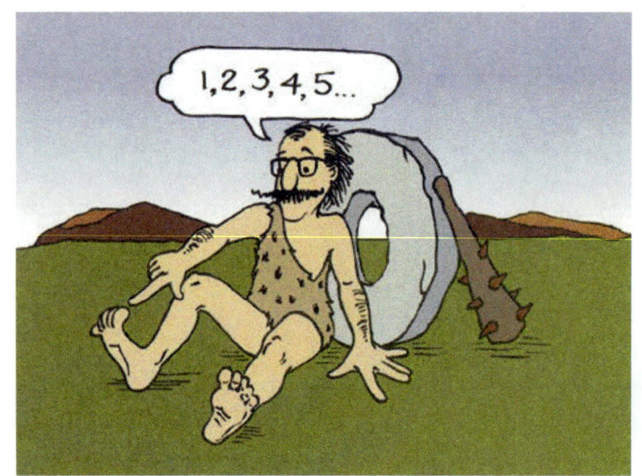

그림 14-7 10진법의 기원

영어 기반의 짧은 명령을 사용한다. 컴퓨터 언어는 사용자가 입력하는 모든 것을 컴퓨터가 이해할 수 있는 1과 0의 시리즈로 번역한다. 비록 컴퓨터가 알파벳 문자와 10진수의 숫자 정보를 받아들이고 출력하지만 그 모든 과정을 컴퓨터에서는 이진법으로 다룬다.

10진법 시스템에서는 0~9의 10개의 숫자를 이용한다. *디지트(digit)*라는 용어는 라틴어에서 '손가락' 혹은 '발가락'을 의미하는 단어에서 유래되었다. 그림 14-7과 같은 10진법의 기원은 명확하게 나타난다.

다른 수 시스템들은 다른 기본 값들로부터 만들어진다. 예를 들어, 12진법은 12개의 수가 있다. 이것은 주로 1년에 있는 달의 수나 낮과 밤의 시간 수를 나타낸다. 컴퓨터는 가장 간단한 2진법 시스템을 사용하고, 2진법 시스템은 0과 1이라는 두 개의 수를 사용한다.

2진법 시스템. 표 14-1과 같이 2진법으로 숫자를 세는 것은 0 다음은 1 그리고 다음은 한 자리가 올라간다. 2진법은 0과 1의 두 숫자만 사용하고, 컴퓨터는 알파벳, 10진수, 논리함수 등 모든 작업을 2진법 값으로 바꾸어 수행한다.

컴퓨터의 명령어들 역시도 2진법으로 저장되어 있다. 이 방법을 사용하면 2진법 숫자들이 매우 길게 나열되지만, 계산은 컴퓨터 내의 수천 개의 플립-플롭(flip-flop) 회로에서 적절하게 조절하여 풀어낸다.

2진법 시스템에서 0은 0이고 1은 1이다. 10진법 시스템과의 동일한 부분은 한 가지뿐이다. 1이 이분법적 기수법에서 2^0이 되기 때문에 1까지만 10진법과 같다. 어

표 14-1 2진법의 구조

10진수	2진수 등가	2진수
0	0	0
1	2^0	1
2	2^1+0	10
3	2^1+2^0	11
4	2^2+0+0	100
5	2^2+0+2^0	101
6	2^2+2^1+0	110
7	$2^2+2^1+2^0$	111
8	$2^3+0+0+0$	1,000
9	$2^3+0+0+2^0$	1001
10	$2^3+0+2^1+2^0$	1010
11	$2^3+0+2^1+2^0$	1011
12	2^3+2^2+0+0	1100
13	$2^3+2^2+0+2^0$	1101
14	$2^3+2^2+2^1+0$	1110
15	$2^3+2^2+2^1+2^{1=0}$	1111
16	$2^4+0+0+0+0$	10,000

떤 수든지 0 제곱이 되면 1이 되고, 따라서 2^0은 1이다.

2진법의 기수법에서 10진수 2는 2^1에 0을 더한 것과 같고 10으로 표현된다. 10진수 3은 2진수 2^1에 2^0을 더한 것과 같고 2진법에서는 11의 형태가 된다. 4는 2^2에 2^1과 2^0을 더하지 않아, 2진법적으로는 100이 된다. 매번 2를 새로운 자리 수로 표현하는 것은 필수이고, 2진법의 자리 수는 1만큼 늘어나게 된다.

우리가 알고 있는 10의 거듭제곱처럼, 2의 거듭제곱을 인식하는 것이 필수적이다. 2의 거듭제곱 기수법은 방사선 영상에서 이미지의 크기, 동적 범위(dynamic range) 또는 명암(gray), 이미지 저장공간 등을 표현할 때 이용한다. 표 14-2를 통해 이러한 제곱 기수법을 다시 확인할 수 있다. 다음의 유사성을 알아두자. 2가지 기수법 모두에서 1 오른쪽 편에 있는 0의 개수는 그 값의 지수와 같다.

질문 : 193을 2진법 방식으로 표현해 보자.

해답 : 193은 2^7과 2^8 사이에 있다. 따라서 7개의 2진법 수 다음에 1이 오게 된다. 간단하게 10진수 값과 같아지는 2진수 값을 왼쪽에서 오른쪽으로 넣으면 된다.

표 14-2 10의 거듭제곱, 2의 거듭제곱, 그리고 2진수 표현법

10의 거듭제곱	2의 거듭제곱	2진수 표현법
$10^0=1$	$2^0=1$	1
$10^1=10$	$2^1=2$	10
$10^2=100$	$2^2=4$	100
$10^3=1,000$	$2^3=8$	1,000
$10^4=10,000$	$2^4=16$	10,000
$10^5=100,000$	$2^5=32$	10,0000
$10^6=1,000,000$	$2^6=64$	10,00000
	$2^7=128$	
	$2^8=256$	
	$2^9=512$	
	$2^{10}=1,024$	
	$2^{12}=4,096$	
	$2^{14}=16,384$	
	$2^{16}=65,536$	

Yes $2^7=1=128$
Yes $2^6=1=64$
Yes $2^5=0=$No 32
No $2^4=0=$No 16
No $2^3=0=$No 8
No $2^2=0=$No 4
No $2^1=0=$No 2
Yes $2^0=1=1$
110,00001 = 193

질문 : 2진법 수 100110011의 10진수 값은 얼마인가?
해답 : 지난 처리과정을 따라 먼저 2진법 수를 나열하고 2의 배수를 곱해준다.

$1=2^8$ Yes $=256$
$0=2^7$ No $=0$
$0=2^6$ No $=0$
$1=2^5$ Yes $=32$
$1=2^4$ Yes $=16$
$0=2^3$ No $=0$
$0=2^2$ No $=0$
$1=2^1$ Yes $=2$
$1=2^0$ Yes $=1$
$=307$

디지털 이미지는 개별적 그림 요소인 '화소(pixels)'로 구성되고, 매트릭스를 형성하고 있다. 이미지의 크기는 2진법 시스템에서 2의 거듭제곱으로 기술된다. 대부분의 이미지는 전산단층촬영(CT)과 자기공명영상(MRI)에서 약 256×256(2^8)~1,024×1,024(2^{10})가 사용되고, 디지털 투시영상에서는 1,024×1,024가 사용된다. 2,048×2,048(2^{11})과 4,096×4,096(2^{12})은 디지털 방사선 촬영에 사용한다.

비트, 바이트, 워드. 컴퓨터 언어에서 한 자리 2진법 숫자, 0과 1을 **비트(bit)**라고 한다. 연산 처리장치에 따라 8, 16, 32비트의 데이터가 동시에 처리된다. 26개의 알파벳과 특수 문자들은 8비트로 인코드(encode)되어 있다.

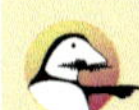

Encode는 일반적인 문자를 컴퓨터가 이해할 수 있는 문자인 2진수로 변환하는 것이다.

비트는 8개로 묶여 **바이트(byte)**라고 불린다. 컴퓨터 용량은 수용될 수 있는 숫자로 표현되고 이용된다.

1킬로바이트(kilobyte; kB)는 1,024바이트와 같다. 컴퓨터에서 *kilo*는 10^3이 아니라는 것을 알아두자. 대신 이것은 2^{10}이나 1,024가 된다. 방사선학에서 사용되는 컴퓨터의 용량을 메가바이트(MB) 또는 기가바이트(GB)로 측정하는데, $1\text{ MB}=1\text{ kB}\times1\text{ kB}=2^{10}\times2^{10}=2^{20}=1,048,576$바이트이고, $1\text{ GB} = 1\text{ kB}\times1\text{ kB}\times1\text{ kB} = 2^{10}\times2^{10}\times21^{10}= 2^{30} =1,099,511,627,776$바이트이고 1 GB = 1024 MB이다.

질문 : 64 kB는 몇 비트인가?
해답 : $\dfrac{1,024\text{ 비트}}{\text{킬로바이트}}\times64\text{ 킬로바이트}\times\dfrac{8\text{ 비트}}{\text{바이트}}$

$2^{10}\times2^6\times2^3 = 2^{19} = 524,288$ 비트

컴퓨터의 구성에 따라, 2바이트는 하나의 **워드(word)**를 구성한다. 16비트 연산 처리장치의 경우 워드는 컴퓨터에 의해 해석되고, 혼합된 16개의 연속적인 정보의 비트들로 구성되어 있다. 1/2바이트는 "nibble", 두 단어는 "chomp"라고 한다. 메모리 안에서 각 워드 데이터들은 자신의 주소를 가진다. 대부분의 컴퓨터에서 32비트 또는 64비트 워드가 표준 워드 길이이다.

컴퓨터 프로그램. 소프트웨어 프로그래머들에 의해 개발된 명령절차는 *컴퓨터 프로그램*으로 불린다. 컴퓨터 프로그램은 2가지 종류, 즉 시스템 소프트웨어와 응용 프로그램으로 나누는 것이 효과적이다.

시스템 소프트웨어는 사용자가 컴퓨터를 최적의 상태로 작동하도록 명령하는 프로그램들로 이루어져 있다.

응용 프로그램은 사용자 함수를 수행하기 위해 좀 더 높은 수준의 언어로 작성된 프로그램이다. 우리가 알고 있는 대부분의 컴퓨터 프로그램은 응용 프로그램이다.

인간의 언어와 생각을 처리하는 수준에 가까운 컴퓨터 언어를 높은 수준의 언어라고 표현한다. 가장 낮은 수준의 컴퓨터 언어는 기계어인데, 컴퓨터만이 알아들을 수 있는 2진수로 이루어져 있다.

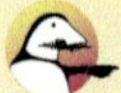 컴퓨터 프로그램은 컴퓨터의 소프트웨어이다.

시스템 소프트웨어. 컴퓨터 프로그램 중 시스템 하드웨어와 가장 밀접한 관련이 있는 것은 운영체제(operating system)이다. 운영체제는 컴퓨터에게 주어진 특별한 과업을 해결하기 위해 데이터 흐름을 조직화한 연속된 동작 명령이다.

처리의 시작을 위한 "open file" 명령어나 보조기억장치에 정보를 저장하는 "save file"은 전형적인 운영체제 명령어이다. 운영체제로는 MAC-OS, Windows, UNIX가 가장 대표적이다.

컴퓨터는 0과 1만을 이해하고 처리할 수 있다. 이러한 형태로 프로그램을 작성하는 어려움을 덜어주기 위하여, *어셈블러(assemblers)*나 *컴파일러(compilers)*, *인터프리터(interpreters)*가 사용된다. 이와 같은 형태의 소프트웨어는 오퍼레이팅(operating) 시스템과 모든 언어가 서로 소통할 수 있도록 한다.

어셈블러는 컴퓨터 프로그램으로서 "subtract(SUB)"와 "load(LD)", "print(PT)" 등과 같은 상징적인 명령어를 인식하고 적합한 2진수 코드로 변환한다. 어셈블리는 기호화되고 컴퓨터 친화적인 명령어를 기계어 명령어로 변환한다.

컴파일러와 인터프리터는 응용 프로그램으로 BASIC, C++, Pascal과 같은 고차원의 언어를 어셈블러에 적합한 형태나 직접적으로 CPU가 받아들일 수 있는 형태로 번역해 주는 컴퓨터 프로그램이다. 인터프리터는 대화형 프로그램이기 때문에 프로그램 개발을 더 쉽게 한다. 컴파일된 프로그램은 별도의 기계어 프로그램이기 때문에 속도가 훨씬 빠르다.

응용 프로그램. 컴퓨터 제작자나 소프트웨어 제작자 혹은 일반 사용자 개개인에 의해 특정 임무를 수행하기 위해 만들어진 컴퓨터 프로그램을 *응용 프로그램*이라고 한다. 예를 들어 iTunes, Spider Solituire, Excel 등이 있다.

응용 프로그램은 사용자로 하여금 메일 내역을 프린트하고, 수입 세금 형식을 완성하고, 재정상태를 평가하고, X선 투영영상으로부터 이미지를 재구성할 수 있게 한다. 이 프로그램은 고차원의 컴퓨터 언어 중 하나로 만들어지며, 인터프리터나 컴파일러를 통해 기계적 언어 프로그램으로 변경되고 결과적으로는 컴퓨터에 의해 실행된다.

그림 14-8의 그림은 컴퓨터를 켜는 순간부터 계산을 끝내는 순간까지의 소프트웨어 명령의 흐름이다. 컴퓨터가 처음 켜질 때 메모리 안에는 *부트스트랩(bootstrap)*이라는 프로그램만이 메모리에 로드된다. 부트스트랩은 ROM에 영구적으로 존재한다. 컴퓨터가 시작되면 자동으로 다른 필요 프로그램들을 디스크에서 컴퓨터 메모리로 전송하는 부트스트랩 프로그램이 실행된다.

부트스트랩 프로그램은 모든 작동을 조절하는 운영체제를 주기억장치에 불러들인다. 기계어 응용 프로그램 또한 디스크에서 정해진 작업이 수행될 주기억장치로 복사된다. 이러한 프로그램이 완료되면, 작업 결과는 주기억장치에서 운영체제에 의해 제어되는 출력장치로 전송된다.

16진수 시스템. 어셈블리 수준의 응용 프로그램에서 16진수 시스템을 사용한다. 어셈블리 언어는 컴퓨터의 2진수 시스템과 사람의 언어 명령의 중간 정도에 있는 언어이다. 16진수의 한 조는 0, 1, 2, 3, 4, 5, 6, 7, 8, 9, A, B, C, D, E, F로 이루어져 있다. 각각의 기호들은 2진수를 나타내기 위해 사용되고, 4비트의 묶음으로 나타낸다. 1바이트를 만들기 위해서는 8비트가 필요하므로, 1바이트는 두 개의 16진수로 표현될 수 있다. 16진수는 표 14-3과 같이 0부터 15에 해당하는 이진수에 대응된다.

고차원의 프로그래밍 언어는 프로그래머가 명령어를 사람의 언어 형태, 단어, 기호, 0과 1만 사용하는 2진수 기계어 대신에 10진수로 사용할 수 있게 한다. 표 14-4는 대표적인 프로그래밍 언어를 간략하게 정리하였다.

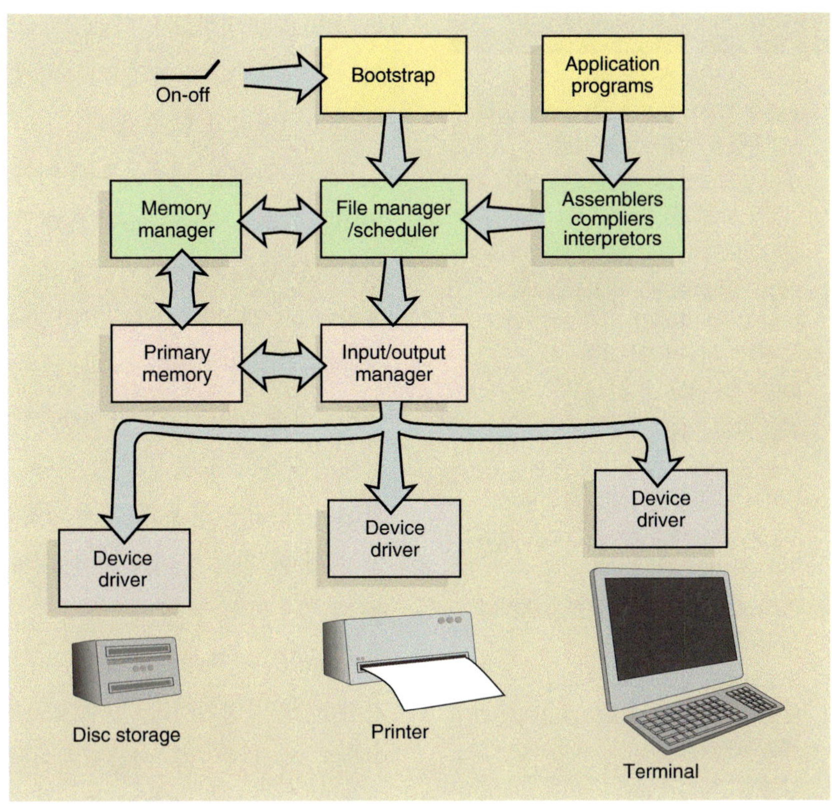

그림 14-8 명령을 수행하기 위한 소프트웨어의 처리과정

이러한 고차원의 언어 중 하나를 사용한 명령어들은 시스템 소프트웨어에 의해 인식되고, 컴퓨터의 운영체제를 통해 실행될 것이다.

FORTRAN. 과학적, 기술적, 수학적 문제들을 위한 가장 오래된 언어는 **포트란**(FORTRAN, FORmula TRANslation)이다. 이것은 수학적, 통계적 문제를 풀기 위한 것으로 오늘날의 계산절차 지향적 언어의 원형이다.

공식과 방정식으로 표현할 수 있는 문제를 **알고리즘**(algorithms)이라고 한다. 알고리즘은 문제를 단계별로 풀어가는 과정인데 레시피(recipe)가 케익을 만드는 방법이라면, 이것은 계란의 껍질을 까는 것까지도 포함할 정도로 좀 더 자세한 내용을 다룬다. 포트란은 주요 컴퓨터 사용자들과 연계한 IBM에 의해 1956년에 개발되었다.

BASIC. 1964년 Dartmouth 대학에서 학생들을 위해 처음으로 만들어진 대수적 프로그래밍 언어였다. 또한 매우 익히기 쉬우며, 인터프리터 기반의 언어이다. 베이직(BASIC)은 강력한 산술적 기능, 여러 편집기능, 일반적 수학 함수 라이브러리, 간단한 입출력 방법 등을 포함하였다.

표 14-3 16진법의 구조

10진수	2진수	16진수
0	0000	0
1	0001	1
2	0010	2
3	0011	3
4	0100	4
5	0101	5
6	0110	6
7	0111	7
8	1,000	8
9	1001	9
10	1010	A
11	1011	B
12	1100	C
13	1101	D
14	1110	E
15	1111	F

QuickBASIC. 마이크로소프트는 BASIC의 상업적 응용과 빠르고 단일 사용자 전용 프로그램을 위해 강력한

표 14-4 프로그래밍 언어

언어	연도	설명
FORTRAN	1956	최초의 성공적인 프로그래밍 언어 공학, 과학적 문제를 푸는 데 사용
COBOL	1959	미니 컴퓨터와 메인프레임 컴퓨터의 사무용 프로그램
ALGOL	1960	고난이도의 수학적 이용에 특히 효과적
BASIC	1964	마이크로 컴퓨터와 미니 컴퓨터에서 가장 자주 사용되는 프로그램, 과학적, 공학적, 사무용 프로그램
BCPL	1965	개발-단계 언어
B	1969	개발-단계 언어
C	1970	어셈블리어의 능력과 고차원 언어의 이식, 사용의 편리성 등을 합한 것
Pascal	1971	고차원, 일반적 목적의 언어 프로그래밍의 구조를 가르치는 데 사용
ADA	1975	Pascal에서 기원, 미 국방성에 의해 사용됨
VisiCalc	1978	최초의 전자적 스프레드시트
C++	1980	복잡한 C 언어를 객체지향 프로그래밍에 맞게 개선한 언어
QuickBASIC	1985	강력한 고차원의 언어
Visual C	1992	Visual 언어 프로그래밍 방법, 설계환경 제공
Visual BASIC	1993	Visual 언어 프로그래밍 방법, 설계환경 제공, 고 수준의 사용자 친화적 특징

프로그래밍 언어를 개발하였다. 퀵베이직(QuickBASIC's)에서 발전된 기능인 편집, 도구, 해독 등은 프로나 아마추어 모두가 쉽게 이용할 수 있도록 하였다.

***COBOL*.** 한 차원 높고, 처리 절차가 지향적이고 비즈니스 처리 문제의 데이터 코딩을 위하여 설계된 언어가 코볼(COBOL)이다. 비즈니스 데이터 처리의 기본 특징은 지속적으로 업데이트되는 거대한 파일이 존재한다는 것이다. 코볼은 광범위한 파일 처리와 편집, 사용자를 위한 리포트 생성기능을 제공한다.

***Pascal*.** 파스칼(Pascal)은 1971년 고차원 언어의 일반적 목적을 위해 스위스 취리히 연방기술협회의 Nicklaus Wirth에 의해 개발된 프로그래밍 언어이다. 현재의 파스칼은 문법이 상대적으로 배우기 쉽고 영어 사용법과 비슷하게 닮아있기 때문에 프로그래밍 개념을 가르치기 위한 가장 인기 있는 프로그램 언어이다.

***C*, *C++*.** C는 최초의 현대적 '프로그래밍 언어'이다. 이 언어는 실제 근무하고 있는 프로그래머에 의해 설계되고, 수행되고, 발전된 언어로 직업적 프로그래밍의 접근 방법을 반영하고 있다. C는 고차원의 언어적 요소와 어셈블러(저차원) 언어의 기능이 합쳐졌기 때문에 중간 수준의 언어라고 할 수 있다.

고도로 복잡한 내용을 다루어야 할 필요성으로 인해, 1980년 Bjarne Stroustrup에 의해 "C with Classes"라고 명명하였던 C++가 개발되었다. C++는 C 언어의 전부를 포함하고, 객체지향 프로그래밍(object-oriented programming; OOP)을 최대한 지원할 수 있도록 설계되었다.

프로그램 코드가 약 30,000줄이 이상이 되면 매우 복잡해서 단일 코드로 만들기 어렵다. OOP는 프로그램을 관련된 데이터, 응용과 함께 그룹이나 객체로 나누어서 마치 책 한 권을 장이나 작은 표제 별로 나누어 쉽게 읽을 수 있도록 하는 방법이었다.

***Visual C++*, *Visual Basic*.** 비주얼 프로그래밍 언어는 가장 최신의 언어이고, 현재에도 개발 중에 있다. 이 언어들은 특히 윈도우 어플리케이션을 위해 개발되었다. 비주얼 C++이나 비주얼 베이직 모두 이전 언어들과 같은 코드 구조를 사용하지만, 프로그래머가 최소한의 노력으로 사용자 친화형 윈도우즈 응용 프로그램을 개발한다는 동일한 목표를 가지고 발전하고 있다.

이론적으로는 가장 경험이 없는 프로그래머도 비주얼 언어로 복잡한 프로그램을 만들 수 있게 하고 프로그램을 설계하는 프로그래머들이 디자인 분야에서 직접 많은 코드를 만들지 않고 사용할 수 있도록 한다.

***Macros*.** 대부분의 스프레드시트나 워드프로세싱 프로그램들은 매크로(macros)라는 프로그래밍 명령을 가지고 있다. 매크로는 다른 프로그래밍 언어들과 같은 명령어로, 주로 사용자-정의 함수와 응용 프로그램 내의 함수 시리즈를 사용한다. 라이브러리로 매크로의 커맨드를 제공하는 프로그램은 엑셀 스프레드시트이다. 사용자는 특정한 단계 과정을 수행하면서 일련의 데이터를 다루는 명령어를 만들 수 있다.

매크로는 프로그램을 작성하듯이 직접 작성할 수 있으며 비주얼 프로그래밍과 유사한 방법으로 작성할 수 있다. 매크로를 작성하는 과정을 **레코딩(recording)**이라고 한다. 프로그래머는 매크로 레코더를 열고 원하는 작업들을 단계별로 레코딩한 후 레코더를 종료한다. 레코딩된 매크로는 프로그래머가 원하는 작업을 저장하고 있기 때

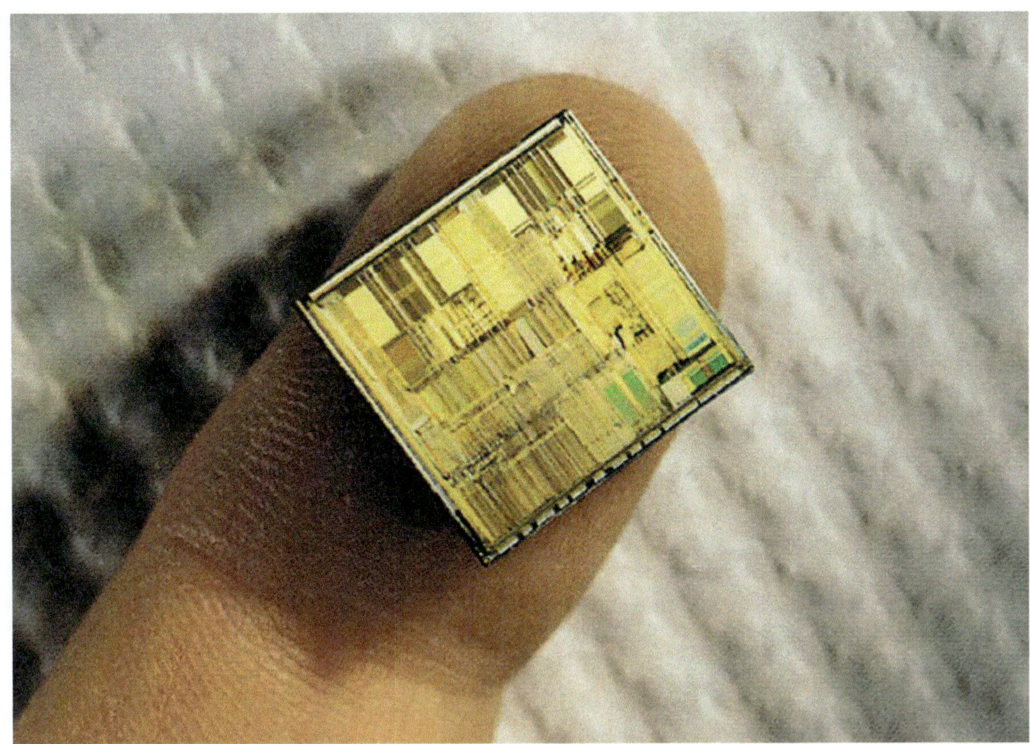

그림 14-9 마이크로세서 칩의 도선의 폭은 1.5 μm이다.

문에 반복적으로 같은 작업을 빠르게 반복할 수 있다.

컴퓨터 구성요소

컴퓨터에서 중앙처리장치(CPU)는 데이터를 처리하고 명령을 수행하는 주요 구성요소이다. 상업적으로 사용 가능한 인텔 Core i5와 AMD phenom Ⅱ가 예이다. 마이크로 컴퓨터에서 중앙처리장치는 마이크로프로세서(microprocessor)라고 불리운다. 그림 14-9는 인텔(Intel)사에서 제작한 펜티엄(Pentium) 마이크로프로세서의 현미경 사진이다. 펜티엄 프로세서는 크고 높은 성능, 복수 이용자 및 멀티태스킹을 위해서 설계되었다.

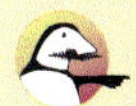

실제 계산이 수행되는 전자회로와 계산을 함께 지원하는 메모리를 *프로세서(processor)*라 부른다.

컴퓨터의 중앙처리장치(CPU)는 제어장치(control unit)와 산술 논리 연산장치(arithmetic/logic unit; ALU)로 이루어져 있다. 이 2가지 구성요소들과 다른 모든 구성요소들은 **버스**(**bus**:그림 14-10)라고 하는 전기적 도체로 연결되어 있다. 제어장치는 소프트웨어가 지시하는 명령을 하드웨어가 어떻게 처리하는지 보여준다. 제어장치는 산술 논리 연산장치(ALU) 또는 기억장치의 데이터를 통제하고, 그림 14-11과 같이 주기억장치와 입출력 하드웨어 장치 간의 데이터의 교환도 제어한다.

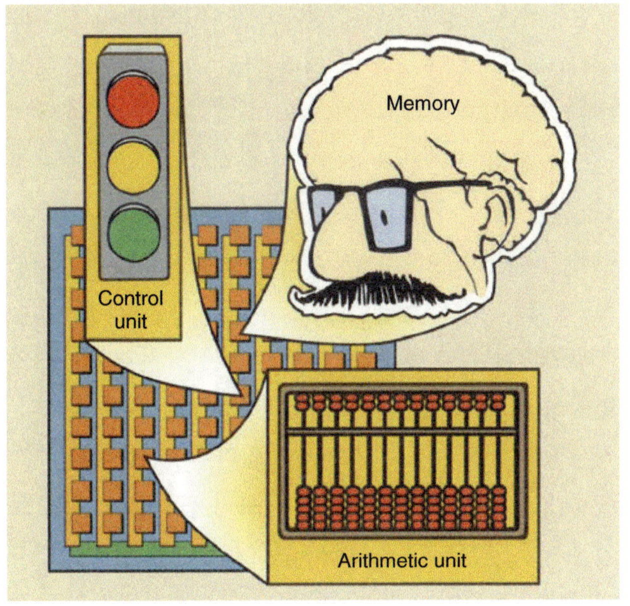

그림 14-10 중앙처리장치는 제어장치와 연산장치를 포함하며 때로는 메모리를 가지고 있는 경우도 있다.

이러한 작업을 수행하는 속도는 내부 시스템 클럭에 의해 결정된다. 클럭이 빠를수록 수행속도는 빨라진다. 마이크로 컴퓨터의 처리속도는 일반적으로 메가헤르츠(megahertz; MHz)로 정의한다. 1 MHz는 1초 동안 1만 번의

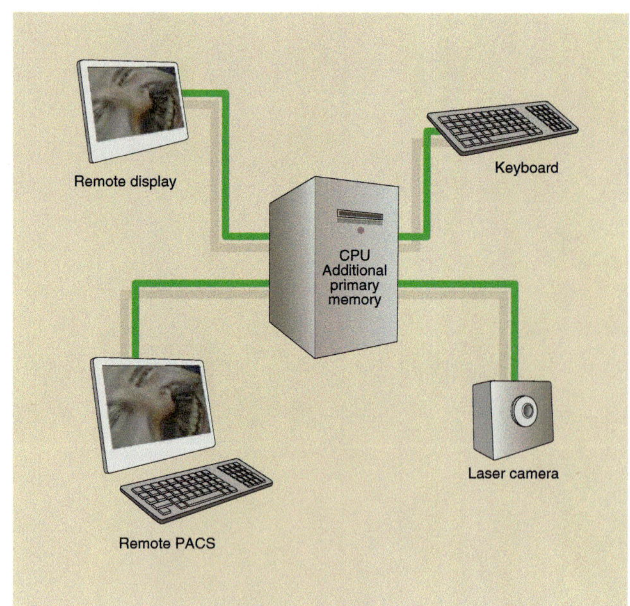

그림 14-11 제어장치는 중앙처리장치의 일부분으로서 다양한 입·출력장치, 추가적인 주기억장치와 직접 연관되어 있다.

사이클 변화와 같다. 현재 마이크로 컴퓨터는 보통 수 기가헤르츠(GHz; 1 GHz = 1,000 MHz)의 처리속도를 가진다.

컴퓨터는 전형적으로 수행속도를 MIPS(millions of instructions per second)로 측정한다. 처리속도는 1,000 MIPS 부터 160,000 MIPS까지 존재한다.

산술 논리 연산장치(ALU)는 수학적 논리적 계산을 하고, 결과 값이 기억장치로 전달될 수 있도록 일시적으로 값을 저장하고 연산의 속도를 조절한다. ALU의 속도는 시스템 클럭에 의해 제어된다.

메모리. 컴퓨터 메모리(memory)는 저장장치와 기능적인 면에서 차이가 있다. 메모리는 기능적인 면이 있으나, 저장장치는 좀 더 보관기능에 가깝다. 이 기능적인 저장을 메모리, 주저장장치, 내부 메모리 또는 램(RAM)으로 언급한다. *임의추출(random access)*이라는 말은 데이터가 어디에 저장되어 있든 거의 같은 시간 내에 무작위로 주 메모리의 어느 곳에서나 저장되고 추출될 수 있다는 것을 의미한다.

RAM에 저장되는 내용은 일시적이며, 용량은 컴퓨터 시스템에 따라 매우 다양하다. 용량을 나타내는 단위는 각각 백만과 십억, 1조 개의 문자를 저장할 수 있는 메가바이트(megabyte; MB)와 기가바이트(gigabyte; GB), 테라바이트(terabytes;TB) 등을 사용한다.

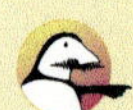
주기억장치는 컴퓨터가 직접 계산하고 판단하는 작업 공간이다.

RAM은 CMOS(Complementary metal-oxide semiconductor) 기술을 이용하여 생산한다. 이러한 칩들은 SIMMS(single-line memory modules)로 정렬된다.

RAM에는 동적 램(dynamic RAM; DRAM)과 정적 램(static RAM; SRAM)의 2가지 종류가 있다. 정적 램(SRAM)이 동적 램(DRAM)에 비해 속도가 빠르지만 동적 램(DRAM)이 더 많이 이용되고 있다. 정적 램은 컴퓨터가 꺼지더라도 데이터를 유지하지만 동적 램에 비해 가격이 높고 더 많은 전력과 용량을 필요로 한다.

제어장치와 산술 연산장치(ALU)에서 특별히 빠른 속도를 가지는 회로부분을 *레지스터(register)*라고 한다. 레지스터는 중앙처리장치 안에 포함되어 있으며 즉시 이용할 정보를 저장하고 있다. 주기억장치는 중앙처리장치의 바깥에 위치하며 "아주 잠시 후"에 이용될 정보를 저장하고 있다.

ROM(Read-Only Memory)은 생산자가 제공하는 수정 또는 삭제할 수 없는 *펌웨어(firmware)*라는 정보를 저장하고 있다. ROM은 컴퓨터가 처음 켜졌을 때 처리장치에게 무엇을 해야 하는지 명령하는 명령어를 포함하고 "부트스트랩 프로그램(bootstrap program)"을 실행한다. 다른 ROM은 중앙처리장치가 화면, 프린트 등의 다른 주변장치와 정보를 교환하면서 정상적으로 작동하는지를 확인하는 것을 보조한다. 이러한 명령들을 ROM BIOS(basic input/output system)라고 한다. 또한 ROM은 "복제" 컴퓨터를 만드는 요소 중 하나이다.

ROM은 PROM, EPROM, EEPROM의 3가지 종류가 있는데 각각 다르게 사용된다. PROM(programmable read-only memory)은 텅 빈 칩인데, 특별한 장비를 갖춘 사용자가 프로그램을 작성할 수 있다. 한번 프로그램이 작성되면 삭제할 수 없다.

EPROM(erasable programmable read-only memory)은 자외선을 칩에 조사할 수 있는 특별한 장치를 이용하면 그 내용을 삭제할 수 있다는 점을 제외하고는 PROM과 거의 동일하다. EEPROM(electronically erasable programmable read-only memory)은 특별한 장치를 이용하여 재 프로그램할 수 있다.

메인보드 또는 시스템 보드는 시스템 요소에서 중심이 되는 회로판이다. 이 판은 마이크로 프로세서와 프로세서 지원 칩, RAM 칩, ROM 칩, 다른 회로판을 추가할 수 있는 확장 슬롯 등으로 이루어져 있다.

모든 메모리는 주소화된다. 즉 처리과정 동안 데이터의 특성, 또는 명령 부분이 저장되는 특별한 라벨에 의해 각 메모리 할당은 계획된다. 각각의 주소는 우편주소와 유사하게 컴퓨터가 메모리의 다른 부분에 영향을 주지 않고 특별한 위치에 있는 데이터에 접근할 수 있게 한다.

메모리 할당의 순서는 컴퓨터 프로그램의 단계 또는 데이터의 문자열을 포함한다. 제어장치는 현재 프로그램 명령이 어디에 저장되어 있는지 추적하여 컴퓨터가 다른 메모리에 위치한 데이터를 읽고 쓸 수 있도록 하고 다음 명령을 위해 현재의 주소로 되돌아 오도록 한다. 주메모리를 통해 모든 데이터 처리가 이루어진다. 따라서 가장 효과적인 컴퓨터는 수행에 필요한 모든 데이터와 프로그램을 읽고 임시 저장하기에 충분한 메모리 공간을 가지고 있어야 한다.

일반적으로 보조기억장치들은 CD, DVD, 하드 디스크 드라이브와 같은 형태를 필요로 한다. 2차 저장기능은 파일을 쌓아두는 캐비넷과 유사하며 필요 시까지 정보를 보관해 둔다.

저장하고 있는 파일을 사용하려면 먼저 파일이 메모리에 복사되어야 한다. 예전의 파일은 수정되거나 업데이트되기 전까지는 보조기억장치에 그대로 저장되어 있다. 사용자가 파일 사용을 마치면, 파일은 주기억장치에서 벗어나게 되고, 보조기억장치에 있는 예전 파일은 업데이트 된 파일로 교체된다.

워드 *파일*(file)은 컴퓨터의 단위로 취급되는 자료나 정보의 집합을 가리킨다. 각각의 컴퓨터 파일은 특별한 이름, 확장자명을 갖는다. 예를 들어, DOC는 워드 프로세싱 프로그램에 의해 워드 프로세싱 문서를 가진 파일에 포함된다(예: REPORT.DOC).

일반적으로 소프트웨어의 명령들은 프로그램 파일에 저장되어 있다. 파일 종류로는 프로그램 파일이 아닌 데이터만을 갖는 데이터 파일, 디지털 이미지의 이미지 파일, 디지털화된 소리를 갖는 오디오 파일, 디지털화된 비디오 이미지의 비디오 파일 등이 있다.

저장. 저장장치를 이해하기 위해서는 장치 내 용량과 공간을 나타내는 용어들을 이해하는 것이 필수적이다.

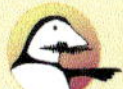 저장장치는 메모리의 형태이다.

가장 일반적인 형태의 기억장치에는 CD, DVD, 블루레이 디스크, 하드 디스크, 광 디스크, 플래쉬 드라이브(flash drive) 등이 있다. 자기 테이프는 거대한 컴퓨터 시스템에서 일반적인 저장장치 또는 환자 영상과 같은 과거 기록을 저장하는 장치로 사용되었지만 지금은 거의 사용되지 않으며 "플로피 디스크" 역시 사용되지 않는다. CD, DVD, 플래쉬 드라이브는 오늘날 일반적으로 사용되는 저장장치이다.

CD는 데이터와 프로그램을 둥글고 편평한 마일라 플라스틱(mylar plastic) 판 위에 저장한다. 그림 14-12와 같은 CD는 컴퓨터에서 꺼내거나 이동할 수 있다.

가장 일반적인 CD는 약 5인치의 직경을 가진다. 하지만 더 작은 크기의 CD 역시 사용 가능하다. 저장될 데이터는 CD에 눈으로 볼 수 있는 동심원을 그리며 링 모양의 *'트랙'* 형태로 기록된다. CD에 있는 트랙의 수를 TPI(track per inch)라고 한다. CD는 TPI가 높을수록 더 많은 데이터를 저장할 수 있다.

트랙은 CD 상에서 눈으로 볼 수 있는 더 작은 단위인 섹터로 나뉘어진다. CD에서 섹터의 수는 기록 밀도, 즉 CD에 기록할 수 있는 단위 인치(inch)당 비트 수에 따라 달라진다. 또한 CD는 용량으로 구분되는데 수백 MB부터 GB까지 다양한 용량이 있다. **CD 드라이버**는 CD를 고정하고 회전하여, 데이터를 읽거나 쓰는 기기장치이다. DVD와 블루레이는 CD와 비슷한 방식으로 동작하지만 더 많은 용량을 제공한다. 이와 같은 모든 장치는 일반적으로 광저장장치로 알려져 있다.

그림 14-13과 같은 플래쉬 드라이브(flash drive)는 점프 드라이브(jump drive) 혹은 점프 스틱(jump stick)이라고 하며, USB 메모리로 불리기도 한다. USB 메모리는 GB 이상의 용량을 가질 수 있다. 이것은 USB 포트를 통해 연결되어 데이터를 빠르게 교환할 수 있다.

CD와는 다르게 하드디스크(HDD)는 얇고, 단단한 유

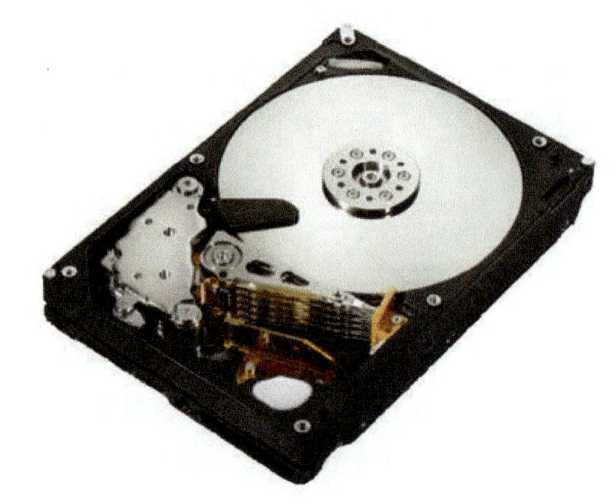

그림 14-12 콤팩트 디스크(CD)

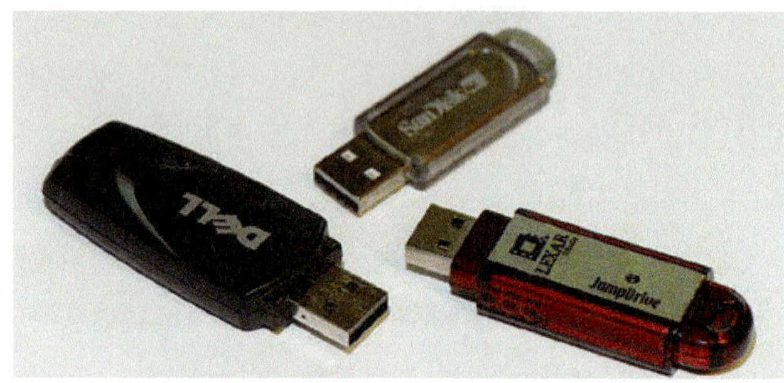

그림 14-13 USB 메모리는 작은 고체상태의 장치로서 1 GB 이상의 데이터를 저장할 수 있다.

리 혹은 금속 원판이다. 원판의 각 면에는 자화될 수 있는 기록 물질이 입혀져 있다. 하드 디스크는 하드 디스크 드라이브 내에 단단히 고정되어 있고, 데이터는 양쪽 면 모두에 기록할 수 있다. 보통은 하드 디스크가 컴퓨터 내부에 부착되나 외부에서도 장착될 수 있다.

하드디스크는 CD와 플래쉬 드라이브(flash drive)와 비교했을 때 inch당 수천 개의 트랙과 64개에 달하는 섹터를 보유할 수 있다.

여러 개의 하드 디스크를 사용하는 저장 시스템은 데이터를 위치시키기 위해 그림 14-14와 같은 원주형으로 데이터를 저장한다. 하드 디스크는 광저장장치보다 훨씬 빠르고 큰 용량을 갖는다.

효율화. RAID(redundant array of inexpensive discs) 시스템은 두 개 혹은 더 많은 수의 디스크들로 이루어진 하나의 캐비넷에서 여러 개의 디스크들이 마치 하나의 저장장치인 것처럼 작동하는 것을 말한다. RAID 시스템의 신뢰도는 매우 높은데 이는 하나의 디스크가 고장나더라도 나머지 디스크들에 기록되어 있는 정보를 이용하여 데이터 손실 없이 기존에 저장된 데이터를 유지, 관리할 수 있기 때문이다.

광저장장치는 CD, DVD, 블루레이 DVD를 포함한다. 하나의 CD-ROM(compact disc-read-only memory)은 약 800 MB의 데이터를 저장할 수 있다. CD-ROM 드라이버는 한 번에 하나의 디스크만 사용할 수 있었지만, 최근에는 주크박스(juke box)라 불리우는 멀티 디스크 드라이버(multidisc driver)는 한 번에 2,000개의 CD, DVD, 블루레이 DVD를 사용할 수 있게 되었다. 모든 디지털 방사선 분야에서 그림 14-15와 같은 광학 디스크 주크박스(optical disc jukebox)는 필름 파일 창고를 대체하였다.

출력장치. 일반적인 출력장치는 영상화면과 프린터이며, 다른 장치로는 플로터나 다기능 장치, 오디오 출력장치 등이 있다.

가장 일반적으로 사용하는 출력장치는 영상화면 혹은 모니터이다. 브라운관(cathode ray tube; CRT)은 컴퓨터나 VDT(visual display terminal)에서 사용되는 진공관이다. 소프트 카피(soft copy)란 출력이 영상 화면으로 보여지는 것을 나타내는 용어이다.

평판 디스플레이(flat panel displays, liquid crystal displays; LCDs)는 CRT에 비해 얇고 가벼우며 전력도 덜 소모한다. 평판 디스플레이는 오늘날 영상의학과에 가장 많이 보급된 화면 출력 장치이다.

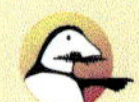
출력장치는 컴퓨터 정보를 사람이 이해할 수 있는 형태로 변환하는 장치로 구성되어 있다.

단말기는 입력에 사용하는 키보드와 출력에 사용하는 디스플레이 스크린(display screen) 같은 입출력장치이다. 단말기에는 단순 단말기와 능동적 단말기가 있다.

단순 단말기는 아무런 처리기능도 수행하지 못한다. 이 기기는 자료를 직접 입력 받거나, 메인, 호스트 컴퓨터로부터 자료를 받는 기능만을 수행한다. 매표소에서 일하는 항공사 직원 카운터와 호텔의 체크인 카운터가 주로 메인 컴퓨터에 단순 단말기로 연결되어 있다.

능동적 단말기는 처리기능과 RAM을 가지고 있지만 저장장치를 가지고 있지는 않다. 대부분의 방사선 기기들은 능동적 단말기를 사용한다.

프린터는 또다른 형태의 출력장치로 문자와 심볼, 그림 등을 종이에 인쇄한다. 이렇게 인쇄된 것을 하드카피

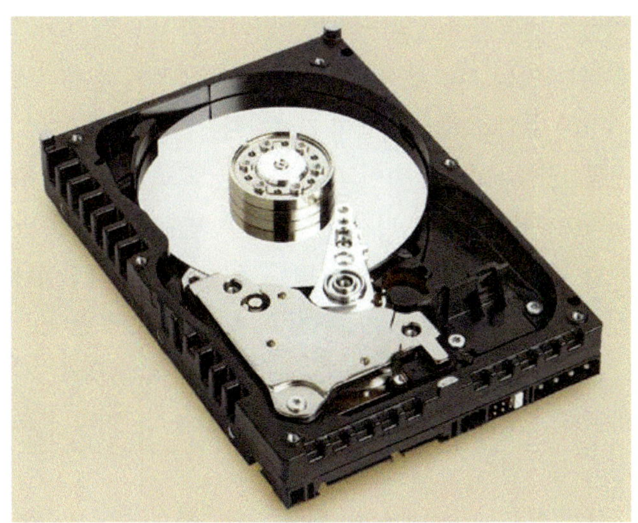

그림 14-14 디스크 드라이브는 모든 형태의 광학 콤팩트 디스크를 읽을 수 있으며 650 MB의 용량이다. 읽고, 지우고, 쓰고, 다시 쓸 수 있는 기능이 있다.

(hard copy)라고 한다.

프린터는 프린터가 인쇄하는 방법, 종이의 직접 접촉 여부에 따라 분류된다.

도트 매트릭스(dot matrix)나 고속 라인 프린터(line printer)와 같은 충격식 인쇄기들은 종이에 직접 접촉한다. 이러한 프린트들은 대부분 비충격식 프린터로 대체되었다.

비충격식 프린터의 종류에는 레이저 프린터와 잉크젯 프린터가 있다. 레이저 프린터는 복사기와 유사한 방식으로 작동한다. 이미지는 토너라고 하는 자화된 잉크와 같은 물질이 드럼에 점으로 분포되고 드럼에서 종이로 옮겨지며 인쇄된다.

레이저 프린터는 약 300 dpi(dots per inch)에서 1,200 dpi 정도로 선명한 그림이나 문자 이미지를 만든다. 마이크로 컴퓨터를 사용하여 문서를 1분에 200장까지 인쇄할 수 있고, 칼라의 경우에는 약 100장을 인쇄할 수 있다. 레이저 프린터는 컴퓨터로부터 전달된 출력 데이터를 RAM에 저장할 수 있으며, 폰트(fonts)를 저장하는 ROM 및 자체 프로세서를 가지고 있다.

잉크젯 프린터 또한 작은 점들로 이미지를 형성한다. 이 프린터는 전기적으로 하전된 작은 잉크 방울을 종이 위에 뿌린다. 잉크젯 프린터는 조용하고 가격이 좀 더 저렴하며 컬러 인쇄를 할 수 있다는 장점이 있다. 일반적인 가격의 잉크젯 프린터는 흑백 문서를 1분당 약 20장까지 출력할 수 있으며(pages per minute; ppm), 컬러 이미지의 경우 약 10장의 출력속도를 갖는다.

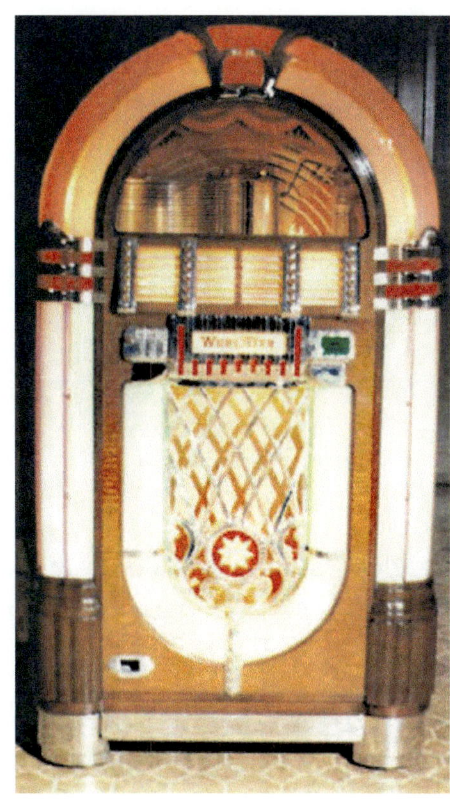

그림 14-15 1946년 78 rpm의 디스크를 사용하는 Wurlizer 주크박스(jukebox)는 의료 영상처리 시스템 네트워크에 사용되는 광학 디스크 주크박스로 제공되었다.

다른 특수한 출력장치들은 특수한 기능을 제공한다. 예를 들어, 플로터(plotter)는 건축 설계도면이나 지도 인쇄 등에 사용된다. 복합기는 하나의 장치에 인쇄, 스캔, 복사, 팩스 기능을 수행할 수 있다.

통신. 통신 혹은 원거리 통신은 송신자와 수신자가 원거리에서 데이터를 주고받는 것을 의미한다. 원격 방사선학은 의료영상이나 환자 데이터를 전달하는 것을 포함하고 있다. 케이블, 와이어, 공기(무선)와 같은 물리적 매체를 통해 데이터를 전달하기 위해 전류, 전파, 빛이 사용된다. 대다수의 통신 회선은 여전히 아날로그 형태이다. 따라서 컴퓨터는 디지털 정보를 아날로그로 변환시켜 주기 위한 모뎀이 필요하다. 수신측 컴퓨터는 아날로그 정보를 디지털로 전환한다.

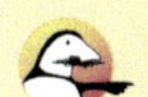

원격 방사선학은 원거리에서 환자의 검사 결과지나 촬영 사진들을 전송받거나 전송하는 것이다.

모뎀(modem)이 데이터를 전달하는 속도인 전달속도는 초당 전달할 수 있는 비트 수(bits per second; bps) 혹은 초당

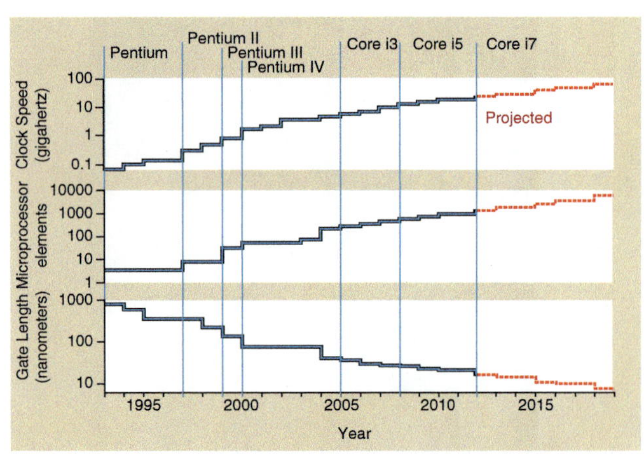

그림 14-16 1990년 이래로 컴퓨터의 저장 용량 및 속도는 급속히 발전하였다.

전달할 수 있는 킬로비트 수(kilobits per second; kbps)로 측정한다. 또한 모뎀과 컴퓨터는 소통 프로그램이 필요하다. 이러한 소프트웨어는 모뎀과 함께 포장되어 있거나 시스템 소프트웨어의 일부로 포함되어 있을 수 있다.

기술의 발전은 더욱 빠른 통신을 가능하게 하였다. 케이블 모뎀은 원거리 통신 서비스를 제공하는 케이블 티비 시스템에 컴퓨터를 연결한다. 몇몇 케이블은 일반 전화선보다 1,000배 빠른 전송속도를 제공한다.

입력. 입력 하드웨어는 키보드, 마우스, 터치패드 등이 포함된다. 표준 타자기 키를 포함한 키보드는 단어나 숫자, 특별한 명령어를 가진 함수 키 등을 입력할 때 사용된다. 디지털 투시(제25장)는 마스킹과 재등록, 시간 간격이 다른 이미지 형성에 사용되는 함수 키들을 이용한다.

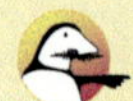

입력 하드웨어는 데이터를 컴퓨터가 사용할 수 있는 형태로 변환한다.

소스 데이터 입력장치는 스캐너와 팩스, 화상 시스템, 오디오와 비디오기기, 전자 카메라, 음성인식 시스템, 센서, 생물학적 입력장치 등을 포함한다. **스캐너**는 문서나 그림, 사진과 같은 이미지를 컴퓨터가 인식할 수 있는 디지털 신호로 변환하는 역할을 한다. **바코드 리더**는 세로의 흑백 줄로 이루어진 코드를 디지털 신호로 변환하는 스캐너의 일종이다.

음성 입력장치는 아날로그 형태인 소리를 디지털 형태로 변환한다. 이와 유사하게 VCR이나 캠코더의 비디오 이미지들은 특별한 비디오 카드에 의해 컴퓨터에서 디지털로 변환될 수 있다. 디지털 카메라와 비디오 녹화기는 이미지를 디지털 값으로 기록하기 때문에 컴퓨터에 저장하기 쉽고 즉시 편집이 가능하다.

음성인식 시스템은 마이크와 오디오 카드를 컴퓨터에 추가하여 사람의 말을 디지털 형식으로 변환하는 것을 말한다. 영상의학과 의사들은 빠른 진단 보고서 작성이나 진단의 신속한 원격전달을 위해 이 시스템을 사용한다.

센서는 주변환경으로부터 데이터를 직접 모으고, 컴퓨터에 전달한다. 센서는 주로 바람의 움직임이나 온도 등을 감지한다.

생체 신호(human biology) 입력장치는 특징적인 움직임과 인체의 특별한 부분을 탐지한다. 지문 인식이나 안구 혈관 패턴을 통해 사람을 확인하는 보안 시스템은 이러한 장치의 한 예이다.

요약

컴퓨터(computer)라는 단어는 일반적인 목적으로 프로그램이 내장된 전자 디지털 장치이다. "일반적인 목적"은 컴퓨터가 문제를 해결할 수 있다는 것을 의미한다. "프로그램 내장형"은 명령어와 데이터를 기억장치에 저장한 것이다. "electronic"은 컴퓨터가 전기적 에너지로 작동하고, 전기적 장치를 사용한다는 것을 의미한다. "디지털"은 "데이터"가 불연속적인 값들로 이루어진 것이다.

컴퓨터는 크게 하드웨어와 소프트웨어로 분류된다. 하드웨어가 컴퓨터의 너트나 볼트와 같은 존재라면, 소프트웨어는 하드웨어가 무엇을 해야 하는지 알려주는 컴퓨터 프로그램이다.

하드웨어는 다양한 종류의 구성요소로 이루어지는데, 중앙처리장치(CPU), 제어장치, 산술연산장치, 기억장치, 입출력장치, 비디오 디스플레이어, 보조기억장치, 프린터와 모뎀 등이 있다.

소프트웨어의 기본은 비트(bit)와 바이트(byte), 기계어 등이다. 컴퓨터 언어에서 하나의 2진법 수인 0, 1을 비트(bit)라고 한다. 8개의 비트 그룹을 바이트(byte)라고 한다. 컴퓨터 용량은 기가바이트(gigabyte)를 이용하여 표현한다.

컴퓨터는 시스템 소프트웨어와 프로그램으로부터의 명령을 전달하기 위해 특수한 언어를 사용한다. 컴퓨터는 0, 1의 두 숫자만을 포함하는 2진법 시스템으로 작동하며, 알파벳 변환, 10진법, 논리함수 등을 2진수 값으로 변환시켜 모든 작업을 수행한다. 다른 컴퓨터 언어들은 프로그래머가 인간의 언어의 형태에 가까운 명령을 사용할 수 있게 하였다.

도전 문제

1. 다음을 정의하거나 구별하시오.
   a. 논리함수
   b. 중앙처리장치
   c. 모뎀
   d. 문자발생기
   e. 바이트
   f. 운영 시스템
   g. 부트스트랩
   h. 알고리즘
   i. 베이직(BASIC)
   j. 램(RAM)
2. 다음 약자들은 무엇을 의미하는가? ASCC, ENIAC, UNIVAC
3. 계산기와 컴퓨터의 차이점은 무엇인가?
4. 마이크로 컴퓨터와 미니 컴퓨터, 메인프레임 컴퓨터의 차이점을 설명하시오.
5. 컴퓨터의 주요한 2가지 구성요소는 무엇이며, 어떻게 구분하는가?
6. 컴퓨터 하드웨어의 여러 구성요소들을 나열하고 정의하시오.
7. 컴퓨터 용어에서 사용되는 bit, byte, word를 정의하고 설명하시오.
8. 시스템 소프트웨어와 응용 프로그램(application) 소프트웨어를 구분하는 방법은 무엇인가?
9. 컴퓨터 언어의 다양한 종류를 나열하시오.
10. CD와 DVD의 차이점은 무엇인가?
11. 하나의 기억장치(memory chip)가 256 MB의 용량을 가지고 있다면, bit로 나타낸 총 용량은 얼마인가?
12. 고차원 컴퓨터 언어란 무엇인가?
13. 어떤 컴퓨터 언어가 최초의 현대적인 프로그래밍 언어였는가?
14. 컴퓨터의 4가지 처리방법을 나열하고 정의하시오.
15. 방사선학에서는 어떤 입출력장치가 주로 사용되는가?
16. 10진수 147을 2진수 형태로 바꾸시오.
17. 2진수 11,0001을 10진수 형태로 바꾸시오.

• 도전문제의 해답은 웹사이트 http://evolve.elsevier.com에 로그인해서 찾을 수 있다.

CHAPTER 15

전산화 방사선 촬영

Computed Radiography

학습목표

1. 증감지-필름 방사선 촬영에 비해 우수한 전산화 방사선 촬영(CR)의 몇 가지 장점을 설명할 수 있다.
2. 증감지-필름 방식과 전산화 방사선 촬영방식의 촬영 절차의 차이를 설명할 수 있다.
3. 영상판에 저장된 휘진성 형광체와 관련된 특징을 설명할 수 있다.
4. CR 판독기의 사용 특징을 설명할 수 있다.
5. CR과 관련하여 공간 분해능, 대조도 분해능, 노이즈에 대해 설명할 수 있다.
6. CR에서 환자에게 조사되는 선량을 줄이는 방법을 설명할 수 있다.

현재 증감지-필름 방사선 영상(아날로그)은 빠른 속도로 디지털 방사선 영상(DR)으로 대체되고 있다. 디지털 의료영상은 전산단층촬영(CT)과 자기공명영상(MRI)에서 시작되었다. 디지털 방사선 영상은 1981년 Fuji 사의 전산화 방사선 영상(CR) 영상 시스템에 의해 처음으로 소개되었으며, 그 후 많은 발전을 통해 임상적으로 유용한 정보를 제공하고 광범위하게 사용되고 있다.

최근 CR과 더불어 다양한 형태의 DR 영상 시스템이 의료분야에 소개되고 있다. 다양한 DR 시스템의 이용이 증가하고 있지만, CR의 유용한 특성으로 인해 여전히 많이 사용되고 있다.

이 장은 CR에 대해 설명한다. CR도 DR의 한 형태이기 때문에 DR에 적용될 수 있는 CR의 많은 유용한 정보에 대한 이해도 함께 이루어져야 한다.

전산화 방사선 영상(Computed Radiography:CR)이 등장하기 전에는 증감지-필름 시스템과 관련된 작업의 순서가 그림 15-1과 같이 정립되어 있었다.

증감지-필름 방사선 영상 촬영의 검사는 우선 서류 작업으로 검사를 계획하고 현상액과 정착액을 이용한 영상 생성과정을 통해 실제로 기록된 영상를 진단용으로 생성한다. CR 영상은 이 중 몇 단계를 생략하고, 더 낮은 환자 선량을 통해 우수한 영상을 획득할 수 있다.

전산화 방사선 영상의 영상 수용체

증감지-필름 사진과 전산화 방사선 영상(CR)은 여러 가지 유사점이 있다. 두 방법 모두 영상 수용체로서 보호용 카세트 안에 들어 있는 X선 민감형 판을 이용한다. 이 두 가지 기술은 모든 X선 영상 시스템에서 상호교환

전산화 방사선 촬영(CR) 용어

- IP=영상판(image plate)
- PD=광다이오드(photodiode)
- PMT=광증배관(photomultiplier tube)
- PSL=광자극 발광(photostimulable luminescence)
- PSP=광자극 형광체(photostimulable phosphor)
- SP=인광체 저장소(storage phosphor)
- SPS=저장형 형광체 스크린(storge phosphor screen)

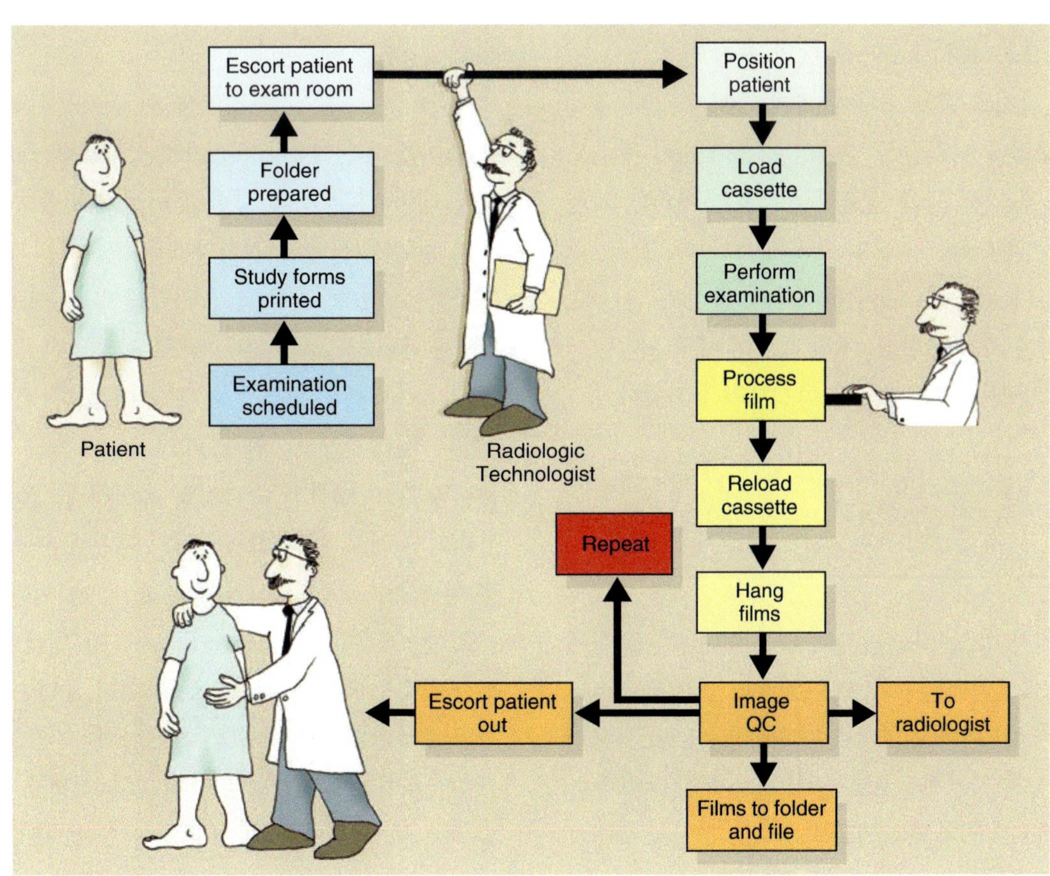

그림 15-1 증감지-필름 방사선 영상의 과정

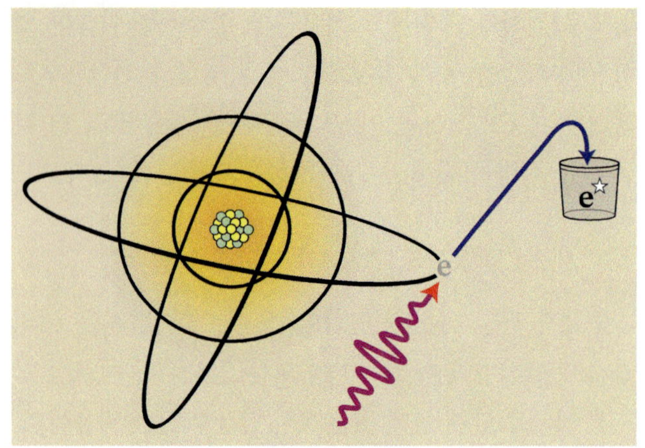

그림 15-2 광자극 발광체와 X선의 상호작용은 원자를 준안정 상태로 만든다.

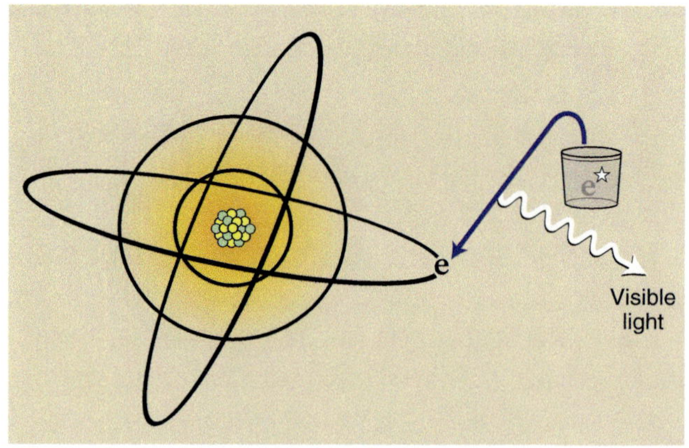

그림 15-3 준안정 상태의 전자가 안정한 상태로 천이할 때 가시광선이 방출한다.

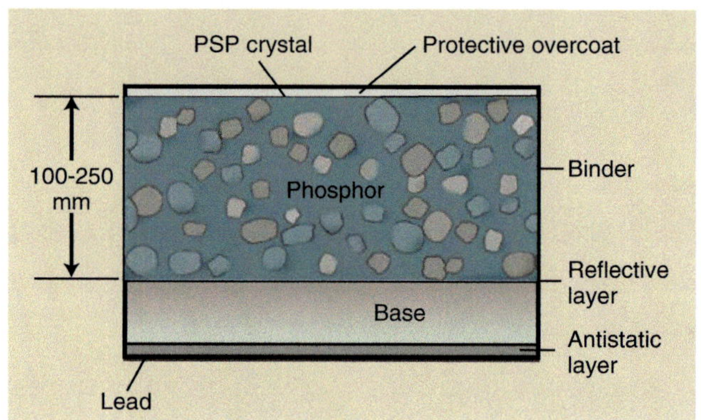

그림 15-4 광자극 인광체(PSP)의 단면

가능하다. 비록 둘다 다른 형태이지만 처리과정을 거치면 가시적으로 보여질 수 있는 잠상을 가지고 있다.

하지만 유사점은 이것이 전부이다. 증감지-필름 방사선 영상에는 방사선 증감 스크린이 X선의 상호작용에 의해 빛을 방출하는 형광체로 사용된다. 하지만 전산화 방사선 영상에서는 X선 작용으로 인해 준안정 상태로 포획된 전자로부터 영상이 얻어진다.

광자극 발광

BaFBr:Eu 또는 BaFI:Eu와 같은 몇 가지 물질들은 형광체와 마찬가지로 X선 조사에 의해 즉시 약간의 광을 방출한다. 그러나 이것들은 얼마의 시간이 지난 후에도 다른 광자극에 의해 광을 방출할 수 있다. 이러한 과정을 *광자극 발광(photostimulable luminescence; PSL)*이라 한다.

미량의 유로퓸(europium; Eu)이 첨가되며, 활성제로서 PSL의 저장 특성을 가지게 한다. 저장 특성이 나타나지 않기 때문에 필름 방식 증감지의 반응 중심부와 유사하다.

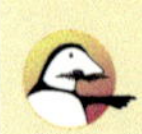

사진의 영상형성 방법이 완전히 알려져 있지 않고, 지속적으로 연구 중인 것과 같이, 광자극 발광(PSL)의 물리적 현상도 완전히 알려져 있지는 않다.

BaFBr의 원자번호는 Ba(59), F(9), Br(35)이며 K각 껍질에 대한 전자 결합에너지는 각각 37 keV, 5 keV, 12 keV이다. 그림 15-2와 같이 외곽 궤도체로 전자와의 콤프턴 산란과 광전효과의 X선 상호작용으로 인해 전자가 발생하여 활성체에 포획되고, 원자는 여기상태가 되고 준안정 상태가 된다. 이 전자들이 그림 15-3과 같이 안정된 상태로 천이할 때 가시광선을 방출한다.

시간이 지나면, 준안정 상태의 전자들은 안정된 상태로 돌아가게 된다. 이러한 안정 상태로의 천이는 형광물질을 레이저로부터의 강한 적외선에 노출(760 nm)시킴으로써 준안정 상태의 전자를 안정 상태로 가속시키거나 자극할 수 있다. 결국 *광자극 발광*이라는 용어는 *광자극 형광체(photostimulable phosphor; PSP)*로부터 나온 것이라 할 수 있다.

광자극 형광체(PSP)인 BaFBr(barium fluorobromide)는 그림 15-4와 같이 방사선 증감지와 유사하다. 잠상은 준안정 상태의 전자로 인해 만들어지기 때문에 이러한 것을 저장 형광체 스크린(storage phosphor screen; SPS)이라고 한다.

SPS는 작은 PSP 입자(3~10 μm)들이 빛을 광범위하게 분산시키기 때문에 백색으로 보이며, PSP 입자들은 무작위로 바인더 전체에 고루 분포한다.

SPS는 기계적으로 안정하며 정전기적으로 보호되고 자극하는 빛의 강도에 최적화 되도록 제작된다. 일부 SPS는 그림 15-5와 같이 선섬유(lenear filament)의 형태로

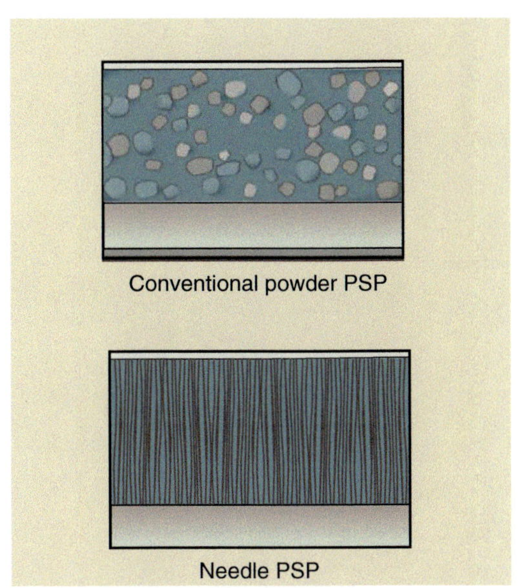

그림 15-5 몇몇 저장형 형광체 스크린은 바늘 모양으로 만들어져 X선의 흡수를 증가시키고 자극 방출의 퍼짐을 제한한다.

결정 성장된 형광체와 결합하여 X선의 흡수율을 높이고 빛의 산란을 감소시킨다.

영상판

광자극 형광체(PSP) 스크린은 닫히는 카세트 안에 있으며 그림 15-6과 같이 증감지-필름 카세트와 유사한 형태를 가진다. 영상 수용체의 한 형태인 PSP 증감지 카세트를 **영상판(imaging plate; IP)**이라 한다.

CR의 주요 장점은 영상판을 증감지-필름 카세트와 같은 방법으로 조작할 수 있다는 점이다. CR은 증감지-필름 방사선 영상을 대신할 수 있고, 모든 X선 영상 시스템에서 이용할 수 있다. 또한 영상판의 광자극 형광체 스크린은 암실에서 탈부착될 필요가 없으며, 빛이 있는 일상적인 공간에서 다룰 수 있다.

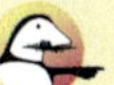 전산화 방사선 영상(CR)에서는 암실이 불필요하다.

영상판(IP)는 후방에의 납판을 가지고 있어 후방산란 X선을 감소시켜 영상 수용체의 대조도를 개선한다.

광자극 방출

열형광 선량계(TLD)와 광자극 발광계(OSL)는 개인 방사선 모니터링에서 사용되는 주요한 방사선 계측기이다(제38장 참조). TLD 물질의 결정체가 가열되었을 때 빛이 방출하는 반면, OSL 물질의 결정체는 광조사되었을 때 빛을 방출한다. PSL은 이 OSL과 유사하다.

과정은 광자극 발광(PSL) 신호 생성과 관련이 있는데, 그림 15-7과 같이 시작된다. X선을 PSP에 조사하면 전자의 여기로 준안정 상태가 된다. 이때 약 50%의 전자가 즉시 안정 상태로 천이하며 빛을 방출한다.

남아 있는 준안정한 전자들은 시간이 지나면 안정 상태로 천이한다. 따라서 조사 후 빠른 시간 내에 영상판(IP)을 읽어야 하며 약 8시간이 지나면 사라진다.

영상 생성에 있어서 다음 단계는 그림 15-8과 같은 자극 단계이다. 약 50~100 μm 직경의 초점화된 레이저가 조사되며 레이저의 강도가 강해지면 출력신호 또한 증가한다.

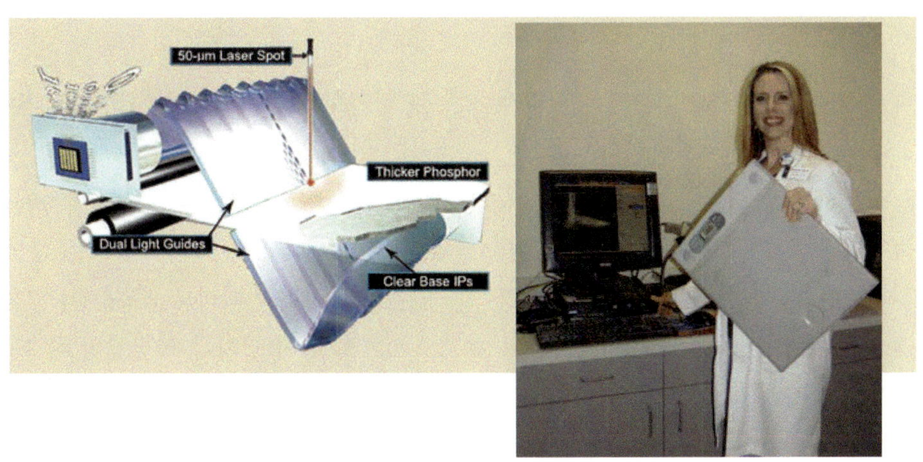

그림 15-6 전기적 판독기에 삽입을 위해 준비된 전산화 방사선 영상판

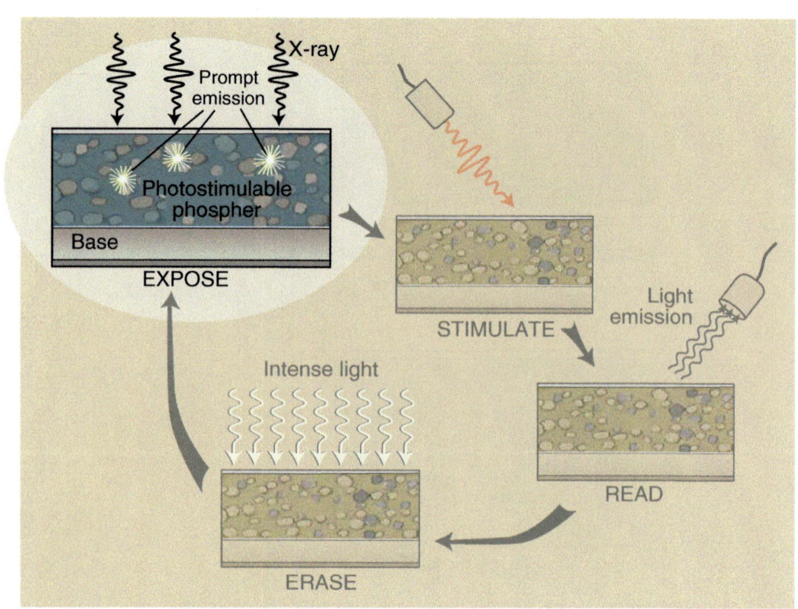

그림 15-7 *조사:* X선 기반의 이미지 형성을 위한 신호를 일으키는 첫 과정

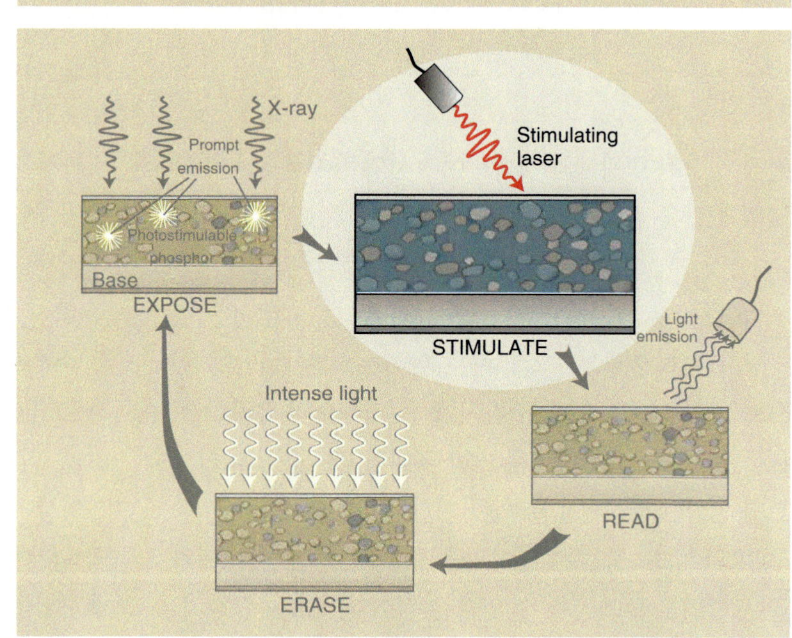

그림 15-8 *자극:* 적외선 레이저 광선이 광자극 형광체와 상호작용한 잠상 이미지의 결과의 자극

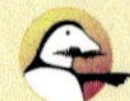

레이저 빔의 직경은 CR 영상 시스템의 공간 분해능에 영향을 준다.

레이저 빔에 의해 방출된 빛은 PSP 내부에서 퍼지게 되고 퍼짐의 양은 PSP의 두께에 따라 증가한다.

그림 15-9는 방출된 빛을 읽어 들이는 세 번째 단계로 영상 형성과정을 보여준다. 레이저 빔은 준안정한 전자를 자극한다. 이 전자들은 안정 상태로 천이하면서 더 짧은 파장을 갖는 파란색 부분의 가시광선을 방출한다. 잠상은 이 과정을 통해 볼 수 있는 영상으로 변환된다.

(1) 방출된 빛의 산란 결과와 (2) 광 검출기의 수집 효율로 인해 일부의 신호 손실이 발생한다. 광다이오드(PD)는 CR의 광 검출기 중 하나로 이용된다.

PSL 신호 생성의 마지막 단계는 그림 15-10과 같다. PSL 신호 획득의 과정 동안 모든 준안정한 전자가 안정된 전자로 완전히 변화하지는 않고 몇몇 전자는 그대로 남아 있다.

잠상 이미지가 남아 있다면, 다음에 영상판(IP)을 이용할 때 잔상(ghosting)이 남는다. 모든 잠상 이미지는 특별히 만들어진 강력한 백색광 램프를 이용하여 제거한다.

레이저 빔이 광자극 형광체의 각 부분을 충분한 시간 동안 자극하여, PSP의 모든 잔상을 제거할 수 있다. 그러나 이 경우 매우 긴 처리시간이 필요하다.

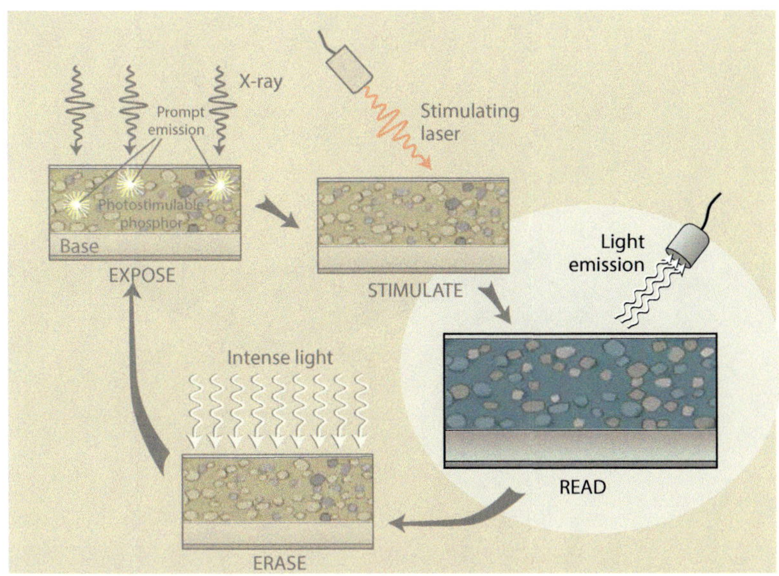

그림 15-9 *판독:* 자극 이후 방출되는 빛 신호들이 탐지되어 측정된다.

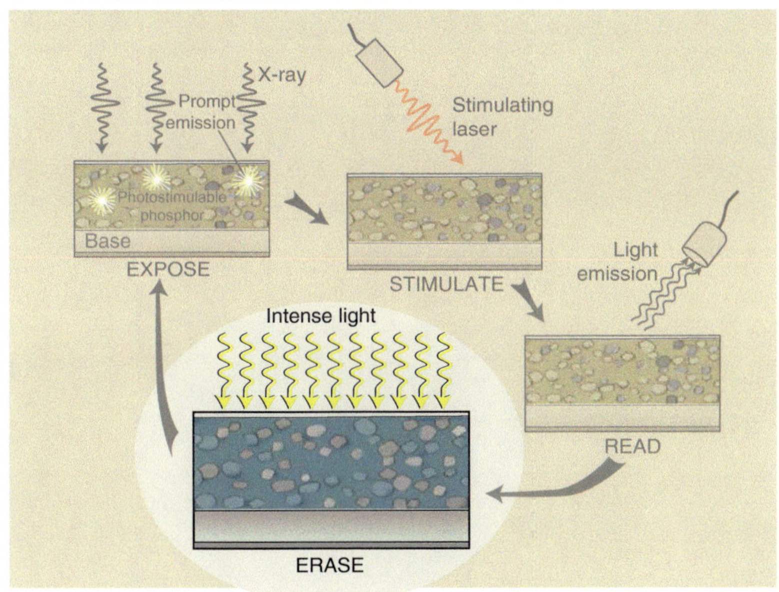

그림 15-10 *제거:* 재사용을 위해서 잔여 불안정한 전자들은 빛에 의해 안정 상태로 천이한다.

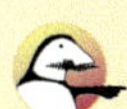

영상판은 지우는 과정이 끝나고 빠른 시간 내에 사용되어야 한다.

PSP를 자극하는 강한 레이저는 그림 15-11과 같이 단색을 나타낸다. HeNe 가스 레이저가 PSP를 자극하는 광원으로 사용되었지만, 현재 대부분 고체 레이저로 대체되고 있다.

자극의 결과로 방출되는 빛은 다색의 스펙트럼을 포함한다. 방출된 빛은 자극하는 빛의 강도보다 몇 배 이상 낮다. 이는 전체 과정에 있어서 개선되어야 하는 부분이다.

고체 레이저는 더 긴 파장의 빛을 만들기 때문에 방출선을 방해하지 않는다. 그렇지만 중첩되어 있는 빛을 제거하고 오직 방출된 빛만 광증배관에 도착할 수 있도록 하기 위해서는 광학 필터가 필요하다.

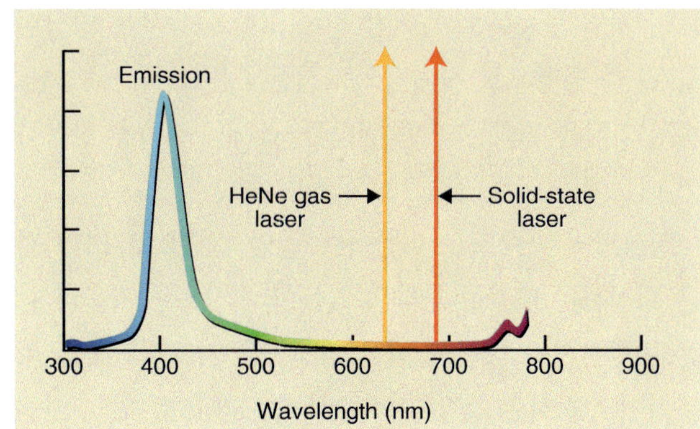

그림 15-11 레이저 광선은 단색인 광자극 형광체를 자극하기 위해 사용된다.

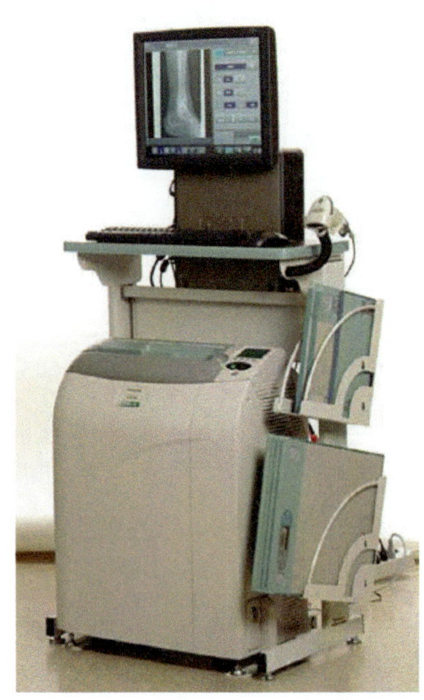

그림 15-12 전산화 방사선 영상(CR) 판독기는 기계, 광학, 컴퓨터 모듈의 결합이다.

전산화 방사선 영상(CR) 판독기

그림 15-12의 상용화된 CR 판독기는 필름 현상기와 매우 유사하다. 필름 현상기는 화학적 과정을 이용하는 반면, CR 판독기는 기계, 광학, 컴퓨터 모듈의 결합으로 볼 수 있다.

기계적 특성

CR 카세트가 판독기에 들어갈 때, 영상판(IP)만 분리되어 정밀 구동부로 들어간다. 이러한 구동부는 영상판을 긴 축 방향으로 지속적으로 천천히 움직인다(저속 스캔). 속도의 작은 변화는 끈형 인공물(banding artifact)을 형성하기 때문에 모터는 정속으로 움직여야 한다.

영상판이 저속으로 이동하는 동안, 그림 15-13과 같은 회전하는 다각형 모양의 거울이나 진동형 거울과 같은 편향장치가 레이저 빔이 영상판을 가로질러 좌우로 움직이도록 하는 것을 고속 주사 모드라고 한다.

이를 작동시키는 기계장치들은 연동되어 있기 때문에 구동부가 움직이는 동안에는 레이저 빔은 차단된다. 동작과정의 오류는 화소가 나타내는 값의 일부분이 된다. 전산화 방사선 영상 판독기의 오류가 임계치를 초과한다면 영상의 가장자리가 '물결모양(wavy)'처럼 보여진다.

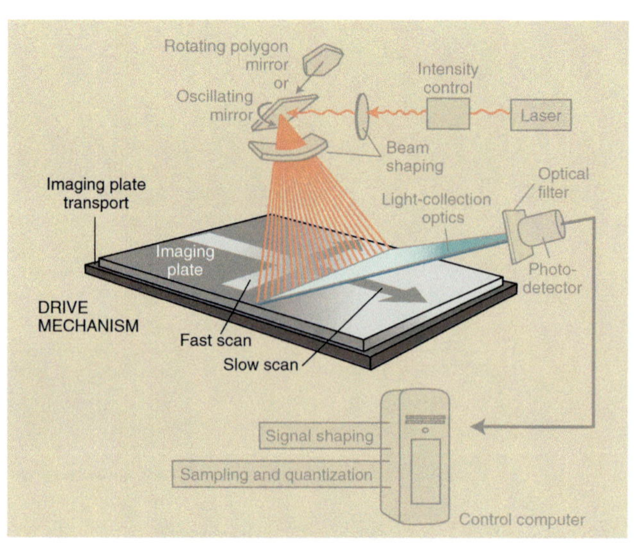

그림 15-13 CR 판독기의 구동부는 영상판의 긴 축 방향으로 천천히 움직이는 반면, 진동하는 편향 거울은 레이저 빔이 IP를 가로질러 빠르게 지나가도록 움직인다.

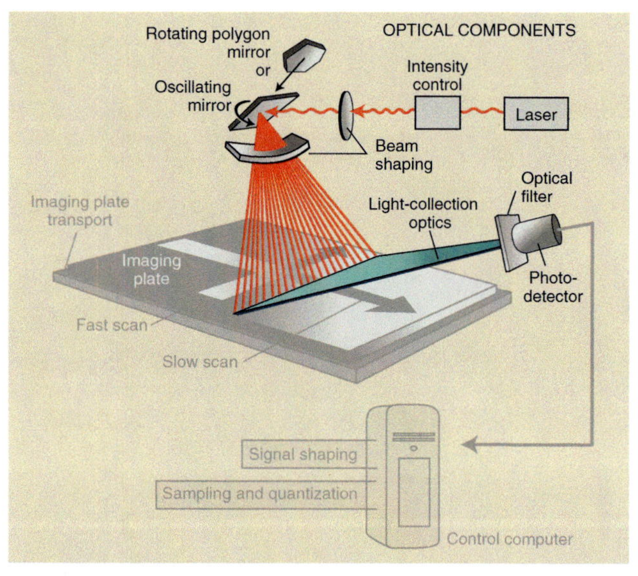

그림 15-14 전산화 방사선 영상(CR) 판독기의 광학적 구성요소와 광학경로가 강조되었다.

광학적 특성

CR 판독기에서 레이저와 빔 형성 광학기구, 광 수집 광학기구, 광 필터, 광 검출기와 같은 것들이 광학적 하부 시스템의 요소이다. 이러한 구성요소들은 그림 15-14에 나타나 있다.

자극하는 빛의 광원으로 레이저를 이용하지만 회전 또는 진동 반사체를 향해 이동할 때 퍼지기 때문에, 광선의 반경(<100 μm)을 작게 유지하는 렌즈 시스템이 사용된다.

> 작은 레이저 빔의 크기는 공간 분해능을 높게 유지하는 데 꼭 필요하다.

영상 수용체 영상판(IP)으로 레이저 광선이 편향되면 그 크기와 모양이 변한다. 빔 모양 조절 광학기는 광선 크기와 모양, 속도, 강도를 조절한다.

영상판에서 발생한 빛은 광증배관(PMT)이나 광다이오드(PD), 전하결합 소자(CCD)와 같은 광 검출기에 연결된 광섬유 수집 장소로 이동한다. 빛은 광 검출이 일어나기 전에 파장이 긴 빛이 여과되어 도달하지 못하게 된다. 이 경우 방출된 빛은 신호가 되고 자극을 주는 레이저 광선은 노이즈(noise)가 된다. 따라서 적절한 여과는 신호 대 잡음비(SNR)를 높이게 된다.

컴퓨터 제어

광 검출기의 출력은 시간의 변화에 따른 아날로그 신호이고 그림 15-15와 같은 다양한 기능을 갖는 컴퓨터 시스템으로 전달된다.

광 검출기에서 나오는 시간 변화에 따른 아날로그 신호는 최종 영상이 생성되기 전에 진폭, 크기, 압축률에 따라 처리된다. 또한 아날로그 신호는 적절한 샘플링(시간 사이의 샘플), 양자화(각 샘플들의 값)으로 디지털화된다.

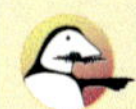

> 샘플링과 양자화는 아날로그에서 디지털로의 변환(ADC) 과정이다.

영상 버퍼는 주로 하드 디스크이며, 해석을 위한 워크스테이션이나 기록 저장 컴퓨터로 보내지기 전에 완성된 이미지가 일시적으로 저장되어 있는 장소이다.

전산화 방사선 영상(CR) 판독기의 컴퓨터는 스캔 속도를 조절하며 이를 위한 컴퓨터의 기본 속도는 기가헤르츠(gigahertz; GHz)이다.

영상 특성

CR은 증감지-필름 영상화와 크게 다르지 않다. 카세트는 잠상을 생성하기 위해 기존의 X선 영상 시스템으로 촬영한다. 카세트는 판독기에 들어가고 잠상이 가시화된다. 유사한 점은 이것이 전부이다.

의료영상에서의 4가지의 주요 특성은 공간 분해능과 대조도 분해능, 노이즈(noise), 인공물(artifact)로 구성되어 있다. 이러한 특성들은 CR을 포함하며 모든 디지털 방사선 촬영에서 증감지-필름 영상과 다른 차이점을 나타낸다. 이것에 대한 논의는 다른 장에서 다루어질 것이다.

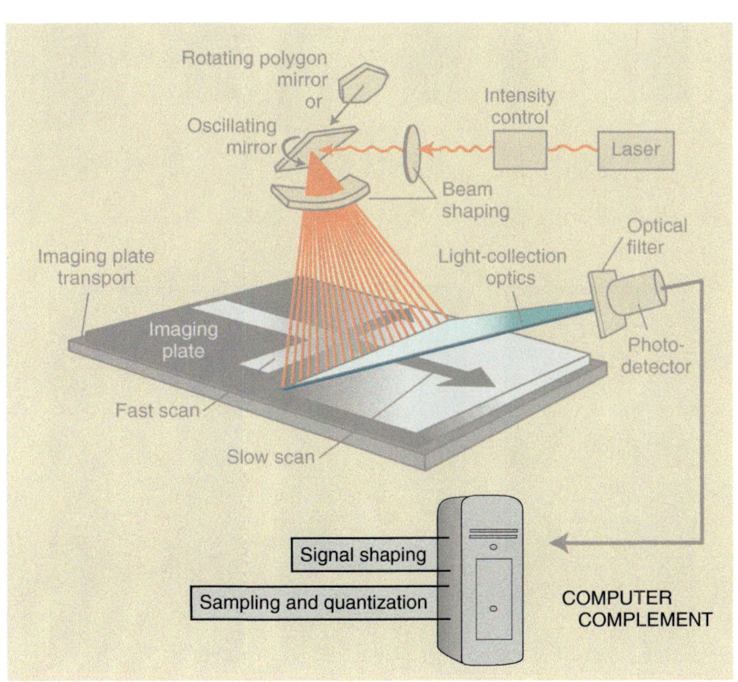

그림 15-15 CR 판독기의 컴퓨터는 신호 증폭, 신호 압축, 스캔 제어, 아날로그-디지털 전환, 이미지 버퍼링 등을 담당한다.

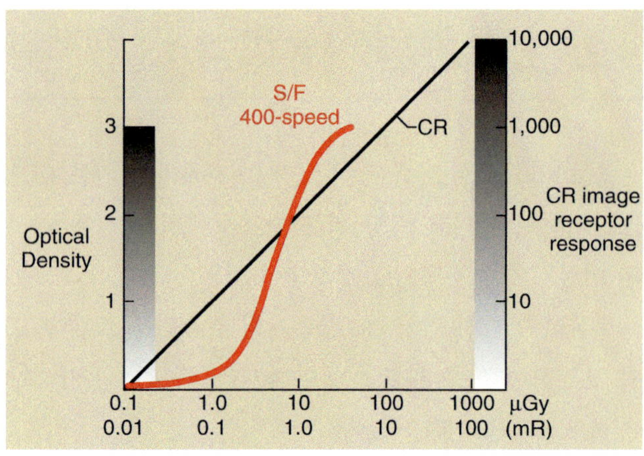

그림 15-16 CR 영상 수용체의 응답이 증감지-필름형 방사선 촬영의 특성 곡선과 함께 표시되었다.

영상 수용체 응답 함수

증감지-필름 영상의 특성 곡선은 제10장에서 자세하게 설명하였다. 그림 15-16는 CR 영상 수용체의 특성 곡선을 나타낸다. CR과 DR에서는 특성 곡선보다는 **영상 수용체 응답 함수**(image receptor response function)라고 한다.

그림 15-16은 CR과 증감지-필름 영상 수용체의 몇 가지 차이점을 나타낸다. 증감지-필름의 응답은 광학밀도(OD)가 3차수(1,000)의 대수함수이므로 0~3의 광학밀도 영역을 나타낸다. 증감지-필름 영상은 뷰 박스에서 약 30단계의 명암만을 표시할 수 있는 반면, 매우 넓은 관용도의 전산화 방사선 영상은 10,000개의 명함값(gray scale)을 가질 수 있으며 후처리를 통해 가시적으로 표현된다.

증감지-필름 방사선 영상을 위해서는 적절한 방사선 촬영 기술과 조사조건이 필수적이며, 그림 15-17과 같이 과조사와 저조사는 원하지 않는 영상의 결과로 나타날 수 있다.

CR에서 방사선 촬영 기술이 크게 요구되지 않는 이유는 40단계의 방사선 조사조건에서 대조도가 거의 변하

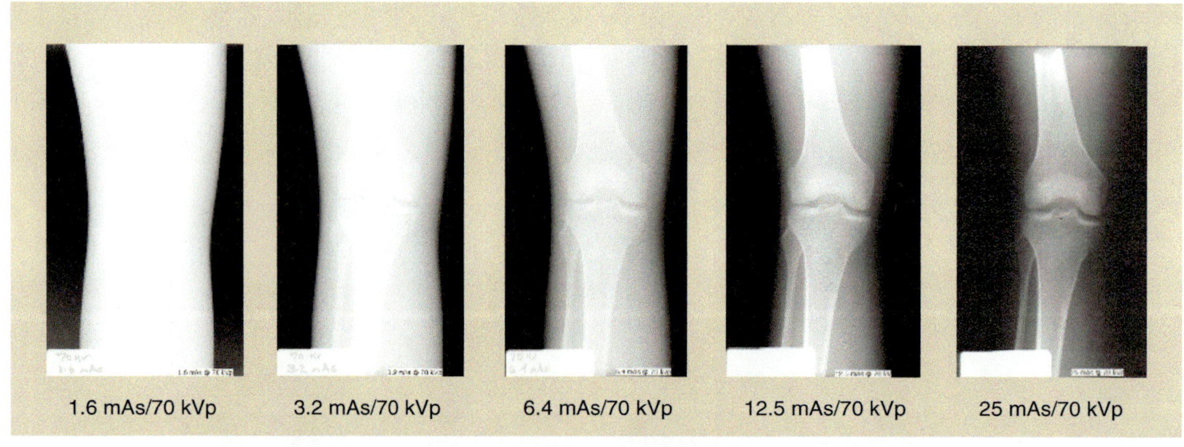

그림 15-17 증감지-필름형 영상 수용체의 부적절한 방사선 사진 기술은 부적절한 영상으로 나타난다.

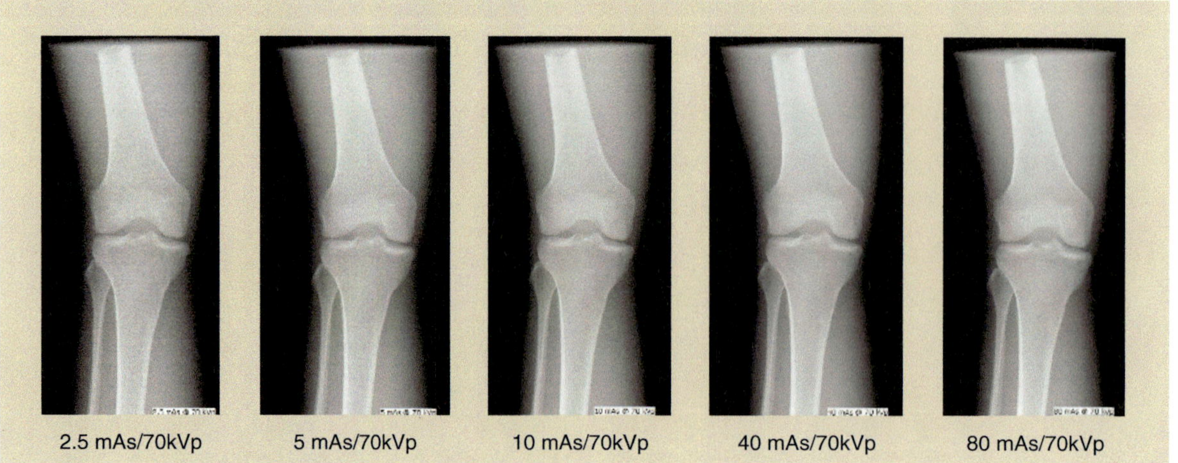

그림 15-18 그림 15-17과 같은 기법으로 촬영한 CR 영상이다.

지 않기 때문이다. 그림 5-18은 그림 5-17과 같은 조건에서 획득한 CR 영상을 나타낸다.

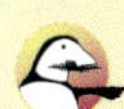

14비트 전산화 방사선 영상은 16,384개의 명암을 표현할 수 있다.

영상 노이즈

증감지-필름이나 CR 영상 수용체에서와 마찬가지로 방사선 영상에서 노이즈의 원인은 산란선이다. 상자 15-1에 증감지-필름 영상의 노이즈(image noise) 원인을 나열하였다.

CR에서의 영상 노이즈는 상자 15-1의 모든 원인을 포함하고 상자 15-2에 나타낸 원인도 추가된다.

CR 노이즈 원인은 매우 낮은 조사선량에서만 문제가 된다. 새로운 CR 시스템은 좀 더 낮은 잡음 수준을 가지고 있고 부가적으로 환자 선량을 줄일 수 있다.

상자 15-1 증감지-필름 시스템에서 영상 노이즈의 근원

- 양자 노이즈
- X선 양자 흡수
- X선 양자 산란
- 시간에 따른 잠상의 감소
- 영상 수용체 노이즈
- 형광체 구조
- 형광체 입자 크기
- 형광체 입자 크기의 분포
- 보호층, 반사층, 차단막

상자 15-2 CR에서 영상 노이즈의 근원

기계적 결함
- 느린 스캔 드라이버
- 빠른 스캔 드라이버

광학적 결함
- 레이저 강도 조절
- 자극 레이저 광선의 산란선
- 스크린으로부터 나오는 광자
- 광자 수집

컴퓨터적 결함
- 전자적 노이즈
- 부적절한 샘플링
- 부적절한 양자화

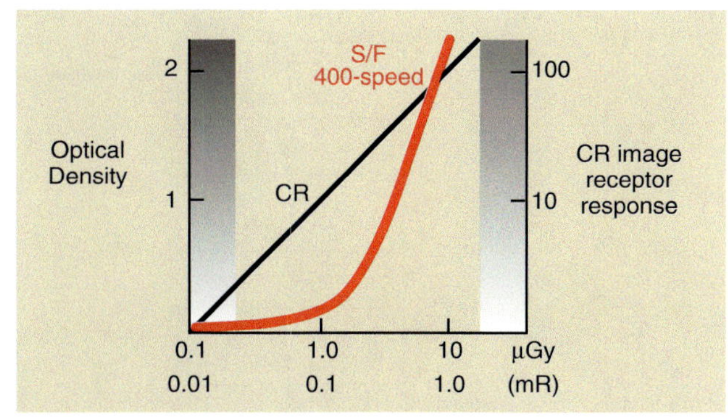

그림 15-19 위 영역의 영상 수용체 응답곡선(image receptor response curve)은 CR을 이용할 때 환자 피폭선량을 감소시킬 수 있는 가능성을 보여준다.

환자 특성

방사선 선량

그림 5-16의 좌측 낮은 영역의 선량에 대한 응답 특성은 그림 15-19과 같다. 약 0.5 mR(5 μGy_a) 이하의 조사선량에서 감도 400 증감지-필름 시스템과 비교했을 때 CR은 좀 더 우수한 감도를 갖는다. 따라서 전산화 방사선 영상에서는 더 낮은 환자 선량이 가능하다.

저선량에서 영상의 노이즈가 없다면 CR로 환자 선량을 감소시킬 수 있다. 즉 "kVp는 대조도를 결정한다"와 "mAs는 광학적 감도(OD)를 결정한다"는 기존의 접근은 CR에서는 적용되지 않는다. CR 영상은 방사선의 노출에 거의 관계없이 일정하기 때문에 높은 kVp와 낮은 mAs에서 부가적으로 환자 선량을 감소시킬 수 있다.

표준 작업량

전산화 방사선 영상은 증감지-필름에 비해 넓은 노출 관용도를 갖기 때문에 재촬영 검사가 거의 없으며, 대조도 분해능이 향상되어 환자 조사선량도 줄어든다.

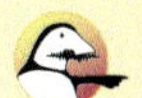

CR은 증감지-필름 영상에 비해 더 낮은 선량 기술을 구사할 수 있다.

그림 15-20과 같이 CR 촬영에서 방사선사들은 그림 15-1에 나타난 작업과정 중 하나의 단계를 줄일 수 있다. 즉 CR 판독기가 자동이고 영상판의 재사용이 가능하기 때문에 필름을 교체할 필요가 없다.

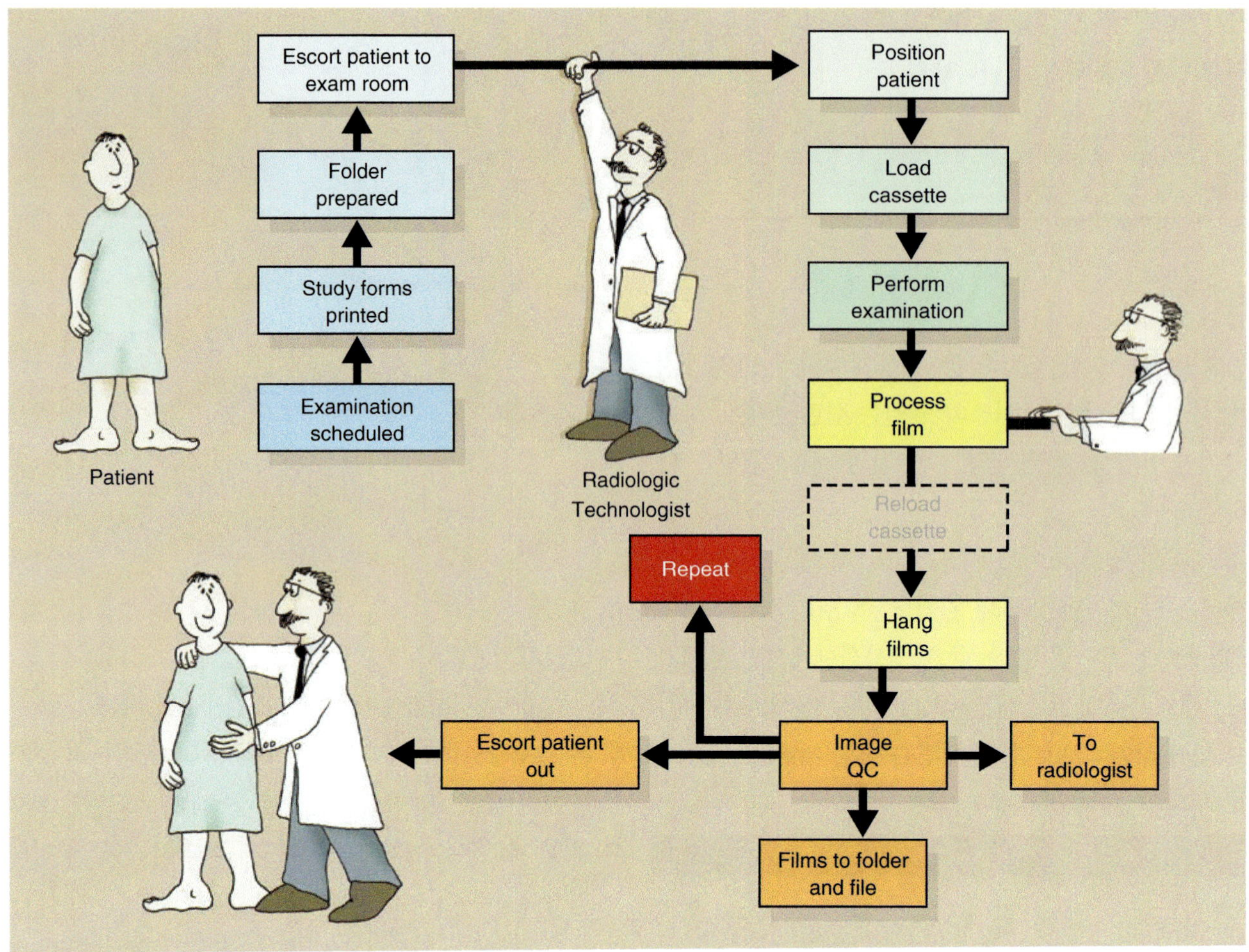

그림 15-20 증감지-필름에서 전산화 방사선 영상(CR)으로의 변화는 촬영 과정에서 한 단계를 줄일 수 있다.

요약

디지털 방사선 영상(DR)은 1980년대 초에 전산화 방사선 영상(CR)의 등장으로 처음 소개되었다.

CR은 광자극 발광(PSL) 현상을 이용하는 것으로 X선이 저장형 광판(SPS)과 상호작용하여 전자들을 준안정 상태로 여기시켜 잠상을 형성한다. CR 판독기에서는 레이저 광선 자극을 통해 준안정 상태의 전자들을 방출하여 잠상을 가시화한다.

기저 상태로 돌아간 전자들은 X선의 세기에 비례하여 단파장의 빛을 방출하는데, 이 방출된 빛신호가 디지털화되어 의료영상으로 재구성된다. 각 CR 픽셀 값은 선형적 특성 곡선과 10,000단계의 명암도를 나타낸다. 넓은 관용도는 환자 선량을 줄이고 대조도를 향상시킨다.

도전문제

1. 다음을 정의하거나 구별하시오.
   a. 영상판
   b. 활성제
   c. 신호 샘플링
   d. 준안정 상태 전자
   e. 다색(polychromatic)
   f. 고속 스캔(fast scan)
   g. 일시적 방출
   h. 휘진성 형광체
   i. 광다이오드
2. 증감지-필름 방사선 영상에서 전산화 방사선 영상으로 변환시킬 때 생략되는 작업은 무엇인가?
3. 광자극 증감의 3가지 형태를 구분하시오.
4. 전산화 방사선 영상에서 잠상은 무엇인가?

5. 전산화 방사선 영상에서 후방 산란을 어떻게 줄이는가? 왜 그런가?

6. 자극광과 방출광의 근사적인 색깔은 무엇인가?

7. 광 검출기 앞에 위치한 광학 필터의 목적은 무엇인가?

8. 빠른 스캔과 느린 스캔의 차이점은 무엇인가?

9. 아날로그 신호와 디지털 신호의 차이점은 무엇인가?

10. 샘플링과 양자화의 차이는 무엇인가?

11. 버퍼의 목적은 무엇인가?

12. 레이저 빔의 모양변화가 왜 필요한가?

13. 전산화 방사선 영상 판독기의 3가지 하부 시스템은 무엇인가?

14. 남은 잠상을 줄이기 위해서는 어떻게 해야 하는가?

15. 즉시 방출과 자극 방출 사이의 파장 차이는 대략 얼마인가?

16. 전산화 방사선 촬영 영상판은 증감지-필름 카셋트와 비교하여 어떻게 다루어야 하는가?

17. 전산화 방사선 영상에서는 잠상을 어떻게 가시화하는가?

18. 광자극 증감에서 유로퓸(europium; Eu)의 역할은 무엇인가?

19. 전산화 방사선 촬영 영상판의 다양한 층을 도식화하시오.

CHAPTER 16

디지털 방사선 촬영

Digital Radiography

학습목표

1. 5가지의 디지털 방사선 촬영 모드를 알 수 있다.
2. 직접 및 간접 방식의 디지털 방사선 촬영 기술을 비교할 수 있다.
3. 다양한 종류의 디지털 방사선 영상 시스템에서 광자 검출, 결합, 수집의 단계를 설명할 수 있다.
4. 디지털 방사선 영상 검출기에 사용되고 있는 실리콘, 셀레늄, 요오드화 세슘, 황산 가돌리늄 등에 대해 설명할 수 있다.

최근 방사선 의료영상은 기존의 증감지-필름 방식에 비해 많은 장점을 갖는 디지털 영상 촬영기술로 전환되고 있다. 증감지-필름 방식은 화학적 작용이 필요하기 때문에 검사 완료까지 많은 시간이 소요되며, 필름에 영상이 기록된 후에는 영상을 개선할 수 없는 단점이 있다.

즉 방사선 검사가 완료되면 필름 영상은 이후에 다시 이용할 수 있도록 하드 카피 필름으로 분류되어 옮겨져 저장되며, 이러한 필름 영상은 동일한 시간, 장소에서만 다시 확인할 수 있다.

이 문제점들은 디지털 방사선 영상(digital radiography; DR)을 통해 해결할 수 있다. 본 장에서는 DR의 다양한 방법에 대해 알아보고, 다음 장에서는 DR에 관한 최신 정보와 영상 획득 방식, 품질관리 평가에 대해 알아볼 것이다.

앞장에서 디지털 영상을 만들기 위한 다양한 방법들이 소개되었으며, 디지털 방사선 촬영에 대한 특징과 분류는 그림 16-1과 같다.

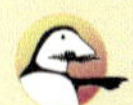
디지털 방사선 촬영(DR)은 시간적, 공간적, 사용자 측면에서 아날로그 영상보다 효과적이다.

다양한 종류의 디지털 방사선 영상 시스템은 획득요소, 결합요소, 수집요소로 구분하여 분류할 수 있다.

획득요소는 X선 에너지를 검출하는 것과 관련 있으며, 전산화 방사선 촬영(CR)에서는 광자극 형광체가 획득요소로 사용되는 반면, 디지털 방사선 촬영(DR)에서는 주로 요오드화 나트륨(NaI), 요오드화 세슘(CsI), 황산 가돌리늄(GdOS), 비정질(armorphous) 셀레늄(a-Se)이 사용된다.

결합요소는 X선 발생 신호를 수집요소에 전달하는 방법으로 렌즈나 광학섬유결합, 결합층 또는 비정질 셀레늄 등을 들 수 있다.

수집요소로는 광다이오드, 전하결합소자(CCD), 박막트랜지스터(thin film transistors; TFT) 등이 사용된다. 광다이오드와 CCD는 빛에 반응하는 소자로 광자를 수집하고 전하 반응 소자인 TFT 소자는 전자를 수집한다.

스캔 투영 방사선 영상

그림 16-2와 같은 스캔 투영 방사선 영상(SPR)은 3세대 CT가 개발된 직후 환자의 위치잡이를 좀 더 용이하게 할 목적으로 CT 제조업체에 의해 개발되었다. 현재 SPR은 모든 다채널 나선형 전산단층촬영(multislice spiral CT) 장치에서 사용되고 있다.

전산단층촬영(CT) 장치 제조업체에서는 이러한 과정을 다양한 상표 이름으로 제공하고 있다. X선관이 회전하는 동안 환자는 CT 검사대에서 자세를 잡게 되고 그 후 갠트리로 이동된다. 이때 X선관과 검출기 배열은 서로 고정된 상태에서 회전한다. 그 결과 그림 16-3과 같은 DR 영상이 생성된다.

1980년대부터 1990년대 초까지 SPR은 그림 16-4와 같이 흉부 DR로만 발전되었다. SPR의 주요 장점은 펜빔

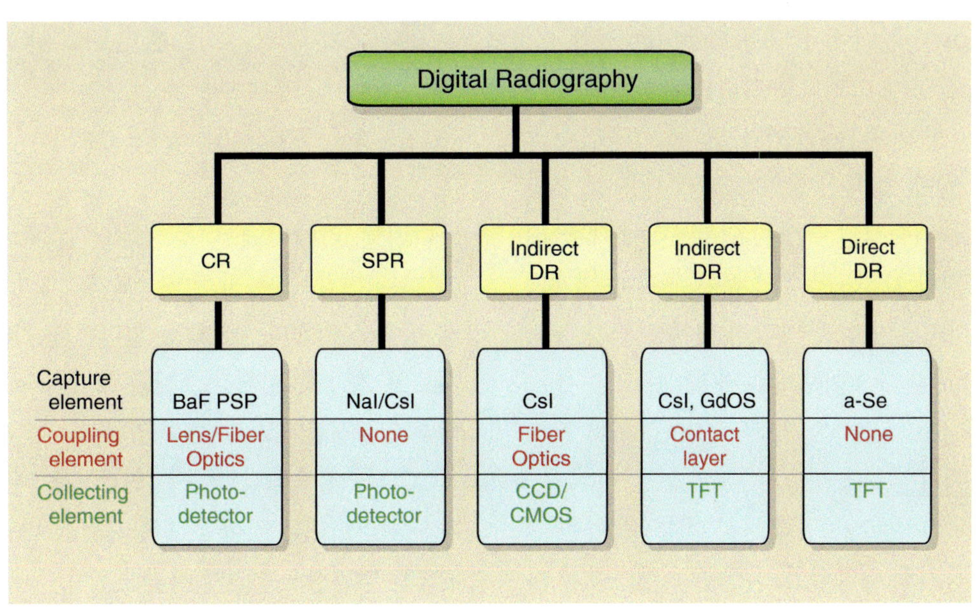

그림 16-1 디지털 방사선 촬영(DR)의 분류

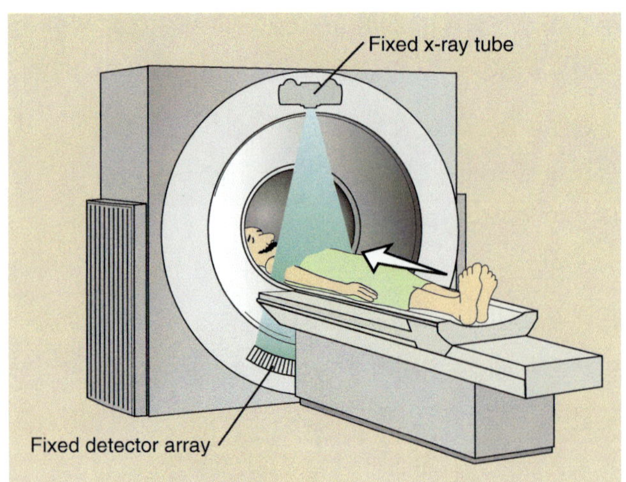

그림 16-2 전산단층촬영(CT)에서 스캔 투영 방사선 영상은 X선관과 검출기 배열이 고정된 상태로 환자가 갠트리 안으로 이동하면서 얻어진다.

(fan-beam)과 산란선을 제거하기 위한 조준기를 이용하여 영상의 대조도를 향상시킬 수 있다는 점이다.

SPR에서 X선은 환자를 통과하기 전 조준기에 의해 펜 모양으로 만들어진다. 조준기를 통과한 X선은 환자를 투과한 후 CsI로 구성된 섬광 형광체 검출기 배열에 도달하며, 이때 형성된 광자는 광섬유를 통해 선형 CCD 배열로 전달된다.

그러나 흉부는 대조도 차이가 큰 장기로 구성되어 있어 산란선 제거는 크게 중요하지 않으며, 많은 시간이 소요되는 촬영은 결과적으로 움직임에 의해 영상이 뿌옇게 되는 결과를 초래하기 때문에 이 방법은 그다지 효과적이지 않다.

최근 SPR은 형태가 일부 변형되어 영상 합성 디지털 유방 단층촬영(DMT) 분야에서 다시 활용되고 있다. 모든 형태의 단층촬영이 그러하듯 DMT의 최종 목적은 영상의 대조도를 향상시키는 것이다.

낮은 관전압, 압박, 방사선 촬영용 격자 사용 등 유방 X선 촬영의 모든 기술적인 특성은 연부조직에 대한 해부학적 구조의 영상 대조도를 향상시키기 위해 설계되어 있다. 먼저 디지털 영상과 여러 방면에서 밀접한 관련이 있는 CCD에 대해 알아보도록 하자.

전하결합소자

전하결합소자(CCD)는 1970년경 군사학적으로 높은 민감도의 광검출 장치로 개발되었으며, 주로 천문학과 디지털 촬영에 적용되었다.

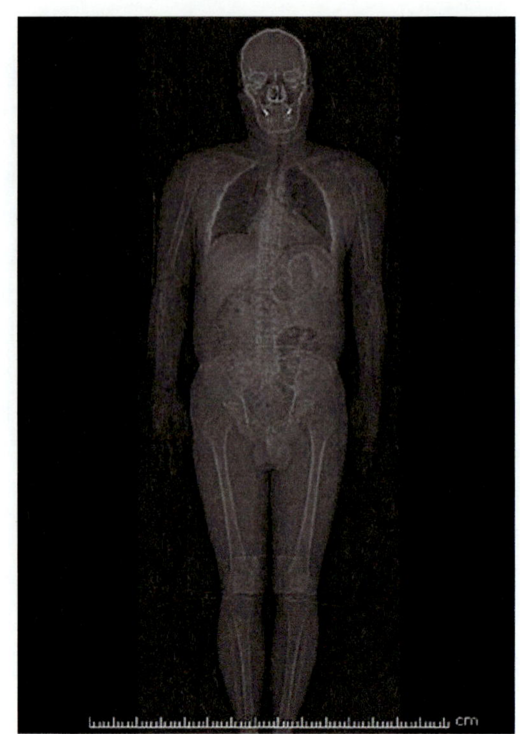

그림 16-3 전산단층촬영에서 얻어진 몸 전체의 스캔 투영 방사선 영상

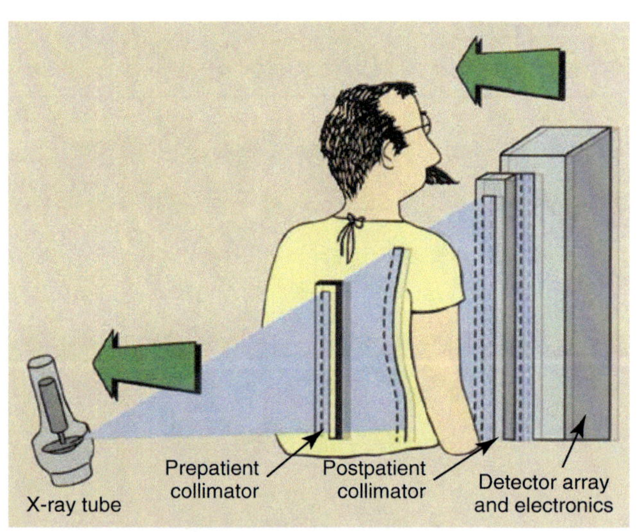

그림 16-4 흉부 스캔 투영 방사선 촬영 구성

디지털 카메라에 빛을 검출하는 소자로 사용되는 CCD는 민감도, 동적 영역, 크기의 3가지 관점에 있어서 장점을 가진다. CCD는 실리콘을 기반으로 한 반도체로서 그림 16-5와 같은 작은 조각을 파일 형태로 부착하여 영상검출기로 만들 수 있다.

CCD의 검출능력으로서, 민감도는 매우 낮은 준위의 가시광선에 대한 검출 및 반응도를 나타낸다. 이러한 민감도는 망원경으로 천체 사진을 찍는 경우나 적은 선량을 이용한 디지털 영상촬영에서 중요한 역할을 한다.

동적 영역은 CCD가 매우 어두운 빛에서부터 매우 밝은 빛까지 얼마나 넓은 범위의 빛의 강도에 반응할 수 있는가를 나타낸다. 그림 16-6는 CCD와 감도 400의 증감지-필름 영상 수용체의 동적 영역을 비교한 것이다.

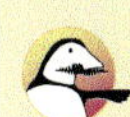

CCD는 증감지-필름 영상 수용체보다 방사선에 대해 높은 민감도와 더욱 넓은 동적 영역(dynamic range)을 가지고 있다.

그림 16-6을 보면 CCD의 민감도는 직선성을 가지는 반면 증감지-필름 영상 수용체는 H&D(hurter & driffield) 감도 특성 곡선을 나타낸다. 증감지-필름 영상 수용체는 광학농도(OD) 0~3에 해당하는 1,000가지의 방사선 응답을 가지고 있지만 사람의 눈은 30개 정도의 그레이 음영만을 지각할 수 있다. 일반적으로 감도 특성 곡선 직선부의 아래를 최대 영상 대조도로 나타낸다.

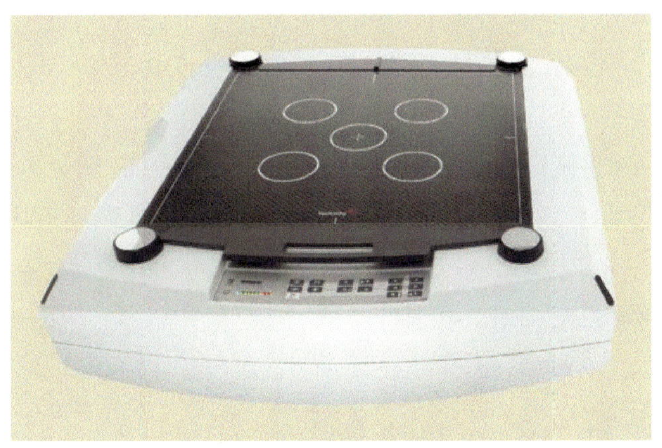

그림 16-5 타일형으로 디자인된 디지털 방사선 영상을 위한 전하결합소자(CCD)

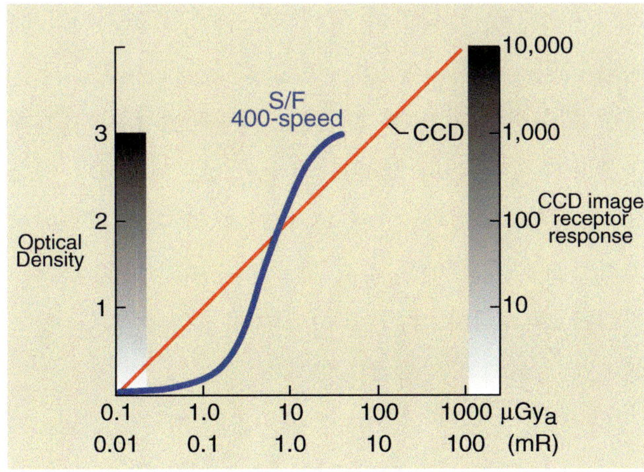

그림 16-6 전하결합소자(CCD)와 400 감도의 증감지-필름 영상 수용체의 방사선 응답의 비교

CCD를 사용하면 대조도는 X선 조사 영상 수용체와 관계가 없어지고, 영상 후처리를 통해 10,000가지의 다양한 방사선 감도를 관찰할 수 있다.

또한 주목해야 할 점으로 CCD는 아주 적은 X선 조사에서 증감지-필름보다 더 좋은 반응을 가진다. 이것은 DR이 환자에게 적은 선량을 준다는 것을 의미한다. CCD는 크기가 매우 작아 다양한 형태의 DR을 만드는데 매우 적합하다. CCD의 크기는 1~2 cm^2 정도이지만, 화소 크기는 100×100 mm^2 이다.

요오드화 세슘/ 전하결합소자

한 가지 성공적인 DR의 방식은 그림 16-7과 같다. 타일 모양의 CCD는 광역 X선으로부터 나온 빛을 받아들일 수 있기 때문에 SPR과 달리 조사시간이 짧다. 이러한 형태의 영상 수용체는 그림 16-5에 나타내었다.

요오드화 세슘(CsI)에서 방출된 형광 빛은 광섬유다발을 통하여 효과적으로 CCD 배열에 전달된다. 따라서 높은 X선 검출 효율과 5 lp/mm 이상의 뛰어난 공간 분해능을 가지게 된다. 그림 16-8은 CsI와 CCD 기술을 적용한 간접방식의 디지털 영상 시스템을 보여준다.

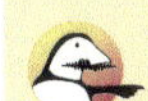

CsI/CCD는 간접방식의 DR 기술로서 X선이 전기 신호 대신 빛으로 먼저 변환된다.

요오드화 세슘/ 비정질 실리콘

DR은 그림 16-9와 같은 디지털 검출기는 X선을 흡수한 CsI의 형광 빛을 수용체에 효율적으로 전달하기 위

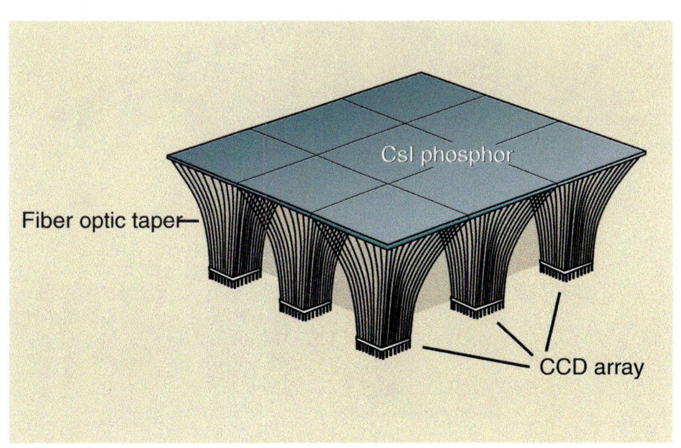

그림 16-7 넓은 영역의 X선을 수용하기 위해 CsI와 같은 섬광체를 광섬유다발로 연결한 타일형 CCD가 사용되기도 한다.

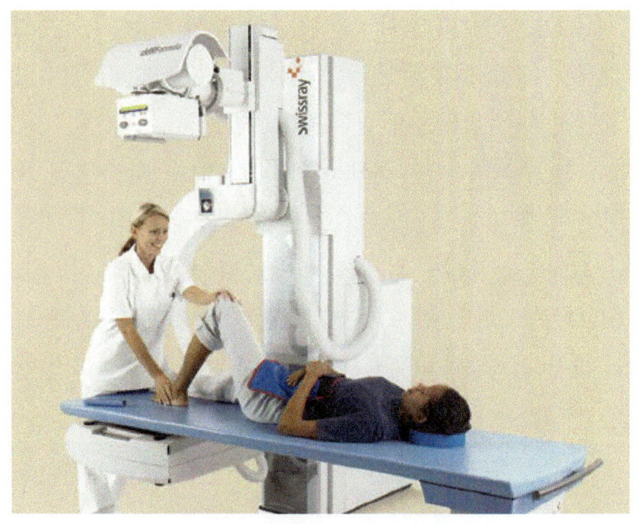

그림 16-8 CsI 기반의 평판형 디지털 방사선 영상 시스템(Courtesy Bob Millar, Swissray).

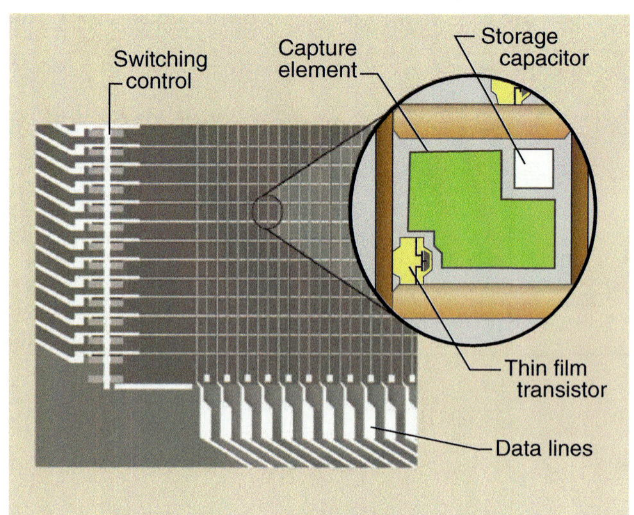

그림 16-11 능동형 매트릭스 배열 TFT 디지털 방사선 촬영(DR) 영상 수용체의 단일 픽셀 중 가장 중요한 부위의 현미경 사진

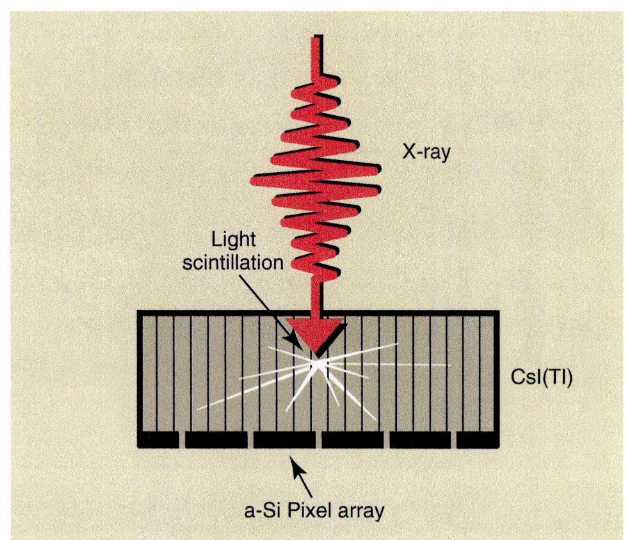

그림 16-9 디지털 방사선 촬영 영상 수용체 안의 CsI 형광체는 가는 실의 형태로 제작되어 X선 흡수를 증가시키고 빛의 확산을 감소시킬 수 있다.

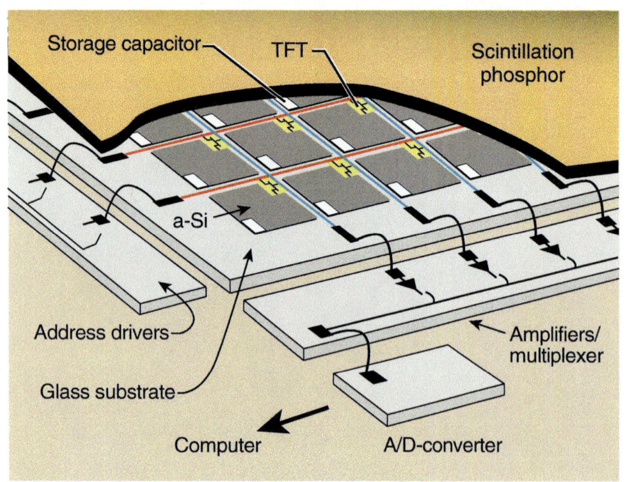

그림 16-10 디지털 방사선 촬영 영상은 CsI에서 발생된 빛을 능동형 매트릭스 배열인 실리콘 광다이오드가 검출함으로써 만들어진다.

해 개발되었다. 수집요소는 TFT 배열이고, 일반적으로 실리콘은 결정형태의 반도체이다. 비결정 실리콘의 경우, 실리콘이 결정의 형태가 아니기 때문에 지지물질의 표면 위에 도포될 수 있다.

세슘은 원자번호가 55이고, 요오드는 53이므로 CsI는 높은 광전 검출 효율을 가진다. 이러한 높은 X선 검출 효율은 환자 피폭선량의 감소로 이어진다. DR 영상 수용체는 그림 16-10과 같이 각각 화소의 형태로 제조되는데, 각 화소는 저장 캐패시터와 TFT가 내장된 a-Si 감광면으로 구성되어 있다.

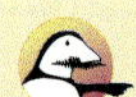
CsI/a-Si는 간접방식 DR으로 X선이 가시광선으로 변환된 후에 전기 신호로 전환된다.

그림 16-11은 a-Si 배열의 현미경 사진으로 a-Si는 각각의 화소값을 전달하기 위해 어드레스 드라이버와 데이터 라인에 접촉되어 있다. 단일 화소를 확대한 그림을 보면 화소면의 많은 부분이 CsI 형광체에서 나온 빛에 반응하지 않는 전자 부품과 금속선으로 이루어져 있다는 것을 알 수 있다. 그림 16-12와 같이 단일 화소에서 기하학적 구조는 매우 중요하다. 화소면의 많은 부분을 컨덕터, 커패시터, TFT 등이 차지하고 있어 모든 영역이 입사 X선에 반응하지는 않는다.

X선에 반응하는 화소면의 백분율을 *개구율(fill factor)*이라 하고, 일반적인 개구율은 약 80%이다. 즉 약 20%의 방사선은 영상 생성에 기여하지 못하게 된다는 것을

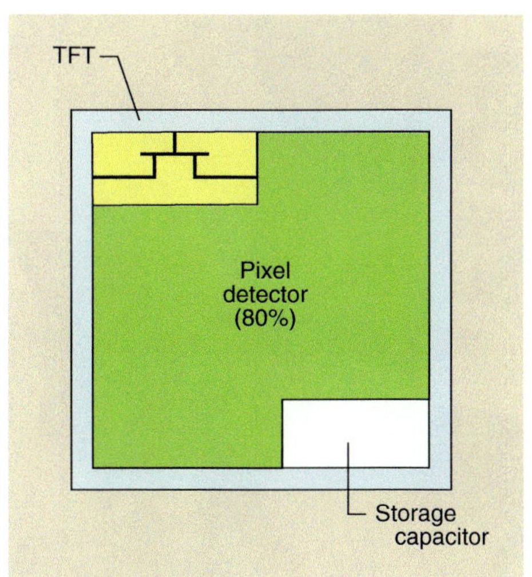

그림 16-12 개구율(fill factor)은 한 픽셀에서 반응하는 영상 수용체가 얼마나 되는가를 의미한다.

의미한다.

이것이 바로 DR의 단점 중 하나이다. 화소 크기가 줄어드는 것은 공간 분해능이 좋아지는 것을 의미하나, 화소가 작을수록 개구율은 줄어들고 충분한 신호 강도를 유지하기 위해 X선량이 증가해야 하기 때문에 환자 피폭선량이 증가하게 된다.

CsI는 오랜 기간동안 영상증배관에서 영상획득 부품으로 사용되어 왔으며, 그와 더불어 희토류계 방사선 증감 스크린인 GdOS 또한 널리 사용되어 왔다.

GdOS/a-Si 영상 수용체는 CsI/a-Si 영상 수용체로 대체될 수 있다. 증감지-필름 영상에서 GdOS의 두께는 영상 수용체의 감도를 좌우한다.

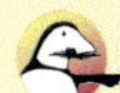
DR 영상의 공간 분해능은 화소의 크기에 의해 제한된다.

GdOS를 사용한 증감지의 경우 감도를 높이면 GdOS 내 빛의 확산으로 인해 공간 분해능은 감소한다. 하지만 DR의 경우, GdOS의 두께가 증가하더라도 DR 영상 수용체의 공간 분해능은 변화 없이 감도가 증가하게 된다.

비정질 셀레늄

또 다른 DR 형태로는 섬광 형광체가 없는 **직접방식 DR(direct DR)**로 정의된다. 영상처리 중 X선은 직접적으로 비정질 셀레늄(a-Se)과 상호작용하고 그림 16-13과 같이 전하 쌍을 생성한다. a-Se는 포획요소와 결합요소의 역할을 동시에 수행한다.

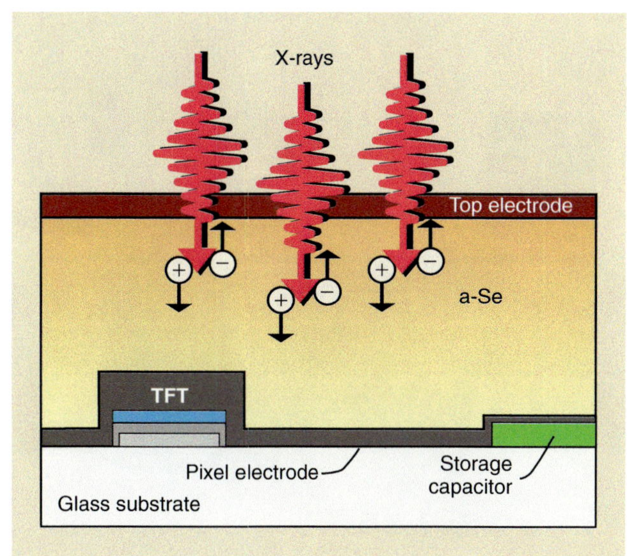

그림 16-13 비정질 셀레늄을 영상 수용체의 획득요소로 사용하면 형광체가 불필요하게 된다.

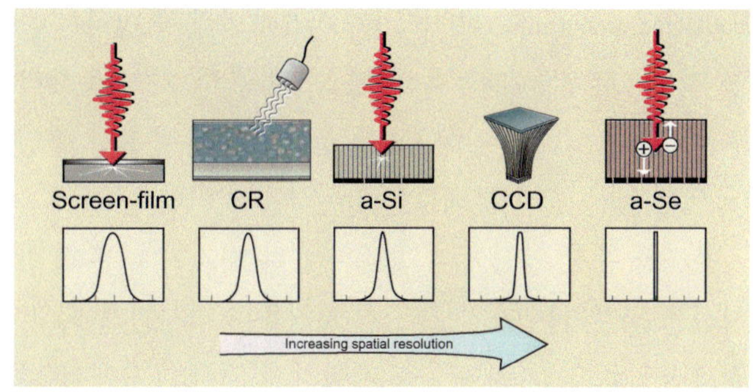

그림 16-14 LSF는 증감지-필름 유방촬영에서 가장 크고 a-Se 디지털 유방촬영에서 가장 작다.

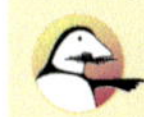
직접방식 DR 과정에서 a-Se는 X선을 전기 신호로 변환한다.

a-Se는 약 200 μm 두께로 대전된 전극 사이에 위치한다. 전체의 영상 수용체는 그림 16-10의 CsI/a-Si와 TFT의 능동형 매트릭스 배열과 같이 설명될 수 있다.

X선이 비정질 셀레늄 층에 조사되면 직접적인 전리로 인해 전자정공이 쌍으로 만들어진다. 만들어진 전자는 저장공간에 수집되고 TFT의 스위칭을 통해 신호로 읽혀진다.

디지털 유방촬영

디지털 방사선 촬영은 1990년 후반부터 **디지털 유방촬영**

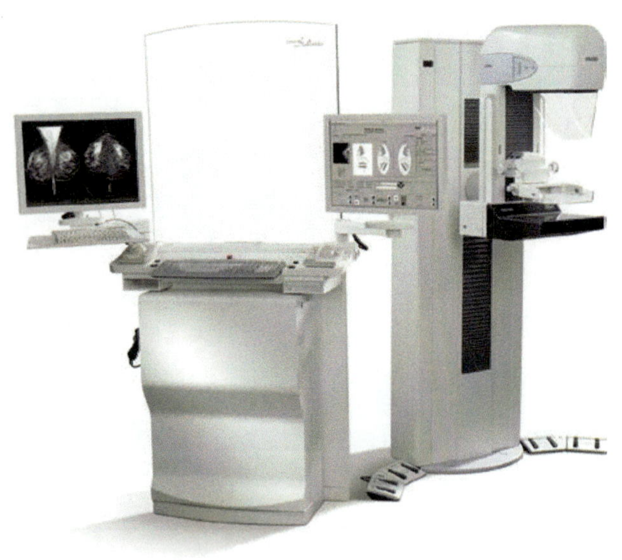

그림 16-15 비정질 셀레늄(a-Se) 기술을 기반으로 한 디지털 유방촬영 시스템

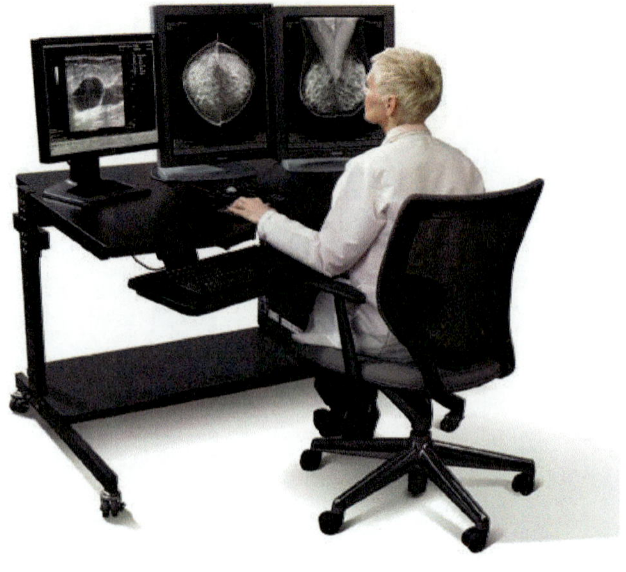

그림 16-16 유방 X선 촬영으로 얻은 영상을 판독하고 있는 모습

(digital mammography;DM)이라 불리는 DR의 유방 방사선 촬영 적용으로 많은 관심을 받게 되었다. 한 가지 중요한 점은 그림 16-14와 같이 DR이 증감지형 유방 X선 촬영에 비해 높은 공간 분해능을 갖는다는 것이다.

방사선 증강 영상에서 빛의 형태는 퍼지기 때문에 방사선을 조사하는 크기보다 큰 영역을 노광시키게 되고, 결과적으로 공간 분해능을 제한하게 된다. CR에서 발생되는 신호 역시 확산 현상을 일으켜 공간 분해능을 제한하게 된다. 그림 16-14의 곡선은 *LSF(line spread functions)* 로 불리며 공간 분해능의 상대적인 정도를 나타낸다.

그림 16-14와 같이 비정질 셀레늄(a-Se)을 DR에 사용하게 되면 최상의 공간 분해능을 가질 수 있다. 하지만 DR 시스템의 공간 분해능은 화소 크기에 의해 제한되기 때문에 어떠한 DR 시스템도 증감지-필름의 공간 분해능보다는 높지 않다.

이러한 내용은 제22장에서 더욱 상세하게 다루어질 것이다. 그림 16-15의 디지털 유방 X선 촬영은 a-Se 기술이 기반된 것이다.

디지털 유방 X선 촬영은 2006년 초반기부터 디지털유방영상연구시도(DMIST; Digital Mammography Imaging Study Trial)에 의해 크게 부각되기 시작하였다. 그림 16-16과 같이 여성의 증감지형 유방 X선 촬영과 DM 영상에 맞춰 디자인된 판독장치를 통하여 약 50,000명에 가까운 여성의 영상을 분석하였다.

DMIST의 목적은 디지털 유방 X선 촬영이 증감지형 유방 X선 촬영과 유사한 기능을 가지고 있는지의 여부를 판단하는 것이다. 하지만 DM의 공간 분해능은 5 lp/mm로 증감지형 유방 X선 촬영의 공간 분해능인 15 lp/mm보다 훨씬 낮기 때문에 유사한 기능을 가지지는 않다는 것이 밝혀졌다.

DMIST 조사 보고에 의해 유방 X선 촬영에서 공간 분해능보다 대조도가 더욱 중요하다는 것이 알려지게 되었다. 이 결과는 모든 의료영상에서 확대 적용될 수 있다. 제18장에 더욱 자세한 내용을 설명하였다.

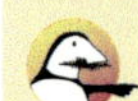
연부조직에 대한 방사선 영상에서는 공간 분해능보다 대조도가 더욱 중요하다.

디지털 유방 단층촬영 기술(DMT)은 최근 들어 진보된 DM 촬영 방식으로 이로 인해 디지털 유방 X선 영상이 만들어진다. 이러한 디지털 유방 X선 촬영은 그림 16-17과 같이 다른 각도에서 수초 동안 반복 촬영 된다.

디지털 형태로 이용 가능한 각각의 영상은 삼차원 영상으로 재구성되며 삼차원 공간 안의 수치는 복셀로 표현된다. 이것은 낮은 환자 선량을 구현하는 CT와 다르지 않다. 이러한 디지털 정보를 이용함으로써 그림 16-18과 같이 스크린-필름 맘모그라피와 동일한 피폭선량(2 mGy 이하)으로 향상된 대조도를 가지는 단면 영상이 재구성될 수 있다.

그림 16-19는 DR 방사선 촬영 작업 흐름의 전체 과정을 보여준다. DR을 사용함으로써 작업과정 중 몇몇 불필요한 단계를 거치지 않아도 된다.

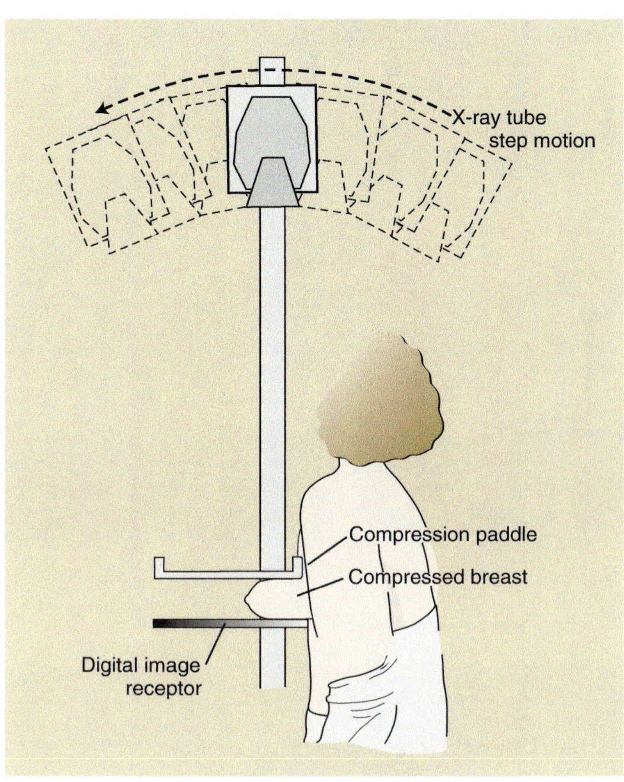

그림 16-17 디지털 유방 단층촬영법의 조사/재구성의 과정

요약

증감지형 방사선 영상은 100년 전부터 의료용으로 사용되어 왔지만, 최근 DR 기술이 빠르게 소개되고 있다.

초창기 DR은 회전하지 않는 CT와 같았고 조준된 부채형 X선 빔을 사용하였다. 스캔 투영 방사선 영상(SPR)은 X선 빔을 조준함으로써 산란선을 제거한다는 장점을 가지고 있다. 결과적으로 DR은 공간 분해능의 제약을 받지만 대조도 측면에서 증감지-필름보다 많은 이점을 가지고 있다.

DR의 공간 분해능이 화소 크기의 제약을 받는다는 점은 최근까지 DR의 발전을 제한하는 요소가 되었다. 하지만 의료영상에서 대조도가 공간 분해능보다 중요하다는 것이 밝혀지면서 DR이 보급되기 시작하였다.

일반적으로 디지털 영상을 만드는 방법은 4가지이다. 전산화 방사선 영상(CR)은 X선에 의해 광자극 형광체에 잠상이 형성되면 레이저 빔을 조사하여 가시광으로 변환한다. 이때, 이 가시광을 전기신호로 변환하여 디지털 영상을 획득한다.

CsI 섬광 형광체는 X선 영상의 획득요소로 사용되며 이때 생성된 신호는 광섬유 채널을 통해 CCD로 전달된다.

GdOS나 CsI는 X선 검출에 사용되고 섬광체로부터 나온 빛은 TFT의 능동형 매트릭스 배열로 전달된다. TFT의 반응 소자로는 비 정질 실리콘(a-Si)을 사용한다.

마지막으로, 비정질 셀레늄(a-Se)은 다른 형태의 직접방식 DR의 획득 요소로 사용된다.

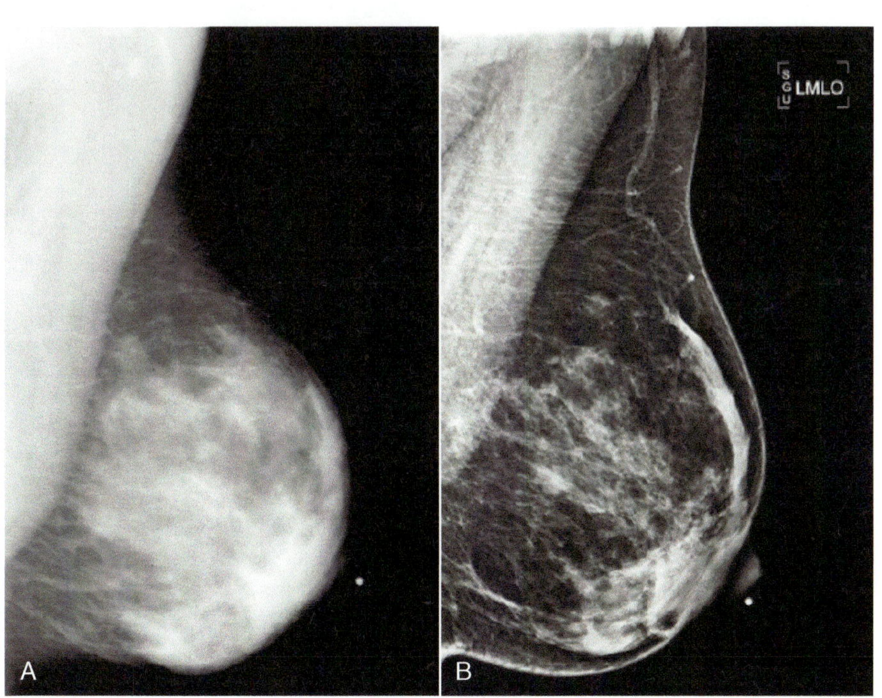

그림 16-18 A(유방 X선 사진)와 B(A와 같은 부위의 디지털 유방 단층촬영)의 비교

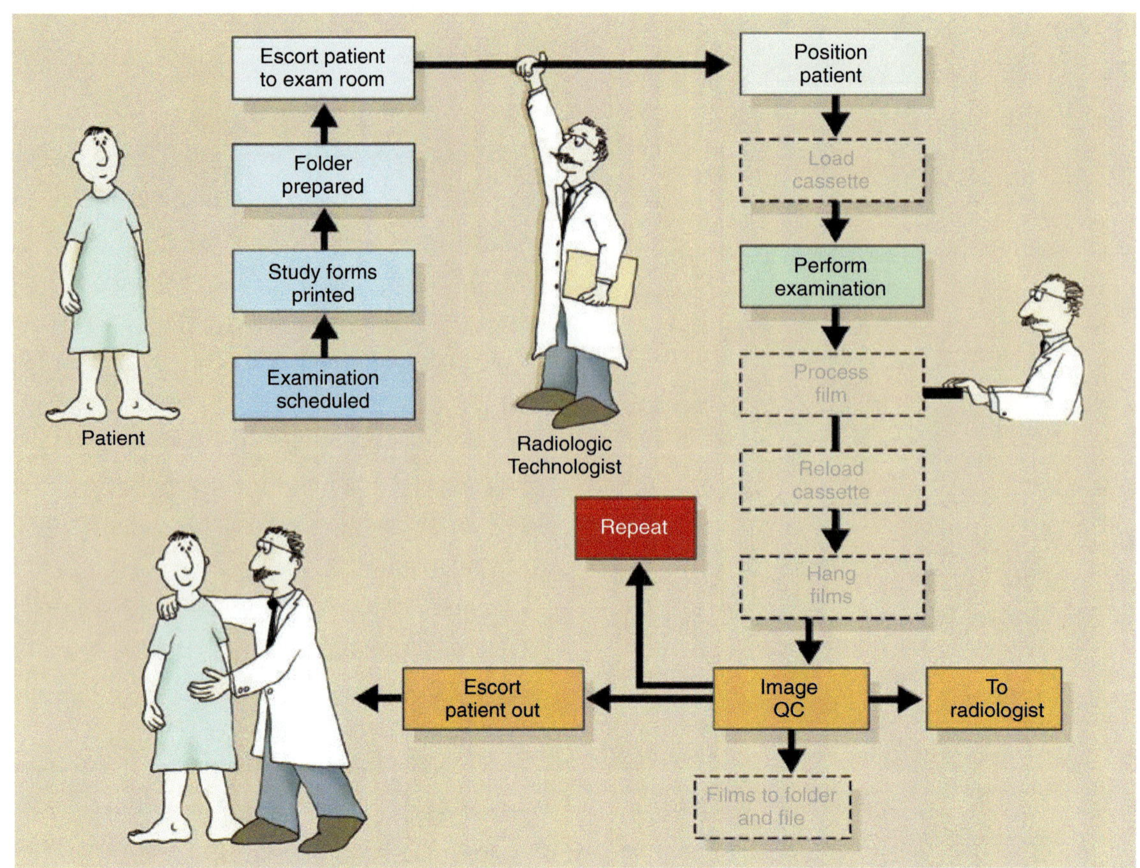

그림 16-19 CR에서 DR을 사용할 경우 증감지-필름 방사선 촬영을 할 때보다 몇몇 작업과정이 줄어든다.

최근 디지털 유방영상연구시도(DMIST)는 DR이 증감지형 유방 X선 촬영에 비해 연부조직에 대한 대조도가 우수하다는 것을 증명하였다.

도전문제

1. 다음 단어들을 정의하시오.
   a. SPR
   b. 비정질
   c. 공간 분해능
   d. 부채형 X선 빔
   e. 전하결합소자
   f. 섬광 형광체
   g. DMIST
   h. 공간주파수
   i. 동적 범위
   j. 디지털 유방 단층촬영술
2. CCD를 사용하는 의료영상의 응용을 설명하시오.
3. DR에서 형광체를 사용하는 2가지 이유를 설명하시오.
4. DMIST 연구의 결과는 무엇인가?
5. 디지털 방사선 촬영 영상을 만드는 4가지 방법을 설명하시오.
6. 디지털 유방 단층촬영(digital mammography tomosynthesis)이 흥미를 유발하는 이유는 무엇인가?
7. 다른 DR과 CCD DR의 화소 크기를 비교하시오.
8. 개구율은 왜 중요한가?
9. 타일 모양의 CCD 모자이크 배열은 어떻게 단일 영상이 나타나도록 하는가?
10. 4가지 형태의 DR에서 LSF(line spread function)은 어떻게 변하는가?
11. GdOS가 디지털 방사선 촬영(DR) 영상 수용체에 사용될 때의 장점은 무엇인가?
12. 다중 타일 모양의 CCD를 DR에 사용하여 발생하는 이점은 무엇인가?
13. DR의 민감도는 무엇을 의미하는가?
14. 능동형 매트릭스 배열-TFT 집합은 어떤 방식으로 이루어져 있는가?
15. 각 화소에는 두 개의 도선이 있다. 그것은 무엇이며, 어떤 역

할을 하는가?

16. 유방암 발견에 있어서 DMT가 가지고 있는 장점은 무엇인가?

17. 다양한 DR 시스템에 사용되는 X선 포획소자들의 원자번호는 각각 무엇인가?

18. 크기가 작은 평판 디지털 영상 수용체의 생산은 어떠한 장점을 가지고 있는가?

19. 제한된 공간 분해능은 무엇을 의미하는가?

20. 비정질 셀레늄(a-Se)을 기반으로 한 DR에서 포획, 결합, 수집단계는 무엇을 의미하는가?

CHAPTER 17

디지털 방사선 영상 기술

Digital Radiographic Technique

학습목표

1. 공간 분해능과 대조도 분해능을 구별할 수 있다.
2. 공간 주파수의 단위와 사용에 대해 설명할 수 있다.
3. 변조전달 함수곡선을 해석할 수 있다.
4. 후처리를 통해 넓은 동적 영역을 시각화하는 방법을 토의할 수 있다.
5. 대조도-해상도 곡선(contrast-detail curve)의 특징을 설명할 수 있다.
6. 디지털 영상의 특성이 어떻게 환자 피폭선량을 감소시키는지에 대해 토의할 수 있다.

전통적인 아날로그 방식의 증감지-필름 방사선 영상은 다음의 몇 가지 한계점에 이르기 전까지 한 세기 동안 발전을 거듭하면서 향상된 진단 영상을 제공해 주었다.

즉 이러한 영상은 현상과정이 필요하기 때문에 검사시간을 지연하며, 영상을 획득한 후에는 영상 정보들의 교환이 거의 불가능하다. 검사가 끝난 후, 재검토가 가능하도록 분류와 이동, 보관을 하기 위해 하드카피 형태로 영상을 만들게 되는데, 이로 인해 동시에 여러 곳에서 영상을 볼 수 없고 오직 한 곳의 정해진 장소에서만 볼 수 있다.

또 다른 문제점은 영상 내의 고유의 잡음이다. 보통 방사선 촬영을 할 때 넓은 X선 빔 영역을 사용한다. 영상의 크기가 증가할수록 영상을 형성하는 X선의 콤프턴 산란의 비율이 증가한다. 이러한 현상으로 인해 방사선 영상에 잡음이 증가하고 대조도 분해능이 크게 감소한다.

디지털 방사선 영상 기술, 특히 kVp와 mAs의 선택은 영상 영상의 대조도 조절에 kVp가 큰 영향을 미치지 않는다는 점을 제외하고는 증감지-필름 방식과 유사하다. 적절한 디지털 방사선 영상 기술은 환자 선량을 감소시킨다.

의료영상은 질병이나 해부학적 병소의 진단을 목적으로 획득한 정보이다. 의료영상에는 공간 분해능과 대조도 분해능이라는 2가지 중요한 특성이 있다. 그 밖의 특성으로는 잡음과 인공물, 기록 시의 화질을 들 수 있다.

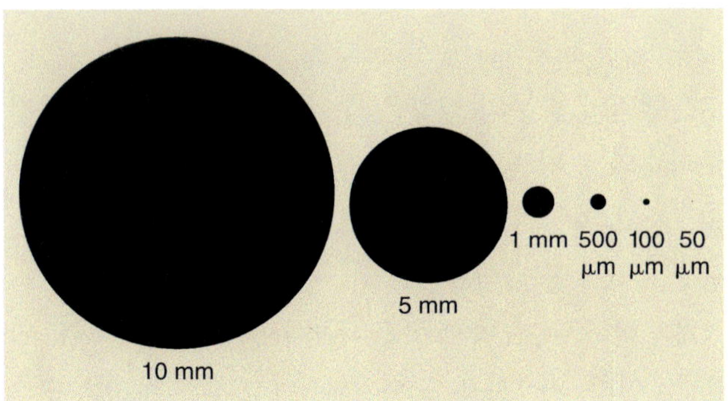

그림 17-1 공간 주파수는 영상 내에서 볼 수 있는 물체의 크기가 얼마나 작은지를 나타내는 측정값이다.

공간 분해능

공간 분해능(공간 해상력, spatial resolution)은 영상의 높은 대조도의 작은 물체를 분해하고 묘사할 수 있는 촬영장치의 능력을 의미한다. 그림 17-1은 흰색 바탕 위의 크기가 점점 작아지는 점들을 표현한 것이다.

밝은 바닥 위에 있는 검은색 점은 높은 대조도를 가진다. 만약에 점들이 회색의 음영이었다면, 검은색의 점보다 낮은 대조도를 나타내었을 것이다.

이 점들은 10 mm~50 μm의 범위를 갖는다. 보통 대부분의 사람들은 200 μm까지 작은 물체를 식별할 수 있다. 따라서 눈의 공간 분해능은 200 μm라고 할 수 있다. 만약 대조도가 높지 않은 점을 보고 싶다면 눈의 공간 해상도는 좀 더 큰 점을 필요로 할 것이다.

공간 분해능은 식별할 수 있는 물체의 크기를 의미한다. 의료영상에서 공간 분해능은 공간 주파수의 크기를 이용하여 표현한다. 공간 주파수는 제15장에 소개되었으나 의료영상과 의료영상 촬영장비를 설명하기 위한 아주 중요한 특성이기 때문에 이 장에서 좀 더 자세히 논의하도록 한다.

공간 주파수

기본적인 공간 주파수의 개념은 크기의 개념이 아닌 **선 쌍(line pair)**의 개념이다. 하나의 선 쌍은 그림 17-2와 같이 흰색 바탕 위의 하나의 검은색 선이다. 그리고 하나의 선 쌍은 하나의 선과 이와 폭이 같은 하나의 선 사이 공간으로 이루어져 있다. 6개의 선 쌍 패턴들이 그림에 나타나 있는데, 각각의 선과 그 사이의 공간들은 그림 17-1의 점들의 크기를 표현하고 있다.

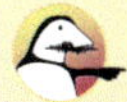
공간 주파수는 밀리미터당 선 쌍으로 표현된다(lp/mm).

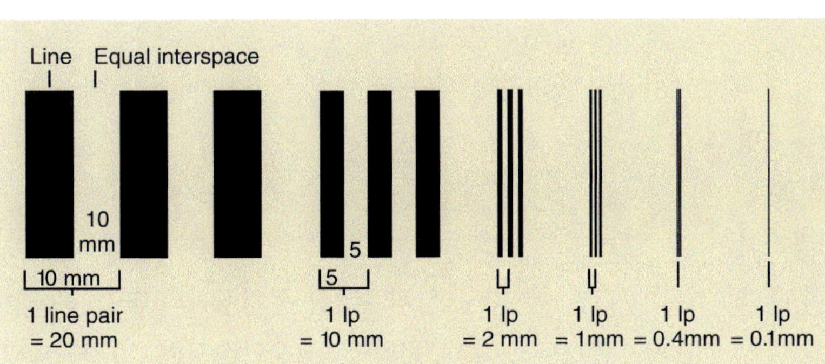

그림 17-2 하나의 선 쌍은 높은 대조도의 선을 말하는데 이 선들은 같은 너비의 공간으로 분리되어 있다.

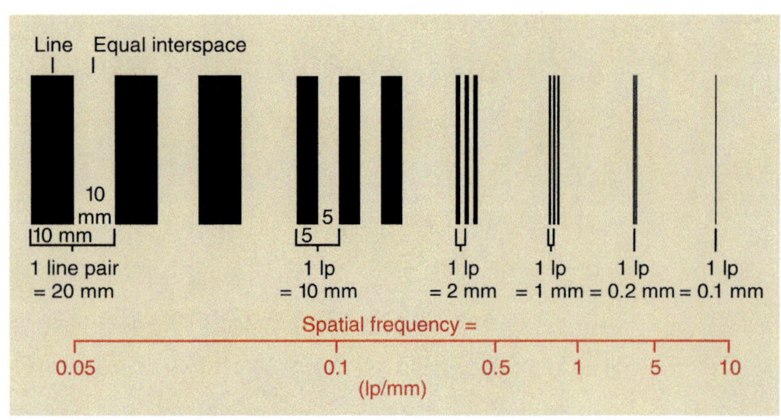

그림 17-3 그림 17-2에 표시한 각각의 선 쌍에 해당하는 공간 주파수

공간 주파수는 센티미터(cm)나 밀리미터(mm) 단위로 표현된 특정 길이에서의 선 쌍의 수와 관계가 있다. 의료영상에 있어서 공간 주파수의 단위는 주로 밀리미터당 선 쌍으로 표현된다. 그림 17-3은 6가지 선 쌍들을 공간 주파수로 나타낸 것이다.

질문 : 어떤 디지털 방사선 영상장치는 3.5 lp/mm의 공간 분해능을 가지고 있다. 이 장치는 얼마나 작은 물체를 분석할 수 있는가?

해답 : 3.5 lp/mm는 1 mm 안에 7개의 물체가 있다는 것을 의미하고 7/ mm을 뜻한다. 따라서 그 역수가 정답이 된다. 즉 1/7 mm=0.143 mm=143 μm이다.

명확한 것은 공간 주파수가 커질수록 물체는 작아진다는 것이다. 즉 공간 주파수가 높아진다는 것은 공간 분해능이 좋아진다는 것을 의미한다.

질문 : 증감지-필름 유방 방사선 촬영 영상장치의 확대 모드는 높은 대조도를 가진 50 μm의 작은 석회질 물질도 영상으로 표현할 수 있다. 이것을 표현하기 위한 공간 주파수는 얼마인가?

해답 : 하나의 선 쌍을 표현하기 위해서 50 μm에 2를 곱한다. 즉 답은 1 lp=100 μm 또는 1 lp/100 μm=1 lp/0.1 mm= 10 lp/ mm이다.

공간 주파수의 개념은 그림 17-4에 나타나 있는 3명의 회사원의 옷차림으로 설명될 수 있다. 기업가의 민무늬 검정 정장은 공간 주파수가 '0'이다. 왜냐하면 정장의 한 부분에서 다른 부분에 이르기까지 어떠한 변화도 나타나지 않기 때문이다.

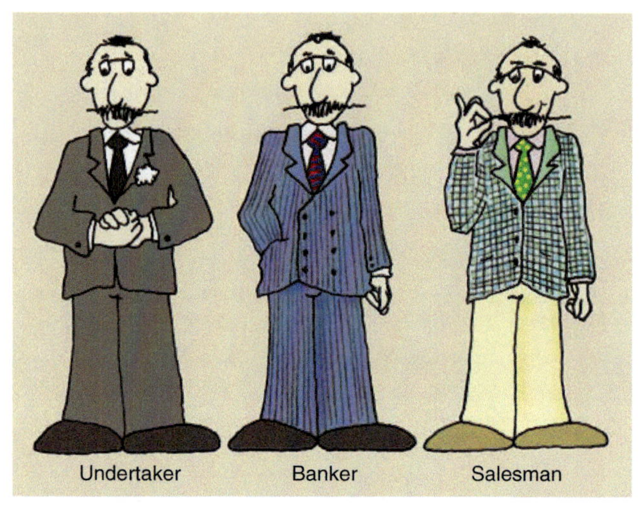

그림 17-4 3명의 직장인과 그들의 옷차림은 공간 주파수의 개념을 나타내고 있다.

은행원의 줄무늬 정장은 수직 방향으로는 '0'의 공간 주파수와 수평 방향으로는 높은 공간 주파수를 나타내고, 중고 자동차 판매원의 코트는 모든 방향에서 높은 공간 주파수를 나타낸다.

해부학적 구조 역시 공간 주파수를 가지고 있다고 말할 수 있다. 간, 신장, 뇌와 같이 크고 무른 조직은 낮은 공간 주파수를 나타내기 때문에 쉽게 영상을 획득할 수 있다. 하지만 뼈, 유방의 작은 석회화된 덩어리 그리고 조영제로 채워진 혈관들은 높은 공간 주파수를 갖는다. 따라서 이와 같은 물체는 영상을 얻기가 좀 더 어렵다.

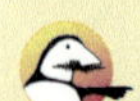
좀 더 높은 공간 주파수를 가진 영상 촬영장치는 더 좋은 공간 분해능을 가지고 있다.

표 17-1은 다양한 의료영상 촬영장치의 공간 분해능을 나타낸다. 대개 핵의학, 전산단층촬영, 자기공명영

상 촬영을 위한 공간 분해능은 lp/mm 대신 lp/cm 단위로 표현된다.

표 17-1 다양한 의료 촬영장치에서 사용하는 대략의 공간 분해능

영상 시스템	공간 분해능(lp/mm)
감마 카메라	0.1
자기공명영상(MRI)	1.5
전산단층촬영(CT)	1.5
진단 초음파	2
투시촬영술	3
디지털 방사선 촬영(DR)	4
전산화 방사선 촬영(CR)	6
방사선 촬영	8
유방 방사선 촬영	15

질문 : 핵의학의 감마 카메라로부터 얻은 영상은 1/4 inch까지 분해할 수 있다. 이것은 얼마의 공간 주파수에 해당하는가?

해답 : 1/4 inch×25.4 mm/in=6.35 mm, 하나의 선 쌍을 형성하기 위하여 6.35 mm 두께의 두 개의 선이 필요하다. 따라서 한 선 쌍의 두께는 12.7 mm/lp이다. 이것의 역수는 1lp/12.7 mm, 즉 0.08 lp/mm=0.8 lp/cm가 된다.

방사선 촬영상의 공간 분해능은 장치의 기하학적인 형태에 의해 결정된다. 특히 초점의 크기에 의해 좌우되는데, 유방 방사선 촬영 초점의 크기는 0.1 mm로 다른 영상장비와 비교하면 가장 작은 값이다. 이와 같은 작은 초점을 사용하는 이유는 확대 영상을 얻기 위해서이다.

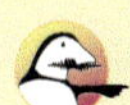
디지털 영상 촬영에서 픽셀의 크기가 공간 분해능을 제한한다.

질문 : 진단 영역이 30 cm인 512×512의 전산단층촬영상의 공간 분해능은 얼마인가? 그리고 이에 해당하는 공간 주파수는 얼마인가?

해답 : 512 pixels/30 cm=512 pixels/300 mm
300 mm/512 pixels=0.59 mm/pixels
하나의 선 쌍을 형성하기 위해서는 두 개의 픽셀이 필요하다.
2×0.59 mm=1.2 mm/lp
1lp/1.2 mm=0.83 lp/mm=8.3 lp/cm

모든 디지털 영상에서 픽셀 크기가 공간 분해능을 제한한다. 어떠한 디지털 영상장치도 픽셀 크기보다 작은 물체를 표현할 수는 없다. 보통 전산단층촬영장치의 공간 분해능은 0.59 mm(8.3 lp/cm)의 한계를 갖는다.

변조전달함수

변조전달함수(modulation transfer function; MTF)는 전파공학에서 차용한 용어이다. 이 용어는 각기 다른 크기의 물체들을 영상으로 표현하는 장비의 성능을 나타낸다. 높은 공간 주파수를 가진 물체들은 낮은 공간 주파수를 가진 물체보다 표현하기 어렵다. 이 말은 작은 크기의 물체는 영상을 얻기 어렵다는 것을 의미한다.

MTF를 평가하기 위해서는 물체의 크기를 고려하지 않으며 물체는 높은 대조도를 가졌다고 가정한다. 높은 대조도는 흰색 바탕 위에 검은색이 있는 상황을 상상하면 된다. 이상적인 영상 촬영장치는 촬영한 물체와 정확하게 같은 모양의 영상을 만들어 낼 것이다. 이와 같은 영상장치의 MTF 값은 '1'이다.

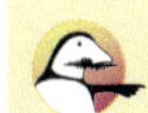
변조전달함수는 공간 주파수 함수로서 실제 물체에 대한 영상의 비율로 생각할 수 있다.

그러나 이상적인 영상장치란 존재하지 않는다. 그림 17-3의 선 쌍들은 공간 주파수가 증가함에 따라 흐려진다. 흐려지는 정도는 그림 17-5와 같이 표시된 주파수의 진폭이 감소하는 형태로 나타난다.

영상 품질관리 검사용 물체와 도구들은 공간 주파수에 대해 흐려지는 정도를 함수로 나타낼 수 있도록 설계되어 있다. 그림 17-6은 20 lp/mm에 이르는 공간 주

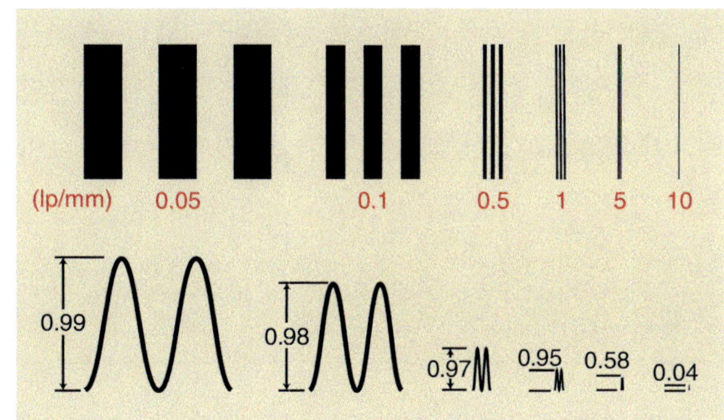

그림 17-5 선 쌍 형태를 영상화할 때 감소된 변조로 인해 높은 공간 주파수의 물체는 흐려진다.

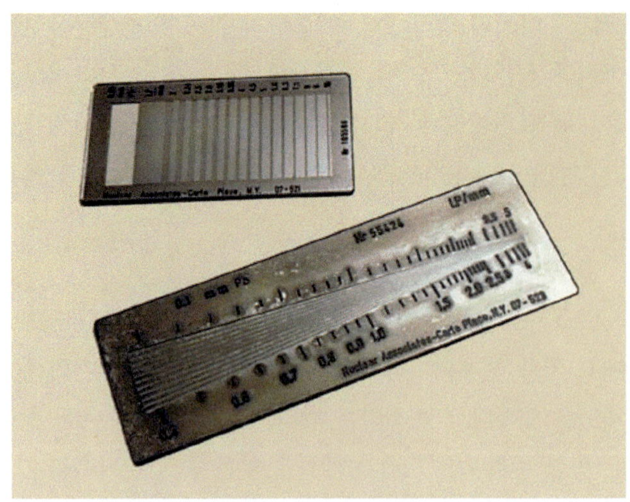

그림 17-6 플라스틱으로 밀봉된 납 막대 패턴을 촬영하여 변조전달함수(MTF)를 구성한다.

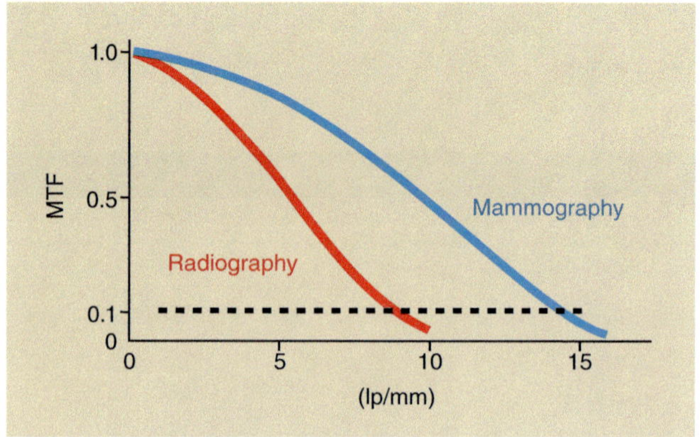

그림 17-8 증감지-필름 유방 방사선 촬영은 낮은 공간 주파수이든 높은 공간 주파수이든 상관없이 증감지-필름 방사선 촬영 영상보다 높은 변조전달함수(MTF)를 나타낸다.

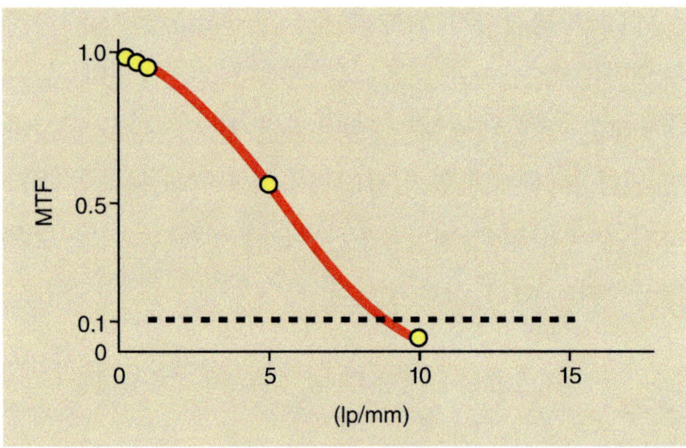

그림 17-7 그림 17-5의 변조 데이터를 그래프로 그려 나타낸 변조전달함수(MTF)

파수를 가진 두 개의 막대 패턴의 검사도구를 보여주고 있다. 이와 같이 미세 농도계와 함께 사용되는 도구들은 각각의 공간 주파수에 해당하는 신호의 변조를 측정할 수 있다. 그리고 이렇게 얻은 자료는 MTF 곡선을 만드는 데 사용한다.

그림 17-7에서와 같이 막대 형태 패턴의 공간 주파수에 대한 변조 크기를 그래프로 나타내면 MTF 곡선을 얻을 수 있다. 이와 같은 방법으로 영상장치를 평가할 때 10%의 MTF가 장치의 공간 해상도를 나타내는 값이 된다.

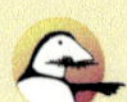
영상장치의 공간 분해능은 MTF의 10%에 해당하는 공간 주파수이다.

그림 17-7의 곡선은 증감지-필름의 대표적인 MTF 곡선 형태이다. 큰 물체, 즉 낮은 공간 주파수의 물체(크기가 큰 물체)에서는 재현한 영상의 질이 높게 나타난다. 그러나 공간 주파수가 증가한다면, 다시 말해 물체의 크기가 작아진다면 화면에 나타나는 화질을 신뢰할 수 있는 수준이 낮아진다. 이 MTF 곡선은 약 8 lp/mm가 공간 분해능의 한계임을 보여주고 있다.

낮은 공간 주파수에서는 물체의 대조도가 유지되지만 높은 공간 주파수에서는 대조도의 일부가 소실된다. 결국 이러한 현상으로 인해 영상장치 공간 분해능의 한계가 결정된다. 그림 17-8은 증감지-필름 유방 방사선 촬영장치와 일반 증감지-필름 방사선 촬영장치를 비교한 것이다.

낮은 공간 주파수에서는 일반 방사선 촬영상의 MTF가 두 개의 증감지를 사용하기 때문에 유방 방사선 촬영상의 MTF보다 높아야 한다. 두 개의 증감지를 사용하면 번짐을 적게 하면서도 큰 물체의 대조도를 향상시킬 수 있다. 그러나 이러한 기법은 낮은 관전압을 사용하고 유방조직을 압축하여 검사하는 유방 방사선 촬영에서는 적용될 수 없다.

공간 주파수가 증가하면 방사선 촬영상의 번짐효과는 증가한다. 유방 방사선 촬영상에서도 공간 주파수가 증가함에 따라 번짐효과가 발생하지만 일반 방사선 촬영보다는 느리게 진행된다. 하나의 증감지를 사용하는 유방 방사선 촬영은 작은 물체의 영상 정보를 획득하는 데 더 나은 성능을 나타낸다.

일반 방사선 촬영상은 그림 17-8과 같이 약 8 lp/mm의 공간 분해능을 갖지만 유방 방사선 촬영상의 공간 분

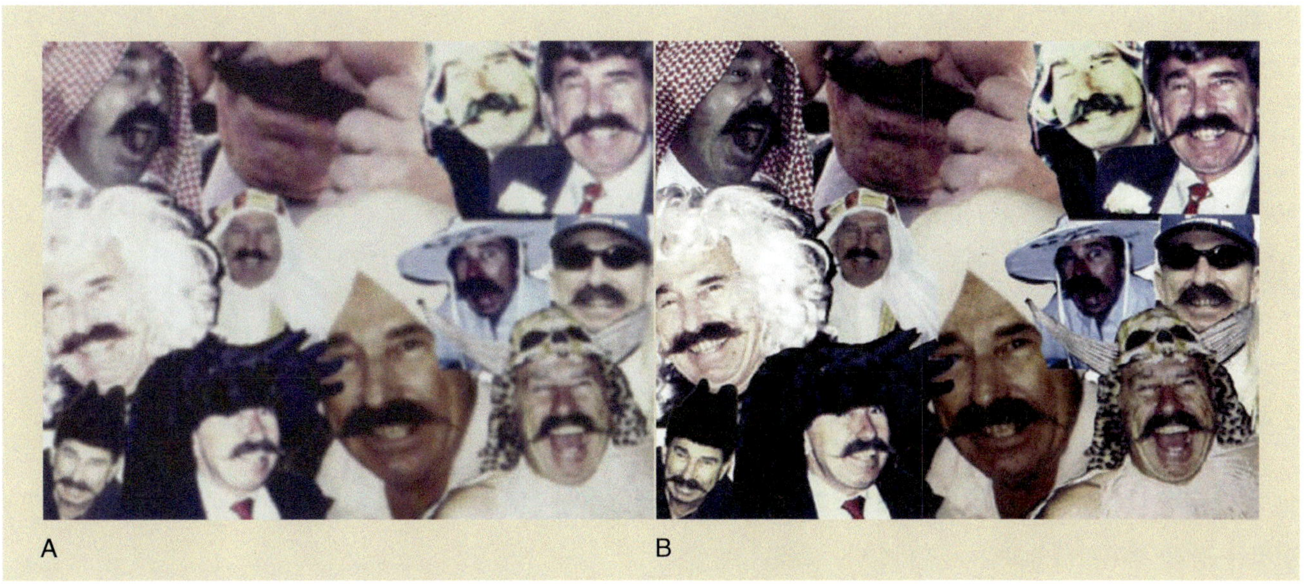

그림 17-9 위의 사진은 일반 방사선 촬영(A)과 유방 방사선 촬영(B)의 MTF의 차이가 화질에 어떠한 영향을 주는지 나타낸다.

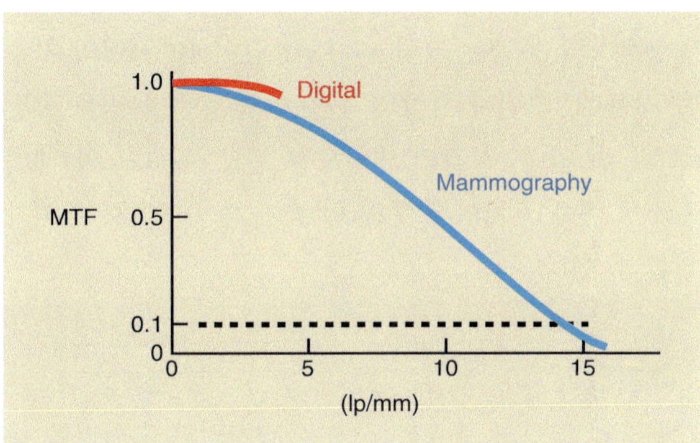

그림 17-10 디지털 방사선 촬영장치의 변조전달함수 곡선은 픽셀 크기에 따른 차단 주파수로 그 특성이 결정된다. 이 그림에서 차단 주파수는 4 lp/mm이며 이는 125 μm의 픽셀 크기에 해당한다.

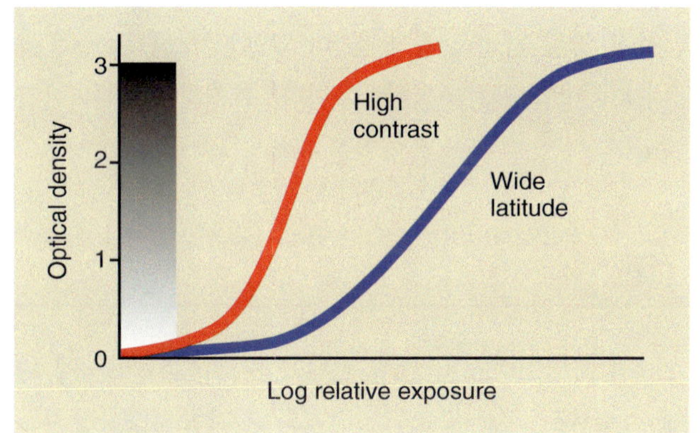

그림 17-11 방사선 촬영상의 대조도는 어느 정도 조절할 수 있다. 그러나 인간의 눈으로 볼 수 있는 범위는 여전히 약 30단계의 음영으로 제한된다.

해능은 약 15 lp/mm이다. 하나의 증감지와 작은 초점은 유방 방사선 촬영상이 더 좋은 공간 분해능을 나타내도록 한다.

그림 17-9를 통해 MTF의 변화가 실제 영상의 표현에 어떠한 영향을 나타내는지를 더 쉽게 이해할 수 있다. 이 사진은 그림 17-8의 MTF 곡선을 적용한 영상이다. *A* 사진은 일반 방사선 영상을 표현한 것이다. 반면에 *B*는 더 좋은 공간 분해능과 대조도 분해능을 갖는 유방 방사선 영상을 나타낸다.

그림 17-10의 디지털 방사선 영상의 MTF 곡선은 차단 공간 주파수의 특성을 잘 나타내고 있다. 어떠한 DR 영상장치도 픽셀의 크기보다 작은 물체를 표현해 낼 수는 없다.

질문 : 그림 17-10은 4 lp/mm의 차단 공간 주파수를 나타낸다. 픽셀의 크기는 얼마인가?

해답 : 4 lp/mm = 8o bjects/mm = 8 pixels/mm
픽셀의 크기는 1/8 mm = 0.125 mm = 125 μm이 된다.

DR은 낮은 공간 주파수에서 높은 MTF를 가지고 있음을 염두에 두자. 이는 주로 DR의 확장된 동적 범위(dynamic range)와 더 높은 양자검출효율(detective quantum efficiency; DQE)로 인한 것이다.

대조도 분해능

100% 대조도는 검은색과 흰색의 대조도를 의미한다.

이 페이지의 글자들은 매우 높은 대조도를 보여준다. 일반적으로 대조도 분해능(대조도 해상력, contrast resolution)은 검은색에서 흰색에 이르는 음영을 구별해 내는 능력을 말한다. 모든 디지털 촬영 영상은 증감지-필름 영상보다 좋은 대조도 분해능을 나타낸다. 대조도 분해능을 표현하는 용어로 명암도(grayscale) 혹은 동적 범위(dynamic range)를 사용하기도 한다.

동적 범위

증감지-필름 방사선 영상의 동적 범위는 그림 17-11과 같이 0~3.0의 광학밀도(optical density; OD)를 나타낸다. 이것은 동적 범위가 1,000임을 의미한다. 그러나 관찰자는 약 30단계의 음영만을 구별해 낼 수 있다.

특별히 영상의 관용도를 증가시킬 수 있도록 고안된 방사선 영상 기법을 통해 좀 더 많은 정보를 눈으로 볼 수 있게 명암도를 조작할 수 있다. 그러나 여전히 인간의 눈은 약 30단계의 음영만을 구별할 수 있다.

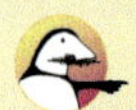

동적 범위는 영상장치가 만들어 낼 수 있는 음영의 개수를 의미한다.

디지털 영상장치의 동적 범위는 각 픽셀의 비트에 의해 결정된다. 전산단층촬영장치와 자기공명영상장치는 일반적으로 12비트의 동적 범위(2^{12}=4,096 음영단계)를 가지고 있다. 디지털 영상 촬영장비는 약 14비트의 동적 범위(2^{14}=16,384 음영단계)를 갖는다. 대조도 분해능은 유방 방사선 촬영에 있어 매우 중요하기 때문에 이와 같은 디지털 장비는 16비트의 동적 범위(2^{16}=65,536 음영단계)를 가지고 있다. 표 17-2는 다양한 영상장비의 동적 범위를 정리한 것이다.

표 17-2 디지털 의료영상 촬영장치의 동적 영역

영상장치	동적 영역	
	비트 깊이	음영단계
진단 초음파 영상	2^8	256
핵의학	2^{10}	1,024
전산단층촬영(CT)	2^{12}	4,096
자기공명영상(MRI)	2^{12}	4,096
디지털 방사선 촬영	2^{14}	16,384
디지털 유방촬영	2^{16}	65,536

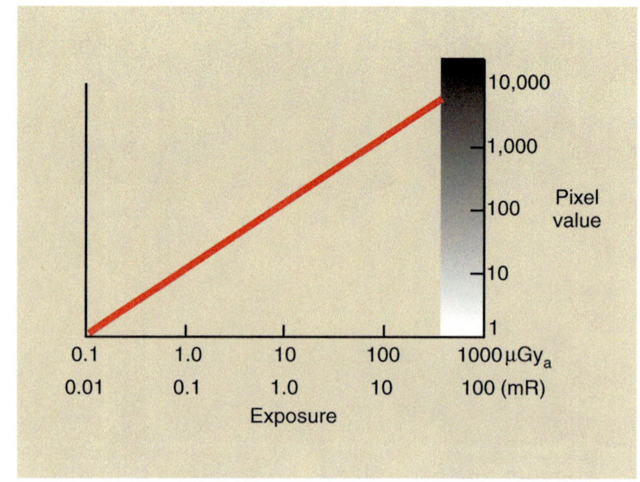

그림 17-12 디지털 영상 촬영장치는 10^4보다 큰 크기 차수의 넓은 동적 범위를 갖는다.

증감지-필름 방사선 영상의 노출범위를 넘어 디지털 영상장치의 응답은 그림 17-12와 같이 10^4~10^5의 차수를 갖는다. 그러나 사람의 눈은 이와 같은 음영을 구별해 낼 수 없다. 각각의 명암도는 윈도우(window)와 레벨(level)에 대한 후처리를 통해 약 30단계의 명암으로 시각화할 수 있다.

후처리

디지털 영상의 중요한 장점은 전처리와 후처리를 통해 좀 더 많은 정보를 추출해 낼 수 있다는 점이다. 그러나 증감지-필름 방사선 영상에서는 보이는 그대로가 얻는 정보가 된다. 따라서 보이는 것 이상의 정보를 얻는 것은 불가능하다.

디지털 영상과 관련된 여러 가지 영상 후처리에 관한 내용은 제22장에서 논의할 것이다. 이 장에서는 윈도우와 레벨에 관련된 후처리를 학습하도록 한다. 왜냐하면 이와 같은 후처리는 전체 동적 범위의 명암도를 볼 수 있는 것과 관련이 있기 때문이다.

그림 17-13의 명암도를 생각해 보자. 이 그림은 14비트의 동적 범위를 나타내고 있다. 16,384개 각각의 값에 대응하는 명암도는 사람의 눈이 구분할 수 있는 범위를 넘어선다.

흰색에서 검은색까지의 범위를 일정한 크기의 10개의 영역으로 나누었다. 경계선 중 하나에 연필을 놓고 그 경계선 주변의 다른 음영과 구분할 수 있는지 살펴보자.

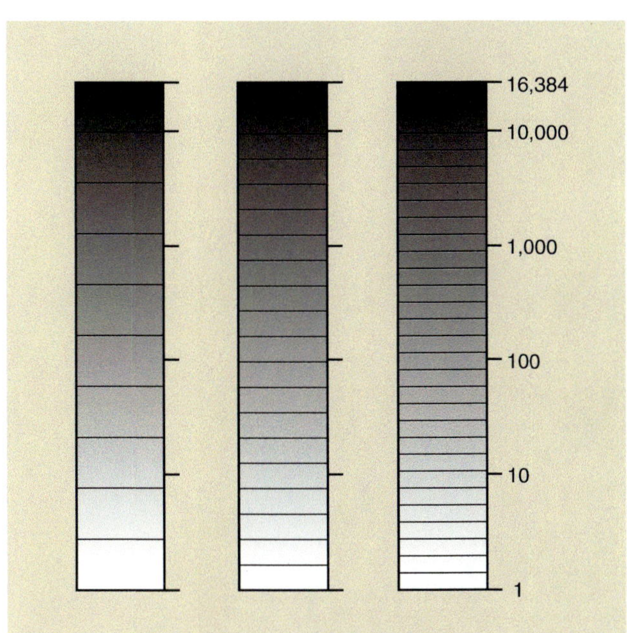

그림 17-13 14비트의 동적 범위는 16,384단계의 음영을 가졌음에도 불구하고 사람의 눈은 이들 중 약 30단계 정도만을 구별할 수 있다.

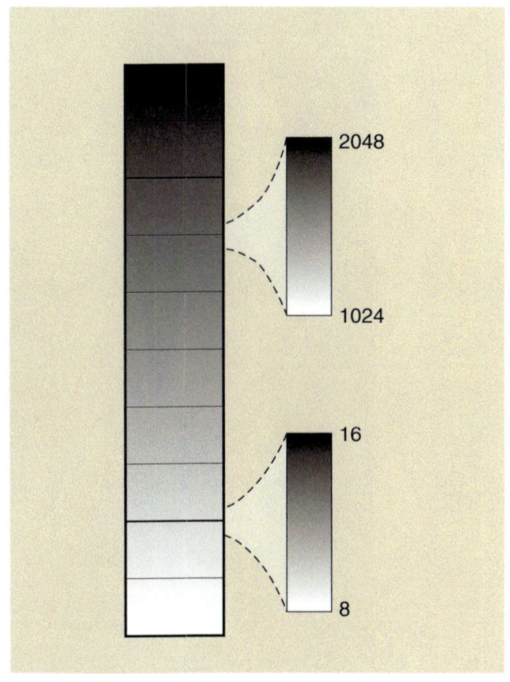

그림 17-14 윈도우와 레벨 후처리 도구를 이용하여 16,384단계 중 어떠한 영역이나 범위에서라도 30단계의 음영으로 표현할 수 있다.

약 30개의 음영단계가 대부분의 사람들이 눈으로 확인할 수 있는 대조도 분해능의 한계이다.

윈도우와 레벨의 후처리 도구를 이용하여 16,384개의 모든 음영 단계를 흰색에서 검은색으로 확장시킬 수 있다. 이러한 내용은 그림 17-14와 같다. 후처리 기법은 특히 연부조직을 검사하는 데 도움을 준다.

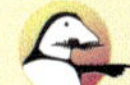
후처리는 모든 단계의 음영을 눈으로 볼 수 있게 해준다.

유방은 거의 모든 부분이 연부조직이기 때문에 영상을 얻기 어렵고 전체적인 대조도가 좋지 않다. 따라서 광전효과 상호작용을 높이기 위해 낮은 관전압을 사용한다.

그림 17-15(A)는 증감지-필름을 이용한 좋은 화질의 유방 방사선 영상을 보여준다. 그림 17-15(B)는 유방에 대해 다소 높은 대조도를 나타내는 디지털 유방촬영상이다. 그림 17-15(C와 D)는 윈도우와 레벨을 후처리함으로써 훨씬 좋은 대조도를 나타낸다.

2006년 초에 디지털 유방 방사선 영상 조사위원회(the digital mammography imaging screening trial; DMIST)는 연구 보고서를 발표했다. 이 연구는 미국 방사선 영상 통신대학(the American college of radiology imaging network; ACRIN)들과 미국립보건원(the national institutes of health; NIH)에 위탁하여 진행되었다. 총 50,000명의 여성을 대상으로 증감지-필름과 디지털 유방촬영을 실시하여 나이가 어리고 고밀도의 유방조직을 가진 여성일수록 디지털 유방촬영을 하는 것이 더 좋다는 결론을 얻었다.

보통 나이 든 여성은 유방조직의 밀도가 낮아 디지털 방사선 촬영과 증감지-필름 유방 방사선 촬영에서 차이점을 보이지 않았다. 이러한 내용은 연부조직 영상을 얻을 때는 공간 분해능보다 대조도 분해능이 더 중요하다는 것을 의미한다.

신호 대 잡음비

방사선 영상의 신호는 해부학적인 모습을 형성할 수 있는 X선의 일부를 뜻한다. 방사선 영상에서 X선의 수는 매우 많다. 여기에서 신호란 영상 수용체에 도달하는 투과된 X선과 광전흡수된 X선의 차이를 표현한 말이다. 그림 17-16은 이러한 내용을 잘 나타내고 있다.

산란 방사선을 제외한 잡음의 또 다른 원인은 디지털 방사선 촬영이나 증감지-필름 방사선 촬영의 형태에 관계없이 영상 수용체와 관련이 있다. 신호 대 잡음비(signal to noise ratio; SNR)는 어떤 의료영상에서든 중요한 값이다. 왜냐하면 잡음은 대조도 분해능을 제한하기 때문이다.

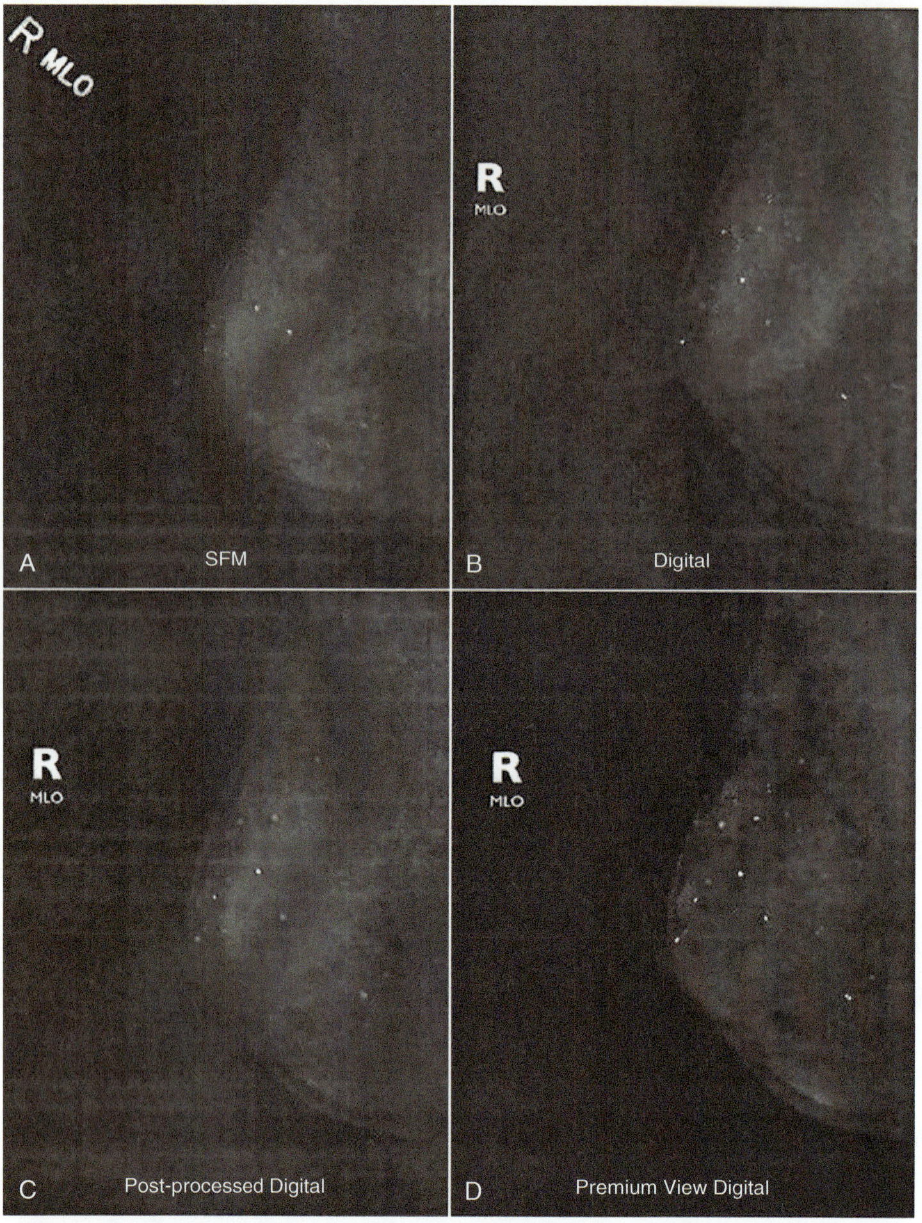

그림 17-15 (A) 증감지-필름 유방 방사선 촬영상에서는 보이는 것이 바로 얻는 정보가 된다. (B) 디지털 유방촬영상에서는 대조도가 강화된다. (C)와 (D)는 디지털 영상을 후처리함으로써 대조도를 좀 더 강화할 수 있다.

그래서 방사선사는 '합리적으로 달성할 수 있는 한 낮게(as low as reasonably achievable; ALARA)'의 원칙을 지키면서 가능한 한 높은 SNR을 추구하고 있다.

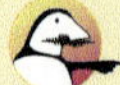

영상의 잡음은 대조도 분해능을 제한한다.

일반적으로 관전류가 증가할 때 SNR 역시 증가한다. 하지만 환자의 피폭선량 또한 증가한다. 또 다른 SNR 증가방법은 디지털 감산 혈관조영술(DSA)에서 확인할 수 있다. 단일 DSA 영상이 1:1의 SNR을 나타낸다고 생각해 보자. 여기에서 두 개의 연속된 DSA 영상을 합치면 다시 말해 서로 더한다면 신호는 두 배가 되지만 잡음은 제곱근 2, 즉 약 1.414에 비례하여 증가한다. 따라서 SNR은 2/1.414 = 1.414가 된다.

신호는 합친 영상 수에 비례하여 증가하는 것에 반해 잡음은 더해진 영상 수의 양의 제곱근에 비례하여 증가한다.

4개의 DSA 프레임을 합할 때 신호는 4배가 되며 잡음은 2배(4의 양의 제곱근)가 된다. 그래서 4개의 영상을 합한 후의 SNR은 4/2, 즉 2가 된다.

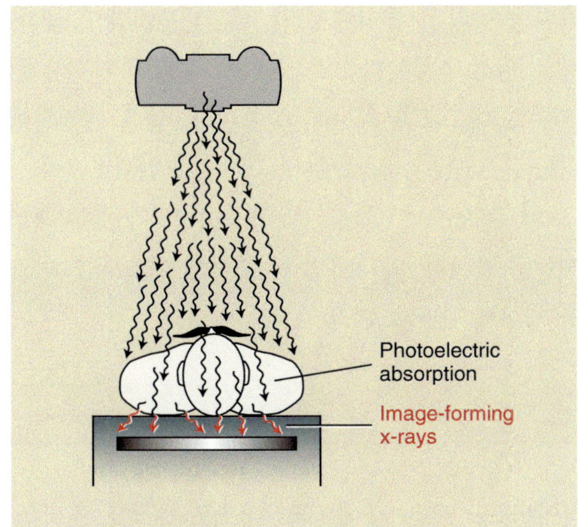

그림 17-16 영상을 형성하는 X선은 환자를 그대로 통과한 X선(신호)과 콤프턴 산란된 X선(잡음)의 집합이다.

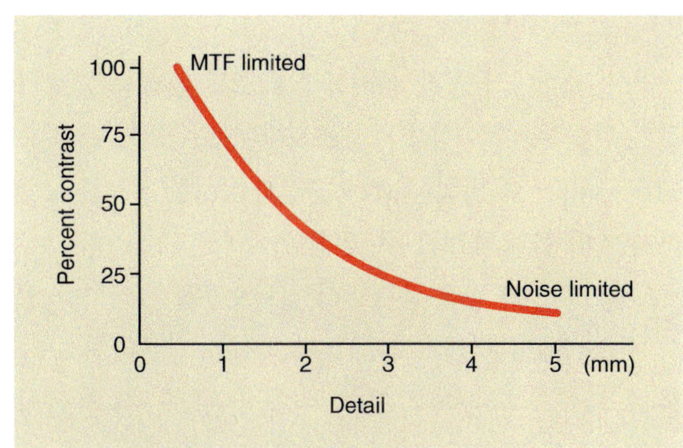

그림 17-19 대조도-해상도 곡선은 대조도 함수이며, 눈으로 볼 수 있는 최소한의 크기를 좌표 위에 나타낸 것이다.

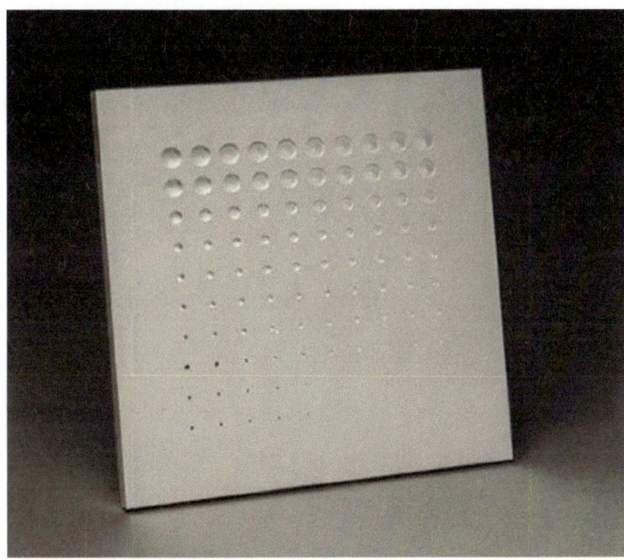

그림 17-17 대조도-해상도 곡선을 구성하기 위한 대조도 분해능 검사도구

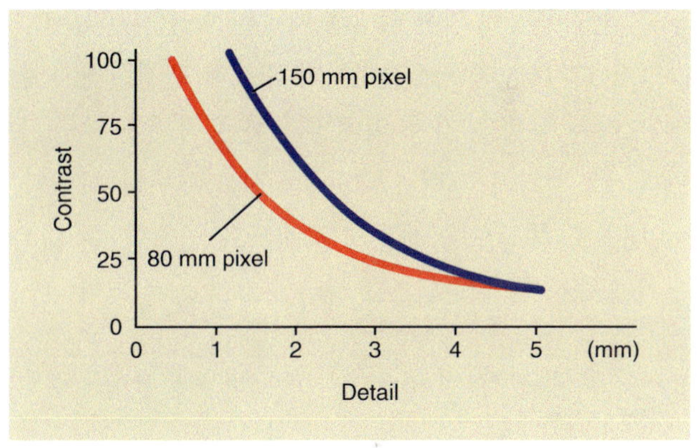

그림 17-20 다른 픽셀 크기를 갖는 2가지 영상장치의 대조도-해상도 곡선

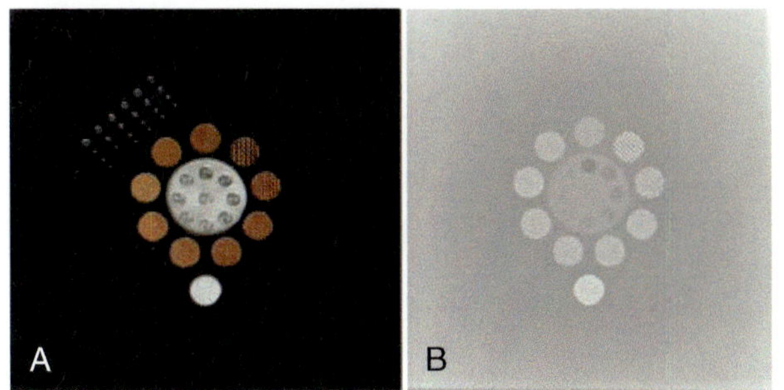

그림 17-18 대조도-해상도 도구(A), 그리고 이를 통해 얻은 영상(B)을 이용하여 대조도-해상도 곡선을 그릴 수 있다.

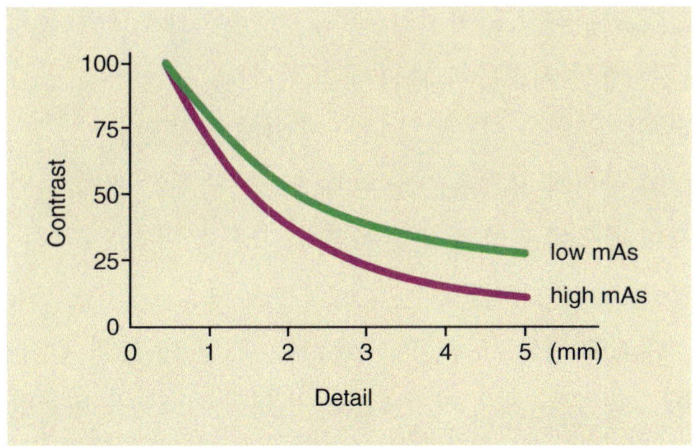

그림 17-21 단일 디지털 영상장치에서 다른 관전류의 대조도-해상도 곡선

대조도-해상도 곡선

영상 시스템의 공간 분해능과 대조도 분해능을 평가하기 위한 또 다른 방법은 대조도-해상도 곡선(contrast-detail curve)이다. 이 방법은 MTF 곡선과 유사한 정보를 포함하지만 더 쉽게 해석할 수 있다.

그림 17-17과 같은 품질관리 검사도구들은 어떠한 영상 시스템에서든 대조도-해상도 곡선을 간단하게 구성할 수 있도록 만들어져 있다. 이와 같은 도구들은 플라스틱이나 알루미늄 재질의 박판에 각 행마다 크기를 달리하여 구멍을 뚫어 놓은 것이다. 각 행은 가로 방향으로 깊이를 다르게 하여 구멍을 파 놓았다. 이와 유사한 검사도구는 그림 17-18(A)과 같다. 이것의 영상은 그림 17-18(B)에서 확인할 수 있다. 이는 다양한 크기와 대조도를 가진 구멍에 의한 영상의 패턴을 보여준다(*화살표*).

그림 17-18(B)의 영상을 좀 더 자세히 관찰하면서 눈에 보이는 구멍을 찾아 이에 대응하는 곡선을 그릴 수 있다. 그 결과가 그림 17-19에 곡선으로 나타나 있다. 이 대조도-해상도 곡선은 시각적으로 인지할 수 있는 크기에 대한 물체의 대조도 함수를 그려 놓은 것이다.

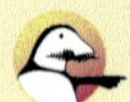
영상의 해상도(공간 분해능)는 시스템의 MTF에 의해 결정된다.

대조도-해상도 곡선은 물체의 대조도가 높으면 작은 물체를 영상에서 눈으로 구별할 수 있다는 것을 나타내고 있다. 영상에서 물체를 눈으로 확인하기 위해서는 대조도가 낮은 물체는 크기가 커져야 한다.

대조도-해상도 곡선의 왼쪽, 즉 높은 대조도의 물체들은 영상 시스템의 MTF에 의한 한계로 불린다. 공간 분해능은 영상 시스템의 MTF에 의해 결정된다.

이 곡선의 오른쪽은 낮은 대조도의 물체와 관계가 있으며 잡음에 의한 한계로 불린다. 잡음은 대조도 분해능을 감소시킨다.

대조도-해상도 곡선의 사용 예는 그림 17-20과 같다. 이 그림은 두 개의 디지털 방사선 영상 시스템을 비교한 것인데, 각 시스템은 다른 크기의 픽셀을 가지고 있다. 더 작은 크기의 픽셀을 가진 시스템은 더 좋은 공간 분해능을 갖지만, 같은 영상기법을 사용했다면 동일한 대조도 분해능을 나타낸다.

디지털 방사선 촬영에서 관전류가 증가해도 공간 분해능은 변하지 않는다. 그림 17-21과 같이 관전류가 높아질수록 대조도 분해능이 좋아진다. 높은 관전류에서의 영상은 더 낮은 위치에서 곡선을 그리는 것이 이상하게 보일 수 있으나 낮게 그려진 곡선이 더 좋은 대조도 분해능을 갖는다. 왜냐하면 낮은 물체 대조도를 가진 조직을 영상에 나타낼 수 있기 때문이다.

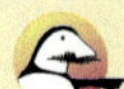
대조도 분해능은 잡음 또는 SNR에 의해 제한된다.

다양한 영상 시스템에 대한 대조도-해상도 곡선을 통해 어떤 요인이 공간 분해능에 영향을 주는지(MTF) 그리고 대조도 분해능에 영향을 주는지(SNR)를 좀 더 쉽게 이해할 수 있다. 공간 분해능과 대조도 분해능에 대한 기술적인 요인과 영상 시스템의 요인의 영향을 이해하는 것은 매우 유용하다.

그림 17-22는 다양한 의료영상 시스템에 대한 상대적인 대조도-해상도 곡선을 나타낸다. 일반적으로 유방 방사선 촬영상은 초점의 크기 때문에 가장 좋은 공간 분해능을 가지고 있다.

자기공명영상은 조직의 양전자 밀도와 T1 여기시간 그리고 T2 여기시간의 범위 때문에 좋은 대조도 분해능을 가진다. X선을 이용한 모든 영상 시스템 중에서는 전산단층촬영상이 가장 좋은 대조도 분해능을 나타낸다. 왜냐하면 X선 조준기의 특성과 이로 인한 산란선의 감소 때문이다.

환자 피폭선량에 대한 고려사항

모든 영상들이 디지털화되면서 방사선사는 환자가 받는 선량을 검사에 따라 20%~50% 줄일 수 있게 되었다. 그러나 이와 반대되는 현상이 많이 발생하는데, 이것을 '선량 크리프(dose creep)'라고 한다.

디지털 영상은 정확하지 않은 촬영조건에도 좋은 영상을 만들어 내는 것이 가능하기 때문에 증감지-필름 방식 촬영 시와 같이 조사량을 자주 조정하지는 않는다. 측면상과 AP상을 연속적으로 촬영할 때 촬영조건을 바꾸지 않는 것을 예로 들 수 있다. 결과적으로 이러한 검사는 전체적으로 환자의 피폭선량을 증가시킬 수 있다.

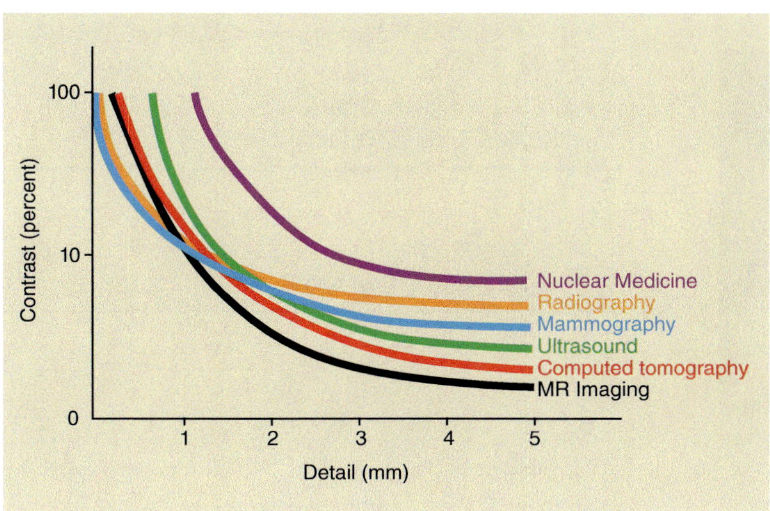

그림 17-22 다양한 의료영상장비에서 측정한 대조도-해상도 곡선

앞에서 소개했듯이 DQE로 알려진 디지털 영상 수용체의 특성과 디지털 영상 수용체의 X선에 대한 반응방식을 적용한다면 환자의 피폭선량을 줄일 수 있다.

영상 수용체의 반응

그림 17-23의 증감지-필름 영상 수용체와 디지털 영상 수용체의 반응성(image receptor response)을 다시 한번 생각해 보자. 이들 곡선들은 각각의 영상 시스템의 대조도 분해능과 관계가 있으나 공간 분해능과는 관계가 없다. 증감지-필름 방사선 영상에서의 공간 분해능은 대부분 초점의 크기에 의해 결정된다. 그러나 디지털 영상에서 공간 분해능은 검출기 픽셀의 크기에 의해 결정된다.

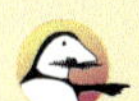
증감지-필름 방사선 촬영상의 공간 분해능은 대부분 초점의 크기에 의해 결정된다.

디지털 영상 수용체의 반응성은 방사선 선량에 선형으로 비례하기 때문에 영상의 대조도는 선량요인의 변화와 무관하다. 따라서 디지털 영상에서는 노출과다나 노출과소의 의미가 없다.

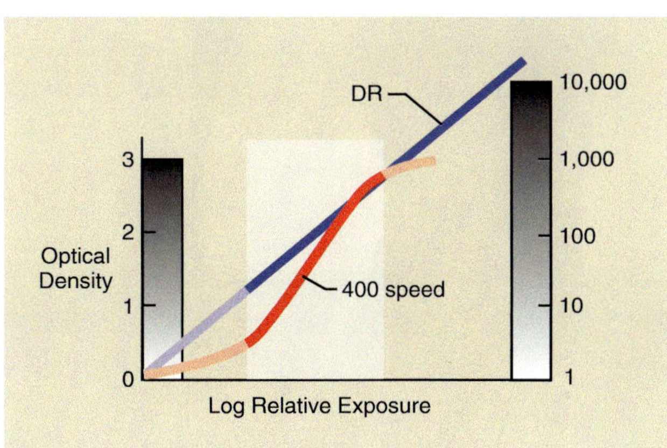

그림 17-23 증감지-필름과 디지털 영상 수용체의 반응성

디지털 영상은 노출량에 의한 반복 측정이 전혀 필요 없다. 증감지-필름 방사선 영상에서는 약 5 %가 노출량에 의해 반복 촬영된다. 결국 이러한 요인은 디지털 영상장비로 측정하는 환자의 피폭선량 감소로 직결된다.

그림 17-23은 감도 400의 증감지-필름 방사선 촬영의 적정 조사량의 범위를 나타낸 것이다. 결국 노출 과다와 노출 과소는 영상의 대조도를 감소시킨다. 하지만 이와 같은 사항은 디지털 영상장치에서는 의미가 없기 때문에 환자의 피폭선량을 감소시킬 수 있다.

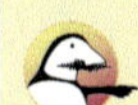
디지털 영상에서 대조도 분해능은 선량에 관계없이 보존된다.

그림 17-24는 발 모형의 증감지-필름 방사선 영상을 나타내며 그 위에 각각 사용된 촬영조건을 표시하였다. 증감지-필름 방사선 영상은 노출 과다나 노출 과소가 쉽게 나타나지만 디지털 촬영에 있어서는 이와 관련이 없다.

그림 17-25는 같은 발 모형을 그림 17-24의 촬영조건과 동일하게 디지털로 촬영한 영상이다. 각각의 조사량에 따른 영상은 디지털 방사선 촬영이 환자 피폭선량을 감소시킬 수 있다는 점을 명확히 나타내고 있다.

증감지-필름 방사선 촬영을 위한 촬영조건에는 다음과 같은 사항들이 충족되어야 한다. (1) 촬영할 부위의 해부학적인 내용을 바탕으로 적절한 관전압이 선택되어

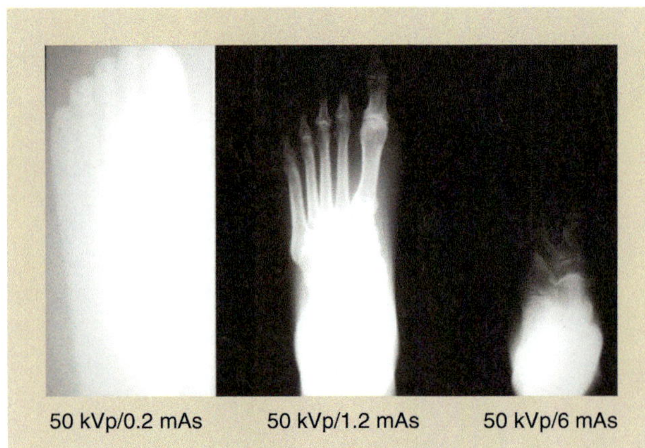

그림 17-24 발 모양의 증감지-필름 방사선 촬영상에서는 넓은 범위의 촬영 조건으로 인해 노출 과다와 노출 과소가 나타난다.

야 한다. (2) 영상에 적절한 광학밀도(OD)를 형성하기 위한 관전류가 선택되어야 한다. 증감지-필름 방사선 촬영에서는 관전압으로 대조도를 조절하고 관전류로 광학밀도를 조절한다.

상자 17-1 디지털 방사선 촬영으로 인한 선량 감소

- 디지털 방사선 촬영에서는 밝기와 대조도를 이유로 재촬영하지 않아야 한다.
- DR 시스템은 양자 반점(quantμm mottle)으로 인한 과도한 잡음을 보상할 수 없다.
- 과다 노출하여 영상을 촬영했을지라도 다시 촬영할 필요는 없다. 또한 그러한 행동을 습관화해서는 안 된다.

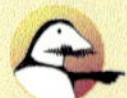

'촬영조건 변경(technique creep)'으로 '선량 크리프(dose creep)'를 제거하여야 한다.

디지털 촬영 기법은 다르게 접근하여야 한다. '선량 크리프(dose creep)' 대신 '촬영조건 변경(technique creep)'을 다양한 디지털 촬영 시스템에 맞게 사용하여야 환자의 피폭선량을 줄일 수 있다.

디지털 영상 대조도는 선량과 관계없기 때문에 관전압은 중요한 요인이 되지 못한다. 특정 인체 부위에 대한 디지털 방사선 촬영 시 관전압을 증가시킨 상태에서 시작하여야 하고, 이에 따른 관전류의 감소를 연속된 검사에 따라 기록하여야 한다. 이로 인해 적당한 대조도 분해능과 일정한 공간 분해능 그리고 감소된 환자 피폭선량이라는 결과를 얻을 수 있다.

환자 피폭선량이 감소할 수 있는 범위는 한계가 있다.

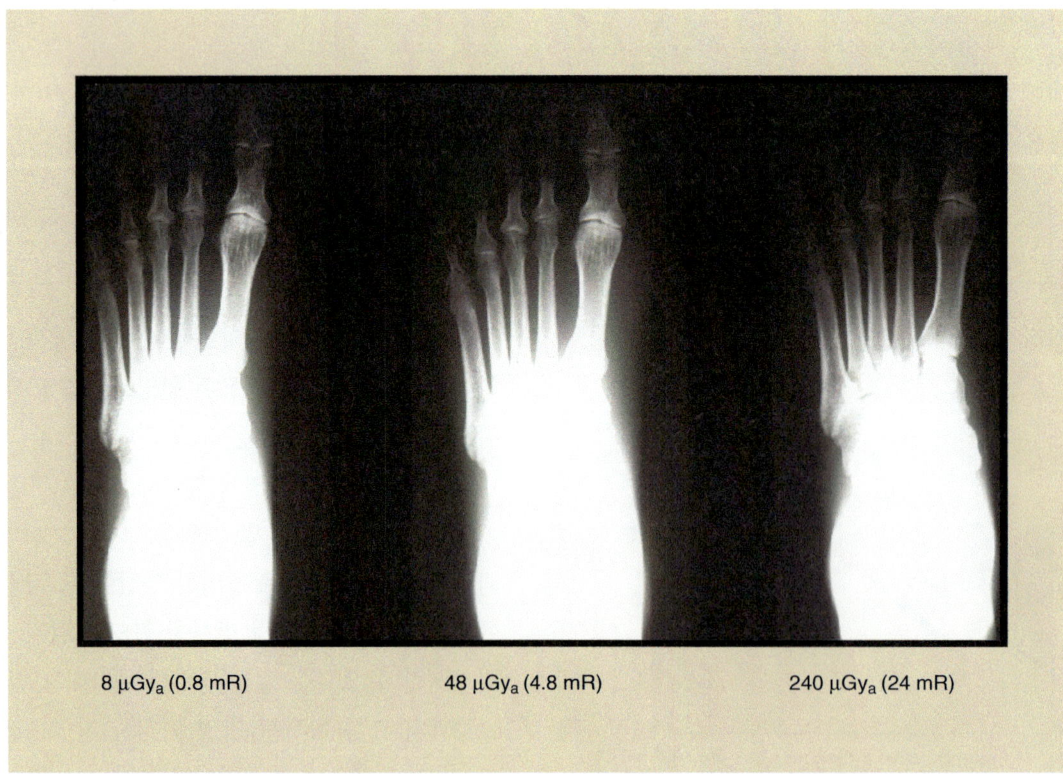

그림 17-25 그림 17-24와 같은 방사선 촬영 기법을 적용하여 얻은 발 모형의 디지털 영상은 넓은 조사선량 영역에 걸쳐 대조도가 유지됨을 보여준다.

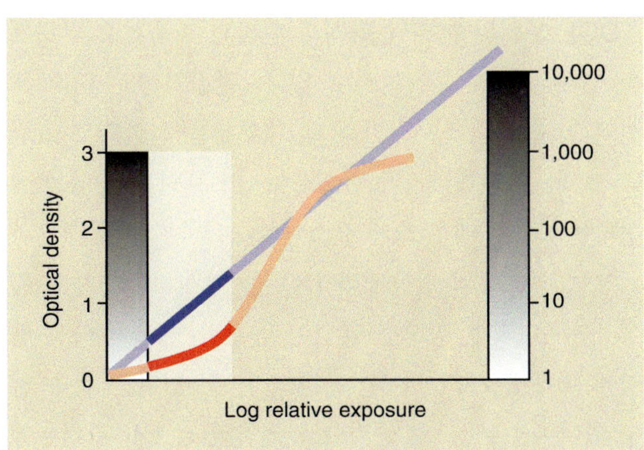

그림 17-26 디지털 영상 수용체의 미량의 조사량에 의해서도 공간 분해능과 대조도가 유지된다. 하지만 잡음이 문제가 될 수 있다.

그림 17-26에는 그림 17-23에서 보여준 영상 수용체 반응성에 대한 추가적인 설명이 나타나 있다. 그림 17-26과는 달리 디지털 영상 수용체의 조사량에 해당하는 영역이 밝은 부분으로 표시되어 있다.

디지털 촬영에 있어서 낮은 촬영조건의 문제점은 낮은 SNR이다. 잡음은 연부조직의 해부학적인 판독에 영향을 미치고 잘못된 판단을 하게 한다.

양자검출효율

X선이 영상 수용체와 반응할 가능성은 원자의 구성이나 두께에 따라 결정된다. 이를 기술하는 용어로 양자검출효율(detective quantum efficiency; DQE)이 사용되는데, 이는 흡수계수 및 공간 주파수와 관련이 있다.

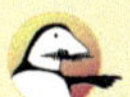

DR에서 높은 DQE를 사용하여 환자의 피폭선량을 낮춘다.

사실상 DQE는 흡수계수로 취급된다. 이는 X선 에너지의 의존성이 크다는 것을 의미한다. 표 17-3은 디지털과 증감지-필름 영상 수용체에 사용되는 다양한 원소들을 나열해 놓은 것이다. 또한 가장 반응성이 좋은 원소에 대한 K각 흡수단도 함께 나열하였다.

LaOS와 GdOS는 주로 방사선 촬영용 증감지에 사용하는 2가지 주요 영상 포획 원소이다. BaFBr, CsI, a-Se은 디지털 영상 수용체에 사용된다. 이들 원소들의

표 17-3 다양한 영상 수용체의 원자번호와 K각 결합에너지

영상 수용체	포획 원소	원자번호	K각 결합에너지(KeV)
GdOS	Gd	64	55
LaOS	La	57	39
BaFBr	Ba	56	37
CsI	Cs	55	35
	I	53	33
a-Se	Se	34	12

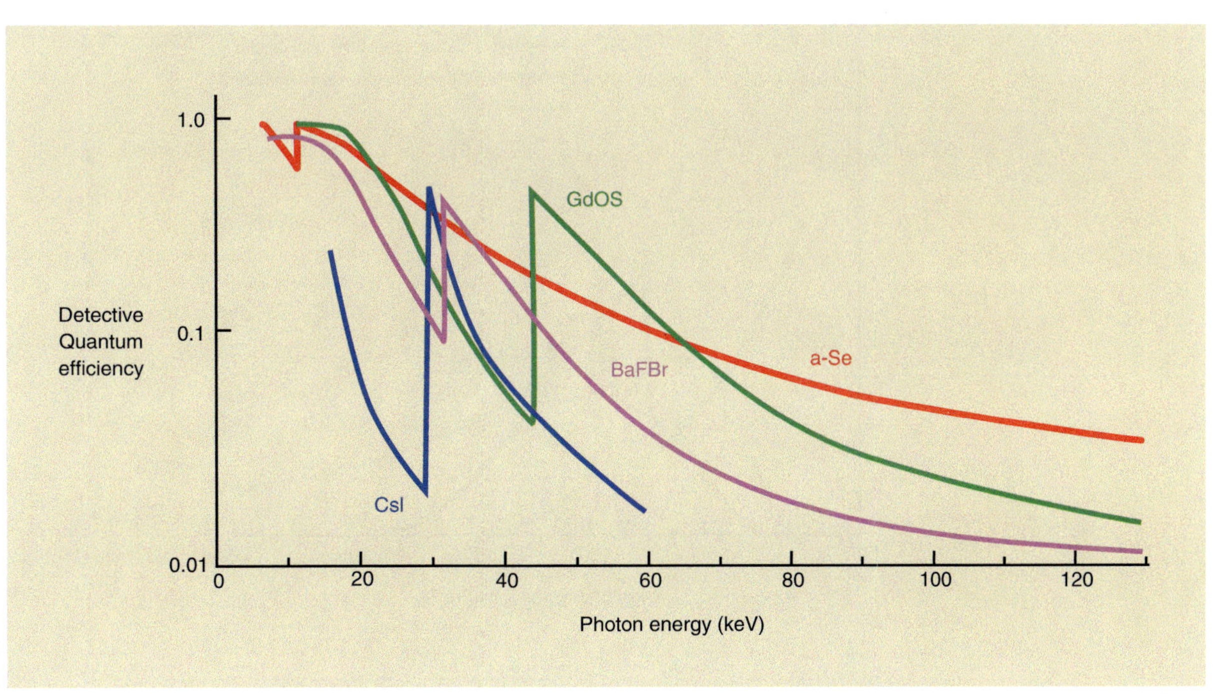

그림 17-27 다양한 영상 수용체의 포획 원소에 대한 X선 에너지별 DQE 값의 변화 그래프

DQE 값은 X선의 에너지에 크게 의존한다. 그림 17-27은 이와 같은 내용을 나타낸다.

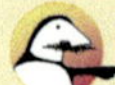
DQE는 X선 흡수 효율을 측정한 것이다.

그림 17-28은 그림 17-27를 단순화한 것이다. 그림 17-28은 증감지-필름, 컴퓨터 방사선 촬영, DR 영상 수용체에 대한 DQE를 관전압 90kVp일 때의 X선 방출 스펙트럼으로 나타낸 것이다. DR에 대한 DQE가 CR이나 증감지-필름보다 높다는 점을 기억하자. 또한 CR은 증감지-필름보다 약간 높은 DQE 값을 나타낸다.

다양한 영상 수용체에 의해 상대적 DQE 값이 변한다는 것은 더 적은 X선에서도 높은 DQE를 가진 수용체를 사용함으로써 동일한 품질의 영상을 얻을 수 있는 것을 의미한다. 이러한 사항의 적용은 환자 피폭선량의 감소로 이어질 수 있다. 그림 17-28의 추가적인 정보는 대부분의 X선이 K각 결합에너지와 일치한다는 점을 나타낸다. 이는 그와 같은 에너지에서 X선의 흡수가 쉽게 일어나는 것과 관련이 있다.

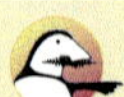
산란된 X선은 1차선보다 에너지가 작다.

DQE 분석의 마지막 특징과 환자의 피폭선량의 관계는 입사되는 X선과 관련이 있다. 관전압 90 kVp의 X선이 환자에게 조사되었을 때 대부분은 산란되고 그림 17-28과 같이 에너지가 감소하며, 이로 인해 영상을 형성하는 X선은 매우 크게 감소한다.

영상 수용체의 반응성과 DQE를 분석하면 2가지 특성 모두 디지털 방사선 촬영이 증감지-필름 방사선 촬영에 비해 환자의 피폭선량을 줄일 수 있다는 것을 알 수 있다. 결론적으로 증가한 관전압과 감소한 관전류에 기초한 방사선 조사 기법에 대한 새로운 접근과 조합은 디지털 영상이 환자의 피폭선량을 줄이는 데 기여할 수 있다.

요약

디지털 의료영상은 증감지-필름 방사선 촬영상과 비교하였을 때 공간 분해능이 작다는 하나의 단점이 있다. 공간 분해능은 작고 높은 대조도의 물체를 영상화하는 능력을 말하며 디지털 영상 시스템의 픽셀의 크기에 의해 제한된다.

그러나 중요한 것은 기존의 증감지-필름 방사선 촬영 방식에 비해 여러 가지 장점을 가지고 있다는 점이다. 우선 화학적인 필

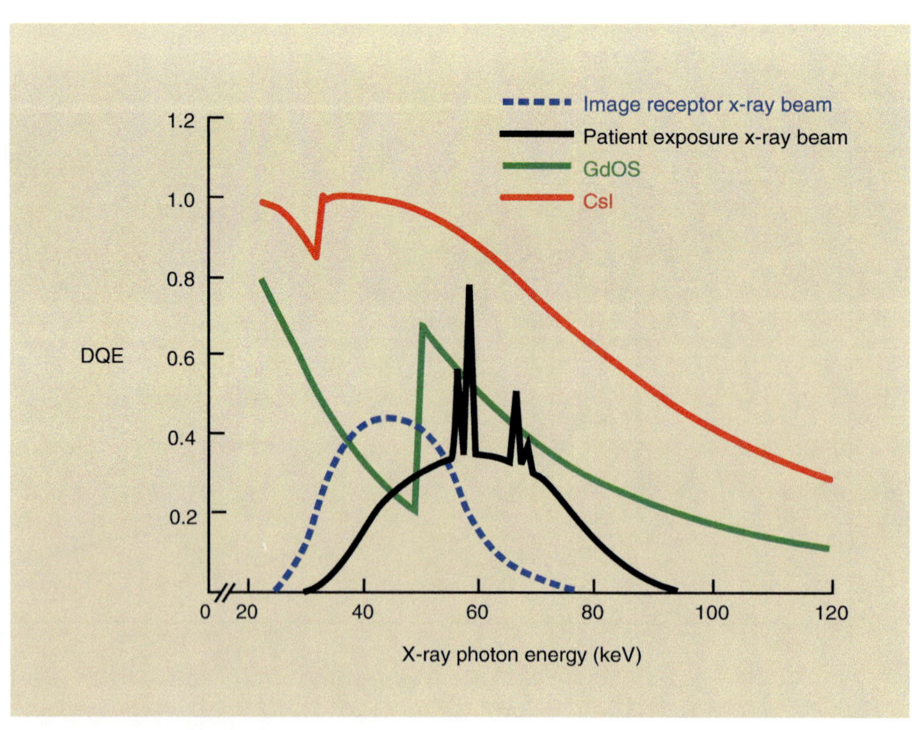

그림 17-28 영상 수용체에 조사된 X선은 환자에 조사된 X선의 에너지보다 작다. 그리고 수용체 원소의 X선 흡수와 부합한다.

름의 처리과정이 없기 때문에 영상을 얻기까지 걸리는 시간이 짧다. 그리고 동시에 다른 장소에서 다수의 이용자가 디지털 영상을 볼 수 있다. 또한 전자 방식으로 영상을 이동, 보관, 획득할 수 있기 때문에 필름을 저장하는 공간을 활용할 수 있다.

이보다 더 중요한 것은 디지털 영상은 넓은 동적 범위와 보다 좋은 대조도 분해능을 가진다는 것이다. 또한 후처리를 통해 수천의 음영단계를 가시화할 수 있으며 이를 통해 영상에서 더 많은 정보를 추출해 낼 수 있다. 변조전달함수와 대조도-해상도 곡선은 디지털 영상의 장점이 무엇인지를 잘 나타낸다.

디지털 영상을 선호하는 주요 원인은 환자 피폭선량의 감소일 것이다. 이것은 X선 수용체의 선형적인 응답성에 기인하며 높은 DQE도 하나의 원인이 된다.

도전문제

1. 아래의 항목들을 정의하거나 확인하시오.
   a. 공간 주파수
   b. 양자검출효율(DQE)
   c. 대조도 분해능
   d. 변조전달함수
   e. K각 결합에너지
   f. 막대 패턴 검사도구
   g. 대조도-해상도 곡선
   h. 동적 영역
   i. DMIST
   j. 후처리
2. 높은 대조도를 가진 100 μm 물체의 공간 주파수는 얼마인가?
3. 자기공명영상(MRI) 시스템이 얻을 수 있는 가장 좋은 영상은 약 2 lp/cm이다. 이 장치의 한계를 lp/mm로 표현하시오.
4. 전산단층촬영의 한계 공간 분해능은 약 6 lp/mm이다. 표현할 수 있는 물체의 크기는 얼마인가?
5. 어떠한 조직들이 낮은 공간 주파수를 구성하는지 설명하시오.
6. 어떠한 조직들이 높은 공간 주파수를 구성하는지 설명하시오.
7. 의료영상 시스템의 가장 좋은 공간 분해능은 얼마인가? 그리고 그 이유는 무엇인가?
8. 의료영상 시스템의 가장 좋은 대조도 분해능은 얼마인가? 그리고 그 이유는 무엇인가?
9. MTF 곡선의 가로축과 세로축의 단위는 무엇인가?
10. 대조도-해상도 곡선의 가로축과 세로축의 단위는 무엇인가?
11. 물체의 공간 주파수는 영상이 번지는 것과 어떤 연관이 있는가?
12. 일반적으로 생각하는 영상 시스템의 제한 공간 분해능에 해당하는 MTF 값은 얼마인가?
13. 디지털 촬영 시스템에 차단 공간 주파수가 존재하는 이유는 무엇인가?
14. 증감지-필름 방식과 디지털 방식의 방사선 촬영상과 관련하여 인간 시각 시스템의 동적 영역을 비교하시오.
15. 12비트 동적 영역은 얼마나 많은 음영단계를 나타내는가?
16. DMIST에서 말하고 있는 주요한 사항은 무엇인가? 그리고 의료영상에 있어서 이것들이 함축하는 의미는 무엇인가?
17. DSA의 영상 병합은 영상의 신호 대 잡음비를 어떻게 개선하는가?
18. 대조도-해상도 곡선을 만들기 위해 고안된 품질관리 검사도구에 대해 설명하시오.
19. 영상의 잡음이 공간 분해능과 대조도 분해능 중 어느 것에 더 큰 영향을 미치는가?
20. '선량 크리프'과 '촬영조건 변경'에 대해 논의하시오.

CHAPTER

18

디지털 방사선 영상의 이해

Viewing the Digital Radiographic Image

학습목표

1. 측광학(photometry)에서 사용되는 양과 단위를 설명할 수 있다.
2. 디지털 표시장치의 휘도 세기의 변화(variation)를 설명할 수 있다.
3. 하드 카피와 소프트 카피의 차이점과 각각의 판독에서의 차이점을 설명할 수 있다.
4. 능동형 매트릭스 액정 표시장치(AMLCD)의 특징에 대해 설명할 수 있다.
5. 전처리와 후처리의 특징에 대해 설명할 수 있다.
6. 영상획득 전송 시스템(PACS)의 적용에 대해 설명할 수 있다.

의료영상에서 방사선과 에너지의 물리적 개념과 이와 관련된 양(quantity)의 물리적 개념들을 이해하는 것은 중요하다. 디지털 영상의 도입과 디지털 표시장치에서 영상에 대한 "소프트 판독(soft read)"에는 "측광학(photometry)" 분야의 이해가 요구된다.

측광학은 가시광선에 대한 인간의 시각 반응을 연구하는 분야이다. 제25장에서 눈의 해부학적 구조와 시각에 대한 간략한 내용을 다루기로 한다.

광도측정의 양

사람의 시각 반응은 매우 복잡하여, 심리학, 생리학, 물리학 등을 포함한다. 사람의 눈을 정량화하려는 시도는 1924년에 국제조명위원회(Commission Internationale de l'Éclairage; CIE)에 의해 처음으로 시도되었다. 이 시기에 CIE는 빛의 강도와 캔들(candle), 피트캔들(footcandle), 캔들파워(candlepower)와 같은 단위를 정의하였다.

눈의 반응

CIE는 추상체(cones)가 작용하는 명소 시의 밝은 빛 시각과 간상체(rods)가 작용하는 암소 시의 어두운 빛 시각 간의 차이를 인식하고, 그림 18-1과 같이 표준 CIE 명소 시 및 암소 시 반응곡선을 만들었다. 명소 시와 암소 시에서 가장 잘 보이는 파장은 각각 555 nm, 505 nm이다.

측광단위

오늘날 방사선 기술자들은 측광의 양들을 표현하기 위해 사용되는 모든 단위를 알아야 한다. 측광학의 기본 단위는 **루멘(lumen; lm)**인데, 이것은 555 nm에서 최대 명소 시의 눈의 반응에 해당한다.

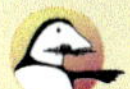
기본적인 측광단위는 루멘(lumen)이다.

측광학의 기본 양에 해당하는 **광속(luminous flux)**은 루멘(1umens; lm)으로 표시된다. 광속은 광원으로부터의 빛의 총 세기(intensity)이다. 가정용 램프의 제원 설명서에서 루멘 단위로 광속을 표현한 것을 볼 수 있다.

조도(illuminance)는 표면에 입사되는 빛의 세기를 말한다. 피트(foot)의 제곱에 해당하는 면적에 조사된 1루멘의 광속을 피트캔들(footcandle; fc)이라 한다. 영국 단위인 피트캔들은 현재까지도 사용되고 있다. 미터 환산 단위는 1루멘/제곱미터, 즉 럭스(lux; lx)이다(1fc= 10.8lux).

발광강도(luminance intensity)는 뷰박스나 디지털 영상 표시장치와 같은 광원의 특성으로 전체 시각 영역으로 방출되는 광속이다. 단위는 스테라디안(steradian)당 루멘 또는 **칸델라(candela)**이다.

휘도(luminance)는 발광 강도와 유사한 양이며, 제곱 미터당 칸델라 또는 **니트(nit)** 단위로 표현되는 디지털 표시장치와 같은 광원의 밝기에 대한 또 다른 측정단위이다.

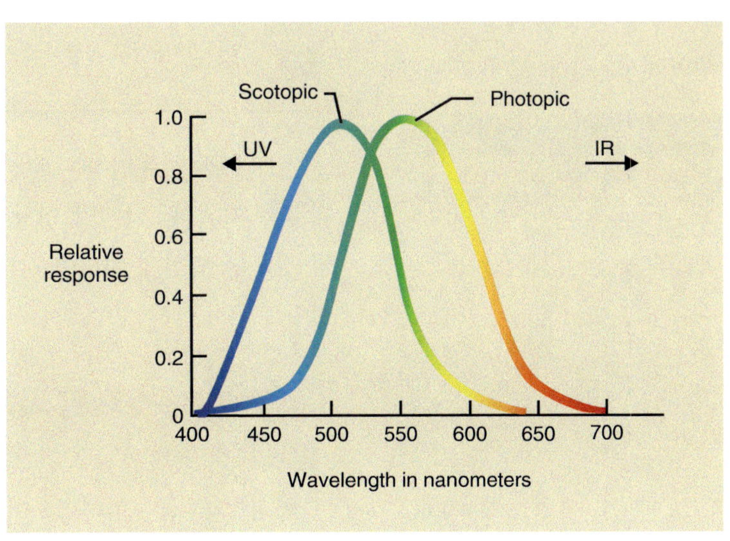

그림 18-1 사람의 시각에 대한 측광 반응곡선

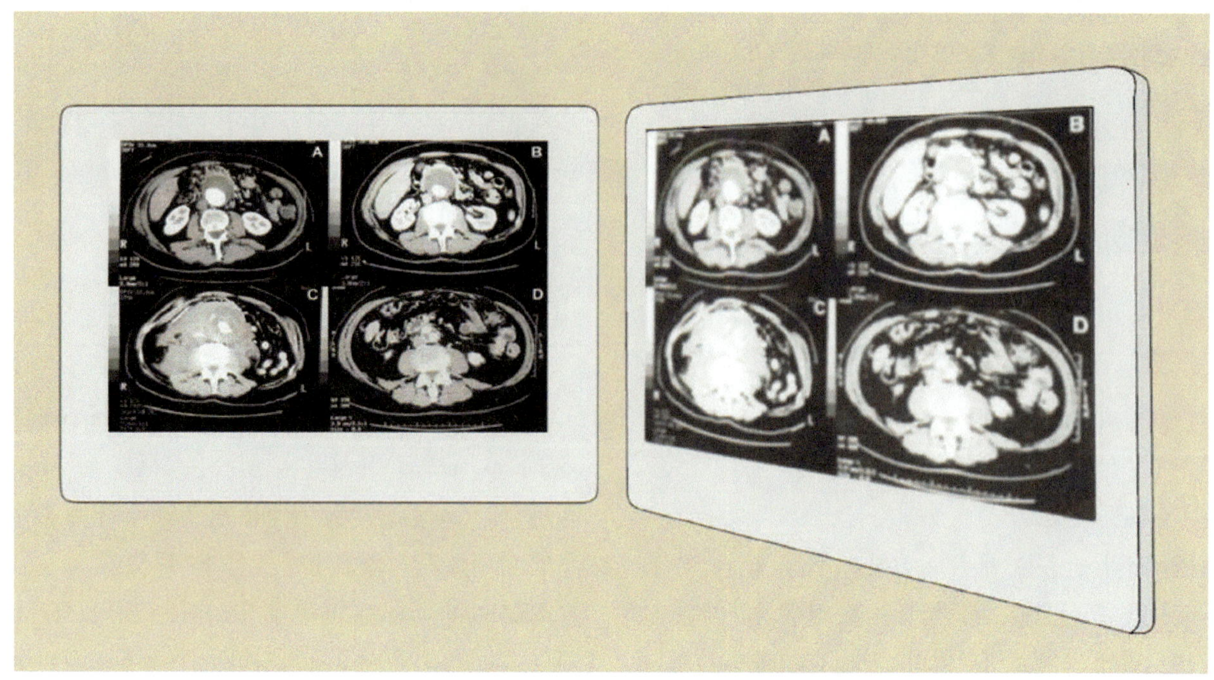

그림 18-2 디지털 영상장치를 측면에서 관찰했을 때 조도와 영상의 대조도가 감소한다.

표 18-1은 측광의 양과 이와 관계된 단위를 요약한 것이다.

표 18-1 측광의 양과 단위

양	단위	약자
광속	Lumen	lm
조도	*Lumen/ft²* *Lumen/m²*	fc lx
발광강도	Lumen/steradian	cd
휘도	*kandela/m²*	nit

표 18-2는 여러 가지 친숙한 주위 환경에 대한 조도의 범위이다. 대부분의 실내 영역에서는 100~200 피트캔들(fc)의 조도를 나타낸다.

표 18-2 다양한 광원 환경에서의 조도 범위

광원 환경	조도(FC)	(LUX)
디지털 영상 판독실	1	10.8
해 뜨기 전후	5	0.54
복도	20	216
대합실	30	324
실험실	100	1,080
테니스 코트	200	2,160
흐린 날	1,000	10,800
수술실	3,000	32,400
맑은 날	10,000	108,000

코사인 법칙

측광 분야에 두 가지 기본적인 법칙이 적용된다. 발광강도가 광원과의 거리의 제곱에 반비례하는 것이 **'역자승 법칙'**이다(제3장 참조).

코사인 법칙(cosine law)은 디지털 영상 표시장치의 발광강도를 표현할 때 중요하다. 모니터를 정면에서 바라볼 때 광도는 최대가 되고, 비스듬한 각도로 모니터를 보면 대조도와 광도가 그림 18-2와 같이 감소한다.

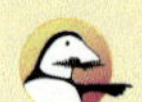
디지털 영상 표시장치의 가장 좋은 시각화는 정면(수직)으로 보는 것이다.

감소된 투영 표면적은 코사인(cosine)이라 불리는 수학 함수를 따른다. 디지털 영상 표시장치를 관찰할 때 발광 강도는 법선에 대하여 각이 커질수록 급격하게 감소한다.

하드 카피-소프트 카피

1990년대 중반까지 모든 의료영상은 기본적으로 "하드 카피(hard copy)" 형태였으며, 영상의학과 의사들은 필름 형태의 영상을 전달받았다. 영상은 뷰박스를 통해

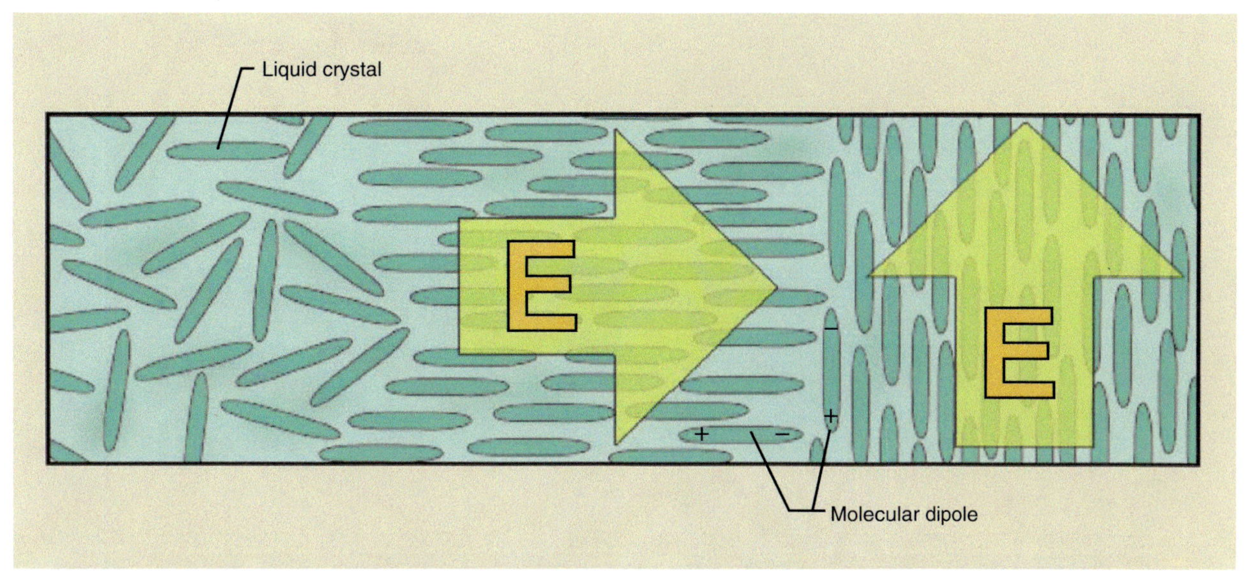

그림 18-3 액정은 자연상태에서는 임의의 방향으로 위치한다. 그러나 외부 자기장의 영향을 받을 경우 일정한 방향으로 정렬된다.

필름을 판독하였다.

전산단층촬영(CT: 1974)과 자기공명영상(MRI: 1980)은 처음으로 널리 사용된 디지털 의료영상이다. 그러나 최근까지 이와 같은 디지털 영상도 뷰박스 위에서 필름을 통하여 판독되었다.

오늘날에는 모든 디지털 의료영상이 디지털 표시장치를 통해 판독된다. 뷰박스에서 필름을 통해 영상을 관찰하던 때와 비교해보자면 방사선사들이 알아야 할 지식의 양은 좀 더 줄어들었다고 할 수 있지만 디지털 표시장치의 소프트 카피를 이해하기 위한 지식은 기존의 지식과 다를 뿐 아니라 좀 더 어려워졌다.

소프트 카피 판독은 디지털 음극선관(CRT)이나 능동형 매트릭스 액정 표시장치(active matrix liquid crystal display; AMLCD)에서 이루어진다.

CRT의 필수적인 사항들은 제25장에서 다루고 있기 때문에 이 장에서는 주로 사용되는 소프트 카피 디지털 표시장치인 AMLCD에 대해 집중적으로 알아보기로 한다.

능동형 매트릭스 액정 표시장치

우리는 모든 물질이 가스, 액체, 고체의 형태를 가지고 있다는 것을 알고 있다. 액정은 액체와 고체의 중간 상태에 있는 물질을 말한다.

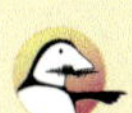
능동형 매트릭스 액정 표시장치(AMLCD)는 음극선관(CRT) 모니터보다 우수하다.

액정은 매우 잘 정렬된 분자 구조(결정, crystal)를 가지며 점성(viscosity)이 있는 물질이다. 액정물질은 그림 18-3과 같은 선형의 유기분자이며, 이 분자들은 자연적으로 분자 극성을 형성하면서 전기적으로 전하를 띤다. 이로 인해 액정은 외부에서 전기장을 걸어 정렬시킬 수 있다.

표시 특성

AMLCD는 픽셀×픽셀의 매트릭스 형태로 만들어지며, 각 픽셀을 비추는 매우 강한 백색 백라이트(back light)를 갖는다. 각 픽셀은 픽셀을 통과하는 빛의 세기와 컬러를 조절하기 위한 편광 필터와 필름으로 구성되어 있다.

컬러와 흑백 AMLCD의 차이점은 필터와 필름의 설계와 관련이 있다. 즉 컬러 AMLCD는 각 픽셀 내에 하위 픽셀 형태로 빨간색, 초록색, 청색의 필터가 있다. 하나의 픽셀은 3개의 하위 픽셀이 모여 만들어지는데, 이 하위 픽셀에 필터가 위치한다.

의료용 평판 디지털 표시장치는 흑백 AMLCD이다. 그림 18-4는 하나의 픽셀이 구동되는 모습과 설계된 형태를 보여준다. 백라이트는 픽셀이 빛을 내도록 하며 액정의 정렬 방향에 따라 빛을 통과시키거나 차단한다.

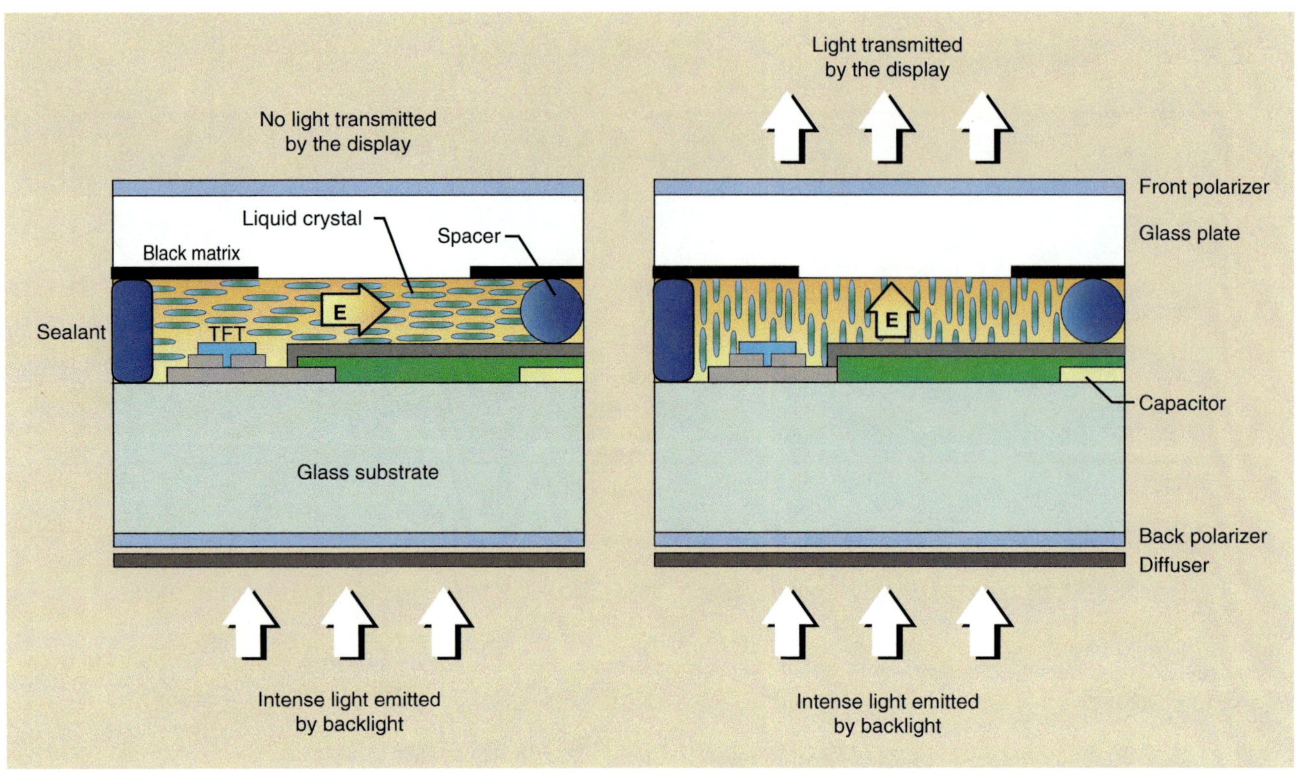

그림 18-4 능동형 매트릭스 액정 표시장치(AMLCD)의 픽셀 단면

픽셀은 두 개의 유리판으로 구성되어 있는데, 이 두 판의 간격을 띄우는 역할을 하는 스페이서(spacer)라고 하는 직경 수 마이크로미터의 유리 구슬에 의해 분리된다. 또한 전도체인 버스 라인(bus lines)은 박막 트랜지스터(thin film transistor; TFT)를 가진 각 픽셀을 조절한다.

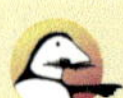
공간 분해능은 백만 픽셀 이상의 디지털 표시장치를 사용함으로써 향상될 수 있다.

의료용 평판 디지털 표시장치는 AMLCD의 픽셀 수로 구별된다. 1메가픽셀(megapixel; MP)의 표시는 1,000×1,000 픽셀이며, 이보다 높은 해상도의 모니터는 5 메가픽셀, 즉 2,000×2,500 픽셀을 갖는다. 표 18-3은 가장 널리 사용되는 의료용 평판 영상 표시장치의 매트릭스 배열을 나열한 것이다.

표 18-3 의료용 평판 디지털 표시장치의 표준 크기

크기(MP)	매트릭스 배열(pixels)
1	1,000×1,000
2	1,200×1,800
3	1,500×2,000
5	2,000×2,500

영상의 휘도

AMLCD는 매우 비효율적인 장치이다. 흑백 모니터는 백라이트에서 나오는 10%의 빛만을 통과시키고 컬러 모니터는 약 50%의 빛을 통과시킨다. 이러한 비효율성은 필터와 편광자(polarizers)에 의한 빛의 흡수 때문이다. 또한 각 픽셀의 상당 부분이 TFT와 배선에 의해 가려져 있기 때문에 투과 효율성은 좀 더 감소한다.

빛을 통과시킬 수 있는 픽셀 표면의 비율을 '개구율(aperture ratio)'이라고 한다. 개구율은 디지털 표시장치에서 이용되며 디지털 방사선 영상 검출기에서는 '충전율(fill factor)'이라는 용어를 사용한다. 의료용 AMLCD의 개구율는 약 50~80%에 이른다.

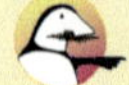
개구율은 AMLCD의 영상 휘도의 측정단위이다.

AMLCD에 있어 *능동적(active)*이란 용어는 디지털 영상장치의 각 픽셀을 개별적으로 조정할 수 있는 능력을 말한다. 이것은 한 라인씩 읽어 들이는 디지털 영상 수

표 18-4 CRT와 AMLCD 디지털 표시장치의 주요 차이점

CRT	AMLCD
광 방출	밝기 조절
곡면	평면
전자선 주사	능동 매트릭스 어드레싱
베일링 글레어에 의한 왜곡	픽셀 간의 간섭에 의한 왜곡
점 픽셀	정사각형 픽셀
형광체의 불균일성	액정 불균일성

*AMLCD; 능동형 매트릭스 액정 표시장치, CRT; 음극선관

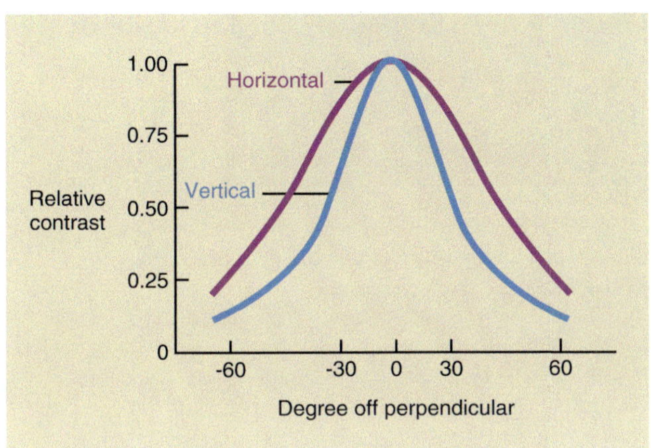

그림 18-5 능동형 매트릭스 표시장치의 시야각 증가에 따른 영상의 대조도 손실 곡선

표 18-5 디지털 영상 전처리

문제	해결방법
픽셀 결함	인접 픽셀 신호를 내삽
영상 지연	오프셋(offset) 보정
회선 잡음	어두운 영역을 참조한 보정

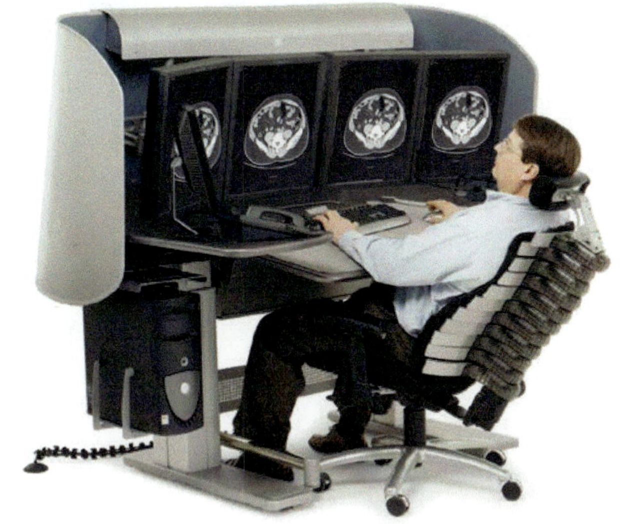

그림 18-6 인간공학적으로 디자인된 디지털 영상 워크스테이션(Courtesy Anthro Co).

용체와는 다르다. 이와 같은 방식을 '수동적(passive)' 읽기라고 한다. TFT는 '능동적' 읽기에 필수적인 요소이다.

디지털 CRT와 AMLCD의 몇 가지 차이점은 표 18-4과 같다. 표에서와 같이 AMLCD의 장점으로 인해 CRT가 빠르게 대체되고 있다.

AMLCD의 음영 명암도(gray scale)는 CRT보다 좋고, AMLCD는 베일링 글레어(veiling glare)나 유리 표면의 반사에 제한을 받지 않기 때문에 좋은 대조도 분해능을 얻을 수 있다. 또한 AMLCD의 근본적인 잡음은 CRT보다 작다. 이 역시 좀 더 좋은 대조도 분해능을 보여주는 이유라고 할 수 있다.

주변광

AMLCD는 영상의 대조도에 영향을 미치는 주변광(ambient light)의 영향을 좀 더 적게 받을 수 있도록 설계되었다. 그러나 AMLCD의 중요한 단점은 관찰자가 바라보는 각도에 의존한다는 것이다. 그림 18-5는 관찰 각도가 증가함에 따라 영상의 대조도가 눈에 띄게 떨어지는 것을 보여주고 있다.

이러한 평판형 디지털 표시장치의 특성은 인체공학적인 면을 고려한 디지털 작업환경을 설계하는 요인이다. *인체공학*(ergonomics)은 최대한의 작업 효율을 위해 작업 환경을 작업자에게 맞도록 개선하는 활동을 뜻한다.

그림 18-6은 인간공학적으로 설계된 디지털 영상 작업환경의 예이다. 최적의 진단을 하기 위해 주변광은 암실에 가까워야 한다.

디지털 방사선 영상의 전처리

증감지-필름 영상과 비교하여 디지털 영상의 주요한 장점은 영상을 표시하기 전(전처리, preprocessing)이나 후(후처리, postprocessing)에 영상을 조작할 수 있다는 것이다. 이러한 전처리와 후처리 과정을 통해 영상의 모습을 바꾸게 된다. 대부분 영상의 대조도를 개선하기 위한 목적으로 대부분 이러한 기법을 사용한다.

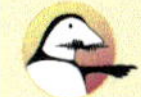

디지털 영상의 전처리는 대부분 자동으로 이루어진다.

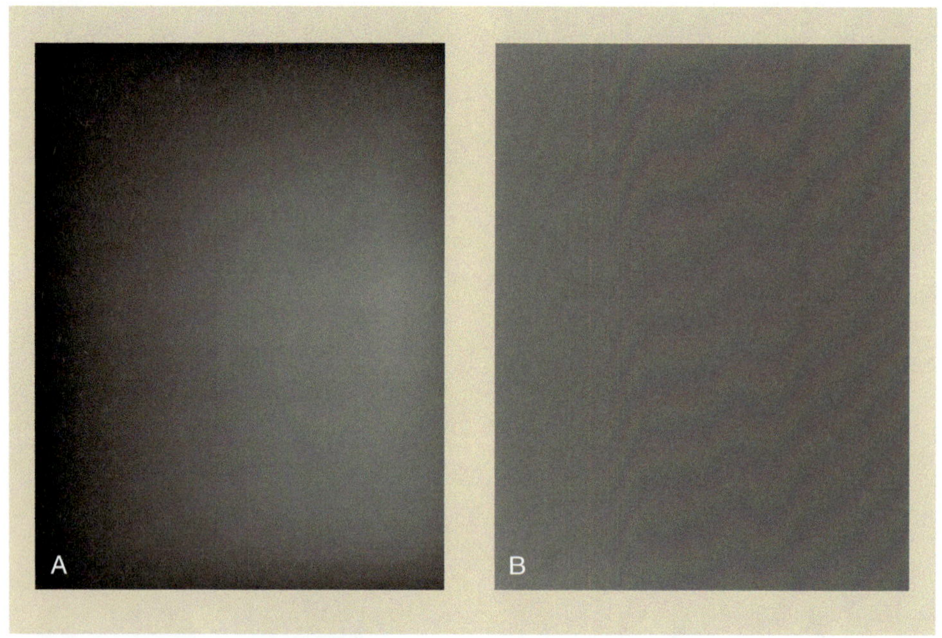

그림 18-7 (A) X선만을 조사한 원 영상(raw image)에는 경사효과(heel effect)가 나타난다. (B) 평활화는 이러한 결함을 보정하며 영상 수용체의 응답 특성을 균일하게 한다. (Courtesy Anthony Siebert, University of California, Davis).

표 18-5는 전처리의 대략적인 항목이다. 전처리는 인공물(artifact)이 없는 디지털 영상을 만들도록 고안되었다. 전처리는 이러한 점을 고려하여 픽셀과 픽셀, 열과 열, 행과 행 간의 응답의 차이를 감소시키기 위해 보정을 실시한다. 픽셀의 내삽 과정과 지연 교정, 잡음 교정은 대부분의 장치에서 자동적으로 적용되는 항목이다.

오프셋(offset) 영상과 **이득(gain) 영상**은 영상 수용체의 응답을 균일화하기 위한 자동 보정이다. 즉 이득 영상은 매달 한 번씩, 오프셋 영상은 하루에 여러 번 자동적으로 만들어진다.

이와 같은 전처리 보정방법들을 **평활화(flat-fielding)**라고 하는데, 그림 18-7은 앞의 내용을 잘 나타내고 있다. 그리고 평균화 기법(averaging techniques) 역시 잡음을 감소시키거나 명암을 개선하기 위해 적용되는 방법이다.

디지털 영상 수용체와 표시장치는 수백만 개의 픽셀을 가지고 있다. 따라서 몇 개의 픽셀들은 결함이 있거나 반응성이 다르고 전혀 반응하지 않는다고 생각하는 것이 옳다. 보통 이와 같은 결함은 주변의 **신호를 내삽**하여 교정한다. 즉 결합 픽셀 주변의 픽셀들의 반응성을 평균하여 결함이 있는 픽셀의 값에 넣어주는 것이다.

다양한 종류의 디지털 영상 수용체는 완전히 보이지는 않지만 전기적으로 잠재된 영상을 형성한다. 남아 있는 신호들은 **영상의 지연(lag)**으로 나타나기 때문에, 디지털 감산 혈관조영촬영(DSA)에서 투시촬영으로의 전환하는 것과 같이 높은 선량에서 낮은 선량으로의 전환될 때 문제가 된다. 그 해결책으로는 다음 영상을 얻기 전에 **오프셋 전압**을 인가하는 것이다.

전압의 변화는 각 픽셀을 조정하는 버스라인을 따라 나타나기도 한다. 이 결함은 **회선 잡음(line noise)**이라고 하며, 최종 영상에 선형의 인공물(artifact)를 만든다. 해결 방법은 암실, 즉 영상 수용체에 방사선이 조사되지 않은 상태에서 매트릭스에 있는 각각의 픽셀에 대하여 전압 교정을 실시하는 것이다.

디지털 방사선 영상의 후처리

대조도의 전처리가 대부분 자동으로 이루어지는 것에 비해 후처리는 방사선사나 의사의 조작이 필요하다. 후처리는 영상장치에 데이터가 획득된 후에 디지털 영상에 어떠한 처리를 가하는 과정을 의미한다.

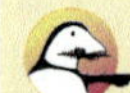 디지털 영상의 후처리는 운영자의 조작이 요구된다.

병소를 잘 관찰하기 위해 영상을 최적화할 때 디지털

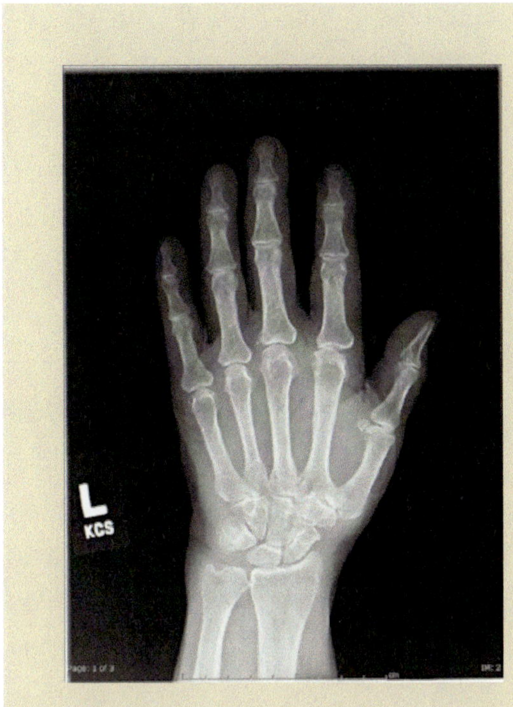

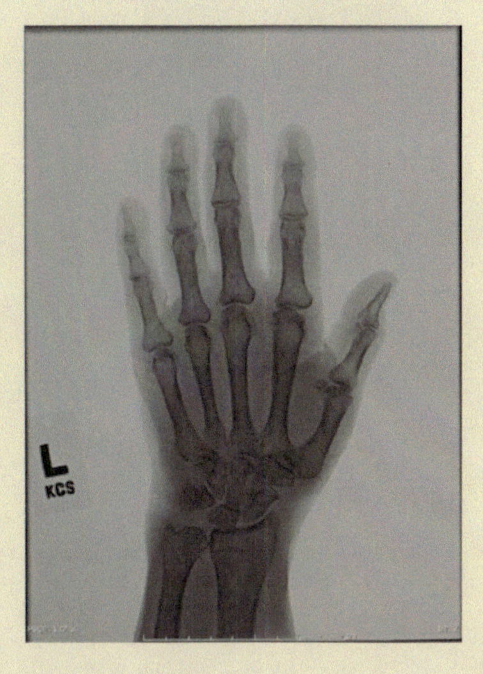

그림 18-8 디지털 영상 반전을 통해 특정 질병을 쉽게 관찰할 수 있다. 손을 촬영한 디지털 영상 등이 이러한 예이다.

표 18-6 디지털 영상 후처리

처리과정	처리결과
주석	영상에 라벨을 넣을 수 있다.
윈도우와 레벨	디지털 명암도를 볼 수 있도록 확장
확대	가시 범위와 공간 분해능을 개선
영상 회전	영상의 방향을 조정
영상 반전	검은색을 흰색으로, 흰색을 검은색으로 바꾼다.
감산(DSA)	영상의 대조도를 개선한다.
픽셀 이동	환자의 움직임을 보정하여 영상을 재등록한다.
관심영역(ROI)	정량화된 영상을 이용할 목적으로 픽셀의 평균값을 결정한다.

*DSA: digital subtraction angiography, 디지털 감산혈관조영

영상의 후처리를 실행한다. 표 18-6은 유용한 후처리 기능들을 나열해 놓은 것이다.

주석(annotation)은 영상에 문자를 추가하는 처리이다. 환자의 신원에 대한 주석은 환자의 해부학적 사항과 진단 내용에 대한 정보를 임상의에게 제공하기 위해 유용하게 사용된다.

디지털 영상은 16비트, 즉 65,536 음영 단계에 이르는 동적 범위를 가지고 있다. 그러나 인간의 눈은 약 30단계의 음영만을 볼 수 있다. 방사선사은 **윈도우와 레벨**을 조정함으로써 65,536단계의 음영을 모두 살펴볼 수 있다. 이와 같이 영상의 대조도를 확장하는 것은 디지털 영상에서 가장 중요한 특징이다.

행과 열의 수가 많은 배열을 가진 디지털 표시장치는 더 작은 픽셀 크기를 가지고 있기 때문에 더 우수한 공간 분해능을 나타낸다. 또다른 특성 중에서 영상의 일부 영역을 **확대**하는 기능이 있는데 이를 통해 아주 세밀한 부분도 시각화할 수 있다.

디지털 영상들을 수평 방향이나 수직 방향으로 회전시켜야 할 때가 있다. 이는 **영상 회전** 처리를 통해 수행할 수 있으며 영상을 기준 뷰 방향으로 위치시킬 수 있다.

대부분의 디지털 영상들은 증감지-필름 영상의 대조도 특성에 맞게 변환되어 관찰한다. 예를 들어, 뼈가 흰색이면 연부조직은 검은색이다. 그러나 어떤 병소는 **영상 반전**을 통해 더 쉽게 관찰할 수 있는데, 그림 18-8과 같이 뼈가 검은색으로, 연부조직이 흰색으로 나타나는 것을 말한다.

영상 감산은 DSA에서 사용된다(제26장 참조). 몇 달에 걸쳐 얻은 디지털 방사선 영상들을 감산(시간적 감산)하면

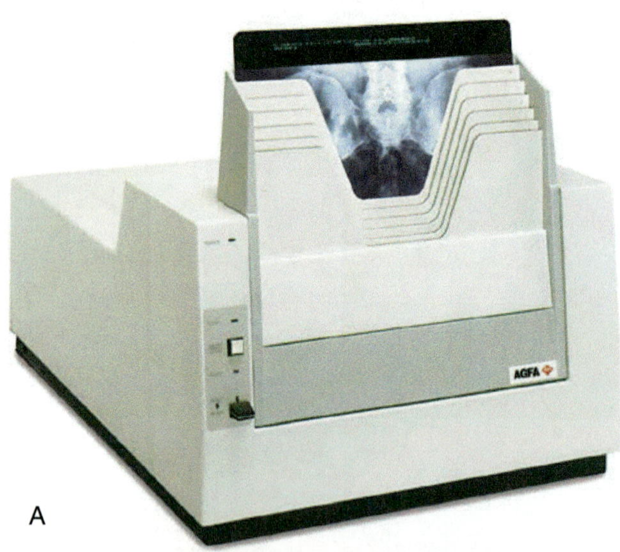

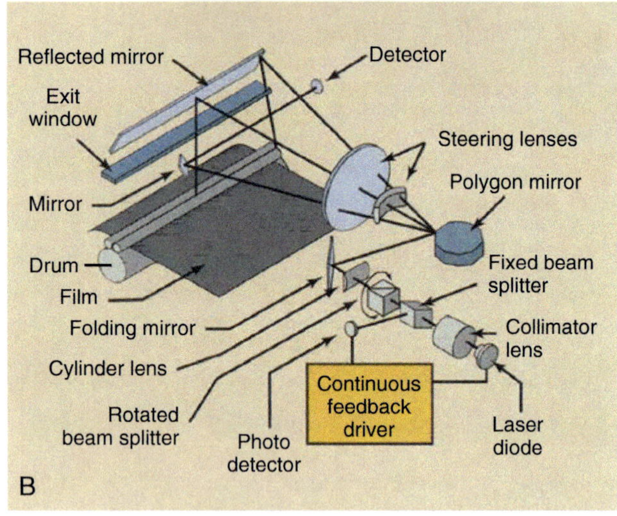

그림 18-9 (A) 얇은 필름 디지타이저는 아날로그 방사선 영상을 레이저 빔을 이용하여 디지털 영상으로 변환한다. (B) 필름을 프린트하는 것은 레이저 프린터의 원리와 유사하다. (A) Courtesy AgFa. (B) Courtesy Imation.

해부학적인 형태 및 병소의 변화를 명확하게 확인할 수 있다. 영상 감산의 목적은 대조도를 향상시키기 위한 것이다. 위치 정보를 표시하지 않고 감산할 경우 환자가 연속적인 촬영을 하는 동안 움직이면 문제가 된다. 이때 **픽셀 이동**이라는 기법을 이용하여 영상에 위치 정보를 다시 등록하여 보정하게 된다.

영상을 정량화하면 더 유용하게 활용할 수 있는데, 픽셀들의 수치를 이용하여 진단하는 것을 말한다. 이를 위해 **관심영역(region of interest; ROI)**을 설정하고 ROI 내의 픽셀 수치의 평균을 계산한다. 이와 같은 방법은 디지털 영상에 있어서 정량화 방사선 영상에 해당하는 영역으로, 뼈의 무기물 분석이나 폐 결절의 석회화 검출, 신장 결석의 식별을 위한 응용방법 등의 예를 들 수 있다.

경계면 강화(edge enhancement)는 작고 조각나 있어서 대조도가 높은 조직을 관찰하는 데 효과적이다. **강조(high-lighting)**는 확산되거나 고정되지 않은 질병의 식별에 용이하다. **팬(pan)**, **스크롤(scroll)**, **확대(zoom)**는 영상의 세밀한 부분을 꼼꼼하게 시각화하도록 돕는다.

영상획득 전송 시스템(PACS)

방사선학은 디지털 영상을 빠르게 적용하였고 이로 인해 디지털화된 영상은 현재 70%에 이르는 것으로 추정된다.

디지털 영상은 의료영상의 모든 영역(핵의학, 진단초음파, 일반 촬영, 투시촬영, 전산단층촬영(CT), 자기공명영상(MRI))에서 만들어진다. 증감지-필름 방식의 방사선 영상은 그림 18-9의 장비를 통해 디지털화할 수 있다. 이와 같은 필름 디지타이저(film digitizers)는 레이저 빔 기술을 이용한 것이다.

영상획득 전송 시스템(PACS)이 완전히 구현된다면 영상 획득뿐 아니라 필름(하드 카피)을 저장할 필요 없이 디지털 형태로 각각의 의료영상을 변환하여 저장할 수 있다. 이 방법을 사용하면 시간과 비용면에서 효율성이 크게 높아진다.

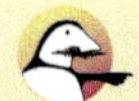
PACS는 영상의 변환, 처리, 판독, 저장, 재검토의 효율을 향상시킨다.

PACS의 4가지 주요 요소는 영상 획득장치, 영상 표시장치, 통신장치, 저장장치이다. 제16장에서 디지털 영상의 획득을 다루었으며, 이 장의 앞부분에서는 디지털 영상 표시장치에 대해 학습하였다.

통신망

실제적인 효율의 향상을 위해서는 영상처리 과정의 각 단계가 빠르게 진행되어야 하고 이용하기 쉬워야 한다. 이를 위해 각각의 워크스테이션(workstation)은 고성능의 마이크로 프로세서에 의해 작동되어야 하고, 각각의 영상장치와 중앙 컴퓨터가 상호작용할 수 있어야 한다. 이와 같은 상호작용을 위해서는 통신망이 요구된다.

컴퓨터 전문가들은 많은 컴퓨터들이 서로 상호작용

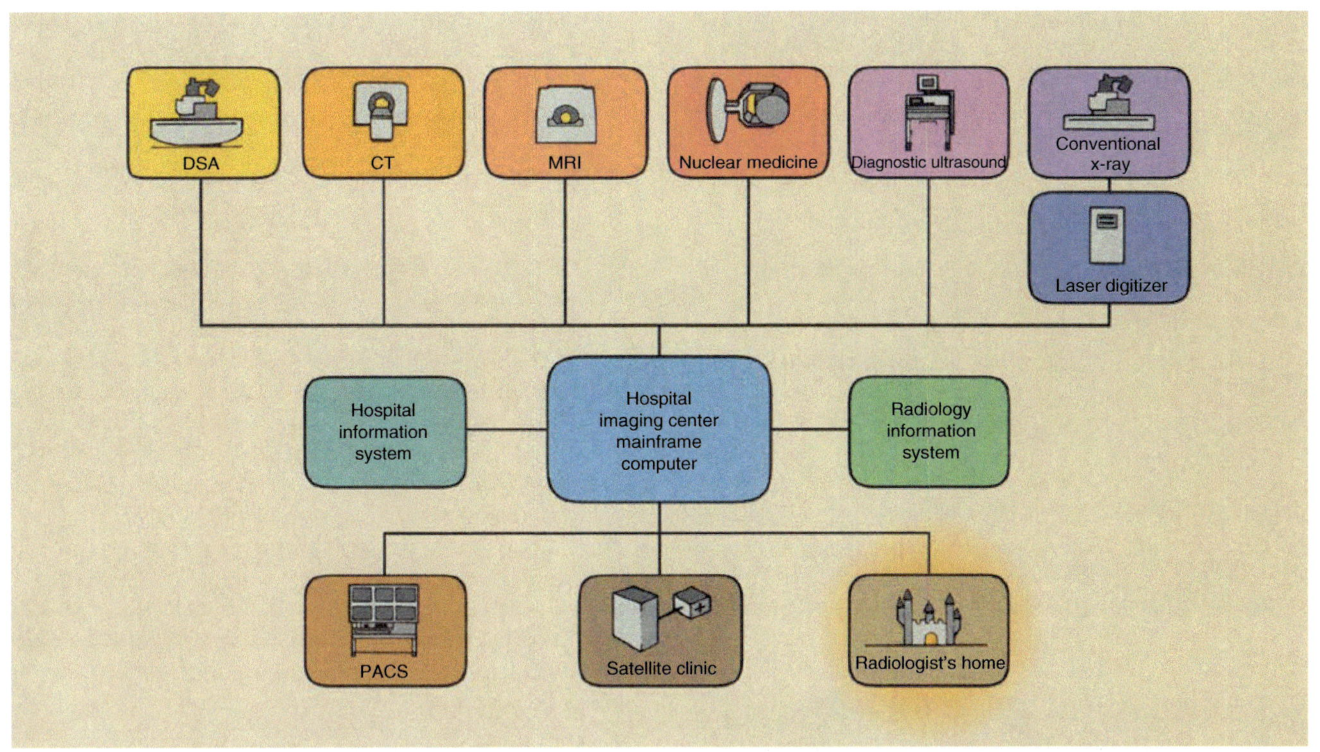

그림 18-10 PACS 통신망은 데이터 획득과 영상 후처리, 그리고 영상 기록의 다양한 방법들 사이의 상호작용을 가능하게 한다.

하기 위해 연결되어 있는 방식을 표현하기 위해 **통신망(network)**이라는 용어를 사용한다. 예를 들면, 비서들은 사무실에서 마이크로프로세서를 기반으로 한 워크스테이션을 사용하고 있는데 이 컴퓨터들은 중앙 메인 컴퓨터에 연결되어 있으며 어떠한 정보를 다른 컴퓨터나 중앙 컴퓨터 혹은 서버로 옮길 수 있다.

몇몇 국가에서는 의료 정보를 위해 국가 통신망을 사용한다. 이 경우 모든 환자들은 고유의 식별번호를 가지고 있는데, 이 번호는 오직 그들 자신이 일생 동안 사용하는 번호이다.

모든 병원에서 환자의 해당 고유 식별번호를 입력하면 환자에 대한 의료 기록에 접근할 수 있다. 이러한 정보는 문자로 제한되지만 PACS 통신망으로 확장된다면 영상도 포함될 수 있다.

방사선 영상에서 통신망은 실무자의 워크스테이션 외에 그림 18-10과 같이 저장과 복구, 영상 보기, PACS 워크스테이션, 원격 조작 PACS 워크스테이션, 부서 단위 메인 컴퓨터, 병원 메인 컴퓨터와 같은 다양한 종류의 장비들로 구성된다. 이러한 장비들을 **클라이언트(client)**라고 한다.

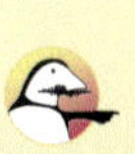

클라이언트는 상호 연결되어 있다. 일반적으로 빌딩 안에서는 장비들을 원격 조정하기 위해 케이블을 이용하며, 다른 건물 간의 통신을 위해서 전화선 또는 케이블 TV 선과 마이크로파, 위성 송신을 이용한다.

원격방사선진료(teleradiology)은 원격 전송과 영상 검토의 과정으로 구성된다. 다른 영상장치들 간의 호환성을 유지하기 위하여 미국의 방사선학과(ACR)와 미국전기공업협회(NEMA)가 협력하여 표준 영상과 의료 디지털 영상과 통신(digital imaging and communications in medicine; DICOM)이라 하는 표준 인터페이스 포맷을 만들었다.

통신망은 데이터를 얻는 디지털 영상장치에서 시작한다. 데이터로부터 재구성된 영상은 영상장비의 제어부에서 처리되거나 PACS 워크스테이션으로 전송되어 처리된다.

언제든지 병원 안과 밖의 다른 클라이언트와 처리된 영상을 주고 받을 수 있다. 수술실에 있는 뷰박스 위로 필름을 나르는 대신 수술실 안에 있는 PACS 워크스테이션으로 간단하게 디지털 영상을 전송받는다.

영상의학과 의사가 영상 판독을 즉시 실시할 수 없을 경우에는 집에 있는 PACS 워크스테이션으로 영상을 전송할 수 있다. 사실상 필름 사용이 필요한 모든 곳으로 디지털 영상을 전송할 수 있다. 이렇게 영상을 처리하기 위해서는 시간이 필수적인 요소가 된다. 따라서 높은 대역폭을 가진 빠른 컴퓨터와 통신망이 요구된다.

이러한 요구사항들은 PACS의 일부인 정보관리와 데이터베이스에 의해 완화될 수 있는데, 그것이 바로 방사선과 정보 시스템(radiology information system; RIS)이며, 중요도가 떨어지는 메시지와 메일 유틸리티, 일정 알림, 문자 데이터 저장, 금융 회계 및 계획도구들 기능을 다루도록 한다.

RIS 워크스테이션으로부터 나오는 진단 보고서들이 아무리 많더라도 리포트를 형성하기 위하여 초기화되거나 실무자의 워크스테이션으로 전송될 수 있다. 실무자는 환자의 신원 확인과 청구서 전송, 회계, 그리고 다른 부서와의 상호 소통을 위하여 워크스테이션으로 병원의 메인 컴퓨터와 순차적으로 의사소통할 수 있다.

이와 같이 상호 간에 연결된 상태에서는 저장된 정보로부터 영상을 '선반입'할 수 있도록 한다. 환자가 시설 내의 접수처에 접수하는 순간, 자동적으로 이전에 획득한 기록들을 불러들이는 과정이 시작되며, 환자가 검사실에 도착하는 동시에 이전의 모든 영상들과 진단서를 활용할 수 있게 된다.

이와 유사하게 부서의 접수처에 있는 실무자의 워크스테이션은 환자와 방사선사 그리고 영상의학과 의사의 일정 관리와 부서 통계 분석을 위해 각 부서의 컴퓨터와 상호작용할 수 있다. 결론적으로, PACS는 검사를 시행함에 있어서 좀 더 효율적으로 영상을 보관할 수 있도록 한다.

저장장치

PACS를 필요로 하게 된 계기는 정보의 저장 때문이다. 필름 보관소에서 얼마나 자주 필름들을 점검해야 하며 얼마나 많은 분실이 발생하는가? 얼마나 많은 필름들이 봉투에서 사라지겠는가? 또한 얼마나 많은 봉투들이 사라지겠는가? 얼마나 자주 필름들이 임상의를 위해 복사되겠는가?

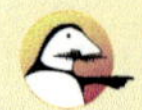
필름 보관을 위해 공간을 운영하는 비용만을 생각하더라도 PACS의 사용을 합리화할 수 있다.

영상 저장을 위한 요구사항은 영상의 수와 영상 파일의 크기에 의해 결정된다. 영상 파일의 크기는 영상의 가로, 세로 크기와 명암도 비트 깊이에 의해 결정된다. 아래의 예들은 이를 이해하는 데 도움을 줄 것이다.

질문: 각각의 영상들이 256 × 256 그리고 256개의 음영단계를 가진다. 이와 같은 120개 MRI 영상을 저장하기 위해서는 얼마나 많은 용량이 필요한가?

해답:
256 × 256 × 256
256 × 256 × 8비트
65,536 × 1바이트
=65,536바이트
120 × 65,536 = 7,864,320바이트, or ≈ 8MB

질문: 4,096 × 4,096의 가로 및 세로 크기와 12비트(대부분 12비트를 최소값으로 생각하고 있음)의 동적 영역을 가진 단일 흉부 영상을 저장하기 위해서는 얼마의 저장 용량이 필요한가?

해답:
4,096 × 4,096 12비트
16,777,216 1.5바이트
=25,165,824바이트,
or ≈ 25MB

필름 보관실은 PACS를 이용함으로써 자기 또는 광학 저장장치로 대체되었다. 그러나 미래의 PACS는 광학 디스크의 지속적인 발전에 의존하게 될 것이다.

광학 디스크는 수십 기가바이트(GB)를 저장할 수 있다. 그리고 '주크박스' 안에서 테라바이트(TB)까지 저장할 수 있다(그림 14-3 참조). 그러나 DR, 그리고 디지털 유방촬영영상의 넓은 동적 범위로 인해 파일 저장 용량이 늘어났다. 표 18-7은 다양한 의료영상의 파일 크기를 보여주고 있다.

표 18-7 다양한 의료영상에 대한 대략적인 디지털 파일 용량

의료영상	영상 용량 크기	검사용 용량 크기
핵의학	0.25	5
진단초음파	0.25	8
자기공명영상(MRI)	0.25	12
전산단층촬영(CT)	0.5	20
디지털 방사선 촬영	5	20
디지털 유방촬영	10	60

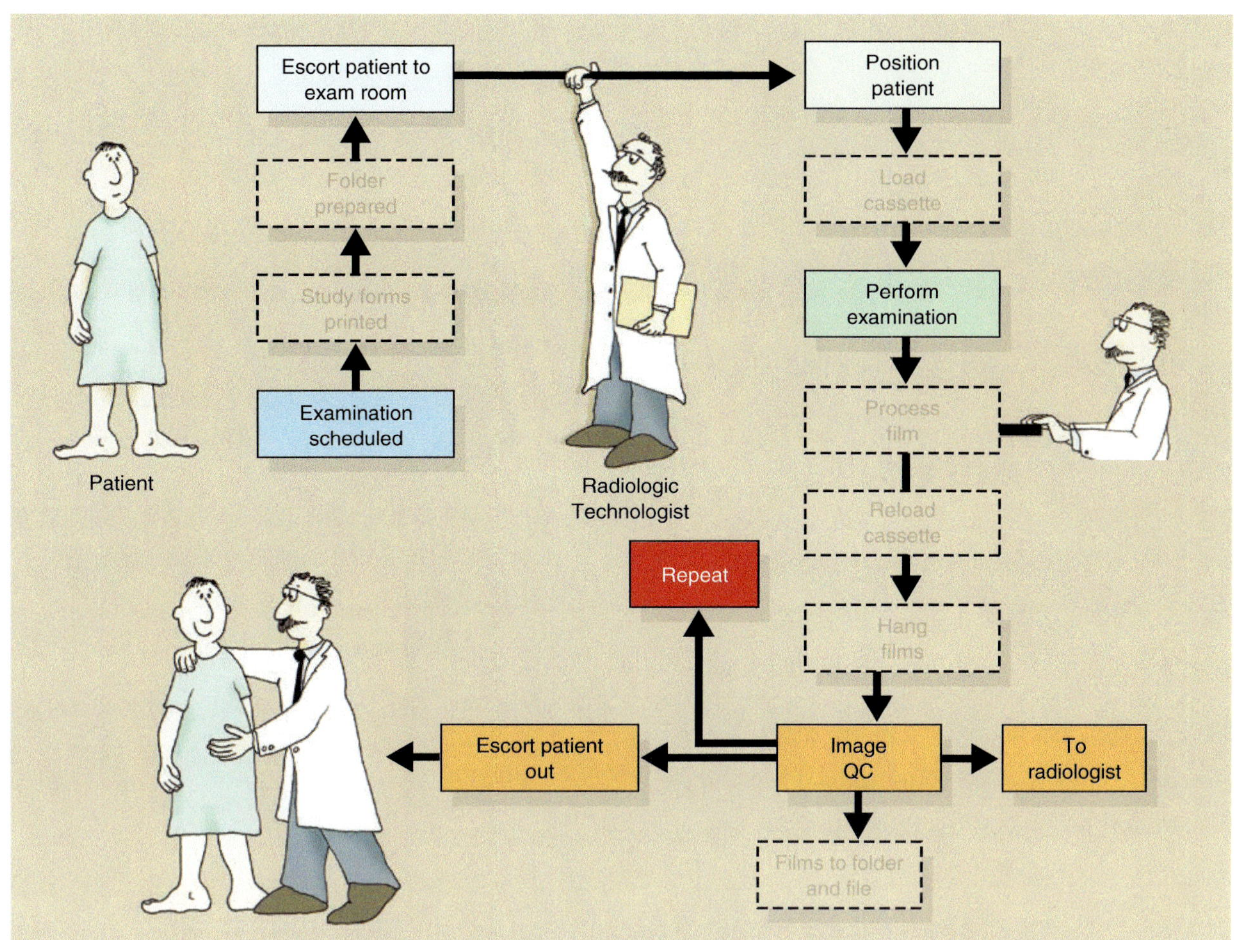

그림 18-11 PACS 통신망과 디지털 영상이 결합되어 의료영상 촬영의 작업 흐름이 간소화되고 효율성이 증대된다.

병원 전체의 파일 저장실은 책상 크기 정도의 저장장치로도 해결될 수 있다. 또한 디지털로 몇 초 안에 파일 저장 시스템에서 워크스테이션으로 영상을 불러 들일 수 있다. 원본 파일 훼손에 대비한 파일 보호를 위해 디지털 영상 데이터 저장장치 공급업체에서 제공하는 방법에 따라 백업 영상을 만들어 놓을 수도 있다.

뿐만 아니라, 그림 18-11과 같이 디지털 영상과 함께 PACS를 운영함으로써 검사를 진행하는 과정이 간소화되었으며, 이와 같은 요인으로 인해 영상 획득의 효율성이 개선되었다.

요약

영상의학과 의사는 디지털 영상을 판독하기 위해 측광학에 관련된 대략적인 지식을 갖추고 있어야 한다. 측광학과 관련된 단위와 개념에 관한 지식은 영상 판독을 위해 필수적인 요소이다. 명소 시와 암소 시가 디지털 영상을 판독하는 데 사용된다.

능동형 매트릭스 표시장치(AMLCD)는 소프트 카피 디지털 영상들을 판독하기 위한 중요한 시스템이다. AMLCD의 특성은 영상의 휘도에 영향을 준다. 주변광은 AMLCD를 사용하는 데 있어서 중요하게 고려되어야 할 요소이다.

디지털 영상의 전처리와 후처리는 디지털 영상이 아날로그 의료영상보다 우수한 중요한 부분이다.

영상획득 전송 시스템(PACS)은 보건 분야에 의료영상을 접목시킬 목적으로 고안된 것이다. 다른 여러 가지 특성 중에서도 주목할 만한 것은 상자 크기 정도의 파일 전자적인 저장장치가 필름 보관실을 대신하고 있다는 것이다. 원격 방사선 촬영은 디지털 영상을 원격으로 전송하는 것을 뜻한다.

도전 문제

1. 아래의 항목들을 정의하거나 확인하시오.
   a. PACS
   b. 하드 카피

c. 루멘(lumen)
d. 주변광
e. 광도측정법
f. 암소 시
g. 픽셀 이동
h. 통신망 클라이언트
i. 피트캔들(footcandle)
j. 내삽

2. 영상 병합(registeration)은 무엇인가? 그리고 이것은 어떻게 사용되는가?
3. 디지털 표시 시스템의 축 이탈(off-axis) 시야의 효과를 설명하시오.
4. 원격 방사선 촬영을 충족시키기 위해 필요한 장비는 무엇인가?
5. 현재 의료영상에서 디지털화된 비율은 얼마인가?
6. 영상의 밝기를 나타내는 가장 적절한 광도 측정량은 무엇인가?
7. 액정의 특성을 설명하시오.
8. 16비트 명암도의 2,000×2,500 디지털 유방촬영 영상을 저장하기 위해 필요한 디지털 용량은 얼마인가?
9. 디지털 영상을 처리하기 위해서는 내삽이 어떻게 사용되는가?
10. 명소 시와 암소 시의 차이점은 무엇인가?
11. 사무실과 야간의 메이저리그 야구 경기장 그리고 맑은 날의 설경의 조도는 각각 약 얼마인가?
12. 의료영상에서 DICOM은 어떻게 사용되는가?
13. AMLCD가 어떻게 작동하는지 요약해서 설명하시오.
14. 흑백과 컬러의 차이는 무엇인가?
15. 음극선관에 비교하여 디지털 영상장치의 장점은 무엇인가?
16. 영상 반전에 대해 설명하시오.
17. 원격 방사선 촬영 시스템의 전송 속도가 초당 1 MB라면, 2장의 12비트의 명암도를 가진 3MB 흉부 영상을 전공하는 데 걸리는 시간은 얼마인가?
18. 의료 AMLCD의 개구비는 얼마인가?
19. 디지털 영상 워크스테이션에 적용된 인체공학의 특성은 무엇인가?
20. 4가지의 주요한 광도 측정량은 무엇인가?

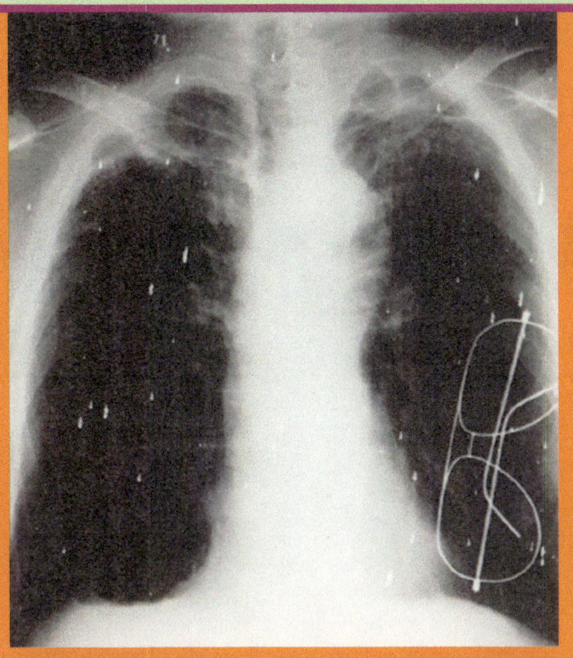

PART 5

영상 인공물과 품질관리
Image Artifacts And Quality Control

CHAPTER 19

증감지-필름 방사선 영상 인공물

Screen-Film Radiographic Artifacts

학습목표

1. 증감지-필름 방사선 영상 인공물을 시각적으로 확인할 수 있다.
2. 증감지-필름 인공물의 3 종류를 열거하고 설명할 수 있다.
3. 노출 인공물의 원인을 설명할 수 있다.
4. 필름 현상처리 중 발생하는 인공물의 형태를 설명할 수 있다.
5. 필름의 부적절한 취급 및 보관에 의해 발생하는 인공물에 대해 설명할 수 있다.

방사선학과 학생들이 가장 흥미롭게 생각하는 분야 중 하나는 영상 인공물(image artifacts)의 확인이다. 대부분의 교육 프로그램은 파이 라인(pi line)에서부터 흉부 영상에서 나타날 수 있는 목걸이 영상에 이르기까지 많은 인공물들을 소개한다. 이와 같은 인공물과 인공물의 발생 원인을 살펴보는 것은 매우 흥미로운 작업이다.

그러나 인공물은 발생되지 않아야 한다. 인공물의 발생 원인의 확인은 증감지-필름 방사선 영상 품질관리(QC)에서 중요하다. 모든 방사선사는 인공물을 발생시키지 않게 하기 위하여 부단히 노력해야 한다.

또한 다음 촬영에서 동일한 문제가 다시 발생하는 것을 방지하기 위하여 인공물의 발생 원인을 제거해야 한다. 마지막으로 발생 경향을 인지하기 위해서 인공물에 대한 기록을 보관해야 한다. 예를 들면, 슬러지 인공물이 이전에 비해 빈번하게 발생하면, 청소 횟수를 더욱 늘려야 한다.

인공물은 좋지 않은 광학밀도 또는 방사선 영상의 결함이다. 이러한 인공물은 물체(피사체) 또는 영상획득 과정에서 발생 가능하다.

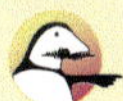

인공물은 1차 X선 빔에 의한 조직의 적절한 감약에 의해 생성되지 않는 불규칙한 요소이다.

증감지-필름 방사선 영상 인공물은 해부학적 구조물의 영상화를 방해할 수 있어 진단의 오류를 야기할 수 있다. 인공물의 발생 원인이 확인된다면 인공물의 발생을 방지할 수 있다. 일반적으로 방사선 영상 인공물은 촬영, 처리과정, 취급의 3가지 영역(노출, 처리과정, 조작)에서 발생한다. 그림 19-1은 증감지-필름 방사선 영상에서 나타날 수 있는 인공물을 분류하였다.

촬영과정의 인공물

촬영과정의 인공물은 일반적으로 방사선사가 검사를 실시하는 방법과 관련이 있다. 잘못된 증감지-필름의 결합, 부적절한 증감지-필름 밀착, 휘어진 카세트, 그리드의 부적합한 위치 등이 이와 같은 인공물을 발생시킬 수 있다. 부적절한 환자 자세, 환자의 움직임, 이중 노출, 잘못된 촬영기술은 인공물을 야기하여 매우 좋지 못한 영상으로 나타날 수 있다. 이와 같은 잘못한 촬영의 예는 반복 촬영의 가장 큰 원인이 된다.

그림 19-2의 인공물은 환자가 소지하고 있는 물건에 의해 발생한다. 방사선사는 이와 같은 경우는 미리 방지할 수 있으며 철저한 대비를 한다면 발생을 감소시킬 수 있다.

인공물의 원인이 되는 소지품에는 보석, 금속 줄 등의 목걸이, 늘어뜨리는 장식품, 보청기, 투과성이 없는 날실, 지퍼, 안면의 피어싱, 보석류 등이 있다.

외상 환자나 수술 및 처치를 받은 환자의 핀, 고정장치, 붕대, 부목을 하고 있는 경우는 부착물 제거 시 환자에게 위험할 수 있기 때문에 부착물을 유지한 채 검사를 시행한다. 신체 내부에 지니고 있는 치과 보정물 등은 제거할 수 없으므로 전문의가 필요로 하는 형태로 검사를 진행한다. 그러나 자기공명영상(MRI) 검사는 자기장의 작용기전을 이용하는 것이므로 매우 중요한 준비과정이 필요하다.

촬영 시 환자가 움직이면 영상은 이중 영상처럼 흐리게 보인다. 방사선사가 환자에게 움직임과 호흡에 관

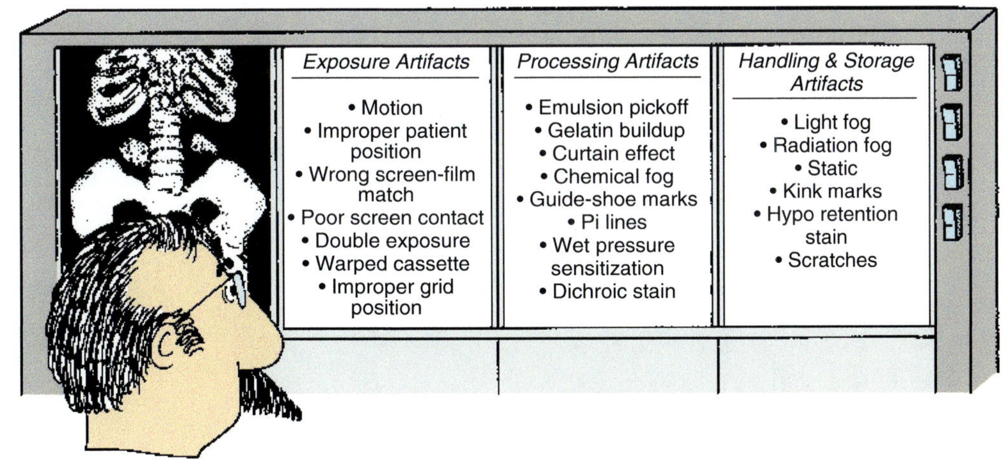

그림 19-1 증감지-필름 방사선 영상, 인공물 분류.

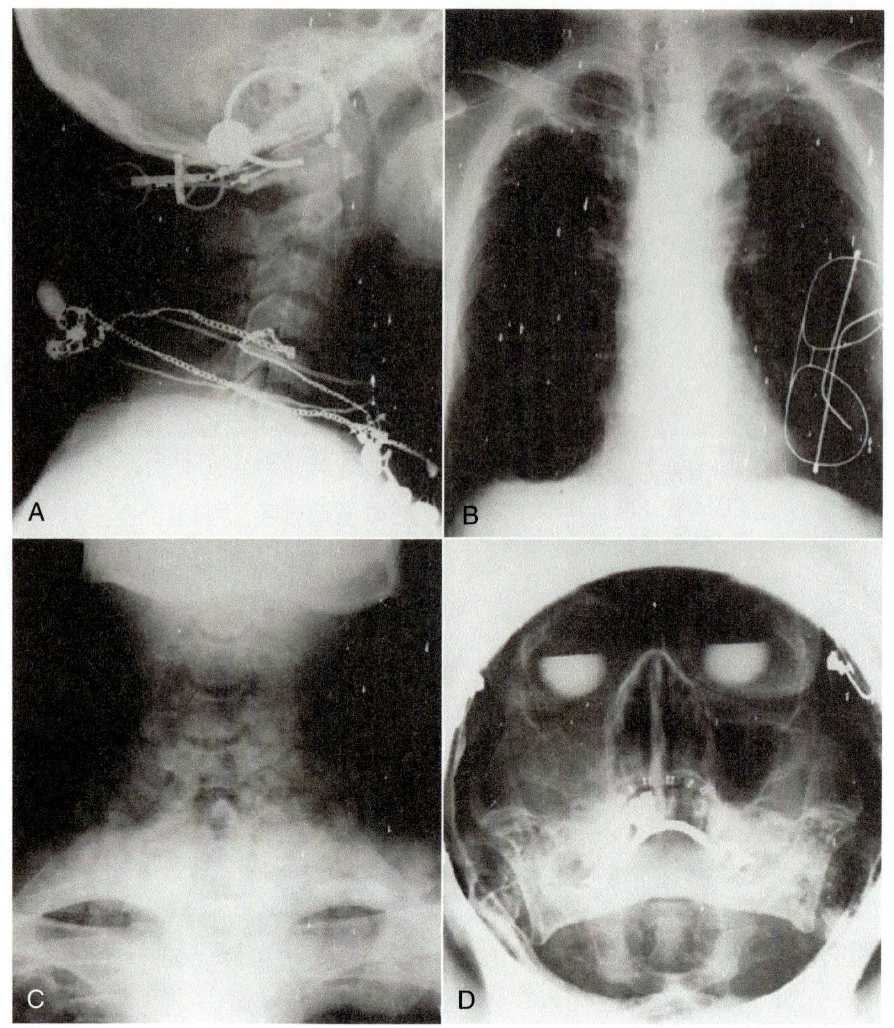

그림 19-2 (A) 목걸이와 귀걸이가 있는 환자의 측방 경추. (B) 환자의 안경이 셔츠 포켓에서 제거되지 않았다. (C) 목 아래 아이스 백이 전후(AP) 경추 촬영 동안 제거되지 않았다. (D) 안경, 귀걸이, 치과기구가 제거되었다. (Courtesy Paul Laudicina College of Dupage).

련된 협력을 요청하고 검사의 신뢰 및 이해를 얻어내면 환자의 예측할 수 없는 움직임, 호흡 문제를 예방할 수 있다.

이중노출에 의한 인공물 또한 피할 수 있다. 방사선사가 촬영한 카세트를 뒤섞이지 않게 하면 반복 검사를 막을 수 있다.

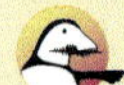 촬영 인공물은 보통 쉽게 확인되고 수정된다.

잘못된 자세는 인공물을 발생시킬 수 있다. X선관이 테이블 또는 버키 트레이(bucky tray)와 중심이 맞지 않은 상태에서 검사를 위해 환자를 위치시키면, 컷오프(cutoff)로 인해 인공물(grid cutoff artifacts)이 발생할 수 있다.

고대조도, 단면-유재 유방 검사용 필름이 카세트에 잘못 장착되었을 경우에는 예상치 못한 영상 결과를 초래한다. 부적절하게 밀착된 카세트에서 세밀한 영상이 불명확해지는 인공물이 나타날 수 있다.

환자 검사가 음식물 등을 삼키는 검사인 경우에는 인공물로 볼 수 없으나, 관찰 부위에 예상치 못한 신체 부

표 19-1 일반적인 촬영 인공물

방사선 영상에 나타나는 유형	발생 원인
보석류와 같은 예상치 못한 물건	부적절한 환자 준비
이중 조사	이미 조사된 카세트의 재사용
영상의 흐림(blur)	호흡을 포함한 부적절한 환자 움직임
컷오프 인공물	잘못된 환자의 위치(X선관과 버키 트레이 중심 불일치)
불명확한 세부구조(obscured detail)	증감지-필름 밀착 불량

위가 보이는 것은 인공물로 간주한다. 표 19-1은 이 장에서 기술한 촬영 인공물을 정리한 것이다.

필름 현상과정의 인공물

몇 가지 증감지-필름 영상 인공물이 필름의 현상과정에서 발생할 수 있다. 이 중 대부분은 현상기의 운반 시스템에 의해 발생하는 압력과 관련된 인공물이며, 일반적으로 압력이 유제의 감도를 높여 더 높은 광학적 감도(optical high density; OD)로 나타난다. 반면 긁히거나 제거된 감광유제는 더 낮은 광학밀도를 가진 영상으로 나타날 수 있다.

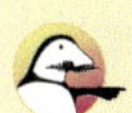
필름 현상과정의 인공물은 적절한 현상기 품질관리 프로그램과 주기적인 청소로 방지할 수 있다.

표 19-2는 다른 일반적인 인공물 및 필름 현상과정에 의한 인공물을 정리한 것이다.

표 19-2 일반적인 필름 현상과정의 인공물

방사선 영상에 나타나는 유형	발생 원인
가이드 슈 자국	회전 어셈블리에서 가이드 슈의 부적절한 위치
파이(pi) 라인	롤러의 먼지 또는 화학 얼룩
광학밀도의 급격한 증가 또는 감소	필름에 슬러지를 남길 수 있는 뒤틀린 롤러
불균일한 자국, 회색 포그	부적절한 현상 화학물질
이색 얼룩 또는 '커튼 효과'	현상 화학약품의 부적절한 공급
증가한 광학밀도의 작은 원형 패턴	부적절한 롤러에 의해 야기되는 압력
필름상의 황갈색 자국	산화된 현상액
유백색 자국	보충되지 않은 정착액
기름 자국	부적절한 수세
깨진 자국	정착기에서 부적절한 건조 온도 또는 경화

롤러 자국

롤러(roller)의 역할 중 현상기 내부에서 필름이 진행되도록 도와주는 가이드 슈(guide shoe)에 의한 인공물은 그림 19-3과 같이 롤러의 돌아가는 부분이 깨지거나 정확한 위치에서 벗어났을 때 발생한다. 만약 현상액에서 가이드 슈가 불량상태로 사용되었다면 필름면이 긁히거나, 부위에 감광성을 높이거나 특징적인 자국이 나타난다. 가이드 슈 표시는 필름 현상과정 동안 면에 계속 긁히는 형태로 보이게 된다.

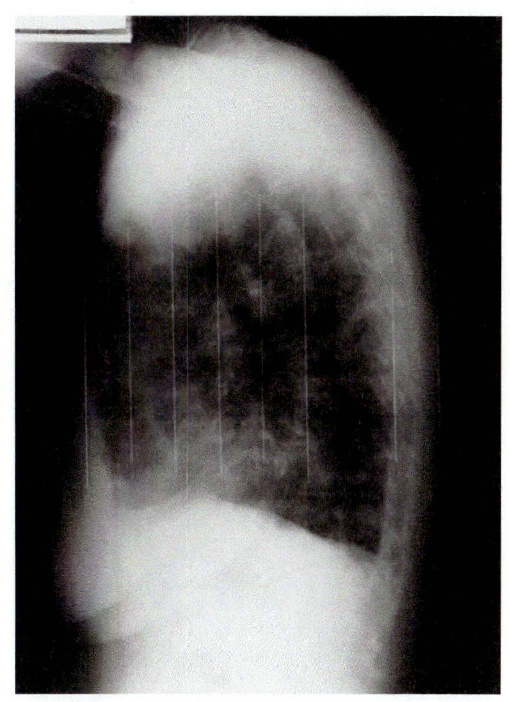
그림 19-3 부적절한 회전 어셈블리에 의해 만들어진 가이드 슈 자국. (Courtesy Judy Williams, Grady Memorial Hospital, Atlanta).

파이(pi) 라인 인공물은 롤러에 감광유제에 의한 이물질 또는 화학적 얼룩이 롤러 간격(3.14 인치)마다 묻어 있어 발생한다. 롤러의 지름은 1 인치이고 3.14 인치의 롤러가 회전하면서 현상과정에서 필름면에 수직이 되도록 직접적으로 인공물을 만들어낸다. 그림 19-4는 파이 라인 인공물의 견본이다.

더러운 롤러

롤러가 더러운 물질로 뒤덮여 있는 경우 **감광유제를 노화**시키거나 **젤라틴 생성**을 증가시키기 때문에 필름에 노폐물을 침전시킨다. 이 경우 인공물은 특정 부분을 뾰족하게 만들거나 광학적 감도(OD)를 감소시킨다. 때로는 노폐물 입자가 현상과정을 통하여 필름 면에서 건조되기도 한다.

화학적 포그

화학적 포그(chemical fog)는 광 또는 복사 안개처럼 보이는데, 일반적으로 불균일하고 흐릿한 회색을 띤다. 불명확하거나 부적절한 화학적 처리로 인하여 만들어지는

그림 19-4 Pi 선 인공물은 현상기 청결의 부족에 의해 발생한다. (Courtesy Rita Robinson, Houston).

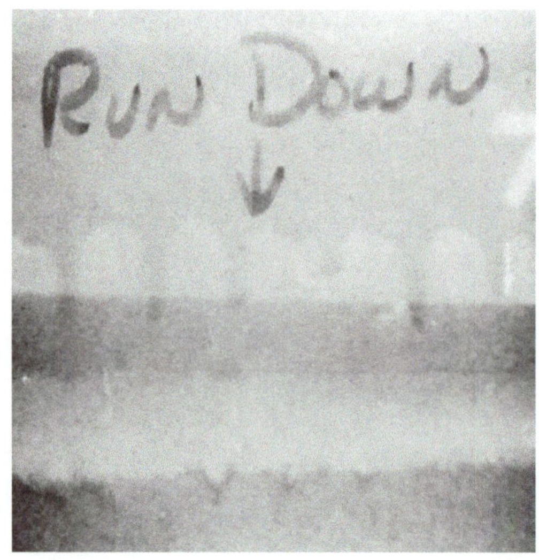

그림 19-5 과도한 화학작용은 이색성 얼룩 "커튼 효과"를 야기한다. (Courtesy William McKinney, DuPont Medical Systems).

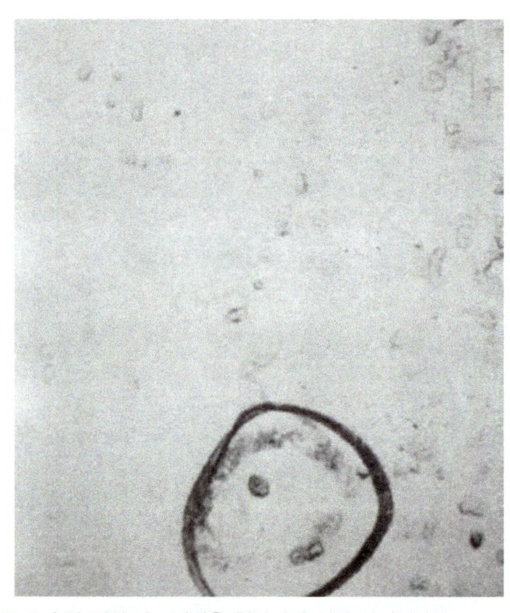

그림 19-6 습압 민감도는 더러운 현상기에 의해 야기된다. (Courtesy William McKinney, DuPont Medical Systems).

화학적 흐림을 **이색성 얼룩(dichroic stain: 두 가지 이상의 색)**이라고 한다. 그림 19-5와 같은 *이색성 얼룩*은 방사선 영상에서 커튼 효과(curtain effect)로 나타나며 모든 화학적 얼룩을 지칭할 때 사용한다.

방사선 사진의 화학적 얼룩은 노란색, 녹색, 푸른색, 자주색으로 보인다. 느린 속도로 필름 현상과정을 진행하면 화학작용은 필름에서 적절한 현상 및 정착이 나타나지 않을 수 있으며 필름의 주요한 가장자리의 감도가 떨어지거나 끌리는 부분이 증가하는 커튼 효과가 나타난다. 이 2가지 경우를 모두 커튼 효과라고 한다.

습압 민감성

그림 19-6과 같이 물기가 있는 처리과정에 의한 인공물은 현상액 탱크에 의하여 흔하게 발생한다. 불규칙적이거나 더러워진 롤러가 현상하는 동안 필름에 압력을 가하고 작은 물방울을 만드는 경우 광학적 감도(OD)는 증가한다.

디지털 방사선 영상(digital radiography; DR)의 인공물은 화학적 작용을 하는 증감지-필름 형태의 처리과정이 아니라 전자적 방법으로 영상을 보여주는 방법으로, 방법의 차이가 있기 때문에 DR 장비의 인공물에 대한 자세한 설명은 제21장에서 하기로 한다.

취급 및 보관 인공물

많은 인공물들이 부적합한 필름 보관 환경에 의해 만들어진다. 온도 및 습도가 너무 높거나 방사선 노출로부터 차폐가 되지 않은 저장 통에 보관하면 영상 흐림(fog)이 나타나며, 필름 보관을 높이 쌓는 방식으로 보관하면 필름 면에 압력에 의한 표식이 발생한다. 표 19-3은 이 장에서 다루는 보관 인공물을 요약한 것이다.

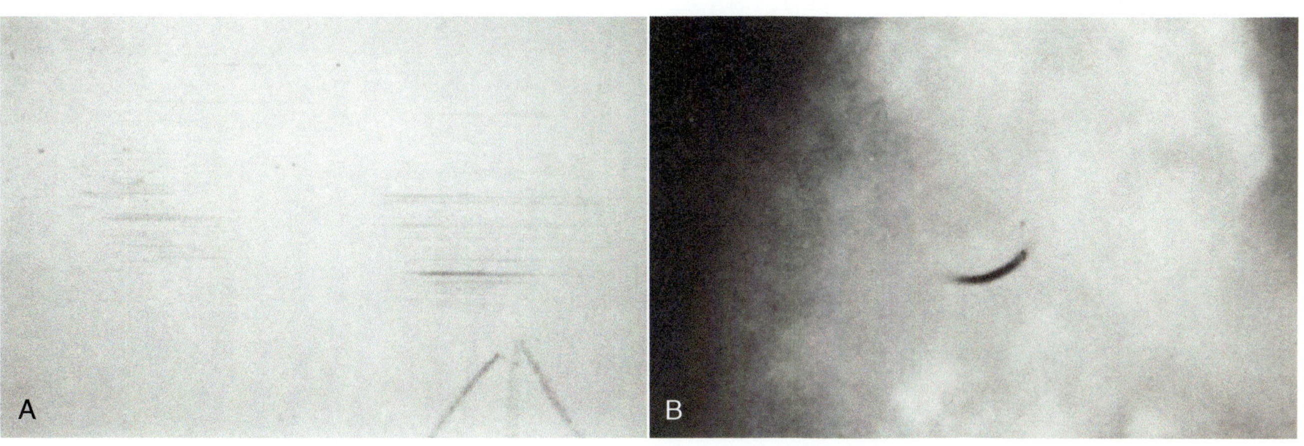

그림 19-7 전처리 압력 인공물은 주입 트레이에 과도한 손 압력에 의해 발생하는 긁힌 자국 또는 필름의 구부림에 의해 발생하는 '잘라진 손톱'처럼 나타날 수 있다. (A) 긁힌 자국들. (B) '잘라진 손톱' 자국. (Courtesy William McKinney, DuPont Medical Systems).

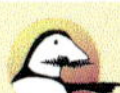
적절히 설계된 설비는 취급 및 보관 인공물을 감소시킨다.

표 19-3 일반적인 취급과 보관 인공물

방사선 영상에 나타나는 유형	발생 원인
빛 또는 X선 흐림(fog)	높은 온도 또는 습도 필름 상자의 부적절한 방사선 차폐 안전등이 너무 밝거나 현상기 트레이에 너무 가까이 있거나 부적절한 필터를 가짐 필름은 다른 조사 동안 X선실에 방치
압력 또는 구부러진 자국	필름을 부적절하게 또는 과격하게 조작
증가한 광학밀도	필름을 저장할 때 너무 많이 쌓여 있음
왕관, 나뭇잎, 얼룩 자국	암실 또는 카세트에 빛이 새어 들어감
황갈색 얼룩	부적절한 수세 때문에 필름에 티오황산이 잔류

빛 또는 방사선 노광

암실 또는 카세트에 틈새가 있어 빛으로 인해 생기는 인공물은 광학적 감도(OD)를 증가시킨다. 암실등에 부적절한 필터를 쓰거나, 밝기가 강하거나, 현상기에 너무 가까운 경우라면 흐림이 생긴다. 또한 방사선(radiation)이 노출되는 검사실에 오랜 시간 방치될 경우에도 마찬가지이다.

압력 또는 비틀림 자국

아주 특징적이면서 독특한 인공물은 필름 처리과정 전, 후의 보관과정에 의해 발생한다. 처리과정 전에 필름을 거칠게 다루면 그림 19-7과 같이 필름이 긁히거나 비틀림 자국(kink mark)이 생긴다. 손톱자국에 의해 비틀어진 자국은 비틀림 자국이 아니다. 이 인공물은 필름이 뒤틀어지거나 구부러지는 것을 말한다. 두 경우 모두 광학적 감도를 증가시킨다.

공전

공전(static)은 가장 대표적인 인공물이다. 감광유제에 전자가 축적되는 경우 겨울철에 나타나기 쉬우며 습도가 낮은 기간에도 발생한다. 그림 19-8의 왕관, 나무 모양과 같은 얼룩으로 독특한 형태를 가진다.

황산나트륨 보존

오랜 보관은 정착액 황산나트륨(hypo)과 연관된 황갈색 얼룩 생성에 영향을 끼친다. 정착액의 티오황산염(thiosulfate) 찌꺼기가 수세 시 모두 제거되지 못했기 때문에 이러한 현상이 나타난다. 또한 은황화물(silver sulfide)이 점차 증가하고 필름 보관 시 노란색을 띤다.

요약

인공물은 증감지-필름 방사선 영상에 보이는 부적절한 광학밀도이다. 인공물 발생 유형은 크게 (1) 방사선 영상 노출, (2) 필름 현상처리, (3) 필름 취급 및 보관 전·후 과정에 의해 발생한다.

촬영과정에 의한 인공물은 촬영기술과 관련된 것으로 이러한 인공물에는 환자의 움직임, 부적절한 자세, 증감지-필름 밀착상태 불량, 이중 조사, 부적절한 격자 사용 등이 있다.

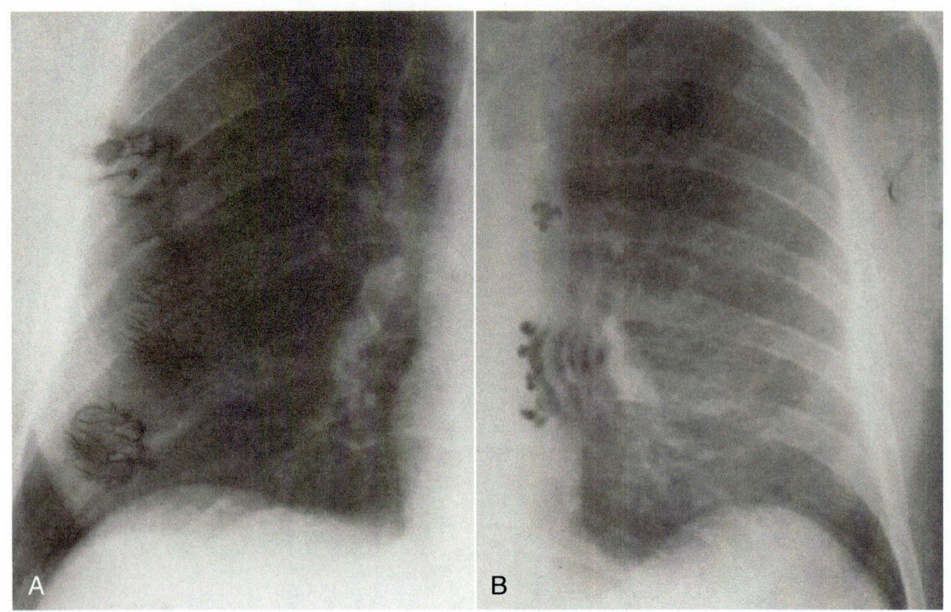

그림 19-8 (A) 나뭇가지 공전 (B) 얼룩 공전. 이 둘은 가장 일반적인 유형의 공전 인공물이다. (Courtesy Joel Gray, Medical Physics Consulting).

필름 현상과정의 인공물은 주로 현상기 내 롤러 이송 시스템에 의해 나타나며, 롤러의 결점, 더러워진 롤러, 화학적 흐림, 롤러 자국, 습압 감도 등이 이에 해당한다.

취급 및 보관 인공물에는 빛 또는 방사선에 의한 노광, 필름의 뒤틀림, 공전 등이 있다.

도전문제

1. 다음을 정의하거나 분류하시오.
   a. 노출 인공물
   b. 가이드 슈 자국
   c. pick-off
   d. 압력 자국
   e. 비틀림 자국
   f. 황산나트륨 보존
   g. 안전등
   h. 커튼 효과
   i. 파이(pi) 라인
   j. 현상처리 인공물
2. 품질관리 기술자들이 인공물에 대한 기록을 하는 이유는 무엇인가?
3. 인공물에 대해 기술하시오.
4. 진단 영상의 3단계에서 어떤 인공물들이 발생하는지 나열하시오.
5. 촬영에 의해 발생하는 인공물의 3가지 예를 드시오.
6. 방사선사는 환자 움직임의 결과로 흐려진 방사선 영상을 어떻게 보정하는가?
7. 이중 노출의 주요 원인은 무엇인가?
8. 필름 현상처리 인공물의 3가지 유형을 기술하시오.
9. 이색성 얼룩(dichroic stain)이란 무엇인가?
10. 가이드 슈 자국은 어떻게 발생하는가?
11. 3.1416 인치가 파이 라인(pi line)과 함께 나타나는 것을 설명하시오.
12. 습압 민감 자국의 원인을 기술하시오.
13. 방사선 사진에서 포그가 발생할 수 있는 3가지 유형을 설명하시오.
14. 현상 처리된 방사선 사진에 대한 공전 인공물의 원인은 무엇인가?
15. 공전 인공물 패턴의 3가지 유형을 나열하시오.
16. 방사선사들이 필름과 관련된 인공물을 신중하게 다루는 이유는 무엇인가?
17. 현상기와 관련된 인공물을 피하는 최선의 방법은 무엇인가?
18. 격자 차단 인공물의 발생 원인은 무엇인가?
19. 압력과 관련된 인공물은 어떻게 나타나는가?
20. 황산나트륨 보존은 어떤 유형의 인공물을 발생시키는가?

• 도전문제의 해답은 웹사이트 http://evolve.elsevier.com에 로그인해서 찾을 수 있다.

CHAPTER 20

증감지-필름 방사선 영상 품질관리

Screen-Film Radiographic Quality Control

학습목표

1. 품질보증(quality assurance)과 품질관리(quality control)를 정의할 수 있다.
2. 병원에서 이용되고 있는 10단계의 품질보증 모델을 나열할 수 있다.
3. 품질관리의 3단계를 나열할 수 있다.
4. 증감지-필름 방사선 영상 시스템에 대한 품질관리 검사 및 검사 시기를 설명할 수 있다.
5. 필름 현상기의 품질관리에 대해 설명할 수 있다.

병원의 모든 부서는 환자 케어 및 관리에 대한 질(quality)을 확립하기 위한 프로그램의 개발 및 시행이 필요하다. 영상의학과는 환자 케어에 대한 질을 높이는 선두 역할을 한다. 이 장에서는 방사선 영상 시스템에 중점을 두고 품질보증(QA)과 품질관리(QC)의 특성에 대해 논의한다. 필름 현상기의 품질관리는 제24장(유방촬영장치 품질관리)에서 자세히 다루기 때문에 여기서는 간략하게 설명한다.

가장 적은 비용과 최소의 방사선량으로 가능한 한 가장 좋은 진단을 얻어내는 방법이 QA와 QC이다. 관련 기관들은 이 두 가지 용어를 더욱 명확하게 정의하기 위해 힘쓰고 있다.

상자 20-1 TJC 10단계 QA 프로그램

1. 책임 부여
2. 케어의 범위를 정한다.
3. 케어의 관점 확인
4. 케어의 관점에 영향을 미치는 결과 확인
5. 평가의 범위에 대한 한계 확립
6. 기관의 정보 수집
7. 결과에 미치는 케어의 평가
8. 케어 개선을 위한 활동
9. 평가 및 문서의 작성
10. QA 프로그램에 대한 전조직적 정보 교류

품질보증

전세계적으로 많은 건강증진 기관들이 규격화되고, 체계화된 품질보증(quality assurance) 모델을 채택하고 있는데, TJC(The Joint Commision)에서는 '10단계의 모니터링과 평가 단계'를 권고하고 있다. 이 품질보증 프로그램은 환자 케어에 대한 문제점을 개선시키는 데 10단계의 과정이 적용된다. 보건복지 당국은 수준 높은 서비스와 케어 제공에 전념하기 위해 TJC(The Joint Commision)가 추천하는 상자 20-1과 같은 QA 모델을 권고하고 있다.

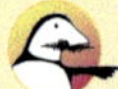
QA(quality assurance)는 사람을 다룬다.

QA 프로그램은 적절한 환자의 검사 일정, 응대, 준비 및 아래와 같은 질문에 대한 답변으로 이루어진다: 환자에게 적절한 검사가 예약되었는가? 그렇다면 환자는 검사시간 전에 적절한 교육을 받았는가?

상자 20-1의 8번을 통해 CQI(continuous quality improvement) 프로그램이 필요하다는 것을 알 수 있다. 이것은 많은 건강증진 기관에 효력이 있다.

또한 QA는 영상의 판독에도 관여한다. 환자의 질병이나 상태가 방사선과 의사의 진단과 정확하게 부합하는가? 이것을 *결과 분석*(outcome analysis)이라고 한다. 진단에 대한 결과 보고서가 신속히 준비 또는 배포되었거나 차후의 검사를 대비하여 보관되었는가? 의사 또는 환자가 최신의 적절한 정보들을 받았는가? 이 모든 QA 활동은 영상의학팀의 참여를 필요로 하지만 원칙적으로는 방사선과 의사의 책임하에 있다.

품질관리

품질관리(quality control)는 품질보증보다 명료하다. QC 프로그램은 좋은 장비로 적은 방사선 노출의 결과인 영상을 환자에게 제공하도록 한다.

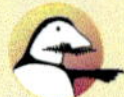
QC는 기기와 장비에 관한 내용을 다룬다.

QC는 영상 촬영장치의 일상적인 평가와 영상을 만들어내는 X선 영상 시스템 관리로 시작하였다. 이러한 QC는 각각의 영상을 확인하고 결함 및 인공물(그 원인도 함께)를 찾아내는 작업을 통해 재검사를 최소화하기 위한 분석을 한다.

방사선 영상장비들이 개발되어 임상에 사용하기 전에는 승인검사를 받아야 된다. 이러한 승인검사에는 제조업체의 명세서에 게재되어 있는 장비의 수용 가능한 방사선량 생성에 대한 성능 검증이 필요하기 때문에 제조업체가 아닌 다른 기관에 의해 수행되어야 한다.

장비는 사용할수록 성능이 변하고 저하될 수 있기 때문에 주기적인 성능 검사가 요구된다. 대부분의 시스템은 연례적인 검사만으로도 충분하지만 X선관과 같은 중요한 구성품의 교체가 요구되기도 한다. 주기적인 모니터링을 통해 장비 사용에 따른 유지관리 및 보수가 필요하다는 것을 알 수 있다.

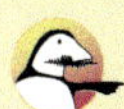
수용 가능한 QC 프로그램은 3단계로 구성된다.
: 승인검사, 일상적인 성능 모니터링, 유지보수

품질보증 및 품질관리에 있어 팀 구성원 모두의 노력을 필요로 하지만, 품질관리의 원칙적인 책임은 의학물지학자이며, 의학 물리학자의 역할은 품질관리 업무를 감독하는 것이다.

소송이 빈번하게 발생하는 현대 사회에서 중요하게 요구되는 사항은 품질관리 기록이다. 품질관리 프로그램은 영상이 만들어지는 특성에 의해 정의된다. 표 20-1은 다양한 영상 시스템의 특성을 요약하였다. 일반적으로 품질관리 프로그램은 영상의 질이 유지 및 지속될 수 있도록 한다.

증감지-필름 방사선 영상 품질관리

미국의 대학 방사선과협회(ACR)와 미국 의학 물리학자협회(AAPM)와 같은 기관들은 방사선 영상에서의 품질관리 프로그램에 대한 가이드라인을 개발하고 있다.

표 20-2는 품질관리의 필수 항목에 따른 측정주기 및 허용오차 범위를 나타낸다. 그림 20-1은 의학 물리학자가 품질관리를 위해 선량 측정기구를 준비하는 모습이다.

여과

환자 보호에 있어 가장 중요한 특성은 X선의 여과(filteration)이며, 일반 촬영장치에서 최소한 2.5 mm Al 당량의 총 여과가 요구된다.

여과를 직접 측정하는 것은 매우 어렵기 때문에 보통 반가층을 이용하여 측정한다. 반가층 측정에 대한 내용은 제8장에서 자세하게 설명하였다. 관전압에 따른 적절한 총 여과를 위해서는 측정된 반가층이 표 20-3의 두께를 만족하거나 초과하여야 한다. 여과는 매년 또는 X선관이나 관 하우징을 교체한 후에는 반드시 측정해야 한다.

시준

X선 조사야와 광 조사야가 일치하지 않으면 보고자 하는 해부학적 부위를 놓치거나 불필요한 부위에 방사선이 노출될 수 있기 때문에 반드시 일치해야 한다. 이 두 조사야의 일치성은 그림 20-2와 같이 측정을 위해 개발된 다양한 평가기구를 통해 평가할 수 있다.

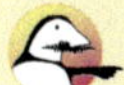
조사야 불일치는 SID의 2%를 초과하면 안 된다.

대부분의 방사선 영상 시스템은 **PBL(positive beam limiting)** 콜리메이터를 이용하며, 이 기기는 영상 수용체의 크기를 자동으로 감지하여 그 크기에 맞도록 셔터를 적

표 20-2 방사선 영상 시스템에 대한 품질관리 프로그램의 요소

측정	주기	허용 오차
여과	연간	≥2.5 mm Al
콜리메이션	반년	±2% SID
초점 크기	연간	±50%
관전압 교정	연간	±10%
노출 타이머의 정확성	연간	±5%>10 ms ±20%≤10 ms
조사 선형성	연간	±10%
조사 재현성	연간	±5

표 20-1 다양한 진단 영상 시스템의 특성

구분	공간 분해능	대조도 분해능	시간 분해능	신호 대 잡음비	인공물
방사선 촬영	E	F	E	E	F
유방촬영	E	G	G	E	F
투시촬영	G	F	E	G	F
방사선 R&F	G	E	G	G	G
전산단층촬영(CT)	F	E	G	F	G
자기공명영상(MRI)	F	E	G	F	F
초음파	F	G	G	G	F
핵의학	F	G	F	F	F

E; excellent, F; fair, G; good, R&F; radiography and fluoroscopy

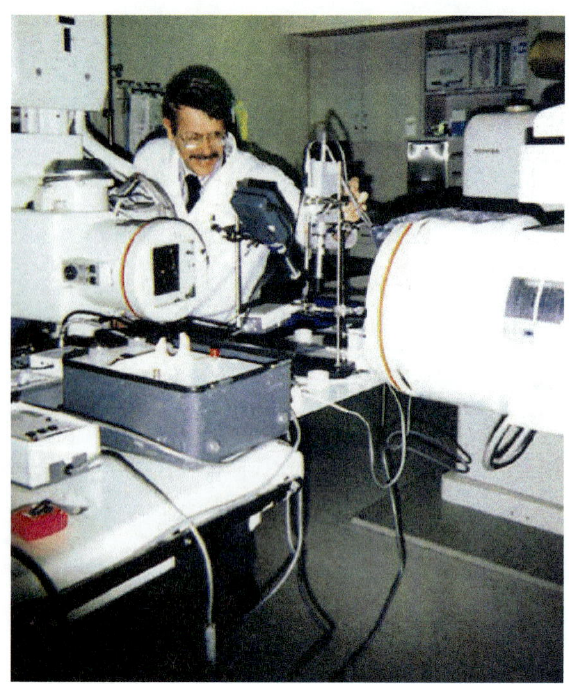

그림 20-1 의학 물리학자가 QC 측정을 준비하고 있다.

절하게 조절한다.

영상 수용체의 크기에 따라 조정되어야 하기 때문에 PBL 기능은 가능한 모든 수용체의 크기에 맞게 측정되어야 한다. PBL 콜리메이터에서는 오버라이더 모드(겹쳐 쓰기/덮어 쓰기)를 제외하고는 X선이 영상 수용체보다 크면 안 된다.

거리와 중심점의 표시기는 SID의 1~2% 이내에 부합하여야 한다. 거리는 테이프형 줄자로 간단히 측정할 수 있다. 초점의 위치는 보통 X선관 하우징에 표시된다. 중심점은 광 조사야와 X선 조사야를 표시하여 측정한다.

질문 : 버키 트레이에서 X선관 하이징에 표시된 초점 위치까지의 거리가 98.4 cm로 측정되었으며, 자동 거리 표시기로는 100 cm SID이다. 이때의 오차는 허용범위에 포함되는가?

해답 : $\dfrac{100-98.4}{100}=\dfrac{1.6}{100}=1.6\%$, 예.

초점 크기

방사선 영상 시스템의 공간 분해능은 X선관의 초점 크기(focal-spot size)에 의해 결정되기 때문에, 새로운 장비 또는 X선관이 교체된다면 그림 20-3과 같이 초점의 크기를 측정해야 한다.

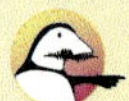

초점 크기의 측정을 위해서는 핀홀 카메라, 스타 패턴, 슬릿 카메라의 3가지 기구가 이용될 수 있다.

핀홀(pinhole) 카메라는 사용이 어렵고 노출시간이 상당히 길다. 스타 패턴(star pattern)은 사용하기 쉽지만 0.3 mm 이하의 초점 크기에 대해서는 이용에 제한이 있다. 유효 초점 크기 측정을 위한 표준은 슬릿(slit) 카메라이다.

X선관의 제작은 매우 복잡한 과정을 거친다. 초점 크기의 사양은 X선관의 기하학적 구조뿐 아니라 전자선의 집속에도 영향을 받는다. 결과적으로 제조사들이 제공하는 초점 크기와는 상당한 오차가 발생할 수 있다(표 6-2 참조).

초점 크기는 매년 그리고 X선관이 교체될 때마다 평가되어야 한다.

초점 크기 측정을 위한 또 다른 방법은 그림 20-4와 같은 한계공간주파수(limiting spatial frequency)를 측정하기 위

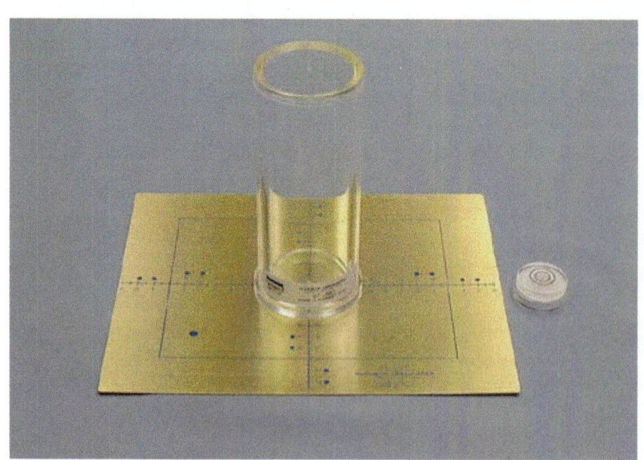

그림 20-2 X선과 광조사야 일치성을 관찰하기 위한 테스트 장비

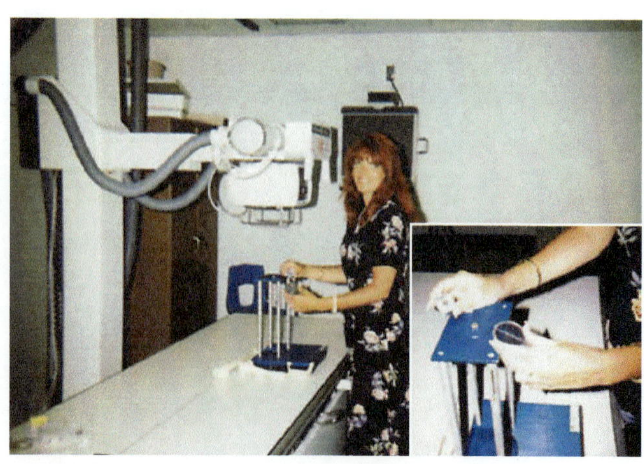

그림 20-3 핀홀 카메라, 스타 패턴, 슬릿 카메라가 초점 크기를 측정하기 위해 이용될 수 있다. (Courtesy Teresa Rice, Houston Community College).

표 20-3 적합한 X선 빔 여과를 위해 요구되는 최소 반가층 두께

	관전압(kVp)				
최소 반가층(mm Al) 두께	30	50	70	90	130
단상	0.3	1.2	1.6	2.6	3.6
3상/고주파	0.4	1.5	2.0	3.1	4.2

한 라인-쌍 평가도구(line pair test tool)를 이용할 수 있다.

관전압의 교정

방사선사는 증감지-필름 방사선 영상을 촬영할 때마다 관전압을 선택하는데, X선 발생장치가 정확하게 동작할 수 있도록 적절한 교정이 수행되어야 한다.

관전압의 정확도를 평가하는 많은 방법들이 있다. 오늘날 대부분의 의학 물리학자들은 그림 20-5와 같은 교정된 이온 챔버나 교정된 광다이오드를 사용한다. 전압 다이오드나 오실로스크프를 이용하는 방법은 좀 더 정확하지만, 측정하는 데 많은 시간이 요구된다.

관전압 교정(kilovolt peak calibration)은 매년 또는 고전압 발생기 구성 부품의 큰 변화가 나타났을 때 실시한다. 진단영역에서 관전압의 변화는 환자의 피폭선량에 영향을 미친다. 약 4%의 관전압 편차는 영상의 광학 농도와 대조도에 영향을 미친다.

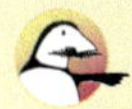
측정된 관전압과 계기에 표시된 관전압과의 오차는 10% 이내이어야 한다.

노출 타이머 정확도

X선의 노출시간(exposure timer)은 대부분의 방사선 촬영 콘솔에서 선택 가능한 기능이다. 많은 방사선 촬영 시스템이 광타이머 또는 관전류량(mAs)에 의해 조절되지만, 노출시간은 방사선사에 의해 선택된다. 이러한 조사시간은 특히 환자 피폭선량과 영상의 광학밀도에 영향을 준다.

노출 타이머 정확도의 평가방법에는 몇 가지가 있는데, 대부분의 의학 물리학자들은 그림 20-6과 같은 이온 챔버 또는 광다이오드를 사용하여 노출시간을 측정한다.

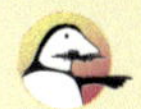
노출시간은 10 ms보다 큰 조사시간에서 지시치의 시간이 5% 오차범위 내에 있어야 한다.

노출시간의 정확도는 매년 또는 운영 콘솔의 부품 교체나 고전압 발생기 수리 후에는 반드시 평가되어야 한다. 노출시간이 10 ms 또는 그 이하인 경우에는 20%

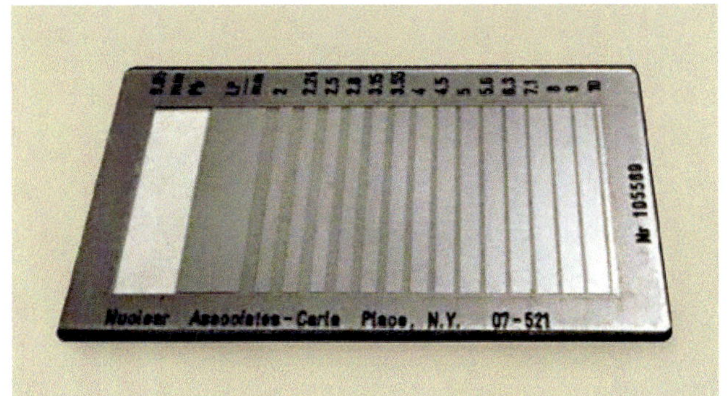

그림 20-4 라인-쌍 테스트 패턴. 방사선 패턴 영상은 초점 크기보다는 한계 공간 분해능을 측정한다.

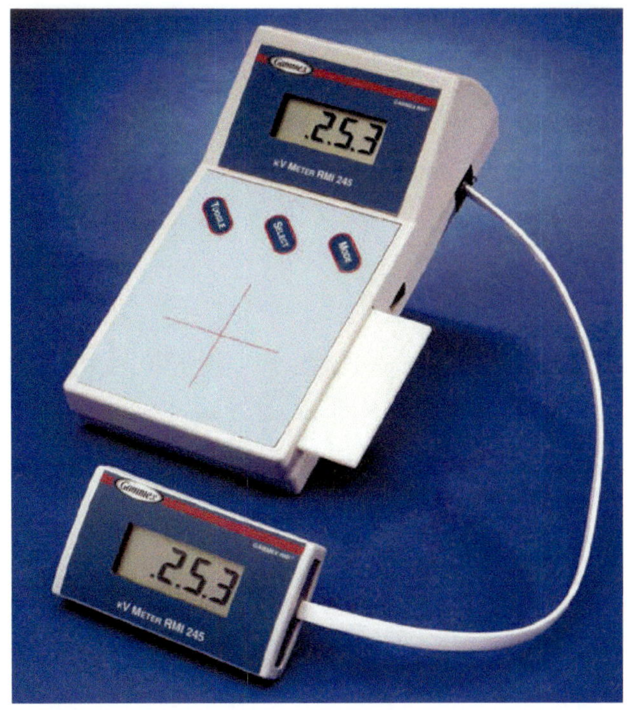

그림 20-5 고전압(kVp)와 다른 발생기 기능은 소형의 테스트 장비로 평가할 수 있다. (Courtesy Gammex RMI).

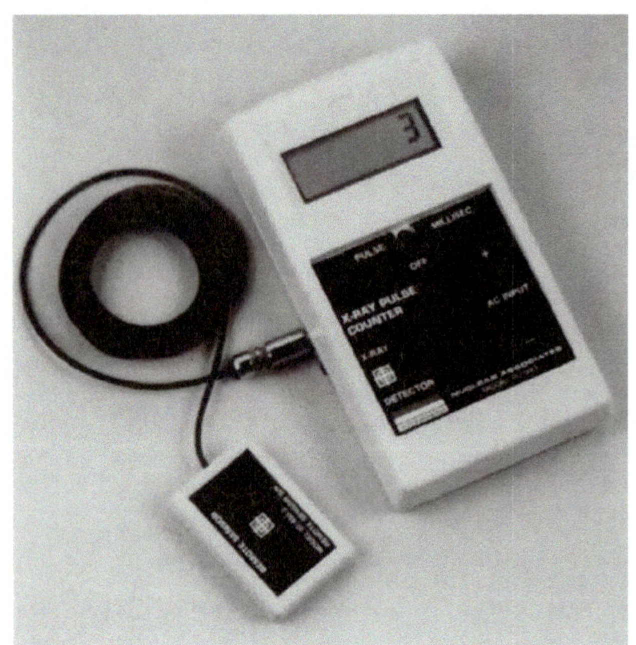

그림 20-6 노출시간의 정확도를 측정할 수 있는 기기

이내의 정확도가 필요하다.

자동노출제어장치(automatic exposure control; AEC) 또한 평가되어야 하는데, 이 기기는 조직의 두께나 구성성분 등에 관계없이 일정한 농도를 제공한다. AEC 시스템은 다양한 두께의 알루미늄이나 아크릴을 투과하는 영상수용체에 조사하여 측정한다. 물질의 두께와 절대적인 조사시간에 관계없이 현상된 영상에는 농도가 일정하게 나타난다.

납 필터 추가는 백업 타이머의 기능을 평가하는 적절한 방법이다. 포토타이머가 작동하지 않는 경우 백업 타이머는 6초 또는 600 mAs 1회 조사로 끝낼 수 있다.

노출 직선성

직선성은 다양한 관전류(mA)와 노출시간(sec)의 조합으로 동일한 관전류량(mAs) 값을 얻어내는 것이다. 영상의학과에서는 **노출의 직선성(exposure linearity)**을 평가해야 한다.

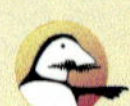

노출의 직선성은 관전류(mA)의 변화에 따라 10% 오차범위 내에 있어야 한다.

노출 직선성은 방사선 강도(intensity)를 측정할 수 있는 선량계를 이용하여 다양한 관전류와 노출시간의 조합으로 평가할 수 있다. 예를 들면, 10 mAs의 관전류량에 해당하는 관전류와 시간을 표 20-4와 같은 조합으로 각각의 방사선량을 측정할 수 있다.

이러한 측정에서 방사선 강도의 출력오차는 10% 이내가 되어야 한다. 노출의 직선성은 매년 측정되어야 하고 고전압 발생기 또는 운영 콘솔의 수리 후에는 재평가되어야 한다.

타이머가 정확해야만 노출의 직선성을 평가하는 방법을 사용할 수 있다. 결과적으로 대부분은 타이머를 일정하게 하고 관전류만을 변화시킨다. 이러한 조건하에서 mR/mAs 값은 10% 이내가 되어야 한다.

질문 : 다음은 노출의 직선성을 도출하기 위한 데이터이다. mA의 정확한 교정이 되었는가?

노출시간(ms)	mA	mGy_a
100	50	0.24
100	100	0.60
100	200	1.1
100	400	2.5

해답 :

mA	mGy_a/mAs	% 차이
50	0.048	$\frac{0.06-0.048}{0.048}\times 100 = 25\%$, FAIL
100	0.06	$\frac{0.055-0.06}{0.06}\times 100 = -8.3\%$, PASS
200	0.055	$\frac{0.0625-0.055}{0.055}\times 100 = 13.6\%$, FAIL
400	0.0625	

표 20-4 10mAs와 동등한 노출시간과 관전류 조합

노출시간(ms)	관전류(mA)
1,000	10
400	25
200	50
100	100
50	200
25	400
13	800
10	1,000
8	1200

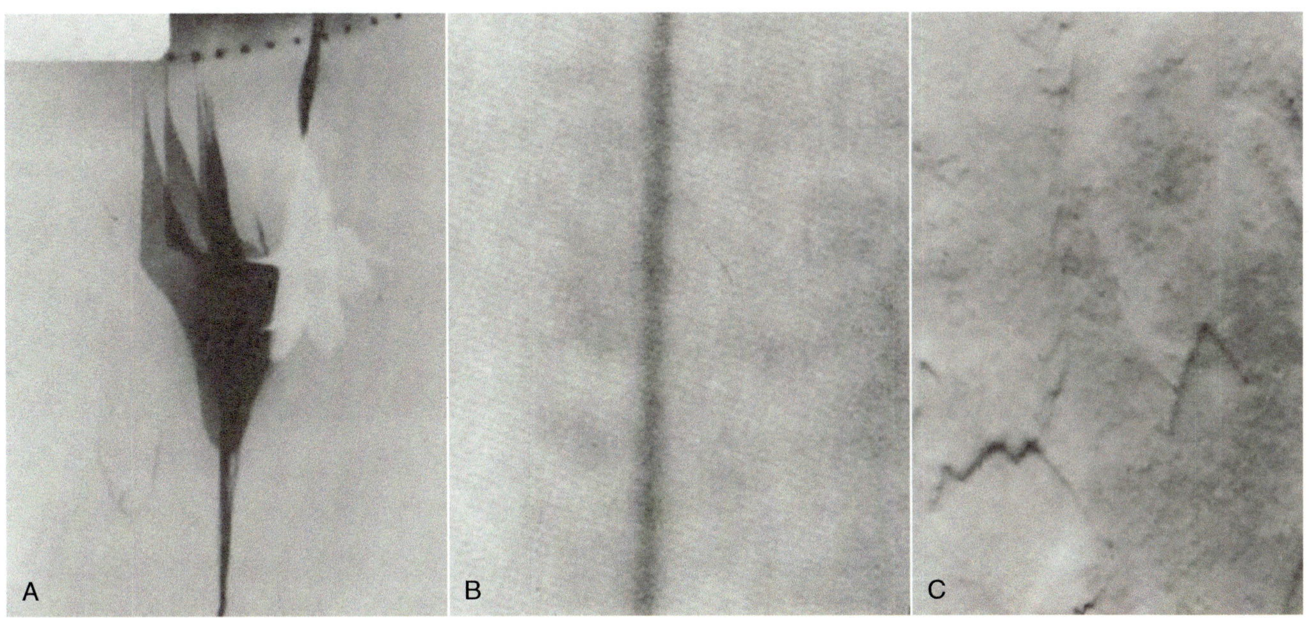

그림 20-7 잘못 관리된 납치마의 모습. (A) 접히고 찢어진 모습. (B) 새로 구입한 불량제품. (C) 납치마의 손상된 모습.

노출의 재현성

방사선사는 적당한 관전압, 관전류 및 조사시간을 선택하고 우수한 영상의 농도와 대조도를 도출하기를 원한다. 이러한 촬영조건을 변화시키고 다시 선택이 되었을 때는 전과 동일해야 한다.

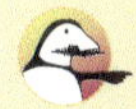

연속적으로 방사선 조사를 하였을 때 재현성은 ±5% 이내이어야 한다.

노출 재현성을 평가하는 방법은 2가지인데, 둘 다 정확한 방사선 선량계가 있어야 한다. 첫째, 같은 조건에서 적어도 3번의 조사를 1회로 하여 각각의 조사마다 조건을 달리한다. 일반적으로 관전압 조절에 실패하면 결과 값이 재현되지 않는다. 둘째, 10회 조사를 1회로 하여 하나만 조건을 변경하고 나머지는 동일하게 하는 조합으로 측정한다.

수학공식으로 2가지 경우에서 재현성을 도출해 낼 수 있는데, 기본적으로 출력되는 방사선량 ±5% 이내의 전제하에 가능하다.

방사선 영상 증감지

증감지(intensifying screens)는 인공물의 출현을 최소화하기 위하여 주기적으로 검사해야 한다. 증감지는 부드러운 천으로 닦아내야 하고 제조사에서 제공하는 세척용품을 사용한다. 주기적인 청소는 부서의 업무량에 따라 좌우되지만 격월 이상으로 하는 것이 바람직하다.

증감지는 1년에 1~2회 측정하도록 한다. 이것은 철사 그물 패턴(mesh) 때문에 방사선 촬영에 의해 행해지며, 이를 가지고 퍼짐이 생긴 부분의 영상을 분석한다(그림 12-24 참조). 퍼짐 현상이 발생하면 증감지 아래의 펠트나 고무압력 패드를 교체해야 한다. 퍼짐 현상은 카세트를 교체하지 않는 이상 계속 나타날 것이다.

방어복

모든 납치마(방어복, protective apparel), 장갑 및 생식선 보호기구 등은 결함을 확인하기 위해 매년 방사선 촬영을 하거나 투시촬영을 해야 한다. 그림 20-7과 같이 헐었거나 찢어졌거나 구멍이 보이면 그 납치마는 교체해야 한다.

필름 조도기

뷰박스의 조도는 광계측 방법으로 매년 점검해야 한다. 그림 20-8과 같이 조도계의 여러 면에서 **광량**을 측정한다. 광량은 최소 1,500 cd/m^{2}이어야 하며 조도계 표면에서 ±10% 이내를 유지해야 한다. 전구가 교체되어야 할 필요가 있다면 조도계의 모든 전구를 교체해야 하며 조도계에 맞는 유형의 전구로 교체해야 한다.

단층촬영 품질관리

전산단층촬영 장비는 증감지-필름 방사선 영상 시스템의 품질관리 평가 외에 몇 가지 측정이 추가로 요구되는데, 정확한 평가 표준은 아직까지 없다.

단층촬영 검사의 경우에 환자의 피폭선량은 가장 빈번하게 평가해야 한다. 표 20-5은 3상 시스템과 6-방향 단층촬영 검사에서 얻어낸 결과의 예이다.

단층촬영은 구조적인 특성으로 사용에 있어서 여러 가지의 검사 중 하나만을 허용하도록 한다. 표시된 구역과 측정된 구역이 ±5 mm 이내이어야 한다.

표 20-5 기존 단층촬영 검사에서 조사조건과 피부 입사선량

촬영 검사	조사조건(kVp/mAs)	피부 입사선량(mGy_a)
턱관절	90/300	23
경추	76/200	13
흉추와 요추	78/250	17
흉부	110/8	0.7
정맥신우조영술(IVP)	70/300	18
신장단층조영술	74/350	22

한 슬라이스에서 다음 슬라이스 사이의 간격으로, 구역은 ±2 mm 이내로 정확해야 한다. 한 번의 QC 측정에서 다음 번 측정까지는 ±1 mm로 일정하게 유지되어야 한다.

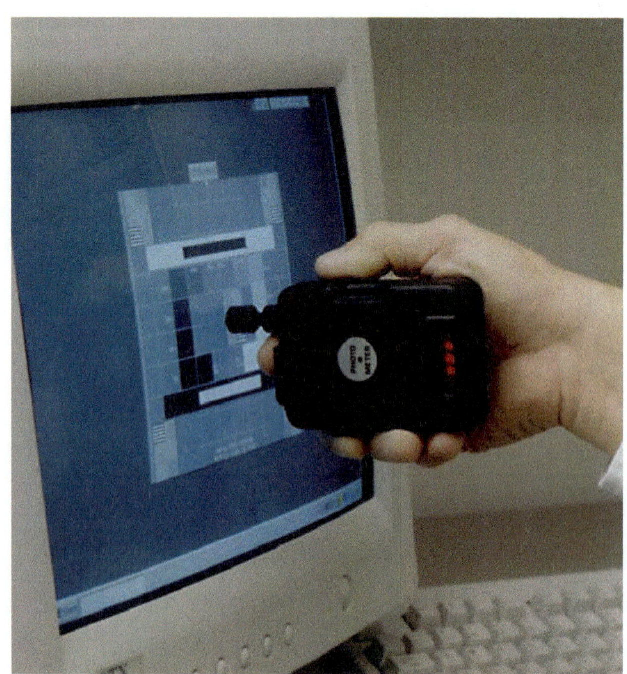

그림 20-8 광도계와 음극선관 증감지의 휘도 측정

구역의 통일성은 납판에 있는 구멍을 영상화함으로써 측정한다. 그림 20-9와 같은 가시적인 농도는 구멍을 따라가는 영상을 가지고 통일성을 판단하며 인지 가능한 변화와 간격이나 겹침이 없어야 한다.

현상기 품질관리

품질관리는 제품이 높은 질을 유지하는 것을 확인하기 위한 주기적이고 특별한 절차이다. 증감지-필름 방사선 영상에서 품질관리는 촬영장비의 평가에 관한 계획적이고 지속적인 프로그램과 절차들을 요구한다.

자동현상기에 대한 품질관리에는 주기적인 청소, 시스템 관리, 일일 모니터링 등이 있다. 표 20-6에 현상기에 대한 적절한 품질관리 프로그램 항목이다.

현상기 청소

최초의 자동 현상기는 건조에서 출력까지 약 7분이 소요되었다. 이는 곧 그림 20-10과 같은 *이중용량 현상기* (*double-capacity processor*)로 알려진 현상기의 개발로 3분까지 단

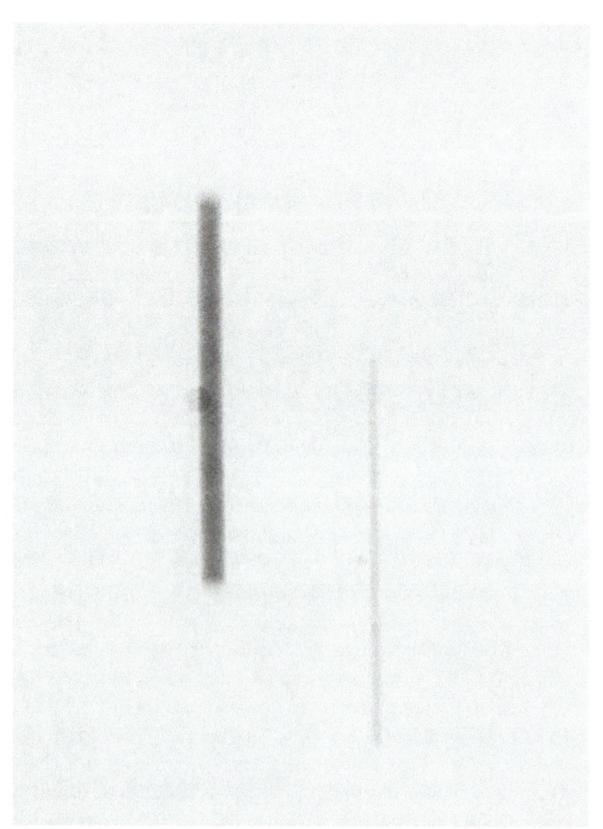

그림 20-9 단층촬영 핀홀 영상. 큰 핀홀 영상은 움직임이 있는 것처럼 흐리게 표시되어 보이고 있다.

축되었다. 이와 같은 현상기는 시간당 500장까지 필름을 현상할 수 있지만, 고농도의 현상 약품, 높은 현상 온도(35℃), 그리고 약 22초의 현상기 침전시간이 요구된다.

표 20-6 방사선 영상 필름 현상기에 대한 품질관리 프로그램

내용	절차 또는 항목	시기
현상기 청소	교차 틀(crossover racks)	매일
	전체 틀 조립상태 및 현상 열	주간
현상기 유지	벨트, 도르레 및 기어 관찰	주간
	윤활상태	주간 또는 월간
현상기 모니터링	정기적인 부품 교체	규칙적으로
	현상기 온도 점검	매일
	세척물 온도 점검	매일
	보충비 체크	매일
	감도계와 농도계	매일

세척액의 온도는 31℃(87℉)가 되어야 한다. 초기의 자동 현상기는 냉온수가 같이 공급되었다. 세척 온도는 초기에는 믹싱 밸브를 통해서 조절되었으나 최근의 현상기는 냉수만 공급한다. 따라서 히터는 열을 조절하여 온도를 유지하고 있다.

이러한 빠른 가동으로 농축된 화학약품과 함께 고온으로 전달되어 운송 시스템의 메커니즘이 부식되고 현상기는 찌꺼기로 오염된다. 롤러의 찌꺼기와 부스러기를 청소하지 않으면 화질을 떨어뜨리는 등 필름에 심각한 영향을 미치고 인공물을 초래한다.

대부분의 기기들은 매주 청소를 시행하여야 하며 이러한 기록들을 유지하고 있어야 한다. 청소에 대한 프로시저는 간단하다. 그림 20-11과 같이 수송부와 교차부를 분리하여 세척하고 현상기 탱크를 세척액으로 청소한다.

이렇게 몇 분만 청소하면 인공물이 없는 고화질의 영상을 얻을 수 있다. 다시 조립이 끝났을 때 감광계 수준이 재조정되어야 한다.

현상기 관리

전자기기들이 그러하듯 현상기의 관리(processor maintenance) 또한 중요하다.

장비가 제대로 관리되지 않으면 예상치 못한 고장이 발생하기 쉽다. 유지관리 프로그램에는 3가지의 유형이 있는데 자동 현상기의 QC 프로그램에 있는 내용이 포함된다.

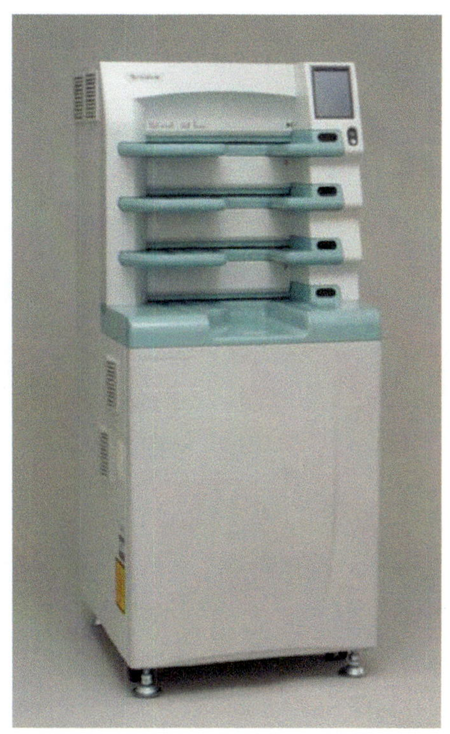

그림 20-10 자동 현상기. (Courtesy Carestream health, Inc).

1. **주기적인 관리**는 일반적으로 매주 혹은 매달 검사하는 간단한 절차를 따른다. 이러한 관리는 벨트, 도르래, 기어 등 모든 움직이는 파트의 관찰을 포함한다. 그리고 적절한 윤활을 주어 마모를 방지한다. 현상기에 윤활을 주는 동안에는 특히 손에서 떨어뜨리지 않도록 주의해야 하고, 필름이나 롤러에 닿으면 현상기에 화학작용을 일으킨다.
2. **예방차원의 관리**는 정기적인 주기로 부품을 대체하는 프로그램을 제공한다. 예방관리는 고장나기 전에 부품을 대체하는 것이 필요하기 때문으로 예상치 못한 고장을 피할 수 있다.
3. **비주기적인 관리**는 최악의 유형이다. 현상기 수리가 필요하게 되는 시스템의 고장이 그 예이다. 적절한 관리 프로그램을 유지하면 이를 최소한으로 줄일 수 있을 것이다.

현상기 모니터링

최소한 하루에 한번 현상기 작동을 관찰하고 측정을 기록해야 한다. 현상액의 온도와 세척액의 온도는 주의

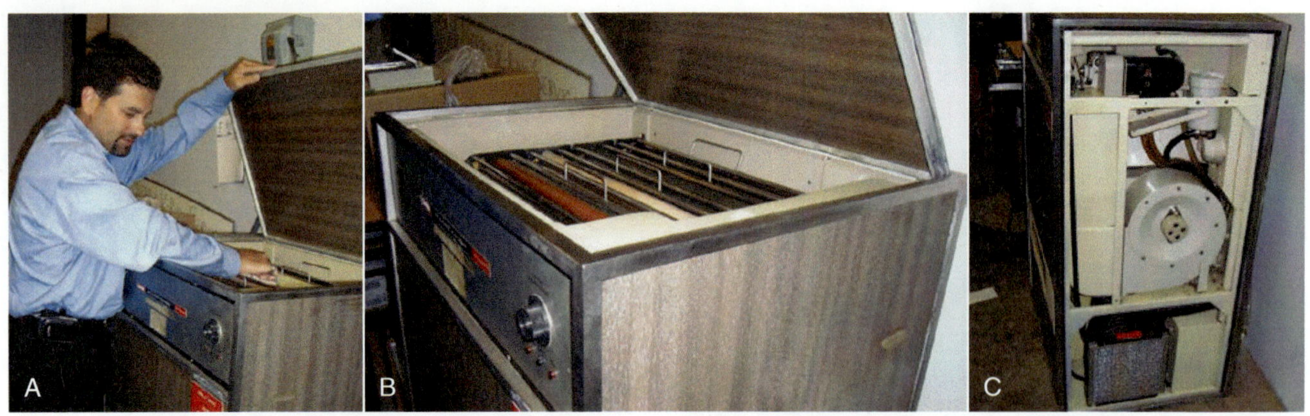

그림 20-11 세척을 위해 분해된 자동현상기. (Courtesy Joe Scalise, Merry X-ray Co).

를 요하고, 현상액과 정착액의 보충 주기를 관찰하고 기록해 두어야 한다.

보충 탱크를 점검해야 하고 적절한 위치에 뚜껑을 씌워 두어야 한다. 이는 pH와 현상액과 정착액의 비중을 측정하기 위함이다.

감도계의 끈은 현상기를 통과해야 하고 포그, 감도, 대조도를 측정하여 기록해야 한다. 대부분의 필름 공급자들은 현상기 모니터링(processor monitoring)을 위한 프로그램을 제공하고 있다. 프로그램의 결과에 대한 기록은 매우 중요하다.

현상기 모니터링은 제24장에서 유방촬영에 관한 내용을 다룰 때 상세하게 접근하기로 한다.

요약

진단 영상에서 품질보증(QA)은 환자 관리의 평가를 포함하는 반면, 품질관리(QC)는 영상장비의 측정과 성능 평가를 말한다. 두 평가 모두 올바른 진단을 위해 방사선과 의사에게 최상의 영상을 제공한다.

QA 및 QC 팀은 방사선사, 관리자, 장비제조사의 대표, 의학물리학자, 방사선 공학자, 방사선과 의사 등으로 구성한다. 모든 승인기관들은 승인에 필요한 QA와 QC 프로그램을 요구한다. 품질관리의 3단계는 (1) 승인검사, (2) 정기적인 성능 평가, (3) 오차 보정이다.

증감지-필름 방사성 영상 품질관리는 여과, 조준, 초점 크기, 관전압, 타이머, 직선성, 재현성 등을 평가한다. 증감지는 정기적으로 청결 유지와 증감지-필름 간의 밀착 여부를 평가해야 한다. 모든 납치마는 크랙, 찢어짐, 구멍 여부를 확인해야 한다. 마지막으로 뷰박스와 필름 조명기는 밝기 및 청결도를 확인해야 한다.

일반적인 단층촬영의 감도(sensitivity)는 주기적으로 평가된다.

방사선 영상 현상기의 품질관리는 최상의 영상 질을 위해 필수적이다. 감도계측과 농도계측은 QC 방사선 기술사들의 중요한 일일 업무이다.

도전문제

1. 다음을 정의하거나 분류하시오.
   a. 품질보증
   b. 요구되는 X선 빔 여과
   c. 단층촬영 QC
   d. 출력 분석
   e. 최소 반가층
   f. CRCPD
   g. TJC 10단계 프로그램
   h. CQI
   i. 노출 선형성
   j. 품질관리
2. 병원에서 이용되는 TJC QA 프로그램을 나열하고 설명하시오.
3. 증감지-필름 방사선 촬영장비를 위한 품질관리의 3단계를 설명하시오.
4. 진단영상 QC 팀과 관계되는 사람을 말하시오.
5. 방사선 촬영장비에서 여과는 어떻게 측정되는가?
6. 적절한 X선 빔 일치와 콜리미네이션이 중요한 이유는 무엇인가?
7. 방사선 영상 불일치에 대한 제한은 무엇인가?
8. 초점 크기를 측정하는 데 이용되는 3가지 QC 도구는 무엇인가?

9. 방사선 영상 재현성에 대한 허용된 편차는 무엇인가?
10. 적당한 증감지-필름 접합을 체크하기 위해 증감지와 카세트에 대해 무슨 테스트가 수행되는가?
11. 방사선 영상 증감지를 깨끗하게 하기 위해 어떤 제품이 이용되는가?
12. 납치마는 보호 성능을 유지하기 위해 얼마나 자주 체크되어야 하는가?
13. kVp 정확도는 어떻게 확인하는가?
14. 뷰박스의 휘도 단위는 무엇인가?
15. 자동 필름 현상기는 얼마나 자주 청소해야 하는가?
16. 방사선 영상 필름 현상기 관리의 중요성은 무엇인가?
17. 고주파 방사선 영상 시스템은 얼마나 많은 X선 빔 여과를 요구하는가?
18. 허용되는 방사선 영상 콜리메이터 불일치는 무엇인가?
19. 보호 납치마는 언제 폐기해야 하는가?
20. 필름 현상기 모니터링을 위해 어떤 도구가 이용되는가?

CHAPTER 21

디지털 방사선 영상 인공물

Digital Radiographic Artifacts

학습목표

1. 디지털 영상 인공물의 3가지 형태와 제거방법에 대해 알 수 있다.
2. 전처리 및 후처리 영상의 차이를 확인할 수 있다.
3. 데이터 압축에 대해 설명하고 손실과 무손실 압축의 차이를 알 수 있다.
4. 디지털 방사선 영상 인공물에 대한 영상 히스토그램을 사용하여 분석할 수 있다.
5. 디지털 영상 인공물이 부적절한 조준, 분할, 정렬로 인해 어떻게 발생하는지 설명할 수 있다.

제19장에서 기술한 바와 같이 인공물이란 의료영상에 나타나는 잘못 시각화된 형태를 말한다. 인공물은 진단에 영향을 주며 반드시 피해야 할 부분이다. 정의에 의하면 인공물은 사고와 같이 예방할 수 있는 현상이다.

인공물은 그 원인을 파악하여 제거할 수 있다. 증감지-필름 영상에서는 처리, 노출, 운반/저장의 과정에서 인공물이 크게 발생한다. 이와 마찬가지로 디지털 영상에서는 영상 수용체, 처리 소프트웨어, 피사체에 의한 세 종류의 인공물이 있다.

디지털 영상이 인화될 때는 증감지-필름 영상처럼 '처리' 인공물을 고려해야 할 필요가 있다. 여기에서는 이러한 고려사항을 반복해서 언급하지는 않겠다. 3가지 디지털 영상 인공물의 종류는 그림 21-1의 하위 종류들과 함께 잘 나타나 있다.

영상 수용체 인공물

그림 21-2의 증감지-필름 영상 수용체와 마찬가지로 디지털 영상 수용체 역시 부주의와 흠집 또는 먼지의 영향을 받을 수 있다. 먼지에 의해 생성되는 인공물의 경우 먼지가 전산화 방사선 영상(CR) 장비의 광학부 내부로 들어가지 않는 한 적당하게 제거해 주면 바로 잡을 수 있다. 그림 21-3에서는 제거되지 않은 접착제에 의해 오염된 영상판을 사용하여 접착제의 형태가 CR 영상에 나타낼 수 있다. CR의 광학적 경로의 한 부분(거울 또는 렌즈)에 먼지가 있으면 방사선사가 이를 수리할 수 없으며 전문적인 수리를 받아야 한다.

흠집이나 픽셀의 심각한 오작동은 영상 수용체의 교체를 필요로 할 수도 있다.

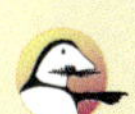

디지털 영상 수용체는 손상과 관련한 독특한 인공물을 만든다.

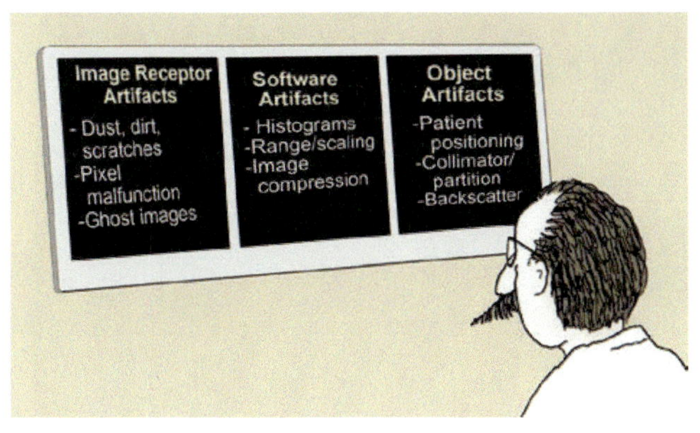

그림 21-1 디지털 영상 인공물의 분류도

CR의 영상판(image plate; IP)을 포함한 디지털 방사선 영상(DR)은 수천 번의 노출을 감당해야 한다. 영상판에 있어서 '방사선 피로(radiation fatigue)'라는 것은 있을 수 없다. 일상적인 품질관리는 영상 주파수, 영상화 성능, 각 영상판의 물리적 상태를 정규적으로 문서화하여 인공물 발생을 줄이고 영상 오류를 방지하는 것을 포함한다. 그림 21-4는 이러한 정규적인 문서화를 위한 품질관리 문서 형식의 한 예이다.

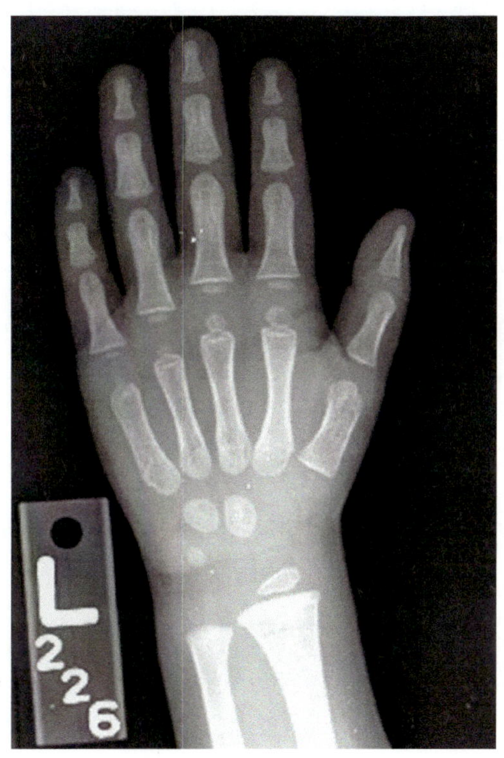

그림 21-2 디지털 방사선 촬영에서 영상 수용체의 파편이 체내 이물질과 혼동될 수 있다.

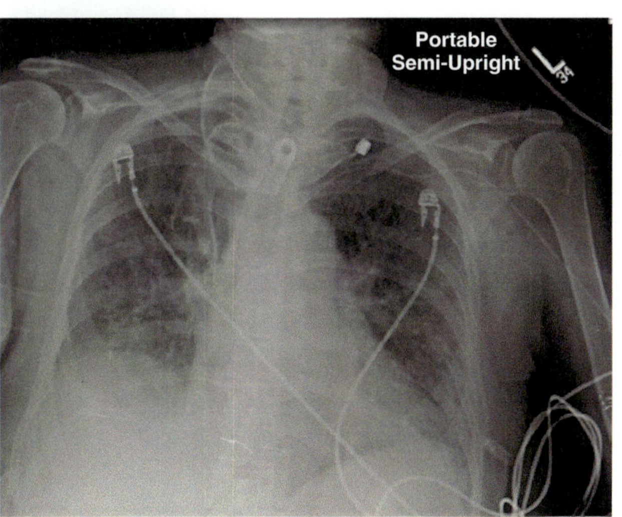

그림 21-3 CR 영상판에 접착제로 보이는 인공물이 나타났다. 이 영상판은 더 이상 사용할 수 없다.

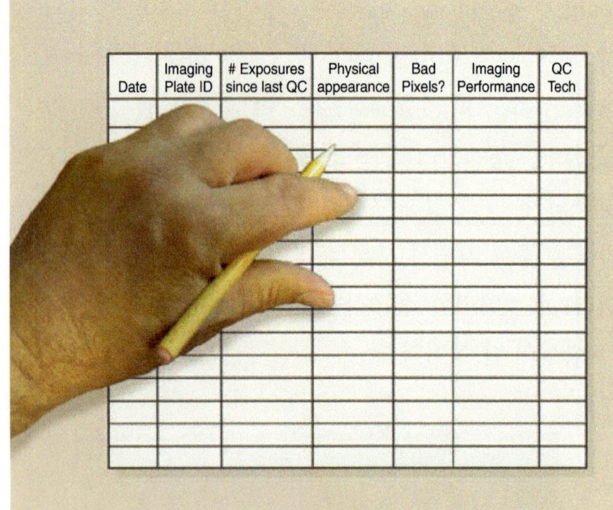

Date	Imaging Plate ID	# Exposures since last QC	Physical appearance	Bad Pixels?	Imaging Performance	QC Tech

그림 21-4 인공물을 줄이기 위한 영상판 일일 점검 문서 형식

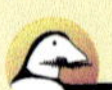

주위의 방사선이 유령 인공물(ghost artifacts)의 원인이 된다.

그림 21-5와 같은 유령 인공물(ghost artifacts)은 CR 영상판에서 이전 영상이 완전하게 제거되지 않아서 발생한다. 대개 이러한 인공물들은 부가적인 신호 제거 기술로 교정할 수 있다. CR 영상판을 24시간 동안 사용하지 않았다면 사용하기 전에 한 번 더 소거 처리하여야 한다. 완벽하게 소거된 영상판으로 작업하면 결과가 균일하게 나타나며 인공물도 발생하지 않는다.

디지털 영상판을 부주의하게 다루거나 제조상태가 불량할 경우 인공물이 발생한다. 그림 21-6에 손상된 CR 영상판의 영상이 나타나 있다.

소프트웨어 인공물

디지털 영상은 미가공 데이터(raw data)의 집합으로 얻을 수 있다. 즉 이 영상들은 '처리를 위한' 준비가 되었다는 의미이다. 처리용 영상은 계산을 거쳐 방사선사의 품질관리와 영상의학과 의사의 판독을 위해 '표시용' 영상으로 만들어진다.

전처리

영상이 '처리를 위한' 준비가 되기 전에 잠재적인 인공물을 예방하기 위해 영상 수용체 출력에 몇 가지 처리를 하게 된다. 그림 21-7과 같은 인공물들은 열과 행의 배열(혹은 행렬 형태)의 미동작 픽셀에 의해 발생한다.

하나의 열 또는 행을 이루는 픽셀의 결함은 일반적으로 판독에 영향을 주지 않는다. 하지만 이러한 결함이 다수일 경우 보정되어야 한다. 각각의 디지털 영상 수용체 종류에 대한 상세한 보정 알고리즘은 각각의 미동작 픽셀의 행과 열에 대해 디지털 수치를 할당하기 위한 내삽 기법을 사용한다.

디지털 영상 수용체에 미처리 X선 빔(raw x-ray beam)이 조사되면 그림 21-8(A)과 같이 영상을 변화시킬 수 있으며, 진단에 방해가 될 수 있는 불규칙한 형태를 만들어 낼 수 있다. 이러한 불규칙한 형태들은 *평활화(flat-fielding)*

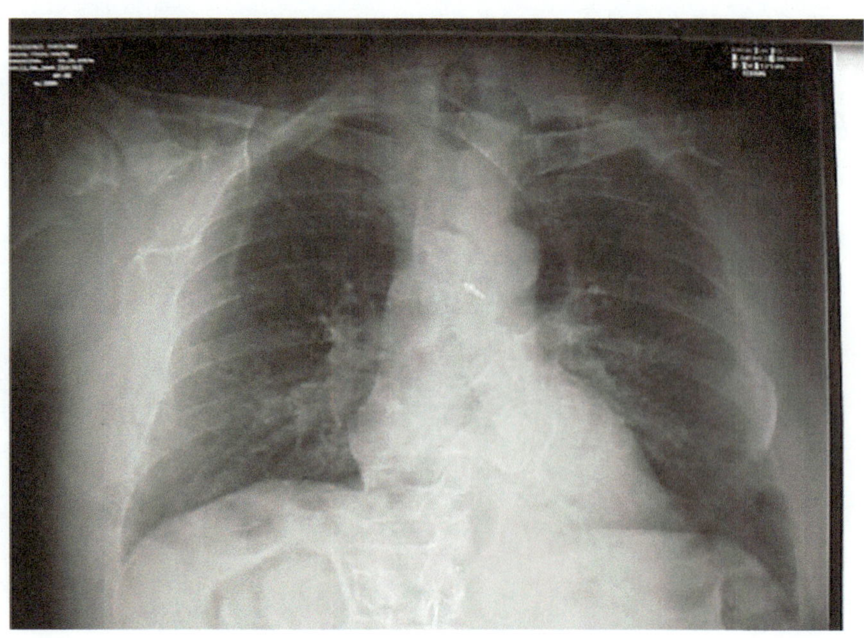

그림 21-5 자세히 들여다보면 영상의 상단에 골반 형태가 나타나고 하단에는 사발 모양의 형태가 나타난다. 이것은 영상판이 흉부검사 전에 완전히 제거되지 않아서 발생한 것이다.

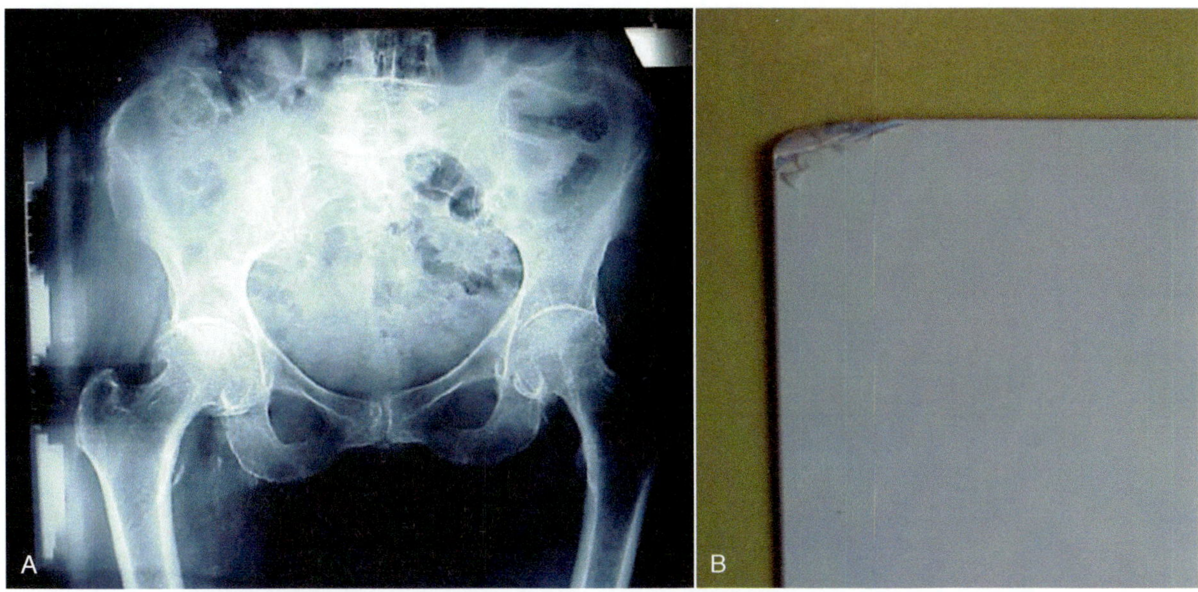

그림 21-6 (A) 좌측의 흰색 모양을 주시할 것. 이것은 CR 영상판이 부서진 것이다. (B) 이것은 CR 영상판이다. 모서리 부분이 손상, 마모되어 있다.

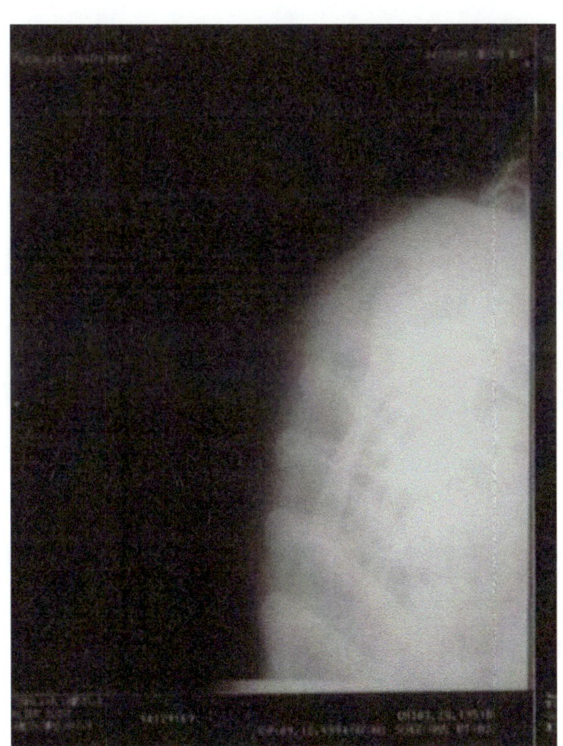

그림 21-7 전자적 처리에 실패하여 판독할 수 없는 DR 영상이 되었다.

라고 알려진 처리를 통하여 그림 21-8(B)과 같은 균일한 X선 조사에 대한 균일한 신호를 만들어낸다.

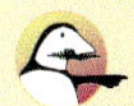

평활화(flat-fielding)는 X선 빔을 균일화하기 위해 각 응답을 균일한 X선에 맞추어 주는 소프트웨어적 보정이다.

CR 카세트는 후방 산란선에 매우 민감하다. 며칠 동안 CR 카세트가 사용되지 않았다면 그림 21-9와 같은 인공물이 발생하기 때문에 반드시 판독기에 넣어 여러 번 소거 처리를 해주어야 한다. 방사선 안전지역이라고 판단하고 카세트들을 방치하는 습관은 버려야 한다.

영상 압축

디지털 영상의 디지털 파일은 항상 왕성하게 생성된다. 영상의 전자적 전송을 요구하는 원격 방사선 촬영술의 활용이 늘어나지 않았다면 크게 문제되지 않았을 것이다. 표 21-1은 다양한 디지털 영상장치들의 영상에 필요한 파일 크기를 상대적으로 나타낸 것이다.

24 cm×30 cm 영상판(2^{16}, 50 μm의 크기)에서 영상당 50 MB, 4방향(view) 유방 방사선 촬영술은 200 MB의 파일을 만들어낸다. 이 정도 크기의 자료를 획득하고 전송하는 것은 기술적으로 어려운 일이므로 압축 기술이 도입되었다.

표 21-1 다양한 영상장비에 있어서 디지털 파일의 대략적인 크기

영상장비	영상당 파일 크기(MB)
핵의학	2
자기공명영상(MRI)	5
전산단층촬영(CT)	10
전산화 방사선 촬영	20
디지털 방사선 촬영	20
디지털 유방촬영	50

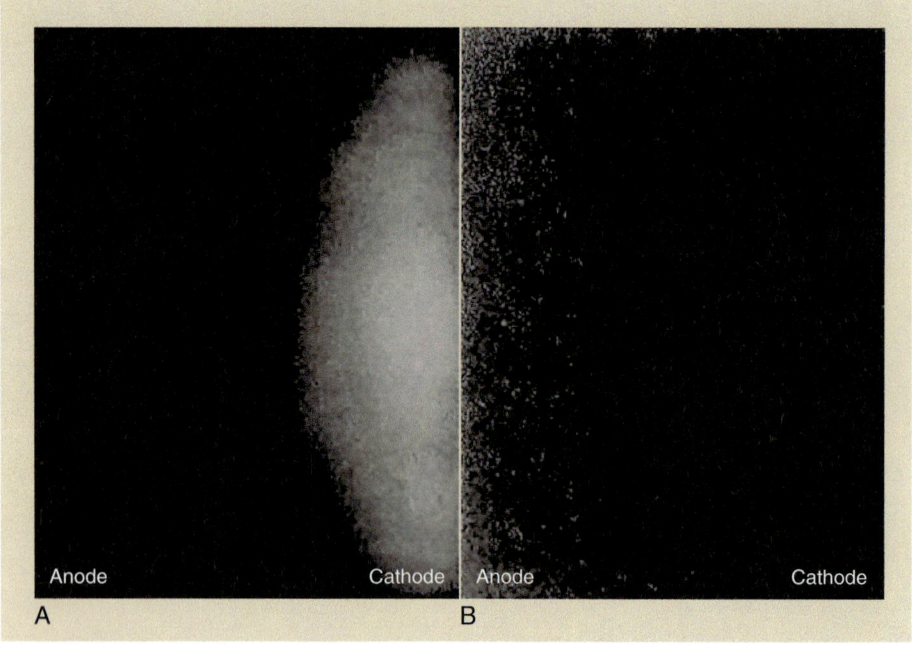

그림 21-8 (A) 영상 수용체가 처리되지 않은 X선 빔에 노출되어 경사효과(heel-effect)가 나타난다. (B) 평활화 전처리 과정을 통하여 균일하게 한 영상.

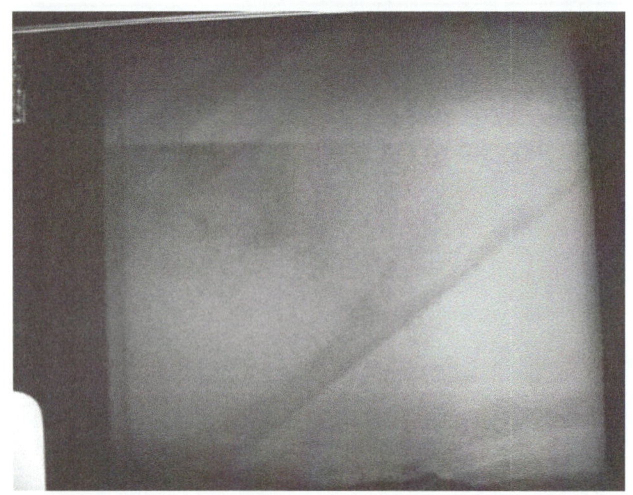

그림 21-9 이 인공물은 며칠 동안 사용하지 않은 CR 영상판에 조사된 후방 산란선에 의해 발생한 것이다.

감쇠되지 않은 X선이 조사된 부분에서는 모든 수치가 같아지는 경우가 발생한다. 이로 인해 발생하는 수치의 중복을 영상 압축에 활용한다. 이러한 압축 기술은 손실성과 비손실성으로 구분한다.

무손실로 압축된 영상 파일은 원래의 영상과 같이 정확하게 복구시킬 수 있다. 무손실 압축은 원래 파일 크기의 10~50% 정도로 축소시킨다. 하지만 크기가 큰 영상 파일의 경우 전송시간과 수치 계산시간에 많은 시간이 소요되기 때문에 만족할 만한 수준의 압축률을 나타내지 못한다.

100 : 1 또는 그 이상의 압축률을 제공하는 손실 압축의 경우 보통의 국내 텔레비전에 재생하기 위한 비디오 촬영 등, 섬세한 부분이나 정확한 측정이 요구되지 않는 영상에 사용될 수 있다.

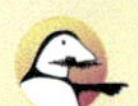

디지털 영상 관리에 있어서 일반적으로 3 : 1까지의 무손실 압축은 허용되며 유용하게 작용한다.

손실 압축은 압축률이 10 : 1보다 더 큰 경우이다. 이러한 수준의 압축률은 원격 촬영술을 지원하지만 컴퓨터 보조 진단(computer-aided diagnosis; CAD)이나 영상 획득에서는 유용하지 않다. CAD 시스템은 압축되지 않은 처리용 영상을 요구한다. CAD 시스템은 압축된 영상으로 인해 실제 데이터의 손실로 인한 압축 인공물을 병변으로 잘못 받아들인다.

피사체 인공물

피사체 인공물은 환자 자세 설정(positioning), 조준(collimation), 히스토그램(histogram) 선택에 관한 오류로 인해 발생한다. 후방 산란선 역시 디지털 영상 수용체의 민감성 때문에 문제가 된다.

만약, 많은 산란 물질이 영상 수용체의 뒤쪽에 있다면

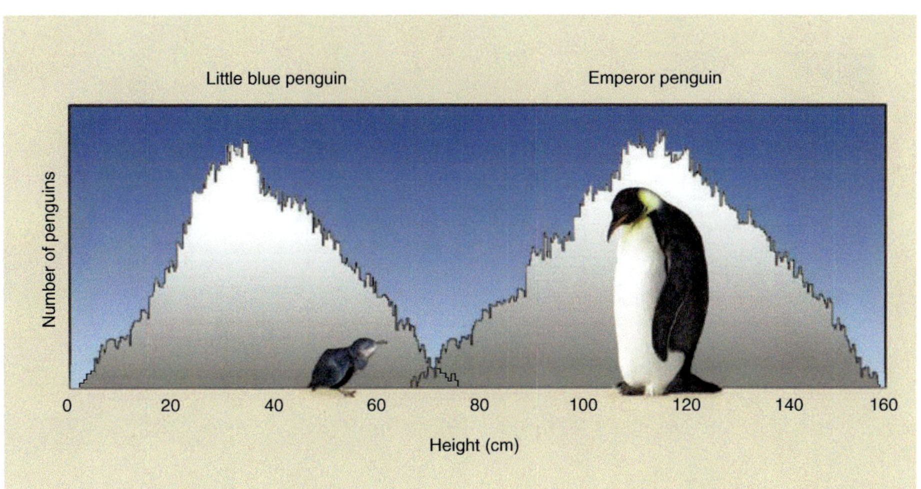

그림 21-10 이 히스토그램은 각 펭귄의 키의 함수로서 펭귄의 수를 도표화한 것이다.

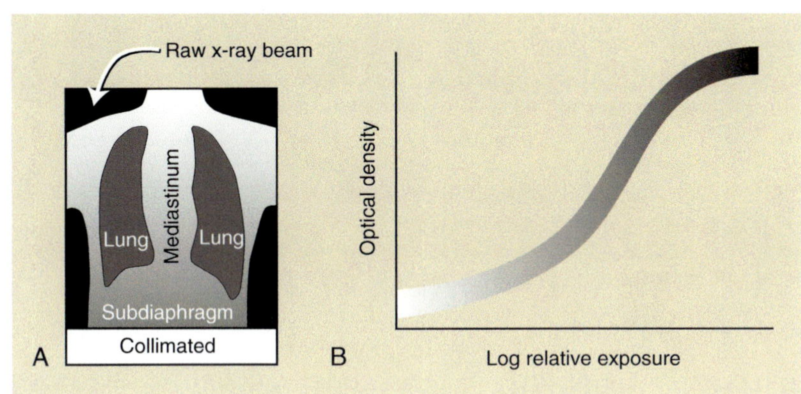

그림 21-11 (A) 흉부 방사선 촬영 모의 영상은 폐와 정상 조직 영역에서 조사되지 않았거나 완전히 조사된 부분을 보여준다. (B) 각각의 부분들이 특성 곡선에서 차지하는 점.

후방 산란선은 유령 영상을 만들어낸다. 이러한 종류의 인공물이 발견되었을 때에는 후방 산란 X선을 줄이기 위해 영상 수용체 후면을 차폐하여야 한다.

영상 히스토그램

디지털 영상 히스토그램(image histogram)은 디지털 영상 생성을 위해서 매우 중요하다. 하지만 정확하게 이해하고 처리하지 않으면 오히려 영상 인공물을 만드는 원인이 된다.

모든 디지털 방사선 영상 시스템은 원래의 영상 자료를 히스토그램 분석을 통해 평가할 수 있는 기능이 있다. 히스토그램은 피사체 특성이 반영된 빈도표이다.

그림 21-10는 500마리의 황제 펭귄과 500마리의 작은 파란 펭귄의 키를 기록한 히스토그램 표본이다. 황제 펭귄의 평균 키는 약 110 cm(60~160 cm)이다. 작은 파란 펭귄의 키의 값은 약 30 cm(15~80 cm)이다.

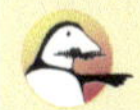

히스토그램은 디지털 수치 간격에 대하여 발생빈도를 나타낸 도표이다.

히스토그램은 연속된 자료형 도표가 아니라 이산된 수치 도표이다. 그림 21-10에 나타난 히스토그램은 키(수치 간격)에 대한 함수로서 특정 수치의 키에 해당하는 펭귄의 수(빈도)의 도표이다. 두 펭귄 군집이 있으므로 두 개의 최대치가 히스토그램에 나타난다.

그림 21-11의 모의 흉부촬영 영상을 살펴보고 영상의 각각 구별되는 부분이 증감지-필름 시스템의 응답 곡선(특성 곡선)의 어느 부분에서 나타나는지 확인해 보자. 조준된 부분은 대조도가 없이 하얗게 보이고 완전히 노출된 부분은 대조도 없이 검게 나타난다. 이 두 영역은 모든 방사선 영상에 있어 영상의 유용한 부분에 해당하는 경계를 결정한다.

디지털 흉부 촬영을 시행할 때 영상 내의 각각의 영역(그림 21-12, A)들은 그림 21-12(B)와 같이 디지털 수치에

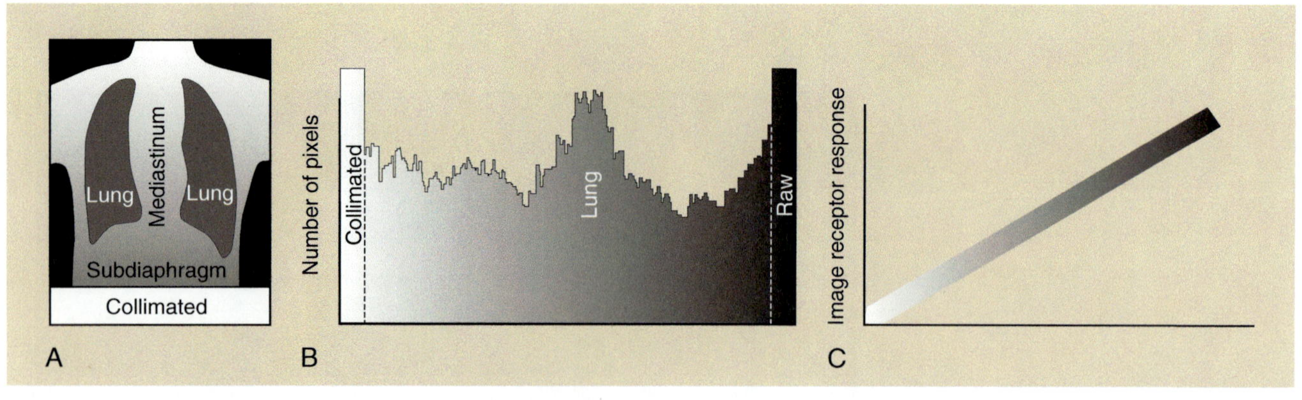

그림 21-12 (A) 디지털 흉부 모의 방사선 촬영의 영역. (B) 영상에 대응하는 히스토그램. (C) 디지털 영상 수용체의 응답 곡선상에 나타나는 A의 각 부분들에 대한 값.

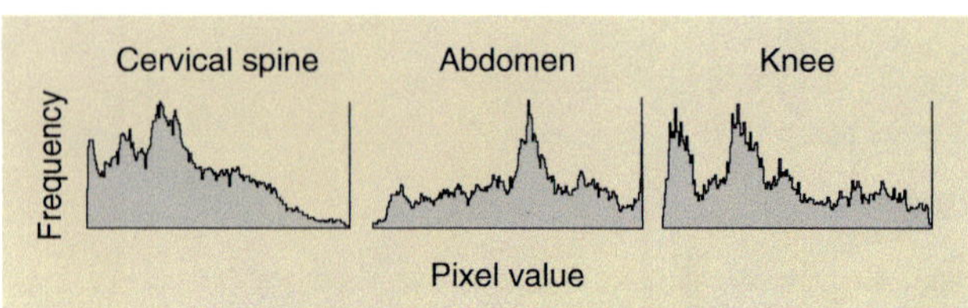

그림 21-13 경추, 복부, 무릎에 대한 특징적인 히스토그램

대한 각 픽셀의 빈도 분포로 표시된다. 디지털 영상 수용체 응답 곡선 내에서 각 영상 영역들의 위치는 그림 21-12(C)에 잘 나타나 있다. 이 히스토그램의 상대적인 모양은 모든 후전 방향(postero-anterior; PA) 흉부 디지털 방사선 촬영의 특징적인 요소이다.

심지어 더욱 중요한 사실은 영상 히스토그램의 형태가 각 해부학적 특성을 반영한다는 것이다. 그림 21-13은 또 다른 방사선 조사에 따른 영상 히스토그램의 특징적 형태를 나타낸다.

대부분의 디지털 영상 시스템은 각 촬영법에 대해 특징적인 영상 히스토그램을 저장하고 분석하는 기능을 갖추고 있다. 50개의 후전 방향 흉부 영상 히스토그램을 저장하고 각 빈도의 간격 수치를 평균화함으로써 각 영상 수용체에 해당하는 대표 히스토그램이 생성된다. 이 히스토그램은 새로운 영상으로부터 정기적으로 갱신될 수 있다.

이것은 방사선사에게 부과된 의무이다. 방사선사는 반드시 최종 영상에 재구성(reconstruction) 알고리즘을 적

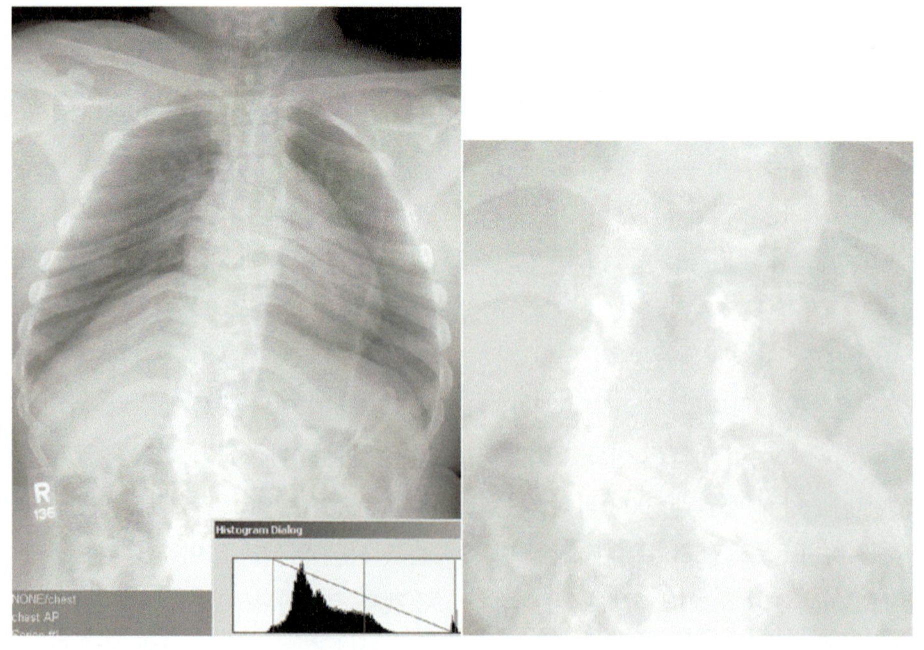

그림 21-14 DR 촬영 시 노출 부족으로 인한 잡음 증가는 고밀도 해부학적 구조의 영상 대조도를 저하시킨다.

용할 수 있도록 조사 전에 그림 21-14와 같이 적당한 히스토그램과 기술을 선택해야 한다.

조준/분할

X선 노출 조사야가 적절히 조준되지 않거나 조사야의 크기 조정에 실패하거나 위치 설정이 잘못되면 조사야 인식 오류가 발생할 수 있다. 조사야 밖의 신호가 히스토그램에 포함되기 때문에 히스토그램의 분석 오류를 야기한다.

그 결과 그림 21-15와 같이 매우 어둡거나 혹은 매우 밝거나 잡음이 매우 많은 영상이 나타난다.

상자 21-1 기준 디지털 방사선 촬영 영상 수용체 크기

18 cm × 24 cm
18 cm × 43 cm
20 cm × 40 cm
24 cm × 30 cm
35 cm × 35 cm
35 cm × 43 cm

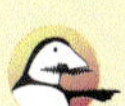

자동 조사야 인식은 인공물이 없는 영상을 위해 필수적이다.

디지털 방사선 촬영의 영상판은 상자 21-1과 같이 표준 크기를 이용한다. 14×17 인치 영상 수용체가 주로 사용되었으나 최근에는 35 cm×43 cm 영상판으로 대체되었다.

조사 X선을 조준하는 것은 환자의 피폭선량을 감소시키고 증감지-필름 촬영의 대조도를 향상시키기 위해 매우 중요하다. DR에서는 적절한 조준이 영상 히스토그램의 가치를 더해 준다. 적절히 조준되지 않으면 히스토그램이 잘못 분석되어 그림 21-16과 같은 인공물이 생성된다.

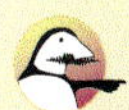

적절한 조준과 중앙 정렬은 인공물을 야기하는 히스토그램 오류를 방지한다.

디지털 영상 수용체는 중심이 맞추어지고 정확하게 조준된 짝수 개(2개 또는 4개)의 X선 조사야를 인식할 수 있다. 노출되지 않은 부분을 차폐하지 않는다면 한 수용체에 3~4개의 조사야를 사용하는 것은 좋지 않다. 그림 21-17은 하나의 수용체에 3개의 조사야를 포함시켜 대조도가 감소한 예이다.

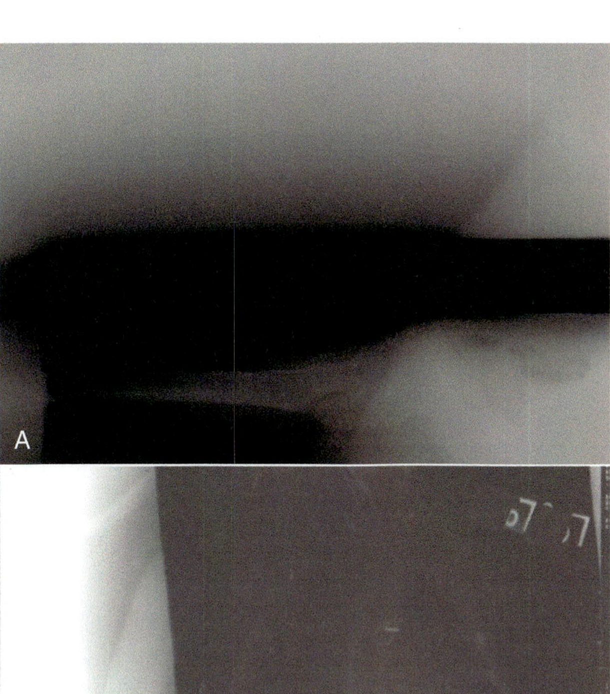

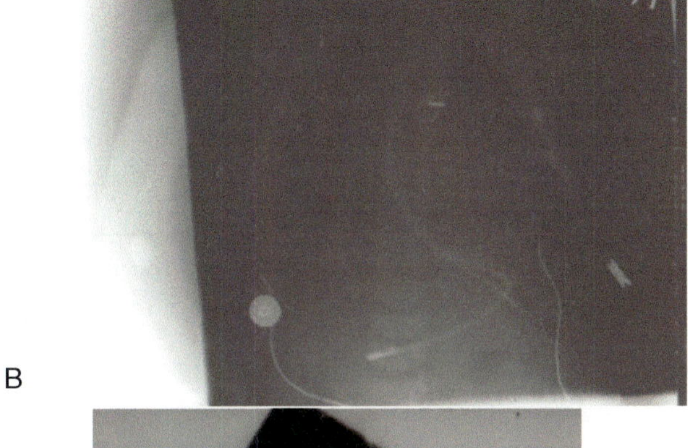

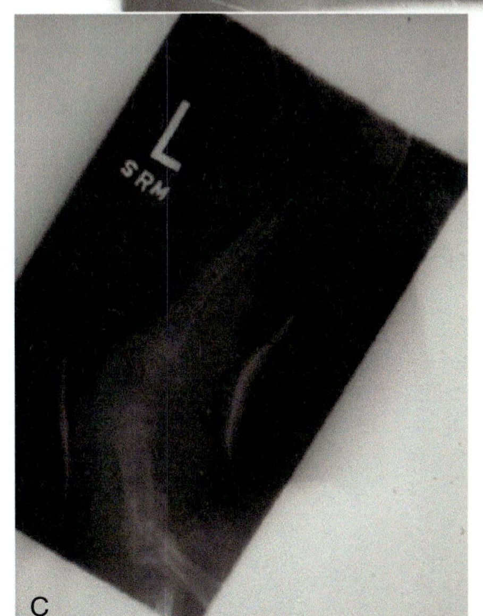

그림 21-15 히스토그램 분석 오류의 예

영상 히스토그램을 적절하게 분석하기 위해서는 그림 21-18과 같이 각각의 조준된 시야가 4개의 뚜렷한 경계로 구분되어야 한다. 대개 3개의 경계를 사용해도 무리는 없지만 3개 이하의 경계를 적용했을 때에는 인공물이 생길 수 있다.

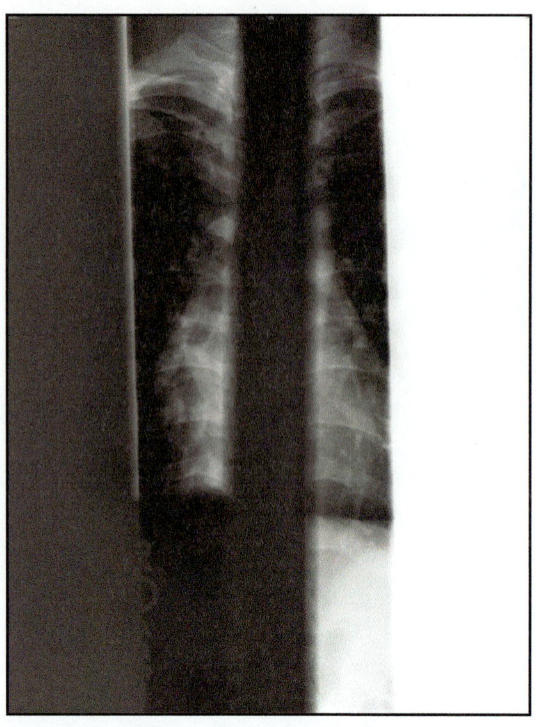

그림 21-16 이 후전 촬영에서 검은색으로 표현된 척추 부분은 자동 조준장치를 통해 복구할 수 있다. 환자의 좌측에 하얗게 된 부분은 그 영역을 제한하여 고정하였고 차후에 '조준된 영상'으로 재구성하였다.

영상이 알맞게 조준되지 않거나 중심이 맞추어지지 않는다면 영상 수용체 노출이 정확하지 않아서 영상 화질 평가에 사용할 수 없게 된다.

하나의 영상판에 여러 개의 조사야가 투사된다면 각 조사야 사이에 명확하고 적절하게 조준된 경계와 여백이 있어야 한다. *분할*(*partitioning*)이라고 하는 이러한 과정은 두 개 또는 그 이상의 영상이 하나의 영상판에 투사될 수 있도록 한다. 그림 21-19는 잘못된 경우를 나타낸다.

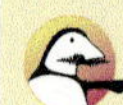

다수의 디지털 영상을 하나의 영상판에 분할하여 조사할 때에는 각 영상의 적절한 분할과 조준이 필요하다.

조준 인공물이 발생하는 원인은 기기 자체의 알고리즘과 관계된다. 조사야를 인식하는 알고리즘은 조사야들이 명확하지 않은 경우 영상 히스토그램에 대응시키는 것이 불가능하다. 이러한 알고리즘은 경계 인식 또는 영역 인식에 근거하고 있다. 더군다나 각 영상의 후처리는 두 번 조사되거나 조사되지 않은 영역이 아닌 해부학적 구조를 반영하는 디지털 자료를 필요로 한다.

정렬

영상판의 조사야 정렬(alignment)은 조준할 때와 같은 이유로 중요한 과정이다. 그림 21-20과 같이 어떤 영상의 조사야 크기와 방향이 영상판과 맞지 않을 때 영상 인공물이 발생할 수 있다.

도전문제

1. 다음을 정의하거나 구분하시오.
   a. 히스토그램
   b. 인공물
   c. 분할
   d. 영상판
   e. 압축
   f. CAD
   g. 주파수 분포

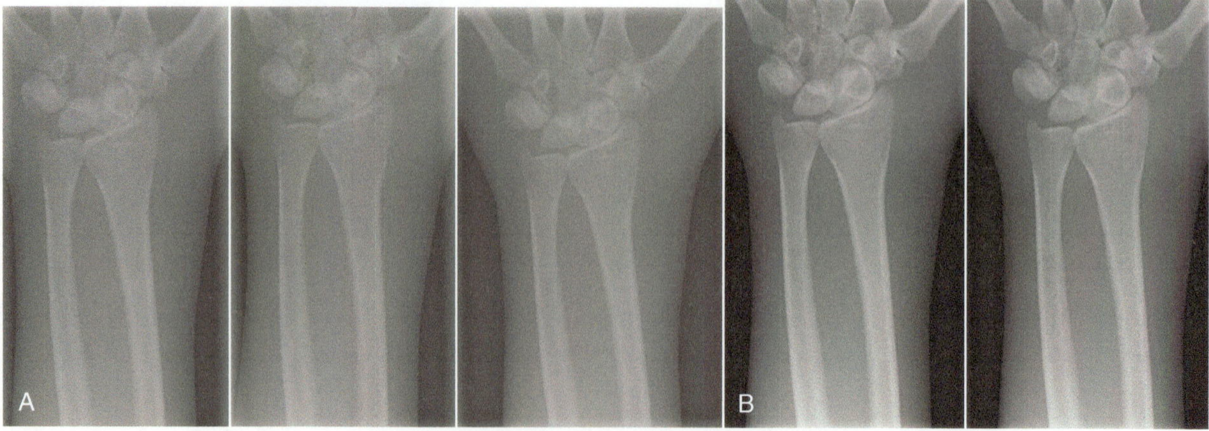

그림 21-17 3개의 조사야와 2개의 조사야를 사용한 영상을 비교해보면 대조도의 저하가 분명하게 나타난다.

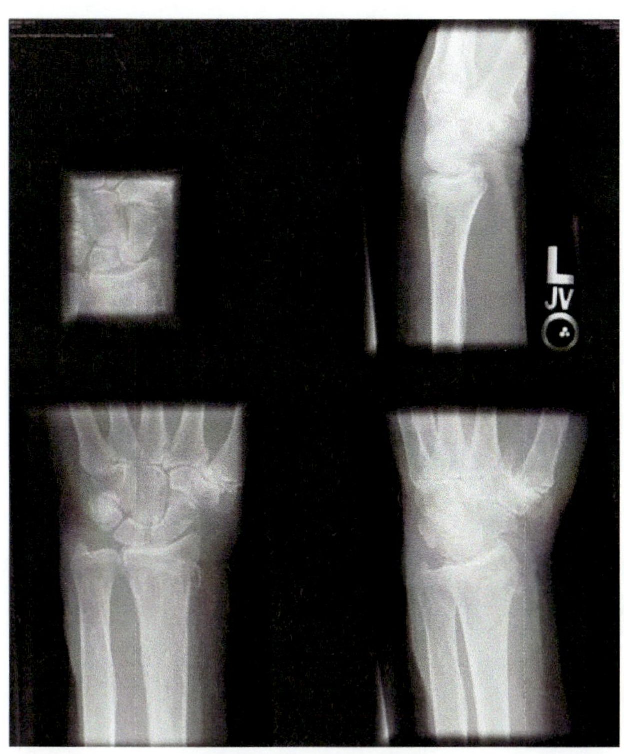

그림 21-18 4개의 손목 영상이 모두 같은 신호 강도를 가지고 있다면, 방사선사가 적절하게 촬영조건을 변경할 것이다. 오른쪽 아래 부분의 4 방향 영상에 적용된 촬영기법은 적절하지 않다.

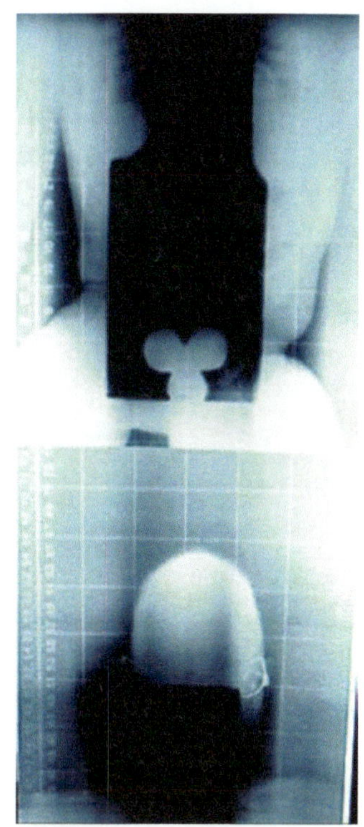

그림 21-19 척추를 촬영한 두 개의 CR 영상판이 처리기에 들어가 있는데 순서가 잘못되어 있다.

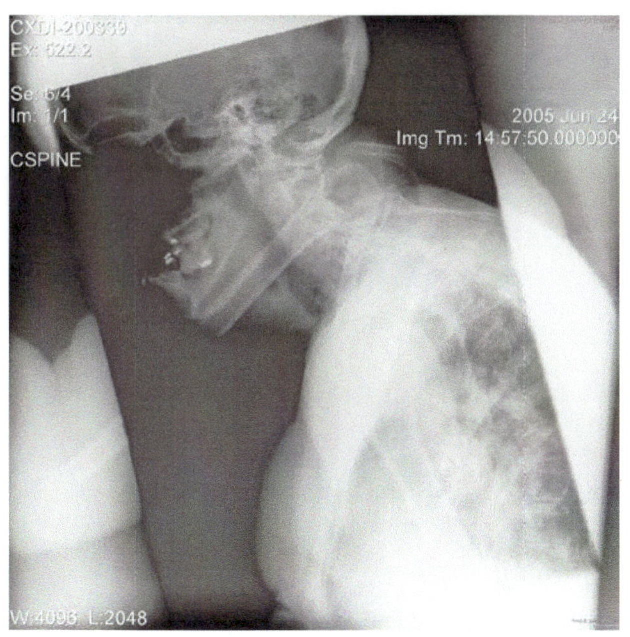

그림 21-20 다수의 조사야가 영상판의 경계에 제대로 정렬되지 않아 노출과다가 되고 이로 인해 인공물이 나타난다.

h. 표시용 영상
i. 평활화(flatfielding)
j. 방사선 피로

2. 디지털 영상 인공물의 3가지 분류는 무엇인가?

3. '처리를 위한' 영상이란 무엇이며 어떻게 처리되는가?

4. 하나의 디지털 영상이 영상판에 적절하게 정렬되지 않았다는 것은 무엇을 의미하는가? 상황을 도식화하시오.

5. 디지털 영상 수용체에 대한 방사선 응답 곡선의 형태는 어떠한가?

6. 가장 큰 영상 파일 크기를 갖는 디지털 영상장비는 무엇이며 그 크기는 대략 어느 정도인가?

7. 손실 압축과 무손실 압축의 차이점은 무엇인가?

8. 하나의 영상판에 세 개의 디지털 영상을 구성할 때 잘못된 경계란 무엇인지 도식화하시오.

9. 디지털 방사선 촬영에서 몇 개의 구분된 경계면이 나타나야 하는가?

10. 디지털 방사선 촬영에서 후방 산란 방사선이 중요한 이유는 무엇인가?

11. 디지털 영상 히스토그램의 각 축의 단위는 무엇인가?

12. 동작하지 않는 픽셀에 대한 보정은 어떠한 알고리즘(algorithm)을 사용하는가?

13. 디지털 영상에 영상 압축이 요구되는 이유는 무엇인가?

14. 디지털 영상 히스토그램에 나타나는 두 개의 두드러진 최대값은 무엇인가?

15. CR 영상판 수명의 기대치는 어느 정도인가?

16. 디지털 방사선 촬영에서 조직과 방사선 반응곡선을 연관지어 설명하시오.

17. 각각의 디지털 영상 검사에서 방사선사들이 적절한 영상 프로토콜을 사용해야 하는 이유는 무엇인가?

18. 경사효과(heel effect)가 디지털 영상 수용체에 어떻게 반영되는가?

19. 과도한 압축은 어떤 형태의 인공물을 가져오게 되는가?

20. 영상 히스토그램은 주기적으로 갱신되는가? 그렇다면 그 이유는 무엇인가?

디지털 방사선 영상 품질관리

Digital Radiographic Quality Control

CHAPTER 22

학습목표

1. 디지털 영상 표시장치의 성능에 관련된 여러 인자들에 대해 서술할 수 있다.
2. 디지털 영상 표시장치의 성능 평가를 위해 AAPM TG 18이 제안하는 다양한 평가용 패턴에 대해 설명할 수 있다.
3. 디지털 영상 표시장치의 품질관리 평가와 계획에 대해 토론할 수 있다.

디지털 영상의 출현으로 인해 품질보증(QA) 방식의 영역은 증감지-필름 영상 수용체를 이용한 전통적인 의료영상의 영역을 넘어서 더욱 확장되었다. 증감지-필름 방식의 영상을 위한 품질관리(QC) 절차에서는 약품을 이용한 화학 처리, 증감지, 뷰박스들이 포함되었다.

그러나 디지털 영상의 품질관리는 판독 환경과 디지털 방식의 영상 표시장치에 관한 것이다. 오늘날 방사선 영상 판독실에서는 디지털 화면이 뷰박스를 대체하여 의학 영상 판독과 진단에 이용되고 있다.

영상 시스템의 부분적인 오작동은 영상 화질의 저하를 가져와서 병소를 발견하지 못하거나 오진을 내리게 할 수도 있다. 영상장치의 정상 기능 여부를 확인하기 위해서는 검증된 의과학자의 감독 하에서 종합적인 품질관리 절차를 통해 검사가 이루어져야 한다.

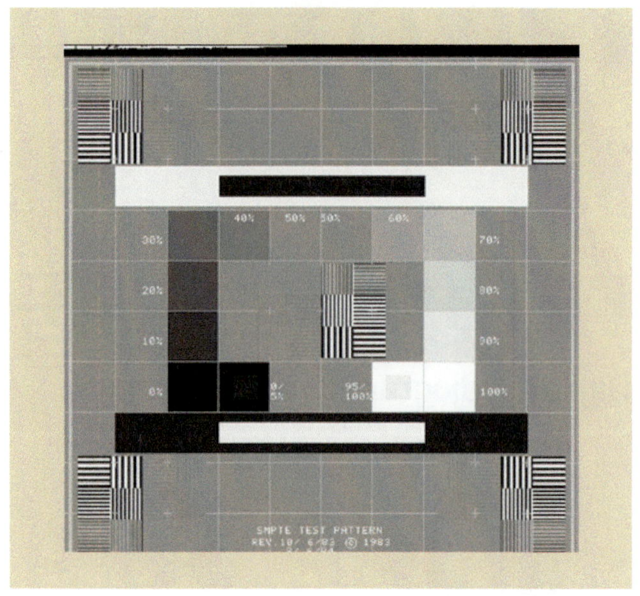

그림 22-1 SMPTE 패턴은 영화 텔레비전 기술자 협회(SMPTE) 에서 개발하였다.

성능 평가 표준

디지털 영상 표시장치의 성능을 평가하기 위해서는 광계측 분야의 이해를 필요로 한다. 이것에 대한 내용은 제18장에서 단위와 함께 자세히 다루었다.

소프트 카피(soft copy)용 디지털 영상 표시장치의 성능 표준을 위해 수많은 기준들이 개발되었다.

SMPTE

미국 영화 텔레비전 기술자 협회(the Society of Motion Picture and Television Engineers; SMPTE)에서는 영상 표시장치 시스템의 분해능 측정을 위해 사용하는 패턴의 형식과 모양, 대조도 특성을 기술한다. 이들의 권고안 중 하나는 그림 22-1과 같은 '*SMPTE 패턴*'으로 불리는 것이다.

이 패턴이 제공하는 여러 특성들 중에 가장 기본적인 내용은 5%와 95% 휘도 영역을 관찰하는 것이다. 이 영역은 휘도 조절에 있어서 전체적인 편차를 알아내는 데 유용하다.

원격 방사선 촬영법의 기준으로 미국 방사선학 대학 협의회(the American College of Radiology; ACR)는 품질관리를 위해서 SMPTE 패턴 사용을 권고하고 있다. 대부분의 디지털 영상장치 판매상들이 영상 평가를 위해 모니터 상에 표시할 수 있는 형태의 패턴을 제공하고 있다.

NEMA-DICOM

ACR과 미국 전기 제조업 협회(National Electrical Manufacturers Association; NEMA)는 DICOM 표준으로 불리는 디지털 영상 및 통신 표준안을 만들어 내는 위원회를 구성하여 명암도 영상 함수(gray scale display function; GSDF)에 대한 논문을 통해 연구 내용을 발표하였다. 이 표준이 의도하는 바는 의료영상이 DICOM 표준을 따르도록 하여 모든 DICOM 호환 영상 표시장치에서도 일관된 명암도를 나타날 수 있도록 하는 것이다.

일관성 있는 출력 형태는 인지적 측면에서의 선형성(perceptual linearization)의 원칙, 즉 영상에 관련된 디지털 수치들의 변화에 대응하여, 인식할 수 있는 영상의 밝기 역시 같은 수치로 변화해야 한다는 원칙을 지킴으로써 달성할 수 있다. 현재 GSDF는 모든 디지털 영상 표시장치에 적용된다.

DIN 2001

2001년 독일 표준 협회에서 'Image Quality Assurance in X-ray Diagnostics; Acceptance Testing for Imaging Display Devices(DIN 2001)'라는 제목의 출판물을 출간하였다. DIN 2001은 디지털 영상 시스템의 구비 조건을 체크하는 품질 합격판정 검사(acceptance testing)의 표준으로 개발되었다. 이것은 의료 영상장치와 디지털 영상 표시장치

의 연동 수행능력 평가를 위해 필요하다.

VESA

1998년에는 평판 디스플레이 평가(flat panel display measurement) 표준의 1.0 버전이 비디오 전자 표준화 협회(Video Electronics Standard Association; VESA)에서 공개되었다. 이 표준은 적합성 표준에 따라 시스템 수행능력 평가를 하는 일련의 지침을 제공한다.

AAPM TG 18

만족할 만한 임상적 성능을 보증하기 위해서는 디지털 영상 표시장치를 총체적으로 평가할 수 있는 수단이 필요하다. 이를 위해 미국 의학 물리학자협회(American Association of Physicists in Medicine; AAPM)에서는 일련의 평가용 패턴과 업무 그룹 보고서(task group report) 18을 통해 개략적인 관련 절차를 개발하였다. 이 책의 다음 부분에서는 AAPM이 권고하는 다양한 패턴들에 대해 설명할 것이다. 특히 기기 성능이 적절한지를 점검하는 방사선사의 업무와 관련된 평가용 패턴의 세부적인 사항들에 대해 특별히 강조하여 설명할 것이다.

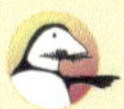

AAPM TG 18 측정과 관찰은 모든 디지털 영상 표시장치에서 시행되어야 한다.

우선 의과학자들이 디지털 영상 표시장치에 대한 총체적 점검 시 사용하는 점검도구들에 대한 소개로부터 시작해 보도록 한다.

휘도 측정계

모니터의 휘도 특성과 휘도의 균일성 측정에는 정확하게 교정된 광도 측정계(photometer)를 이용한다. 2가지 형태의 광도 측정계인 근접형(near-range)과 망원형(telescopic)이 주로 사용된다.

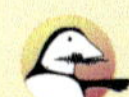

광도 측정계를 사용한 평가와 주위의 광도 등급 평가는 디지털 품질관리에 있어서 필수적이다.

근접형 광도 측정계는 모니터에 가깝게 사용하는 반면망원형 광도 측정계는 1 m 정도의 거리를 두어 사용한다.

이들 광도 측정계의 응답은 빛의 분포에 따라 조금씩 차이가 있다. 하지만 일관적인 방법으로 측정을 수행하는 한, 두 종류의 측정은 신뢰할 만하다. 주위 빛의 분포는 광도 측정계를 사용하는 동안 일정하게 유지되어야 한다.

휘도 측정계(광도 측정계)는 미국 표준기술연구소(National Institute of Standards and Technology; NIST)에서 제정한 교정방

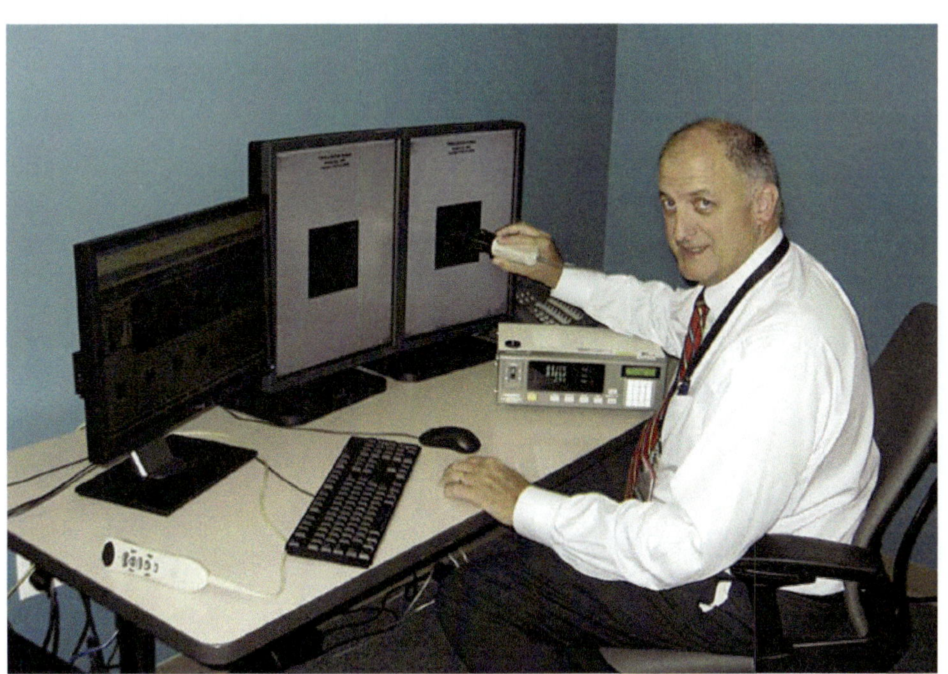

그림 22-2 근접형과 망원형의 광도 측정계와 비색계 측정

법을 사용하여야 하며, 0.05~1,000 cd/m^2 범위 5% 이하의 오차 수준과 최소 0.01 단위의 정확도로 측정할 수 있어야 한다. 광도 측정계는 3% 내의 범위에서 국제조명위원회(Commission Internationale de l'Éclairage; CIE)의 표준 스펙트럼 응답 조건을 충족시켜야 한다.

모니터의 반사 특성과 주위 광학조건을 평가하기 위해서는 조도계(illuminance meter)를 사용한다. 조도계는 NIST 표준에 따라 50° 각도에서 5% 이상의 응답을 나타내도록 보정되어야 한다.

하나의 워크스테이션에서 사용되는 여러 개의 모니터들을 일치시키기 위하여 다양한 명암도를 가진 영상의 색 농도를 정량화하는 것이 중요하다. 비색계(colorimeter)는 디지털 영상 표시장치의 국제조명위원회 지정 색 체계를 측정하기 위해 사용하며, 근접형과 망원형의 2가지 종류가 있다.

디지털 영상 표시장치의 품질관리

디지털 영상 표시장치의 종합적인 특성을 주의 깊게 평가하기 위해 여러 검사들을 시행한다. 그 중에서 AAPM TG 18 패턴은 정량적, 정성적 검사를 위해 가장 많이 사용된다. 반면 패턴을 필요로 하지 않는 검사도 있다.

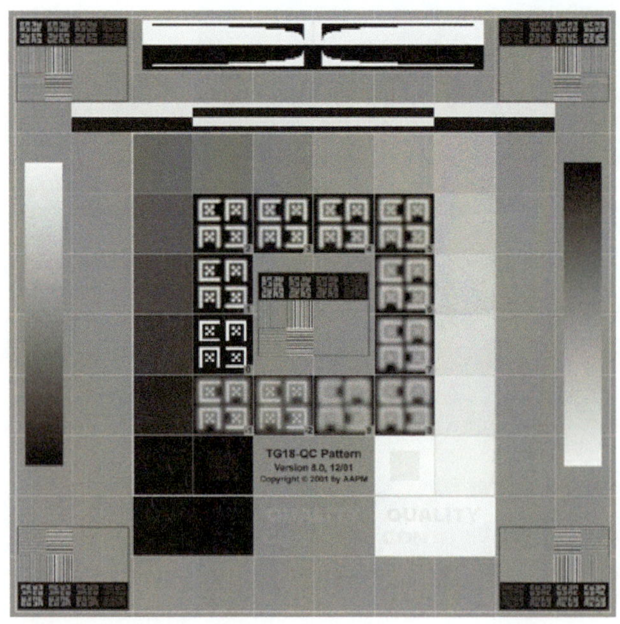

그림 22-3 TG 18-QC 평가용 패턴

기하학적 왜곡

기하학적 왜곡(geometric distortion)은 출력 영상이 실제 영상과 기하학적으로 다르게 보이는 문제이다. 이것은 영상의 상대적인 크기와 형태에 관련된다.

기하학적 왜곡의 시각적 평가는 그림 22-3과 같은 TG 18 QC와 TG 18-LPV/LPH 평가용 패턴을 사용하여 수행한다. 전체 화면에 평가용 패턴이 나타나도록 하면 바늘꽂이형 왜곡(pincushion distortion)과 술통형 왜곡(barrel-like distortion)을 찾아낼 수 있다. 이런 종류의 왜곡들은 음극 주사선 방식의 영상 표시장치에서 흔히 나타난다. 일반적으로 패턴의 모든 라인은 직선으로 표시되어야 한다.

패턴 내부의 정사각형 영역의 길이를 유연한 플라스틱 자로 측정하여 영상의 왜곡 정도를 정량화할 수 있다. 측정은 각 사각형마다 시행하며, 이를 통해 모니터의 각 부분마다 나타나는 기하학적 왜곡을 찾아낸다.

고성능 장비들은 각 사각형 내부의 왜곡 허용한도가 모든 방향으로 2% 이내이다. 이보다 성능이 낮은 장비의 경우에는 척도가 5%이다.

반사

이상적인 영상장비는 장비 자체에서 발생하는 빛의 휘도만 고려하면 된다. 그러나 실제로는 영상장비의 영상 특성에 따라 주위의 빛들이 장비의 반사광에 상당량 포함되어 있다. 영상 모니터의 이러한 반사(reflection) 특성을 파악하는 것은 매우 중요하다.

대개 영상장비의 반사는 정반사와 난반사로 분류할 수 있다. 정반사(specular reflection)는 모니터 근처에 위치하는 외부 광원의 경상(mirror image)을 발생시킨다. 난반사(diffuse reflection)에서는 빛이 모니터상에 임의의 방향으로 산란된다.

그림 22-4에서 난반사와 정반사가 흑백 기기(오른쪽)와 컬러 기기(왼쪽)에 나타나 있다. 흑백 기기에서는 고성능 반사 방지 표면처리가 되어 있기 때문에 정반사가 적게 나타난다.

간단하게 정반사 정도를 평가하기 위한 검사는 모니터를 끈 채 약 30~50 cm의 거리에서 시행한다. 이때 15° 정도의 각도 범위 내에서 반사되는 광원이 보이는지를 찾으면 된다. 다양한 광원이 보이거나 관찰자의 의복

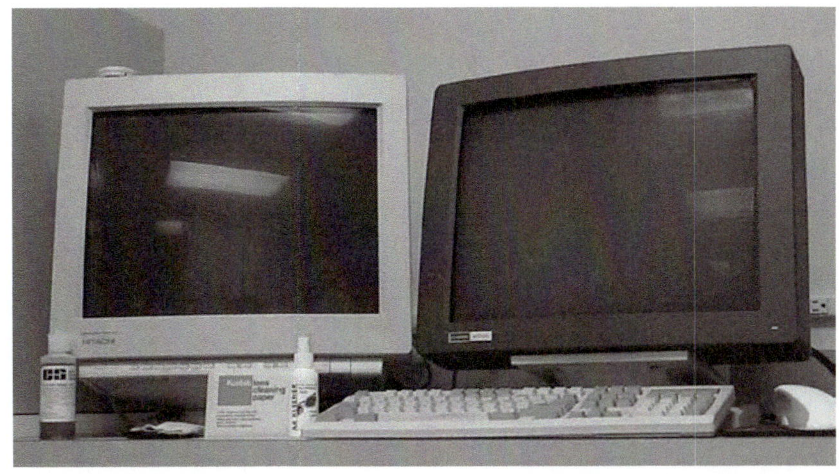

그림 22-4 전원이 꺼져 있는 컬러 모니터(왼쪽)와 흑백 모니터(오른쪽)에 정반사와 난반사가 나타나고 있다. 단색 모니터의 경우에 반사 방지 표면처리가 되어 있기 때문에 난반사가 적게 나타난다.

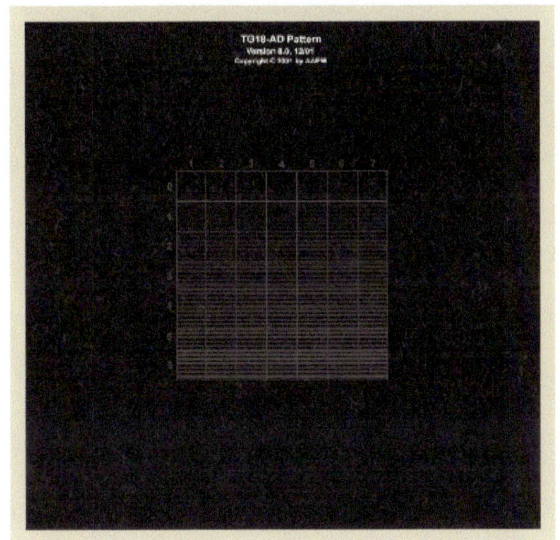

그림 22-5 난반사 측정을 위한 TG 18-AD 패턴

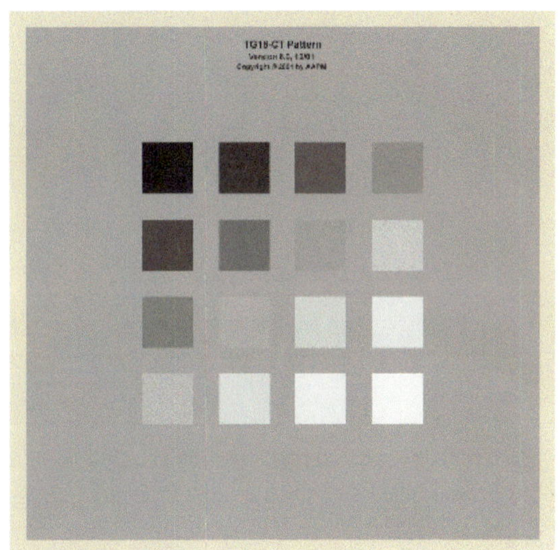

그림 22-6 TG 18-CT 패턴

또는 주위의 어떤 고대조도 물체가 반사되는지 살펴보아야 한다.

그림 22-5의 TG 18-AD 패턴은 일정하게 변하는 저대조도 도형들로 구성되어 있다. 난반사를 평가하기 위해서는 주변광이 있는 조건과 없는 조건에서 저대조도 패턴을 관찰할 때 인간의 눈으로 관찰할 수 있는 시각의 문턱값(threshold of visibility)을 측정하면 된다. 두 조건하에서 시각 인식 문턱값은 동일해야 한다. 만약 문턱값이 바뀐다면 주위광을 낮추어야 한다.

휘도 응답

디지털 장치로 얻어진 영상은 각 픽셀의 값이 배열로 저장된다. 이러한 픽셀의 수치들은 명암도를 나타내며, **표시값(presentation value; p-value)**으로서 디지털 영상 표시장치로 보내진다.

이러한 표시값들은 디지털 동작 레벨(digital driving level; DDL)로 바뀌어져서 결국에는 변환표(look-up table; LUT)를 통해 휘도값으로 변경된다. 표시값에서 DDL로의 변환은 DICOM 표준에 근거한다. DDL값이 휘도값으로 바뀌어 영상화될 때 시각적으로 인식되는 밝기의 변화와 표시값의 수치 변화가 유사한 수치로 나타나야 한다.

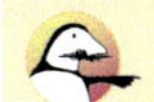

디지털 영상 데이터는 디지털 영상 표시장치에 표시값의 형태로 전달되어 디지털 동작 레벨을 거쳐 휘도값이 된다.

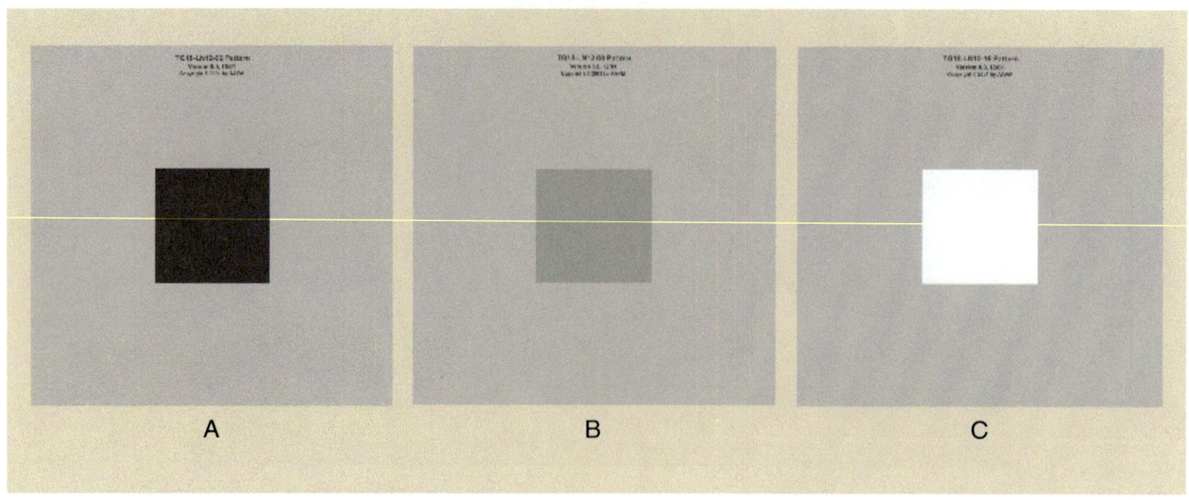

그림 22-7 시스템이 휘도 응답 특성 측정을 위한 또 다른 휘도 측정 도형의 예

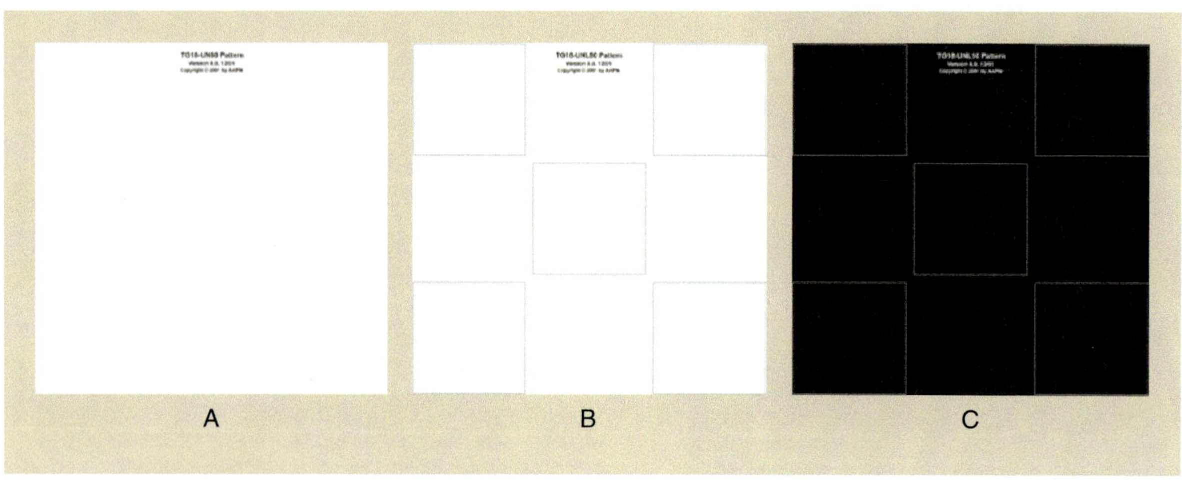

그림 22-8 휘도 균일성 판정을 위한 TG 18-UN과 TG 18-UNL 패턴

디지털 영상 표시장치의 휘도 응답(luminance response)이란 영상화된 휘도와 표준화된 영상화 시스템의 입력값 사이의 관계를 말한다. 영상화된 휘도는 영상화기기에 의해 생성된 빛으로 구성되어 있으며 L_{min}과 L_{max} 사이의 다양한 값을 갖는다. 또한 주변광의 난반사에 의해 정해진 L_{amb}만큼 영상화된 휘도에 더해진다.

그림 22-6의 TG 18-CT은 영상 표시장치의 휘도 응답을 질적으로 평가하기 위한 평가용 패턴이다. 이 패턴은 낮은 대조도 형상들을 가지고 있다. 그리고 이 대조도 형상들은 패턴의 16개의 구역 내에서 모두 나타나야 하며 약 30 cm 거리에서 평가되어야 한다. 하나 또는 두 개의 어두운 영역들 내에서 피사체가 보이지 않는다면 이는 평가 조건을 만족하지 못하는 것이다.

외부의 측광계와 TG 18-LN 평가용 패턴을 이용해서 평가 지역들의 휘도를 18개의 DDL로 기록해야 한다. 이때 주변광은 그림 22-7과 같이 최소 수준으로 낮춰야 한다. 그리고 최대 휘도값은 171 cd/m^2 이상이어야 하며 판매자가 지정한 값과 일치해야 한다.

영상 표시장치의 휘도 응답은 영상 화면의 위치함수로 전환된다. 대조도 특성 역시 보는 각도의 함수이다. 균일한 형태의 패턴이 화면에 영상화되었을 때 화면 영역상 휘도 변화의 최대값을 *휘도 불균일*(*luminance nonuniformity*)이라고 한다. 음극선 주사 영상은 영상의 중심에서부터 각 변과 각 꼭지점에 이르는 방향의 휘도 불균일성을 갖는다.

그림 22-8과 같은 TG 18-UN10과 80 평가용 패턴은 불균일성의 시각적 평가에 사용될 수 있다. 영상 화면을 따라 패턴을 관찰함으로써 균일성의 전체적인 변화를

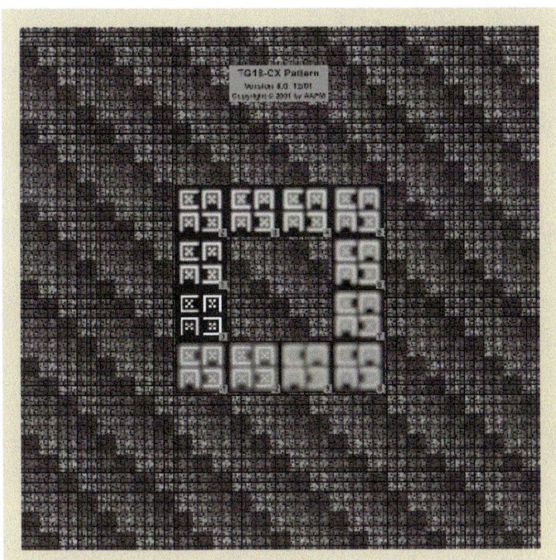

그림 22-9 영상 분해능 평가를 위한 TG 18-CX 패턴

그림 22-10 분해능 균일도 평가를 위한 TG 18-PX 패턴

관찰할 수 있다. 1 cm 또는 그 이상의 기준으로 각 방향에 따라 휘도 변화가 없어야 한다.

정상적인 또는 시각적인 각 의존성 평가에는 TG 18-CT 평가용 패턴이 사용된다. 우선 축을 따라 반달 모양의 형태를 관찰하고, 보는 각도에 따른 반달 모양 형태의 변화와 비교하면 특정 영상 표시장치의 각 의존성을 이해할 수 있다.

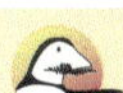

가장 좋은 영상은 직선으로 나타난다.

패턴 내에서 모니터에 편차가 나타나지 않는 각도는 원추형의 영역을 만들어내며 이 영역이 임상에서 사용되어야 할 모니터의 영역이다. 고정된 시야각의 한계는 기기의 정면에 명확하게 표시되어야 한다. 다중 LCD 모니터를 사용하는 워크스테이션의 경우에 영상이 최적화되어 사용자와 마주볼 수 있도록 조정되어야 한다.

휘도 균일성에 대한 정량적인 평가는 TG 18-UNL10과 TG 18-UNL80 패턴의 각 부분을 외부 광도 측정계로 휘도를 측정하여 이루어진다. 휘도는 모니터의 각기 다른 다섯 부분에서 측정된다.

균일성의 최대 변동치는 다음과 같이 평균 휘도값에 대한 최대 휘도값과 최소 휘도값 차의 백분율로 계산한다.

$$200\times(L_{max}-L_{min})/(L_{max}+L_{min})$$

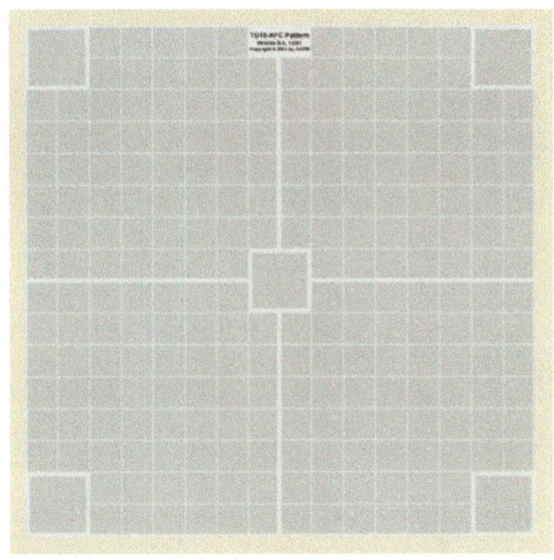

그림 22-11 영상 잡음을 평가하기 위한 TG 18-AFC 패턴

하나의 영상 표시장치에 대해서 비균일성은 최대 30% 이내가 되어야 한다.

영상 분해능

공간 분해능은 피사체의 각기 다른 부분들의 분리된 영상을 고성능으로 생성하는 영상 표시장치의 능력을 정량화하여 측정한 것이다.

그림 22-9의 TG 18-CX와 TG 18-QC 패턴은 영상 분해능(display resolution)을 평가하는 데 사용한다. 가운데와 가장자리에 있는 CX 패턴은 돋보기를 사용하여 평가하고 비교할 수 있다. 그림 22-10의 TG 18-PX 패턴은 분해능 균일성 평가에 사용된다.

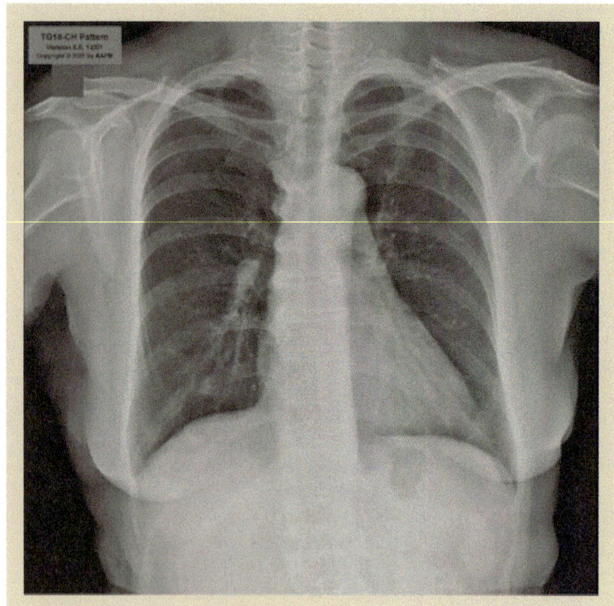

그림 22-12 영상 평가를 위한 TG 18-CH 해부학적 영상

영상 잡음

영상의 대조도와 크기에 따라 영상 내 잡음은 피사체의 시각화를 결정하는 데 주요한 하나의 인자가 되며, 실제 신호의 검출을 방해하는 고주파수 변동 또는 패턴을 잡음으로 분류할 수 있다. 잡음은 그림 22-11의 TG 18-AFC 평가용 패턴으로 정량화할 수 있는데, 이는 인식할 수 있는 휘도 차이를 크기의 함수로서 표현하는 방법에 기초한다.

평가용 패턴은 여러 개의 영역으로 이루어져 있다. 하지만 크기와 대조도는 패턴이 나누어져 있는 네 개의 사분면 모두에서 일정하다.

여기에서 기술되는 모든 패턴 외에 부가적으로 베일링 글레어(veiling glare)나 영상 색도(display chromaticity)와 같은 특성들을 평가하기 위해 설계된 다른 패턴들이 있다. 또한 종합적인 영상 시스템 평가를 위해 그림 22-12의 디지털 흉부 영상과 같이 해부학적 참조 영상들도 사용 가능하다.

방사선사에 의한 품질관리

디지털 영상 표시장치의 정확한 작동을 보증하기 위해 계속적으로 품질관리 프로그램을 개발하는 것이 중요하다. 이는 다음과 같은 내용을 포함한다.

- 어떤 새로운 디지털 영상 표시장치를 평가하는 의과학자의 합격 판정 검사
- 품질관리 기술자에 의해 평가되는 일상적인 품질관리
- 우수한 의과학자에 의한 품질관리 프로그램의 주기적인 검증
- 매년 그리고 수리 후 기기의 의과학적 수행능력 평가

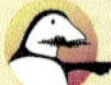 TG 18-QC 평가용 패턴은 매일 체크해야 한다.

종합적인 품질관리 프로그램에 대한 요구가 강하지만 TG 18-QC 패턴을 이용한 하루 주기의 평가도 중요하다. 방사선사가 시스템 수행력의 총체적인 변화를 패턴 검증을 통해 신속히 알 수 있도록 해야 한다. 예를 들어, 'QUALITY CONTROL'이라는 글자들의 미세한 대조도 변화가 시스템 오작동을 나타내는 것일 수도 있다. 이 경우 의과학자나 기술 스텝들의 좀 더 세밀한 조사가 요구된다.

요약

몇몇 국제 과학기구들이 전자적인 평가용 패턴을 통해 디지털 영상 표시장치의 품질을 평가할 수 있는 규약들을 만들어 냈다. 평가는 평가용 패턴의 시각적인 해석과 주변광과 방출광의 광도 측정계 측정을 포함한다.

공간적 전자 영상 패턴은 다양한 디지털 영상 특성을 평가하기 위해 사용된다. TG 18-QC 평가용 패턴은 매일 종합적 영상 평가를 위해 사용되어야 한다.

도전문제

1. 다음 단어들을 정의하거나 설명하시오.
   a. SMPTE 패턴
   b. 정반사(specular reflection)
   c. GSDF
   d. cd/m^2
   e. 베일링 글레어(veiling glare)
   f. 표시값(presentation value)
   g. VESA
   h. TG 18

i. NIST

j. 바늘꽂이형 왜곡(pincushion distortion)

2. 난반사(diffuse reflection)를 측정하기 위한 TG 18 평가용 패턴은 어떤 것인가? 패턴은 어떻게 보이는가?

3. 난반사 평가를 위해 사용하는 기기는 무엇인가?

4. 디지털 영상 표시장치에 대한 방사선사의 품질관리의 시간적 요구 조건은 무엇인가?

5. 디지털 영상 분해능을 평가하는 TG 18 평가용 패턴은 무엇인가? 또 패턴은 어떻게 나타나는가?

6. 측정 가능한 휘도 범위는 어느 정도인가?

7. L_{amb} 값이란 무엇인가? 어떤 값을 가지는가?

8. 영상 잡음을 평가하는 TG 18 평가용 패턴은 무엇이며, 어떻게 보이는가?

9. '인지적 측면에서의 선형성의 원칙'이란 무엇인가?

10. 의과학자가 디지털 영상 표시장치 품질관리를 해야 할 때는 언제인가?

11. 디지털 영상 표시장치에서 대조도 분해능을 평가하는 TG 18 패턴은 무엇이며, 어떻게 나타나는가?

12. 시각의 문턱값이란 무엇인가?

13. 디지털 영상 표시장치의 표준은 무엇인가?

14. 영상 잡음이란 무엇인가?

15. 휘도 균일성 평가에 사용되는 TG 18 평가용 패턴은 무엇이며, 어떻게 나타나는가?

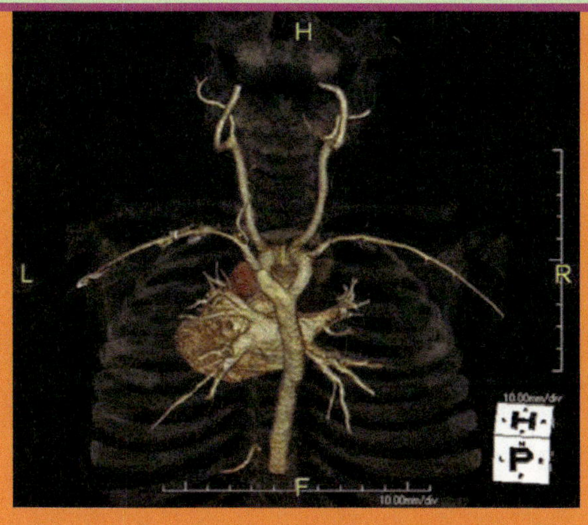

PART 6

고품질 X선 영상
Advanced X-ray Imaging

CHAPTER

23

유방촬영

Mammography

학습목표

1. 연부조직 촬영법과 기존의 촬영법 간의 차이점을 토론할 수 있다.
2. 유방의 해부학적 구조를 설명할 수 있다.
3. 유방 자가진단과 유방촬영의 검사 주기를 설명할 수 있다.
4. 유방촬영에 대한 진단과 검진의 차이를 설명할 수 있다.
5. 유방촬영 시스템 고유의 특징을 설명할 수 있다.
6. 유방촬영 시 압박의 필요성을 토의할 수 있다.
7. 증감지-필름과 디지털 유방촬영에 이용되는 영상 수용체 특징을 설명할 수 있다.

유방암은 여성들에게 폐암 다음으로 치사율이 높은 악성 종양이다. 매년 21만 명의 유방암 환자들이 미국에서 발생한다고 보고되고 있다. 이는 여덟 명 중 한 명의 여성에게 유방암이 발병된다는 것을 의미한다.

유방암을 초기에 발견하면 좀 더 효율적으로 치료하고 치사율을 낮출 수 있다. X선을 이용한 유방촬영법은 유방암 진단의 정확하고 간단한 방법으로 증명되었다. 하지만 이를 시행하는 것이 간단한 방법이 아니며, 방사선사는 폭넓은 지식과 기술, 관리를 숙지해야 한다.

1992년 미국 정부는 유방촬영법의 관리기준 법규를 설정하였다. 관리기준 법규는 영상의 질, 선량, 시술 대상 환자 그리고 시술절차에 대한 기준으로 구성되어 있다.

연부조직 방사선 촬영법

X선의 촬영은 조직 간의 방사선 흡수차를 영상으로 표현한다. 표현하고자 하는 해부학적 구조의 실질적인 차이 때문에, 연부조직의 촬영은 기존의 촬영법과는 다른 촬영법을 필요로 한다. 일반적인 촬영법에서는 뼈, 근육, 지방, 폐 조직 등의 밀도와 이것을 구성하는 원자번호의 차이가 크기 때문에 대조도 차가 크게 표현되었다.

연부조직 촬영법에는 근육과 지방의 구조가 표현되고, 이러한 조직은 유효 원자번호와 질량 및 밀도가 유사하다(표 9-1, 2 참조). 결론적으로 연부조직 촬영기술은 매우 유사한 조직에서의 감약 차이를 크게 하기 위하여 고안되었다.

대표적인 연부조직 촬영법은 **유방촬영법**이다. 유방촬영법은 1920년대에 처음으로 시도되었으며, 1950년대 말 로버트 에간(Robert Egan)은 낮은 kVp와 높은 mAs로 직접 촬영을 시행하여 새로운 유방촬영법을 성공적으로 고안해내었다.

1960년대에, 울프(Wolf)와 루지치카(Ruzicka)는 **전자 유방촬영술(xero-mammography)**을 통해 증감지를 사용하지 않고 직접 필름에 노출하는 것보다 낮은 방사선량으로 우수한 영상을 얻었으며, 선예도 및 대조도는 조직 간의 **경계부 강조(edge enhancement)**를 통해 영상이 더욱 향상되었다. 이 속성은 디지털 영상의 후처리에서 자주 사용되고 있다. 그 후 증감지-필름 유방촬영술이 훨씬 낮은 방사선량에 향상된 이미지를 제공하였기 때문에 전자 유방촬영술은 1990년 무렵에 사라지게 되었다.

ACR(American College of Radiology)의 자격 인증 프로그램과 MQSA(Mammography Quality Standards Act)의 품질관리 규칙으로 인해 유방촬영술은 많은 변화와 발전을 겪었다.

유방촬영법의 기초

유방암의 높은 발병률로 인하여, 유방촬영술은 지속적으로 개발 및 개선이 이루어지고 있다. 유방암은 여성에게 호발되는 암이지만, 여성의 흡연 증가로 인하여 폐암이 유방암보다 더욱 높은 비율의 여성 암 사망 원인을 차지하게 되었다.

유방암의 위험

2010년 미국에서 약 26만 건의 유방암이 보고되었으며, 점차 증가하는 추세를 보이고 있지만, 조기검진에 의해 90% 이상 여성의 유방암 치료가 가능하다. 여성의 유방암의 위험(risk of breast cancer)을 증가시키는 몇 가지 인자들을 상자 23-1에 요약하였다.

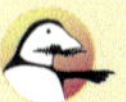
여성이 유방암에 걸릴 확률은 약 1/8이다.

유방암은 사망에 이를 수 있는 질환이다. 1995년, 미국 국립암협회는 유방암 사망률이 50년만에 처음으로 감소했다고 보고하였으며, 이러한 추세는 지속되고 있다. 초기 유방암을 진단하면 환자의 90% 이상이 완치 가능하다.

상자 23-1 유방암의 위험요소

- 나이 : 나이 많은 사람에게 더 위험함
- 가족력 : 유방암에 걸린 어머니나 자매가 있는 경우
- 유전학 : *BRCA1* 또는 *BRCA2* 유전자의 존재
- 유방 구조 : 유방조직의 밀도가 높을수록
- 월경 : 12세 이전에 시작
- 폐경 : 55세 이후에 시작
- 에스트로겐의 장기간 복용
- 늦은 나이에 첫 출산(노산)이나 출산 경험 없음
- 교육 : 높은 수준의 교육이 위험을 증가시킴
- 사회 경제적 측면 : 높은 사회 경제적 지위가 위험을 증가시킴

유방촬영술에서 가장 중요하게 고려되어야 할 사항은 환자의 흡수선량이다. 방사선은 유방암을 감지할 뿐만 아니라, 방사선 노출로 인해 유방암이 발생할 수 있기 때문이다. 그러나 주목할 만한 사항은 검사 연령 그룹에서 성숙한 유방일수록 방사선으로 인한 유방암 발생 확률이 가장 낮은 것으로 나타났다. 방사선 암 유전자는 제36장에서 논의할 것이다.

유방암이 발생하는 데 필요한 선량은 알 수 없으나, 유방촬영 시 받는 선량은 제39장에서 자세하게 기술하였다. 이 장에서는 유방촬영에서 사용되는 촬영 기술, 장비 및 절차에 대해 알아보고자 한다.

유방촬영술의 종류

유방촬영 검사는 서로 다른 2가지 유형으로 시행되고 있다. 증상이 있거나 위험 요인이 높은 환자에게는 진단 목적으로 시행되며, 촬영 각도에 변화를 주거나 확대촬영하면 한쪽 유방당 2~3개의 영상을 얻을 수 있다. 증상이 없는 여성에게는 **건강검진**의 목적으로 시행하는데, 일반적으로 측면 사위 방향과 상하 방향 촬영이 이용된다. 이 경우 뜻밖의 암 발병 여부가 발견되기도 한다.

50세 이상의 건강검진 유방촬영은 암 사망률을 낮출 수 있으며, 임상시험의 결과 40~49세 연령별 사망률 감소에도 도움이 된다. 젊은 여성은 잠재 수명기간이 50세 이상 그룹보다 더 높다.

미국 암협회는 여성이 매달 유방 자가진단을 수행할 것을 추천한다. 유방암 자가진단은 매월 정기적으로 자신의 유방에서 덩어리의 촉지 여부 및 크기나 모양에 어떠한 변화가 있는지 체크하는 것이다. 표 23-1은 권장하는 유방 자가검진 및 유방촬영 주기에 대한 권고안을 설명하고 있다.

표 23-1 유방검사 주기 권고

검사	환자 나이		
	<40세	40~49세	≥50세
자가검사	월간*	월간	월간
의사 물리적 검사	연간+	연간	연간
X선 유방검사			
고위험	필요 시	연간	연간
저위험	필요 시	반년	연간

*20세부터 시작
+35세부터 시작

또한 미국 암협회는 매년 의사의 진료 및 유방촬영 검사를 권고하고 있다. **최초의 유방촬영** 검사는 보통 40세 전에 시행되며 방사선사들은 향후 시행되는 모든 유방촬영 영상을 최초의 영상과 비교하여 시행해야 한다.

유방촬영은 매우 안전하고 효과적인 방법으로 인정되고 있으나, X선 유방촬영에 의해 발생한 방사선의 유방암 위험에는 많은 주의를 기울여야 한다. 하지만 위험에 비해 유방촬영으로 인해 얻을 수 있는 이득은 약 1,000 : 1이므로 이익이 매우 많은 검사방법이라 할 수 있다.

유방 해부학

그림 23-1과 같이 유방을 구성하는 연부조직의 특성상 해부학적 구조를 영상으로 나타내는 것에는 어려움이 따른다. 특히 젊은 여성의 유방은 치밀한 유선조직 때문에 영상으로 나타내기 어려운 반면, 중장년층 여성의 유방은 지방이 많이 분포되어 있어 젊은 여성에 비해 영상의 표현이 용이하다.

정상 유방조직은 섬유질(fibrous), 유선(mammary glandular),

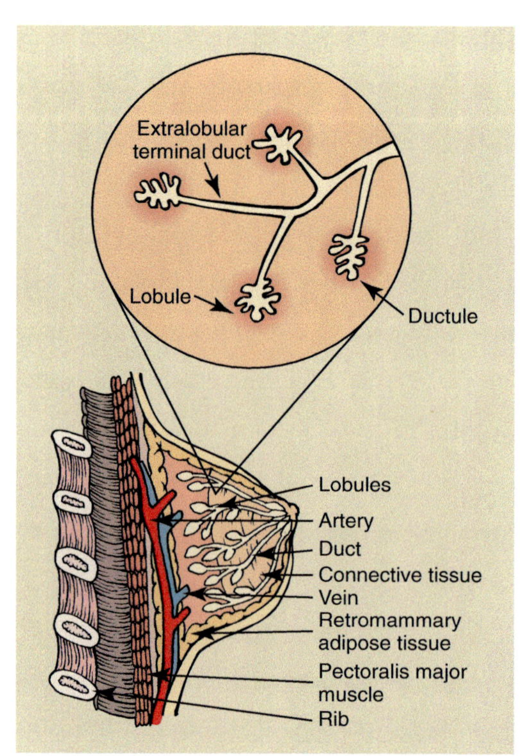

그림 23-1 유방의 구조. 이러한 구조 때문에 특별한 X선 시스템이 필요하다.

지방(fat)의 3가지의 주요 조직으로 구성되어 있다. 폐경 전 여성의 섬유질과 유선조직은 여러 개의 다양한 관(ducts), 선(glands), 결합조직(connective tissue)으로 구성되어 있으며 바깥쪽으로부터 얇은 층으로 둘러싸여 있다. 선과 결합조직은 방사선 영상에서 높은 밀도로 나타난다.

폐경 후의 유방은 섬유질과 유선조직의 퇴화와 지방조직의 증가를 보이는 것이 특징이다. 지방조직은 광학상의 밀도가 작기 때문에 적은 방사선 노출이 요구된다.

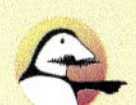
낮은 X선 에너지에서 광전흡수 산란은 콤프턴 산란보다 우세하다.

악성종양은 정상적인 관 및 결합조직이 변형된 형태로 나타나며, 약 80%의 유방암에서 유관 및 미세 석회화(micro-calcification) 병변의 크기 변화를 관찰할 수 있다. 또한 50μm 크기보다 작은 **미세 석회화 병변**에 관심을 가져야 한다. 유방암은 유방을 그림 23-2와 같이 크게 4개 영역으로 구분하였을 때 상외부에서 많이 발생하는 경향이 있다.

유방의 종양 및 연부조직의 원자번호가 유사하므로 이를 관찰하기 위해서는 일반적인 방사선 촬영에서 사용되는 70~100 kVp의 에너지 범위가 유용하지 않다. 이 에너지 영역에서는 콤프턴 산란이 주로 발생되며 연부조직의 방사선 흡수 차이가 점차 감소한다. 그러므로 낮은 kVp를 사용하여 최대한의 광전효과를 발생시켜 흡수차를 높이는 방법을 사용하여야 한다.

X선의 광전효과 및 콤프턴 효과에 대한 원리는 제9장에 기술하였다. X선의 흡수 차이는 조직을 구성하고 있는 원자번호와 비례하여 나타난다.

구성된 조직의 원자번호 차이와 광전 및 콤프턴 상호작용에 따라 흡수차가 발생하기 때문에, 밀도가 다른 조직에서 광전효과 및 콤프턴 효과에 의해 X선 흡수가 나타난다.

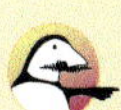
방사선에 의해 암이 발생할 수 있는 가장 민감한 조직은 *선(샘, gland) 조직*이다.

X선 유방촬영은 저관전압 기술을 사용하여 투과도를 줄인 반면 관전류를 증가시킨다. 그러나 매우 낮은 관전압을 사용할 경우에는 관전류가 매우 높게 설정되므로

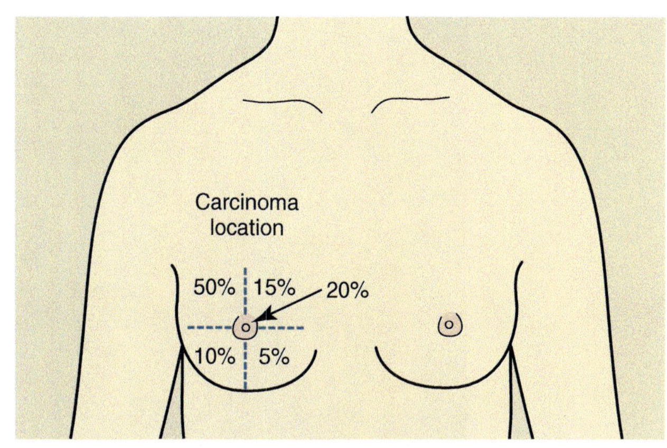

그림 23-2 유방 내에서 발생할 수 있는 유방암의 위치

환자에게 필요 이상의 방사선 피폭이 발생할 수 있다. 기술적으로 23~28 kVp가 사용되며 이보다 낮은 관전압에서는 환자 선량이 증가하고 높은 관전압에서는 영상의 질이 저하된다.

유방촬영 영상 시스템

X선을 이용한 유방촬영에서 표적과 필터 물질로 몰리브덴(Mo)이 사용되었다(1966). 그리고 유방촬영 전용인 단일 유제로 이루어진 증감지-필름 카세트(IR, 1972)가 사용되었으며, 1990년대에는 격자의 사용, 유방 압박장치, 고전압 발생기, 자동 노출 제어장치(AEC)의 사용 등으로 우수한 유방 영상을 얻을 수 있게 되었다.

기존의 X선 영상 시스템은 유방촬영법에서 적용할 수 없었고, 특별히 고안된 전용 시스템을 필요로 하였다. 현재 대부분의 X선 제조업체들은 유방 전용 장비를 제조하고 있다. 그림 23-3은 서로 다른 두 개의 유방촬영 장비 모델을 보여주고 있다.

유방촬영 전용 시스템은 환자 자세의 유연성을 위해 특별히 고안되었으며, 필수적으로 압박장치, 낮은 비율의 격자, 자동노출 제어장치, 소초점 X선관으로 구성되어 있다. 유방촬영 전용 시스템에 요구되는 특징은 표 23-2에 명시되어 있다.

고전압 발생장치

모든 유방촬영 영상 시스템은 고주파 발생기(제5장 참조)가 결합되어 있다. 발생기는 입력 측에서 직류를 받아들여 정류시키고, 콘덴서에서 직류 전압 파형을 평활

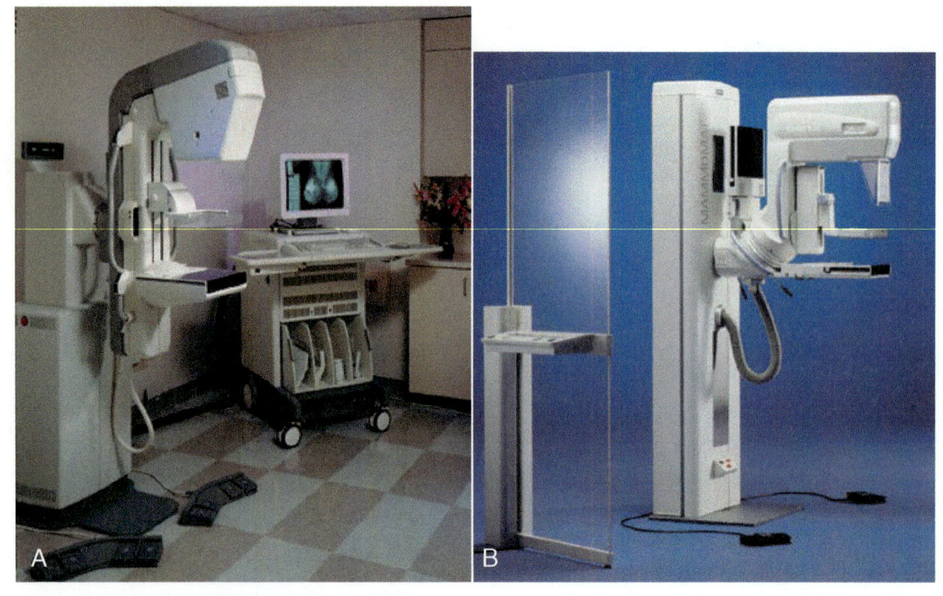

그림 23-3 대표적인 유방촬영 전용 영상 시스템. (A) General Electric Senograph. (B) Siemens Mammomat.

표 23-2 증감지-필름을 사용한 전용 유방촬영 시스템의 특징

고전압	고주파수, 5~10 kHz 발생기
저지체/필터	W/60 μm Mo
	Mo/30 μm Mo
	Mo/50 μm Rh
	Rh/50 μm Rh
관전압	20~35 kVp, 1 kVp씩 조정
압박	낮은 원자번호, 자동 조정하고 풀어줌
그리드	3:1~5:1의 비, 30 lines/cm
노출 제어	조직 두께, 압박, 그리고 상반법칙 불궤(failure)에 의해 자동으로 제어(AEC)
초점	0.3 mm/0.1 mm(대/소)
확대	≤2
SID	50~80 cm

* kVp: kilovolt peak, SID:Source-to-image receptor distance, 선원에서 영상 수용체까지의 거리.

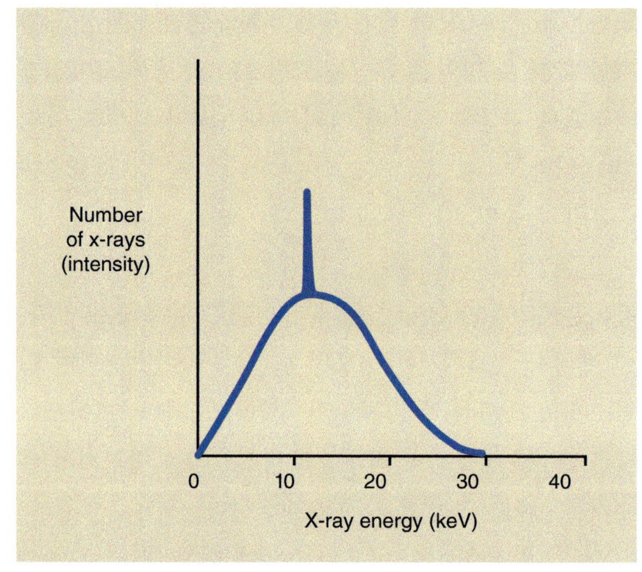

그림 23-4 30 kVp의 조건에서 0.5 mm 알루미늄으로 여과된 텅스텐 표적 X선관에서의 X선 방출 스펙트럼

하게 만든다.

이 직류 전원은 인버터 회로에 공급되는데, 고주파의 전원으로 변화시키고(일반적으로 5~10 kHz) 콘덴서에서 평활해진다. X선관에서 전압 맥동률은 약 1%이며 본질적으로 지속 가능성이 있다.

유방촬영장치에서 사용되었던 단상 발생기, 3상 발생기와 비교할 때 고주파 발생기는 크기가 더 작고 제조 비용도 저렴하다. 제조업체들은 영상의 질 향상에 기여하는 우수한 재현성을 제공하도록 노력하고 있다.

불필요한 환자의 피폭을 방지하기 위한 최대 용량한도는 600 mAs로 설정되어 있다.

표적 구성물질

유방촬영 X선관은 텅스텐(W), 몰리브덴(Mo) 또는 로듐(Rh) 등으로 제조된다. 그림 23-4는 30 kVp의 조건에서 0.5 mm Al-여과된 텅스텐 표적 X선관으로부터의 X선 방출 스펙트럼을 보여주고 있다. 그림에서는 제동 복사 스펙트럼이 우세하게 나타나 있으며 특히 12 keV에서는 L각으로부터 특성 X선에 의해 발생한다.

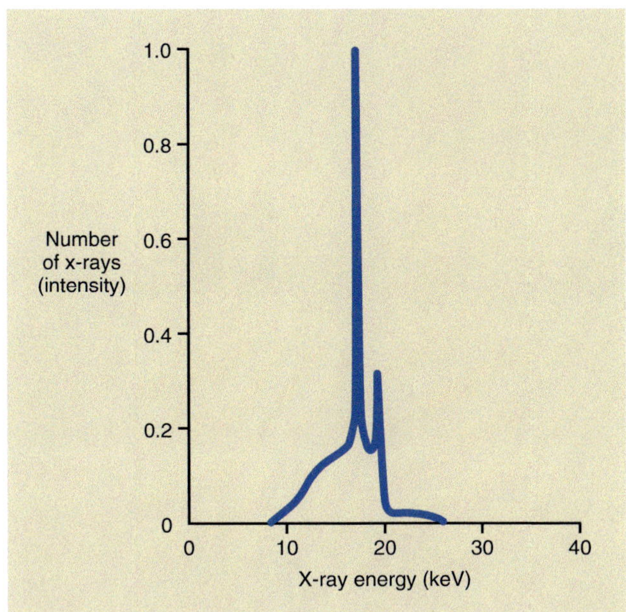

그림 23-5 26 kVp의 조건에서 30 μm 몰리브덴으로 여과된 몰리브덴 표적 X선관에서의 X선 방출 스펙트럼

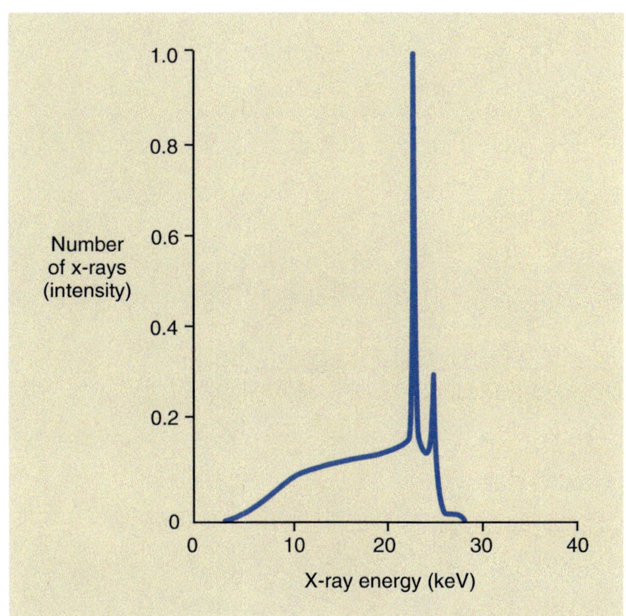

그림 23-6 28 kVp의 조건에서 50 μm 로듐으로 여과된 로듐 표적 X선관에서의 X선 방출 스펙트럼

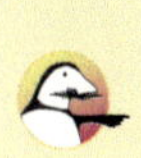

12 keV의 에너지는 유방을 투과하기에는 매우 낮기 때문에 텅스텐 L각에서 방출된 X선은 유방촬영에서는 유용성이 없고 모두 피사체에 흡수되므로 영상 형성에 기여하지 않고, 불필요한 환자 선량 증가에만 영향을 준다.

유방조직 간의 흡수차를 높이기 위해서는 적합 에너지 범위 내에서 X선을 주어 대조도 차이를 최대화시키는 것이 X선을 이용한 영상 기법으로 가장 유용한 방법이다.

그림 23-5는 26 kVp의 조건으로 Mo의 표적에 조사 후 30 μm Mo으로 여과된 방출 스펙트럼이다. 가장 두드러진 X선은 17~19 keV 에너지의 특성 곡선이고 이는 K각 상호작용으로부터 발생되었다. Mo은 원자번호 42로 텅스텐의 원자번호 74와 비교했을 때의 차이점은 방출 스펙트럼에서 찾을 수 있다.

그림 23-6의 로듐으로 여과된 28 kVp 로듐 표적의 방출 스펙트럼은 Mo 표적의 방출 스펙트럼과 유사하게 나타난다. 그러나 Rh은 Mo에 비해 원자번호가 약간 높기 때문에(원자번호 45), K각(23 keV)에서 더 많은 전자기파 X선이 발생한다.

전자기파 X선은 원자번호가 낮은 표적 물질보다 높은 표적 물질의 원자에서 발생하기 쉽다.

표 23-3 유방촬영 기술 차트

압박된 유방 두께(cm)	저지체/필터	관전압
0~2	Mo-Mo	24
3~4	Mo-Mo	25, 26
5~6	Mo-Rh	28
7~8	Mo/Rh	32
7~8	Rh-Rh*	30*

*Rh: 저지체 시스템

초점 크기

유방촬영은 더욱 높은 해상도를 요구하기 때문에 초점 크기(focal-spot size)는 유방촬영장치의 X선관에서 매우 중요한 특징이다. 유방촬영 X선관의 일반적인 초점 크기는 대초점 0.3 mm, 소초점 0.1 mm이며 미세 석회화의 영상은 소초점을 사용하여야 한다.

일반적으로 초점의 크기는 작을수록 우수하지만 그림 23-7과 같이 초점의 모양 또한 중요한 요소이다. 주로 원형 초점을 선호하지만 직사각형 모양 초점도 많이 사용되고 있다. 제조사별로 음극으로부터 초점의 모양 및 전압의 집속방법 등의 차이는 있으나 명시된 초점 크기는 정확성이 있어야 하며 초점 크기 및 공간 분해능 테스트는 반드시 시행되어야 한다.

제조업체들은 유방을 전체적으로 영상화하기 위한 방법으로 소초점의 크기와 적절한 X선 강도를 측정에 필

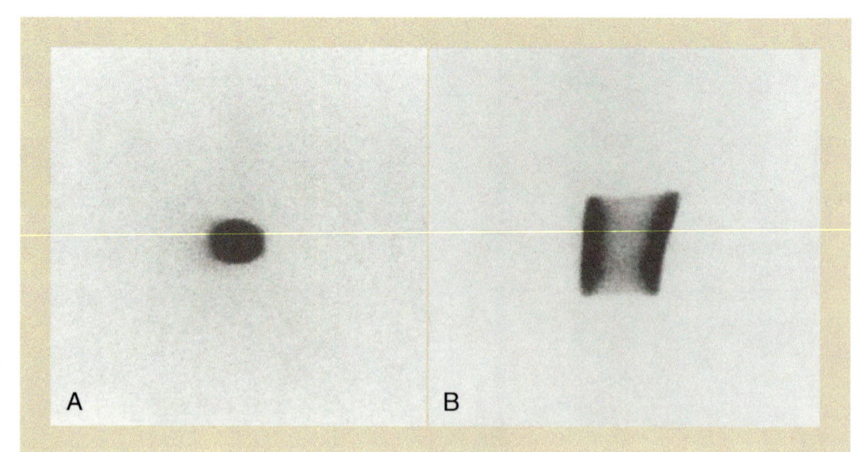

그림 23-7 유방촬영 X선관의 원형 초점(A)과 일반적인 X선관의 더블 바나나 모양 초점의 핀홀 카메라 영상(B)

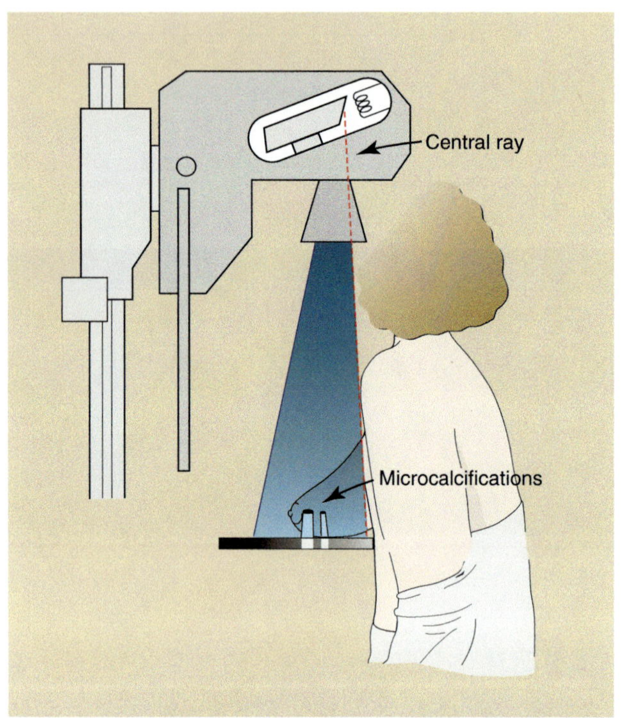

그림 23-8 X선관에 경사각을 주었을 때, 유효 초점이 작아지며 동일한 X선 강도를 이루는 장점이 있기 때문에 흉부에 근접한 조직도 영상화할 수 있다.

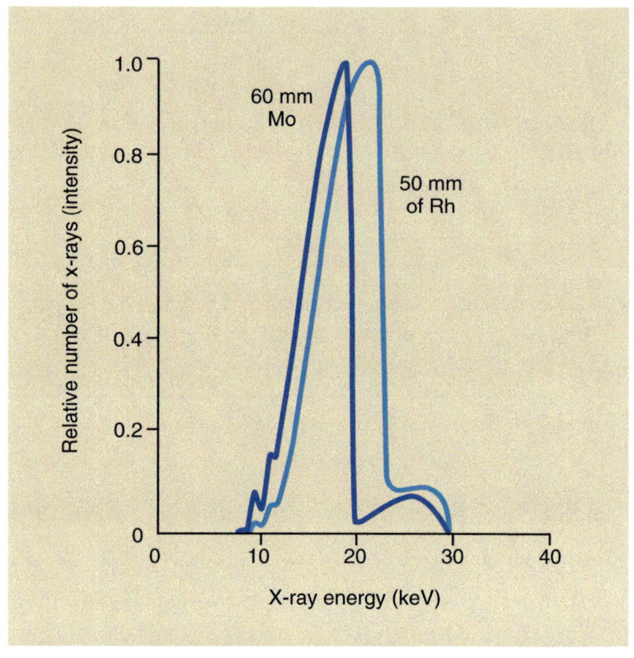

그림 23-9 텅스텐 표적 튜브에서 Mo(molybdenum)와 Rh(rhodium) 필터를 사용한 스펙트럼

요한 선 초점(line-focus) 원리를 이용하며, 그림 23-8과 같이 X선관에 경사각을 준다. 유효 초점은 0.3/0.1 mm로 약 23°의 양극 각도와 6°의 X선관의 경사를 주며 일반적으로 음극 방향에 흉벽을 위치시킨다. 이것은 환자의 자세 잡기와 양극에서 발생하는 경사효과(heel effect)를 적용하기 위해서이다.

X선관에 경사각을 주면 중심 X선이 흉벽과 평행하게 되어 그 조직을 고정하는 장점이 있으며 더 작은 소초점과 X선관의 경사는 흉벽 옆 조직의 영상을 확실하게 보여줄 수 있다(그림 23-8 참조).

여과

유방촬영에서 사용하는 낮은 kVp에서는 튜브 창에서 X선의 감쇠, 즉 고유 여과(filtration)가 작게 발생하여야 한다. 따라서 전용 유방촬영 X선관은 베릴륨 창(원자번호 4) 또는 아주 얇은 붕규산염 유리창을 사용한다. 대부분 유방촬영 X선관은 약 0.1 mm Al의 고유 여과를 하며, 부가 여과가 적합하게 설치되어 있어야 한다.

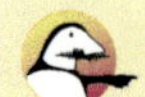 어떠한 경우에도 0.5 mm Al보다는 적게 여과되어야 한다.

유방촬영에서 텅스텐 표적을 이용한 X선관이 사용될 경우에는 필터를 몰리브덴(Mo)이나 로듐(Rh)으로 사용해야 한다. 필터의 사용 목적은 고에너지 제동 복사 X선을 줄이는 데 있다. 일부 연구에 의하면 X선관의 표적이 텅스텐일 때 50 μm 로듐(Z=45) 필터를 사용하는 경우 두께가 두껍고 밀도가 높은 유방촬영에 효율적으로 사용된다고 보고되고 있다. 그림 23-9는 텅스텐 표적 X선관에서 Mo이나 Rh에 의해 여과된 증감지-필름 유방촬영의 방출 스펙트럼을 보여주고 있다. 유방촬영에서는 환자의 유방 특징을 결정한 후 적절한 필터를 선택하여야 한다.

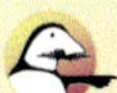 유방조직이 특성 방사선을 흡수할 수 없다(필터 사용).

X선관 표적과 동일 물질의 필터를 사용하면 고 · 저에너지 제동 복사 X선을 저지하는 동안에 K-특성 X선이 유방에 노출된다. 그림 23-10은 선택적인 여과과정에서 Mo/Mo이 X선 빔 모양으로 만들어지는 것을 보여주고 있다.

그림 23-10(A)과 같이 여과된 Mo 빔은 특성 X선과 제동 복사 X선을 방출하며, Mo 필터는 그림 23-10(B)와 같이 K-특성 X선이 방출되는 K-흡수단 에너지를 가지고 있다. 또한 Mo/Mo 표적/필터의 결합에서는 그림 23-10(C)와 같이 억제된 제동 복사와 특성 X선의 방출 스펙트럼을 얻을 수 있다.

Mo 표적 X선관을 사용하는 경우, 30 μm의 Mo 또는 50 μm의 Rh 필터의 사용을 권장하며, 이러한 조합은 억제된 제동 복사 X선 방출 스펙트럼과 함께 Mo이 특성 X선을 방출한다.

Rh 표적 X선관을 사용하는 경우에는 25 μm의 Rh으로 여과시켜야 한다. 이 조합에서는 더 큰 투과성을 가진 고에너지의 X선 빔이 방출되며 두껍고 밀도가 높은 유방에 사용된다. 반가층은 X선관의 표적 또는 필터의 조합과 관계없이 항상 매우 낮게 측정된다.

유방촬영에서 대부분의 X선관은 고정된 양극을 가지고 있으나 최근에는 두 개의 경사각과 두 개의 궤도 양극(하나는 Mo이고, 다른 하나는 Rh)을 가진 회전 양극이 사용되기도 한다.

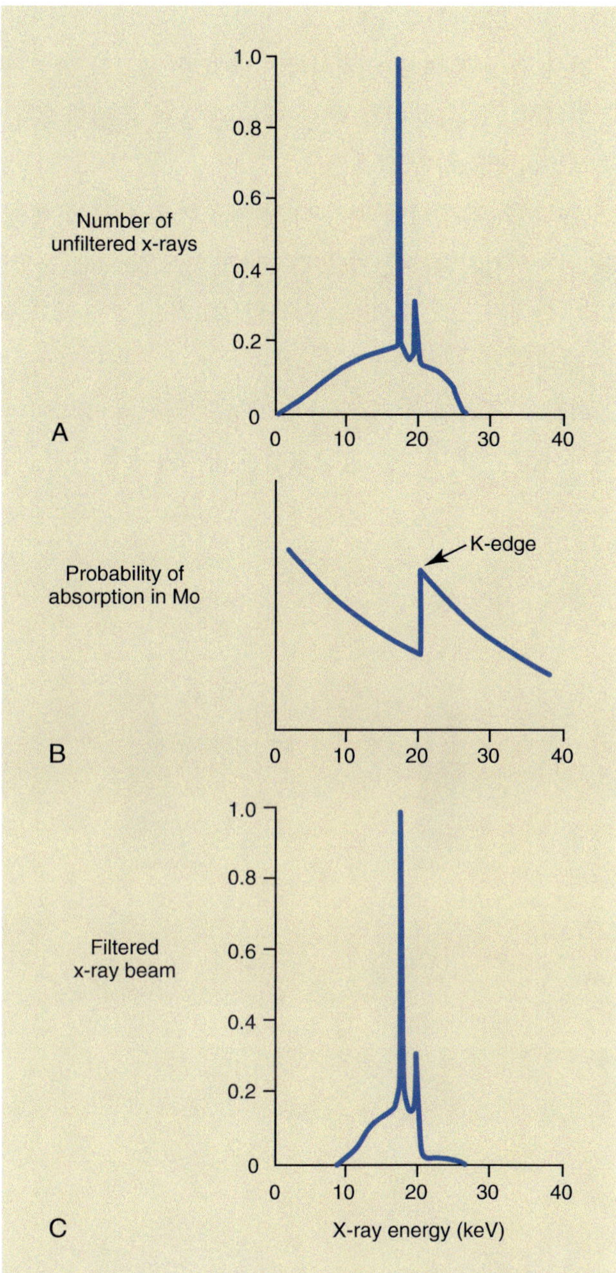

그림 23-10 (A) 여과되지 않은 Mo 표적으로부터의 X선 방출 스펙트럼. (B) Mo에서 X선 흡수의 가능성. (C) Mo 표적에 Mo으로 여과되었을 때, 제동 복사 X선이 억제되고, 특성 X선 방출은 두드러진다.

경사효과

경사효과(heel effect)는 유방촬영에서 매우 중요하다. 유방의 원뿔 모양에서 IR(카세트)의 균일한 노출을 위해 흉벽 근처의 방사선 강도가 유두 측보다 높아야 하며 그림 23-11과 같이 음극 쪽에 흉벽을 위치시킴으로써 해결될 수 있다. 그러나 이것이 절대적인 방법은 아니다. 유방을 충분히 **압박**하여 최대한 균일한 두께를 유지함으로써 방사선을 보존할 수 있다.

경사 측에 흉벽을 위치시키면 유효한 초점의 크기가 증가하고, 초점의 번짐 현상 때문에 흉벽 주변의 공간 분해능이 감소하게 된다.

대부분의 유방촬영 전용 영상 시스템은 음극에 흉벽을 위치시키지만, X선관을 경사지게 하고 60~80 cm 정도의 상대적으로 긴 SID를 사용함으로써 단점을 극복할 수 있다.

이것은 초점이 작기 때문에 가능한 최선의 방법이며 검사하는 동안 머리를 항상 X선관 가까이에 둘 수 있기 때문에 환자를 더 편안하게 할 수 있는 장점이 있다.

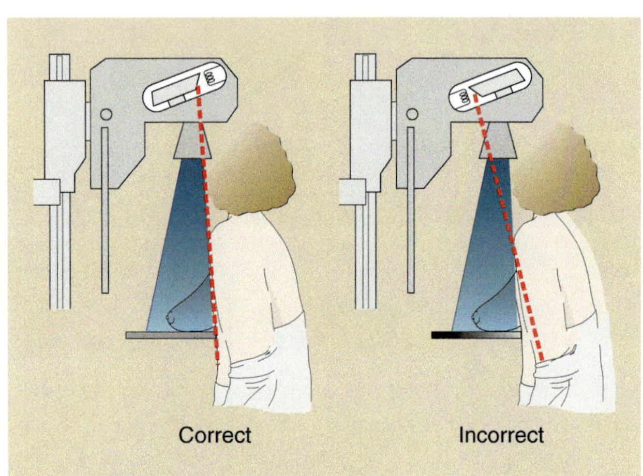

그림 23-11 유방촬영법에서 경사효과(heel effect)는 흉벽을 음극에 위치시킴으로써 광학 농도가 더욱 균일하게 나타난다.

경사효과의 특징 중 하나는 IR(카세트)에 대한 초점 크기의 변화이다. 그러나 긴 SID의 사용과 강한 유방 압박은 임상적으로 유효초점 크기의 변화를 의미할 수 없다.

압 박

인체 조직의 압박(compression)은 기존 방사선 검사에 적용되기도 하지만 유방촬영에서는 특히 중요한 부분이다. 압박된 유방은 균일한 두께를 보이므로 영상의 광학밀도가 더욱 균일하게 나타난다. 특히 흉벽조직은 노출부족 현상을 최소화할 수 있으며 유두조직은 노출과다를 줄일 수 있는 등 그림 23-12와 같은 강력한 압박은 여러 가지 이점을 제공한다.

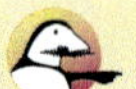 X선 유방촬영에서 강력한 압박을 적용하여야 한다.

유방을 강하게 압박하는 경우 모든 유방조직은 IR(카세트) 가까이로 모이게 되어 초점 흐림 현상이 감소하게 되며, 산란선으로 인한 흐림 현상을 감소시킬 수 있다. 모든 전용 X선 유방촬영 시스템은 IR 표면에 평행하고 견고한 압박장치가 설치되어 있다. 강한 유방 압박은 최고의 영상을 얻는 데 필수적이다.

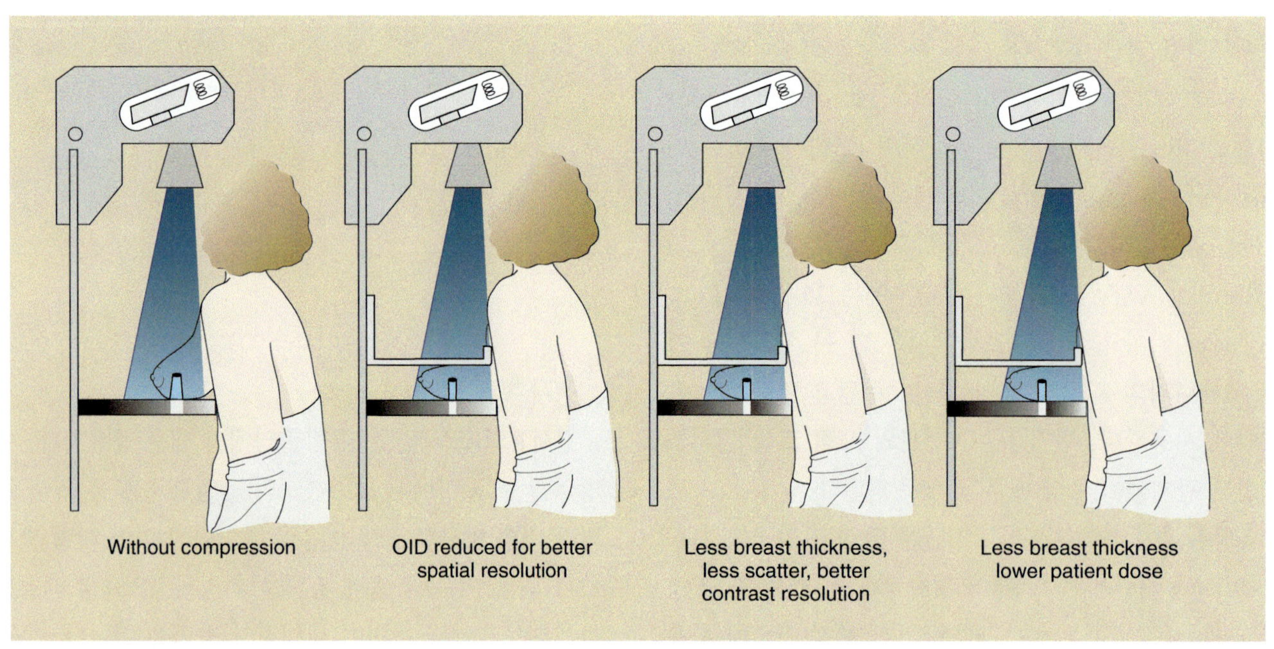

그림 23-12 유방촬영법에서 압박은 기본적으로 3가지 장점이 있다: 공간 분해능 개선, 대조도 분해능 개선, 환자 선량 감소.

표 23-4 강한 압박의 장점

효과	결과
유방의 고정	움직임에 의한 흐림 감소
균일한 두께	유방영상에서 동일한 광학 농도
산란 감소	대조도 분해능 개선
짧은 OID	공간 분해능 개선
얇은 조직	선량 감소

*OID: object-to-image receptor distance, 피사체에서 영상 수용체까지의 거리

표 23-4에 요약한 대로, 강력한 압박은 영상의 질을 향상시키며 유방을 고정시키므로 조직의 겹침을 감소시킬 수 있다.

얇은 조직에서의 압박은 방사선을 적게 산란시키며 대조도 분해능을 향상시킨다. 유방 영상에서 질적 향상에 의해 낮은 대조도를 가진 병변과 **높은 대조도**를 가진 미세 석회화를 식별하는 능력이 향상된다. 또한 강한 압박은 환자에게 **낮은 선량**을 제공한다.

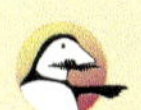
압박은 공간 분해능과 대조도 분해능을 향상시키고 환자 선량을 감소시킨다.

환자에게 이해시키기 어려울 수 있지만 유방 압박은 유방촬영의 질적 향상을 위해서는 필수적으로 시행하여야 한다. 최적의 압박 정도는 알 수 없지만 강한 압박일수록 더 좋은 영상과 더 낮은 선량을 기대할 수 있는 반면 환자의 불편 정도는 더 높아진다. 숙련된 유방촬영 방사선사는 약간의 통증을 느낄 정도로 유방 압박을 시행하여 환자가 심한 고통을 호소하지 않도록 되어야 한다.

격자

격자(grids)는 유방촬영법에서 일반적으로 사용되고 있다. 낮은 kVp를 사용하기 때문에 유방촬영 영상의 대조도가 높기는 하지만 영상의 대조도를 향상시키기 위하여 대부분의 시스템에서 4 : 1~5 : 1 비율의 이동형 격자를 사용하고 있다.

격자의 사용은 공간 분해능보다는 환자 선량과 관계가 많다. 유방촬영 시 4 : 1 격자비를 사용하면 격자를 사용하지 않았을 때보다 환자 선량이 두 배 정도 증가한다. 하지만 격자의 사용으로 선량을 가능한 한 낮추고 대조도를 향상시켜야 한다.

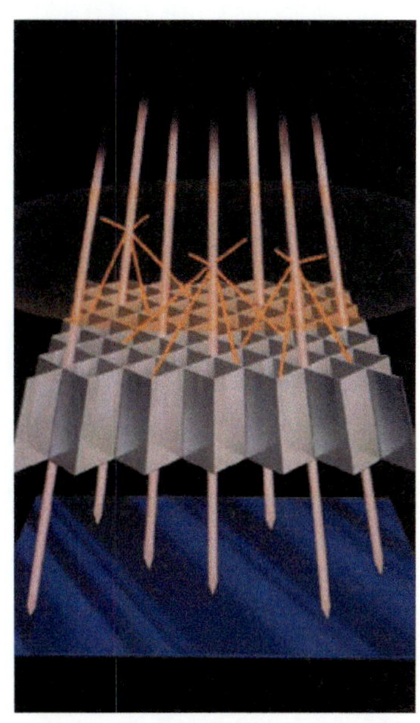
그림 23-13 고진동 셀룰러 격자는 유방촬영법을 위해 특별히 개발되었다.

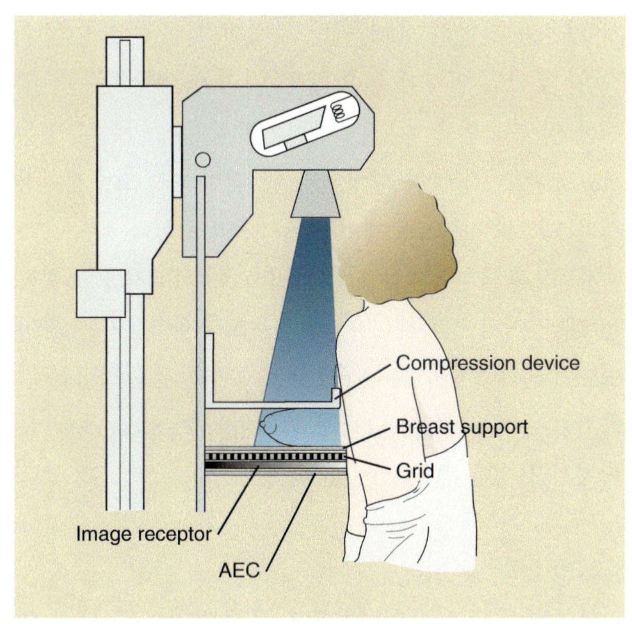

그림 23-14 자동노출 제어장치의 상대적인 위치

유방촬영법을 위해 특별히 개발된 격자는 그림 23-13과 같은 고진동 셀룰러 격자(HTC)이다. 이 격자는 교차 격자의 장점을 갖고 있기 때문에 평행 격자의 한 방향보다는 두 방향으로 방사선 산란 정도를 감소시킨다. HTC 격자는 격자 물질로서 구리를 사용하고 빈 공간에는 공기가 채워져 있으며, 3.8 : 1 격자비를 가지고 있다.

자동노출제어장치

유방촬영법에서 포토타이머는 X선 강도뿐만 아니라 X선의 선질까지 측정하기 위해 고안되었다. 이러한 포토타이머를 자동노출제어장치(automatic exposure control; AEC)라고 한다. 그리고 그림 23-14와 같이 피사체와 IR(카세트) 거리(OID)를 최소화시키기 위해 피사체를 IR 위에 위치시키고 공간 분해능을 향상시킨다. 전리조와 고체상태 다이오드 두 종류가 사용되고 있다. 각 유형은 하나의 검출기나 여러 개의 검출기를 가질 수 있는데, 흉벽/유두 축을 따라 위치시키며 일부 자동 노출 제어장치는 유방 전체를 검사하기 위해 많은 검출기를 통합하기도 한다.

각 검출기는 다른 방법으로 여과하기 때문에 AEC는 유방을 통과한 후 빔의 질을 측정할 수 있으며, 유방조직 평가와 적합한 표적/필터 구성의 선택을 결정할 수 있다. 두껍고 밀도가 높은 유방은 Rh/Rh에서 좀 더 우수한 영상을 얻을 수 있으며, 얇고 지방이 많은 유방은 Mo/Mo에서 영상이 향상된다. 이러한 자동노출제어장치를 보상된 자동노출제어장치(AEC)라고 한다.

자동노출제어장치는 낮은 선량으로 이미지를 재현하는 데 있어서 정확해야 하며 자동노출제어장치는 광학밀도 0.1 이내에서 23 kVp에서 32 kVp까지 관전압을 변화시킬 수 있고 유방 압박과 관계없이 2~8 cm 유방 두께에서 시행할 수 있어야 한다.

유방 확대 촬영술

확대 기법은 유방촬영법에서 정상 크기의 두 배로 영상화할 때 자주 사용되며, 유방 확대는 소초점 X선관, 적절한 압박, 환자 자세 고정장치와 같은 특수장비를 필요로 한다. 효과적인 초점 크기는 0.1 mm를 초과해서는 안 된다.

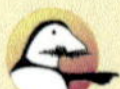

유방 확대는 일상적으로 사용되어서는 안 된다.

기본 유방 X선 촬영은 대부분의 환자에 대해 적절히 시행되어야 하고 유방 확대가 항상 필수적으로 요구되지 않는다. 유방 확대의 목적은 기본 유방 X선 사진에서 관찰되는 작고 의심스러운 병변이나 미세 석회화를 확인하는 것이다. 확대 촬영 시 환자 선량은 약 두 배가 된다.

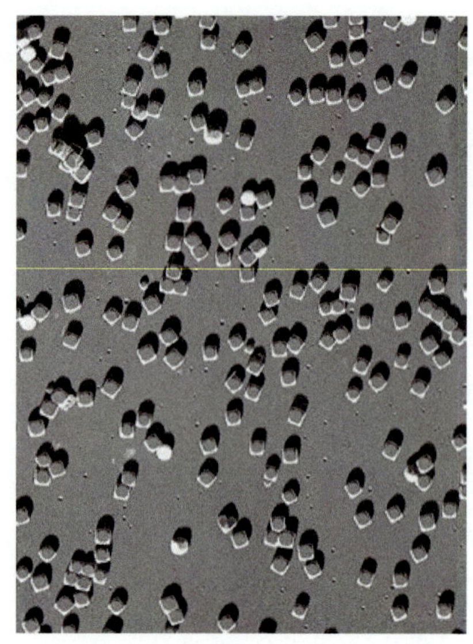

그림 23-15 유방 X선 사진에 사용되는 필름 유제에서 입방 입자 사진. 입자 크기는 0.5~0.9 μm로 높은 대조도를 나타낸다.

증감지-필름 유방촬영법

X선을 이용하는 유방촬영법은 직접 조사 필름(direct-exposure film), 전자 방사선 영상 촬영법(xeroradiography), 증감지-필름(screen-film) 및 디지털 검출기(digital detector)를 사용하는 4가지 방법이 있으나, 최근에는 증감지-필름 및 디지털 검출기가 주로 사용되고 있다.

유방촬영을 위하여 증감지와 필름이 특별히 제작되었다. 증감지와 필름은 모두 단면에 유제가 도포되어 있으며 이러한 배열을 통해 중복 노광 현상을 피할 수 있다. 대부분의 필름에서 얇은 층의 입자형 유제는 그림 23-15와 같이 입방 입자형 유제로 대체되었다. 그 결과 족부의 대조도가 높아져 특히 유방촬영에서 유용하게 사용되었다.

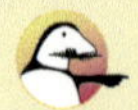

필름의 감광 유제의 표면은 항상 증감지 방향에 위치해야 하며, 필름은 증감지의 X선관 쪽에 있어야 한다.

증감지-필름 결합은 낮은 감약을 위해 낮은 원자번호의 전면 커버를 갖는 카세트를 이용해야 한다. 또한 CAEC 이용을 위해서는 저흡수 후면 커브가 요구된다.

이러한 증감지의 사용으로 영상 시스템의 감도가 증

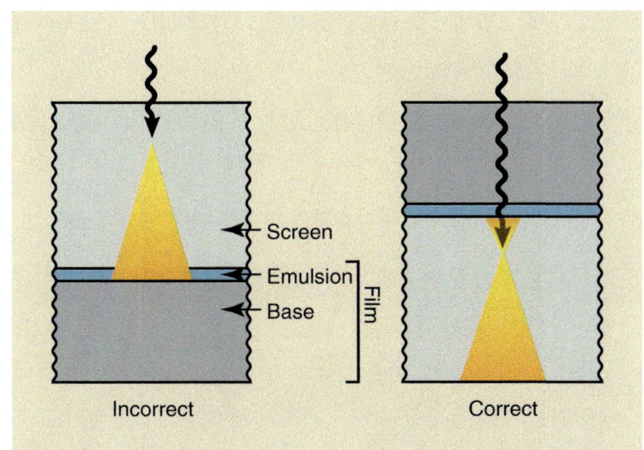

그림 23-16 유방촬영용 필름을 올리고 카세트를 위치시키는 올바른 방법. X선 필름을 유방에 가까이 위치시키고 X선관과 증감지 사이에 위치시킬 때 공간 분해능이 향상될 수 있다.

가하여 영상의 대조도가 향상되었으며 환자에게는 피폭선량을 줄이는 결과를 가져오게 되었다. 그림 23-16과 같이 카세트에서 증감지와 필름 위치 또한 중요하다.

X선은 주로 증감지의 입구 표면과 상호작용한다. 증감지가 X선관과 필름 사이에 있다면 증감지의 흐림 현상이 증가하며, 반면 필름이 X선관과 유제면이 있는 증감지 사이에 있다면 공간 분해능이 향상될 것이다.

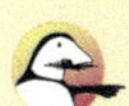
대부분의 증감지-필름 유방촬영 영상은 X선관의 초점 크기 때문에 우수한 공간 분해능을 나타낸다.

유방 X선 촬영의 과정과 처리는 유방촬영법의 중요한 단계로 볼 수 있다. 이러한 단계는 제24장에서 논의되고 있지만, 적절하게 시행된다면 IR(카세트)의 속도가 약 200에 이를 수 있으며, 이는 평균 유선선량(2 mGy_t)에 해당한다. 영상 수용체의 대조도(평균 계조도)는 약 3.5이다. 격자를 사용한 2가지 X선 유방촬영은 4.5 cm 두께의 50% 지방 조직과 50% 유선조직에서 6 mGy_t를 초과해서는 안 된다.

디지털 유방촬영 영상

증감지-필름과 디지털 유방촬영에 동일한 X선 촬영 시스템의 이용이 가능하다. 그러나 2006년 DMIST의 권고 이유로 전용 디지털 유방촬영 시스템의 도입과 이용이 증가하였다.

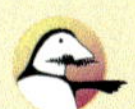
디지털 유방촬영 영상에서 공간 분해능은 픽셀 크기에 의해 제한된다.

Digital Mammographic Imaging Screening Trial(DMIST)는 증감지-필름 유방촬영 시스템보다 디지털 유방촬영에 더욱 효과적이다. 그 결과 성숙한 지방질의 유방에 대해서는 증감지-필름 영상과 거의 동일한 성능을 나타나지만, 작고 치밀한 유방을 영상화할 때 더욱 효과적이다.

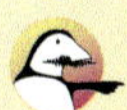
디지털 유방촬영 영상은 후처리를 통해 우수한 대조도 분해능을 얻을 수 있다.

CR를 포함하여 전용 디지털 유방영상 시스템에 이용되는 영상 수용체는 제16장에서 기술되어 있는 수용체와 동일하다.

향후 다양한 영상 수용체 물질들(예: CsI, GdOS, Se, BaFl halide)이 보급될 것으로 예상하고 있다. 제16장에서 언급한 것과 같이, K-흡수단 에너지와 두께를 결정하는 원자번호는 양자검출 효율을 결정하고 영상 수용체와 환자 선량에 영향을 미친다.

2011년 진보된 디지털 유방 단층촬영(tomosynthesis) 시스템이 FDA에 의해 승인되었는데, 이러한 시스템은 대조도 분해능을 크게 향상시켰다.

요약

유방암은 40~50세 사이의 여성들에게 호발되는 질병으로, 사망의 주요 원인이다. 이로 인해 유방촬영장치와 기술이 매년 향상되고 있으며 유방촬영의 기본 규정이 제정되었다.

해부학적으로 유방은 섬유조직, 선조직, 지방조직 3가지의 조직으로 구성되어 있다. 폐경 전 여성의 유방은 주로 섬유와 선조직 및 얇은 층의 지방조직으로 구성된다. 이러한 유방은 밀도가 높기 때문에 영상화하기 어렵다. 폐경기 이후 여성의 선조직은 지방으로 바뀌므로 지방 성분 때문에 중장년층 여성의 유방은 영상화하기 쉽다.

유방진단을 위해서는 유방의 자가진단 방법, 병원 검사의 권고 주기를 알고 있어야 하며 진단 X선 유방촬영법은 종종 유방암, 또는 알려진 병변의 위험이 높은 여성에게 6개월마다 시행하여야 한다.

유방 압박은 우수한 유방 X선 영상을 위한 중요 인자이며 유방촬영 시스템은 유방 검사를 위해 특별히 고안되었다. 유방 X선관 표적은 낮은 kVp를 사용하여 연부조직의 방사선 대조도를 극대화시키기 위해 텅스텐, 몰리브덴 또는 로듐으로 구성되어 있다. X선 빔은 특성 X선 방출을 가속화하기 위해 Mo이나 Rh의 30~60 μm의 파장을 여과시켜야 한다.

소초점은 공간 분해능을 향상시킬 수 있기 때문에 미세 석회화를 영상화하는 데 주로 사용된다. 이동 격자 및 단일 유제 증감지-필름 시스템의 사용으로 대조도와 선예도를 증가시킬 수 있다. AEC 장치는 다양한 크기의 유방조직을 영상화하는 데 유용하다.

DMIST 이후로 디지털 유방촬영은 빠른 속도로 증감지-필름 유방촬영을 대체하고 있다.

도전문제

1. 다음을 정의하거나 설명하시오.
   a. 유방촬영을 위한 최소 여과
   b. 유방촬영의 SID
   c. 지방조직
   d. 유방촬영 격자 비율
   e. 몰리브덴(Mo)
   f. 자동 노출 제어장치(AEC)
   g. 유방 X선 촬영의 기준
   h. 유방암 발생률
   i. 디지털 유방촬영(DMIST)
   j. 특성 X선
2. 유방의 해부학을 설명하고, 조직 및 구조 크기의 유형을 설명하시오.
3. 이미지 평가 및 유방촬영 시 kVp의 증가에 따른 환자 선량에 대해 토의하시오.
4. 28 kVp의 조건에서 몰리브덴 표적의 X선관과 텅스텐 표적의 X선관의 X선 방출을 비교하시오.
5. 몰리브덴의 전자 결합 에너지는 K각, 20 keV; L각, 2.6 keV; M각, 0.5 keV이다. 28 kVp에서 발생 가능한 특성 X선 에너지는?
6. 유방촬영 시 영상에서 경사효과의 영향에 대해 토의하시오.
7. 몰리브덴 또는 로듐 표적으로 유방촬영을 시행해야 하는 이유는 무엇인가?
8. X선관 표적, 증감지, 필름 지지체, 필름 유제 그리고 단일 유제 증감지-필름과 유방촬영 환자 간의 관계에 대해 서술하시오.
9. 일반적인 방사선 사진과 다른 연부조직 사진의 차이점은 무엇인가?
10. ACR와 MQSA는 무엇을 뜻하는가?
11. 진단과 검진 유방촬영의 차이는 무엇인가?
12. 검진 X선 유방촬영의 권고 주기를 서술하시오.
13. 유방촬영에서 낮은 kVp 기술이 필요한 이유를 설명하시오.
14. 유방 압박의 장점을 나열하시오.
15. 유방촬영 X선관 표적에 사용되는 3가지 재료에 대해 서술하시오.
16. 유방촬영에 사용되는 초점 크기는 얼마인가? 그 이유는 무엇인가?
17. 밀도가 높은 유방조직을 영상화하는 데 적합한 표적/필터의 조합은 무엇인가?
18. 유방촬영에서 사용되는 격자비와 격자 밀도는 얼마인가?
19. 미세 석회화를 영상화하는 데 있어 전용 유방촬영용 시스템의 특징은 무엇인가?
20. 유방촬영용 X선관은 어떤 목적으로 기울어져 있는가?

• 도전문제의 해답은 웹사이트 http://evolve.elsevier.com에 로그인해서 찾을 수 있다.

유방영상 품질관리

Mammography Quality Control

CHAPTER 24

학습목표

1. 품질관리와 품질보증과의 관계를 정의할 수 있다.
2. 방사선학에서 품질관리팀에 대해 설명할 수 있다.
3. 품질관리면에서 방사선사와 의학 물리학자의 역할에 대해 설명할 수 있다.
4. 필름 현상기 품질관리의 단계를 나열할 수 있다.
5. 증감지-필름과 디지털 영상 모두를 위한 유방촬영기사의 품질관리를 설명할 수 있다.

유방촬영은 오랜 시간 동안 검진 및 진단의 방법으로 이용되어 왔으며 낮은 환자 선량으로 높은 품질의 영상을 만들기 위해서 많은 영역에서 노력해왔다. 방사선과 의사, 의학 물리학자 및 유방촬영 방사선사가 포함된 품질관리팀은 우수한 영상을 위한 품질관리(QC) 프로그램을 이용하여 함께 노력하고 있다. 팀의 각 구성원들에게는 품질관리와 관련된 구체적인 작업이 주어지며, 이 장에서는 품질관리팀의 책임에 대해 알아보도록 한다.

품질관리팀

미국 대학 방사선과 연합(ACR)과 유방촬영 품질 기준법(MQSA)은 그림 24-1과 같이 **방사선과 의사, 의학 물리학자** 및 **유방촬영 방사선사**에게 직종에 따라 구체적인 QC(품질관리) 프로그램을 설정하고 있다. 직종은 다르지만 가장 적은 방사선의 이용으로 가장 우수한 영상을 획득하는 환자를 진료하기 위한 목적은 동일하며, 이 장에서는 특히 방사선사의 의무 및 책임 사항에 대해 설명하고자 한다.

방사선과 의사

유방촬영의 품질관리에 대한 궁극적인 책임은 방사선과 의사(radiologist)에게 있으며 이러한 책임은 **품질보증**(QA)보다 광범위한 영역에 속하기도 한다. 품질보증은 품질관리의 다른 면을 융합하도록 고안된 행정적인 프로그램이다. 또한 모든 활동이 높은 단계로 수행될 수 있도록 보장하는 역할을 한다. 방사선과 의사는 의학 물리학자, 유방촬영 방사선사의 선택에 책임이 있어야 하고 팀원의 활동을 정기적으로 감독하여야 한다.

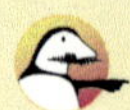

방사선과 의사의 주요 책임은 전체 품질보증 프로그램을 관리한다.

방사선과 의사의 또 다른 책임은 환자와의 의사소통을 관리하는 것이다. 환자 진료의 질을 향상시키는 것은 모든 유방촬영을 시행하는 병원의 궁극적인 목표이고 방사선과 의사는 이 목표를 위한 최종 책임자이다. MQSA는 방사선과 의사에게 '임상 영상의 평가'를 매일 요구하고 있다. CQI(continuous quality improvement)는 유방촬영 영상의 꾸준한 질적 향상을 위해 행정상의 양식을 포함한 QA/QC 프로그램의 확대이다.

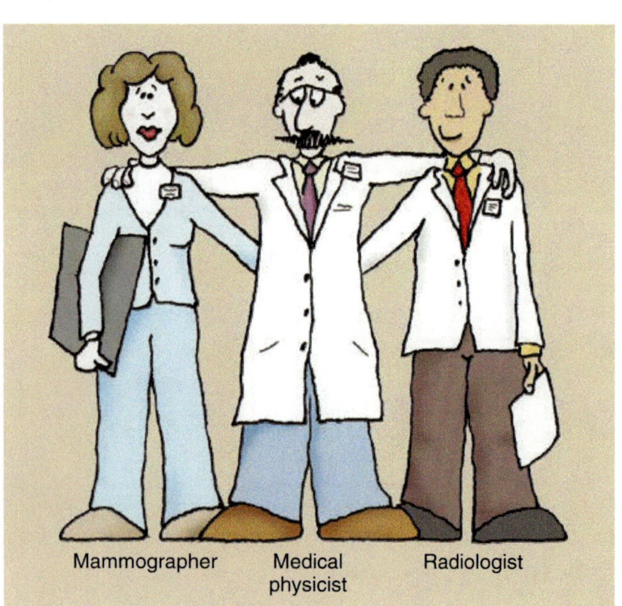

그림 24-1 유방촬영 품질관리(QC)팀의 세 명의 팀원

의학 물리학자

유방촬영 품질관리팀의 일원으로서 의학 물리학자(medical physicist)의 역할은 여러 가지인데, 그 중 하나는 유방의 영상을 얻는 데 사용되는 물리적인 장비의 품질관리 평가이다. 이 평가는 매년 또는 주요 부품을 교체할 때마다 실시되어야 하며, 상자 24-1에 요약되어 있는 수

상자 24-1 의학 물리학자에 의해 평가되는 품질관리 항목

- 유방촬영장치 점검
- 시준검사
- 공간 분해능 평가
- 관전압 정확도 및 재현성 평가
- 선질 평가(반가층 평가)
- 자동 노출장치 평가
- 자동 노출장치 재현성 평가
- 증감지 감도의 균일성 평가
- 유방 입사선량 측정
- 평균 유선선량 측정
- 임상 영상 평가
- 인공물 측정
- 출력 방사선 강도 측정
- 판독대 상태 측정

많은 측정 및 검사를 포함한다.

의학 물리학자는 다양한 기술적 영상을 얻기 위한 방법을 이해하며 잠재적인 영상의 특성적인 문제들을 확인할 수 있어야 한다. 또한 서비스 엔지니어에게 직접 정보를 제공하여야 하고 병원과 서비스 엔지니어 간의 중간자 역할을 해야 한다. 품질관리 부분의 목표는 환자에게 가장 낮은 선량으로 최상의 영상을 제공하기 위한 장비 기능을 유지하는 것이다.

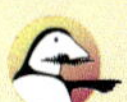
의학 물리학자의 주요 책임은 영상 시스템의 연간 실적 평가를 실시하는 것이다.

추가적인 책임은 적어도 매년 QC 프로그램을 평가하는 것이며, 현재의 권고사항과 표준을 준수하기 위해 모든 절차를 검토해야 한다. 또한 준비에 대한 책임을 가져야 하고, 필요한 모든 정보를 포함할 수 있는 차트와 기록을 철저히 검토한다.

의학 물리학자는 품질관리팀의 필수적인 일원으로 다른 구성원들과 협력해야 하며, 목표는 유능한 유방촬영 방사선사에 의한 최고의 품질관리 프로그램의 유지를 포함하는 것이다.

유방촬영 방사선사

유방촬영 방사선사(mammographer)는 유방촬영 품질관리 프로그램에서 매우 중요한 역할을 수행한다. 품질관리팀에서 가장 실제적인 일원인 **방사선사**는 매일 품질관리에 책임을 가져야 하고, 문제점을 나타내는 경향에 따라 컨트롤 차트와 기록을 만들고 모니터링해야 한다.

방사선사가 책임질 수 있는 특정한 품질관리 작업은 범위가 매우 넓다. 표 24-1은 12가지 품질관리 작업에 따라 필요한 시간을 요약한 것이다. 현재 국내에는 의학물리학과의 업무를 방사선사가 담당하고 있다.

표 24-1 유방촬영 QC 프로그램의 구성요소

평가 항목	최소 시행 주기	작업 소요시간 [min]
암실 청결도	매일	5
현상기 품질관리	매일	20
증감지 청결도	매주	10
판독대 상태 측정	매주	5
팬텀 영상	매주	30
시준검사 점검	매달	10
재촬영률 분석	분기 또는 250 환자마다	60
필름에서 정착액 보존상태 분석	분기	5
방사선과 의사와 회의	분기	45
암실 포그 측정	반기	10
증감지-필름 밀착도	반기	80
압박장치 측정	반기(최소한)	10

증감지-필름 품질관리

유방촬영 방사선사의 일상적인 작업은 각각의 권장되는 시술 기준에 따라 명확하게 정의되어 있다. 방사선사는 철저하고 정확한 QC 프로그램을 유지하기 위하여, 모든 작업의 시행 이유를 정확히 숙지하고 있어야 한다.

매일 측정 항목

암실 청결도. 매일 수행해야 할 첫 번째 업무는 암실을 깨끗하게 닦는 것이다. 암실을 가장 깨끗한 상태로 유지하는 것은 그림 24-2와 같은 유방 방사선 촬영에 대한 인공물을 최소화하기 위함이다.

만약 패스박스를 사용한다면, 이것 또한 매일 깨끗이 청소해야 한다. 손은 지문이 묻는 것과 작업 중 인공물을 최소화하기 위해 깨끗하게 유지해야 한다. 환기구와

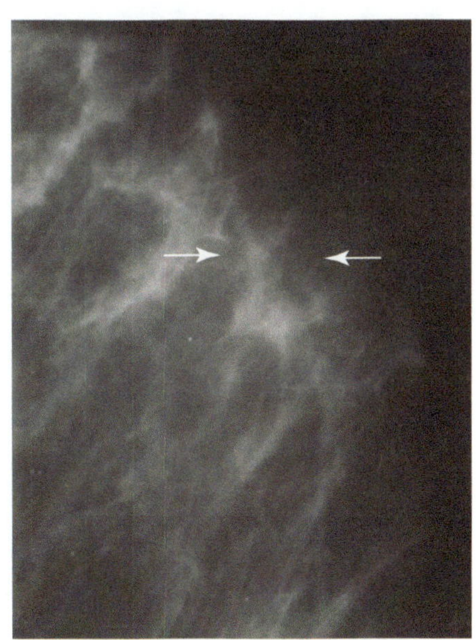
그림 24-2 이러한 반점은 필름과 증감지 사이에서 벗겨지는 현상에 의해 만들어질 수 있다.

안전등도 닦아야 하며, 다른 청소를 하기 전에 매주 진공청소기를 사용하여 청소를 한다. 암실에서의 흡연, 식사, 또는 음주는 금지되어 있다.

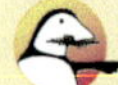
매일 암실에서의 청소는 영상 인공물을 감소시킨다.

현상기 품질관리. 필름을 현상하기 전에 현상에 사용되는 약품들은 최적의 조건으로 준비되어야 한다. 현상기 품질관리의 첫 번째 단계는 관리 기준을 확립하는 것이다. 현상기 탱크와 롤러를 깨끗이 하고 현상기에는 적절한 현상 보충액과 정착제를 공급한다.

또한 현상액 온도와 현상액 및 정착액 보충량은 제조업체의 기준에 따라 설정하며 수은 온도계를 사용해서는 안 된다. 온도계는 깨질 수 있으며 수은이 현상기를 영구히 사용하지 못하게 할 수도 있다.

우선 현상기 온도가 적정 온도로 상승하는 동안 암실에서 그림 24-3과 같은 품질관리 테스트용 필름에 감광계를 이용하여 감광을 시행한다. 감광된 스트립은 항상 정확하고 동일한 방법으로 처리되어야 한다. 가장 적게 노출되는 부분을 먼저 현상기에 넣고 현상을 시행하는데, 이때 필름 유제가 도포된 부분을 아래로 향하게 한다. 감광계 조사시간 및 현상시간은 매일 동일하여야 한다(현상 온도, 현상 조건).

다음으로 농도계는 감광된 스트립의 각 단계의 밀도(OD)를 측정하고 기록하는 데 사용되며 이 과정은 스트립마다 반복적으로 시행한다.

일단 평균값이 결정되면 광학밀도가 1.2보다는 작지 않지만 1.2에 가까운 단계를 중간밀도(middle density; MD)의 단계라 하며 이것을 보통 **감도지수(speed index)**라고 한다.

그림 24-3 품질관리 테스트용 필름

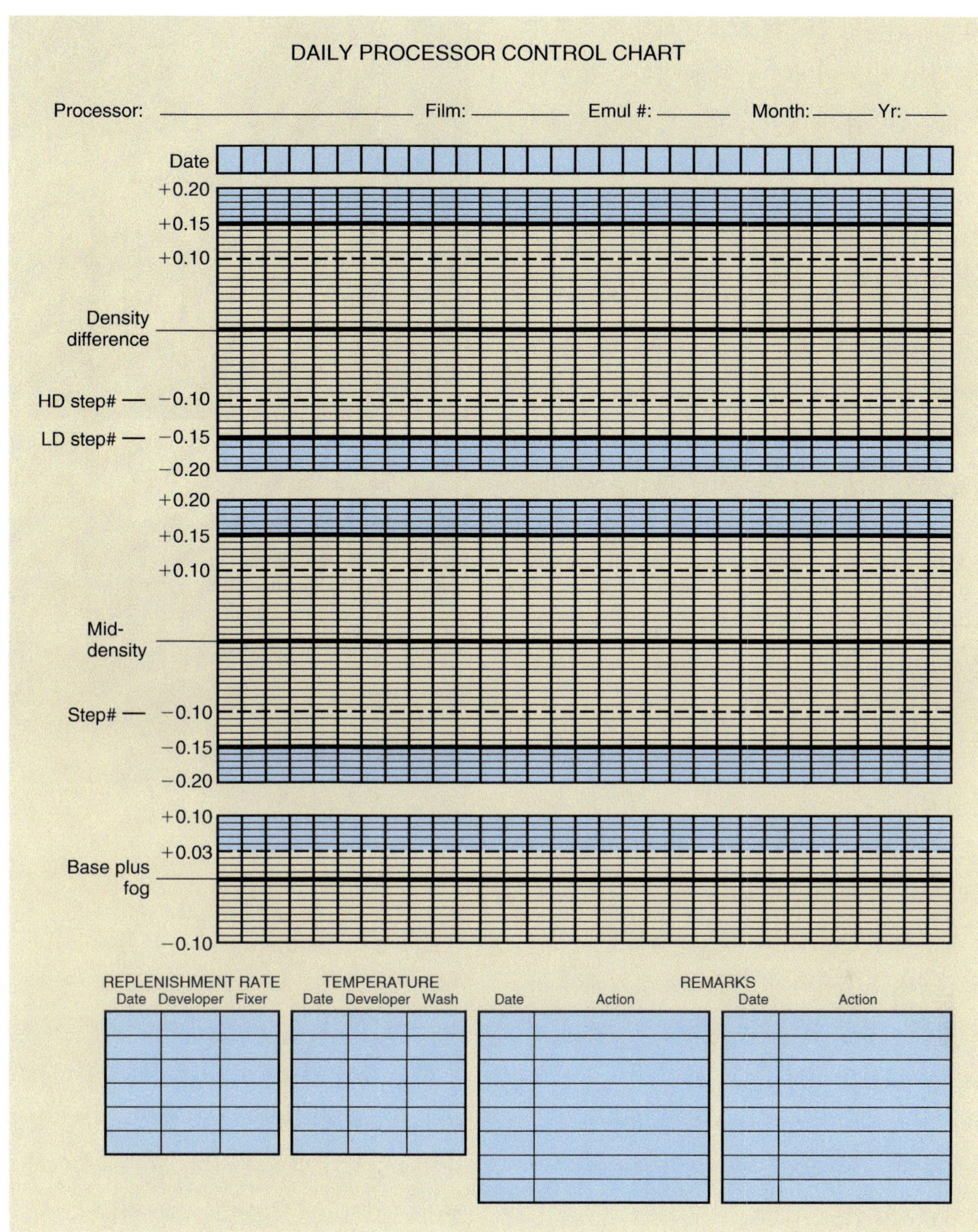

그림 24-4 현상기 품질관리용 기록지의 예

다음으로 2.2에 가장 가까운 평균 광학밀도의 단계(HD)와 0.45에 가장 가깝지만 그보다 작지는 않은 평균 광학밀도(LD)의 단계를 찾아서 비교한다. *대조도 지수(contrast index)*라고 불리는 두 단계의 차이를 밀도 차이(density difference; DD)로 기록한다.

DD = HD 농도 − LD 농도

마지막으로, 노광되지 않은 스트립의 평균 광학밀도는 베이스 + 포그(B + F)로 기록된다. 결정된 3개의 값은 컨트롤 차트의 중앙에 기록하여야 하며 컨트롤 차트의 예는 그림 24-4와 같다.

일단 컨트롤 값이 결정되면, 매일 현상기 품질관리가 시작된다. 매일 아침에 필름이 처리되기 전에 감광계로 스트립을 노출시켜야 하며 지침에 따라 처리되어야 한다. 중간밀도(MD), 대조도 지수(DD)와 베이스 + 포그 값을 평가하여 컨트롤 차트에 기록한다.

중간밀도(MD)는 IR(카세트) 감도의 변화를 평가하

며, 대조도지수(DD)는 영상의 대조도 변화를 평가하게 된다. 허용 범위는 0.15 이내이며 허용 범위를 벗어난 경우에는 문제의 원인을 교정하고 테스트를 반복해야 한다.

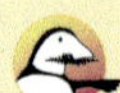

MD 또는 DD의 값이 0.15 범위를 벗어나면 *임상 영상을 현상해서는 안 된다.*

컨트롤 값의 ±0.1 허용 범위 이상이 되면 테스트를 계속 시행하여야 하며, 그 값들이 이 범위 밖에서 계속 유지된다면 현상기는 임상 영상처리에 사용될 수는 있으나 문제점을 파악하는 동안 계속적인 평가를 수행하여야 한다.

현상기 품질관리에서 베이스 + 포그의 평가는 포그의 수준을 평가하는 것으로, 이 값은 컨트롤 값의 0.03 이내로 변화될 수 있다(B+F가 0.03 이내). 이러한 한계를 초과하는 값은 항상 MD와 DD 값에 영향을 줄 수 있다.

매주 측정 항목

증감지 청결도. 오진을 내리게 할 수 있는 유방촬영용 카세트와 증감지의 미세 석회화와 유사한 먼지를 제거하고 청결을 유지해야 한다. 증감지는 제조업체에 의해 제안된 물질과 방법을 사용하여 깨끗하게 유지해야 하며, 액체 클리너를 사용할 경우에는 카세트를 닫거나 그림 24-5와 같이 사용하기 전에 증감지를 수직으로 세워 충분히 말려야 한다. 압축된 공기를 사용할 경우에는 공급되는 공기에 수분, 기름 또는 다른 오염 물질이 존재하지 않는지 확인해야 한다.

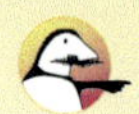

먼지 또는 오물에 의한 인공물이 발견되는 경우에는 증감지를 즉시 청소해야 한다.

각각의 증감지/카세트 조합은 명확하게 표시되어야 하며, 식별 정보는 카세트의 외부뿐만 아니라 증감지의 측면 테두리에도 배치되어야만 현상된 필름에서 인공물이 발견된 경우 이를 찾아 조치를 취할 수 있다.

관찰대 상태 측정. 관찰대와 관찰상태는 최적의 수준에서 유지되어야 한다. 관찰대 표면은 모든 표시가 지워지도록 세정제와 부드러운 종이타월로 청소해야 한다.

관찰대는 휘도의 균일성을 위해 시각적으로 점검되어야 하고 모든 차폐장치가 적절히 작동하는지 확인한다. 검사실의 휘도 수준은 시각적으로 확인될 뿐 아니라 검사실에 반사가 없도록 하며, 필름을 확인할 때의 유방촬영 방사선사의 관찰상태는 방사선과 의사와 동일한 조건에서 시행한다.

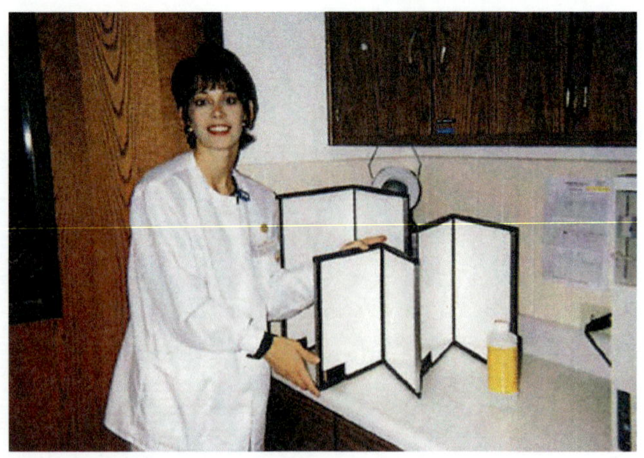

그림 24-5 증감지를 세척한 후 건조할 때에는 수직으로 위치시킨다.

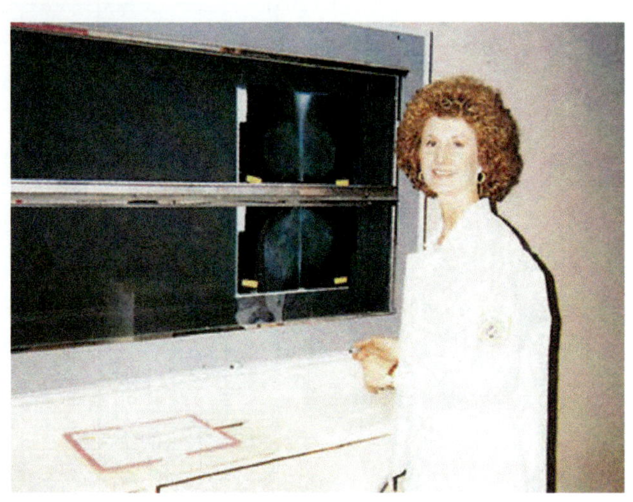

그림 24-6 유방 방사선 촬영 영상은 적절한 판독을 위해 빛을 차폐해야 한다.

쉽게 제거되지 않는 마킹의 경우 관찰대에 손상을 주지 않는 적절한 클리너를 사용한다. 만약 관찰대 휘도가 균일하지 않게 나타난다면, 모든 내부 램프를 교체해야 하며 유방촬영용 관찰대는 기존의 관찰대보다 적어도 3,000 NIT(candela/m^2)의 높은 휘도를 유지해야 한다.

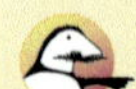

필요한 경우, 한번에 viewbox/amps를 바꾸어야 한다.

유방촬영 영상을 관찰할 때에는 외부에서 들어오는 빛은 완전히 차폐되어야 하며, 차폐는 그림 24-6과 같이

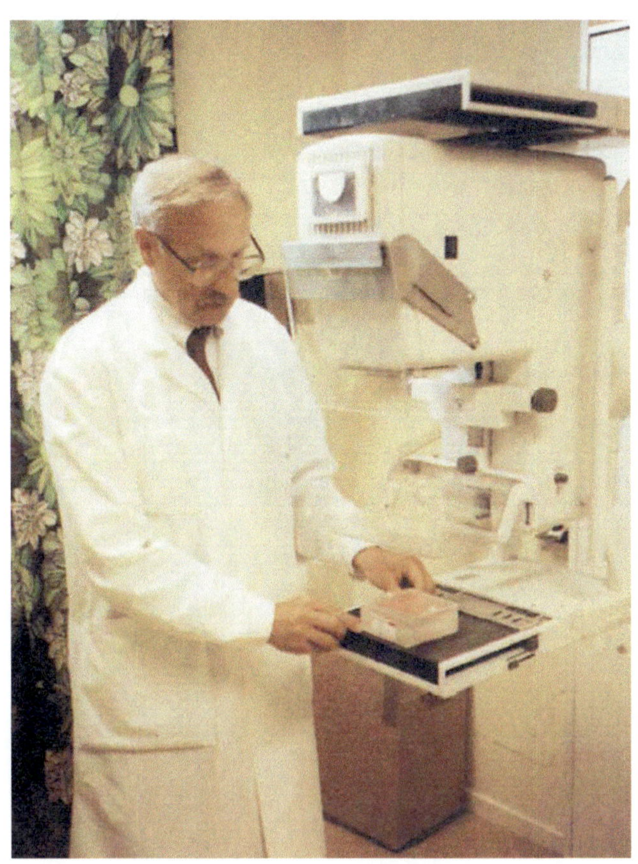

그림 24-7 ACR 유방촬영 팬텀의 영상에 대한 평가 분석은 원섬유, 미세 석회화, 결절을 확인하는 것이다.

검정색 종이를 적절한 크기로 절단하여 간단히 제작할 수 있다. 관찰대의 주변에서 발생한 빛이 관찰자의 눈에 도달되는 것을 감소시키기 위해 발광원은 제거되어야 하고 표면 반사도 없어야 한다.

팬텀 영상. 팬텀의 영상(test object images)은 광학 농도, 대조도, 균일성 그리고 X선 영상 시스템의 영상의 질과 필름 현상기의 최적화를 이루기 위하여 시행한다. MQSA 인증 팬텀으로 영상을 얻기 위해서는 컨트롤을 위해 고안된 기본 필름과 *카세트* 또는 팬텀 카세트를 사용한다.

팬텀은 그림 24-7과 같이 흉벽 방향 필름 가장자리에 위치시키며 압박장치는 팬텀에 밀착시킨다. 그리고 자동 노출장치 센서는 팬텀 영상을 얻기 위해 정해진 자리에 위치시킨다.

팬텀을 영상화하는 데 선택하는 조건은 50%의 지방조직 및 50%의 선(gland)조직, 4.5 cm로 압박된 유방 두께로 임상에서 활용되는 촬영 조건을 사용한다. 노출시간이나 mAs 값은 기록되어야 하며, 필름은 임상의 유방방사선 촬영과 유사하게 처리되어야 한다.

농도계는 팬텀 내 농도판과 농도판 주변에 대한 OD를 결정하는 데 사용된다. 노출시간이나 mAs 값을 기록하고 그림 24-8과 같이 OD의 배경과 DD는 팬텀 영상 컨트롤 차트에 표시한다.

노출시간이나 mAs 값은 ±15%의 범위 내에 있어야 한다. 필름의 OD 배경은 ±0.2의 허용 범위를 두고 약 1.4가 되어야 하며 목표 값은 약 1.6이다. DD는 ±0.05의 허용 범위를 두고 약 0.4이다. 하지만 이것은 28 kVp에서 정의된 것이므로 다른 kVp 값에서는 약간의 차이가 있을 수 있다.

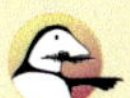
매일 QC에 관심을 가지는 것과 팬텀 영상 컨트롤 차트는 유방촬영에 필수적이다.

다음 단계는 팬텀 영상을 관찰하는 것으로 팬텀 영상 내에서 섬유조직, 반점, 종양의 수를 확인하며, 확인된 내용은 차트에 표시한다. 그림 24-9는 ACR 인증 팬텀 영상을 나타내고 있다.

팬텀 영상의 점수는 1.0, 0.5, 0점으로 표시되며 측정은 가장 큰 구조물에서 가장 작은 구조물의 가시화로 평가된다. 정확한 위치에서 섬유소가 전체 길이로 보인다면 이것은 1.0에 해당한다. 올바른 위치와 방향에서 그 길이의 반이 보인다면 섬유조직은 0.5의 점수에 해당하며 섬유조직이 절반 이하의 길이만 보이면 0점으로 평가한다.

반점의 관찰 시에 4개나 6개의 반점 이상이 돋보기를 이용하여 관찰된다면 1.0점, 6개 반점 중에서 최소한 2개가 보인다면 0.5점이며, 2개의 반점보다 적게 보인다면 점수는 0이 된다.

만약, 일반적인 **원형 테두리**를 가진 올바른 위치에서 농도 차이가 가시적이고 전체가 완전한 점으로 관찰되면 1.0점, 올바른 위치이나 모양이 원형이 아니면 0.5점이며, 오직 농도 차이만 있다면 점수는 0이 된다.

돋보기는 그림 24-10과 같은 불균일한 부분이나 인공물이 있는 영상을 확인하는 데 사용된다. 팬텀 내 구조물과 유사한 인공물이 발견되면 팬텀 영상에 주어진 점수를 차감하여야 한다. 이때 그 다음 정수 아래로 차감해서는 안 된다. 예를 들면, 3.5나 4점이 주어진다면 3

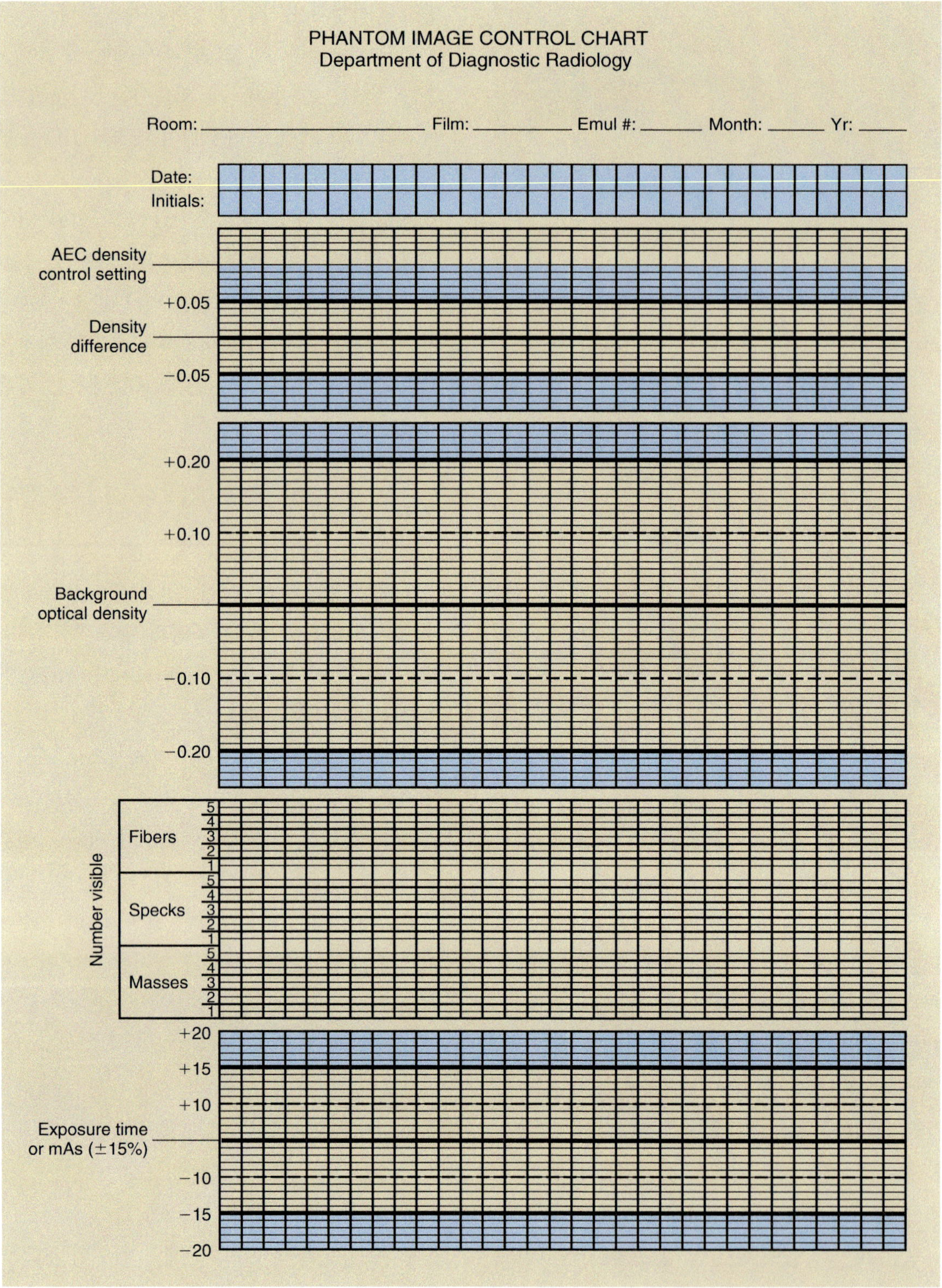

PHANTOM IMAGE CONTROL CHART
Department of Diagnostic Radiology

Room: ____________ Film: ________ Emul #: ______ Month: ______ Yr: ______

Date:
Initials:

AEC density control setting
+0.05
Density difference
−0.05

+0.20
+0.10
Background optical density
−0.10
−0.20

Number visible
Fibers 5 4 3 2 1
Specks 5 4 3 2 1
Masses 5 4 3 2 1

+20
+15
+10
Exposure time or mAs (±15%)
−10
−15
−20

그림 24-8 팬텀 영상 컨트롤 차트

이하로는 차감할 수 없다.

각 유형 물체의 인접 팬텀 영상에 대해 검사 물체의 점수는 0.5 이하가 되어서는 안 된다.

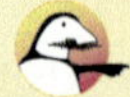

ACR 인증을 통과하는 데 요구되는 피사체의 최소 개수는 섬유소 4개, 반점 3개, 원형 테두리 3개이다.

장비 설치 후에 팬텀 영상의 컨트롤 값을 구한 후 장비 사용 중 또는 유지 보수를 시행한 후에 영상을 평가

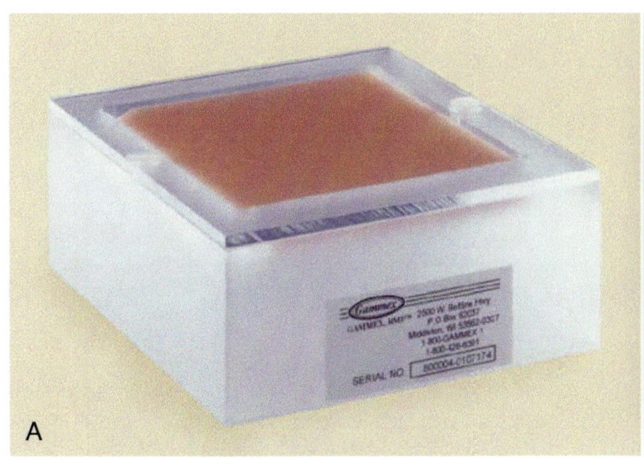

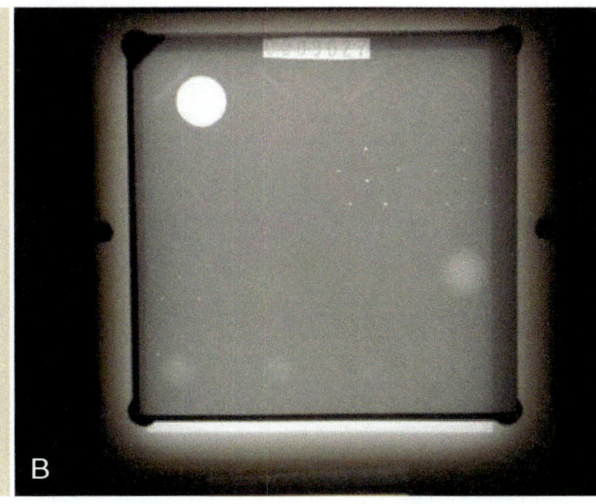

그림 24-9 (A) ACR 인증 팬텀. (B) 팬텀 영상.

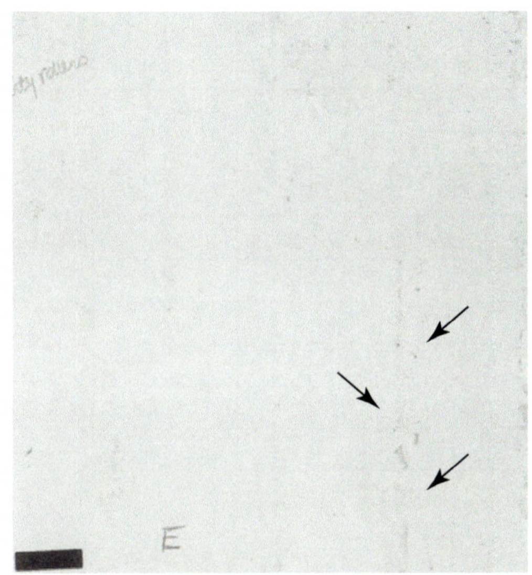

그림 24-10 실제의 현저한 인공물은 깨끗하지 않았던 현상기 롤러에 의해 발생한다.

한다. 팬텀 영상이 컨트롤 값의 범위를 벗어난 경우에는 원인을 조사하여 시정하여야 한다. 팬텀 영상의 관찰은 항상 동일한 관찰자, 동일한 유방촬영 관찰대, 동일한 관찰 조건, 동일한 유형의 유방 방사선 촬영 확대, 동일한 시간에 의해 관찰되어야 한다.

매달 측정 항목

육안 점검. 육안으로 점검해야 할 요소는 그림 24-11과 같이 (1) 영상 시스템 조명, 배열, 기계적인 잠금장치, 적절한 정지 기능, (2) 장비의 기계적인 정밀성과 안정성의 최적화 수준 확인이다.

유방촬영 방사선사는 목록의 모든 항목을 검토해야 하고 각각의 상태를 표시해야 한다. 장비의 특정 부분이 점검 목록에 나타나지 않는 특징을 가지고 있다면 그 특징 또한 추가해야 한다. 이는 환자의 안전과 높은 영상의 질, 작업의 편의를 보장하는 데 도움이 된다. 목록의 어느 항목이 육안 점검(visual checklist)에 실패하였다면 즉각적으로 문제를 교정하여야 한다. 점검표는 처음 시행한 일시부터 기입한다.

분기별 측정 항목

재촬영 분석. 이 절차는 재촬영된 유방 방사선 촬영의 횟수와 이유를 설명하는 것이다. 재촬영률 분석(repeat analysis)은 또한 효율성을 개선하는 방법을 제시하고, 비용을 절감하며 불필요한 환자 선량을 감소시킨다. 이러한 평가는 최소한 250명 이상의 촬영 결과에서 유효하다.

분석을 시작하려면 현재 재촬영된 모든 필름은 폐기되어야 하며 분석은 0부터 시작한다. 재고된 모든 필름의 목록을 만들고 재촬영된 모든 필름은 다음 분기까지 보관해 둔다. 작업량이 낮은 경우에는 환자 250명을 검진할 때까지 계속 재촬영 분석(repeat analysis)이 이루어질 것이다. 재촬영된 필름은 잘못된 환자의 자세 및 움직임, 노광량 부족 등 각각 다른 범주로 분류되며, 각각의 범주는 그림 24-12에 분석 양식으로 나타나 있다.

다음으로, 촬영된 필름의 총 개수를 계산해야 한다. 재촬영률은 다음과 같이 계산한다.

재촬영률 분석

$$\text{재촬영률(\%)} = \frac{\text{재촬영된 필름 수}}{\text{전체 촬영된 필름 수}} \times 100$$

MAMMOGRAPHY QC VISUAL CHECKLIST

Room #: __________ Tube: ________________

		Month:	J	F	M	A	M	J	J	A	S	O	N	D
C-ARM	SID indicator or marks													
	Angulation indicator													
	Locks (all)													
	Field light													
	High-tension cable/other cables													
	Smoothness of motion													
CASSETTE HOLDER	Cassette lock (small and large)													
	Compression device													
	Compression scale													
	Amount of compression: automatic, manual													
	Grid													
CONTROL BOOTH	Exposure control													
	Observation window													
	Panel switches/lights/meters													
	Technique charts													
OTHER	Cones													
	Cleaning solution													
	Pass = √	Month:												
	Fail = X	Date:												
	Not applicable = NA	R.T.												

그림 24-11 유방촬영 방사선사가 매달 점검해야 하는 점검표

각 범주에 대한 재촬영률은 특정 범주 안에서 재촬영된 필름의 수를 전체 필름으로 나눔으로써 결정된다. 전반적인 재촬영률이 높거나 하나의 범주가 다른 경우보다 높으면 문제를 조사하여야 하며, *방사선과 의사*에 의해 제외된 *모든 재촬영된 필름*도 분석에 포함되어야 한다.

질문 : 2011년 3분기에 327명의 환자에게 719매의 필름을 조사하여 8매가 재촬영되었다. 이때의 재촬영률은?

해답 : 재촬영률 $= \frac{8}{179} \times 100 = 1.1\%$

필름에서 정착액 보존상태 분석. 이 작업은 처리된 필름에서 남겨진 정착액의 양으로 결정하며 그 결과는 필름 보관에 대한 지표로서 사용된다.

노출되지 않은 필름의 유제면에 티오황산나트륨(hypo) 용액을 한 방울 떨어뜨리고, 2분 동안 기다린다. 필요 이상의 용액은 닦아내고 남은 얼룩은 티오황산나트륨 추정량과 비교하며, 필름 후면에 하얀색 종이를 이용한다. 티오황산나트륨 추정량과 일치하는 숫자는 기록하여야 하며 측정이 지연되면 얼룩이 진해질 수 있기 때문에 얼룩이 생기면 즉시 비교해야 한다.

티오황산나트륨 추정량은 평방미터당 티오황산나트륨의 양이 몇 그램 잔류하는지를 측정하며, 0.05 g/m^2 이상으로 추정된다면 테스트를 반복하여 시행한다. 그림 24-13은 테스트의 결과를 보여준다.

반년별 측정 항목

암실 포그 측정. 암실 포그에 대한 분석은 암실 안전등과 암실 안팎의 다른 빛의 유방촬영 필름에 대한 흐림 현상을 평가하는 것이다. 필름 포그는 영상 대조도의 손

MAMMOGRAPHY REPEAT ANALYSIS

From ____________ To ____________

Cause	Number of films	Percentage of repeats
1. Positioning		
2. Patient motion		
3. Light film		
4. Dark film		
5. Black film		
6. Static		
7. Fog		
8. Incorrect patient ID, or double exposure		
9. Mechanical		
10. Miscellaneous		
11. Good film (no apparent problem)		
12. Clear film		
13. Wire localization		
14. QC		

	Totals	
Rejects (all; 1-14)	%	
Repeats (1-11)	%	

Total film used	

그림 24-12 재촬영 분석 검사표

실을 야기한다.

안전등의 필터는 필름 제조업체들이 권장하는 방법으로 흐림 또는 균열의 여부를 확인해야 한다. 또한 암실등과 작업대와 전구 사이의 거리도 평가하여야 한다.

다음으로, 모든 조명을 5분 동안 소등하여 눈이 어둠에 적응할 수 있도록 한 후, 출입문, 패스박스, 현상기 및 천장에서의 빛의 누출을 점검해야 한다. 빛 누설은 종종 특정 위치에서만 보일 수 있으므로 관찰자는 암실 내부를 움직이며 관찰하는 것이 바람직하다.

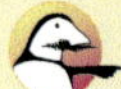
모든 빛 누설은 진행 전에 보정하여야 한다.

형광등이 설치되어 있는 경우에는 최소한 2분 동안 점등한 후 소등을 시행한다. 필름 한 장은 어둠 속에서 팬텀 카세트 안에 넣어두고, 앞에서 설명한 것처럼 팬텀 영상 테스트를 시행한다. 필름은 암실로 가지고 와서 필름 유제면이 위로 가도록 작업대 위에 위치시킨다. 필름의 절반(왼쪽 또는 오른쪽)을 빛이 통과하지 않는 물체로 차폐한 후 안전등을 2분간 점등한다.

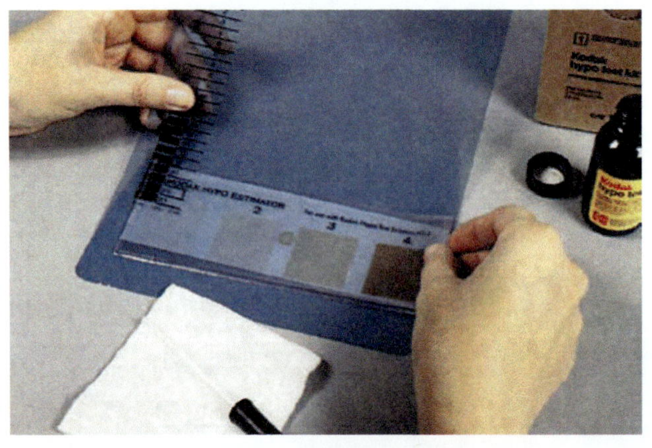

그림 24-13 필름에 유지되고 있는 정착액의 양을 결정하는 분석

2분 후, 필름을 현상하고 농도계로 필름의 가려진 선 부분과 가장 가까운 양쪽 면의 OD 농도를 측정한다. 두 OD 농도 차이는 안전등이나 형광등에 의해 형성된 포그 양을 나타내는 것이며 이 값은 기록되어야 한다.

포그 측정값의 차이는 0.05를 초과해서는 안 된다. 과도한 포그 수준의 근원을 찾아 조사해야 하고 시정 조치해야 한다. 팬텀의 주변 OD는(포그가 없는) 이전에 지정된 범위 안에 있어야 한다(1.4~1.6).

증감지-필름 밀착. 증감지-필름 밀착은 각 카세트의 증감지와 필름 사이의 밀착을 평가하는 것이다. 낮은 증감지-필름 밀착은 영상 흐림 현상의 발생 원인이 되고 유방 방사선 촬영에서 진단 정보의 손실을 유발한다.

새로운 카세트는 촬영에 사용되기 전에 모두 테스트를 시행해야 하며, 모든 카세트와 증감지는 완벽한 청결 상태를 유지하고 필름을 올리기 전에 최소한 30분 동안 건조되어야 한다. 필름을 카세트에 장착한 후에는 카세트 안의 공기를 제거하기 위해 카세트를 15분간 똑바로 세워두어야 한다.

테스트 준비가 완료된 카세트는 *장치의 카세트 홀더에 위치시킨 후* 테스트 도구를 카세트 위에 올려놓는다. 테스트 도구로는 그림 24-14와 같이 40 line/inch 이상의 격자 밀도로 제작된 구리선을 사용하는 것이 가장 적합하다. 압박대는 최대한 위로 올리고 약 26 kVp의 관전압에 흉벽부의 광학 농도가 0.7~0.8이 되도록 노출시간

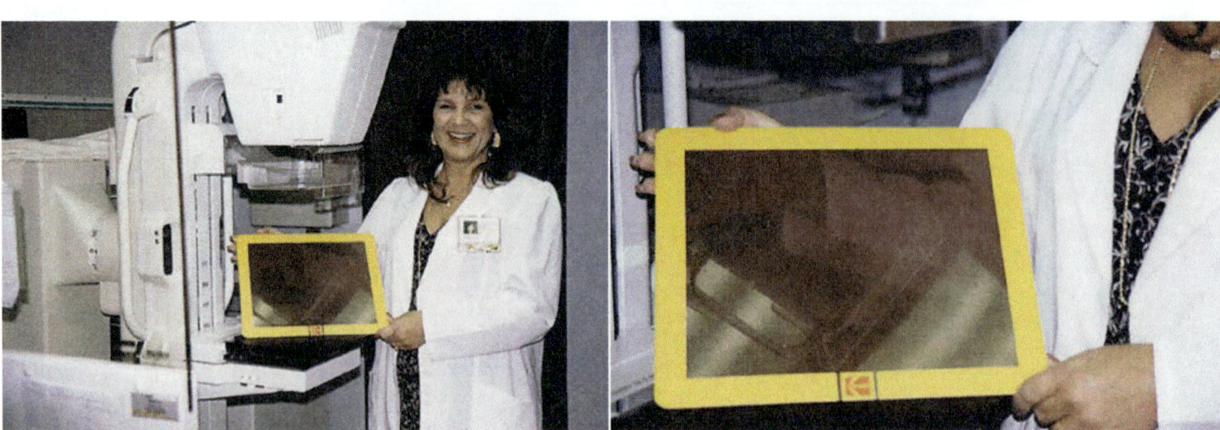
그림 24-14 유방촬영 증감지-필름 밀착을 평가하는 테스트 도구

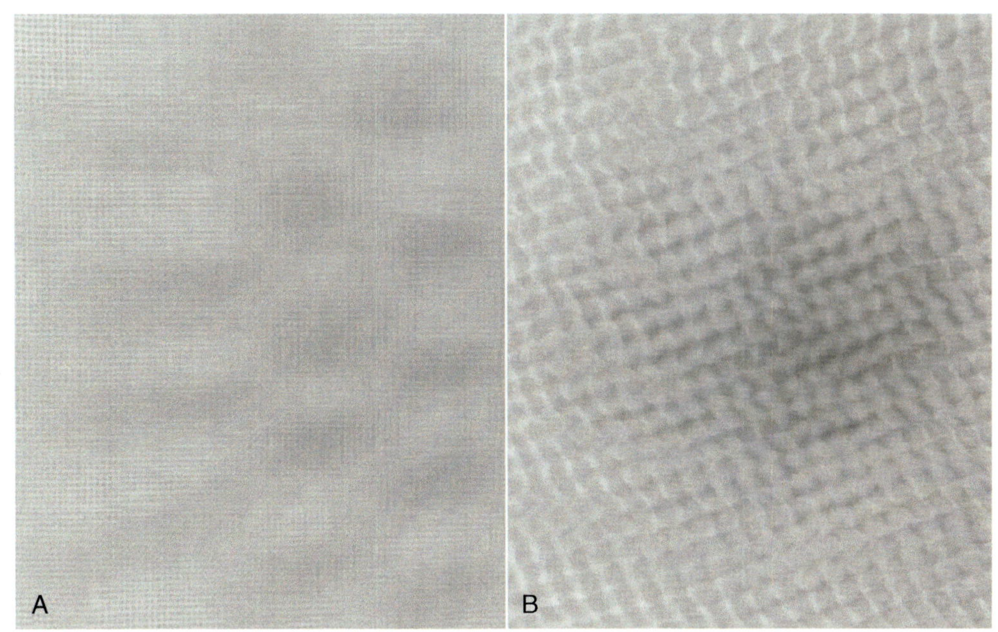

그림 24-15 팬텀의 영상은 높고(A) 낮은(B) 증감지-필름 밀착을 보여준다.

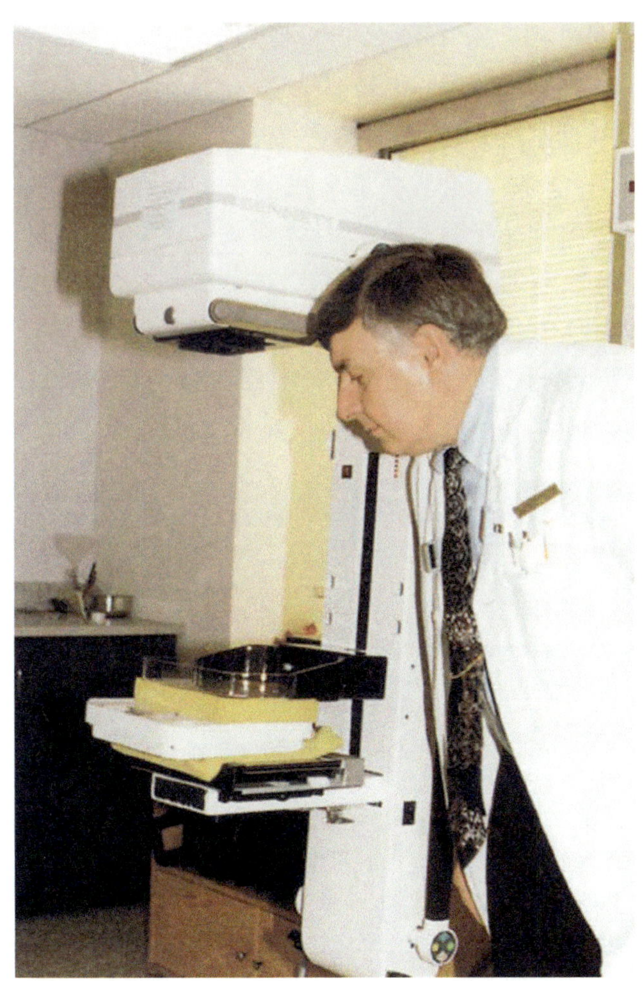

그림 24-16 기존의 욕실 체중계로 시행한 유방 압박 테스트

을 500 msec 이상으로 수동 조절한다.

명시된 조건을 충족시키지 못한다면 아크릴 조각을 X선관과 카세트 사이에 위치시켜야 한다. 아크릴을 사용할 때 카세트에 도달하는 산란선을 감소시키기 위하여 가능한 한 X선관에 근접하여 위치시킨다.

필름은 정상적인 방법으로 최소한 3 피트(90 cm)의 거리에서 확인을 시행하여야 한다. 그림 25-15의 필름의 어두운 영역은 낮은 증감지-필름 밀착을 나타낸다. 낮은 증감지-필름 밀착을 나타내는 카세트는 깨끗이 청소한 후 다시 테스트를 시행한다. 낮은 밀착의 결과가 지속된다면 문제를 조사하며 시정될 때까지 카세트 사용을 중단한다.

압박. 압박(compression)의 관찰은 유방촬영 시스템이 적절한 시간 안에 수동과 자동으로 수행하는 압박의 정도와 과도한 압박 여부를 평가하는 것이다.

압박장치를 평가하기 위한 방법으로 그림 24-16과 같이 일반적으로 사용하는 욕실 저울을 카세트 홀더 위에 위치시킨 후 저울 위에 수건 또는 쿠션 등을 올려 놓는다. 그 후 압박장치를 작동하여 자동으로 압박장치가 정지할 때의 압력을 기록한다.

압박 후에 압박장치는 자동으로 압력이 제거되어야 한다. 자동식에서 압박은 40파운드를 초과해서는 안 되며(18 kg 또는 9 N) 40파운드를 초과하였다면 장비는 재측정되어야 한다.

두 모드 모두 25~40파운드 사이에서 압축할 수 있다(11~18 kg 또는 5.6~9 N). 그리고 이러한 압박은 적어도 15초 동안 지속된다. 두 모드에서 압박 수준에 도달하지 못한다면 장비는 적절히 조정되어야 한다. 압박장치의 사용은 많은 환자들의 불만에 원인이 되므로 이러한 장치를 점검하고 기록된 결과를 활용하여야 한다.

적절한 압박은 유방촬영 영상의 질을 높이기 위해 절대적으로 필요하다. 압박은 X선이 투과해야 하는 조직의 두께를 감소시키고 그 결과 산란선 감소, 환자 선량의 감소, 영상 대조도 증가를 야기한다. 또한 압박은 초점의 번짐과 환자의 움직임을 줄이기 때문에 공간 분해능을 향상시킨다. 마지막으로 압박은 좀 더 균일한 유방의 두께를 제공하여 균일한 광학 농도와 중복이 적은 영상으로 판독에 큰 도움을 준다.

비정기적 측정 항목

필름 교차. 현상기 품질관리를 시행하기 전에는 새로운 필름 박스를 개봉하여 새로운 필름과 그 전에 사용하였던 필름 모두 품질관리 테스트를 시행한다.

사용하였던 필름과 새로운 필름에 감광계로 5개의 스트립 노출을 시행한 후 베이스+포그를 측정한다. 그리고 MD와 DD 값을 측정하여 컨트롤 차트에 기록한다.

기존에 사용되던 기준치와 차이가 있는 경우에는 문제점을 확인하여 개선 방안을 마련한다.

감광계로 노출시키는 노광된 필름은 노광 후 현상 전까지 1~2시간 경과하여 감도가 저하될 수 있으므로 사용되어서는 안 된다. 필름, 현상기, 현상 온도, 현상시간 및 용액의 보충량 등은 제조업체의 권고에 따라 시행되어야 하며, 적절한 품질관리를 위하여 사용되는 농도계, 감광계 및 온도계의 정확성에 대한 평가가 시행되어야 한다.

디지털 유방촬영 품질관리(DM QC)

디지털 유방촬영장치의 품질관리 절차는 증감지-필름에 비해 간소화될 수 있다. 즉 암실, 필름 현상기, 필름, 증감지, 뷰박스와 관련된 업무들은 고려하지 않는다.

유방영상 테스트 물체와 관련된 QC는 증감지-필름과 함께 수행되어야 하며, 시각적인 체크리스트와 반복 촬영 또한 수행되어야 한다.

재촬영으로 인해 원하지 않는 영상들이 삭제될 수 있기 때문에 더욱 주의를 요구한다. 원하지 않는 디지털 유방영상들은 'repeat analysis' 폴더에 보관하고 평가되어야 하고 재촬영률이 1% 미만의 0에 가까워야 한다. 부적절한 촬영조건은 영상 수용체의 응답곡선, 특성곡선으로 인해 증감지-필름 재촬영의 원인이 될 수 있다. 디지털 영상 수용체는 방사선량에 선형적으로 응답하고 영상 대조도가 후처리될 수 있다(그림 16-6, 17-15 참조).

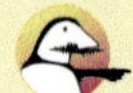 DM 재촬영률이 1%를 초과하지 않아야 한다.

증감지-필름 유방영상의 뷰박스 QC는 주간 점검이 요구된다. DM 표시장치는 제22장에 기술된 절차를 이용하여 매일 평가하여야 하는데, 이것이 대부분 요구되는 디지털 QC 업무이다.

디지털 유방영상 시스템은 일반적인 영상 시스템과 같은 QC로 처리될 수 없으며, 전용 DM 영상 시스템 모두에 적용할 수 있는 프로토콜이 정립되어 있지 않다. 영상 수용체는 각 디지털 유방 영상 시스템에 따라 다양하게 나타나며, QC 분석 평가를 포함하는 특별한 디지털 컴퓨터 플랫폼이 있다. 각 회사는 알맞은 QC 테스트

표 24-2 디지털 유방촬영장치 QC 프로그램의 요소

직무	최소 주기	절차를 수행하기 위한 대략적인 시간 [min][+]
시스템 확인 목록[*]	매일	5
디지털 표시장치	매일	5
평판 조사야 시험[*]	주별	5
신호 대 잡음비[*]	주별	5
피사체 영상 시험	주별	30
기계적 안전 및 기능 확인[*]	월별	10
전체 조사야 잡상[*]	월별	5
반복 분석	분기별	30
방사선사 회의	분기별	30
압박	반년별	10
영상판 확인(CR에서만)[*]	반년별	10

[*]디지털 유방촬영 영상에서 특정 직무
[+]품질관리에 대해 요구되는 총 연간 시간

를 개발하여야 하고, QC 방사선사는 제시된 일정 안에 이러한 업무를 수행하여야 한다.

표 24-2는 QC 방사선사가 수행하는 몇 가지 업무를 나타내었다.

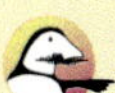

공급업체는 품질관리 방사선사가 수행할 업체의 영상 시스템에 대한 특정한 작업을 지정한다.

디지털 시스템의 QC 방사선사에게 요구되는 시간은 증감지-필름 시스템의 약 절반에 해당한다. 이것은 DM의 또 다른 중요한 장점이다.

요약

유방촬영에서의 품질관리는 전반적인 평가 분석으로 모니터링, 기록, 결과 및 평가를 포함한다. 유방촬영의 품질관리를 수행하는 팀의 구성은 행정 및 진단을 총 책임하는 방사선과 의사와 영상장치를 검사하고 모니터하는 의학 물리학자 및 장비와 현상기 등을 검사 및 평가하는 방사선사로 구성되어 있다.

암실 청결 유지 및 현상기 품질관리를 포함한 감광계, 농도계를 사용하고 매일 특성 곡선을 그리는 것은 방사선사가 품질관리에서 행하여야 할 내용이며 주기별 업무 내용은 별도의 표로 규정되어 있다.

매주 시행되어야 하는 일은 증감지 청결과 관찰대 조명, 팬텀 영상 분석을 통한 장치 점검을 포함한다. 최소 250명의 유방촬영 검사를 기반으로 한 재촬영률 분석은 분기별로 시행되며 2% 미만의 재촬영률이 요구된다.

암실 포그 점검 및 증감지-필름 밀착 테스트는 반기마다 이루어져야 한다. 또한 압박 테스트는 욕실용 체중계를 이용하여 시행하며 압박 압력은 40파운드를 초과해서는 안 된다. 자동식과 수동식은 15초 동안 25~40파운드로 압박해야 한다(11~18 kg 또는 5.6~9 N).

디지털 유방촬영 QC 작업은 계획적으로 수행되어야 하고 재촬영과 압박 체크와 같은 몇 가지 업무는 증감지-필름 QC와 유사하다. 그러나 많은 추가적인 QC 체크 리스트가 각 영상 시스템 제조사로부터 제공된다. 디지털 표시장치는 일일 QC 평가를 요구한다.

매년 의학 물리학자는 유방촬영 시스템을 평가한다.

도전문제

1. 다음을 정의하시오.
   a. 품질보증(QA)
   b. CQI
   c. 유방촬영용 팬텀
   d. 농도 차
   e. 재촬영률
   f. 디지털 영상 표시장치
   g. NIT
   h. 농도계
   i. 평균 유선선량
   j. MQSA
2. 유방촬영 QC와 관련하여 방사선과 의사의 업무 2가지를 나열하시오.
3. 유방촬영 QC 방사선사의 업무 중 가장 많은 시간이 소요되는 것은 무엇인가?
4. QC 팀의 어떠한 멤버가 적극적인 진단을 하는가?
5. QC 팀의 어떠한 멤버가 현상액의 잘못된 온도를 알려야 하는가?
6. ACR 인증 팬텀 섬유소의 모의시험은 무엇인가?
7. 증감지를 청소하는 방법을 설명하시오. 얼마나 자주 청소해야 하는가?
8. 유방촬영의 관찰대와 기존 관찰대의 차이점을 설명하시오.
9. 차폐란 무엇인가?
10. ACR 유방 팬텀에서 찾을 수 있는 3가지 요소는 무엇인가?
11. 팬텀의 평가 시 평가기준에 대해 설명하시오.
12. 암실에서 빛의 누출을 어떻게 확인하는가?
13. 2분 동안 필름에 대한 안전등 노출의 포그 값은 얼마인가?
14. 증감지-필름 밀착을 확인하는 데 사용되는 장치에 대해 설명하시오.
15. 압축장치에 허용되는 최대 압력은 얼마인가?
16. 암실 청결은 어떻게 하는가?
17. 감도지수는 무엇이고, 그것을 어떻게 결정하는가?
18. 유방촬영 관찰대의 최소 필요한 조명량은 얼마인가?
19. 언제 팬텀 영상이 만들어지며 어떤 조건으로 만드는가?
20. 재촬영률을 계산하는 방법을 설명하시오.

CHAPTER 25

투시촬영

Fluoroscopy

학습목표

1. 투시촬영의 발전에 대해 설명할 수 있다.
2. 시각 생리학과 투시촬영의 연관성을 설명할 수 있다.
3. 영상증배관의 구성요소를 나열할 수 있다.
4. 휘도이득을 계산하고 단위를 정의할 수 있다.
5. 일반적인 투시검사에 대한 대략적인 관전압(kVp)을 나열할 수 있다.
6. 투시영상 형성을 위한 TV 모니터의 역할과 TV 영상에 대해 설명할 수 있다.

투시(fluoroscope)의 주요 기능은 해부학 구조물의 실시간 동적 영상을 제공하는 것이며, 동적인 검사는 순환의 움직임이나 내부 구조의 움직임을 보여주는 검사이다.

시술자는 투시하는 동안 검사부위 및 해부학적 구조를 알기 위해 조영제를 사용할 수 있다. 방사선사들은 X선관이 동작하는 동안 내부구조의 연속적인 영상을 관찰한다. 또한 해부학적 구조를 영상으로 기록하기 위하여 *스팟 촬영(저격 촬영)*을 시행하기도 한다.

최근 투시와 방사선 촬영에 있어서 컴퓨터 기술의 도입으로 방사선사에 대한 교육이 더욱 요구되고 있다. 이 장에서 투시 영상의 기본 원리를 학습하고 다음 장에서 디지털 투시 영상화에 대해 학습하기로 한다.

투시촬영의 개요

1896년에 에디슨(Edison)이 투시장치를 개발하였으며, 지금까지 의료영상에서 유용한 도구로 이용되어 왔다. 투시장치는 주로 동적인 관찰을 위해 이용된다. 방사선사는 투시촬영 과 X선관이 동작하는 동안 내부 구조물의 움직임에 대한 연속적인 영상을 관찰할 수 있다.

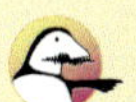

투시는 움직이는 인체 내부구조나 체액의 검사에서 사용된다.

방사선사는 영상을 보관하기 위하여 투시 중에 스팟 촬영을 할 수 있다. 또 다른 방법으로 투시영상을 동적 저장 또는 디지털 영상으로 획득할 수 있다. 투시가 사용되는 분야는 혈관조영술과 일반적인 투시검사로 구분되며 혈관조영은 신경계 혈관조영술, 대동맥 혈관조영술(제26장 참조) 및 사지 혈관조영술 등으로 구분할 수 있다.

혈관조영술에서는 스팟 촬영보다는 디지털 영상(DSA)을 주로 사용한다.

현재 혈관조영술 후 혈관 내 치료를 시행하는 **인터벤션 시술(intervention radiology)**이 많이 시행되고 있다(제27장 참조).

그림 25-1은 투시영상 시스템의 구성을 나타낸 것으로 X선관이 환자 테이블 아래에 위치하고 영상 획득장

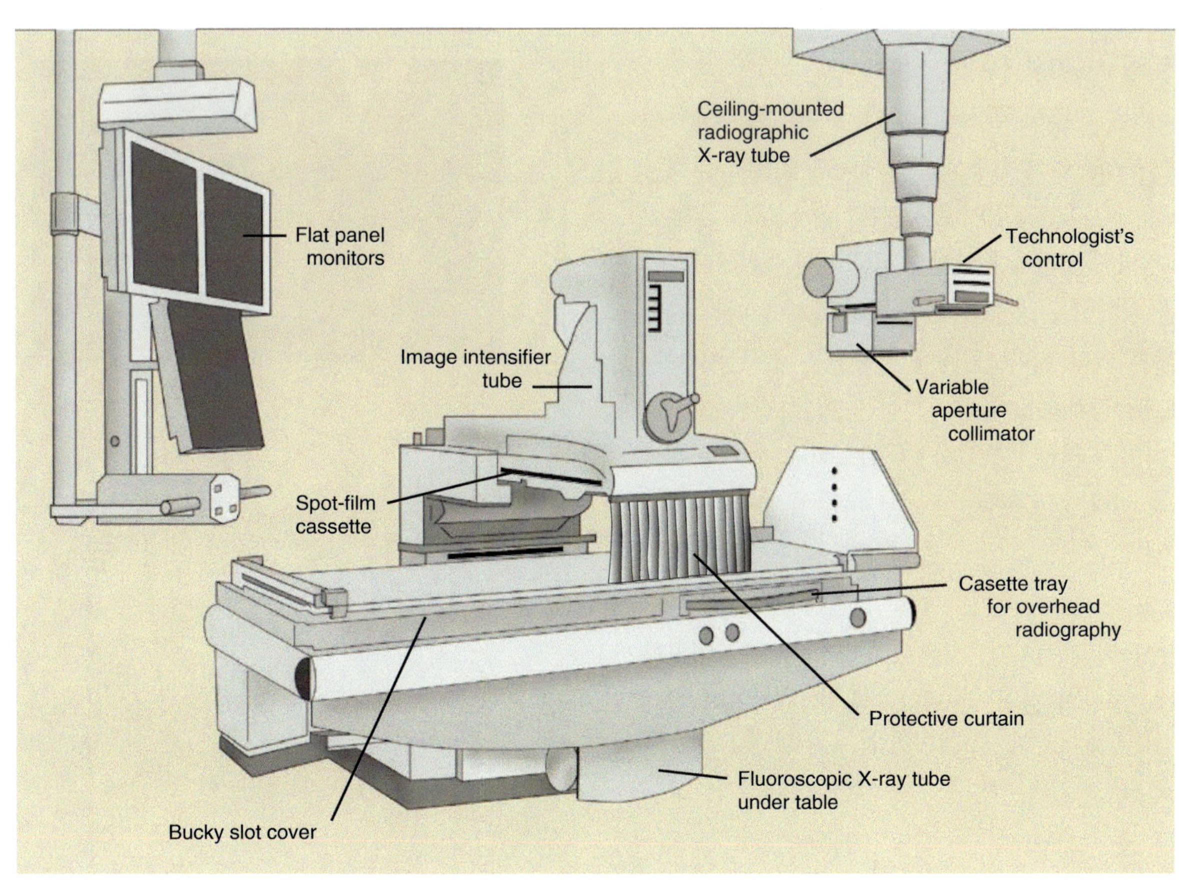

그림 25-1 투시장치의 구성

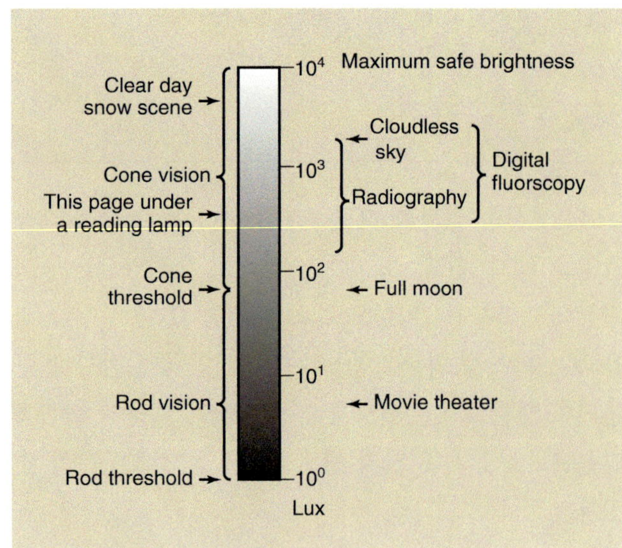

그림 25-2 사람 시각의 범위, 강도 크기의 4단계

치인 영상증배관이 환자 테이블 위에 설치되어 있다. 또한 카세트를 삽입할 수 있는 장치가 있으며, 조종실에서 원격으로 조정하는 투시장치는 X선과 영상증배관이 반대 방향으로 위치하기도 한다.

영상증배관을 사용한 투시영상은 TV 모니터를 통해 표시되며 영상증배관과 TV 시스템의 관계는 이 장의 후반부에서 설명하기로 한다.

수백 mA의 전류가 측정되는 일반 방사선 검사와 달리 관전류는 투시하는 동안 5 mA 이하로 설정된다. 그러나 상당히 긴 시간 동안 X선이 환자에게 노출되므로 환자 선량은 일반 방사선 검사에 비해 상당히 높게 측정된다.

투시를 시행하는 동안 신체 부위의 두께에 따라 관전압이 변화되어야 한다. 근래에 사용되는 투시장치에는 **자동휘도조절장치(ABC)**가 설치되어 있어 설정된 영상의 휘도에 따라 관전압, 관전류가 변화되어 일정한 휘도를 유지할 수 있다.

투시촬영 중 요구항목

투시는 동적 과정이다. 시술자는 잔상 영상을 대처할 수 있도록 영상의 밝기 및 생리학에 대한 지식이 필요하다.

조 명

영상증배관을 사용하는 투시영상의 장점은 영상의 휘도를 증가시키는 것이다. 밝은 조명(illumination)보다 흐릿한 조명에서 책 읽기가 어렵듯이 밝은 투시영상보다 흐릿한 투시영상이 해석하기 어렵다.

조명 밝기의 단위는 lumen/m^2 또는 럭스(lux)를 사용하며 그림 25-2는 일반적인 밝기 정도를 표시한 그림이다.

방사선 사진 및 투시영상은 100~1,000럭스에서 관찰이 시행되며 제18장에서 광도계에 대해 학습하기로 한다.

사람의 시각

눈의 구조는 **막대세포**와 **원뿔세포**의 시각에 의해 형성된다. 그림 25-3은 자기공명영상(MRI)으로 검사한 눈의 중요 부위와 눈의 외형을 나타낸 것이다. 눈에 입사된 빛은 각막을 첫 번째로 통과해야 하고, 투명한 보호막, 빛이 망막에 집중되도록 수정체를 통과한다.

각막과 수정체 사이에 있는 **홍채**는 카메라의 조리개 기능과 유사하며 눈으로 입사되는 빛의 양을 조절한다. 밝은 빛에서는 홍채가 축소되어 적은 양의 빛의 들어올

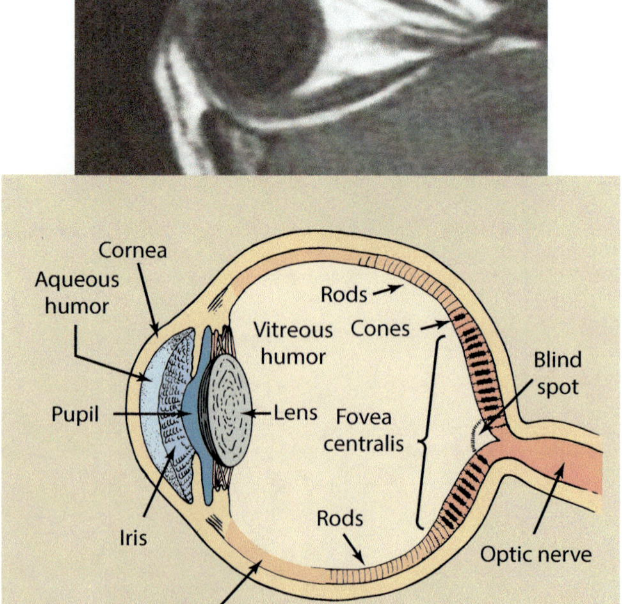

그림 25-3 자기공명영상(MRI)으로 나타낸 안구의 모양과 시각과 관련된 부분

수 있게 하며 암실에서의 안전등과 같은 적은 빛에서는 홍채가 팽창하여 더 많은 빛이 들어온다.

빛이 망막에 도달하면 막대세포와 원뿔세포에 의해 감지된다. 막대세포와 원뿔세포는 작은 구조로 이루어져 있으며 망막에서 100,000/mm^{2}개 이상이 존재한다.

원뿔세포는 망막의 중심에 집중되어 있는 반면 망막 주변에는 수많은 막대세포가 있다. 막대세포는 낮은 밝기에 민감하고 원뿔세포는 높은 밝기에 민감하다. 막대세포의 시각에 대한 임계치는 2럭스인 반면 원뿔세포의 임계치는 100럭스이다.

결론적으로, 원뿔세포는 **명소시**라 하는 주간 시각에 사용되며, 막대세포는 **암소시**라 하는 야간 시각에 사용된다.

시각적인 민감도를 **시력**이라 한다. 원뿔세포는 막대세포보다 작은 물체의 **인식도**가 높으며, 광범위한 파장의 빛에 민감하다. 반면 막대세포는 밝은 영역에서 인식도가 높다.

원뿔세포는 색상을 인식하지만 막대세포는 본질적으로 색상을 감별할 수 없다. 암소시의 상태에서 눈은 약 555 nm의 녹색 부분 스펙트럼에서 민감하게 반응한다.

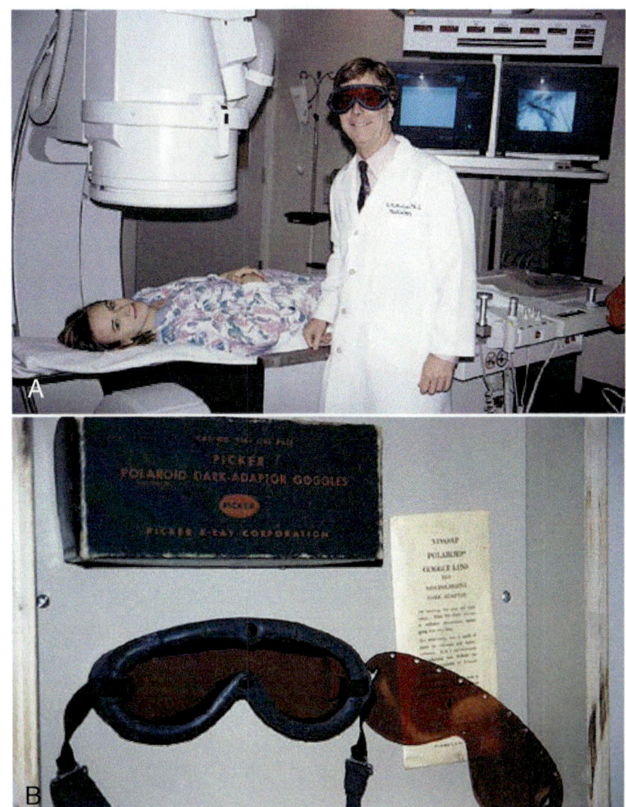

그림 25-4 붉은색 고글을 착용하고 형광체를 이용한 투시를 시행하는 과거의 방사선과 의사

투시촬영 기술

15분 후에 어둠에 적응하여 암실 안에서 볼 수 있었던 기존의 투시 화면을 대체하기 위해 그림 25-4와 같은 영상증배관이 개발되었다. 투시 중에는 영상의 높은 휘도가 요구되며 투시영상의 빛은 원뿔세포의 시각 영역을 통해 가시화된다.

투시가 시행되는 동안 해부학적 구조에 따라 관전압, 관전류가 변화되며 투시에서는 고관전압 저관전류가 사용된다. 관전압과 관전류의 변화에 따라 투시영상의 질이 변화한다.

정확한 투시촬영 기술은 방사선사의 교육과 경험, 기술에 의해 결정된다. 표 25-1은 일반적인 여러 검사에서 사용되는 대표적인 투시 관전압을 나타낸 것으로 환자의 두께와 자동휘도조절(ABC) 장치에 따라 조건이 변하기 때문에 투시의 관전류를 정할 수 없다.

표 25-1 일반적으로 사용되는 대표적 투시와 스팟 촬영 관전압

검사	관전압
담낭	65~75
신우조영술	70~80
척수강조영술	70~80
바륨 관장(공기 조영제)	80~90
상부 위장관	100~110
소장	110~120
바륨 관장	110~120

영상증배

영상증배관

영상증배관(image intensifier tube)은 영상을 형성하는 X선을 높은 강도의 광학적인 영상으로 변환하는 복잡한 전기장치로 그림 25-5는 영상증배관의 구조를 나타낸 그림이다. 구성요소에는 구조적인 지지 역할을 하는 유리 또는 금속함이 있으나 더 중요한 것은 진공을 유지하고 있다는 사실이다.

환자를 투과한 X선은 영상증배관 전면의 CsI 형광체

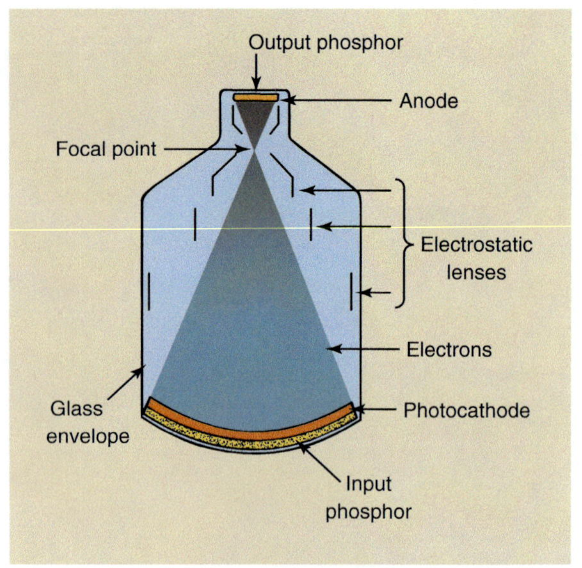

그림 25-5 영상증배관은 X선관을 밝은 광학적 영상으로 변환한다.

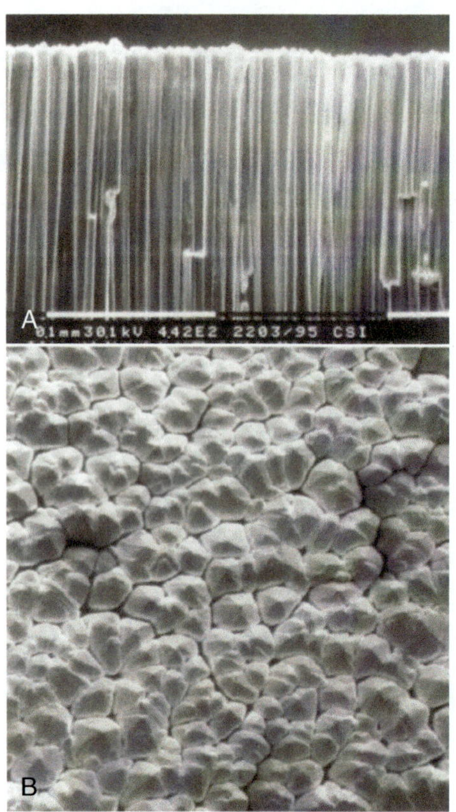

그림 25-6 CsI 입자는 선형의 필라멘트로 단단히 묶여 있다. (A) 횡단면, (B) 표면.

와 상호작용하여 가시광선으로 변환되며, 증감지-필름의 작용과 유사하다. 그림 25-6과 같은 CsI 입자는 작은 바늘의 형태로 약 300 μm의 층으로 단단히 결합하며 입자의 직경은 약 5 μm이다. CsI 입자는 직경이 작은 파이프의 형태로 빛이 분산되지 않아 공간 분해능을 향상시킬 수 있다.

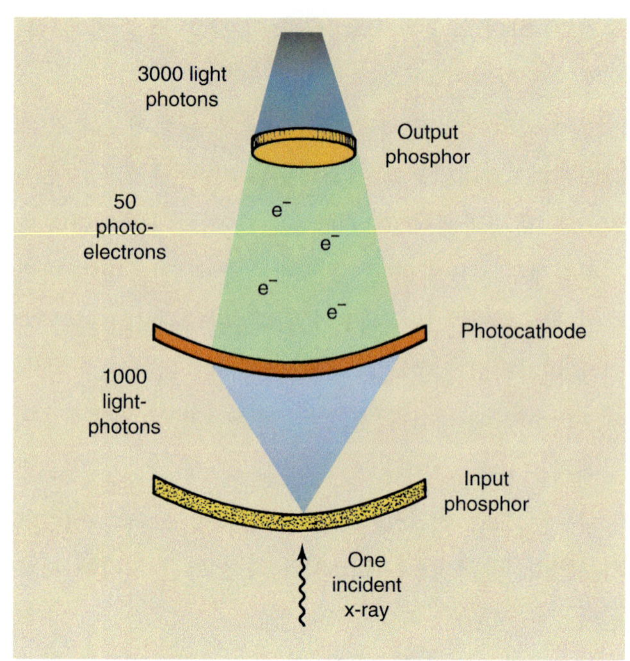

그림 25-7 영상증배관은 X선을 밝은 광학적 영상으로 변환한다.

영상증배관에서 다음 요소는 **광음극**으로 입력 형광체와 투명한 접착제로 연결되어 있다. 광음극은 입사되는 빛에 반응하여 전자를 방출하는 물질인 세슘과 안티몬 화합물로 구성된 얇은 금속층이다.

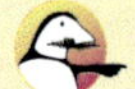 광음극은 입력 형광면의 빛을 광전자로 변환한다.

이 과정은 **광전자 방출**로 알려져 있으며 열 자극으로 발생하는 **열전자** 방출과 유사하다. 광전자 방출은 광음극에 의해 발생하는 전자방출이다.

하나의 전자를 방출하기 위해서는 많은 광자가 필요하며 발생되는 전자의 수는 도달하는 빛의 강도에 따라 광음극과 직접 비례하여 방출된다. 따라서 방출된 전자의 수는 입사된 X선의 강도에 비례한다.

영상증배관의 길이는 약 50 cm이며 양극과 광음극 사이의 전압차는 25,000 V이다.

양극은 구멍이 있는 원형 금속판이며 전자가 중간의 구멍을 통해 **출력 형광체**로 이동한다. 또한 양극은 아연 카드뮴 황화물로 이루어졌다. 출력 형광면은 전자를 빛으로 변환하고 촬상관 또는 CCD로 이동시킨다.

영상의 왜곡 방지과 전자 집속, 출력 형광면으로 향하는 **광전자**의 이동을 위하여 **정전집속렌즈**가 필요하다. 정전집속렌즈는 이동하는 광전자를 초점 쪽으로 집속시키기 위해 일정한 음전압을 인가한다.

출력 형광체에서 고에너지 전자의 상호작용으로 많은 양의 빛이 발생한다. 출력 형광체에 도달하는 각각의 광전자는 입력 형광체에 비해 50~75배 밝은 빛을 방출한다. 출력 영상에서의 초기 X선 상호작용에 의한 전체 순서는 그림 25-7에 요약되어 있으며 입력 형광체에서 발생하는 빛과 비례한다. 출력 형광체의 빛의 양은 변환이득이다.

변환이득(Flux gain)

$$변환이득 = \frac{출력되는\ 빛\ 광자의\ 개수}{입력되는\ X선\ 광자의\ 개수}$$

영상의 증가된 조도는 입력 형광체에서 X선에 대한 출력 형광체 빛 광자의 증폭과 **축소이득(minification gain)**인 입력 형광체로에서 출력 형광체까지의 영상 축소에 기여할 수 있다. 영상증배관에서 영상의 밝기를 증가시키는 능력을 **휘도이득(brightness gain)**이라고 하며, 휘도이득은 축소인자(minification gain)와 **변환이득(flux gain)**으로 나타낼 수 있다.

휘도이득(Brightness gain)

휘도이득 = 축소 인자 × 변환이득

축소이득은 출력 형광체의 지름의 제곱에 대한 입력 형광체 지름의 제곱 비율이다. 출력 형광체의 크기의 기준은 2.5 cm 또는 5 cm이며 입력 형광체 크기는 10~40 cm로 다양하게 나타난다. 또한 영상증배관의 크기와 동일하게 사용된다.

축소이득(Minification gain)

$$축소인자 = \left(\frac{d_1}{d_o}\right)^2$$

d_1 : 입력 형광면의 지름, d_0 : 출력 형광면의 지름

질문 : 영상증배관의 지름이 17 cm이고, 출력 형광면의 지름이 2.5 cm인 장치의 유량증가인자가 120일 때 휘도증가계수는 얼마인가?

해답 : $휘도이득 = \left(\frac{17}{2.5}\right)^2 \times 120$

$$= 46 \times 120 = 5{,}520$$

대부분의 영상증배관의 휘도이득은 5,000~30,000이며 튜브의 사용 정도에 따라 감소한다. 영상증배관이 낙후되면 영상의 휘도를 유지하기 위해 환자 선량이 증가하므로 영상증배관의 낙후 정도에 따라 적절한 교체가 이루어져야 한다.

*휘도이득*은 출력 형광면의 발광량을 측정하는 것으로 cd/m^2로 표시하며(제18장 참조) 입력 형광면의 방사선 입사강도는 mR/s로 표시한다. 출력 형광면의 발광량과 입사 방사선 강도의 비율을 **변환계수(conversion factor)**라고 한다. 이는 휘도이득의 약 1%에 해당하는 값이다. 변환계수는 영상증배 능력을 나타내기에 적합하다.

변환계수(Conversion factor)

$$변환계수 = \frac{출력되는\ 형광제\ 빛(cd/m^2)}{입사되는\ 조사선량률(mGy_a/s)}$$

영상증배관은 50~300의 변환계수를 가지며, 휘도증가계수 5,000~30,000에 해당한다.

그림 25-8은 영상증배관의 출력방식에 대한 그림이다. 투시영상은 TV 모니터를 통해 관찰할 수 있으며 스팟 촬영(저격 촬영)은 105 mm 카메라를 사용한다. 또한 심장혈관을 관찰하기 위해서는 X선 영화 촬영 카메라가 사용되어야 한다. 그러나 현재 디지털 영상의 사용이 증

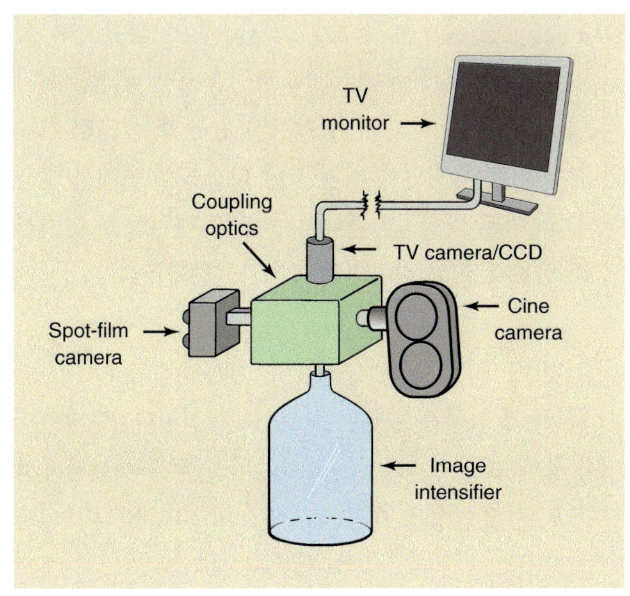

그림 25-8 영상증배관과 연결 가능한 출력방식. CCD: charge-coupled device.

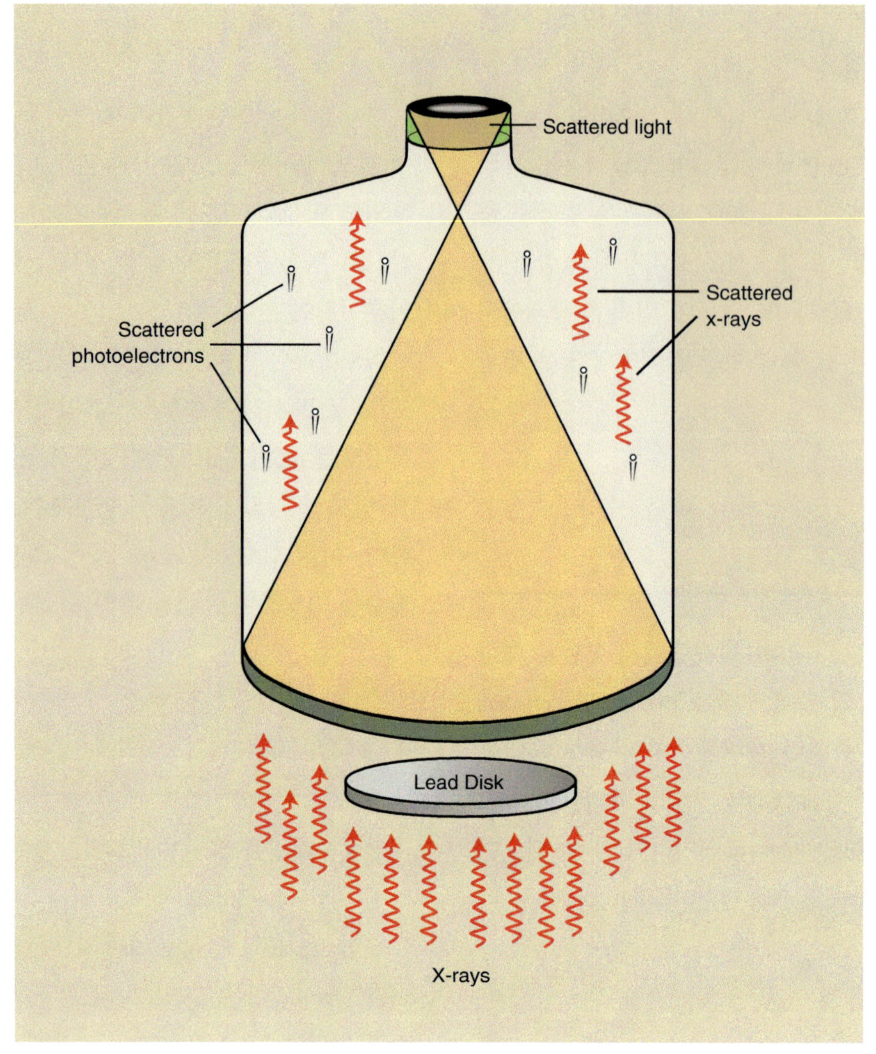

그림 25-9 섬광 베일링은 영상증배관의 대조도를 감소시킨다.

가되었다.

영상증배관 내부에서 X선, 전자, 빛이 산란되며 특히 빛은 **섬광 베일링(veiling glare)** 과정을 통해 영상증배관의 대조도를 감소시킨다. 섬광 베일링 신호는 그림 25-9와 같이 입력 형광면에 위치한 납 디스크 후면에서 발생한다. 개선된 영상증배관에서는 섬광 베일링을 감소시킬 수 있도록 출력 형광면의 구조가 변화되었다.

멀티필드 영상 증배

대부분의 영상증배관은 멀티필드 형식이다. 멀티필드 영상 증배(multifield image intensification)는 모든 투시검사에서 상당히 큰 유연성을 제공하고 있으며 디지털 투시에서 기본 구성요소가 된다. 트리필드(trifield)관은 크기가 매우 다양하며 가장 흔히 사용되는 것은 25/17/12 cm이다.

숫자의 크기는 영상증배관 입력형광체의 지름을 나타내고 전형적인 멀티필드 영상증배관의 유형은 그림 25-10과 같다. 그림에서 25 cm 입력 형광면을 사용하는 경우는 25 cm 이하를 사용하는 경우에 비해 출력 형광면으로 향하는 광전자의 가속이 증가한다.

입력 형광면을 17 cm로 선택한 경우 정전집속렌즈의 전압이 증가한다. 그 이유는 전자의 집속면이 출력 형광면에서 멀어지기 때문이다. 결론적으로 전자는 입력 형광체 17 cm 지름의 중심으로 초점 점(focal point)에 집속되고 출력 형광면으로 입사된다.

초점 점 변화의 결과는 영상의 크기를 감소시킨다. 확대 영상으로 보이기 때문에 영상이 모니터상에 가득 차 보인다. 멀티필드 영상증배관의 크기를 작게 사용하면 지름의 비율에 직접 비례하는 확대 계수를 가진 영상을 얻을 수 있다. 12 cm로 사용하는 영상증배관은 25 cm에서의 영상보다 $\frac{25}{12}=2.1$배 확대된 영상을 얻을 수 있다.

질문 : 25/17/12 cm의 멀티필드 영상증배관에서 입력 형광면의 지름을 17 cm로 사용하는 경우 25 cm과 비교했을 때 영상의 확대 비율은 어느 정도인가?

해답 : $MF = \frac{25}{17} = 1.5$ 확대율

확대 영상은 입력 형광면의 크기를 작게 사용할수록 영상이 확대된다. 확대를 시행하면 축소인자는 감소하고 광전자가 출력 형광면으로 입사되는 양이 감소하여 결과적으로 휘도가 저하된 어두운 영상을 얻게 된다.

확대 영상에서 동일한 수준의 휘도를 유지하기 위해서는 자동휘도제어장치(ABC)에 의해 X선관 관전류를 증가시켜야 한다. 선량의 증가는 입력 형광면에서 사용하는 범위 또는 $[25^2 \div 12^2 \approx 4.4]$–넓은 시야에서 얻은 선량–과 같은 축소인자 비율을 사용한다.

질문 : 23/15/10 cm의 멀티필드 영상증배관에서 입력 형광면의 지름을 10 cm로 사용하는 경우 환자 선량은 23 cm를 사용할 때보다 얼마나 증가하는가?

해답 : $23^2/10^2 = 5.3$배 증가

우수한 영상을 얻기 위해서는 단위당 더 많은 X선을 필요로 하기 때문에 환자 선량이 증가한다. 결과적으로 낮은 노이즈와 높은 **대조도 분해능**을 얻을 수 있다.

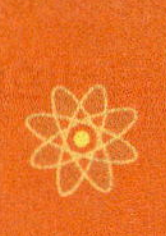

영상 확대의 결과

- 공간 분해능이 우수하다.
- 대조도 분해능이 우수하다.
- 환자 선량이 증가한다.

입력 형광면의 주변부에서 발생하는 영상은 본질적으로 초점이 맞지 않고 흐리게 나타난다. 즉 영상의 주변부의 휘도가 감소하기 때문이다.

입력 형광면의 사용 영역이 확대 모드로 사용되었기 때문에 확대로 인하여 **공간 분해능**이 증가한다. CSI 형광체를 25 cm 입력 형광면에 사용할 때 공간 분해능은 약 0.125 mm(4 lp/mm)이고, 10 cm를 사용할 경우에는 약 0.08 mm(6 lp/mm)로 증가한다.

lp/mm로 측정하는 공간 분해능의 개념은 제17장에서 자세히 기술하였으며, 이 장에서는 lp/mm가 높을수록 공간 분해능이 우수하다는 것을 아는 것으로 충분하다.

투시영상 모니터링

TV 모니터링

투시영상의 **TV 모니터링(television monitoring) 시스템**에 있어서 영상증배관의 출력 형광체는 TV 카메라와 직접 연결되어 있다. 그림 25-11과 같은 **비디콘**은 TV 투시에서 가장 많이 사용하는 TV 카메라이다. 영상증배관의 출력 형광면과 같은 크기의 카메라 입력 표면은 민감하게 반응하며, TV 카메라는 출력 형광면으로부터 방출된

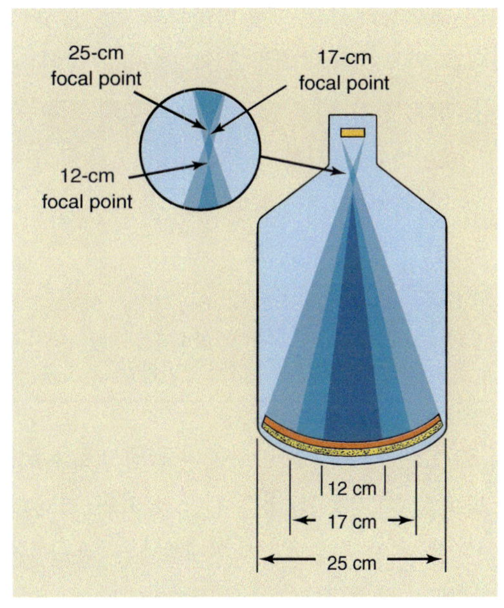

그림 25-10 25/17/12 멀티필드 영상증배관 12 cm를 사용하면 높은 확대 영상을 만들어 낸다.

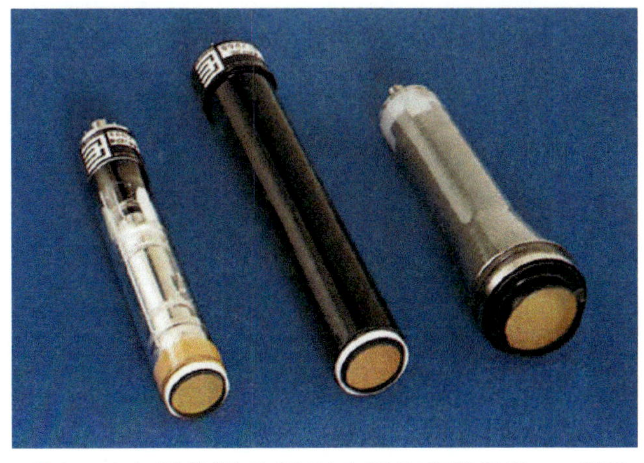

그림 25-11 3가지의 형태의 비디콘 TV 카메라의 지름은 약 15 mm, 길이는 약 25 cm이다. TV 카메라는 전자기 빔 편향 때문에 정전기를 사용한다.

빛을 TV 모니터에 영상으로 표현할 수 있도록 전기적인 신호로 변환한다.

TV 모니터링의 장점은 휘도와 대조도를 전기적으로 제어할 수 있는 것이며 여러 관찰자들은 동시에 투시영상을 볼 수 있다. 심지어 다른 사람들이 관찰하는 곳으로 모니터를 검사실로부터 멀리 위치시키는 것도 가능하다.

또한 검사 후에 녹음, 재생과 영상조작을 위한 전기적인 형태로 영상을 저장할 수 있다.

TV 카메라. 출력 형광면에서 방출되는 빛을 전기적 신호로 변환시키기 위해 2가지 방법이 사용된다. 그 중 하나는 열이온을 이용하는 촬상관(pickup tube)이며, 또 하나는 반도체를 사용하는 전하결합소자(CCD)이다. CCD에 관해서는 제26장에서 자세히 다루도록 한다.

촬상관은 원통형이며 지름은 약 15 mm, 길이는 약 25 cm이며, 관내 전자 빔을 조정하는 역할을 하는 전자기 코일이 있다. TV 투시장치에서 여러 종류의 촬상관이 사용되고, 비디콘과 비디콘을 수정 보완한 플럼비콘이 가장 많이 사용되고 있다.

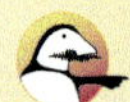
TV 카메라 튜브 또는 전하결합소자는 형광체에서 출력되는 전기적인 신호를 광 신호로 변환한다.

그림 25-12는 전형적인 비디콘의 모양으로 **유리용기**는 X선관과 동일한 기능인 내부 진공 유지와 기계적 지지체의 역할을 제공한다. 내부 구성요소는 음극, **전자총**, **정전 그리드** 및 양극 역할을 하는 **표적(target)**이 있다.

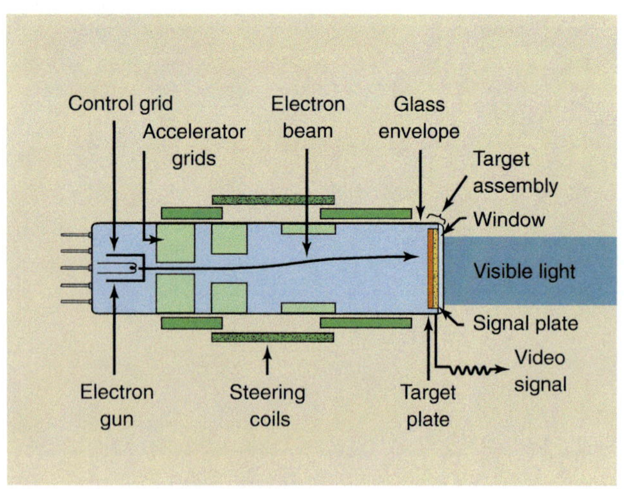

그림 25-12 비디콘 TV 카메라 튜브와 주요 부분

전자총은 열이온 방출과 전류 공급을 위해 가열된 필라멘트이다. 전자총의 전자는 격자 제어에 의해 전자 빔으로 형성되며, 전자가 양극으로 가속화할 수 있도록 돕는다. 전자 빔은 양극으로 향하여 더욱 가속화되고 정전 그리드에 의해 집속된다. 전자 빔의 크기와 위치는 편향 코일(deflection coils), 집속 코일(focusing coils)과 정렬 코일(alignment coils)로 알려진 외부 전자기 코일에 의해 제어된다.

전자 빔은 촬상관의 양극 끝부분에서 그물과 같은 구조를 통과하여 표적과 상호작용한다. 표적의 조합은 3개의 층으로 구성되어 있다. 바깥층은 얇은 유리면(window)이 있으며 유리면 내부에는 얇은 흑연 또는 금속 재질의 신호판이 있다.

신호판은 빛을 전달할 수 있는 얇은 두께를 요구한다. 또한 전기를 효율적으로 전도할 수 있는 두께도 필요하다. 신호판(signal plate)에서 발생한 영상신호가 외부 영상회로로 전달된다는 사실로부터 유래되었다.

신호판 안쪽에 위치한 광도전막(photoconductive)은 안티모니 3중 화합물(antimony trisulfide)로 구성되어 있으며 전자 빔으로 **표적**을 주사한다. 광도전막은 빛이 닿으면 전자를 전도시키고 빛이 없을 때에는 절연체의 역할을 수행한다. 영상증배관의 출력 형광면에서 출력된 빛은 유리면과 신호판을 통해 표적으로 전송된다.

전자 빔이 표적의 동일한 부분으로 입사된다면 전자의 일부가 표적을 통과한 후 비디오 신호가 출력된다. 표적의 한 부분이 어둡다면 비디오 신호는 발생하지 않는다. 즉 그림 25-13과 같이 비디오 신호의 크기는 빛의 강도에 비례한다.

영상증배관과의 결합. 영상증배관과 TV 카메라의 **결합**은 출력 형광면의 크기 2.5 cm 또는 5 cm의 동일한 크기로 한다. 그림 25-14와 같이 영상증배관에 TV 카메라를 결합하는 2가지 방법이 주로 사용된다.

가장 간단한 방법은 **광섬유** 묶음을 사용하는 것이다. 광섬유 묶음의 두께는 매우 미세한 수치를 나타내고 교차구간에는 mm²당 수천 개의 광섬유가 포함되어 있다. 이러한 결합 유형의 장점 중 하나는 영상증배관의 구조를 쉽게 움직일 수 있는 간결한 조합이며, 이 결합은 상대적으로 거친 조작에도 견고한 특징을 가지고 있다.

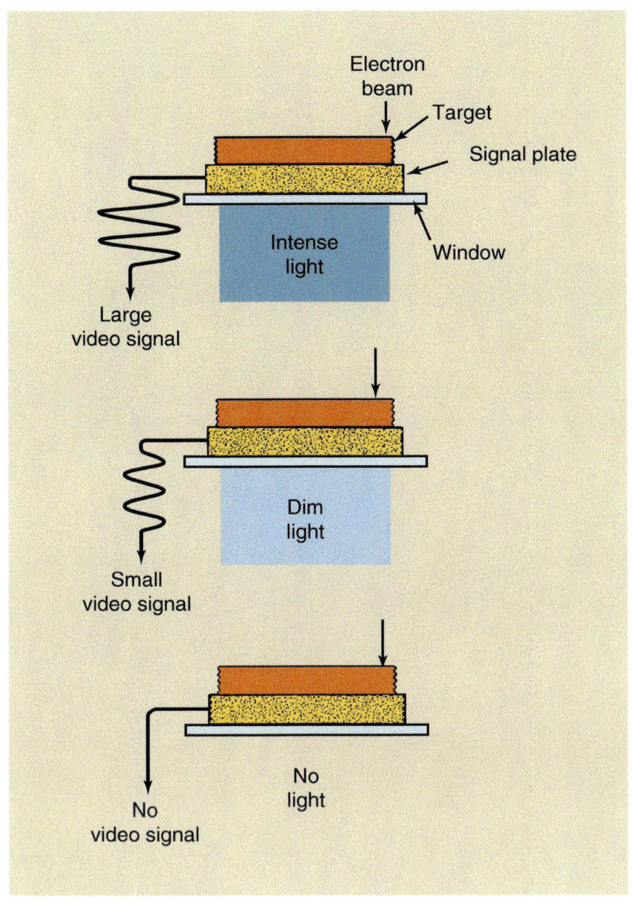

그림 25-13 TV 카메라의 표적은 전자를 사용하여 빛의 강도에 따라 비디오 신호를 발생시킨다.

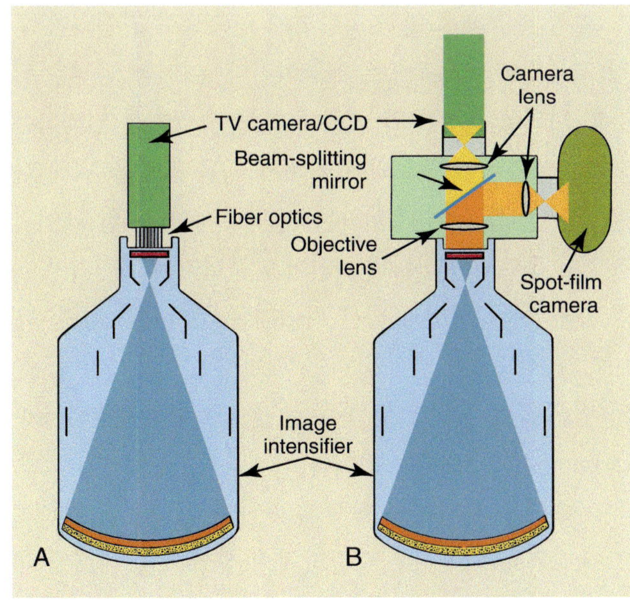

그림 25-14 TV 카메라와 CCD는 영상증배관에서 2가지 방법으로 연결되어 있다. (A) 광학섬유. (B) 렌즈 시스템.

단점으로는 영상촬영 또는 스팟 촬영 카메라와 같은 추가적인 장치를 수용하지 못하는 것이다.

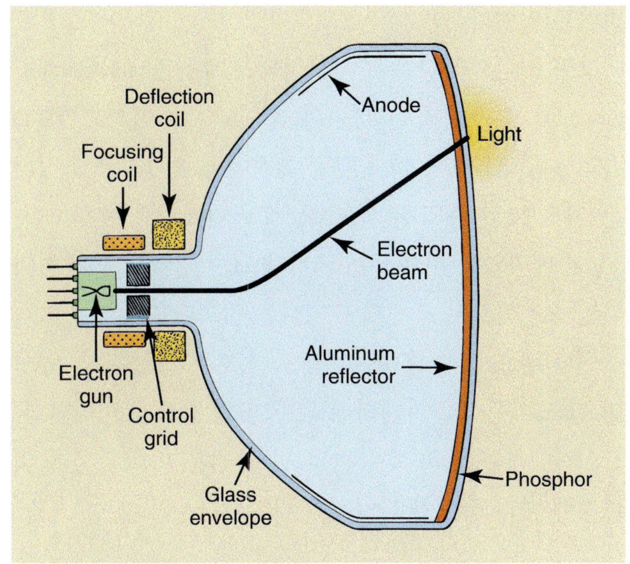

그림 25-15 수상관(CRT, 음극선관) 및 그 주요 부분

영상촬영 또는 스팟 필름 카메라를 사용하기 위해서는 **렌즈 결합**이 필요하다. 이러한 결합은 렌즈와 거울을 정확하게 조정하기 때문에 조립단계가 복잡하고 결합부의 크기가 증가한다. 만약 렌즈와 거울의 조정에 변위가 있다면 영상이 흐려진다.

대물렌즈(objective lens)는 출력 형광체의 빛을 받아들여 평행한 빛으로 변환한다. 빛이 영상으로 필름에 기록되기 위해 TV 카메라로 향하는 빛은 **광선분리거울(beam splitting mirror)**에 의해 입사가 중단되고 스팟 필름 카메라로 반사된다. 시스템이 기록되는 동안 투시시술자들은 영상을 관찰할 수 있다.

보통 광선분리거울은 스팟 필름 카메라를 작동시키지 않을 때 사용하지 않는다. TV 카메라와 스팟 필름 카메라에는 빛을 각각의 필름과 표적의 초점에 집속시키는 **카메라 렌즈**가 있으며, 이는 광학 체인에서 가장 중요한 요소이다. 카메라 렌즈는 간단한 볼록렌즈로 보이지만 여러 가지 렌즈로 조합된 복합렌즈 시스템으로 구성되어 있다.

TV 모니터. 비디오 신호는 증폭되고 가시적인 영상으로 다시 전송된다. TV 모니터(television monitor)의 한 면은 TV 시스템 폐쇄회로이며, 다른 한 면에는 TV 카메라 또는 CCD가 있다.

가정에서 사용되는 TV 시스템과 투시에서 사용되는 TV 시스템의 2가지 차이점은 오디오와 채널의 선택이 필요하지 않으며 방사선사가 대조도와 휘도만을 제어한다는 것이다.

그림 25-15와 같은 TV 모니터는 **수상관(television picture tube)** 또는 음극선관(cathode ray tube; CRT)이라고 한다. 유리용기, 전자총, 전자 빔을 초점에 집속시키고 조절하는 외부 코일 등의 구성요소는 TV 카메라와 유사하다. TV 카메라와의 차이점은 크기가 크며 양극이 형광면과 흑연 도전막으로 구성되어 있다는 것이다.

수상관으로 수신되는 비디오 신호는 **조절**할 수 있으며 그 크기는 TV 카메라에 의한 빛의 강도에 비례한다. TV 카메라와 달리 수상관의 전자 빔은 비디오 신호의 조정에 따라 강도가 다양하게 나타난다.

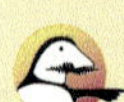
변조는 다른 양 또는 신호에 응답한 다른 양 또는 신호의 변화이며 의료영상에 광범위하게 이용된다.

전자 빔의 강도는 전자총에 부착되어 있는 **제어 격자**에 의해 조절되며, 전자 빔은 외부 코일에 의해 출력 형광면으로 집속하고 전자들이 출력 형광면과 상호작용하여 빛을 발산한다.

형광체는 유리용기에서 발생하는 **측면분산**을 감소시키기 위해 수직으로 정렬된 선형 결정체 형태로 구성되어 있으며, 일반적으로 형광체 전면에 얇은 알루미늄 반사체(aluminum reflector)가 있다. 알루미늄 반사체는 전자 빔을 형광체로 전달하고 형광체에서 후면으로 나오는 빛을 반사시킨다.

TV 영상. TV 모니터상의 영상은 복잡한 방법으로 형성되지만 간단하게 설명할 수 있다. 영상증배관의 출력 형광면에서 변환된 가시적인 빛은 TV 카메라에서 전기 빔에 의해 비디오 신호로 출력된다. 비디오 신호는 수상관의 형광면에서 전기 빔의 **조절**에 의해 가시영상으로 관찰된다.

TV 카메라와 수상관에서 사용되는 두 개의 전자 빔은 외부 코일에 의해 정교하게 펜슬 빔의 형태로 집속된다. 전자 빔은 동시에 발생하고 동일한 속도로 진행된다. 이러한 전자 빔의 움직임은 그림 25-16과 같이 수상관 화면에서 주사선으로 구성된 **주사선 영상(raster)**에 의해 발생한다.

전자 빔은 화면 왼쪽 상단 모서리에서 시작하여 오른쪽 상단 모서리로 이동하며, 이동할 때 빛의 강도에 따라 다양한 선을 형성하는데 이것을 활성 추적(active trace)이라고 한다. 그 후 전자 빔의 입력 **공백**이 있거나 에너지가 소실되면 다시 왼쪽으로 이동하는 것을 **수평 재추적(horizontal retrace)**이라 한다.

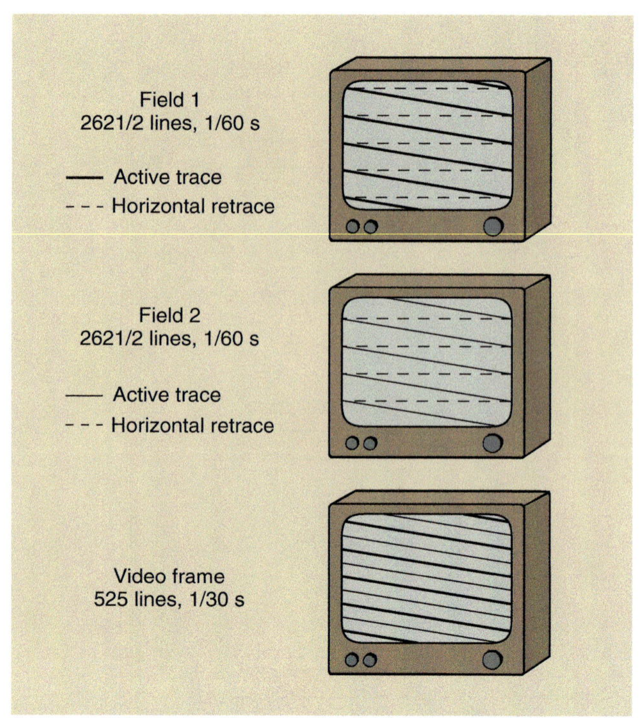

그림 25-16 비디오 프레임은 두 개의 서로 엇갈린 주사선수 형태로 형성된다.

활성 추적은 화면의 하단까지 연속으로 진행되며 수평 재추적이 반복적으로 이루어진다. 이러한 과정은 컴퓨터 화면에 문서를 작성할 때 한 줄에 글자를 입력하는 과정(활성 추적)이 종료되면 커서가 다음 작업을 위해 다음 줄로 이동(수평 재추적)하는 것과 유사하다. 한 페이지 작업이 종료되면 하나의 **화면**이 만들어지는 것이다.

그러나 문서작업과 다른 차이점은 문서작업 시 한 페이지가 종료되면 커서가 다음 페이지로 이동하지만, 전자 빔은 종료 후 스크린 왼쪽 상단으로 **수직 재추적(vertical retrace)**을 수행하는 것이다.

각 **화면**을 차례대로 활성 추적하지 않고 1 영역과 2 영역으로 나누어 서로 엇갈리게 활성 추적을 시행한 후 하나의 화면으로 표현하는 것을 **비월주사(interlace scan)**라고 한다.

전원을 60 Hz로 공급하면 초당 60회 활성 추적이 진행되어 초당 30프레임의 화면이 형성된다. 초당 16프레임으로 표현되는 가정용 영상장치 또는 오래된 영화의 경우, TV 영상으로는 눈에 띄지 않지만 깜빡거림 현상이 나타난다. 깜빡거림이 초당 약 20프레임 이상이면 사람의 눈으로 감지되지 않는다. 초당 30프레임을 사용하면 각 프레임의 길이는 33 ms가 된다.

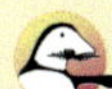
비디오 모니터링은 초당 30프레임의 비율로 사용된다.

TV 카메라에서 전자 빔이 광학신호를 읽고 나면 신호가 제거된다. 또한 전자 빔은 수상관에서 TV 광학신호를 발생시키고 즉시 사라지기 때문에 '*투시 스크린*'이라고도 한다.

일반 방송용과 폐쇄회로 TV를 525라인 시스템이라 한다. 이는 프레임당 활성 추적이 525라인에서 실행되기 때문이다. 하지만 재추적을 시행하기 위해서는 시간이 필요하기 때문에 약 480라인에서 활성 추적이 기록된다. 특수 목적으로 사용되는 시스템에서는 프레임당 875 또는 1,024라인을 사용하기도 한다. 라인 수가 높을수록 **공간 분해능**이 우수하며 고분해능은 투시장치에서 특히 중요한 부분이다.

50 Hz를 공급하는 국가에서는 초당 50번 활성 추적이 실행되며 25프레임을 사용한다. TV 모니터에서는 312.5라인의 두 개의 영역에서 프레임당 626라인을 사용한다.

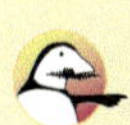
영상증배관의 입력 형광면을 23cm로 사용할 때 525라인 시스템에서 약 1 lp/mm의 공간 분해능을 보이며 1,024라인 시스템에서는 2 lp/mm의 공간 분해능이 제공된다.

수직 분해능은 스캔 라인의 수에 의해 결정되며 **수평 분해능**은 **대역통과(band pass)**에 의해 결정된다. 대역통과는 주파수(Hz)로 표현하며 초당 전자 빔이 변화되는 횟수로 설명할 수 있다. 1 MHz의 대역통과는 전자 빔의 강도가 100만 번 변화하는 것이다.

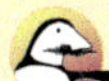
높은 대역통과일수록 수평 분해능이 좋아진다.

TV 개발자의 목표는 동일한 수평과 수직의 분해능을 가진 TV 프레임을 만드는 것이다. 상업용 TV 시스템의 대역통과는 약 3.5 MHz이며 투시장치에서는 약 4.5 MHz이다. 1,000라인의 고분해능 시스템의 대역통과는 약 20 MHz이다.

TV 모니터는 영상증배관 투시장치에서 가장 취약한 부분이다. 525라인 시스템은 약 1 lp/mm의 공간 분해능을 가지고 있으나, 영상증배관은 약 5 lp/mm로 공간 분해능이 우수하다. 영상증배관의 우수한 분해능을 적용하기 위해서는 영상을 사진 카메라와 결합하여 필름에 기록하여야 한다.

영상기록

고식적인 카세트-장착(cassette-loaded) 스팟 필름은 영상증배관 투시장치와 함께 이용된다. 그림 25-17과 같이 스팟 필름은 환자와 영상증배관 사이에 위치한다.

카세트는 투시가 진행되는 동안 납으로 구성된 보호판 안에 삽입하여 방사선 노출을 방지한다. 방사선사는 스팟 촬영이 요구되는 경우 카세트를 촬영 부위에 위치시킨 후 투시에 사용되는 낮은 관전류에서 촬영에 적합한 높은 관전류로 변환한다. 장비에 따라 회전양극의 출력을 높이는 데 약 1~2초가 소요되기도 한다.

카세트-장착 스팟 촬영에서 한 영상에 여러 영상을 표현하기 위하여 카세트를 납판으로 부분 차폐를 시행한다. 한 장의 필름을 한 번에 노광시키는 것을 'one-on-one'이라고 하며, 필름의 반이 한 번에 감광되었을 때 두 개의 영상을 'two-on-one'이라 한다. 영상을 여러 부분으로 나누어 촬영하는 four-on-one과 six-on-one 형식 또한 가능하다.

카세트-장착 스팟 촬영은 환자 선량을 증가시키며, 노출 전 X선관 준비에 필요한 지연시간이 발생하여 불편할 수 있지만 방사선사에게 친숙한 실물 크기의 영상을 제공하며 영상의 질이 우수하다.

광스팟 카메라(photospot camera)는 하나의 프레임을 노출하는 것을 제외하면 영상 카메라와 유사하다. 영상증배관의 출력 형광면에서 출력되는 영상을 기록하기 때문에 카세트-장착 스팟 필름보다 환자 선량이 저하된다. 광스팟 카메라는 투시검사 중에 지연시간이 발생하지 않으며 카세트-장착 스팟 촬영에 의한 추가적인 X선관 열부하를 피할 수 있다.

광스팟 카메라는 70 mm와 105 mm 필름을 사용한다.

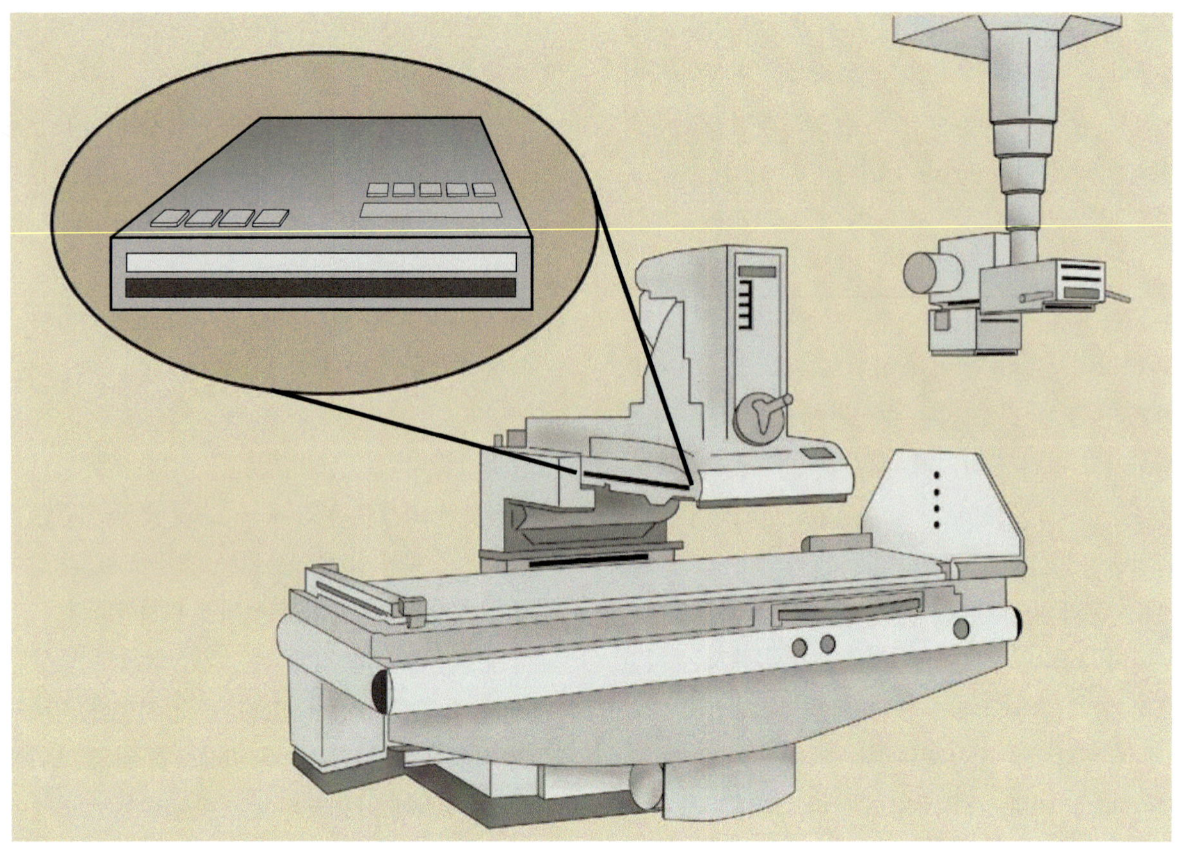

그림 25-17 카세트는 스팟 촬영 시 환자와 영상증배관 사이에 장착한다.

일반적으로 **필름의 크기가 클수록 영상의 질이 우수하지만 환자 선량이 증가한다.** 105 mm 광스팟 필름의 환자 선량은 카세트-장착 스팟 필름의 약 절반 정도이다.

광스팟 카메라는 투시검사 시 지연시간 없이 적절한 영상의 질을 제공하는 장점이 있으며 표 25-2와 같이 초당 12 영상을 표현할 수 있다. 그러나 실물 크기의 카세트 영상과 대조적으로 105 mm에서 영상이 축소된다.

표 25-2 카세트 스팟과 광스팟의 비교

	카세트 스팟	광스팟
공간 분해능	8 lp/mm	5 lp/mm
프레임율	1/s	12/s
환자 피부 입사선량(ESD)	2 mGy_t	1 mGy_t

투시촬영 품질관리

투시검사는 높은 환자 피복선량을 갖는다. 투시촬영 동안 성인의 경우 평균 약 30~50 mGy_t/min(3~5 R/min)의 피부 입사선량(ESD)으로 많은 투시 검사에 대해 약 100 mGy_t(10 rad)의 피부선량이 쉽게 일어날 수 있다. 인터벤션 방사선 촬영에 대한 1,000 mGy_t(100 rad)의 피부선량은 일반적이지만 가능하면 피해야 된다.

대략적인 환자 선량은 적절한 QC 측정의 평가를 통해 확인할 수 있다. 운영 콘솔, 고전압 발생기, 또는 X선관에서 주요한 변화가 발생한 후에는 더욱 빈번하게 몇몇 측정이 요구될 수 있다.

조사선량률

정상적인 운영에서 ESD율은 100 mGy_t/min(10 R/min)를 초과하지 않는다. 인터벤션 방사선 촬영에서 투시는 200 mGy_t/min까지의 ESD를 허용할 수 있다. 무제한의 조사선량률(exposure rate)은 영화 방사선 촬영(cine radiography)과 같은 투시에 허용된다.

이러한 값들이 초과되지 않는 것을 확인하기 위해서는 교정된 방사선 계측기로 측정을 해야 한다. 자동휘도조절(automatic brightness atabilization; ABS) 장치의 적절성을 결정하기 위해 흑연, 알루미늄, 구리, 납 필터가 이용된다.

스팟-필름 조사량

2가지 형태의 스팟-필름(spot-film) 장치가 이용되는데, 방사선 조사선량(exposures)과 적절한 콜리메이션에 대한 평가가 이루어져야 한다. **카세트 스팟 필름**의 적절한 조사는 kVp, mAs, 증감지-필름 조합의 감도 특징에 의존한다. 스팟-필름 장치에 대한 ESD는 표 25-3과 같이 다양하다. 이 표의 값은 10 : 1 그리드와 400 감도의 영상 수용체로부터 얻을 수 있으며, 그리드가 없는 조사선량 값은 대략 절반 정도이다.

표 25-3 카세트 스팟 필름에서 피부 입사선량

전압 피크(kV)	피부 입사선량(mGy_t)
60	4.5
70	2.7
80	1.7
90	1.5
100	1.3

광형광 스팟 영상이 일반적으로 이용되는데 이러한 영상들은 적은 필름을 이용하고 낮은 개인 상호작용을 요구하며 더욱 낮은 환자 선량으로 영상을 획득한다.

광형광 스팟 영상은 영상증배관의 출력 형광체로부터 필름상에 기록된다.

카세트 스팟 필름에 영향을 주는 인자를 제외한 광형광 스팟 영상들은 영상증배관의 특징, 특히 입력 형광체의 직경에 의존한다. 표 25-4는 두 입력 형광체 크기와 그리드가 없는 상태에서의 ESD를 나타내며 카세트 스팟 필름에 의한 결과에 비해 수치가 낮다.

영상증배관의 입력 형광체의 유효면적이 증가할수록 환자 선량은 입력 형광체의 직경과 비례적으로 감소한다. 또한 그리드의 사용은 약 2배의 ESD를 나타낸다.

표 25-4 광스팟 영상에서 피부 입사선량

전압 피크 [kV]	피부 입사선량(mGy_t)	
	15 cm II	25 cm II
60	0.9	0.5
70	0.7	0.4
80	0.5	0.3
90	0.4	0.3
100	0.3	0.2

질문 : 광형광 투시영상은 표 25-4와 같이 그리드 없이 15 cm 모드에서 80 kVp으로 촬영된다. 측정된 ESD는 0.5 mGy_t이다. 25 cm 모드가 사용되었다면 예상되는 ESD는 어느 정도인가?

해답 : $15/25 * 0.5\ mGy_t = 0.3\ mGy_t$

$ESD = 0.3\ mGy_t$

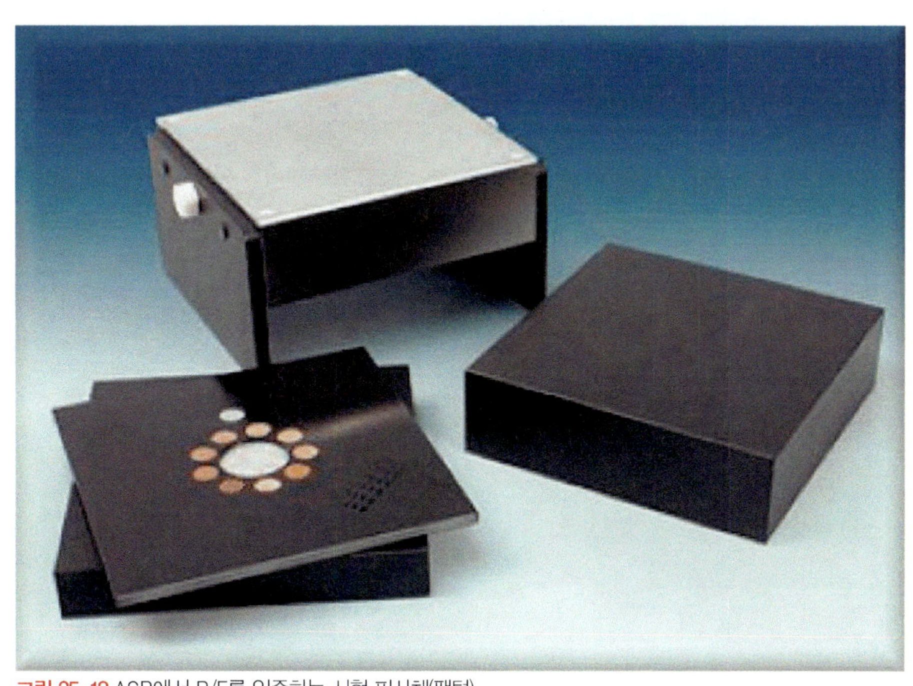

그림 25-18 ACR에서 R/F를 인증하는 시험 피사체(팬텀)

자동노출 시스템

모든 투시장치는 각각의 자동노출 시스템(automatic exposure systems; AES)을 가지고 있다. 방사선 영상 시스템의 광 타이머 형태의 각 시스템 기능들은 해부학적 구조물의 두께나 성분과 관계없이 TV 또는 평판형 모니터상에 일정한 영상 휘도를 제공한다. 이러한 시스템은 이용에 따라 악화되거나 손상되는 경향이 있다.

ABS의 성능 모니터링은 영상증배관의 입력 형광체의 방사선 조사가 환자 두께와 관계없이 일정하다는 것을 결정함으로써 수행된다. 영상증배관의 입력 조사선량율은 0.1~0.4 $\mu Gy_a/s$(10~40 $\mu R/s$)의 범위로 측정되어야 한다.

ACR 인가를 위해 이용되는 검사기구는 그림 25-18과 같다. 이러한 검사기구들은 조직 두께에 대한 ABS를 추적하여 공간 분해능, 대조도 분해능, 노이즈를 평가한다.

요약

에디슨에 의해 개발된 투시장치는 환자 위에 아연-카드늄 황화물 형광체를 위치시키고 X선을 직접 조사하였다. 시술자는 희미한 황색-녹색 투시영상을 관찰하였으나 1950년대 영상증배관이 개발되어 기존의 방법은 사라지게 되었다.

과거의 투시에서는 방사선사들이 검사에 들어가기 전 눈을 어둠에 적응하는 과정이 필요했다. 희미하게 보이는 상태에서는 눈의 막대세포가 이용되기 때문에 낮은 시력을 가질 수 있다. 그러나 오늘날 투시에서는 원뿔세포로 감지하기에 충분한 휘도를 발생시키며, 원뿔세포는 우수한 시력과 대조 감각을 제공한다. 방사선사들은 투시영상을 볼 때 상세 해부학과 해부 구조의 휘도 차이를 알 수 있어야 한다.

영상증배관은 영상 형성을 위하여 X선을 입사하여 빛으로 변환하고 빛의 강도를 증가시키는 복잡한 장치이다. 입력 형광면은 X선을 빛으로 변환하며 그 빛은 광음극에서 전자로 방출된다.

영상증배관 투시장치의 특징을 정의하면,

$$\text{변환이득} = \frac{\text{출력되는 빛 광자의 개수}}{\text{입력되는 X선 광자의 개수}}$$

$$\text{축소이득} = \left(\frac{\text{입력 형광면의 지름}}{\text{출력 형광면의 지름}}\right)^2$$

휘도이득은 변환계수로 나타낼 수 있다.

$$\text{변환계수} = \frac{\text{출력되는 형광체 빛}(cd/m^2)}{\text{입력되는 조사선량률}(mGy_a/s)}$$

투시 TV 카메라는 영화나 스팟 촬영 카메라에 결합하는 렌즈와 함께 영상증배관에 장착되어 있다. 영상이 필름에 기록될 때 빔을 분산시키는 거울을 이용하여, 한 부분은 TV 카메라로 전송하고 나머지는 스팟 촬영 카메라에 반사되도록 한다.

도전문제

1. 다음을 정의하거나 설명하시오.
   a. 명소시
   b. 자동휘도조절(ABS)
   c. 시력
   d. 변환이득(flux gain)
   e. 혈관조영술
   f. 비디콘
   g. 광방출
   h. 버키 슬롯 커버
   i. 스팟-필름 카메라 크기
   j. 변조
2. X선관과 환자 테이블, 영상증배관의 상관관계를 도식화하여 설명하시오.
3. 막대세포(rod cell) 시각과 원뿔세포(cone cell) 시각 사이의 차이점은 무엇인가? 어느 것이 시각적 능력이 높은가?
4. 대장바륨조영술, 담낭조영술, 상복부 위장조영술에서 사용하는 관전압은 각각 대략 얼마인가?
5. 눈의 단면도를 그리고 각막, 수정체와 망막을 표시하시오.
6. 광 방출과 열이온 방출의 차이를 설명하시오.
7. 영상증배관을 그림으로 그리고 주요 부분을 표시한 후 각각의 기능에 대해 설명하시오.
8. 23 cm 영상증배관은 2.5 cm의 출력 형광체 크기와 75의 변환이득을 가진다. 휘도이득은 얼마인가?
9. 섬광 베일링은 무엇인가?
10. TV 모니터가 영상증배형 투시장치에서 가장 취약한 부분으로 나타나는 원인은 무엇인가?
11. 투시촬영의 주된 기능은 무엇인가?

12. 1896년에 누가 투시장치를 발명했는가? 기존의 투시장치에는 어떤 형광체가 사용되었는가?

13. 비디오 투시에서 영상 프레임 속도는 무엇에 의해 결정되는가?

14. 비디오 모니터의 수직 분해능과 수평 분해능은 무엇에 의해 결정되는가?

15. 일반 형식과 비교했을 때 확대 형식에서 공간 분해능이 변화하는가?

16. 멀티필드 영상증배관의 의미는 무엇인가?

17. 기존의 비디오 모니터의 대략적인 래스터(raster) 형태를 그리시오.

18. 영상증배관이 15 cm 모드에서 25 cm 모드로 변경될 때, 환자 선량과 대조도 분해능에서 어떤 변화가 일어나는가?

19. 투시 시스템에서 비디오 영상에 입사한 X선 정보의 기록경로를 나타내시오.

20. 투시에서 기본 비디오 시스템과 고분해능 시스템과의 원리의 차이점은 무엇인가?

CHAPTER

26

디지털 투시촬영

Digital Fluoroscopy

학습목표

1. 디지털 투시촬영 시스템의 구성요소를 기술하고 각각의 기능을 설명할 수 있다.
2. 디지털 투시촬영의 화소 크기를 계산할 수 있다.
3. TV 카메라를 대신하는 CCD의 특징과 이용을 설명할 수 있다.
4. 평판형 영상 수용체를 이용하는 장점을 이해할 수 있다.
5. 시간 감산과 에너지 감산의 절차를 개략화할 수 있다.

고식적인 투시촬영은 투과된 X선 빔으로부터 직접적으로 생성되는 수용체 위에 쉐도우 그래프(shadow graph) 형태의 영상을 형성한다. 영상증배관은 투시영상 수용체로 사용된다. 이러한 영상증배관은 일반적으로 제25장에서와 같이 원격 관찰을 위해 TV 모니터와 전기적으로 결합되어 있다. 그림 26-1은 고식적인 투시촬영에서 이용되는 구성요소를 도식화하였다.

디지털 투시촬영(DF)은 단면 X선 빔으로부터 연속적으로 영상을 획득하는 디지털 X선 영상 시스템이다. 고식적인 투시촬영과 DF의 차이는 영상의 본질과 디지털화하는 방법에 있다.

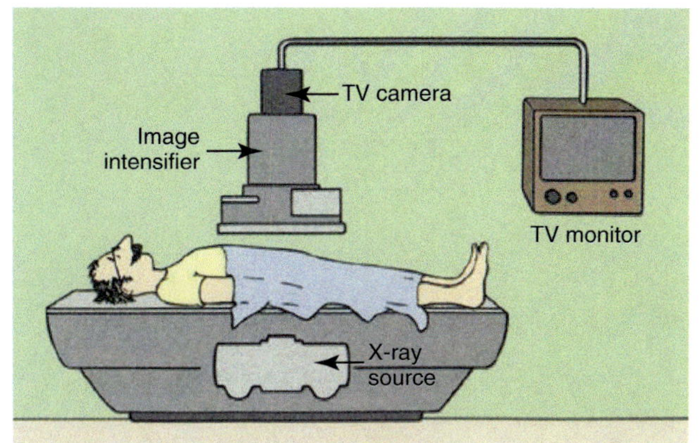

그림 26-1 전통적인 투시촬영에서 영상의 연결

위스콘신(Wisconsin) 대학과 애리조나(Arizona) 대학의 의료물리 그룹은 1970년 초부터 독립적으로 디지털 투시촬영을 연구하기 시작했다. 이러한 연구는 대부분의 X선 영상 시스템 제작회사의 연구와 발전으로 계속되었다.

초기 단계는 투시촬영 장비가 사용되는 동안 TV 카메라 촬상관(pick up tube)과 TV 모니터 사이에서 컴퓨터가 작동하도록 하는 것이었다. TV 카메라에서 출력되는 영상 신호는 컴퓨터를 통해 다양한 방법으로 활용되고 TV 모니터로 전달되기 때문에 육안으로 가시화된다.

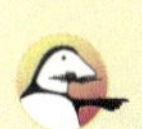

디지털 투시영상(DF)의 이점은 고식적인 투시촬영보다 영상 획득 속도가 빠르고 후처리를 통한 영상 대조도의 증가를 가져올 수 있다는 것이다.

디지털 투시영상을 처음 연구한 사람들은 디지털 투시영상이 조영제 정맥주사 후 감산 영상으로 촬영과 동시에 높은 대조도의 영상을 얻을 수 있다는 사실을 발견하였다. 정맥주사 방식은 여전히 여러 방면에서 사용되고 있고 동맥내 주사 또한 디지털 투시영상에서 사용되고 있다.

1,024 × 1,024 영상 매트릭스는 1,000-line 시스템으로 알려져 있다. 디지털 투시영상에서 공간 분해능은 영상 매트릭스와 영상증배관의 크기로 결정된다. 즉 이러한 공간 분해능은 화소 크기에 의해 제한된다.

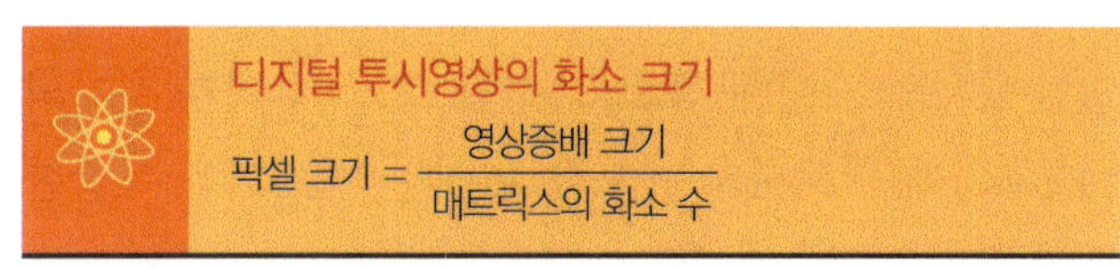

디지털 투시영상의 화소 크기

$$\text{픽셀 크기} = \frac{\text{영상증배 크기}}{\text{매트릭스의 화소 수}}$$

질문 : 12 cm 모드에서 1,000-line 디지털 투시영상 시스템의 화소 크기는 얼마인가?

해답 : 12 cm=120 mm, 그러므로 각각의 화소 크기는
120 mm/1,024 pixels=0.117 mm/pixel 또는 117 ㎛/pixel

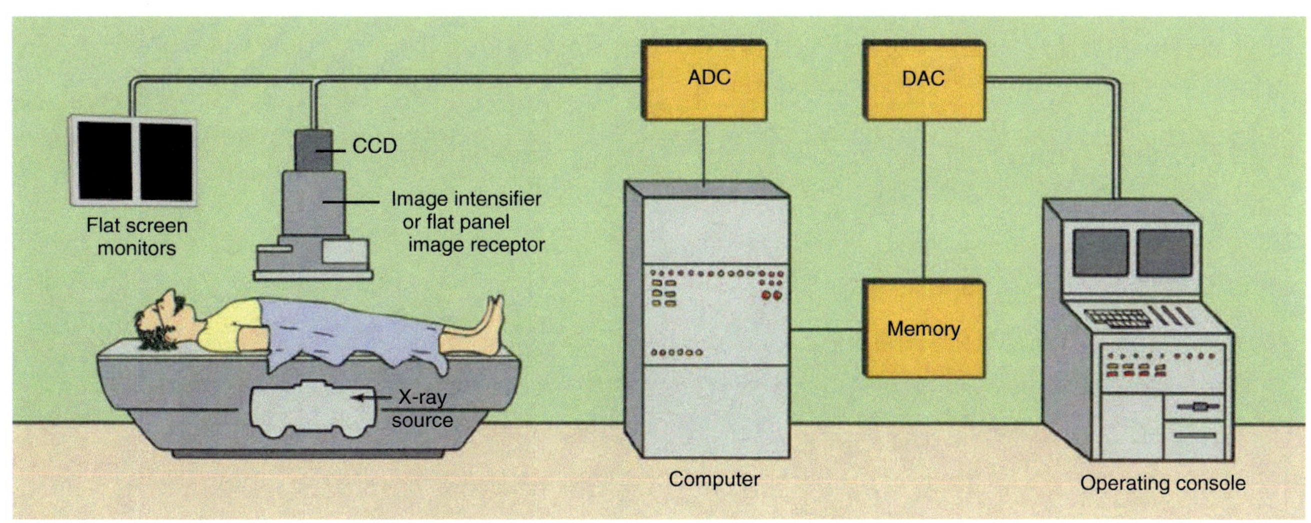

그림 26-2 디지털 투시촬영 장치의 구성

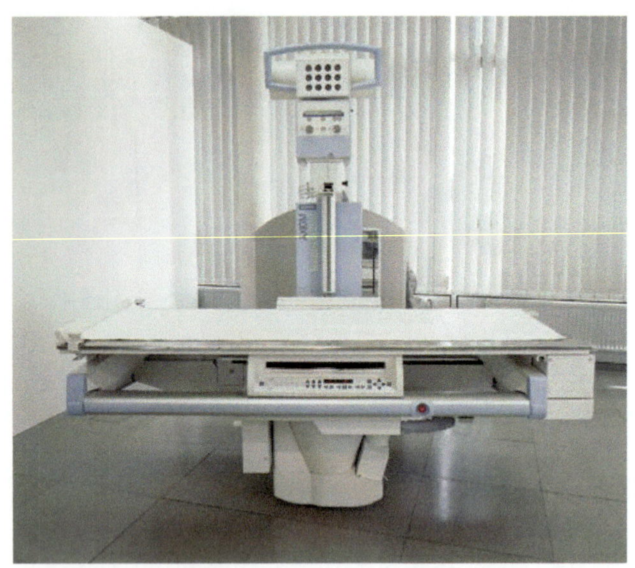

그림 26-3 테이블 위에 튜브를 위치하고 아래에 영상 수용체를 설치한 원격 조정 디지털 투시촬영장치

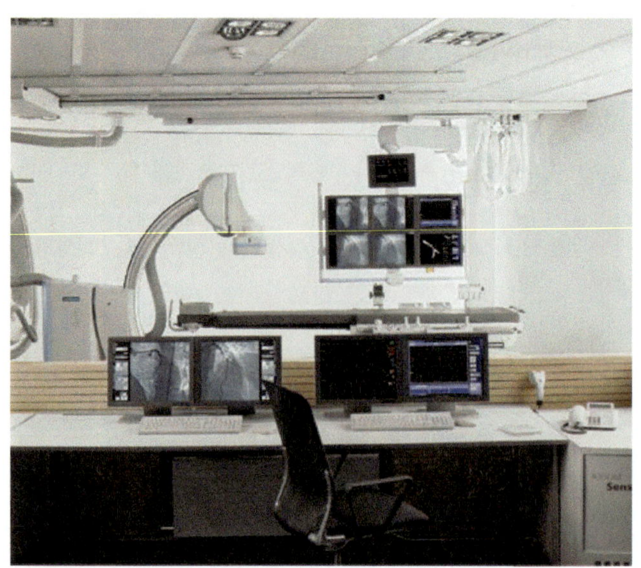

그림 26-4 디지털 투시촬영장치의 운영 콘솔

디지털 투시촬영 영상 시스템

디지털 투시촬영(DF) 검사는 고식적인 투시촬영의 검사와 같은 방법으로 이루어지고, 일반인이 보기에는 동일한 장비를 사용하는 것처럼 보인다. 하지만 실제로는 그림 26-2와 같이 구성요소가 다르고, 컴퓨터가 추가되어 여러 개의 모니터와 그림 26-3과 같은 더욱 복잡한 운영 콘솔을 갖추게 된다.

그림 26-4는 디지털 투시촬영 전용 영상 시스템의 대표적인 운영 콘솔이다. 이것은 환자 정보를 입력하고 컴퓨터 통신을 위한 모듈과 특별한 기능의 모듈 키를 가지고 있다. 콘솔의 일부는 정보 획득과 영상 표시를 위한 특별한 기능의 키를 추가로 가지고 있다.

또한 오른쪽의 모듈에는 컴퓨터의 커서와 관심영역(region-of-interest; ROI)을 조정하기 위한 영상 콘트롤러와 패드가 포함되어 있다. 다른 시스템은 패드 대신에 조이스틱이나 트랙볼 마우스 등을 사용한다. 적어도 2가지의 모니터가 사용되는데, 오른쪽 모니터는 환자나 조사 정보를 수정하고 최종 영상에 주석을 달기 위해 사용하며, 왼쪽 모니터는 감산 영상의 결과를 나타낸다.

디지털 투시촬영을 하는 동안 테이블 아래쪽의 X선관은 방사선 촬영 모드로 작동한다. 관전류는 대부분의 투시촬영 측정 결과인 5 mA 이하의 값이 아니라 수백 mA 단위로 나타난다.

하지만 이것은 전혀 문제되지 않는다. 하지만 튜브가 계속해서 작동한다면 튜브가 과열되거나 환자 선량이 극도로 높아져서 문제가 생길 수 있다. 디지털 투시촬영 영상은 그림 26-5와 같이 *연속펄스투시(pulse-progressive fluoroscopy)*라고 불리는 X선 빔의 작동방법을 통해 얻을 수 있다.

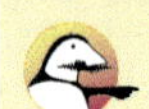

디지털 투시촬영 사용 중 X선관은 방사선 촬영 모드로 작동한다.

많은 검사에서 영상 획득률은 초당 약 1~10장이 일반적이다. 단일 비디오 프레임을 얻기 위해서는 33 ms가 필요한데, 이것보다 X선 조사가 길다는 것은 결과적으로 환자가 불필요한 선량을 받게 된다는 것을 의미한다.

영상증배관 대신 평판형 검출기(flat panel)를 투시영상 수용체로 사용할 경우 환자 선량이 감소하게 되어 X선 조사시간은 연속적으로 다양해질 수 있다. 평판형 투시영상 수용체에 조사된 각각의 시간은 즉시 수용되고 다음 영상획득까지의 영상이 계획된다.

그 결과 전원을 신속하게 전환하고 X선 투시를 발생시킬 수 있다. 그림 26-5에서 X선관이 선택한 관전압과 관전류까지 도달하는 데 걸리는 시간을 **호출시간(interrogation time)**이라고 하고, 완전히 꺼질 때까지의 시간을 **소광시간(extinction time)**이라고 한다. 디지털 투시촬영장치는 호출시간과 소광시간을 1 ms 이하로 만들어야 한다.

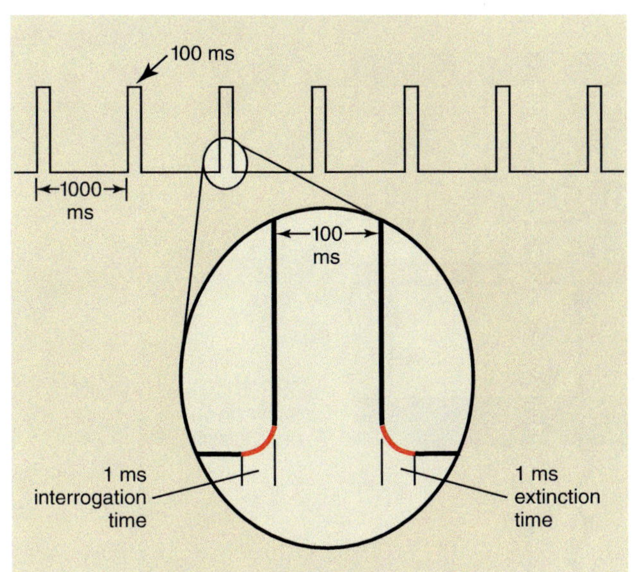

그림 26-5 펄스-진보적 투시는 펄스 폭(duty cycle), 정보 획득시간(interrogation time), 소멸시간(extinction time)과 같은 조건을 포함한다.

X선관이 작동하는 시간을 *펄스 폭*(*duty cycle*)이라고 한다. 그림 26-5는 X선관이 100 ms마다 작동하는 것을 보여주며 이것은 10% **펄스 폭**을 나타낸다. 이러한 연속 펄스형 디지털 투시촬영의 특징은 결과적으로 환자 선량 감소에 중요한 역할을 한다.

영상 수용체

전하결합소자

고식적인 투시촬영에서 디지털 투시촬영으로 바뀌면서 일어난 가장 큰 변화는 TV 카메라 촬상관 대신에 전하결합소자(CCD)를 사용했다는 것이다. 그림 26-6과 같은 CCD는 1970년대에 야간 투시경용으로 군에서 개발되었다. CCD는 가정용 캠코더, 일반적인 TV, 보안 감시장치, 천문학 등에 사용된다.

의료영상은 다른 영상에 비해 정밀함이 요구되는데, 최근에는 CCD의 투시영상용으로서의 유용성이 부각되고 있다.

CCD에서 X선과 반응하는 부분은 그림 26-7과 같은 중첩되어 있는 실리콘 결정체이다. 실리콘 X선에 의해 빛이 조사되었을 때 전하가 발생되고 발생한 전하는 화소별로 표본화(sampling)되며 디지털 영상을 만든다.

CCD는 그림 26-8과 같이 영상증배관의 출력형광면

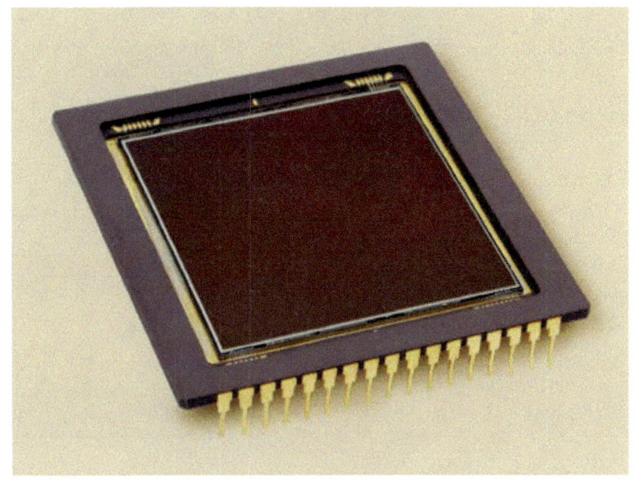

그림 26-6 CCD(charge-coupled device)는 2,048 × 2,048 매트릭스에 14 μm 픽셀 배열로 구성되어 있다. 이것은 영상증배관의 광출력을 보여준다.

과 광섬유 또는 렌즈 시스템을 통해 결합하며, 실제로는 그림 26-8보다 복잡하게 연결되어 있다. 상업적으로 이용되는 CCD 결합 하우징은 그림 26-9와 같다.

이 그림에 ABS 센서라고 부착되어 있는 표가 보일 것이다. 렌즈와 결합한 CCD는 표본광을 측정하고, 이 측정값은 ABS 시스템을 구동하는 데 사용된다. CCD가 영상증배관과 결합되어 있을 경우 결과적으로 모든 CCD 신호는 표본화되어 ABS 시스템을 구동한다.

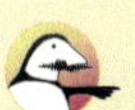

CCD가 영상증배에 직접적으로 결합하면 전체적인 CCD 신호는 표본화되고 ABS 시스템을 구동한다.

상자 26-1 의료영상에 대한 CCD의 장점

- 높은 공간 분해능
- 높은 신호 대 잡음비
- 높은 검출양자 효율
- 워밍업이 요구되지 않음
- 지연 또는 블루밍이 없음
- 공간 왜곡이 없음
- 유지 보수가 없음
- 수명이 제한적이지 않음
- 자기장으로부터 영향을 받지 않음
- 선형적 응답 특성
- 낮은 환자 피폭선량

캠코더와 같은 대부분의 장치에서 CCD의 최대 장점은 작은 크기이다. 의료영상에서 CCD의 사용에 관한

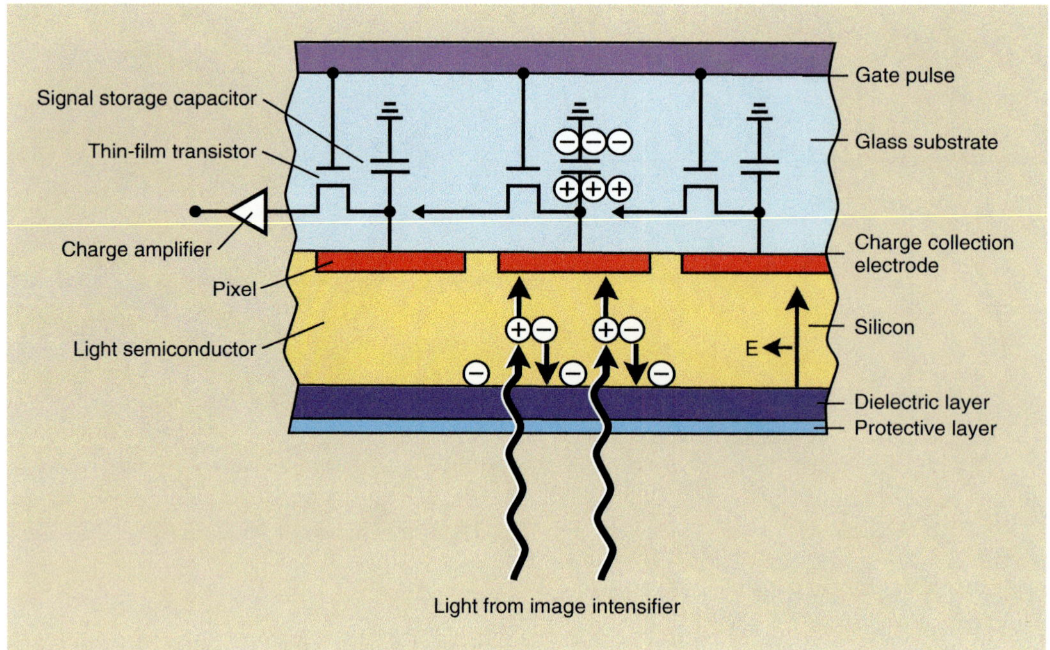

그림 26-7 CCD(charge-coupled device)의 단면적을 보여준다.

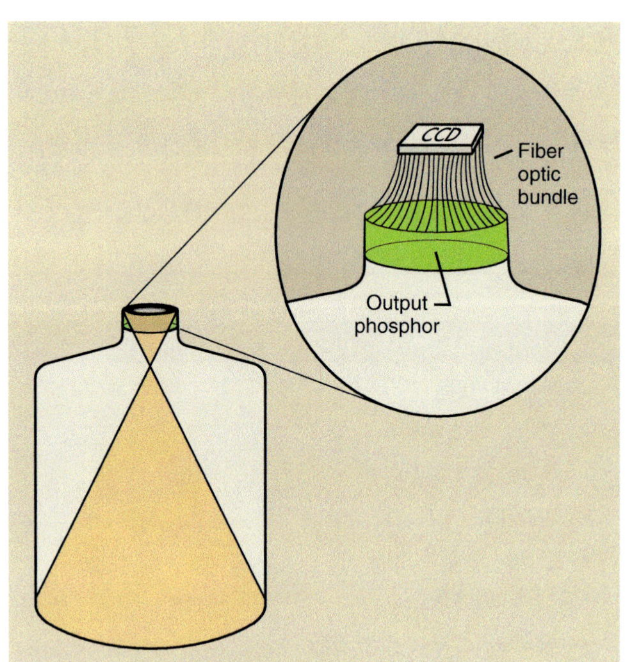

그림 26-8 CCD를 영상증배관에 결합할 수 있는 방법

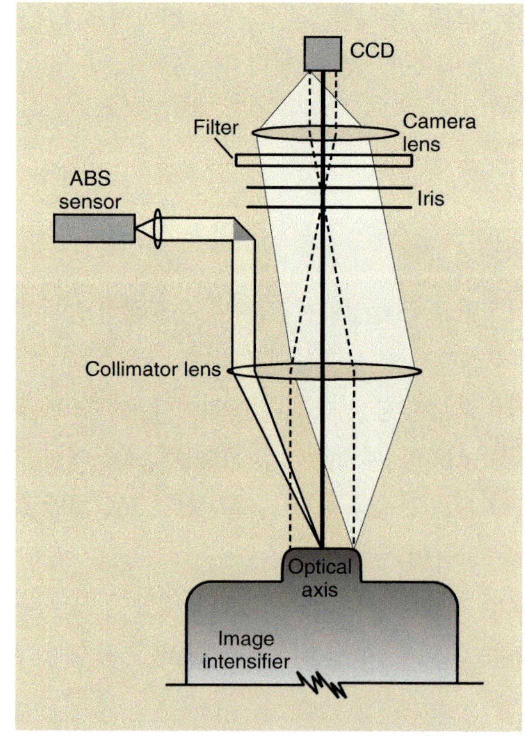

그림 26-9 영상증배에서 CCD에 대한 렌즈 결합 시스템의 예시

다양한 장점은 상자 26-1과 같다.

CCD의 공간 분해능은 물리적인 크기와 화소의 수로 정의된다. 1,024개 매트릭스의 통합 시스템에서의 영상 공간 분해능은 10 lp/mm이다. TV 카메라 튜브의 공간 왜곡은 핀 쿠션(pin cushion)이나 바렐(bareel) 인공물로 나타난다. 하지만 CCD에서는 이러한 인공물이 나타나지 않는다.

CCD는 TV 카메라 촬상관보다 높은 광 민감도를 가지며(양자검출 효율, DQE) 낮은 농도의 전자 노이즈가 나타난다. 이로 인해 높은 신호 대 잡음비(SNR)와 높은 대조도를 얻을 수 있다. 이러한 특징은 환자 선량을 감소시키는 결과를 가져온다.

CCD의 빛에 대한 응답은 매우 안정적이며, 별도의 준비가 필요하지 않고, 잔상이나 반점 또한 나타나지 않는다. CCD는 본질적으로 영구적 수명을 가지고 있으며 유지 보수를 필요로 하지 않는다.

CCD의 큰 특징은 그림 26-10과 같은 선형 응답성이다. 선형 응답성은 특히 감산 영상에 유용하며 동적 영역을 증가시키고 영상 대조도를 향상시킨다.

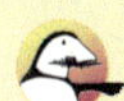

DF와 CCD의 결과, 기존의 투시촬영보다 우수한 대조도 분해능과 넓은 동적 범위를 가질 수 있다.

평판형 영상 수용체

평판형 영상 수용체(flat panel image receptor; FPIR)의 개발에 의해 디지털 투시영상장치는 더욱 발전하게 되었다. 이와 같은 평판형 영상 수용체(FPIRs)는 CsI/a-Si으로 구성되는데, 제16장의 DR에서 설명하였다.

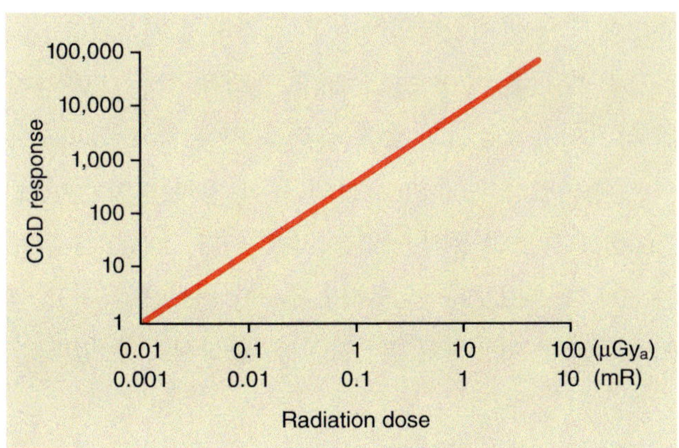

그림 26-10 전하결합소자의 광반응은 선형적이며 전기적으로 조정할 수 있다.

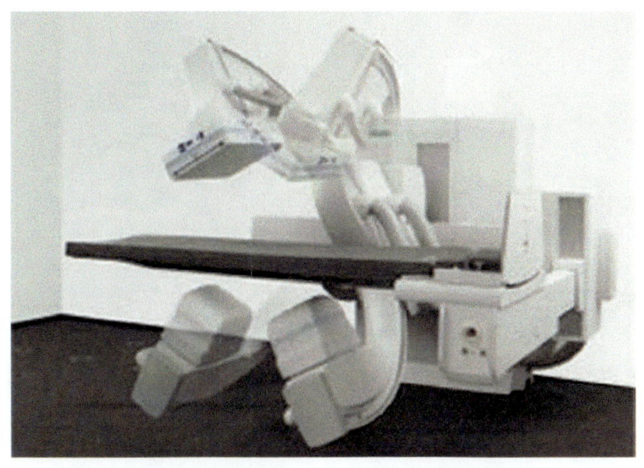

그림 26-11 평판 영상 수용체를 사용한 디지털 투시촬영장치

설치된 FPIR 투시촬영장치는 그림 26-11과 같다. FPIR는 영상증배관에 비해 더 작고 밝으며 제작이 용이하며, 방사선 촬영 카세트가 필요없어 방사선 종사자, 기술자가 더욱 쉽게 사용할 수 있다.

하지만 이러한 쉬운 사용성은 디지털 투시촬영에서 FPIR이 부각되는 이유로 작용하지 않는다. 영상증배 투시촬영과 비교한 FPIR의 장점은 상자 26-2와 같다.

상자 26-2 디지털 투시촬영에서 CCD 영상증배관과 비교한 평판형 영상 수용체의 장점

- 왜곡 없는 영상
- 전체 영상에서 변함없는 품질을 유지한다.
- 영상의 대조도 분해능 증가
- 모든 피폭선량 수준에서 높은 검출양자 효율(제16장 참조)
- 직사각형 영상 조사야는 유사한 영상 모니터에 연결
- 외부 자기장에 의해 영향을 받지 않음

영상증배관은 중심에서 둘레까지의 거리가 일정하지 않아 공간 분해능과 대조도 분해능의 균일도가 떨어진다. 영상증배관의 수명과 함께 광막 글레어(veiling glare)과 핀 쿠션(pin cushion) 왜곡은 증가한다. 그러나 FPIR은 전체적으로 균일한 응답 특성을 가지고 있고 이러한 균일도는 세월이 흘러도 감소하지 않는다.

FPIR에 의한 영상획득은 정사각형이나 직사각형 형태로 평판형 모니터와 유사하다(제18장 참조).

따라서 FPIR은 영상증배관과 다르게 외부 자기장에 거의 반응하지 않는다. 이는 인터벤션 시술을 위한 영역에서 그림 26-12와 같은 영상 유도 카테터 내비게이션이라는 새로운 장을 열었다.

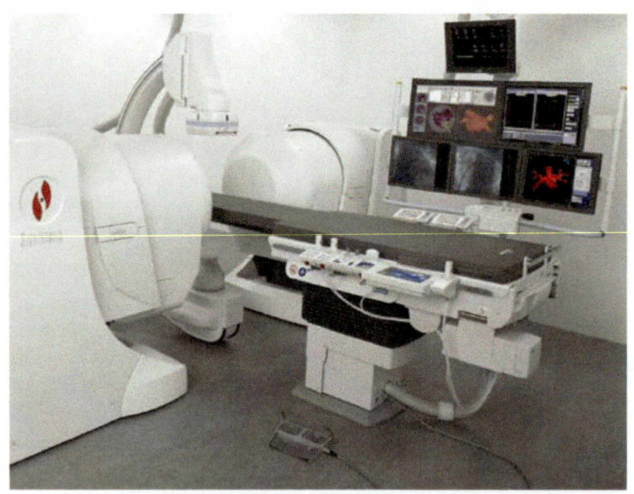
그림 26-12 평판 영상 수용체 투시촬영은 자기장의 조정을 가능하게 만들었다.

자성 꼭지가 달려 있는 특별한 카테터는 환자의 혈관 구조로 안내한다. 이러한 카테터는 환자 옆에 위치한 두 개의 큰 자석을 이용하여 구불구불한 혈관 안에서 원격으로 쉽게 이동이 가능하다. 이러한 기술은 심장학과 심혈관계 방사선 촬영에 진보된 방식으로 적용할 수 있다.

영상 디스플레이

비디오 시스템

고식적 투시촬영에 이용된 비디오 시스템(video system)은 보통 525라인인데, 이 시스템은 디지털 투시촬영에 적합하지 않다.

고식적인 비디오를 디지털 기술에 적용하는 것에는 2가지 제한점이 있다. 먼저 TV 카메라의 인터레이스 주사 방식으로 피사체를 읽어들이는 것은 디지털 영상에서는 상당한 질 저하를 유발한다. 둘째로 TV 카메라 튜브의 상대적으로 낮은 SNR이다. TV 카메라 튜브의 SNR은 약 200 : 1인데, DF는 약 1,000 : 1의 SNR이 필요하다.

비월주사 대 연속주사 모드. 제25장에서는 고식적인 TV 카메라 튜브의 피사체를 읽는 방식에 대하여 알아보았다. 이것은 *비월주사 방식*이라고 불리며, 262-1/2 라인을 1/60 s(17 ms)마다 읽는 방식과 525라인 비디오를 1/30 s(33 ms) 프레임으로 읽는 2가지 방식이 있다.

DF에서 TV 카메라 튜브는 연속주사 방식으로 정보를 획득하였다. 비디오 신호가 연속주사 방식으로 읽혀질 때 TV 카메라 튜브의 전자 빔은 33 ms 동안 그림 26-13와 같이 제일 위부터 아래까지 화면을 연속적으로 판독한다.

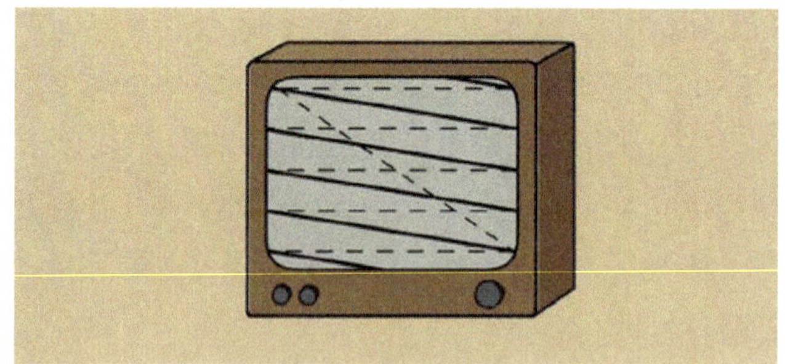
그림 26-13 연속 모드로 비디오 신호를 처리하는 모습

이 때의 비디오 영상은 TV 화면과 유사하게 구성된다. 비디오 영상은 각 신호 발생 구간 사이의 공간으로 TV 화면에 비해 깜박임이 덜 하다.

신호 대 잡음비. 모든 아날로그 전자기기들은 고유의 **노이즈**를 가지고 있다. 가열된 필라멘트나 전위차가 기기의 모든 곳에 항상 미세한 전기 전류를 흐르게 하기 때문이다. 이것을 ***백그라운드 전자 노이즈(background electronic noise)***라고 하는데, 아무 정보도 없는 방사선 사진에서 전기적인 **신호**들이 포그(fog)로 나타나는 것과 유사하다.

고식적인 TV 카메라 튜브의 SNR은 200 : 1로 최대 출력은 백그라운드 노이즈의 약 200배이고, 눈으로 볼 수 있는 최저 SNR은 약 5 : 1이다.

하지만 200 : 1의 SNR은 DF에서는 적합하지 않다. 비디오 신호는 대부분 최대 수치에 이르지 않고 낮은 신호는 대부분 노이즈로 처리되어 사라지기 때문이다. 이것은 특히 감산 영상 기술을 사용할 때 나타난다. 낮은 SNR에서 영상 시스템의 성능은 심각하게 저하된다.

그림 26-14는 200 : 1의 SNR 출력을 갖는 TV 카메라 튜브와 1,000 : 1의 SNR 출력을 갖는 튜브를 비교하여 설명하였다. 200 : 1 튜브의 동적 영역은 약 2^8이며, 1,000 : 1 튜브의 동적 영역은 약 2^{10}이다. 1,000 : 1 튜브는 200 : 1 튜브보다 약 5배의 유용한 정보를 가지고 있어 컴퓨터를 이용하여 영상을 더욱 향상시킬 수 있다.

평판 영상 디스플레이

평판 디스플레이 기술은 급격하게 음극선관(CRT)을

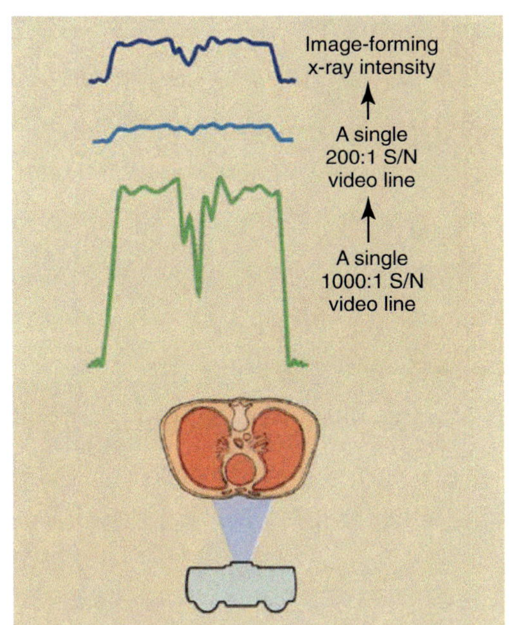

그림 26-14 비디오 시스템의 정보 내용은 높은 신호 대 잡음비로 인하여 매우 크게 증가한다. 이 그림에서는 200 : 1과 1,000 : 1 신호 대 잡음비일 때 물체를 통과한 비디오 신호의 결과 신호를 나타낸다.

대체하고 있다. 평판 디스플레이는 TV 기기의 가격이 낮아지면서 대중화되었다. 현재 개인용 컴퓨터 또한 CRT와 함께 판매되지 않는다.

이와 유사하게 평판 디스플레이는 방사선 사진과 투시에서도 CRT로 빠르게 대체 사용되고 있다. 이러한 변화된 영상 모니터링은 제18장에서 알아보기로 한다.

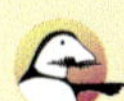
평판 모니터는 쉽게 보고 조작할 수 있어 더욱 우수한 영상을 제공한다.

최근에는 평판 디스플레이 기술이 투시영상에서 CRT보다 많은 이점이 있다. 평판 디스플레이는 무게가 가벼워 혈관촬영실에 모니터를 설치하는 것이 쉽기 때문이다.

디지털 감산 혈관촬영

미니 컴퓨터와 마이크로프로세서는 디지털 투시촬영(DF)에서 사용된다. 컴퓨터의 성능은 영상의 질, 영상획득 방식과 속도, 영상처리 방법을 결정하는 데 중요한 요소가 된다. DF 시스템의 중요한 특징은 **영상의 매트릭스 크기**, **시스템의 동적 영역**, **영상획득률**을 컴퓨터로 조절하는 것이다.

영상증배형 디지털 영상 수용체로부터 나오는 출력 신호는 **아날로그-디지털 변환기(ADC)**로 전달된다. ADC는 계속해서 다양한 신호를 받고 아날로그 신호를 디지털 신호로 변환한다. FPIR에서 출력된 신호는 이미 디지털화된 신호이다.

ADC는 컴퓨터와 DF 시스템이 호환 가능하도록 동일한 동적 영역을 가져야 한다. 8 bit의 ADC는 아날로그 신호를 0에서 255까지 높이고, 10 bit의 ADC는 아날로그 신호를 0에서 1,023까지로 변화시킨다. ADC의 출력은 주기억장치로 전달되고 디지털 영상 매트릭스 형태로 저장된다.

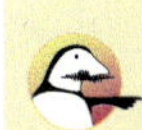
각 화소의 동적 영역과 화소의 개수는 영상의 저장속도, 획득시간, 영상을 만드는 시간, 출력기구에 전달되는 시간을 결정한다.

영상 저장이 1차 저장장치에서 일어날 경우 데이터 획득과 전달은 초당 30개 정도이다. 일반적으로 영상 매트릭스가 2배(512→1,024)가 되면 영상획득 속도는 4배로 증가한다.

대표적인 시스템에서는 512 × 512 매트릭스 방식의 영상을 초당 약 30장으로 획득할 수 있어야 한다. 하지만 1,024 × 1,024로 높은 분해능(해상력)을 갖는 영상은 초당 약 8장의 획득시간이 요구된다. 영상 전송에 있어서 이러한 제한은 메모리의 한 부분으로부터 다른 곳으로 큰 용량을 전송하는 데 요구되는 시간으로 부과된다.

영상 형성

디지털 투시촬영 검사의 큰 장점은 영상 감산 기술이 가능하여 조영제의 정맥 주입을 통해 혈관의 시각화 향상이 가능한 것이다. 다만, 이러한 감산 촬영은 넓은 X선 빔을 사용하기 때문에 산란선에 의해 대조도가 감소하는 단점이 있다.

그러나 영상의 대조도는 전자적으로 향상시킬 수 있으며 조영제가 통과하는 동안 감산된 영상을 즉시 볼 수 있게 하는 감산 기술에 의해 향상될 수 있다.

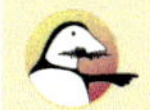
디지털 투시촬영은 영상 감산 후처리를 통해 높은 대조도 분해능을 가질 수 있다.

디지털 투시촬영에서 시간 감산법과 에너지 감산법에

는 2가지 방법이 있다. 각각의 장점과 단점은 표 26-1에 설명하였다. 에너지 감산방법이 고전압 발생기를 사용할 경우 받게 되는 제한성 때문에 시간 감산 기술이 많이 이용된다. 이 2가지 기술이 결합된 것을 **하이브리드 감산**이라 한다. 하이브리드 감산은 두 개의 감산 영상 사이의 환자 움직임을 줄이기 때문에 영상 대조도를 증가시킨다.

시간 감산. *시간 감산법(temporal substraction)*은 먼저 얻어진 영상에서 나중에 얻어진 영상을 컴퓨터로 감산하는 것을 말한다. 인터벤션 시술을 하는 동안 조영제가 혈관계로 계속해서 유입된다면 감산 영상은 조영제가 들어간 혈관의 정보만을 가지게 된다. 이때 **마스크 모드**와 **시간 간격차 모드*(time-interval difference mode; TID)***, 2가지 방식이 일반적으로 널리 사용된다.

표 26-1 시간 감산과 에너지 감산의 비교

시간 감산	에너지 감산
단일 관전압을 사용한다.	빠른 관전압 전환이 요구된다.
일반적인 X선 빔 여과가 적합하다.	X선 빔 필터 전환이 우선시된다.
1 mm에서 1%의 대조도 분해능을 갖는다.	좋은 대조도 분해능을 위해 높은 강도의 X선이 요구된다.
간단한 계산의 영상 감산이 필요하다.	복잡한 영상 감산이 필요하다.
움직임 인공물의 문제가 있다.	움직임 인공물이 많이 감소한다.
동일 구조의 모든 감산이 가능하다.	몇몇 뼈 잔여물은 감산되지 않는다.
영상 개수에 의해 감산 가능성이 제한받는다.	더욱 많은 형태로 감산 영상을 만드는 것이 가능하다.

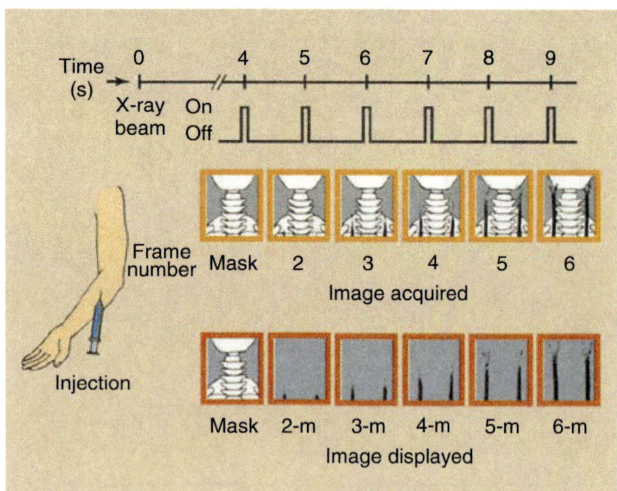

그림 26-15 마스크 모드 디지털 투시촬영의 대표적인 개략도

마스크 모드. 전형적인 마스크 모드(mask mode)로의 이미지 획득은 그림 26-15와 같다. 조사야(field of view; FOV) 안에 조사하고 싶은 해부학적 부위가 확실히 위치할 수 있도록 환자를 투시촬영 제어기 아래에 위치시킨다.

주입기는 팔에 연결되어 30~50 mL의 조영제가 초당 약 15~20 mL/s의 비율로 정맥에 주입되도록 한다. 동맥에 주입할 경우 10~25 mL의 조영제를 약 10~12 mL/s 주입하는 것이 일반적이다.

영상기구는 DF 방식을 위해 투시모드로 변환된다. X선관의 관전류가 투시 모드나 맥박에 따른 영상획득 프로그램일 경우 20~100배가 요구되기 때문이다.

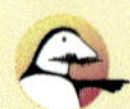

마스크 모드는 조영제가 들어 있는 혈관 영상을 연속적으로 감산한 결과이다.

조영제를 주입하고 촬영하고자 하는 부위에 조영제가 통과하는지를 추적하기 전에 4~10초 동안 X선 순간촬영 영상을 만든다. 이 영상은 1차 기억장치에 저장되고 비디오 모니터 A에 표시된다. 이것을 **마스크 영상**이라고 한다.

마스크 영상은 일련의 과정을 따라 근접한 공간의 메모리 안에 저장된다. 추가 영상을 획득하면 마스크 영상은 1차 기억장치에 저장된 영상과 감산된다. 동시에 이 감산된 영상은 모니터 B에 표시된다.

그림 26-16의 A는 조영제를 주입하기 전 마스크 영상이고 B는 조영 증강된 영상이다. C는 감산된 영상을 보여준다.

정적인 물체(두개골 같은)의 디지털 감산으로 동맥이 불투명하게 되어, 특히 말단 부분을 분석하는 데 도움이 된다.

감산된 영상은 즉시 나타나며 저장된다. 검사 종료 후에도 각각의 감산 영상은 언제든지 다시 확인할 수 있다.

여기에서 묘사된 각각의 영상은 33 ms의 X선 펄스(pulse)로 얻어진 것이다. 하나의 비디오 영상을 만들기 위해 요구되는 시간은 33 ms이다. 비디오 시스템이 상대적으로 느린 응답과 높은 비디오 노이즈를 가지고 있기 때문에 여러 장의 영상(약 4~8장)을 합쳐 한 장의 영상을 만든다. 이 과정을 **영상 적분**이라 한다. 이는 많은 영

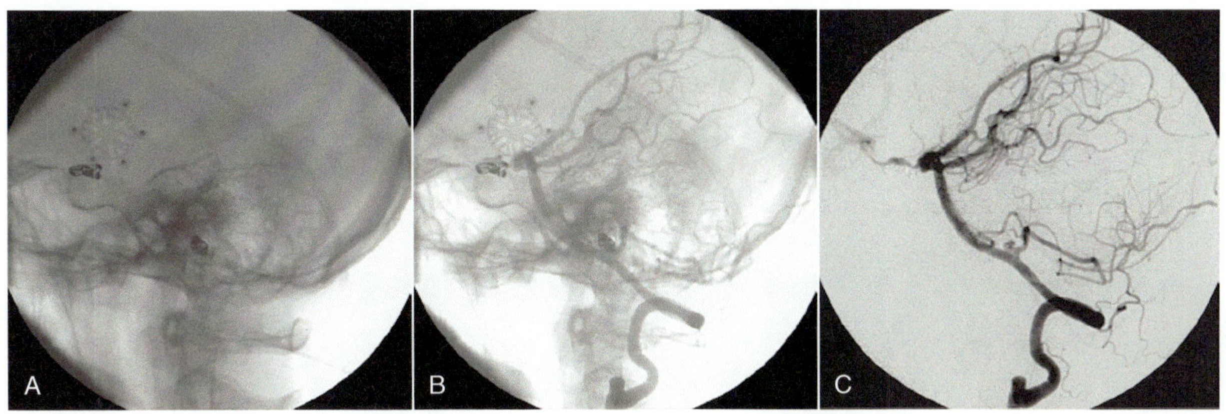

그림 26-16 (A) 조영제 주입 전 마스크 영상. (B) 조영제 주입 후 영상. (C) 조영제 주입 후 영상에서 주입 전 마스크 영상을 감산한 영상.

상 획득을 필요로 하기 때문에 영상 대조도가 증가하지만 환자 조사선량 또한 증가하는 단점을 가지고 있다.

DF의 마스크 모드에서 마스크 획득 후의 계속되는 영상은 매뉴얼이나 사전에 프로그램이 완료된 상태로 조정된다. 사전에 프로그래밍되어 있으면 컴퓨터의 데이터 획득 조정은 검사의 요구와 관련하여 변화한다.

예를 들어, 경동맥 혈류의 평가를 위한 상완정맥 주입 시 검사자는 조영제 주입 2초 후 두 개의 마스크 영상을 획득한다. 2초 지연 후 초당 영상 2개를 얻는 속도로 3초 동안 영상을 획득하고, 초당 1개의 속도로 획득할 경우 5초간 영상을 획득한다. 또한 초당 1개의 영상을 최대 14초 동안 획득할 수 있다. 영상획득을 위한 컴퓨터의 영상 수용 능력이 충분하다면 다양한 영상획득률과 지연시간을 결합함으로써 다양한 속도로 영상을 획득하는 것이 가능하다.

재 마스킹. 연속 검사에서 환자의 움직임이나 부적절한 기술 또는 다른 이유로 인해 처음에 획득한 마스크 영상의 사용이 적절하지 않을 경우 나중에 찍은 영상이 마스크 영상으로 사용될 수 있다. 전형적인 검사는 마스크 영상을 포함하여 초당 30개의 영상을 촬영한다.

만약, 사용하려고 했던 마스크 영상이 기술적으로 부적합하고, 5번째까지의 영상 중 최대 대조도를 갖는 영상이 나타날 경우, 5번째 영상을 사용하여 영상을 만드는 것이 1번째 영상으로 만드는 것보다 더 나은 감산영상을 만들 수 있다. 또한 검사자는 여러 영상을 적분하여(약 4~8개) 적절한 마스크 영상을 얻어낼 수도 있다. 적합하지 않은 마스크 영상은 노이즈, 움직임, 기술 요소 등에 의해 나타난다.

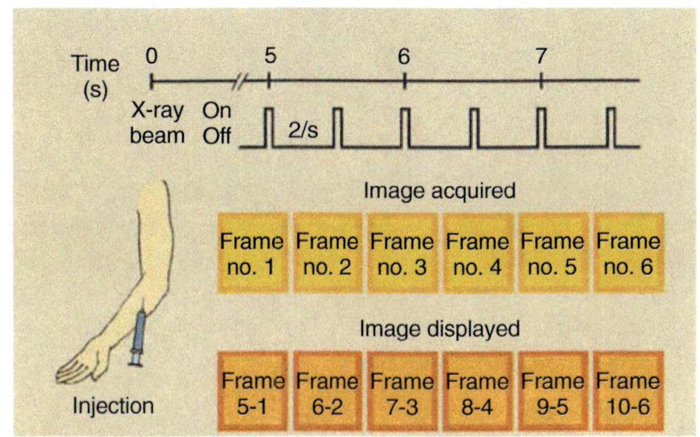

그림 26-17 시간 간격을 둔 촬영의 영상이 순서대로 감산되는 방법

시간 간격차 모드(TID). 몇 가지 검사는 그림 26-17과 같이 특정 주기에 특정 마스크를 지정하여 감산 영상을 만든다. 예를 들어, 심장 영상을 획득할 경우를 생각해 보자. 영상은 정맥주사 후 5초부터 획득을 시작하고 이때의 영상의 획득 비율은 초당 15장으로 4초 동안 지속된다. 이러한 검사에서는 총 60개의 영상을 얻게 된다. 각각의 영상은 1번부터 60번까지 자신의 고유한 프레임 번호를 갖게 되고 각각의 영상은 분리된 메모리에 저장된다.

4장의 TID 영상(268 ms)을 선택한다면 1번째 영상은 5번째 영상에서 1번째 영상을 뺀 것으로 나타난다. 마찬가지로 2번째 영상은 6번째 영상에서 2번째 영상을 뺀 것으로 나타나고, 3번째 영상은 7번째 영상에서 3번째 영상을 뺀 것으로 나타난다. 4번째 영상 역시 위의 공식으로 얻을 수 있다.

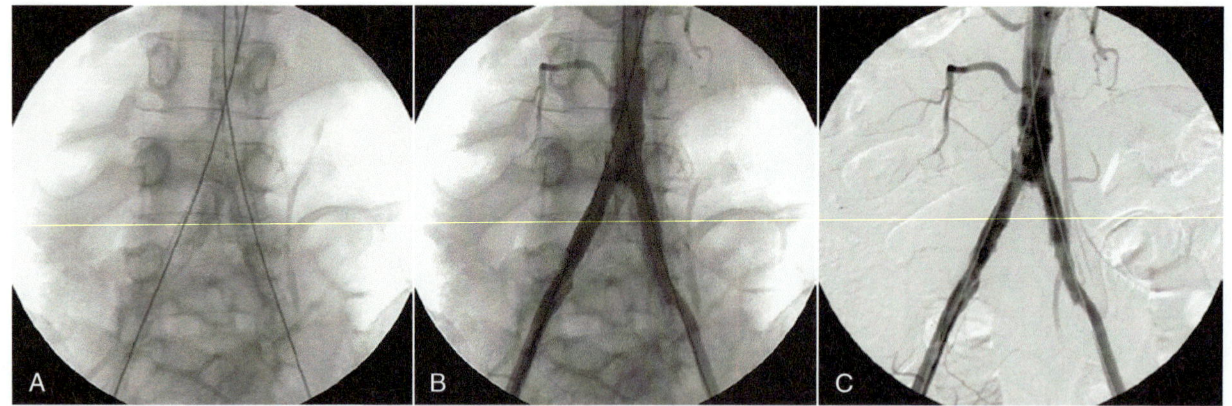

그림 26-18 복부 대동맥 부근의 교차 이상을 발견하기 위한 디지털 감산 혈관 촬영(DSA). (A) 마스크 영상. (B) 조영제를 주입한 후 영상. (C) 최종적으로 감산한 영상.

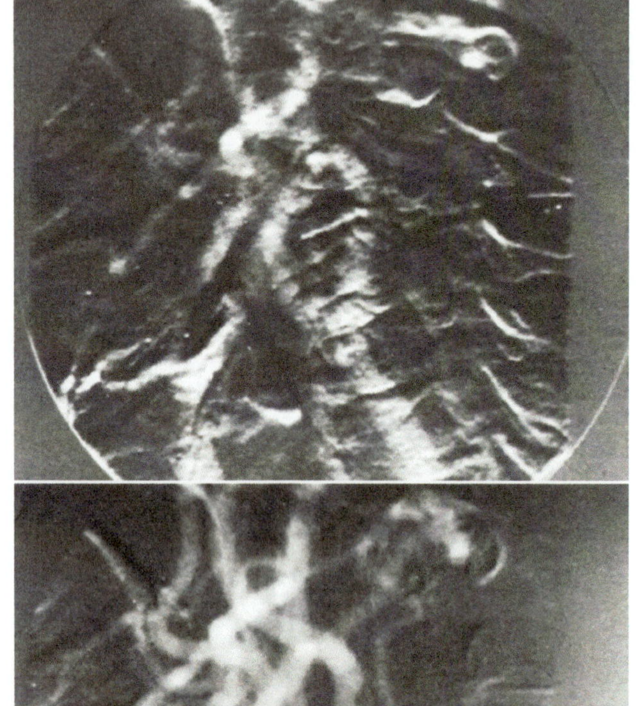

그림 26-19 잘못된 영상 정합으로 인한 인공물

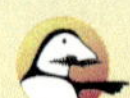 TID 모드는 단계적 마스크와 다음에 나오는 프레임으로 감산 영상을 생성한다.

영상은 실시간으로 조영제의 흐름에 따른 역동적 움직임을 관찰한다. 각각의 TID 영상 간격이 좁기 때문에 움직임 인공물로부터 큰 영향을 받지는 않지만 마스크 모드 영상보다는 적은 대조도를 가지게 된다. 결과적으로 TID 영상은 심장 평가의 방법으로 제공된다.

그림 26-18은 전형적인 디지털 감산 혈관 촬영(DSA)을 나타낸다.

잘못된 영상 정합. 마스크 영상과 계속되는 영상 사이에서 환자의 움직임이 발생하였다면 감산 영상은 그림 26-19와 같은 **잘못된 영상 정합(misregistration) 인공물**을 만들 것이다. 이것은 같은 화소에 다른 해부학적 구조물이 영상 정합된 것이다. 이러한 유형의 인공물은 몇 화소 **이동**된 영상 정합 마스크를 **겹침**으로써 제거할 수 있다.

에너지 감산. 시간 감산 기술은 검사 도중 조영제를 교체할 수 있고, 고전압 발생기가 필요 없다는 장점이 있다. 에너지 감산은 두 개의 다른 에너지를 가진 X선 빔이 서로 다른 광전효과를 일으킨 결과로 감산 영상을 형성한다.

기본적인 기술은 제12장에서 묘사한 지구 사진과 유사하다. 이것은 조영제가 인체의 다른 조직과는 달리 갑작스런 K각 광전흡수 변화를 나타낸다는 것에 기초한다.

그림 26-20은 X선의 에너지에 따라 X선이 요오드, 뼈, 근육과 상호작용할 확률을 보여준다. 광전흡수의 확률은 X선의 에너지가 증가할수록 감소한다. 하지만 33 keV에서 요오드는 다른 조직과 달리 급격한 흡수의 증가를 나타낸다.

이러한 에너지는 요오드의 K각 결합 에너지와 일치한다. 조사된 X선의 에너지가 요오드의 K각 결합에너지보다 클 경우에는 흡수가 급격하게 증가한다. 표에서와 같은 증가를 K 흡수단이라고 한다.

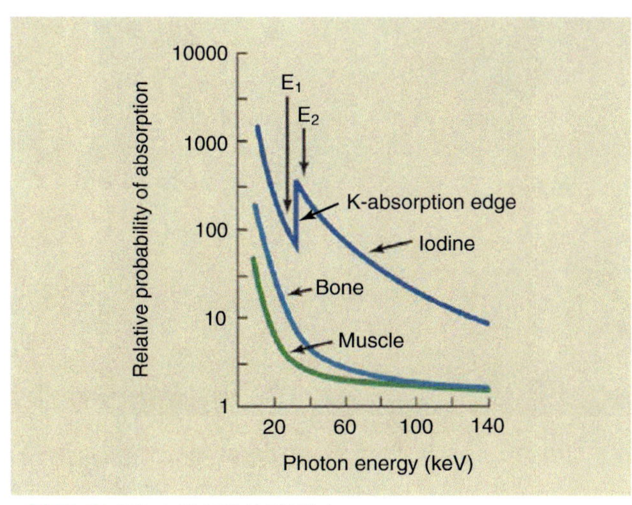

그림 26-20 요오드, 뼈, 근육의 광전흡수

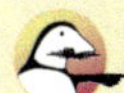
그래프에서 증가하는 것은 K 흡수단으로 알려져 있다.

32 keV와 34 keV의 2가지 단일 X선 빔이 사용된다면 요오드에서 각각의 빔 흡수는 큰 차이를 보일 것이다. 이러한 결과는 감산 영상에서 매우 큰 대조도를 나타낸다. 하지만 X선 빔은 넓은 에너지의 스펙트럼을 가지고 있기 때문에 위와 같은 경우가 거의 나타나지 않는다.

에너지 감산은 다른 스펙트럼을 가지고 있는 두 개의 X선 빔이 제공되어야 한다는 단점이 있다. X선을 생성하는 방법은 2가지인데, 첫 번째는 70 kVp와 90 kVp X선을 교체하여 이용하는 것이고, 두 번째는 두 개의 다른 필터를 사용하여 서로 다른 빔이 번갈아 나오게 하는 것이다.

하이브리드 감산. 몇몇 DF 시스템은 에너지 감산과 시간 감산을 함께 결합하여 사용하는데, 그림 26-21과 같은 기법을 **하이브리드 감산(hybrid subtraction)**이라 한다. 이전에 설명한 바와 같이 마스크 모드 방식으로 영상을 획득하는데 마스크와 각각의 계속되는 영상들은 에너지 감산 기술에 의해 변화한다. 환자 움직임을 제한할 수 있다면 하이브리드 감산법은 이론적으로는 매우 높은 질의 DF 영상을 생성할 수 있다.

로드맵핑

로드맵핑(roadmapping)은 DSA의 특수 적용 분야이고 마스크 영상이 획득 저장된다. DSA와 같이 조영제를 주입하고 그림 26-22(A) 감산 영상의 획득에 이용한다. 하지만 여기에는 추가적인 단계가 필요하다.

카테터가 투시촬영에 적합하게 발전함에 따라 영상은 두 번째 마스크에 의해 감산하여 변화한다. 결과적으로 그림 26-22(B)와 같이 검은 가이드 와이어나 카테터가 하얀 혈관 안에서 보이게 되는 것이다.

최종 DSA 영상은 좋은 대조도로 완벽한 혈관계를 보여준다. 이 영상은 반전되어 추가적인 DSA 영상의 마스크로 사용된다.

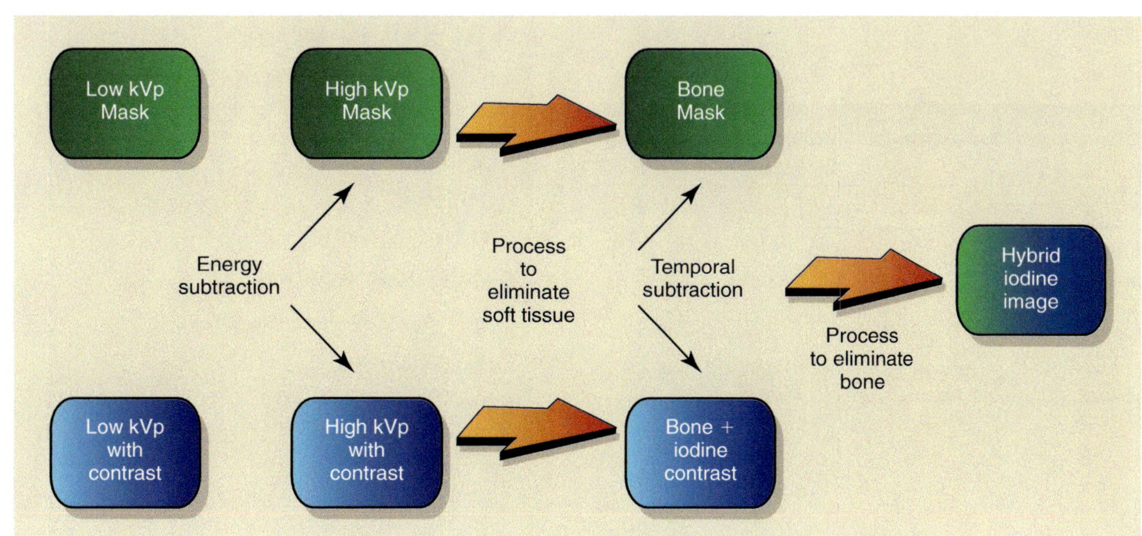

그림 26-21 하이브리드 감산은 시간과 에너지 감산 기술을 모두 포함한다.

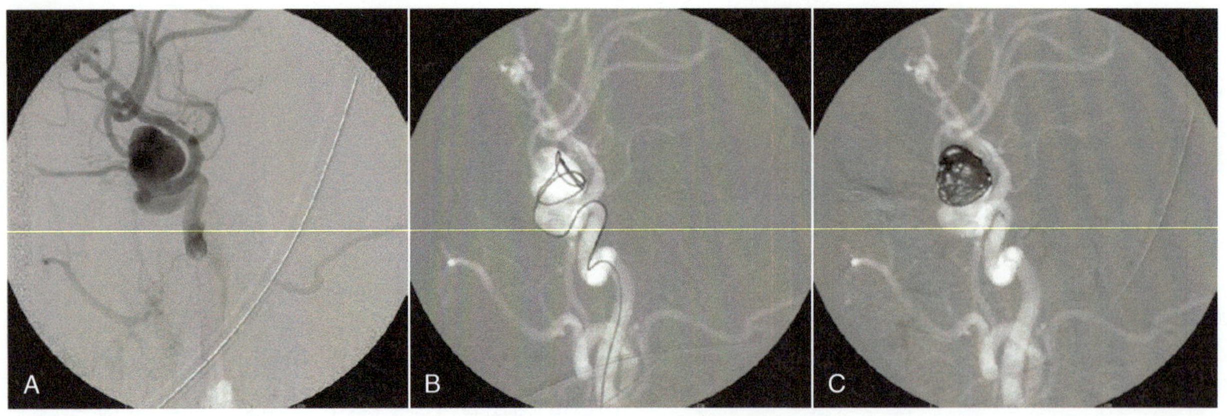

그림 26-22 로드맵핑(roadmapping) 뇌혈관 영상

환자 선량

디지털 투시촬영의 또 다른 장점은 환자 선량(patient radiation dose)을 줄일 수 있다는 것이다. DF 영상은 연속적인 것처럼 보이지만 실제로는 이산적이다. 대부분의 DF 시스템의 X선 빔은 하나 이상의 33 ms 비디오 프레임을 채우기 위해 펄스 형태로 발생한다. 따라서 관전류 설정치가 더 높다 하더라도 아날로그형 연속 투시촬영에 비하여 투시 선량비가 낮아진다.

DF를 사용한 정적 영상 또한 100 mm 스팟 필름 카메라보다 프레임당 낮은 선량으로 만들어진다. TV 카메라 튜브나 CCD가 스팟 필름 카메라보다 높은 민감도를 나타내기 때문이다. 표 26-2는 고식적인 투시촬영과 디지털 투시촬영의 대표적인 차이점을 나타낸 것이다.

디지털 스팟 영상은 쉽게 영상을 얻을 수 있기 때문에 필요한 것보다 많은 선량을 조사할 수 있다. 투시 촬영자가 이것을 예방할 수만 있다면 환자 선량의 누적을 감소시킬 수 있을 것이다.

표 26-2 대표적인 투시촬영 조사 시의 대략적인 환자 선량

영상 모드	환자 선량	
	고식적 방식	디지털 방식
5분 투시촬영	200 mGy_t(20 rad)	100 mGy_t(10 rad)
3 스팟 필름–일반 모드	6 mGy_t(600 mrad)	2 mGy_t(200 mrad)
3 스팟 필름–확대 1모드	10 mGy_t(1.0 rad)	3 mGy_t(200 mrad)
총 선량	216 mGy_t(21.6 rad)	105 mGy_t(10.5 rad)

요약

디지털 투시촬영장치는 고식적인 투시촬영 장비에 컴퓨터, 최소한 두 개의 모니터, 복잡한 제어부를 추가한 것이다. 미니 컴퓨터에 의해 영상 매트릭스 크기, 시스템 동적 영역, 영상획득 속도가 조절된다. 이러한 디지털 투시촬영은 영상 매트릭스 모드에 의해 초당 8~30개의 영상을 촬영할 수 있다.

감산은 영상으로부터 모든 불필요한 해부학적 구조를 제거 또는 마스킹하여 관심영역의 해부학적 구조를 향상시키는 처리과정이다. 이러한 감산은 디지털 투시촬영에서 시간적 또는 에너지 감산으로 처리된다.

디지털 영상 처리는 의료용 영상 정보 · 저장 시스템을 위해 진단 영상 부서에서 이용될 수 있다. 원격 방사선학은 원격으로 디지털 영상을 타 병원이나 기타 기관으로 전달할 수 있도록 한다.

도전문제

1. 다음을 정의하거나 설명하시오.
   a. 디지털 감산 혈관조영술
   b. 영상 정합
   c. 호출시간
   d. 하이브리드 감산
   e. 전하결합소자(CCD)
   f. 평판형 영상 수용체(FPIR)
   g. 순차 비디오 주사(progressive video scan)
   h. 펄스 폭(duty cycle)
   i. ABS
   j. 평판형 영상 표시장치
2. 고식적 투시촬영과 비교하여 디지털 투시촬영의 이점은 무엇인가?

3. 마스크 모드 투시촬영에서 영상획득의 순서를 설명하시오.
4. 비디오 시스템에서 순차 주사(progressive scan)와 비월 주사(interlacing scan)의 차이를 설명하시오.
5. 모든 전자장치에서 고유의 노이즈가 존재하는 이유는 무엇인가?
6. 에너지 감산의 순서를 설명하시오.
7. 무엇이 디지털 투시촬영장치의 공간 분해능을 결정하는가?
8. 23 cm 영상증배관을 가진 DF 시스템이 512×512 영상 모드로 동작될 때, 각 화소의 크기는 어느 정도인가?
9. DF 시스템의 동적 영역이 12 bit로 표시되고 있다면 이것은 무엇을 의미하는가?
10. 디지털 투시촬영에서 공간 분해능은 어떻게 결정되는가?
11. 평판형 영상 수용체의 투시촬영장치는 어떻게 자동적으로 밝기가 안정화되는가?
12. DF 영상증배관이 12 cm 모드로 작동될 때 1,000 line 비디오 시스템의 화소 크기는 얼마나 되는가?
13. Ⅱ-CCD로 투시촬영 영상이 획득될 경우와 FPIR로 투시촬영 영상이 획득될 때의 차이점은 무엇인가?
14. 고식적인 투시촬영에서 디지털 투시촬영으로 넘어가기 위해서는 어떠한 추가적인 장치가 필요한가?
15. 디지털 투시촬영과 고식적인 투시촬영의 차이를 환자 선량을 생각하여 비교하시오.
16. 영상 유도 카테터 네비게이션(navigation)이란 무엇인가?
17. 대조도를 나타내기 위해 요오드(iodine)를 사용할 경우 디지털 감산 혈관조영촬영은 어떤 X선 에너지(keV)에서 최대의 대조도를 나타내는가(Eb = 33 keV)?
18. TV 카메라 튜브 대신 CCD를 사용할 경우 어떠한 이점이 있는가?
19. 잘못된 영상 정합으로 생성된 인공물을 제거할 수 있는가?
20. 디지털 투시촬영에서 신호 대 잡음비(SNR)는 왜 중요한가?

CHAPTER 27

인터벤션 방사선 영상학

Interventional Radiography; IR

학습목표

1. 인터벤션 방사선 시술이 진행되는 동안 환자와 시술자에 대한 방사선 보호대책을 설명할 수 있다.
2. 기존의 외과적 수술보다 최소한의 침습적인 인터벤션 방사선 시술이 선호되는 이유를 설명할 수 있다.
3. 이온성 조영제보다 비이온성 조영제가 가지고 있는 장점에 대해 설명할 수 있다.
4. 동맥조영술의 위험성에 대해 설명할 수 있다.
5. 인터벤션 방사선 시술을 위해 사용되는 장비들에 대해 설명할 수 있다.

최근 혈관 인터벤션(intervention) 방사선 시술이 빠르게 발전하고 있으며 이를 시행하기 위해서는 검사실과 여러 복잡한 장비들이 필요하다. 이 장에서는 인터벤션 방사선 시술과 장비에 대해 학습하고자 한다.

기술의 발전에 따른 용어의 변화를 확인하는 것은 흥미롭다. 최초로 뢴트겐이 명명한 X선은 뢴트겐의 발견에서 볼 수 있듯이 '알 수 없는' 수학적인 기호를 대신한다.

현재 영상기술은 나날이 발전하고 있다. 방사선 기술자에 대한 명칭도 X선 기사에서 방사선사로 변화하였으며, 그림 27-1과 같이 핵의학 담당 방사선사 또는 영상 담당 방사선사 등이 될 수 있다.

방사선 기술은 보다 정확하고 다양한 학문으로 분류되어 있으며, 방사선사는 공기뇌사진법, 척수조영술, 신경혈관조영술 등과 같은 특수한 검사들의 영상처리를 담당하고 있다. 혈관조영술 및 인터벤션 방사선 시술은 빠르게 발전하고 있으며, 이러한 시술을 위해서는 특별히 고안된 검사실과 장비가 필요하다. 인터벤션 방사선을 담당하는 방사선사들은 인터벤션 방사선 시술을 시행하는 팀의 일원으로 시술에 참여하고 있다.

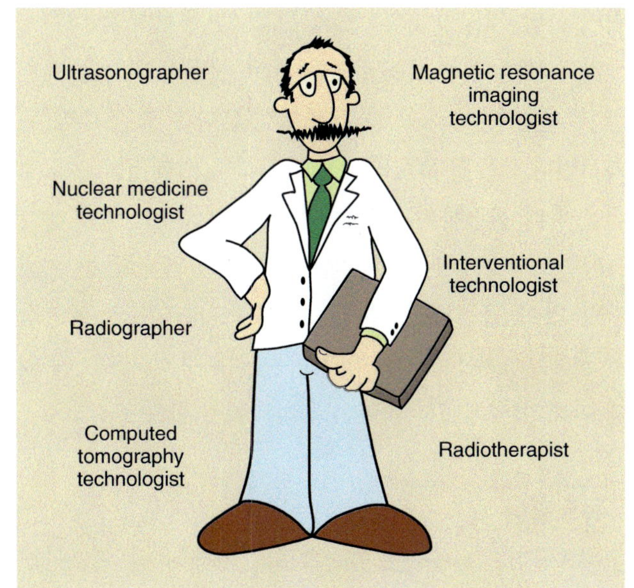

그림 27-1 근무하고 있는 전문 분야에 따라 여러 가지 호칭으로 불린다.

표 27-1 인터벤션 방사선 시술실에서 시행되는 주요 시술

진단목적의 조영술	인터벤션 방사선 시술
혈관조영술	스텐트 삽입술
대동맥조영술	색전술
동맥조영술	대정맥 필터 설치술
심장혈관조영술	혈전용해술
척수조영술	혈관성형술
정맥조영술	죽상제거술
카테터를 이용한 조영술	비혈관계 인터벤션 시술

인터벤션 방사선 촬영의 종류

인터벤션 방사선 촬영은 1930년대 바늘(needle)과 조영제(contrast media)를 이용한 **혈관조영술**로 시작되었다. 1960년대 초에 마손 조네스(Mason Jones)가 팔의 동맥을 통해 선택적 관상동맥으로 유입하는 **상지 선택적 동맥혈관조영술(transbrachial selective coronary angiography)**을 시도했다.

또한 1960년대에 선택적 내장, 심장 및 두개골 동맥이 가능한 뇌혈관조영술(transfemoral angiography)이 개발되었다. 멜빈 주드킨스(Melvin Judkins)는 관상동맥 혈관조영술(coronary angiography)을 소개했고, 찰스 도터(Charles Dotter)는 내장 혈관조영술(visceral angiography)을 소개했다.

*혈관조영술*은 혈관 내에 조영제를 주입하여 혈관 영상을 획득하는 것이다. 인터벤션 방사선 시술의 종류에는 혈관성형술, 혈전용해술, 혈관색전술, 혈관 스텐트 삽입술 및 조직생검술, 비혈관 인터벤션 시술 등이 있으며, 인터벤션 방사선 시술은 혈관을 통해 혈관 내부에서 시행한다. 표 27-1은 인터벤션 방사선 분야에서 시행되는 시술을 정리한 표이다.

기본 원리

동맥천자

1953년에 셸딩거(Sven Ivar Seldinger)는 카테터를 이용하여 동맥에 삽입하는 방법을 발표하였다. 셸딩거 바늘은 두 개의 부분으로 구성된 18 G의 구멍이 뚫린 바늘이다. 셸딩거 바늘을 대퇴동맥에 천자(삽입)하고 맥동을 확인한 후 내부 바늘을 제거하고 외부 바늘을 이동하여 동맥혈이 역류하면 유도철심의 바늘을 동맥 내강으로 통과

시켜 삽입한다.

혈관 내에 있는 유도철심을 두고 쉘딩거 바늘을 제거한 후 혈관집(초, sheath)을 유도철심을 따라 혈관 내에 위치시킨다. 그 후 투시영상을 관찰하며 카테터를 유도철심을 따라 전진하여 원하는 혈관을 선택한다.

혈관조영술에서 대퇴동맥은 동맥으로의 접근을 위해 가장 많이 활용되는 혈관으로 치골(두덩)결합과 상전장골극(위앞엉덩뼈가시) 사이를 지나는 서혜부(샅굴부위) 쪽 인대 아래의 서혜에서 맥박이 촉지되어야 한다.

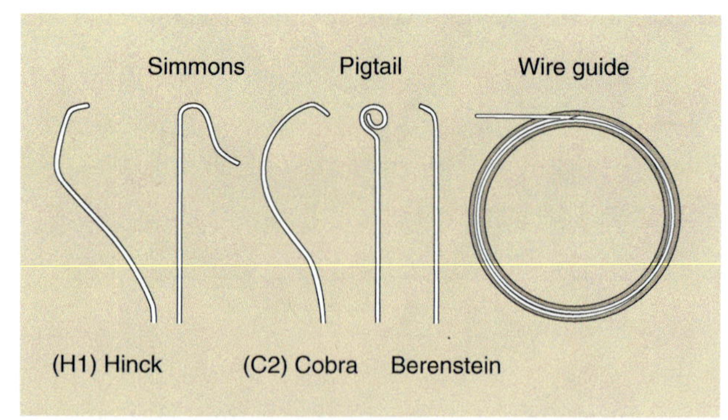

그림 27-2 일반적인 카테터의 모양

유도철심

유도철심(guidewires)은 혈관으로의 카테터 삽입을 안전하게 유도하는 기능을 하며 카테터의 삽입이 이루어지면 투시영상으로 유도철심을 확인한다.

유도철심은 여러 가지 재질로 이루어져 있으나 공통적으로 혈관 내벽에 대한 자극을 감소시키기 위해 끝부분이 부드럽고 유연하다.

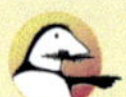 유도철심은 혈관의 카테터의 소개로 안전하다.

유도철심은 사용되는 카테터의 길이에 따라 선택되는데 100 cm 카테터를 사용하는 경우 145 cm 이상의 유도철심을 선택하여야 안전하게 시술을 시행할 수 있다. 유도철심은 끝부분의 굵기, 재질, 강도 및 코팅 정도에 따라 분류되며, 코팅의 종류에 따라 코팅 정도가 달라지기도 한다. 또한 표면을 헤파린으로 코팅한 경우에는 시술 중의 혈전 발생 정도를 줄일 수 있다.

J형 유도철심에는 죽상판이 있고 동맥경화가 진행된 혈관에서 사용되도록 고안되었다. 이 유도철심의 끝부분이 J형으로 되어 있기 때문에 동맥의 내막박리 예방에 도움을 준다. 코팅은 마찰을 줄이기 위해 고안된 것으로 코팅의 종류에는 테프론, 헤파린이 사용되고 있으며, 최근에는 친수성의 고분자를 사용한 글라이드 철심도 사용되어 인터벤션 방사선 시술의 발전에 기여하고 있다.

카테터

카테터(catheters)도 유도철심과 마찬가지로 여러 가지 모양과 크기에 따라 구분된다. 일반적으로 카테터 지름은 French(Fr) 단위를 사용하며 1F = 0.33 mm이고, 3 Fr은 1 mm에 해당된다. 그림 27-2는 4가지의 일반적인 카테터 모양을 보여주는 것으로 팁 모양에 따라 특정한 혈관을 선택하는 용도로 사용된다.

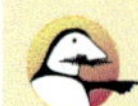 카테터의 끝 모양은 특정 동맥에 대한 선택적인 카테터 삽입을 위해 요구된다.

빈센트 힌크(Vincent Hinck)에 의해 만들어진 H1 또는 헤드헌터 카테터는 넙다리부위에서 목동맥으로 접근하는 데 사용되며 시몬스(Simmons) 카테터는 급격하게 각도가 있는 혈관에 도달할 수 있도록 굴곡이 있으며, 신경계 혈관조영술을 목적으로 제작되었지만 복부 혈관조영술에서도 사용되고 있다. C2 또는 코브라(Corba) 카테터는 적당한 굴곡의 팁을 가지고 있어 복강, 신장, 장간막 동맥에 사용된다.

피그테일(Pigtail) 카테터는 짧은 시간 동안 다량의 조영제를 주입하기 위해 사용되며 카테터 측면의 여러 개의 구멍은 조영제 주입 시 카테터 끝의 압력 및 자극을 감소시킨다.

카테터를 혈관 안에 삽입할 때 유도철심을 제거해야 하며 카테터 내의 혈액응고를 방지하기 위해 계속적으로 지혈세척을 해야 한다. 일반적으로 헤파린이 함유된 식염수는 카테터를 씻어내는 데 사용한다.

카테터가 목적하는 혈관에 위치하면 주사기로 조영제를 테스트 주입하여 혈관상태를 확인한 후 목적 장기에 해당할 경우 촬영을 실시한다. 혈관조영을 위해서는 조영제가 있는 자동주입장치에 연결하며 혈관의 굵기와 혈류속도에 따라 조영제의 양을 결정하여 주입한다.

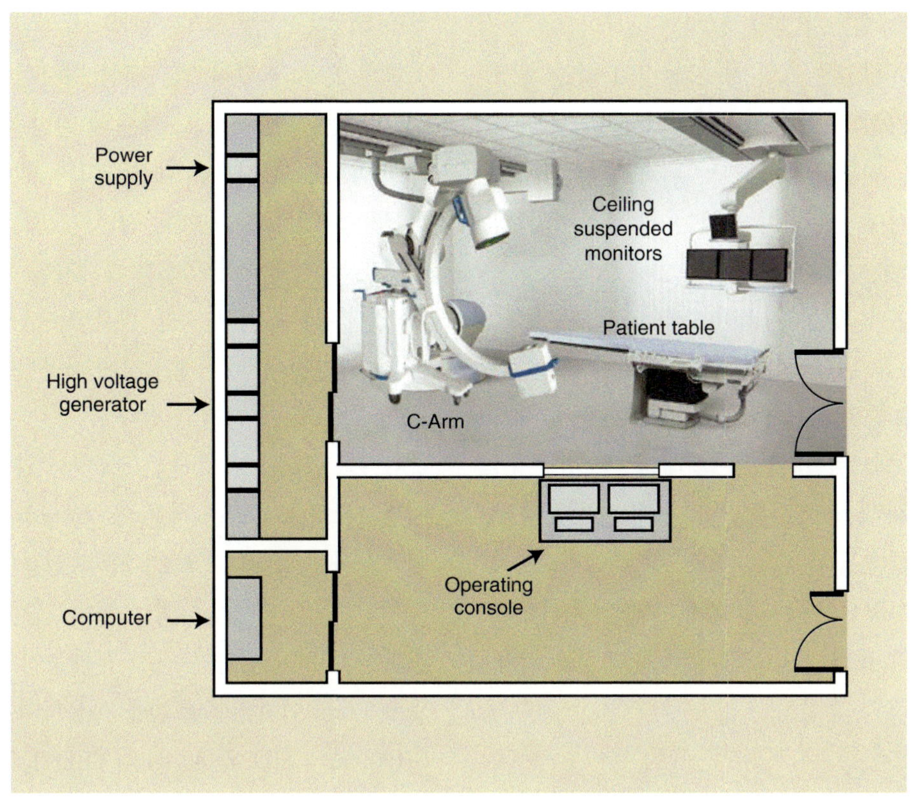

그림 27-3 인터벤션 방사선 시술실의 일반적인 배치도

Frame/sec는 혈류속도에 따라 결정된다.

조영제

혈관조영을 위해서는 방사선에 불투과성인 조영제(contrast media)를 사용한다. 조영제는 요오드 화합물을 원료로 만들어졌으며, 초기에는 이온성 조영제를 사용하였으나 삼투압이 높아 발생하는 부작용으로 인하여 현재는 비이온성 조영제가 사용되고 있다. 조영제는 삼투압, 점도, 요오드의 농도 및 환자의 병력에 따라 주입량을 결정한다.

환자 전처치 및 모니터링

방사선과 의사는 혈관 조영을 시행하기 전에 신뢰감을 형성하고 시술방법 및 위험성을 설명하기 위하여 환자를 면담하여 환자가 인터벤션 시술을 받기에 적절한 상태인지 평가해야 한다. 병력 및 병리검사의 확인은 환자가 보유하고 있는 알레르기나 그 밖의 상태를 확인하는 것으로 바람직한 시술 절차와 최적의 경로를 결정하는 데 필수적이다.

검사 전 정맥을 통한 수분공급과 금식이 필요하며, 시술에 따라서는 전신마취가 필요한 경우도 있다. 시술자가 확인할 수 있도록 시술 중에 심박동수, 혈압 및 혈액 내 산소포화도를 반드시 측정하여야 하고, 응급사항에 대처하기 위한 장치 및 약품이 준비되어 있어야 한다.

시술이 종료되면 카테터를 제거하고 천자부위의 지혈을 실시한다. 환자는 출혈을 방지하기 위해 모래주머니를 천자부위에 올린 채로 4~6시간 동안 침상안정을 취한다. 침상안정 시에도 환자 모니터링을 실시하며 수시로 천자부위의 출혈 여부를 확인해야 한다.

동맥혈관조영술의 위험

혈관조영술로 인한 합병증으로 조영제나 국소마취에 의한 알레르기 반응이 있을 수 있고, 삽입부위의 지혈이 적절하게 이루어지지 않거나 피하에 혈종이 생길 수 있으며, 다리의 혈류가 나빠지는 경우도 있다. 조영제와 관련된 질병은 신부전(콩팥기능상실) 등이다. 이러한 위험 요인을 최소화하기 위해서는 시술 전에 환자의 검진과 외과적 수술 및 알레르기 등의 병력 확인이 필요하다. 드물게는 카테터 또는 유도철심으로 인한 혈전이 형성되는 부작용이 발생하기도 한다.

인터벤션 방사선 시술실

인터벤션 방사선 시술은 그림 27-3과 같이 일반 촬영실 및 투시조영촬영실과는 다른 검사실이 필요하다. 검사실 자체는 20 ft(6 m)보다 작으면 안 되며 전체 크기는 500 ft^2 이상이 되어야 한다. 이 크기는 전체 장비와 시술에 필요한 공간 및 사람을 수용할 수 있다.

시술실은 접근할 수 있는 최소한 3개의 통로가 필요하다. 환자의 이동을 위해서는 침대가 출입할 수 있는 충분한 크기가 필요하며, 시술 준비실 및 조작실에서 시술실로 이동하는 곳의 일반적인 문 형태의 출입문은 시술자의 이동에 방해가 되므로 특별한 장치가 있는 자동문이 설치되어야 한다.

또한 시술실은 수술실과 유사한 무균상태를 유지해야 하며 바닥, 벽 등의 표면은 청소하기 쉬운 재질을 사용해야 한다.

시술자

인터벤션 방사선을 담당하는 방사선사는 인터벤션 방사선 시술의 팀원으로 각종 시술의 기술적 정보 제공 및 이에 따른 전문적인 기술 및 지식을 습득하여 시술에 임한다. 촬영을 위한 장비점검이 필요하며 적합한 촬영조건과 촬영기술을 시행한다.

장 비

그림 27-4와 같이 인터벤션 방사선에 사용되는 방사선 장치는 일반적으로 기존의 일반촬영이나 투시조영에 사용되는 장치보다 대용량이며, 많은 기능을 필요로 하므로 고가의 장비이다. 일반적으로 천장 또는 시술실 바닥면에 설치되어 있으며 2가지를 모두 겸비한 장치도 있다. 복부 및 사지를 검사하는 장비는 C-arm의 형태이며, 신경계 및 심장조영에 사용하는 것은 C-arm 및 L-arm을 모두를 가지고 있다.

X선관. 인터벤션 방사선 시술 시 확대 및 연속촬영을 시행하므로 X선관은 작은 표적(target) 각도와 큰 지름의 양극판이 특징이다. 표 27-2는 X선관의 사양에 대해 설명하고 있다. 약 1 mm의 초점의 크기는 신경계 혈관을 관찰하기 위하여 높은 공간 분해능이 요구된다. 그러므로 0.3 mm 이하의 소초점을 사용하여야 한다.

100 cm의 SID 와 40 cm의 OID가 이용될 때, 방사선사는 영상 대조도를 향상시키기 위해 공기-갭의 장점을 이용할 수 있다. 0.3 mm 초점은 0.2 mm 초점 흐림의 결과로 나타난다.

질문 : 0.3 mm 초점 크기로 SID 100 cm에서 왼쪽 대뇌동맥 조영술을 시행하였다. 이때 혈관이 검출기로부터 20

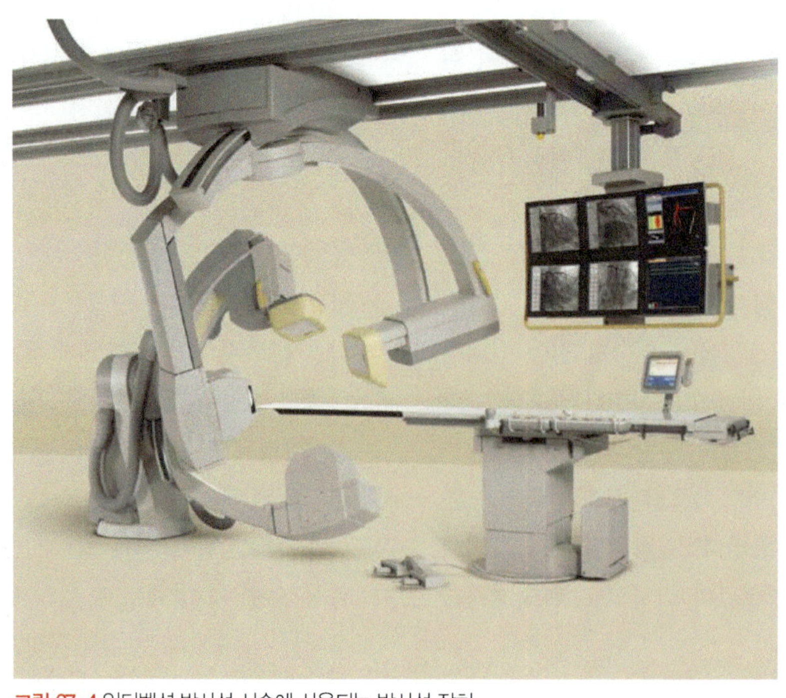

그림 27-4 인터벤션 방사선 시술에 사용되는 방사선 장치

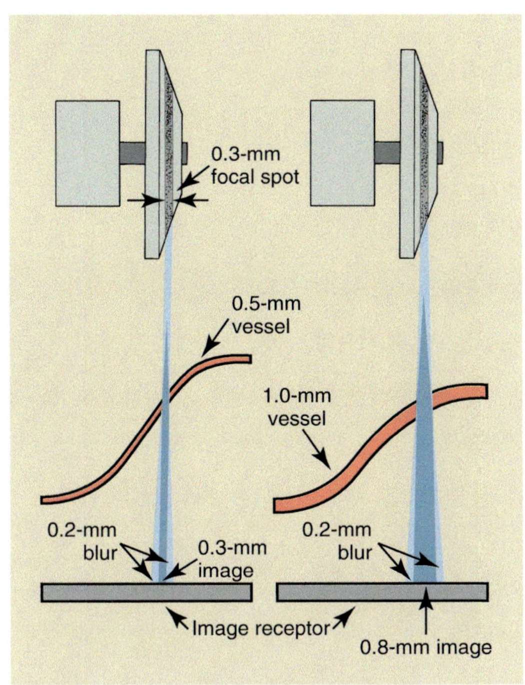

그림 27-5 초점의 크기와 혈관의 직경에 따른 초점 흐림

cm 높이에 있다면 확대인자(magnification factor; MF) 및 초점 흐림의 크기(focal-spot blur; FSB)를 구하시오.

해답 :
$$MF = \frac{100\ cmSID}{80\ cmSOD} = 1.25$$
$$FSB = 0.3\left(\frac{20\ cmOID}{80\ cmSOD}\right) = 0.075\ mm$$

표 27-2 인터벤션 방사선 장치 X선관의 일반적인 특징

특징	크기	이유
초점 크기	1.0 mm/ 0.3 mm	큰 초점: 높은 축열량 작은 초점: 확대 촬영
양극 크기	직경: 15 cm, 두께: 5 cm	높은 열 부하에 적응
전력	80 kW	고속 및 연속촬영
양극축열량	1 MHU	연속촬영에 의한 높은 열부하

이 촬영에 대한 대략적인 공간 분해능은 초점 흐림에 2를 곱한 값이다. 그림 27-5는 1.0 mm 혈관의 0.2 mm 초점 흐림 영상의 결과인 기하학적 도식을 나타내었다. 이때 1.0 mm보다 큰 혈관이 영상화될 것이다.

인터벤션 X선관의 모든 필수적인 특징은 요구되는 관 부하에 기초하고 있다. 양극 디스크의 크기와 구조는 양극의 열용량을 결정하며 전력률(power rating)에 영향을 준다. 최소 80 kW와 1 MHU의 열용량을 가진 X선관이 요구된다.

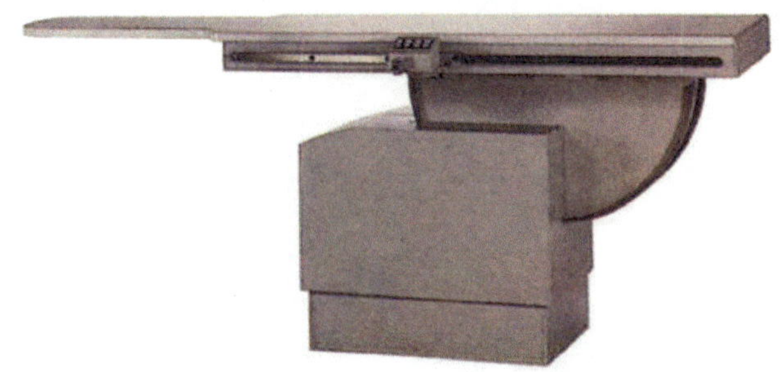

그림 27-6 인터벤션 방사선 검사와 시술을 위한 테이블. 다양한 자세가 가능하다.

고전압 발생기. 고주파 발생기는 IR 검사를 포함하여 모든 X선 검사에서 이용이 증가하고 있다. 그러나 몇몇 IR 검사들은 고주파 발생기보다 고전력을 요구한다. 일부 고전력 요구사항에는 최소 낮은 리플 100 kW까지 가능한 3상, 12펄스 전력을 가진 고전압 발생기(high-voltage generator)가 요구된다.

환자 테이블. 대부분의 일반 투시 영상 시스템은 기울어진 테이블을 가진 반면, IR 영상 시스템은 그렇지 않다. 일반 투시영상은 조영제 주입을 위해 환자의 머리를 아래 위로 기울일 필요가 있고, 척수촬영술과 같은 영상 기술은 기울어지는 테이블을 요구한다. 따라서 어떤 검사들은 일반 투시촬영이 일반적이다.

다른 영상화와 인터벤션 촬영은 기울어지는 테이블을 요구하지 않지만 대신에 그림 27-6과 같은 floating 또는 movable table top을 가진 고정된 환자 테이블이 이용된다. 테이블 위치 조절 장치는 테이블의 옆에 부착되어 있고 바닥 스위치로 조절된다. 바닥 스위치는 sterile field가 유지되는 동안 환자 위치를 정하는 데 필요하다.

환자 테이블(patient couch)은 컴퓨터로 조절 가능한 기능을 가질 수 있다. 이것의 특징은 조영제 주입 후 복부로부터 다리까지 영상화하는 데 필요하다. 이 장치의 추가적인 요구사항은 시간을 미리 선택할 수 있는 기능과 영상 수용체와 환자 테이블을 일치시키는 기능이다.

영상 수용체. 디지털 영상 수용체(image receptor)의 몇 가지 종류는 IR 검사에 이용될 수 있다. 디지털 영상 수용체는 TV 카메라 튜브(pick up tube) 또는 CCD와 함께 시작되었다.

CCD는 투시영상에서 TV 카메라를 빠르게 대체하는 광민감 실리콘이다. CCD는 컴퓨터 칩과 유사하고 빛

을 디지털 비디오 영상으로 변환할 수 있는 모든 곳에서 이용될 수 있다. CCD는 제26장에서 자세하게 기술하였다.

평판형 영상 수용체 또한 제26장에서 학습한 내용이며 현재 IR의 영상 수용체 중 하나이다. IR을 위한 영상 시스템의 발전은 제39장에서 다루게 되는 환자 선량을 크게 감소시켰다.

요약

혈관의 진단을 목적으로 하는 **혈관조영술**과 혈관내 치료를 병행하는 인터벤션 방사선 시술의 2가지로 구분된다. 혈관조영은 혈관내에 조영제를 주입하여 대조도가 높은 영상을 획득하는 것으로 1953년 쉘딩거에 의해 18G 쉘딩거침이 개발됨으로써 동맥천자가 가능하게 되었다. 동맥조영술을 위해서는 주로 대퇴동맥을 천자하고 카테터와 유도철심을 사용하여 목적하는 장기의 혈관을 선택한다.

카테터 팁의 모양은 목적하는 혈관에 따라 다양하며 조영제는 비이온성 조영제를 사용하여야 부작용을 줄일 수 있다. 시술이 진행되는 동안 환자 상태를 주의 깊게 관찰하며, 동맥조영술 후에 가장 많이 발생하는 부작용은 천자부위의 출혈이다.

인터벤션 방사선에 사용되는 X선관은 확대, 고분해능 및 높은 축열량을 위해 고안되었으며, 환자 테이블에는 조영제 주입 후 복부에서 발목까지 이동이 가능한 스테핑 기능을 가진 장비도 있다.

도전 문제

1. 다음을 정의하시오.
   a. 혈관조영제
   b. 동맥조영술
   c. 쉘딩거 기법
   d. 카테터
   e. 유도철심
   f. 동맥박리
   g. 양면투시
   h. 검사 테이블의 경사
   i. 정맥조영술
2. 심장조영술에 대해 설명하시오.
3. 동맥을 천자할 때 사용되는 쉘딩거 기법은 무엇인가?
4. 혈관조영에서 동맥으로 접근할 때 가장 많이 이용되는 동맥은 무엇인가?
5. 카테터의 이동을 위해 사용되는 유도철심의 용도를 설명하시오.
6. 카테터의 4가지 종류를 나열하고 각각의 목적하는 혈관에 대해 설명하시오.
7. 인터벤션 방사선 시술이 시행되기 전 방사선과 의사가 환자를 방문하는 2가지 이유를 서술하시오.
8. 인터벤션 방사선 시술 후에 환자가 겪는 가장 일반적인 문제는 무엇인가?
9. 혈전과 색전의 차이는 무엇인가?
10. 인터벤션 방사선 장치의 X선관에서 요구하는 축열량은 어느 정도인가?
11. 인터벤션 방사선 장치의 X선관에 필요한 초점에 대해 나열하시오. 소초점이 사용되는 시술은 무엇인가?
12. 검사 테이블에서 스테핑 기능의 필요성은 무엇인가?
13. 영상 카메라에서 주사율은 어느 정도인가?
14. 3가지의 특별한 절차란 무엇인가?
15. 상완(위팔)을 이용한 심장동맥조영술은 무엇인가?
16. 일부 카테터에 구멍이 뚫려 있는 이유는 무엇인가?
17. 대조도 변화에 삼투압이 미치는 영향은 무엇인가?
18. 인터벤션 방사선 시술도구에 권장되는 최소 크기는 어느 정도인가?

전산단층촬영술

Computed Tomography

CHAPTER

28

학습목표

1. CT 영상 시스템의 다양한 발전 세대를 나열하고 설명할 수 있다.
2. CT 시스템의 구성요소와 기능을 연관 지을 수 있다.
3. 보간법과 역투행법을 통하여 영상 재구성에 관하여 토의할 수 있다.
4. 영상 매트릭스, HU(Hounsfield unit)와 감도 형태(sensitivity profile)에 대한 영상 특징을 설명할 수 있다.
5. CT에서 촬영조건 선택을 알 수 있다.
6. 피치(pitch), 인덱스(index), 선량 형태(dose profile), 환자 선량(patient dose)과 나선형 영상기법과의 관계에 대해 설명할 수 있다.
7. 공간 분해능, 대조도 분해능, 노이즈, 직선성, 균일도의 관계와 영상의 질의 관련성을 기술할 수 있다.

전산단층촬영(CT) 영상 시스템은 보통의 필름이나 영상증배관 등을 포함한 영상획득 장치와는 다르게 혁신적이다. 제한된 X선 빔을 환자에게 향하게 하고 감약된 X선이 컴퓨터에 전송하는 응답 특성을 가진 검출기에 의해 측정된다.

검출기에서 분석된 신호는 이후에 컴퓨터에서 영상을 재구성하고 모니터에 영상을 표시한다. 가로 단면의 해부학적 재구성을 한 컴퓨터는 컴퓨터 프로세싱에 최적화된 수학적 방정식(알고리즘)으로 완성된다.

진단기기 중에서 새롭게 개선된 나선형 CT는 호흡운동에 의해 제대로 구현되지 못하는 해부 구조를 개선하여 나타낼 수 있다. 나선형 CT는 부분적으로 가슴(흉부), 배(복부), 골반부위에 효과적이고, 머리(두부), 척추, 사지부위와 같은 움직임이 문제가 되지 않는 부위를 위한 고식적인 영상획득의 능력을 더욱 향상시킨다.

이 장에서는 다채널 나선형 전산단층촬영(multislice spiral CT)의 물리적 이론에 대하여 소개하고, 특별한 영상 시스템의 특징을 디자인하고 영상 특성을 살펴보기로 한다.

전산단층촬영(CT) 영상 시스템의 구성을 위한 구성요소는 1970년 하운스필드(Godfrey Hounsfield)에 의해 처음 증명된 이후로 20여 년 동안 의학 물리학자들에 의해 이용되어 왔다. 하운스필드는 비틀즈의 음악 녹음으로 영국에서 가장 유명한 EMI의 물리학자이자 엔지니어였으며, 그와 회사는 대중들에게 많은 환호를 받았다.

터프츠 대학교의 의학 물리학자인 코맥(Alan Cormack)은 CT 영상의 재구성에 사용되는 수학적 방법을 일찌감치 연구해왔기 때문에, 하운스필드와 함께 1979년에 노벨 물리학상을 공동 수상했다.

CT 영상 시스템은 방사선 진단장비 중에서 매우 중요한 장치이다. 과거 50여 년 동안 X선 영상의 발전이 충분하게 이루어지지 않았기 때문에, CT의 발전과 방사선학적 사용의 소개는 스누크 무차단변환기, 쿨리지 열음극 X선관, 포터-버키 막, 영상증배관만큼 중요한 의미를 가진다.

동작 원리

고식적인 X선 촬영기술로 복부를 촬영할 때, 영상은 증감지-필름을 이용한 영상획득 방법에 의해 생성되고, 원칙적으로 이 방법을 사용하면 컴퓨턴(Compton) 산란선의 영향으로 대조도가 떨어지게 된다. 영상에서 복부의 중첩구조가 화질 저하의 원인이 된다.

신장과 같은 복부 장기의 향상된 시각화를 위해서는 그림 28-1과 같은 고식적인 단층촬영이 사용될 수 있다. 신장단층조영술에서 조직의 윗부분과 아랫부분이 흐리게 나타나기 때문에, 신장의 테두리는 뚜렷하게 보이고 검사하는 부위의 대조도가 증가한다. 그러나 영상은 무디고 흐리게 보인다.

고식적인 단층촬영술은 영상의 평면이 몸의 긴축에 대해 평행하기 때문에 **축방향 단층촬영술**이라고 한다. 이

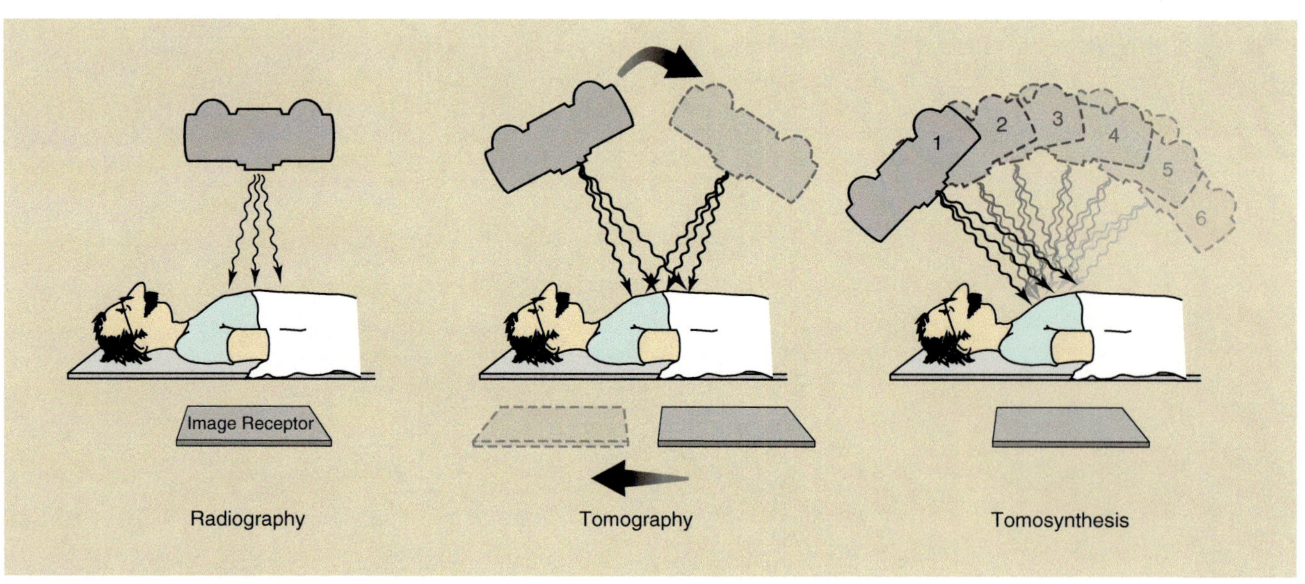

그림 28-1 일반 방사선 발생장치와 종래의 단층촬영 장비

결과는 정중면과 이마면에서도 마찬가지이다. 가로축 단면 또는 **가로면** CT 영상은 그림 28-2와 같이 몸의 긴 축을 따라 수직이다. 정중면과 이마면은 가로면 영상을 이용하여 재구성하여 얻는다.

CT 영상 시스템이 만들어내는 단면영상을 이용한 방법은 매우 복잡하고 물리적, 기계적, 컴퓨터 공학 등의 다방면의 지식을 요구한다. 기본적인 이론은 간단하게 말하면 좁게 설정된 조사야를 가진 X선 빔과 하나의 검출기로 구성되어 있다고 볼 수 있다. X선 소스와 검출기는 동시에 움직여야 한다.

선원-검출기는 환자를 따라서 한번 지나가거나 횡단할 때, 몸의 내부 장기에 의해 X선 빔이 장기의 밀도와 유효 원자번호에 따라 제9장에서 기술한 바와 같이 감약된다. 방사선의 강도는 그림 28-3과 같이 감약되는 패턴과 강도 분포 또는 **투과** 정도에 따라 다르게 검출된다.

이 변형의 마지막에는 선원-검출기는 원래 시작한 자리로 **돌아오고**, 전체가 돌아오면 두 번째 횡단이 시작된다. 두 번째 횡단이 시작되는 동안 검출기의 신호는 다시 해부학적 구조에 의한 X선 감약에 의해 비례적으로 나타나고 두 번째 입사가 묘사된다.

이 과정이 수차례 반복되면서 투사가 형성된다. 투사는 눈에 보이지 않지만 컴퓨터에서는 디지털 양식에 맞추어 저장된다. 투사의 컴퓨터 처리과정은 슬라이스 내에 해부학적 구조의 영상을 **재구성**하는 각각의 투사들의 효과적인 중복을 포함한다.

투사의 중복은 하나의 상상으로서 발생하는 것은 아니다. 각각 횡단하는 동안 검출기 신호는 12비트(4,096 gray level)의 동적 범위를 갖는다. 증가되는 값은 조직의 총 거리를 투과해서 얻어지는 X선 감약계수와 관련이 있다. 연립방정식을 통한 매트릭스(matrix)의 값은 가로단면의 해부학을 재현한다.

전산단층촬영의 세대

좁은 조사야를 가진 X선 빔과 하나의 검출기로 구성되어 환자를 따라 회전하며 움직이는 이전의 기술은 **1세대 CT 영상 시스템**으로 특정된 기술이다. 초기의 EMI 영상 시스템은 1° 회전하면서 다른 위치로 이동할 때마다 180개의 투사가 필요했다. 두 개의 검출기를 결합하고 좁게 설정된 X선 빔을 나누면서 인접한 각 처리마다 두 개의 슬라이스를 얻어낼 수 있었다.

이 시스템의 중요한 단점은 5분 이내에 하나의 영상이 완성되어야 한다는 것이었다.

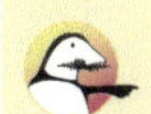
1세대 영상 시스템: 횡단-회전, 연필형 선속 1개 검출기, 5분 검사시간

1세대 CT 영상 시스템은 시험용으로 간주되었으며, 선

Axial

Transverse

그림 28-2 위 그림은 긴 축에 평행한 이미지로 종전 단층촬영 결과이다. 아래 그림은 전산단층촬영 이미지로 몸의 긴 축에 대해 수직이다.

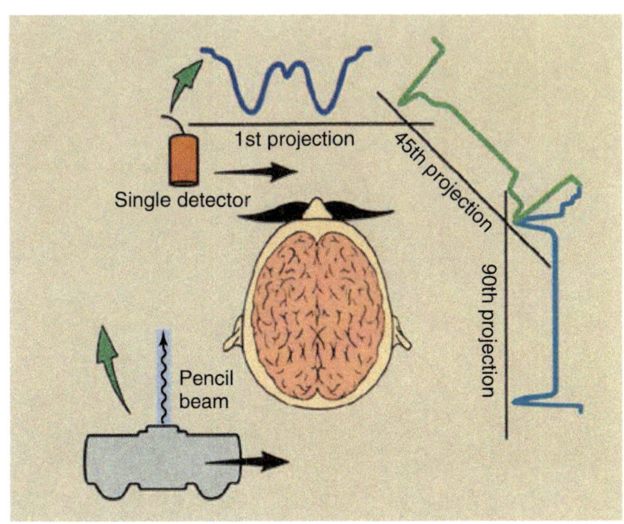

그림 28-3 하나의 검출기로 구성된 가장 간단한 형태의 단층촬영 장비이다. 이 둘은 조화롭게 연동되어 가로, 회전방식으로 움직인다. 그러므로 환자면을 검출하고 보정하는 방식을 갖는다.

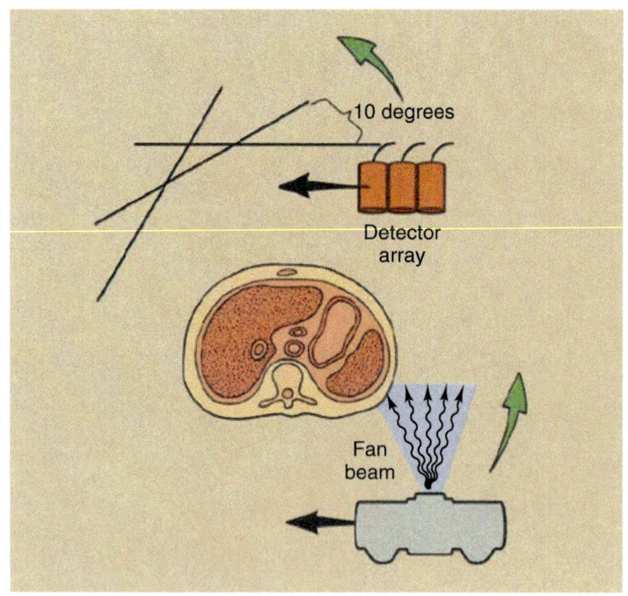

그림 28-4 2세대 전산단층촬영 시스템은 여러 개의 부채꼴 빔과 검출기로 구성되어 횡단(평면)/회전의 방식을 갖는다.

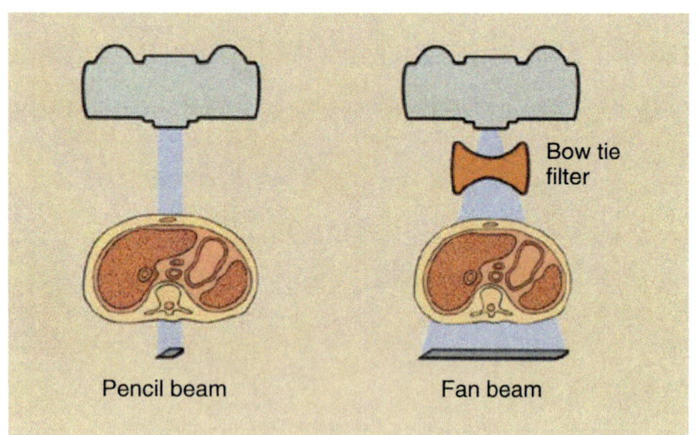

그림 28-5 CT 영상에서 사용되는 두 개의 X선 빔 1세대는 가는 빔이다. 2세대는 부채꼴 빔으로 나비 넥타이 필터를 배열하여 방사능 세기를 조절한다.

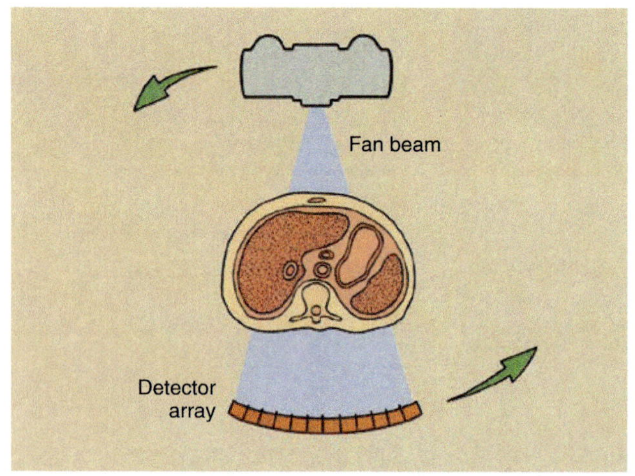

그림 28-6 3세대 CT 이미지 시스템은 회전 전용 모드에서 부채꼴 빔과 다중 검출기 배열로 환자 주위를 회전하는 모드이다.

원-검출기 조합, 기계적인 겐트리의 움직임, 영상처리에 필요한 컴퓨터의 기능적인 결합 가능성을 개선하였다.

2세대 영상 시스템 또한 횡단(평면)/회전 타입으로 제작되었다. 이 장비들은 그림 28-4와 같이 연필 모양의 X선 빔보다 우수한 부채꼴 타입으로 변화하는 동안 하나의 검출기에서 여러 개로 구성된 검출기 조합으로 자연스럽게 결합되었다.

부채꼴 빔의 한 가지 단점은 몸의 형태로 인하여 빔의 끝으로 갈수록 방사선 강도가 증가하는 것이며, 'bow tie' 필터를 사용하여 방사선 강도를 보상한다. 1세대와 2세대의 CT 영상 시스템의 특징은 그림 28-5에서 확인할 수 있다.

2세대 CT 영상 시스템의 가장 큰 장점은 속도이다. 이 영상 시스템은 5~30개의 검출기의 조합으로 구성되어 있고 짧은 시간 내에 영상 구현이 가능하다. CT 영상 시스템은 여러 개의 검출기로 구성되어 있기 때문에 1회 투사로 수 차례의 1세대 CT 영상 시스템 투과와 동일한 데이터를 형성할 수 있다. 그 결과 한번에 10° 이내의 회전으로 18번의 투사를 통해 180°의 영상 획득이 가능하다.

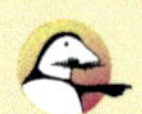

2세대 영상 시스템: 횡단-회전, 부채꼴 빔, 검출기 배열, 연상획득 시간 30초

2세대 CT 영상 시스템의 중요한 단점은 검사시간이다. 겐트리 안에서 복잡한 횡단-회전의 기계적 움직임과 커다란 용적 부위 때문에 대부분의 장비는 20초 또는 그 이상의 영상 처리시간을 필요로 한다. 3세대 CT 영상 시스템을 통해 영상 처리시간의 제한점을 초과할 수 있다. 그림 28-6과 같이 **3세대 영상 시스템**에서 선원과 검출기 열은 환자 주위를 회전한다. 3세대 영상 시스템은 회전 전용의 장비로서 1초 이내에 영상 처리가 가능하다.

3세대 CT 영상 시스템은 곡선으로 이루어진 수많은 검출기 열과 부채꼴의 빔을 포함한다. 검출기의 수와 부채꼴 빔의 폭(30~60° 이내)은 모두 2세대의 CT 영상 시스템보다 크다. 3세대 CT 영상 시스템에서 부채꼴의 빔과 검출기 열을 통해 언제든지 환자 전신을 관찰할 수 있다.

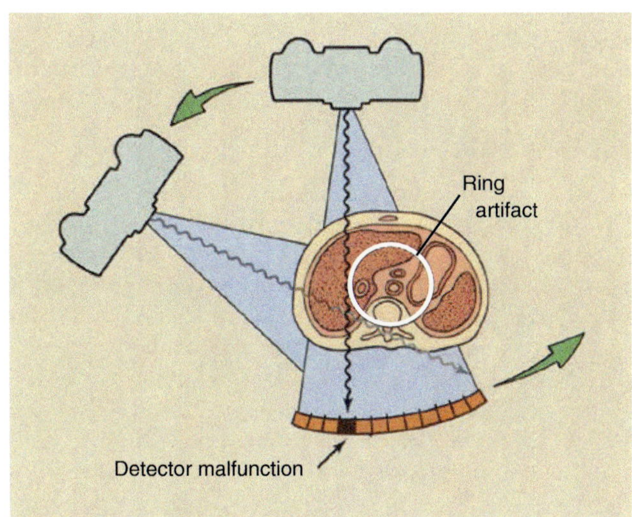

그림 28-7 각각의 검출기는 검사하는 동안 해부학적 체환을 보기 때문에 3세대 CT 이미징 시스템에서는 원형 인공물이 발생할 수 있다. 원형 인공물은 하나의 검출기 오작동의 결과이다.

곡선형의 검출기 열은 선원에서 검출기까지의 거리가 항상 일정하게 구성되어 있으며, 우수한 영상을 재구성하는 장점이 된다. 3세대 검출기 조합의 특징은 산란선 효과를 제거한 빔 조사야를 제공하는 것이다.

3세대 CT 영상 시스템의 중요한 단점 중 하나는 원형 인공물이 생성될 수 있다는 것이다. 하나의 검출기나 검출기의 조합 중 한 부분의 기능 오류가 발생했다면, 획득한 신호나 결과 값의 부족으로 인해 영상에 그림 28-7과 같은 고리 모양이 나타난다. 소프트웨어 영상 보정 알고리즘은 이와 같은 인공물을 최소화한다.

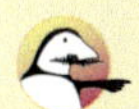
3세대 영상 시스템: 회전-회전, 부채꼴 빔, 검출기 배열, 수 초의 검사시간, 고리 모양의 인공물(ring-artifact)

4세대 CT 영상 시스템은 회전-고정 구성으로 이루어져 있다. X선 선원은 회전하는 반면, 검출기 조합은 고정되어 있는 구조로 이루어져 있다.

방사선 검출은 그림 28-8과 같이 4,000여 개의 독립적인 요소를 포함하는 고정된 원형의 검출기를 통해 이루어진다. X선 빔은 3세대 부채꼴 빔과 유사한 것이 특징이다. 빠른 시간 내에 구현할 수 있는 이 장치들은 환자를 투과하기 전에 조사야를 조정함으로써 자동적으로 여러 두께의 슬라이스를 적용할 수 있고, 상대적으로 초기에 이미지를 처리할 수 있는 능력을 갖게 된다.

4세대 CT 영상 시스템의 고정된 검출기 열은 선원에서 검출기까지의 거리가 항상 일정한 것은 아니지만, 2세대 영상 시스템과 비교해서 가능한 만큼 각각의 검출기가 영상마다 신호를 보정하고 표준화하는 것을 허용한다.

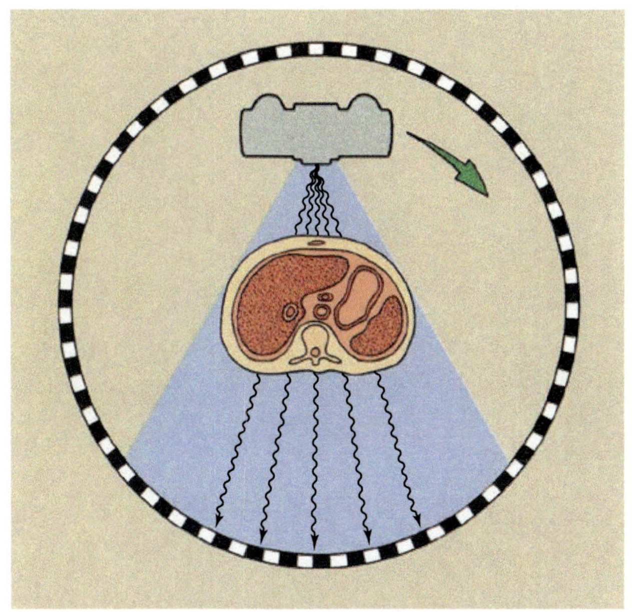

그림 28-8 4세대 CT 영상 시스템은 고정된 검출기의 X선관이 회전하는 방식이다.

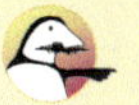
4세대 영상 시스템: 회전-고정, 부채꼴 빔, 검출기 배열, 1초 이하의 검사시간

CT 영상 시스템에서 계속적인 발전은 환자에게 적은 피폭선량으로 높은 품질의 영상을 약속한다. X선관이나 검출기 열의 움직임은 새롭게 변화하거나 통합되었으며, 환자의 움직임까지를 포함한다. 4세대 디자인처럼 모든 디자인이 환영받는 것은 아니지만 다중절편 나선형 CT는 영상 시스템 디자인의 선두주자로 여겨지고 있다.

1세대와 2세대 사이에 큰 발전이 있었고, 마찬가지로 2세대와 3세대 사이에서도 큰 발전이 있었다. 3세대 버전은 후세대의 진화된 모델의 기본이 되었다.

다채널 나선형 CT 영상의 원리

다채널 나선형 CT에서 나선형은 장난감처럼 천천히 움직이는 것처럼 보이지만 실상은 그렇지 않다. 그림 28-10에서 차이점을 확인할 수 있다.

X선관은 검사가 시작되었을 때 연속적으로 회전하기 시작한다. X선관이 회전하는 동안, 테이블은 회전하는

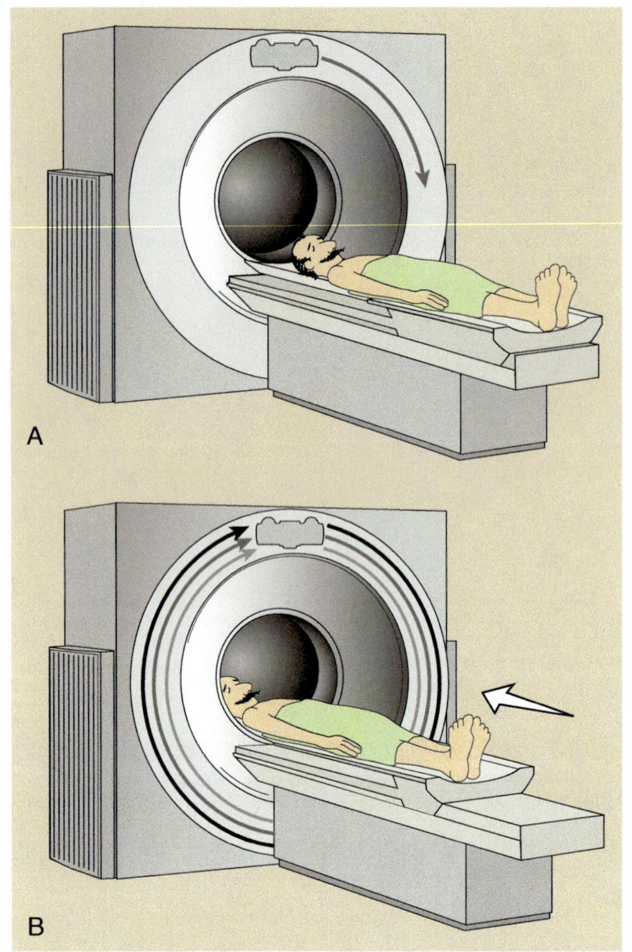

그림 28-9 (A) X선관 움직임은 비나선형. (B) 환자 움직임마다 튜브가 회전하여 즉시 영상을 확인할 수 있다.

X선 빔 쪽으로 환자를 이동시킨다. X선관은 연속해서 움직이고 데이터 역시 연속적으로 수집된다. 따라서 영상은 그림 28-11과 같이 환자를 따라 Z축 방향으로 재구성된다.

보간법 알고리즘

보간법(내삽법, interpolation)이라고 하는 수학적 처리과정을 사용하면 Z축 방향으로의 영상을 재구성할 수 있다. 그림 28-12은 보간법과 **외삽법**(extrapolation)을 사용하여 영상을 나타낸다. 이미 알고 있는 값 사이의 값을 추정하는 것이 보간법이고, 마찬가지로 하나의 값이 알고 있는 범위 밖에 있는 값을 추정하는 것이 외삽법이다.

나선형 CT를 사용하는 동안 영상 데이터는 그림 28-13(A)에서 보이는 것처럼 계속해서 수집된다. 그림 28-13(B)에서 영상이 재구성될 때, 영상의 면은 재구성되기 위한 충분한 데이터가 없다. 영상면을 만드는 데이터는 반드시 보간법에 의해 추정되어야만 한다.

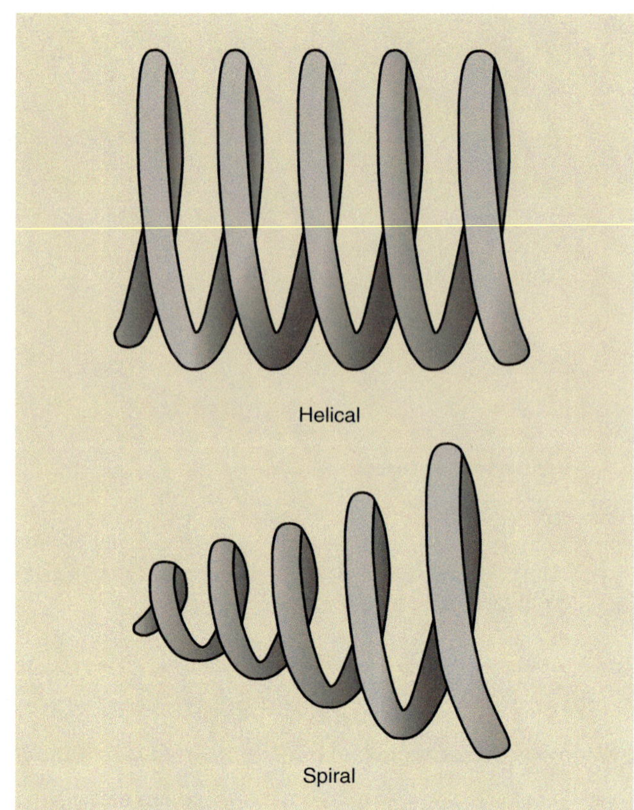

그림 28-10 나선형(spiral)과 나선(helical) 사이의 차이를 나타내었다. 이 영상은 나선 전산단층촬영이다.

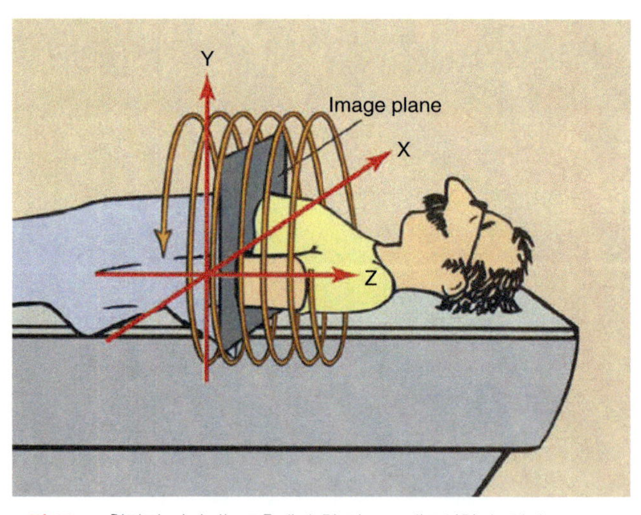

그림 28-11 횡단면 이미지는 Z축에 속한 면으로 재구성할 수 있다.

데이터 보간법은 **보간법 알고리즘**이라고 하는 특별한 컴퓨터 프로그램에 의해 수행된다. 첫 번째 보간법 알고리즘은 360° 직선 보간법을 사용하였다. 재구성된 영상면은 분리된 하나의 영상 데이터를 합친 것이다.

시상면(sagittal)과 관상면(coronal)의 형식으로 구성된 영상들이 고식적인 CT 재구성 환경에서는 흐린 정도가 현

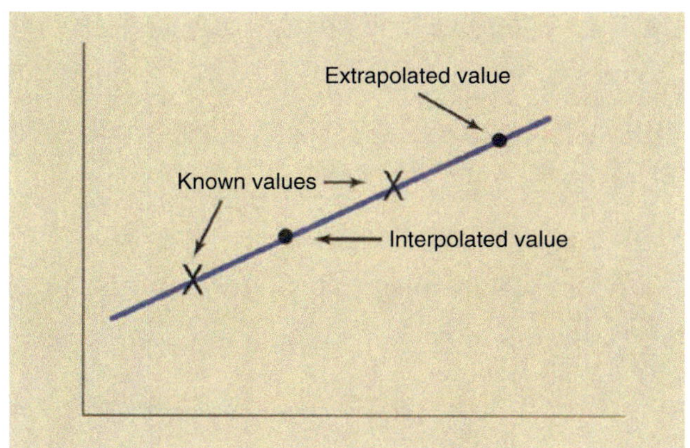

그림 28-12 보간법은 알려진 두 개의 값으로 추정한다. 외삽법은 그 외의 값으로 추정한다.

저하게 나타난다. 영상의 흐린 문제를 해결하기 위해서는 180°(X선관이 반 바퀴 회전)에서 분리된 값을 합치는 방법을 사용한다. 이것은 결과적으로 Z축 분해능을 증가시키고 시상면과 관상면의 영상 재구성을 크게 향상시킨다.

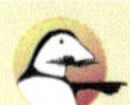
180° 선형 보간법은 Z축 분해능을 향상시킨다.

피치

시상면과 관상면의 재구성 영상의 질을 증가시키기 위한 180° 보간법 알고리즘 영상 구성에서 피치는 매우 중요한 요소이다. 나선형 **피치(pitch)**의 비는 간단하게 피치라고 정의하고, 환자 테이블의 움직임과 X선관의 폭의 관계를 나타낸다.

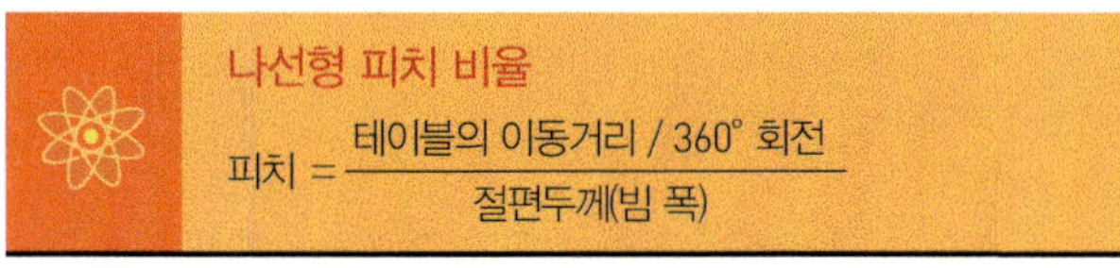
나선형 피치 비율

$$\text{피치} = \frac{\text{테이블의 이동거리} / 360°\ \text{회전}}{\text{절편두께(빔 폭)}}$$

피치는 0.5:1, 1.0:1, 1.5:1, 2:1과 같이 표현된다. 0.5:1의 경우 영상 데이터가 중첩되고 환자 피폭선량이 증가한다. 2:1의 경우에는 영상 범위를 확장시키고 환자 피폭선량이 감소한다.

질문 : X선관이 360° 회전할 때 환자 테이블이 8 mm 이동하였고, 빔의 폭이 5 mm이었다면 피치는 얼마인가?

해답 : $\frac{8\ \text{mm}}{5\ \text{mm}} = 1.6:1$

피치가 1:1 이상으로 증가하면 주어진 시간 내에 더

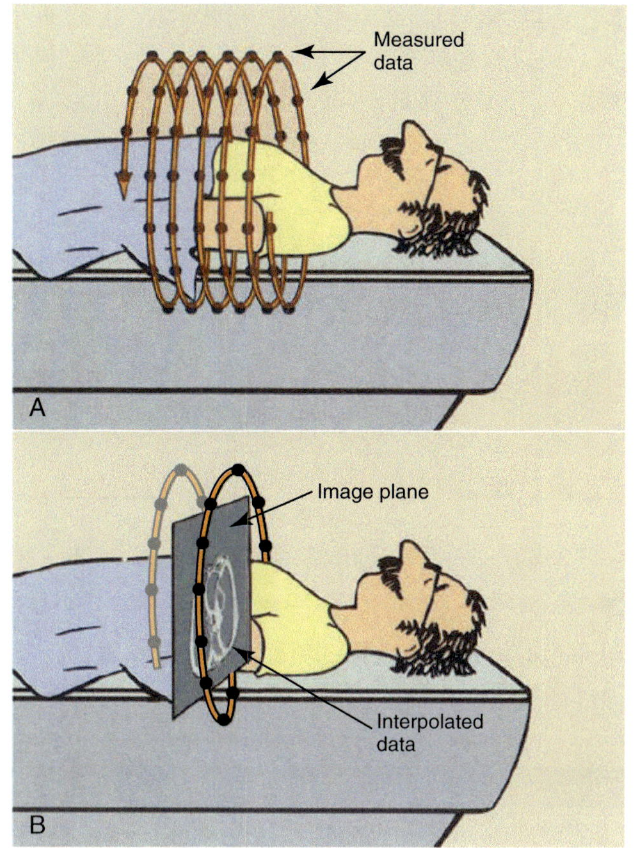

그림 28-13 (A) 여러 개의 나선형 CT 검사 동안 계속해서 표본 이미지가 생성된다. (B) 보간법 데이터는 횡단면상 이미지를 재구성한다.

많은 범위를 검사할 수 있다. 이것은 한번 호흡 참기로 더 많은 조직의 볼륨을 촬영하는 능력을 구현할 수 있는 다채널 나선형 CT의 장점 중 하나이다. 특히 CT 혈관조영술, 방사선 치료계획, 비협조적인 환자를 촬영할 때 매우 유용하다.

예상되는 조직의 볼륨과 피치 사이의 관계는 아래와 같이 나타낼 수 있다.

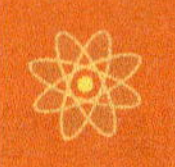
부피 영상(검사범위)

조직 영상 = 빔 폭 × 피치 × 영상획득 시간

표 28-1은 고정된 영상획득 시간과 빔 폭 사이의 관계를 보여준다.

표 28-1 피치 변화에서 조직 영상

빔 폭(mm)	10	10	10	10
영상획득 시간(s)	30	30	30	30
피치	1.0:1	1.3:1	1.6:1	2.0:1
조직 영상(cm) (검사범위)	30	39	48	60

질문 : 빔의 폭이 8 mm로 설정되고 촬영시간은 25초, 피치는 1.5:1이라면 촬영이 가능한 검사범위는 얼마인가?

해답 : 조직 영상 = 8 mm × 25초 × 1.5
= 300 mm
= 30 cm

겐트리의 회전이 1초당 360° 회전이 아니라면, 조직의 볼륨은 아래와 같이 계산할 수 있다.

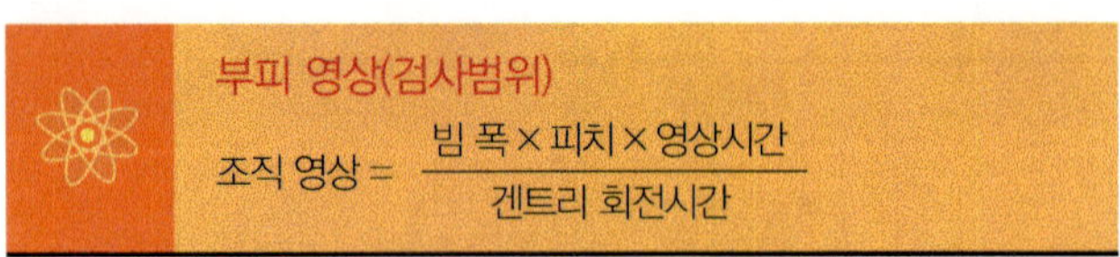

부피 영상(검사범위)

$$\text{조직 영상} = \frac{\text{빔 폭} \times \text{피치} \times \text{영상시간}}{\text{겐트리 회전시간}}$$

겐트리 회전시간이 0.5초로 감소한다면, 표 28-1은 표 28-2로 교체해야 한다. 이렇듯 빠른 다채널 나선형 CT의 유용성은 한번의 호흡 정지로 전신촬영이 가능한 것이다.

표 28-2 0.5초의 겐트리 회전시간과 피치 변화에서 조직 영상

빔 폭(mm)	10	10	10
스캔 시간(s)	30	30	30
겐트리 회전시간(s)	0.5	0.5	0.5
피치	1.0:1	1.5:1	2.0:1
조직 영상(cm)	60	90	120

질문 : 5 mm의 빔의 폭, 1.6:1 피치, 겐트리 회전시간 2초, 영상을 만드는 데 20초라면 어느 정도의 조직을 촬영할 수 있는가?

해답 : $\text{조직 영상} = \dfrac{5\ \text{mm} \times 1.6 \times 20\ \text{s}}{2\ \text{s}}$
= 80 mm
= 8 cm

질문 : 25초 내에 8 mm 빔의 폭으로 40 cm의 조직을 촬영하고, 겐트리 회전시간은 1.5초라고 하면 피치는 얼마인가?

해답 : $\text{피치} = \dfrac{\text{조직 영상} \times \text{겐트리 회전시간}}{\text{빔 폭} \times \text{영상시간}}$
$= \dfrac{400\ \text{mm} \times 1.5\ \text{s}}{8\ \text{mm} \times 25\ \text{s}}$
$= \dfrac{600}{200}$
= 3.0 : 1

다채널 나선형 CT의 검출기 열의 전체 폭(또는 적어도 검출기 열에서 영상을 만드는 부분적인 검출기)은 그림 28-14와 같이 제한된 X선 빔을 받는다. 예를 들어, 폭이 0.5 mm인 16개의 검출기 열을 모두 사용하고, 환자 테이블이 8 mm 진행한다고 했을 때, 피치는 1.0이다. 왜냐하면 그림 28-15와 같이 빔의 폭 역시 8 mm이기 때문이다.

검출기의 가운데 열만을 사용한다면, 빔의 폭은 4 mm으로 제한한다. 또한 환자 테이블이 8 mm 진행한다고 하면 2.0의 빔 피치와 나선형으로 확장될 것이다.

질문 : 64 슬라이스 나선형 CT에서 빔의 폭이 32 mm이다. 환자 테이블이 회전당 16 mm 이동한다면, 빔 피치는 얼마인가?

해답 : 빔 폭=0.5:1.0, 피치=환자 이동/360°
= 16 mm/32 mm

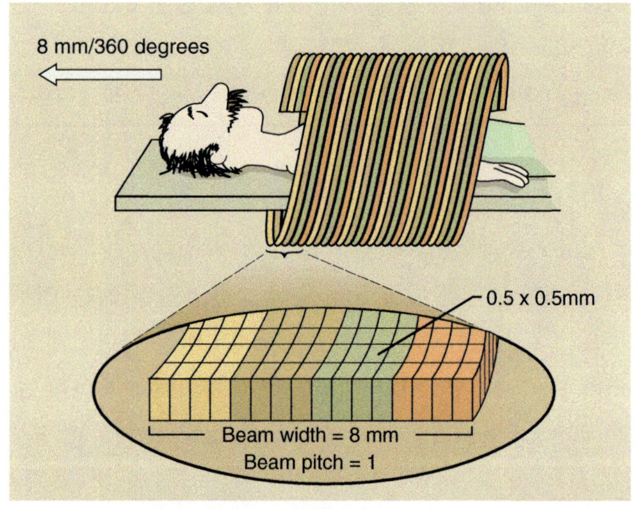

그림 28-14 16 검출기 배열은 각 배열마다 0.5 mm 폭을 가지며, 1.0 피치에 8 mm 콜리메이터 넓이를 갖는다.

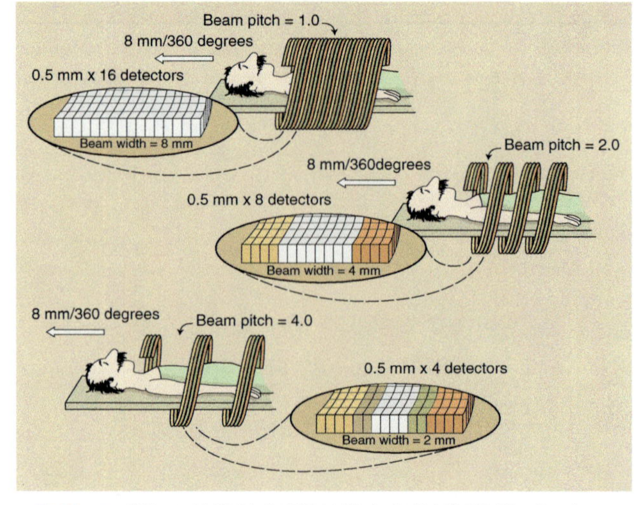

그림 28-15 피치는 X선 빔 폭에 의하여 환자 테이블 움직임을 나눈다.

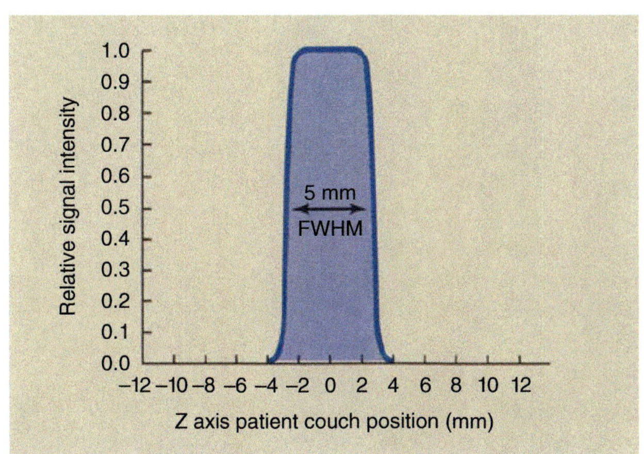

그림 28-16 고식적인 CT의 SSP 영상 시스템은 사각형이고 반치폭도 동일하다.

=0.5:1.0, 확장 영상

실제로 다채널 나선형 CT의 피치는 보통 1.0이다. Z축 위치와 폭의 재구성을 포함하는 여러 개의 슬라이스는 촬영 후에 선택할 수 있기 때문에 겹쳐지는 영상이 필요하지 않기 때문이다.

CTA는 예외적으로 1.0:1보다 적은 피치를 요구한다. 여러 개의 슬라이스를 얻는 능력이 크다고 해서 시간당 얻어지는 슬라이스가 많은 것은 아니기 때문이다. 결과적으로는 예상했던 조직의 볼륨보다 큰 데이터를 얻게 된다.

불행하게도 빔 피치가 약 1.0:1을 초과하게 되면, Z축 분해능은 넓은 단면 감도 윤곽(section sensitivity profile) 때문에 감소한다.

감도 면(sensitivity profile)

단계별 조사(step and shoot) 방식의 CT 영상 시스템에서 그림 28-16과 같이 5 mm 부분에 대한 감도 면이 있다고 가정하자. 정확하게 조사야를 제한하였다면, 5 mm의 **반치폭(FWHM)**을 가질 것이다. FWHM은 최대값의 절반에 해당하는 값으로 감도 면의 폭이다.

영상 시스템 설계

운영 콘솔, 발생기, X선관으로 구성되는 3개의 중요한 하부조직에서 고식적인 X선 영상 시스템을 분류하는 것이 용이하다. 마찬가지로 그림 28-17과 같이 CT 영상 시스템에서 운영 콘솔, 컴퓨터, 겐트리 3개의 구성요소로 정의할 수 있다. 각각의 중요한 구성요소들은 여러 개의 하부조직을 갖는다.

운영 콘솔

CT 영상 시스템은 2~3개의 콘솔로 구성될 수 있다. 영상 시스템을 동작시키기 위해 CT를 운용하는 방사선사가 콘솔 하나를 사용하게 된다. 방사선사는 현상과 정리의 후처리 영상을 위해 다른 콘솔을 사용할 수도 있다. 의사가 영상을 확인하고 영상의 대조도, 크기, 일반적으로 눈에 보이는 모습을 처리하기 위해 세 번째 콘솔을 사용하게 된다.

운영 콘솔(operating console)은 알맞은 영상 기술을 위한 적당한 환자 테이블과 겐트리의 기계적인 움직임, 컴퓨터를 사용하면서 영상을 재구성하고 전하는 것과 같은 요소를 선택하기 위해 계량기와 조정기를 포함하고 있다. 콘솔은 기술자의 관점에서 작업자의 제어와 보고 진단을 위해 표시장치에 영상을 재구성할 수 있다.

일반적인 운영 콘솔은 여러 가지 기술적 요소를 위해 그림 28-18의 예처럼 제어장치와 모니터를 포함한다. 촬영은 보통 120 kVp를 초과하여 사용한다. 최대 관전류는 보통 400 mA이고, 환자의 두께에 따라 최소선량으로 가능할 수 있도록 상황에 따라 알맞게 설정한다.

슬라이스의 두께는 조절할 수 있으며, 일반적으로 사용하는 두께는 0.5~5 mm이다. 또한 자동으로 조정하는 조리개와 검출기 조합의 여러 가지 배열에 따라 선택할 수 있다.

이와 마찬가지로 제어장치도 자동적인 움직임과 환자를 지지하는 테이블을 제어하기 때문에, 기술자가 Z축 방향으로 움직이는 프로그램을 조절하고, 나선형 피치를 이용해서 조직의 볼륨을 영상화할 수 있다.

운영 콘솔은 보통 두 개의 모니터를 가지고 있다. 하나는 기술자가 환자 데이터상의 영상에 주석을 달기 위해 사용하고(예: 병원 정보, 이름, 환자 번호, 나이, 성별 등), 각 이미지에 대한 정보(예: 숫자, 테크닉, 테이블 위치 등)를 제공하는 데 사용한다. 두 번째 모니터는 기술자가 의사에게 전송하기 전에 영상을 살펴보는 데 사용한다.

의사의 워크스테이션. 콘솔은 의사가 이전의 영상을 불러오거나 진단 정보의 최적화를 위한 영상처리에 사용

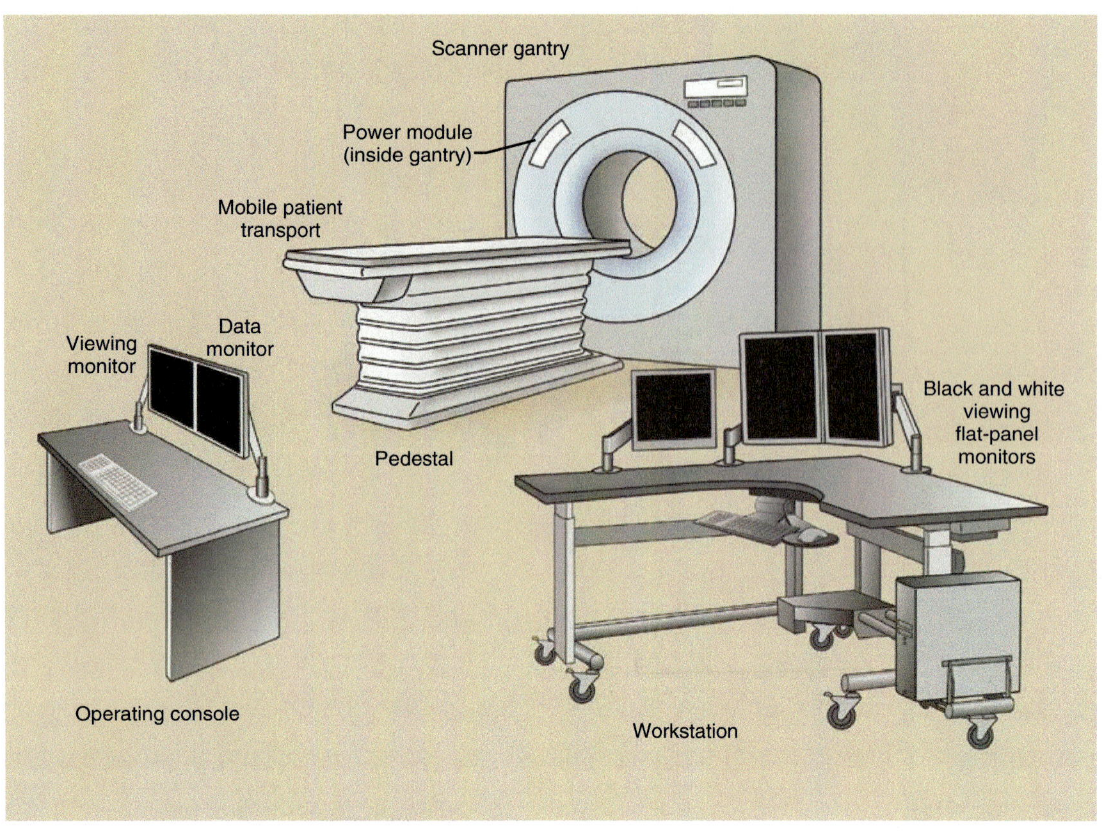

그림 28-17 CT 영상 시스템의 전체 구성도

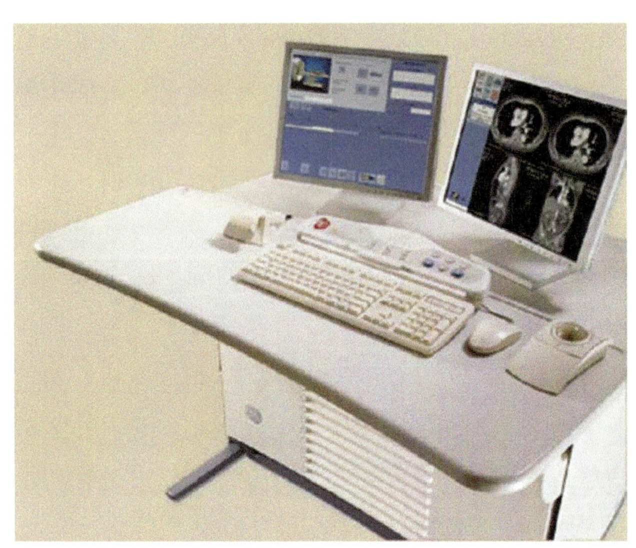

그림 28-18 다채널 CT 영상 시스템 콘솔

한다. 이때 사용하는 제어장치는 대조도와 밝기 조정, 확대, 관심영역, 온라인상의 컴퓨터 소프트웨어를 사용하기 위해 제공된다.

소프트웨어는 미리 결정한 축의 CT No.값을 계산하고, 평균값, ROI 내에 CT No.값의 표준편차, 감산 테크닉, 평면적인 혹은 볼륨을 가진 양적계산 등을 포함하고 있다. 영상의 재구성은 관상면, 시상면, 사상면까지 가능하다.

의사의 콘솔은 보통 영상을 받아서 디지털 영상(제18장 참조)을 위한 후처리 작업을 하게 된다. 이것은 PACS 네트워크 시스템과도 연결되어 있다.

컴퓨터

컴퓨터(computer)의 CT 영상 시스템은 독특한 하부구조를 가지고 있으며, 약 250,000개의 등식을 동시에 이용하는 영상 포멧을 기반으로 이루어져 있다. 그렇기 때문에 커다란 컴퓨터 저장 공간이 요구된다.

CT에서 사용하는 컴퓨터의 심장은 마이크로 프로세서와 1차적 메모리이다. 이것은 영상 재구성 과정에서 영상의 처음과 끝까지의 시간을 결정하는 요인이 된다. 검사의 효율성은 **영상 재구성 시간**, 특히 많은 수의 슬라이스를 포함한 영상의 영향이 크다.

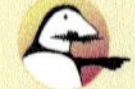 재구성 시간은 영상 끝부분이 보여질 때 시작된다.

많은 CT 영상 시스템은 영상 재구성을 위한 마이크로프로세서 대신에 배열처리기를 사용한다. **배열처리기**는 동시에 많은 계산을 수행할 수 있기 때문에 마이크로프로세서보다 빠른 작업을 할 수 있다.

겐트리

겐트리(gantry)는 X선관, 검출기 열, 고전압발생기, 환자 테이블, 그 외의 기계적인 부분들을 포함한다. 이 하부구조들은 운영 콘솔에서 전자적인 제어를 받고 영상의 구성을 위해 컴퓨터로 데이터를 전송하고 영상 후처리까지 담당한다.

X선관. X선관(x-ray tube)은 다채널 나선형 CT 영상 시스템에서 특별하게 요구되고, 다채널 나선형 CT는 X선관에서 적당한 온도로 유지되어야 한다. X선관에는 60초 동안 연속적으로 전원이 공급된다. X선관이 상대적으로 낮은 조건을 사용하더라도 용량은 항상 높게 유지되어야 한다.

고속의 회전축은 온도를 떨어뜨리는 데 가장 중요하게 사용된다. X선관 고장은 CT 영상 시스템의 중요한 원인이고, 고장이 자주 발생하면서 장비 사용의 제한이 생긴다는 것을 경험적으로 보여준다.

CT 영상에서 가장 중요한 디자인 중의 하나는 초점 크기이지만 직접조사 영상의 이론에 기반을 두지는 않는다. CT 영상 시스템은 작은 초점을 이용한 X선관을 사용하고 높은 공간 분해능 영상을 위해 디자인되었다.

다채널 나선형 CT의 X선관은 매우 크고 양극 쪽의 열용량은 8 MHU이거나 그 이상의 능력을 가지고 있다. X선관이 열을 식히는 능력은 분당 약 1 MHU인데, 양극회전판의 직경이 크고, 두껍고 상당히 크게 제작되어져 있기 때문이다.

이러한 부분에 있어서 걸림돌은 초점의 디자인과 열의 감소 능력이다. 작은 초점은 반드시 튼튼하게 제작되어야 한다. **초점냉각 알고리즘**은 초점의 온도상태를 예측하고 이에 따라 관전류 설정을 조정하기 위해 만들어졌다. 그림 28-19의 X선관은 나선형 CT를 위해 고안되었다. 이 X선관은 고식적인 CT의 X선관 수명에 비추어 볼 때 최소한 50,000번 조사할 수 있도록 설계되었다.

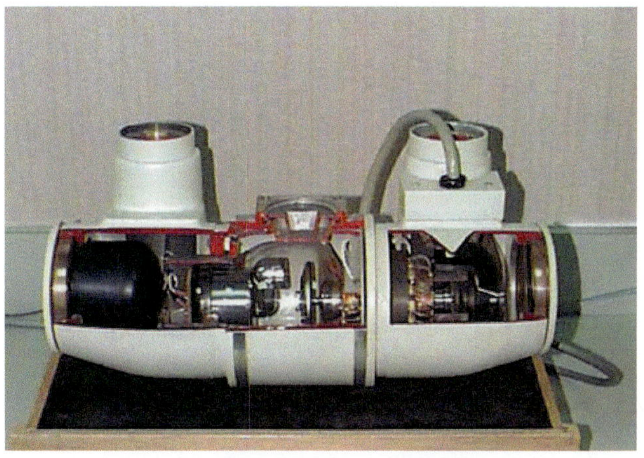

그림 28-19 나선형 CT를 위해 특별히 설계된 X선관이다. 직경 15 cm 디스크를 가지고 7 MHU이며 양극 열용량은 5 cm 두께이다.

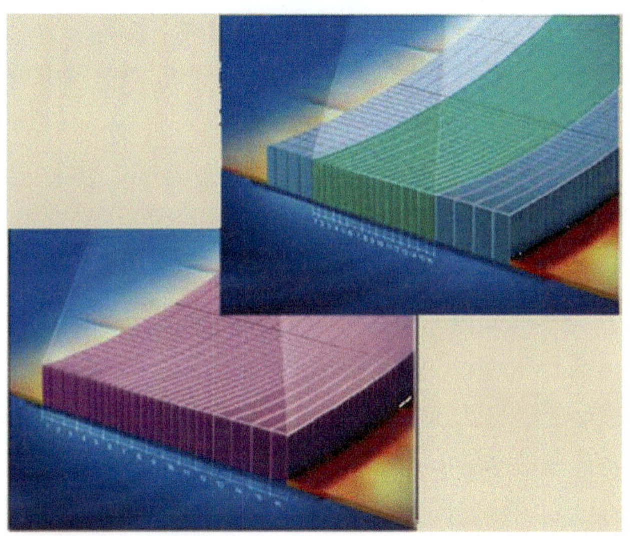

그림 28-20 1,824개 검출기, 폭 0.6 mm 64행으로 구성된 멀티 다중 검출기이다.

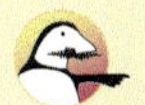

CT X선관은 최소한 50,000번의 노출을 지속할 수 있어야 한다.

한 회사는 관의 회전축이 기름에 잠긴 혁신적인 X선관을 제작해왔다. 전자선은 음극관에서 보이던 것과 마찬가지로 양극으로 휘어져 들어온다. 그 결과 X선관은 30 MHU의 능력을 가지게 되었고 냉각률도 분당 5 MHU의 효과를 나타냈다(그림 6-16 참조).

검출기 열. 다채널 나선형 CT 영상 시스템은 그림 28-20와 같이 여러 개의 검출기를 수십에서 수천 개의 열로 맞추어 세웠다. 이전에는 가스를 채운 검출기를 사용하였지만, 현재는 모두 고체상태로 제작된 섬광체를 사용한다.

초기의 섬광 검출기 열(detector array)에는 섬광체인 결정체-광전자증배관으로 구성되었다. 이 검출기들은 아주 좁게 배열할 수 없었다. 그리고 이 방식에는 각 광전자 증배관마다 높은 전원공급이 필요하였으며, 그 결과 결정체-광다이오드 방식으로 대체되었다.

광다이오드는 빛을 전자신호로 변환시키는 데 크기를 더 작고 조밀하게 할 수 있으며, 전원공급이 필요하지 않았다.

NaI(sodium iodide)는 영상 시스템의 초기에 사용되는 섬광체였다. 이것은 후에 $Bi_4Ge_3O_{12}$ 또는 BGO(bismuth germinate)와 CsI(cesium iodide)로 대체되었다. 최근 $CdWO_4$(Cadmium tungstate)와 특별한 세라믹 소재는 섬광체 선택의 하나로 주목받고 있다. 섬광 검출기의 선택은 CT 영상 시스템에서 영상의 공간 분해능 향상을 위한 가장 중요한 특징이다.

섬광 검출기는 높은 X선 검출효율을 가지고 있다. 입사된 X선의 약 90%를 검출기에서 흡수하고 신호로 변환한다. 이것은 검출기 사이에 공간이 거의 존재하지 않을 때 가능하며, 그 결과 90% 이상의 검출효율을 만들어낼 수 있었다. X선 검출기 열의 효율은 환자의 피폭선량을 줄이고, 빠른 영상 구현시간, 신호 대 잡음비를 증가시켜 영상의 질을 향상시킨다. 검출기 열은 특히 다채널 나선형 CT에서 중요한 요소로 받아들여지며 디자인된다.

콜리메이션. 콜리메이션(collimation)은 고식적인 CT 영상 시스템과 같이 다채널 나선형 CT 영상 시스템에서 필요로 하는 요소이다. 알맞은 콜리메이션은 조사되는 조직의 범위를 제한하여 환자 피폭선량을 감소시키고, 산란선을 제거해서 영상의 대조도를 증가시키는 중요한 효과를 얻게 된다.

고식적 방사선 촬영에서 X선관 하우징에 단 하나의 콜리메이터만 설치되어 있다. 다채널 나선형 CT 영상 시스템에서는 그림 28-21와 같이 보통 두 개의 콜리메이터가 사용된다.

하나의 콜리메이터는 X선관 하우징 또는 그 주변에 설치된다. 이 콜리메이터는 유용하게 사용할 수 있는 빔을 만들어 환자에게 피폭되는 부위를 제한하고, 환자 피폭선량을 결정하는 데 사용된다. 이 **환자 앞 콜리메이터**는 보통 여러 개의 부분으로 구성되어 있고, X선 빔과

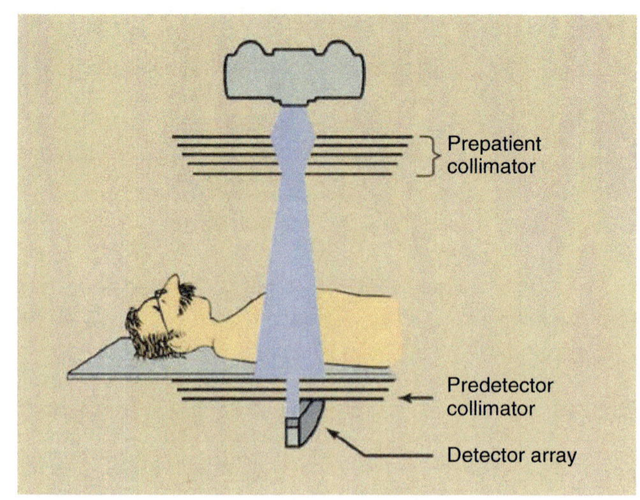

그림 28-21 다중단면 나선형 CT 영상 시스템은 환자 앞 콜리메이터와 검출기 앞 콜리메이터를 모두 포함한다.

평행하게 설치된다.

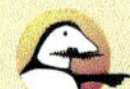

콜리메이션은 총 선량과 환자 선량을 결정한다.

검출기 콜리메이터는 검출기 열에 도달하는 X선 빔을 제한한다. 이 검출기는 검출기 열에 입사되는 산란선을 제거하고, 환자 앞 콜리메이터와 동시에 움직일 때 슬라이스 두께를 결정하는 역할을 하기 때문에 *감도 면*이라고 한다. 검출기 콜리메이터는 검출기 열에 닿기 전에 산란선을 제거하므로 영상 대조도가 개선되는 결과를 만들어 낸다.

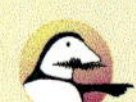

검출기 조리개는 감도면(sensitivity profile)과 슬라이스 두께를 결정한다.

고전압 발생기. 모든 다채널 나선형 CT 영상 시스템은 고주파 동력으로 작동한다. 고주파 발생기는 고전압 승압기가 작기 때문에 고전압 발생기(high-voltage generator)의 크기가 작다. 따라서 회전 겐트리 내에 설치할 수 있다.

고전압 발생기는 X선관과 같은 위치에 있어야 하기 때문에 공간상의 제약을 받는다. 다채널 나선형 CT 영상 시스템에서 적절하게 디자인하여 이 두 개가 함께 위치할 수 있도록 최대한의 공간을 확보해야 한다. 사용전력은 약 50 kW이다.

환자 자세와 지지하는 테이블. 환자가 편안하게 누울 수 있도록 지지해야 하고, 환자 테이블은 카본 섬유(carbon

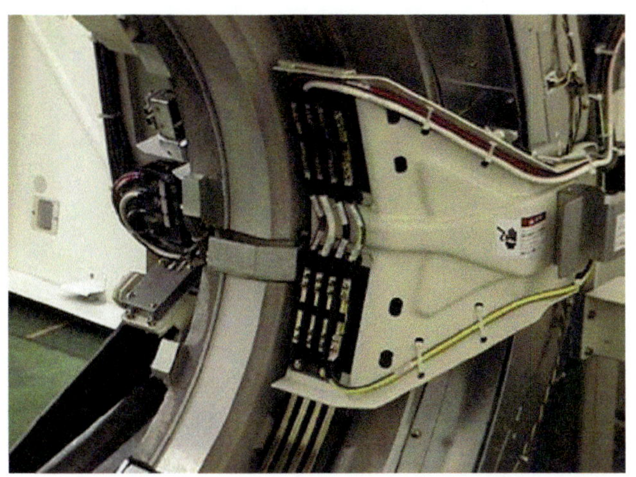

그림 28-22 슬립형과 브러시가 다중면 나선형 CT 영상 시스템의 겐트리에 있는 나머지 부분 요소를 연결한다.

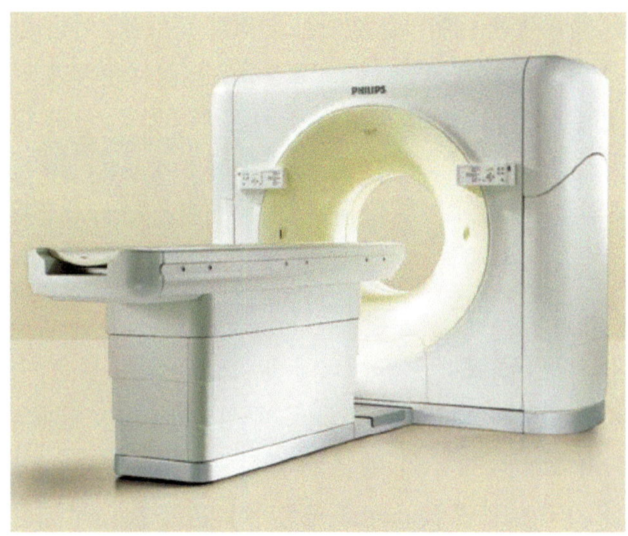

그림 28-23 다중단면 나선형 CT 영상 시스템은 받침대, 제어 시스템, 고전압 발생기, X선관, 검출기 열을 포함하고 있다.

fiber)와 같은 재질을 사용하여 선의 흡수가 감소될 수 있도록 제작되어야 한다. 따라서 X선 빔의 투과가 방해되어 환자의 영상에 악영향을 끼쳐서는 안 된다.

환자의 테이블에서 자세가 정확하지 않으면, 같은 부위를 재촬영해야 하므로 선량이 두 배로 증가하거나 누락되는 부분이 발생할 수 있다. 환자 테이블은 자동적으로 작동하므로 기술자가 촬영 중에 검사실 내로 들어갈 필요가 없다. 이것은 환자마다 걸리는 검사시간을 줄이는 데 도움이 된다.

슬립링 기술

슬립링(slip-ring)은 전력과 전기적 신호가 고정된 위치 위에서 회전하는 부위에 부착된 링과 브러시를 이용해서 통하게 하는 전자기기 장치이다. 그림 28-22의 한쪽 부분은 부드러운 링이고, 다른 부분은 부드러운 링을 쓸어내리는 브러시로 이루어진 링이다. 나선형 CT는 슬립링 기술(slip-ring technology)을 이용 가능하도록 만들어졌다. 이것은 겐트리의 회전이 중단 없이 계속해서 움직이게 할 수 있게 하는 역할을 한다.

초기의 CT 영상은 겐트리 회전과 회전 사이에 멈추는 시간이 있었다. 멈추어 있는 동안 환자 테이블은 겐트리 방향으로 움직이고 처음 위치로 되돌아온다.

슬립링 겐트리 시스템에서는 전력과 전자신호가 겐트리 내에 고정된 링을 통하여 전송되므로 전기 케이블과 이전에 발생하였던 회전 움직임을 제거할 수 있다.

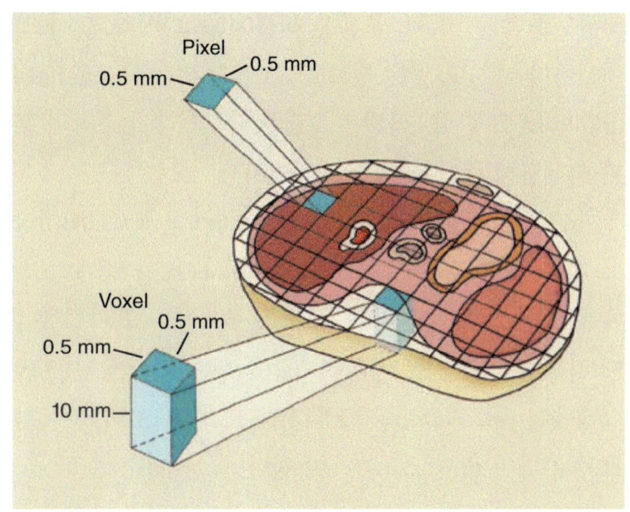

그림 28-24 CT 매트릭스는 각각 픽셀을 볼륨이 있는 2차원으로 표현한다.

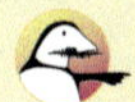 슬립링은 다중 슬라이스 나선 CT를 가능하게 한다.

겐트리 구성요소인 브러시는 고정된 슬립링의 홈에 밀착하여 미끄러지면서 전력을 공급한다. 전도성 물질(예: 은과 흑연의 합금, silver graphite alloy)로 제작된 브러시 합금은 접촉되어 미끄러지면서 사용된다. 링은 영상 시스템의 수명까지 사용되고, 브러시는 매년 또는 정기점검 중에 교체해야만 한다.

그림 28-23은 회전 겐트리가 어떻게 설치되어 있는지 나타낸다.

영상 특성

CT에서 획득한 영상은 고식적인 방사선 촬영과는 다

르게 획득한 데이터를 받아서 인위적으로 만들어낸 합성 영상이다. 방사선 촬영에서 X선이 영상 수용체에 직접 영상을 형성한다. CT 영상 시스템에서는 X선이 저장된 강도에 따라 매트릭스 구조로 표시된 컴퓨터 영상으로 나타난다.

영상 매트릭스

CT 영상 포맷은 모니터에 광학밀도 또는 밝은 수준이 할당된 수의 셀 타입으로 구성되어 있다. 원래의 EMI 포맷은 80 × 80, 총 6,400개의 독립적인 셀의 정보를 가진 매트릭스(matrix)로 구성되어 있고, 최근의 영상 시스템은 512 × 512, 결과적으로 262,144개 셀의 정보를 가진 매트릭스를 제공한다.

정보를 가진 각각의 셀을 **픽셀(사진요소)**이라고 하고, 픽셀마다 가지고 있는 정보를 CT No. 또는 **Hounsfield unit(HU)**라고 한다. 픽셀은 그림 28-24와 같이 조직의 부피에 해당하는 2차원적인 표시이다.

재구성된 영상의 직경은 **관심영역(field of view; FOV)**이라고 한다. 고정된 매트릭스 크기에서 FOV가 증가하면, 예를 들어, 12 cm에서 20 cm으로 증가한다고 가정했을 때 각 픽셀의 크기는 비례적으로 증가한다. 고정된 FOV 상태에서 매트릭스 크기가 512 × 512에서 1,024 × 1,024로 증가하면 픽셀 크기는 작아진다.

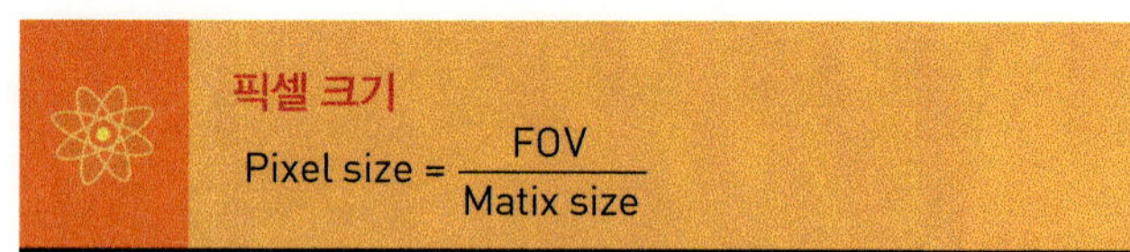

질문: CT 이미지 특성이 다음과 같을 때 픽셀값은?

a. FOV 20 cm, 128 × 128 matrix
b. FOV 20 cm, 512 × 512 matrix
c. FOV 36 cm, 512 × 512 matrix

해답: a. $\frac{200\ \text{mm}}{128\ \text{pixels}} = 1.6\ \text{mm/pixel}$

b. $\frac{200\ \text{mm}}{512\ \text{pixels}} = 0.4\ \text{mm/pixel}$

c. $\frac{360\ \text{mm}}{512\ \text{pixels}} = 0.7\ \text{mm/pixel}$

조직 부피는 **복셀(부피요소, voxel)**이라고 하고, 픽셀의 크기와 CT 영상의 두께에 의해 결정된다.

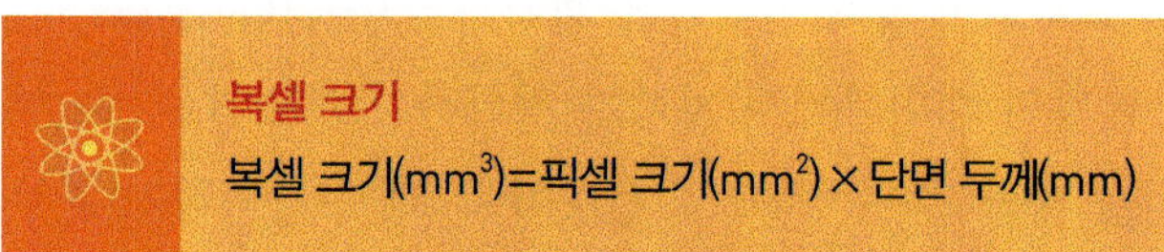

질문: 앞 문제의 조건으로 5 mm 단면 두께로 세 번의 스캔을 진행했을 때 복셀 크기는?

해답: a. $(1.7\ \text{mm})^2 \times 5\ \text{mm} = 14.5\ \text{mm}^3$

b. $(0.4\ \text{mm})^2 \times 5\ \text{mm} = 0.8\ \text{mm}^3$

c. $(0.7\ \text{mm})^2 \times 5\ \text{mm} = 2.5\ \text{mm}^3$

표 28-3 다양한 조직에 대한 CT No.와 4개 관전압에서 X선 감약계수

			선 감약계수(cm^{-1})		
조직	CT No.	75 kVp	100 kVp	125 kVp	150 kVp
밀집한 뼈	3,000	0.604	0.528	0.460	0.410
근육	50	0.273	0.237	0.208	0.184
백질	45	0.245	0.213	0.187	0.166
회백질	40	0.243	0.212	0.184	0.163
혈액	20	0.241	0.208	0.182	0.163
뇌척수액	15	0.240	0.207	0.181	0.160
물	0	0.239	0.206	0.180	0.160
지방	−100	0.213	0.185	0.162	0.144
폐	−200	0.111	0.093	0.081	0.072
공기	−1,000	0.0005	0.0004	0.0003	0.0002

CT Numbers

각 픽셀은 모니터에 밝은 수준으로 표시된다. 이 레벨은 픽셀당 -1,000에서 +3,000까지의 CT No.(CT Numbers) 범위에 해당한다. -1,000에 해당하는 CT No.는 공기이고 +3,000에 해당하는 CT No.는 조밀한 조직의 뼈이다. CT No.에서 0은 물 성분이다. 표 28-3은 선감약계수에 따른 여러 가지 조직의 CT 값을 보여준다.

어떤 값이 주어진 CT No.는 복셀의 개념을 가진 조직의 X선 감약계수와 관련이 있다. 제9장에 기술하였듯이 X선이 감약되는 정도는 X선 빔의 평균 에너지와 흡수체의 유효 원자번호에 의해 결정되고, 감약계수로 표현된다.

CT No.값은 아래와 같다.

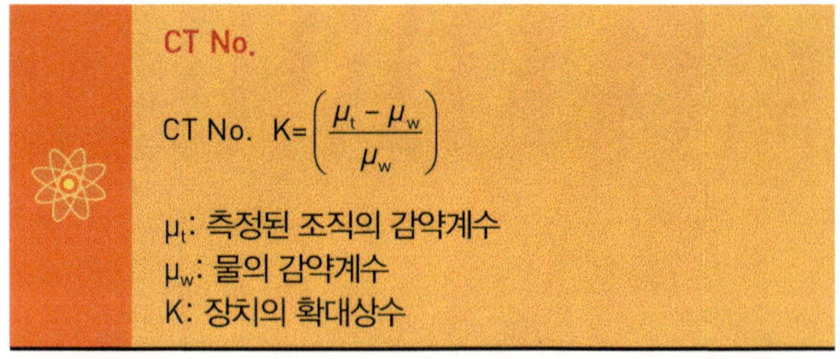

CT No.

CT No. $K=\left(\frac{\mu_t-\mu_w}{\mu_w}\right)$

μ_t: 측정된 조직의 감약계수
μ_w: 물의 감약계수
K: 장치의 확대상수

이 공식은 물에서 CT No. 값은 물의 경우 조직의 감약계수 $\mu_t=\mu_w$이므로 $\mu_t-\mu_m=0$이기 때문에 항상 0의 값을 갖는다. 정확하게 CT 영상 시스템을 작동하기 위해서는 검출기의 반응이 계속해서 교정되어야만 하며, 물의 값이 항상 0을 나타낼 수 있어야 한다.

K는 1,000이고 CT No.는 *하우스필드* 단위와 ±1,000 범위이다.

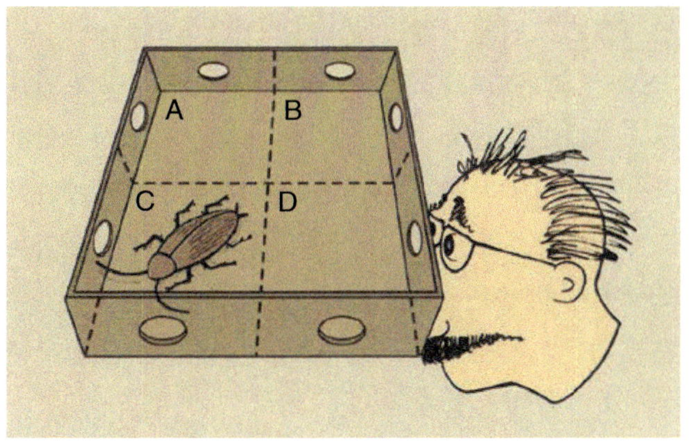

그림 28-25 4개의 픽셀과 매트릭스를 재구성하여 CT 영상을 만든다.

실질적인 영상의 동적범위가 4,096으로 표현될 때 모니터나 필름에는 32색조의 회색조 이상으로 표현되지는 않기 때문에 막대한 정보의 양이 불필요하게 사용된다. 그러나 윈도우와 레벨 조정을 이용한 완벽한 처리과정은 확인할 수 있는 동적 범위를 전체 영역으로 넓힐 수 있다.

영상 재구성

CT 촬영 중에 각 검출기에 의한 데이터의 수집은 컴퓨터 메모리에 저장된다. 영상은 여과 후 **역투행법**이라고 하는 처리과정을 통해 재구성된다.

여과조건을 금속 필터를 사용한 경우보다 우수한 수학적 함수로서 아래의 표를 제시한다. 처리과정은 이 장에서 논의하기에는 매우 복잡하지만, 간단한 예로서 진행과정을 이해할 수 있다.

그림 28-25와 같이 각 면마다 두 개의 구멍을 낸 박스를 상상해 보자. 박스는 4개의 방으로 나뉘어져 있고, 방마다 a, b, c, d라고 이름을 붙인다. 텍사스의 커다란 바퀴벌레를 c에 넣는다. 박스의 뚜껑을 닫고 구멍이 있는 4세트의 방향에서 바퀴벌레의 각 부분을 정확하게 관찰할 수 있다.

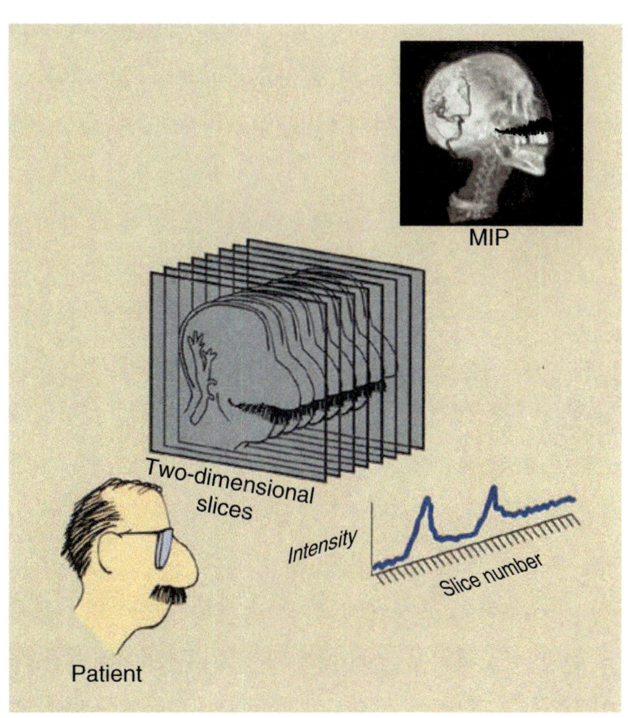

그림 28-26 최대 강도의 다중단면 재구성 프로젝션에서 2차원 데이터 세트를 이용하여 3차원 영상을 생성한 결과는 CT 혈관 촬영 영상이다.

각 관점에서 **바퀴벌레**의 모양을 1이라고 한다. 만약 두 개의 구멍 중 하나의 구멍에서 반대쪽 구멍이 보이고, 바퀴벌레가 그곳에 없다는 것을 알게 되었다고 하자. 우리가 바퀴벌레가 없다는 걸 알았을 때 0이라고 표시한다. 그림 28-25과 같이 관찰하는 방법을 $c+d=1$처럼 간단하게 표현할 수 있다. 구멍을 통한 모든 검사는 다음과 같이 나타낼 수 있다.

$$a+b=0$$
$$c+d=1$$
$$a+c=1$$
$$b+d=0$$

4개의 방정식의 결과는 $c=1$이고 a, b, d는 0이다.

CT의 경우, 우리는 4개의 방(픽셀)은 없지만 250,000 이상의 것을 가지고 있다. 결과적으로, CT 영상 재구성에는 250,000개 이상의 방정식이 동시에 필요하다.

다평면 재구성

3차원 **다평면 재구성**(multiplanar reformation; MPR)에서 다채널 나선형 CT의 능력은 탁월하다. 가로 단면 영상은 3차원적인 데이터 집단으로 중첩하면, 여러 방향으로 관찰한 것과 같은 영상을 재현할 수 있다. **최대강도투사**(maximum intensity projection; MIP), **그림자 단면 표시**(shaded surface display; SSD), **그림자 부피 표시**(shaded volume display; SVD)와 같은 3차원에서의 MPR 알고리즘이 빈번하게 사용된다.

그림 28-26의 MIP 재구성은 데이터 집단에서 임의의 선을 따라 가장 높은 값을 가진 픽셀을 선택하면, 이 픽셀들만이 표시된다. MIP 영상은 CT 혈관조영술에서 폭넓게 사용되며 영상을 매우 빠르게 재구성할 수 있다.

3차원 영상에서 약 10% 사용되고, 이 방식은 높은 대조도를 가진 혈관의 3차원적 영상을 얻어낼 수 있다. 대부분의 컴퓨터 작업장에서 영상은 그림 28-27과 같이 3차원 환경에서 확인할 수 있다.

MIP는 3차원 영상에서 가장 손쉬운 양식이다. 중첩된 혈관은 표시되지 않기 때문에, 혈관구조가 주변 조직으로부터 손실 없이 훌륭하게 제공된다. 또한 이 방식은 영상의 회전을 허용한다. 복셀을 가로질러 비스듬하게 횡단하는 작은 혈관은 공간 볼륨의 평균값으로 표현하기 때문에 표시되지 않을 것이다.

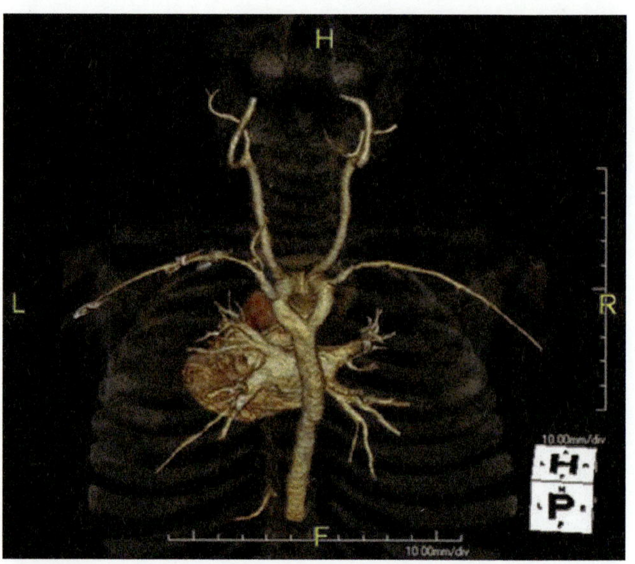

그림 28-27 64 슬라이스 나선형 CT로 재구성한 경동맥 CT 검사이다.

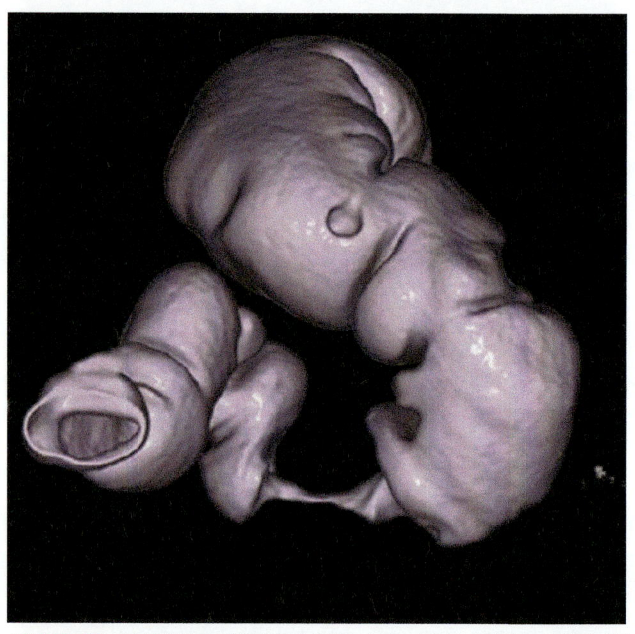

그림 28-28 가상 결장경 검사법으로 얻은 64 슬라이스 나선형 CT 데이터를 재구성하여 얻은 음영 표면 영상이다.

SSD는 컴퓨터가 디자인하고 만들어낸 프로그램 기반의 기술을 사용한다. 초기에는 뼈의 영상에 적용하였지만, 현재는 그림 28-28과 같은 가상 대장내시경에까지도 사용될 수 있다. SSD의 본질은 영상에서 표현되는 조직에 대한 좁은 동적 범위를 설정하는 데에 있다. 좁은 범위를 가지게 되면 기술자에 의해 설정된 값에 따라 장기 표면을 표시할 수 있다.

표면의 경계는 매우 특이하고 그림 28-29와 같은 3차

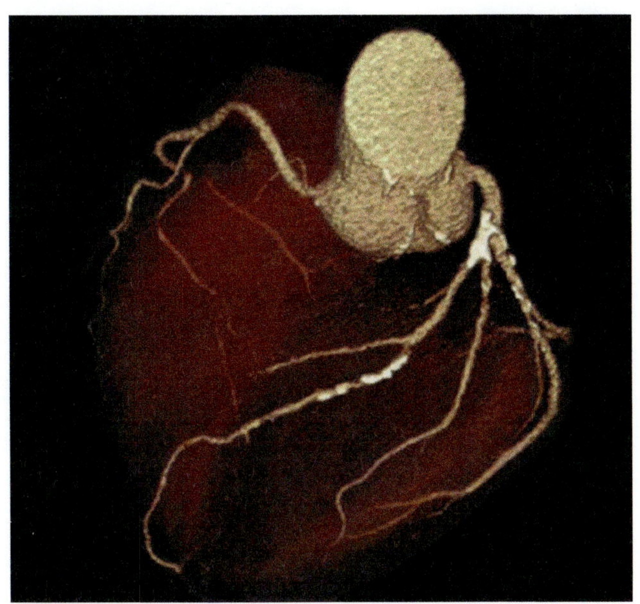

그림 28-29 CCTA 과정에서 구성한 심장 볼륨 렌더링이다. 이 영상은 3차원 시각화를 위하여 회전하였다.

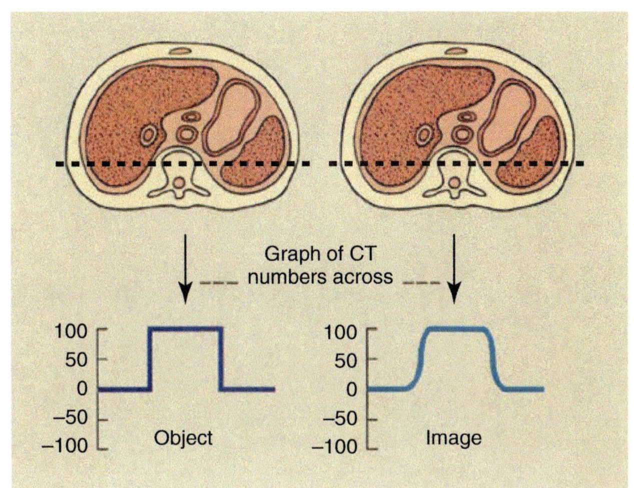

그림 28-30 CT 검사에서 명확하게 나타나는 경우와 약간 흐리거나 번져 보이는 경우가 있다. 이러한 경우는 사실상 CT 계수값의 갑작스런 변화 때문이므로 그것을 부드럽게 변화시킬 수 있다.

원상의 영상으로 나타나게 할 수 있다. 이와 같은 영상 기법을 *볼륨 렌더링*(*volume rendering*)이라고 한다.

SSD는 기술자에 의해 설정된 픽셀의 범위에 매우 민감하기 때문에, 실제 해부학적 구조를 영상으로 표현하는 것이 어렵다.

영상의 질

고식적인 방사선 촬영을 통한 영상의 질은 공간 분해능, 대조도 분해능, 노이즈에 의해 결정된다. 이 특징들은 상대적으로 묘사하기는 쉬운 반면 측정하거나 정량적으로 표현하기에 어려운 면이 있다.

CT 영상은 분리된 픽셀 값을 구성하기 때문에 화질의 특징과 양적 표현이 용이하다. 몇 가지 방법을 이용하여 CT 영상의 질을 측정하고 다섯 개의 원리적인 특징을 수의 개념으로 나타낼 수 있다. 또한 공간 분해능, 대조도 분해능, 노이즈, 직선성, 균일성을 확인할 수 있다.

공간 분해능

보통의 기하학적 구조를 가진 영상의 균일한 표면을 보면, 그림 28-30과 같이 표면의 영상이 약간 흐릿한 것을 확인할 수 있다. 흐린 정도는 시스템의 공간 분해능(spatial resolution)으로 측정할 수 있고, 약간의 조건을 이용해서 조정할 수 있다. 영상의 표면은 픽셀 값을 시각화하기 위해 변환한 것이기 때문이다. 이 값들은 공간 분해능의 측정에서 표면을 분석할 수 있다.

영상은 CT 영상 시스템의 한계로서 약간 흐리게 나타난다. CT 값에서 날카로운 표면의 끝은 표면을 따라 CT 값을 부드럽게 대체하여 표현한 것이다.

공간 분해능은 픽셀 크기의 능력을 나타낸 것이다. 더 작은 크기의 픽셀 크기는 공간 분해능이 더욱 향상된다. CT 영상 시스템은 후처리과정을 거친 영상을 재구성하므로 공간 분해능에 있어서는 매우 좋은 방법이다.

슬라이스 두께 역시 얇을수록 공간 분해능이 뛰어나다. 슬라이스 두께 내에 들어가지 않는 해부학적 구조는 *부분 용적*(*partial volume*)이라는 인공물로 나타나지 않을 것이다. CT에서 복셀 크기도 CT 공간 분해능에 영향을 준다. 환자 앞과 검출기 앞에 위치한 조리개의 모양은 산란선의 발생 정도에 영향을 주고, 시스템의 대조도에 영향을 미치는 공간 분해능에 작용한다.

높은 대조도를 표현하는 경계 부분의 정확성을 재현하기 위한 CT 영상 시스템의 능력은 **경계응답함수(edge response function; ERF)**라는 수학적 방식으로 표현할 수 있다. ERF의 측정은 **변조전달함수(modulation transfer function; MTF)**라고 하는 다른 수학적 기법으로 변환할 수 있다. MTF와 이를 이용한 영상의 재현은 CT 영상 시스템의 공간 분해능 표현에 가장 흔히 사용되는 방식이다.

MTF가 복잡한 수학적인 형식이라고 하더라도, 이해

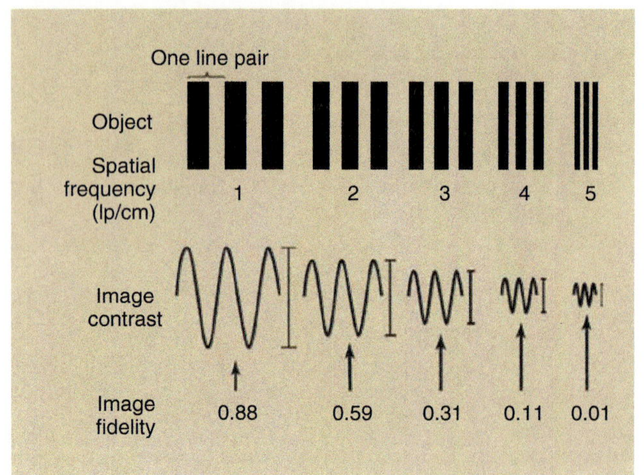

그림 28-31 공간 분해능이 주파수가 증가하는 패턴의 영상일 때 영상 주파수가 감소하고, 그 결과 광학적 감도값이 상대적으로 감소한다.

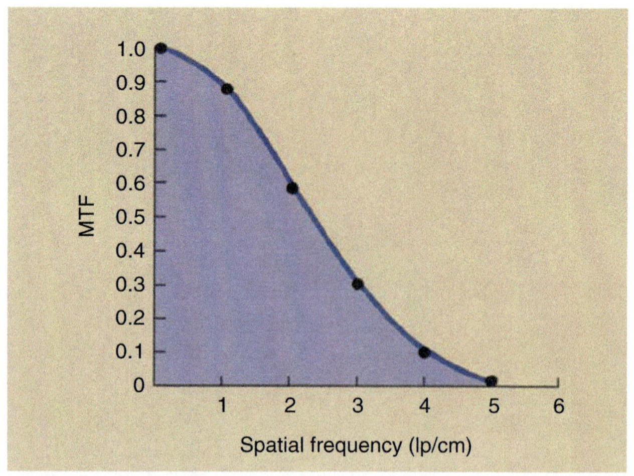

그림 28-32 MTF는 공간 주파수에 대한 영상을 작성한 것이다. 6 포인트는 그림 28-31에서 설명한 부분이다.

하는 것은 그렇게 어렵지 않다. 그림 28-31과 같은 막대기의 패턴을 보이는 CT 영상의 경우를 살펴보자.

똑같은 경계 표시로 나타난 하나의 막대를 라인 쌍(line pair; lp)이라고 한다. 단위길이당 라인 쌍을 **공간 주파수**라고 하고, CT 영상 시스템에서는 센티미터당 라인 쌍으로 표현한다(lp/cm).

질문: 1 lp/cm를 1 p/mm로 어떻게 변화하는가?
해답: 1 lp/cm = 1 lp/10 mm = 0.1 lp/mm

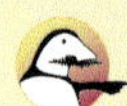

낮은 공간 주파수는 큰 개체를 나타내고, 높은 공간 주파수는 작은 개체를 나타낸다.

낮은 주파수의 막대 패턴을 가진 영상은 고주파의 막대 패턴을 가진 영상보다 대상을 더 명확하게 표현할 수 있다. 영상 시스템의 한계 때문에 공간 주파수가 증가하면서 정확한 재현성의 손실이 발생한다. 조사야 제한, 검출기 크기와 집적도, 기계적 · 전기적인 겐트리 조절, 재구성 알고리즘과 같은 CT 영상 시스템의 특징은 영상의 질을 떨어뜨린다.

MTF는 이와 같은 조건에 따라 공간 주파수로 대상의 영상을 표현하는 방법이다. 대상을 정확하게 표현하는 영상에서 CT 영상 시스템의 MTF가 1의 값을 나타낼 것이다. 영상이 단순하게 검거나 어떤 대상에 대한 정보를 가지고 있지 않다면, MTF는 0의 값을 나타낼 것이다.

그림 28-32에서 영상의 충실도는 영상의 축과 영상 대조도에 따라 측정된다. 1 lp/cm의 공간 주파수의 경우

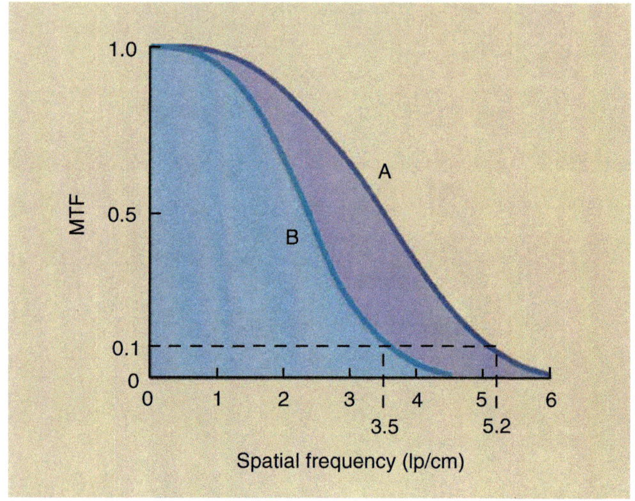

그림 28-33 CT 영상 시스템 표본 2개의 MTF 곡선이다. B보다 A가 더 높은 공간 분해능을 나타낸다.

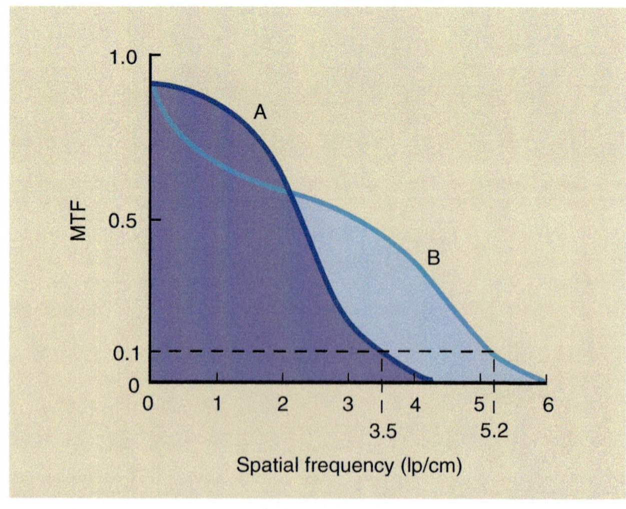

그림 28-34 영상 시스템은 대조도 분해능이 높고(A), 공간 분해능이 높다(B).

에, 영상의 광학밀도의 변화는 0.88을 나타낸다. 4 lp/cm에서는 대상에서 약 0.11 또는 11%이다. 그림 28-32와 같이 MTF 곡선에서 각 공간 주파수의 결과는 영상 대조도와 피사체 대조도의 비로 표현된다.

그림 28-33는 두 개의 서로 다른 CT 영상 시스템의 MTF와 곡선에 대한 설명을 나타낸다. 영상 시스템에서 매우 작은 대상 또한 높은 재현성을 나타내는 만큼, MTF 곡선이 오른쪽으로 더 멀리 진행할수록 공간 분해능이 높다. 또한 MTF 곡선은 그림 28-34와 같이 낮은 공간 주파수에서 높게 나타나고 대조도 분해능이 높은 것을 확인할 수 있다.

MTF는 여러 크기의 물체를 시스템에 저장하기 위한 영상 저장공간과 관련이 있는 복잡한 관계이다. 대부분의 CT 영상은 0.1에서 시작하며 **제한적 분해능**(제한적 해상력, limiting resolution)이라고도 하는 MTF의 공간주파수에 의해 결정된다. 그림 28-33에서도 볼 수 있듯이, 영상 시스템 A는 5.2 lp/cm에서 0.1 MTF를 나타내고, B는 3.5 lp/cm의 수치만을 나타낸다. 하지만 A는 B보다 우수한 공간 분해능을 가지고 있다.

CT 영상 분해능의 대부분이 제한적 분해능의 공간 주파수에 의해 표현되었다고 할지라도, 대상의 크기를 재현했다고 생각하기 쉽다. CT 영상 시스템에서 결정되는 원래의 대상 크기는 제한적 분해능에서 공간 주파수에 절반에 해당된다.

공간 분해능/공간 주파수

$$SR(cm) = \frac{1}{2}\left(\frac{1}{SF(lp/cm)}\right)$$

$$SF(1p/cm) = \frac{1}{2}\left(\frac{1}{SR(1cm)}\right)$$

SR=공간 분해능, SF=공간 주파수

질문: CT 영상 시스템이 5 lp/cm을 나타낼 수 있다고 한다. 표현되는 대상의 크기는 얼마인가?

해답: 5 lp/cm에 대응하는 값은 $=(5\ lp/cm)^{-1}$

$$=\frac{1}{5\ lp/cm} = \frac{1\ cm}{5\ lp} = \frac{10\ mm}{5\ lp} = \frac{2\ mm}{lp}$$

라인 쌍은 막대 모양과 같은 폭의 공간으로 구성되어 있기 때문에 2 mm/lp는 1 mm의 공간이 있으므로 1 mm로 대상을 분리하여 나타낸다. 따라서 시스템의 분해능은 1 mm가 된다.

질문: 가장 좋은 다채널 나선형 CT 영상 시스템이 약 20 lp/cm의 제한적 분해능을 가지고 있다고 할 때, 대상을 얼마까지 표현할 수 있는가?

해답: $(20\ lp/cm)^{a-1}$에 대응하는 값은 $=1$

$$=\frac{1}{20\ lp/cm} = \frac{1\ cm}{20\ lp} = \frac{10\ mm}{20\ lp} = \frac{0.5\ mm}{lp}$$

질문: CT 영상 시스템이 0.65 mm의 고대조도를 가지고 있다면 공간 주파수는 얼마인가?

해답: $0.65\ mm + 0.65\ mm = 1.3\ mm/lp$

$$\frac{1}{1.3\ mm/lp} = 0.77\ lp/mm = 7.7\ lp/cm$$

테스트 작업으로 평가될 수 있는 영상 시스템의 중요한 측정은 인공물의 발생, 대조도 분해능과 공간 분해능을 좌우한다.

그림 28-35은 몇 가지의 CT 영상의 질을 판단하는 요소를 평가하기 위해 미국 대학방사선학과위원회(Physics commission Of the American College Of Radiology)에 의해 디자인된 팬텀의 4가지 시험방법을 보여준다.

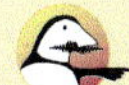
CT 영상의 공간 분해능은 픽셀 크기에 의해 제한된다.

MTF와 공간 주파수가 CT의 공간 분해능을 묘사할지라도, 픽셀 크기보다 영상 시스템을 측정할 수 있는 방법은 없다. 라인 쌍의 경우에는 하나의 선과 같은 폭의

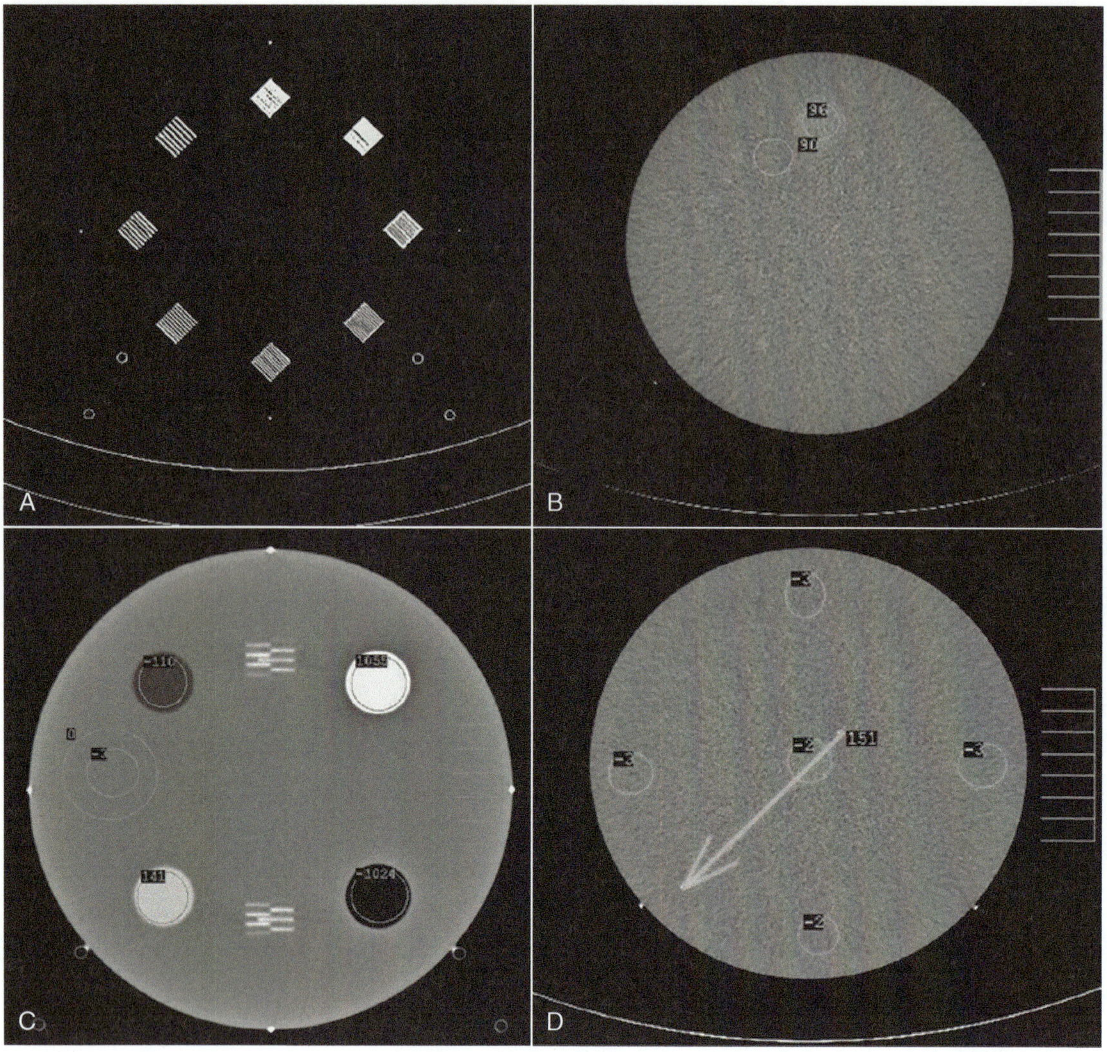

그림 28-35 CT 이미지의 질적 평가를 위한 팬텀 테스트. (A) 공간 분해능. (B) 대조도 분해능. (C) 직선성. (D) 그 외 요소들.

공간을 표현하는데 적어도 2개의 픽셀이 필요하다.

대조도 분해능

모양이나 크기와 관계없이 하나의 연한 조직과 다른 조직을 구분하는 능력을 **대조도 분해능(contrast resolution)** 이라고 한다. 이것은 다채널 나선형 CT에서 두드러지는 특징이다.

조직에서 X선의 흡수는 X선의 선감약계수에 의해 영향을 받는다. 우리가 알다시피 선감약계수는 X선의 에너지와 조직의 원자번호와 관련이 있다. CT의 경우, 환자에 의한 X선 흡수 역시 몸의 밀도에 의해 결정된다.

그림 28-36과 같이 지방–근육–뼈의 구조가 있다고 가정하자. 원자번호는 하나로 정의되지 않고 조금씩 다르게 나타나며(각각 Z=6.8, 7.4, 13.8), 밀도의 경우도 이와

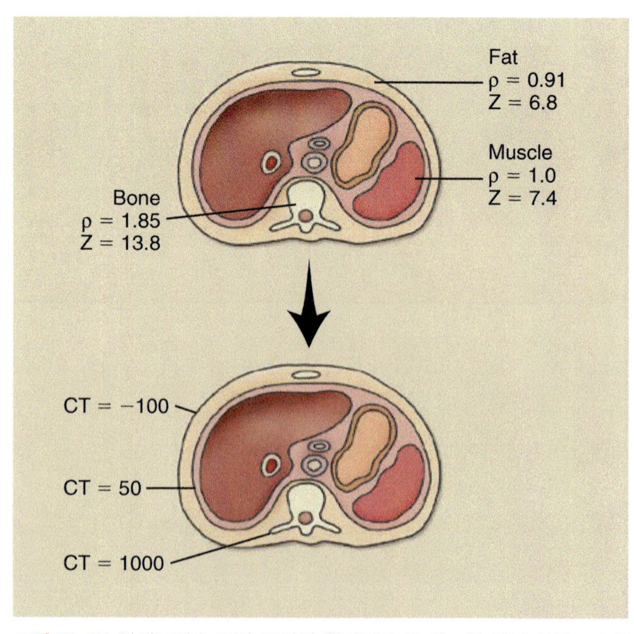

그림 28-36 암세포의 농도와 조직의 원자번호 효과는 큰 차이가 없으나 증폭된 CT 영상에서는 큰 차이가 나타난다.

다르지 않다(p=0.91, 1.0, 1.85 kg/m³). 이 차이점이 측정되었다 할지라도 고식적 방사선 촬영에서는 분명하게 나타나지 않는다.

CT 영상 시스템은 이 차이점을 증폭시켜 영상의 대조도를 향상시킬 수 있다. 조직 각각의 CT No.값의 범위는 약 -100, 50, 1,000이다. CT에서 만들어진 증폭된 대조도는 인접한 부위에서 나타나기 쉽다.

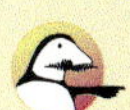

대조도 분해능은 X선 조리개 때문에 기본적인 CT보다 우수하다.

CT에서 대조도 분해능은 고식적인 방사선 촬영보다 영상을 쉽게 활용할 수 있도록 돕는다. 환자 앞과 검출기 앞의 조리개로부터 산란선을 제거하기 때문이다. 낮은 영상 대조도를 가진 대상을 확인할 수 있는 능력은 크기와 대상의 균일도와 **시스템의 노이즈**에 의해 제한될 수 있다.

노이즈

물과 같은 중간 정도의 균일성을 가진 물체를 촬영하면 각 픽셀은 0의 값을 가지게 될 것이다. 물론 시스템의 대조도 분해능은 완벽하지 않기 때문에 이러한 상황은 발생하지 않는다. CT No.는 평균적으로 0을 나타내지만, 실제로는 0보다 높거나 낮은 값의 범위를 갖는다.

CT No. 높거나 낮은 변화는 시스템의 노이즈에 의한 영향이다. 모든 픽셀 값이 동일하다면 **노이즈(noise)**는 발생하지 않을 것이다.

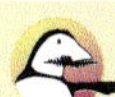

영상잡음이 많은 것은 픽셀 값의 큰 변화를 나타낸다.

노이즈는 물 팬텀 영상에서 픽셀의 큰 수에서 백분율에 따른 표준편차로 나타낸다. 노이즈는 아래와 같은 요소에 의해 좌우된다는 사실을 이해해야 한다.

- kVp와 여과
- 픽셀 크기
- 슬라이스 두께
- 검출기의 효율성
- 환자 선량

결국 검출기에 도달하는 환자 선량이 노이즈를 좌우하여 영상을 형성한다.

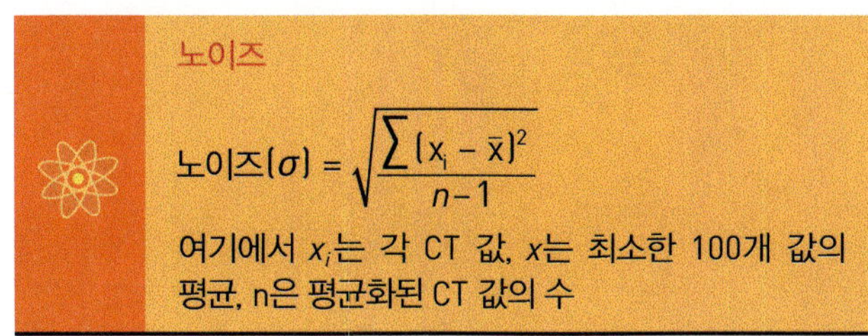

통계적으로 노이즈는 **표준편차**로 표시하고 σ로 정의한다.

노이즈는 영상에 반점으로 나타난다. 노이즈가 적은 영상은 눈으로 볼 때 매우 부드러워 보이고, 노이즈가 많은 영상은 얼룩덜룩하거나 반점 등이 나타난다.

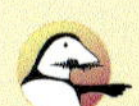

낮은 대조도를 갖는 대상의 분해능은 CT 영상 시스템의 노이즈에 의해 결정된다.

노이즈는 직경 20cm의 팬텀을 이용하여 매일 평가해야 한다. 모든 CT 영상 시스템은 디지털 영상에 ROI를 결정할 수 있는 능력을 가지고 있고, ROI 내의 CT No.값의 평균과 표준편차를 계산할 수 있다. 방사선사가 노이즈를 측정할 때, ROI는 최소한 100개의 픽셀을 포함해야 한다. 노이즈 측정은 다섯 개의 측정방법(주변에서 4개와 중앙에서 1개)을 포함한다.

직선성

물의 CT No.는 0으로 나타나고, 다른 조직들은 그에 따른 CT No.로 표현되므로 CT 영상 시스템이 자주 교정되어야 한다. 매일 확인하는 교정방법은 그림 28-37과 같이 AAPM에서 사용하는 다섯 개의 핀을 이용한 테스트 방법이다. 다섯 개의 각각의 핀은 표 28-4와 같이 물리적 특성과 X선의 감약 정도가 확인된 서로 다른 플라스틱 물질로 제작되어 있고 물 팬텀 내에 장착한다.

테스트 장비를 설치한 후에 그림 28-38과 같이 각 핀의 CT No.를 기록하고, 평균값과 표준편차를 표시한다. CT No.의 점과 선 감약계수를 비교할 때 물의 CT No.인 0을 향해서 직선으로 통과되어야 한다.

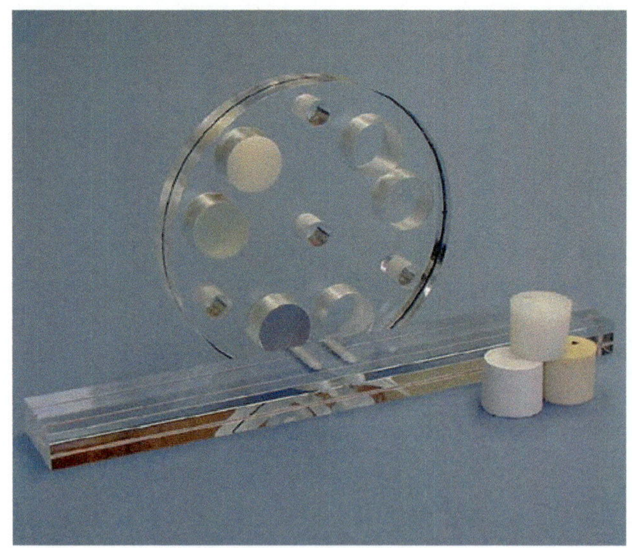

그림 28-37 미국 의학물리협회가 제작한 5-핀 테스트기이다. 각 핀의 보정계수값을 정확하게 알고 있으면 CT 넘버를 계산할 수 있다.

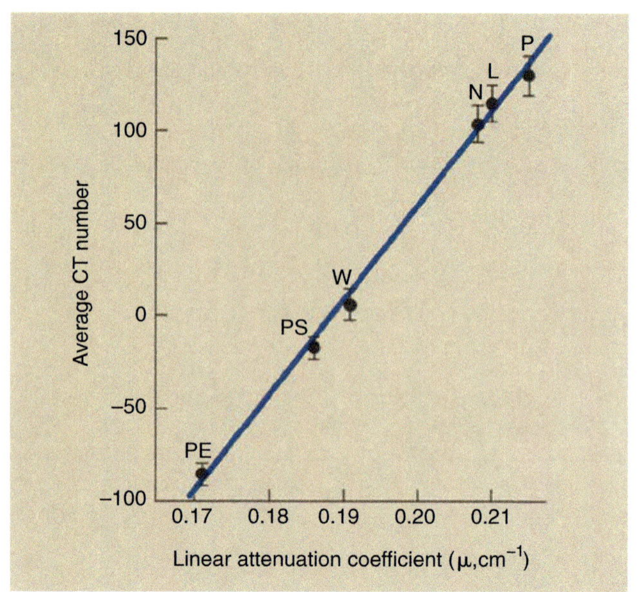

그림 28-38 CT No.의 평균 그래프와 대비하여 직선성 보정계수가 물 계수 0을 통과하여 직선으로 보이면 CT 직선성은 적절하다.

균일성

팬텀과 같은 균일한 대상을 촬영할 때, 각 픽셀은 동일한 대상에 대해 같은 값으로 정확하게 나타나야 한다. CT 영상 시스템이 알맞게 조정되었다면 그 값은 0이고, 전기적·기계적으로 상당히 복잡한 장비이므로 정확성이 항상 일정하지 않다. 물에서 CT 값은 매일, 매 시간마다 이동한다.

임의의 시간에 팬텀을 촬영하면 픽셀 값은 재구성된 영상의 모든 구역에서 동일해야 한다. 이것이 **공간 균일도(spatial uniformity)**라고 하는 특징이다.

공간 균일도는 그래프나 히스토그램으로 영상의 축을 따라 CT No.를 내부 소프트웨어 패키지로 쉽게 검사할 수 있다. 히스토그램이나 그래프의 모든 값이 평균값의 $\pm 2\sigma$ 이내라고 한다면, 시스템은 공간 균일도가 적합하다고 할 수 있다. X선이 경화되는 이유는 주변 조직보다 어두워진 영상에서 중간의 CT No.값이 감소하기 때문이다. 이것을 'cupping artifacts'라고 하고, 뼈를 대신하는 테플론 링 안에서 물 팬텀을 촬영하면 증명할 수 있다.

영상화 기술

다단면 검출 어레이

11세기 말 무렵, 모든 CT 공급업체는 CT 영상 시스템을 발전시켜 판매하고 있다. 다채널 나선형 CT 영상 시스템은 두 가지 주요한 특징을 가지고 있다. 첫 번째, 검출기 어레이(detector array) 대신에 다채널 나선형 CT는 수천 개의 독립적인 검출기를 포함한 여러 개의 평행한 검출기 어레이를 요구한다(그림 28-20 참조). 두 번째, 큰

표 28-4 5-핀 ACR 인증 팬텀의 특징

물질		밀도[g/cm³]	선 감약계수 60 keV에서 감약계수(cm⁻¹)	CT No.
폴리에틸렌	C_2H_4	0.94	0.185	−85
폴리스티렌	C_8H_8	1.05	0.196	−85
나일론	$C_6H_{11}NO$	1.15	0.222	100
렉산	$C_{16}H_{14}O$	1.20	0.223	115
플렉시 유리	$C_5H_8O_2$	1.19	0.229	130
물	H_2O	1.00	0.206	0

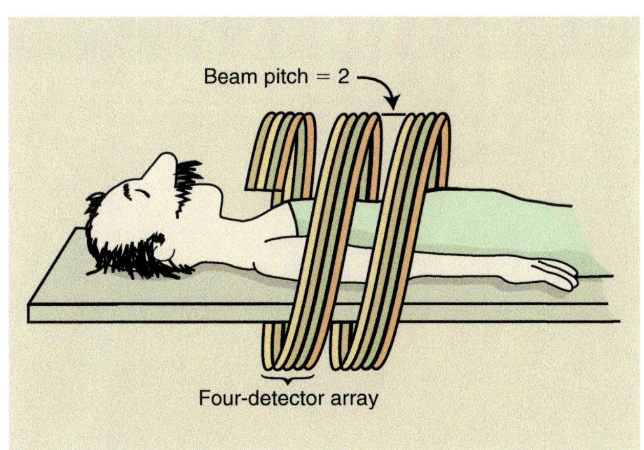

그림 28-39 2.0 피치 4 슬라이스 나선형 CT는 1 슬라이스 나선형 CT 8회 검사범위를 포함할 수 있다.

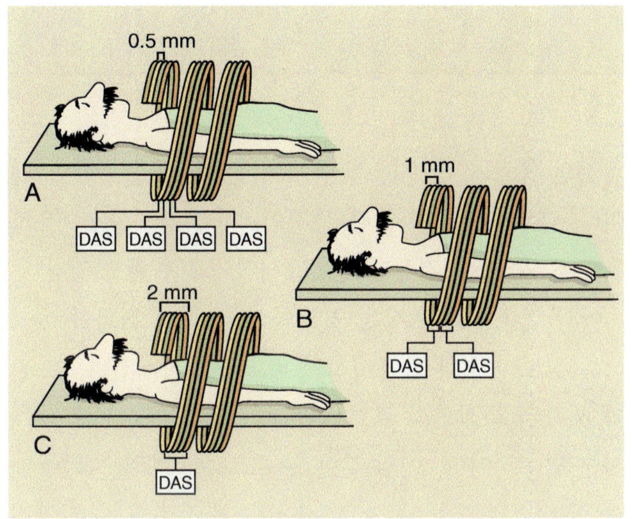

그림 28-40 (A) 4 슬라이스 나선형 CT는 슬라이스 두께를 변화시킬 수 있다. (B) 4개의 슬라이스는 각각 0.5mm이다. (C) 두 개의 0.5 슬라이스는 1 mm 두 개 슬라이스에 포함된다. 4개의 0.5 mm 슬라이스는 하나의 2 mm 슬라이스에 포함된다. (DAS; data acquisition system, 데이터 실행 시스템)

볼륨을 가진 영상과 큰 검출기 어레이와 같은 빠른 속도를 위해서 빠르고 큰 용량을 가진 컴퓨터를 필요로 한다.

1990년대 초, 검출기 어레이는 두 개의 슬라이스 영상을 초기 시험한 후에 동시에 320개의 영상을 제공할 수 있는 검출기로 교체되었다.

다채널 나선형 CT 영상으로 쉽게 접근하는 방법은 동일한 크기의 4개의 검출기 어레이를 사용하는 것이다. 이 디자인은 빔 피치 2.0∶1(X선 빔의 폭은 환자 테이블의 움직임의 절반)로 설정된 그림 28-39에서 확인할 수 있다. 각 검출기 어레이의 폭은 0.5 mm이다.

다채널 영상 시스템과 동일한 디자인은 그림 28-40과 같이 1~2 mm 폭의 두 개의 슬라이스를 합치기 위해서 인접한 열에서 검출된 신호를 사용한다. 넓은 슬라이스 영상은 검출된 신호가 크기 때문에 같은 관전류에서 더 좋은 대조도 분해능을 보여준다.

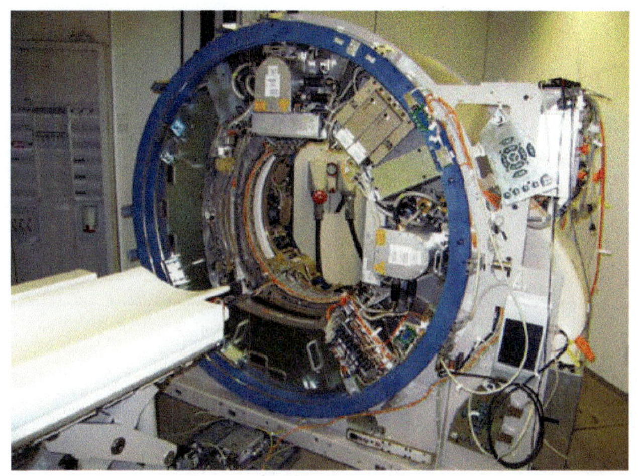

그림 28-41 두 개의 소스 다채널 나선형 CT 영상 시스템

대조도 분해능의 개선은 복셀의 크기가 증가하기 때문에 공간 분해능의 소폭 감소를 동반한다. 양자택일로, 큰 조직 볼륨의 경우 관전류 설정을 감소시키면 원래의 대조도 분해능으로 촬영할 수 있다.

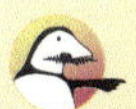 작은 크기의 검출기는 공간 분해능이 향상된다.

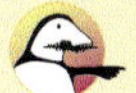 다단면 검출기는 넓은 범위를 검사할 수 있다.

하나의 예로서 다채널 나선형 CT는 간단하게 4개의 슬라이스를 사용해왔다. 사실 다채널 나선형 CT는 4에서 16, 64, 320로 진화되어 매우 짧은 시간 내에 촬영이 가능하게 되었다.

두 개의 X선관을 가진 다채널 CT 영상 시스템은 그림 28-41에서 나타난다. 이 시스템은 두 개의 X선관과 두 개의 검출기 어레이를 회전하는 갠트리에 설치되었고, 중요한 장점은 영상 구현속도로 80 ms가 가능한 것이다.

데이터 획득률(data acquisition rate)

다채널 나선형 CT의 경우 같은 시간 내에 여러 개의 슬라이스에 대한 데이터를 수집한 결과는 한 개의 슬라

이스를 구하는 시간과 정확하게 일치한다. 슬라이스 수집률(SAR)은 다채널 나선형 CT 영상 시스템의 효율성의 한 척도이다.

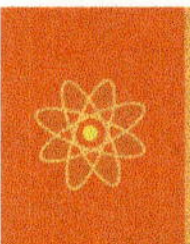

슬라이스 수집률(SAR)

SAR=360° 회전당 획득된 슬라이스 수/회전시간
=(64/0.5)=128

질문: 64개의 여러 개의 검출기 열이 0.5초의 시간 동안 영상을 만들어 낸다면 SAR은 얼마인가?

해답: SAR=360°/회전시간당 슬라이스 수집
SAR=64/0.5=128

다채널 나선형 CT의 중요한 장점은 한번에 넓은 범위를 촬영할 수 있다는 점이다. 이제는 한 번의 호흡참기로 머리부터 발끝까지 몸 전체를 촬영하는 것이 가능해졌다. 조직 볼륨이 영상화되더라도 아래와 같이 Z축 방향의 범위로 표시될 것이다.

Z-축 적용범위

$Z=(N/R)\times W\times T\times B$

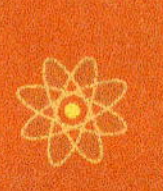

Z-축 적용범위

$Z=SAR\times W\times T\times B$

질문: 64 슬라이스 검사는 32 mm X선 빔 폭과 회전당 0.5초가 소요되는 검사에서 20초의 조건으로 수행되었다. Z축 범위는 어느 정도인가? 환자 테이블은 회전당 32 mm 이동하였다.

해답: $Z=(N/R)\times W\times T\times B$
N=64, R=0.5s, W=0.5 mm(64÷32=0.5 mm)
T=20 s, B=1.0
$Z=(64/0.5)\times 0.5\times 20\times 1=1{,}280$ mm
=128 cm

다채널 나선형 CT의 장점과 한계점을 표 28-5에 요약하였다.

CT 품질관리

CT 영상 시스템에서 모든 조정 불량, 교정 불량, 고식적인 X선 영상 시스템의 고장은 역시 중요한 문제이다. 추가적으로 다양한 움직임의 겐트리, 상호작용하는 콘솔, 결합된 컴퓨터의 복잡성까지 포함하고 있다.

이와 같은 하부조직은 영상의 질 하락의 결과를 야기하는 정보 손실과 불안정성의 위험을 증가시킨다. 그 결과 제작된 품질관리 프로그램(QC)은 CT 영상 시스템에서는 필수적이다. 이와 같은 프로그램은 매일, 매주, 매달, 매년 시행되어야 하고, 사용 중인 장비를 보호 관리하는 프로그램이다.

그림 28-42는 ACR CT 인증 팬텀을 사용한 CT 측정 방법을 보여주고 있다. 연례적으로 시행하는 중요한 측정은 새로운 장비를 설치하거나 중요한 부품을 수리 또는 교체했을 때에도 시행하여야 한다.

표 28-5 다채널 나선형 CT의 특징

	무엇이	어떻게/왜
장점	움직임으로 발생하는 인공물이 없다.	호흡 제거 가능
	검출기 개선	일정하지 않은 Z축 간격 재구성
	불완전한 요소(볼륨) 감소	중첩되는 Z축 간격 재구성 영상 간격보다 작게 재구성
	광학적인 정맥조영	조영증강 최고 수치에 영상 데이터 확보
		조영제 볼륨 감소
	다평면 영상	고화질 재구성
	환자 투과 개선	영상시간 감소
한계점	영상 노이즈 증가	큰 X선관 필요
	Z축 분석 감소	피치 증가
	프로세싱 시간 증가	많은 양의 데이터, 영상 증가

잡음과 균일성

20 cm 수조를 이용하여 0에서 ±10 HU 이내의 평균값이 나타나는지 매주 확인해야 한다. 영상을 가로질러 중심부에서 주변까지 ±10 HU 이상의 균일도의 차이가 발생하지 않도록 주의한다.

최근에 모든 CT 영상 시스템은 성능에 대한 사양을 쉽게 확인할 수 있다. 시스템이 정량적인 CT일지라도 엄격한 사양을 적용해야 하고, 평가가 수행되면 CT 스캔 파라메터, 슬라이스 두께, 직경 재구성 또는 재구성 알고리즘 중에 하나 또는 그 이상을 바꾸어야 한다.

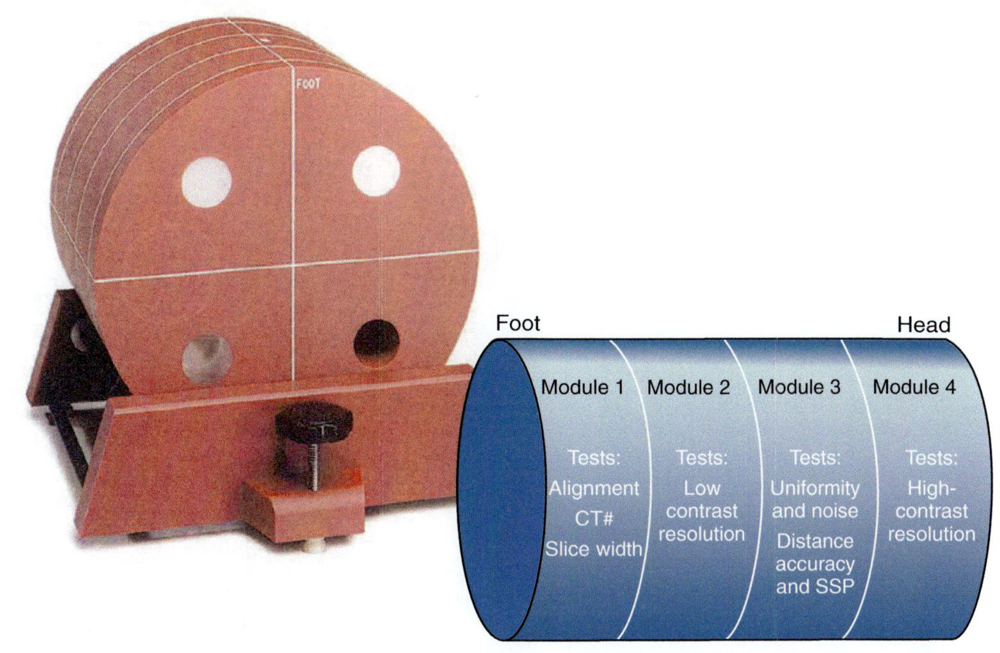

그림 28-42 이 CT 테스트 팬텀은 공간 분해능, 대조도 분해능, 슬라이스 두께, 직선성 균일도를 평가할 수 있다.

직선성

직선성(linearity)은 AAPM에서 권고하는 5개의 핀을 사용하는 방식으로 평가한다. 다섯 핀의 값에 대한 분석은 HU와 전자밀도 사이에 직선적으로 나타나야 한다. 이 선형관계에 대한 상호계수는 적어도 0.96% 또는 ±2 σ이어야 한다.

이 평가는 6개월에 한 번씩 시행한다. 정량적 CT 시스템에서 부분적으로 중요한 평가는 HU로 나타나는 조직값의 정확한 수치를 요구한다.

공간 분해능

공간 분해능(spatial resolution)의 관찰은 QC 프로그램에서 가장 중요한 요소이다. 일정한 공간 분해능은 검출기열과 재구성 기법과 기계적인 요소의 절적한 수행능력을 보증한다.

공간 분해능은 와이어(wire)나 PSF(point-spread function) 혹은 각각의 ERF(edge response function)을 포함하는 경계면를 사용해서 평가한다. 이런 기능들은 MTF를 이용하여 수학적으로 변환시킨다.

하지만, MTF의 결정에 상당한 시간과 주의가 필요하다. 대부분의 의학 물리학자들은 영상의 막대 패턴 또는 구멍 패턴이 적합한지를 찾고 있다. 공간 분해능은 6개월에 한 번씩 평가되어야 하고, 제조업체의 사양에 따라 시행해야 한다.

대조도 분해능

CT는 높은 대조도 분해능(contrast resolution) 때문에 영상장비 중에서 탁월함을 보이고 있다. 여러 가지 CT 영상시스템의 성능사양은 회사마다, 모델마다, 영상 시스템의 디자인에 따라 다르다. 모든 CT 영상 시스템은 0.5%의 대조도에서 5 mm 물체를 분리할 수 있는 능력을 가져야 한다.

대조도 분해능은 6개월에 한 번씩 평가되어야 한다. 대조도 분해능은 그림 28-43의 예와 같이 모든 CT 영상시스템에서 적용되는 내장된 분석방법으로 다양한 저대조도 평가도구들을 가지고 수행된다.

슬라이스 두께

슬라이스 두께(slice thickness)는 경사, 나선, 계단을 통합시켜 특별하게 디자인된 장비로 측정한다. 이 평가는 6개월에 한 번씩 측정한다. 슬라이스 두께는 5 mm 또는 그 이상의 계획된 슬라이스 두께에서 1 mm 이내가 되어야 한다. 5 mm보다 적은 두께에서는 0.5 mm 이내로 되어야 한다.

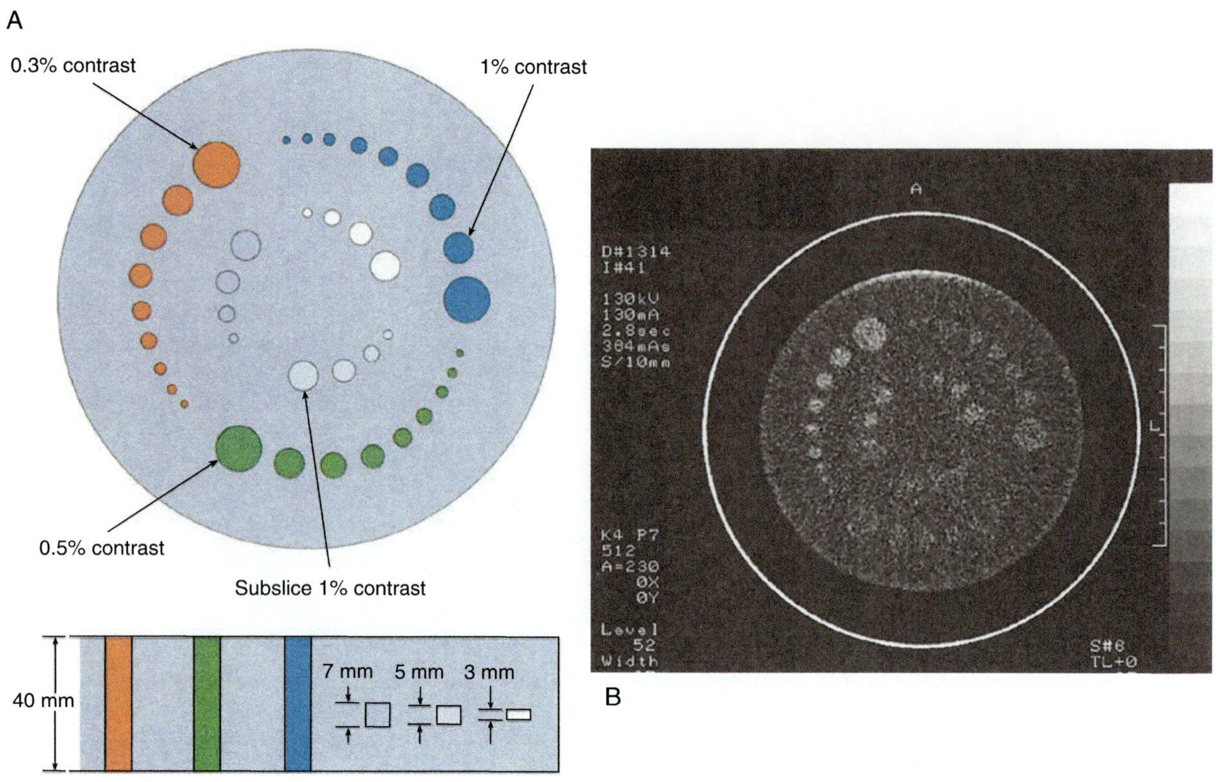

그림 28-43 테스트를 도면(A)으로 나타낸 저대조도 CT 테스트와 영상(B). 이 테스트는 다채널 나선형 CT가 가지는 특별한 것이다.

테이블 정확성

CT 겐트리를 통과하는 환자의 자동측정에서 환자는 자세를 정확하게 취해야 한다. 이 평가는 매달 실시한다. 환자가 위치한 테이블에서 임상시험을 하는 동안, 테이블의 궤도에서 테이프와 직선 자를 사용하여 검사의 시작부터 끝까지 테이블의 위치를 기록한다. 그리고 계획된 테이블의 움직임과 비교한다. 이때 오차는 ±2 mm 이내가 되어야 한다.

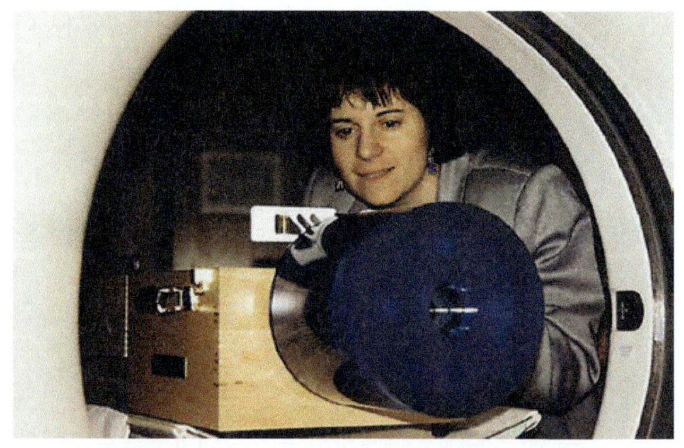

그림 28-44 임상에서 CT 검사에 필요한 수치를 테스트하는 그림

레이저 일치

대부분의 CT 영상 시스템은 내부 또는 외부에 환자의 위치 잡이를 위한 레이저를 가지고 있다. 이 레이저의 정확성은 특별하게 디자인된 많은 테스트 장비로 확인 할 수 있다. 레이저의 정확성은 적어도 6개월에 한 번씩 평가해야 한다. 이것은 보통 테이블 점검과 같이 시행한다.

환자 피폭선량

CT 검사 중에 환자 피폭선량은 특별하게 제한되지 않는다. 게다가, 선량은 스캔 파라메터에 의해 상당히 변화한다. 고분해능 영상은 높은 선량이 필요하다.

환자 피폭선량은 CTDI(computed tomography dose index) 또는 DLP(dose-length product)로 정의되고, 특별하게 디자인된 가는(pencil) 전리함 또는 열형광 선량계로 모니터링할 수 있다. 그림 28-44는 이와 같은 측정방법을 보여준다. 환자 선량에 관한 자세한 내용은 제37장에서 다룬다.

요약

다채널 나선형 CT 영상 시스템은 고식적인 방법으로 기록되지 않는다. 제한된 X선 빔은 환자에게 직접 조사하고 X선의 감약 정도에 따라 검출기 어레이(array)에서 측정한 신호를 컴퓨터에서 영상으로 재구성한다. 마지막으로 영상은 TV 모니터나 평판형 모니터에 표시된다.

다채널 나선형 CT는 환자의 긴 축을 따라 수직으로 해부학적 구조를 보여주는 가로단면 영상을 얻는다. 결과로서 생기는 컴퓨터 영상은 세기를 표시하는 매트릭스 구조로 나타난다. 매트릭스 크기는 보통 512×512 픽셀을 사용한다. 각 픽셀은 CT No.나 HU(Hounsfield unit)라고 불리는 수적 개념의 정보를 포함한다. 픽셀은 조직 두께를 나타내는 복셀의 2차원적인 표현이다.

CT 영상 시스템에서 대조도 분해능은 X선 빔의 제한으로 산란선을 줄였기 때문에 대조도 분해능이 우수하다. 낮은 대조도의 해부구조를 표현하는 능력은 시스템의 잡음으로 인해 한계가 있다. 시스템의 잡음은 영상을 만드는 검출기 열에서 사용하는 X선에 의해 결정된다.

다채널 나선형 CT는 고식적인 단계별 조사(step and shoot)의 방식을 넘는 아래와 같은 장점을 제공한다.

(1) 움직임에 따른 흐림의 감소. 그래서 움직임에 따른 인공물이 적게 기록
(2) 영상 촬영시간의 감소
(3) 부분적 볼륨 인공물의 감소
(4) 조직의 큰 볼륨의 영상화

검사를 시작할 때, X선관은 계속해서 회전하고, 환자 테이블은 회전하는 빔의 방향으로 움직인다. 수집된 데이터는 보간법에 의해 Z축 방향으로 재구성된다.

피치는 환자 테이블의 움직임과 X선 빔의 폭과의 비이다. 1:1 이상으로 피치가 증가하면 조직 볼륨은 증가하고, 환자 선량을 줄이면서 촬영할 수 있다.

나선형 CT의 X선관은 오랜 기간 동안 높은 전력수준을 공급해야 한다. 고체상태의 검출기 어레이는 전체 검출효율은 대략 90% 정도로 나타난다.

조직 볼륨 영상은 검사시간, 테이블의 이동거리, 피치, 빔 폭에 의해 결정된다. 나선형 CT에서 Z축 공간 분해능의 개선은 주목해야 한다. 왜냐하면, 데이터에 틈이 없고, 재구성 영상을 중첩시킬 수 있기 때문이다. 추가적으로 나선형 CT는 3차원적 다평면 재구성(MPR)에도 뛰어나다.

도전문제

1. 다음을 정의 또는 증명하시오.
   a. 알고리즘
   b. 횡단면 영상
   c. 투시
   d. 보간법(내삽법)
   e. 환자전 여과
   f. 공간주파수
   g. HU(hounsfield unit)
   h. 슬립링(slip ring)
   i. MTF
   j. MIP
2. 1970년 최초 CT를 시행한 사람은 누구인가?
3. '180° 직선 보간법'을 설명하시오.
4. 다채널 나선형 CT 영상 시스템의 겐트리 구성을 설명하시오.
5. 다채널 나선형 CT 영상을 만들 때 사용되는 X선관의 구성을 설명하시오.
6. 다채널 나선형 CT 피치를 설명하시오.
7. 검사시간 30초, 피치 1.6:1, 10 mm 두께 조사야에 따른 조직의 크기는 어떻게 되는가?
8. 두 개의 콜리메이터를 사용하는 이유를 설명하시오.
9. 환자 지지대의 금속은 무엇인가?
10. 나선형 CT 개발 시 슬립링 기술은 어떻게 사용되었는가?
11. 매트릭스 크기 320×320, 재구성 상수 20 cm, 슬라이스 두께 0.5 cm일 때 복셀 크기(voxel size)는?
12. 나선형 CT 검사에서 조직의 범위는 어떤 기술로 결정되는가?
13. *MPR(multi planar reformation)*을 정의하시오.
14. 다채널 나선형 CT 영상 재구성 과정을 수학적으로 설명하시오.
15. 다채널 나선형 CT에 사용하는 발생장치 전압의 종류를 쓰시오.
16. 다채널 나선형 CT 이미지 시스템은 0.65 mm 고대조도 대상이다. 이때 사용되는 공간 주파수를 쓰시오.
17. 10초 동안 다채널 나선형 CT 검사는 1.5:1 피치와 5 mm 조사빔 범위일 때 조직의 두께를 쓰시오.
18. 다채널 나선형 CT에서 2:1보다 큰 피치를 사용하는 이유는 무엇인가?
19. 평명 내 공간 분해능은 무엇이 결정하는가?
20. *CT 선형성*은 무엇인가?

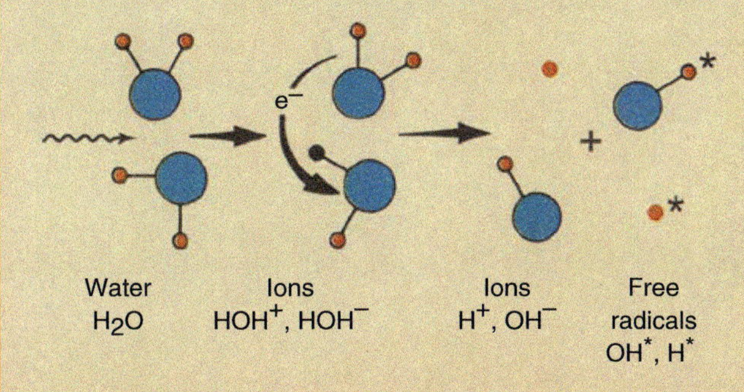

PART 7

방사선생물학
Radiobiology

CHAPTER

29

인체생물학

Human Biology

학습목표

1. 인체생물학의 세포 이론을 설명할 수 있다.
2. 인체 분자 구조를 기술하고 리스트를 작성할 수 있다.
3. 인체 세포의 장기 특징과 기능을 설명할 수 있다.
4. 유사분열과 감수분열의 진행을 설명할 수 있다.
5. 조직과 기관의 방사선 감수성을 평가할 수 있다.

X선이 유해하다는 것은 의심할 여지가 없다. 만약 많은 양의 방사선에 노출되었다면 피부 화상, 백내장, 암, 백혈병, 그리고 다른 조직에도 유해한 효과를 가져온다. 그렇지만 영상 진단을 목적으로 사용하는 X선에의 노출 정도로 세포나 조직에 미치는 효과는 그다지 알려지지 않고 있다.

그것은 X선의 활용이 진단에서 적용되는 부분이 큰 반면, 방사선사, 방사선 전문의, 의학 물리학자들의 경우는 직업적인 측면에서 최소한의 선량으로 좋은 영상을 만들기 때문일 것이다. 결과적으로 방사선 종사자들과 환자들이 낮은 위험으로 높은 진단적인 효과를 얻을 수 있다.

이것은 *ALARA*(as low as reasonably achievable), 즉 "합리적으로 획득 가능한 최소한의 선량"이라는 법칙에 근거한 것이다." 이 단원의 목적은 조직과 기관, 세포의 방사선 감수성을 이해하고 인체생물학의 개념을 설명하는 것이다.

인체의 방사선에 대한 반응

인체에 대한 X선의 효과는 원자 수준의 상호작용에서 발생한다(제9장 참조). 이러한 상호작용에 의해 X선이 에너지를 잃음에 따라 궤도 전자는 전리(이온화)되거나 여기상태가 된다.

떨어져 나간 에너지는 분자로 변환되고, 이렇게 변환된 분자는 인체에 치명적인 결과를 가져온다. 그림 29-1은 방사선 노출에 의한 인체 손상과정을 설명하고 있다.

원자가 전리될 때, 화학 결합의 성질이 특수하게 변화한다. 만약 원자가 큰 분자로 이루어져 있을 때, 전리는 분자 속에서 원자의 재배치나 또는 분자 파괴로 이어질 수 있다. 비정상적인 분자는 기관의 기능장애나 심각한 조직 손상을 가져와 백혈병, 암 등을 유발하여 생명을 단축시키거나 세포사를 일으킨다.

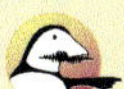
각각의 단계에서 방사선 손상 복구와 회복이 가능하다.

하지만 대부분의 경우에서는 전리된 원자들이 자유전자의 결합에 의해 다시 원래 상태로 될 수 있다. 그리고 분자들도 복구 효소들에 의해 복구된다. 따라서 세포와 조직들은 방사선 손상으로부터 회복되거나 재생될 수 있다.

만약 방사선에 노출되어 몇 분 또는 며칠 후 손상에 대한 반응이 생긴다면 **급성 방사선 영향**이며, 몇 달 또는 몇 년 후에 *발생*한다면 **후기 방사선 영향**으로 분류된다.

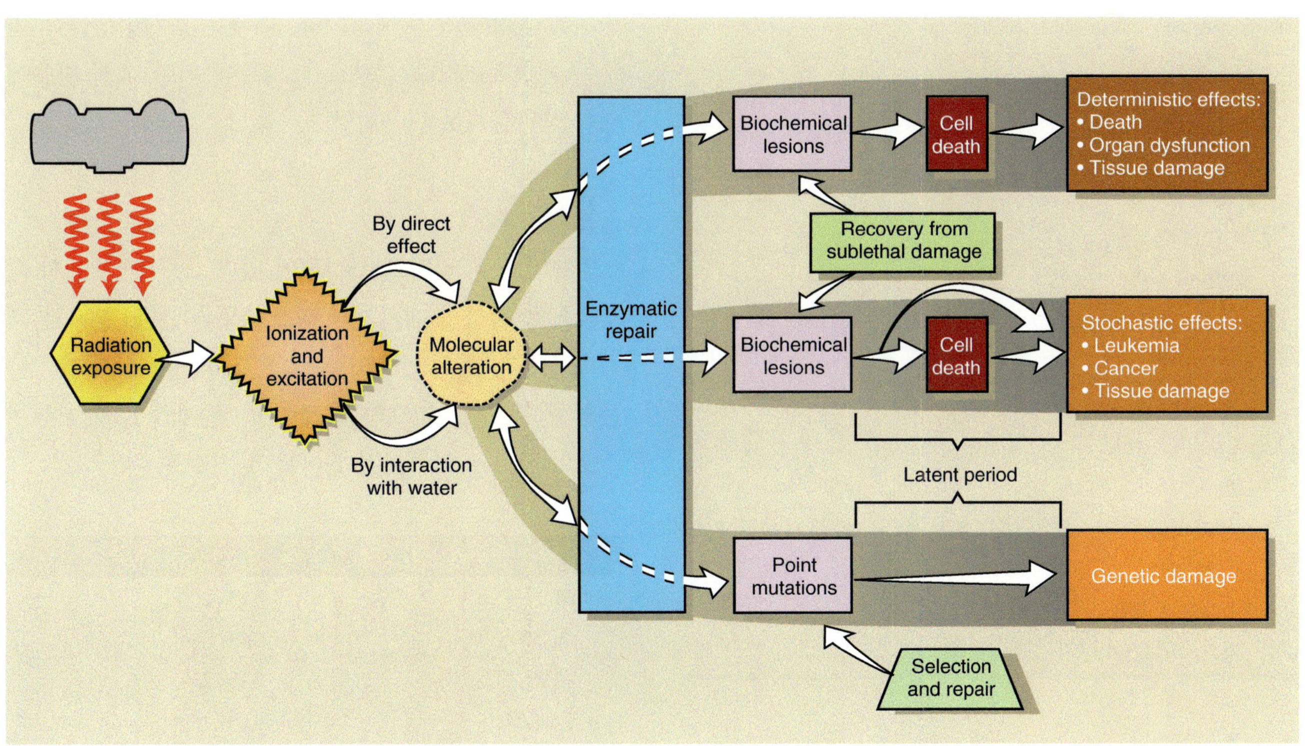

그림 29-1 인체에 방사선 조사 후 단계별 변화 과정을 나타낸 순서도이다. 몇몇 단계는 방사선에 영향을 받았으나 거의 대부분의 단계에서 복구와 회복의 기전이 작용한다.

일반적으로 초기 및 후기의 방사선 반응은 상자 29-1과 같이 분류되며, 이와 같은 방사선 반응은 동물실험에 의해 확인할 수 있다. 대부분 인체의 반응은 대규모의 방사선 노출 후에 나타나지만, 낮은 선량이라고 무시해서는 안 될 것이다.

상자 29-1 전리방사선에 대한 인체 반응

인체에 대한 방사선 초기 효과

1. 급성 방사선증후군
   a. 혈액증후군
   b. 위장관증후군
   c. 중추신경계 증후군
2. 국소 조직손상
   a. 피부
   b. 생식선
   c. 사지
3. 혈액학적 우울증
4. 세포 유전학적 손상

인체에 대한 방사선 후기 효과

1. 백혈병
2. 다른 악성질환
   a. 뼈암
   b. 폐암
   c. 갑상선암
   d. 유방암
3. 국소 조직손상
   a. 피부
   b. 생식선
   c. 눈
4. 수명의 단축
5. 일반적인 손상
   a. 세포 유전학적 손상
   b. 선량의 더블링
   c. 유전자 특정 선량

태아 방사선의 영향

1. 태아 사망
2. 신생아 사망
3. 선천성 기형
4. 소아기 악성종양
5. 성장 및 발달지연

표 29-1은 인체에 방사선 조사 후 관찰되는 현상을 그룹으로 나타내고 있다.

표 29-1 인증에 따른 방사선 조사에서 관찰되는 효과

개채군	효과
미국 방사선사	백혈병, 수명의 단축
원자폭탄 생존자	악성질환
방사선 사고 피해자(예: 체르노빌)	급성 치사
마샬 도민	갑상선암
우라늄 광산	폐암
라듐 시계-다이얼 화가	골(뼈)암
^{131}I으로 치료된 환자	갑상선암
확대된 흉선에 대해 치료한 아이들	갑상선암
벨라루스의 아이들(체르노빌에서 풍하)	갑상선암
강직성 척추염 환자	백혈병
TiO_2 연구를 시행한 환자	간암
자궁 내 조사	어린시절 악성종양
지원한 죄수	불임장애
사이클로트론 종사자	백내장

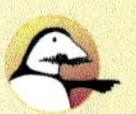

*방사선생물학*은 이온화 방사선이 생물 조직에 미치는 효과를 연구하는 학문이다.

방사선생물학 연구의 궁극적 목적은 진단적으로 더 안전하게 사용하고, 치료 분야에서 좀 더 높은 효과를 인체에 적용하기 위해서이다. 대부분 방사선생물학 연구는 계획적이거나 갑작스런 피폭에 의한 생체 반응에 대한 상관관계로 연구되었다.

몸의 구성

인체의 몸은 원자로 구성되어 있다. 원자 단계에서 특징적으로 방사선 에너지와 상호작용을 한다. 분자와 조직 구성은 방사선 반응의 속성을 정의한다. 상자 29-2는 몸의 원자 구성을 요약한 것이고, 인체의 85% 이상이 수소와 산소로 이루어져 있다는 것을 보여준다.

상자 29-2 인체의 원자 구성

- 60.0% 수소
- 25.7% 산소
- 10.7% 탄소
- 2.4% 질소
- 0.2% 칼슘
- 0.1% 인
- 0.1% 황
- 0.8% 기타

세포 이론

원자 단계에서 방사선 상호작용은 분자 변화를 초래하고 정상적인 세포의 결합과 변형을 일으킨다. 로버트 훅(Robert Hooke)은 1665년 처음으로 세포가 생리학적으로 빌딩 벽돌처럼 되어 있다고 주장하였다. 그 후 1673년 레벤후크(Anton van Leeuwenhoek)가 살아 있는 세포를 현미경으로 관찰하게 되었다.

그러나 100년 후, 1838년에 슈나이더(Schneider)와 슈반(Schwann)은 결론적으로 식물과 동물의 최소 기능 단위가 세포(cell)라고 하였으며, 이것이 바로 **세포 이론(cell theory)**이다.

1953년 왓슨(Watson)과 크릭(Crick)은 세포의 일반적 물질인 DNA의 분자 구조를 밝혀냈다. 2000년도 이후 시작된 인간 게놈 프로젝트는 4만 개의 인간 유전자 분석을 통해 인체 질병에 대한 유전자를 찾아내고 그 유전자에서 해결책을 얻을 수 있게 되었다.

분자 영상은 이미 인류의 건강 증진에 중요한 공헌을 하고 있다.

분자 구성

인체의 주요 분자 구성(molecular composition)은 상자 29-3과 같다. 분자의 주요 4부분은 단백질, 지방, 탄수화물 그리고 핵산이다.

상자 29-3 인체의 분자 구성

- 80% 물
- 15% 단백질
- 2% 지질
- 1% 탄수화물
- 1% 핵산
- 1% 기타

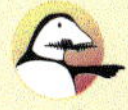
생체 거대분자는 매우 큰 분자로, 때때로 원자 수백 개에서 수천 개로 구성된다.

단백질, 지질 그리고 탄수화물은 유기체 분자의 주요 요소이다. **유기체 분자**는 인체 지지체이며 탄소를 포함한다. 그 중 인체 세포내 DNA 핵으로 구성된 핵산은 대부분 방사선에 가장 민감한 표적 분자이다.

물은 몸에서 가장 풍부한 분자이며 가장 간단한 구조로 이루어져 있다. 그러나 물은 표적 분자에 에너지를 전달하는 중요한 역할을 하며 방사선 효과에 관여한다. 물과 거대분자, 미량 원소와 기관의 염분은 대사작용에 필수 요소이다.

물. 몸의 대부분의 분자 구성은 물(H_2O)이다. 물은 두 개의 수소 원자와 산소 하나로 이루어져 있고 인체 물질의 대략 80%를 구성하고 있다.

물 분자는 자유 상태와 속박된 상태, 즉 다른 분자와의 결합 상태로 존재한다. 그들은 형태와 모양을 만들어 주고, 주요 신체 부분의 체온을 유지하는 데 영향을 미치며 생화학적 반응에 관여한다.

격렬한 운동 시에 몸속의 물은 안정화된 온도를 유지하기 위해 땀과 호흡을 통해 체온을 유지시킨다. 따라서 물의 손실은 **항상성** 유지, 즉 인체 내부적 환경의 상대적 불변성을 깨뜨린다.

물과 이산화탄소는 거대분자 **이화작용**(더 작은 요소로 부수는 것)의 최종 생산물이다. 작은 분자에서 큰 분자로 생성되는 **동화작용**은 집합적 물질 **대사**로 언급된다. 일부 운동선수들은 근육을 만들기 위해 동화작용의 스테로이드를 사용하지만 이에는 위험한 부작용이 발생한다.

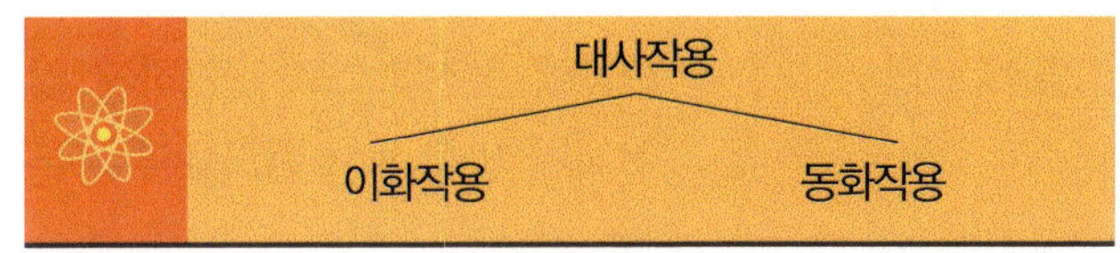

단백질. 대체로 몸 분자 구성의 15%는 단백질이다. 단백질은 **펩티드 결합**에 의해 연결된 **아미노산** 직선 연결의 긴 사슬 거대분자이다. 22개 아미노산은 **단백질 합성**에 사용되는 기본 물질(단백질의 물질 대사 생산물)이다. 그러한 아미노산의 직선적 결합과 배열은 단백질 분자의 구체적인 기능을 결정한다.

단백질=AA – AA – AA – AA…
AA는 아미노산이고, –는 펩티드 결합이다.

그림 29-2는 단백질 분자의 일반적인 화학적 형태를 보여준다. 단백질의 일반적인 분자식은 $C_nH_nO_nN_nT_n$이고, 밑에 쓴 "n"은 분자에서 각각의 요소 중 원자의 수를 나타낸다. T는 미량 원소를 표현한다. 일반적으로 단백질 분자 덩어리에서 50%는 탄소, 20%는 산소, 17%는 질소, 7%는 수소, 6%는 다른 요소이다.

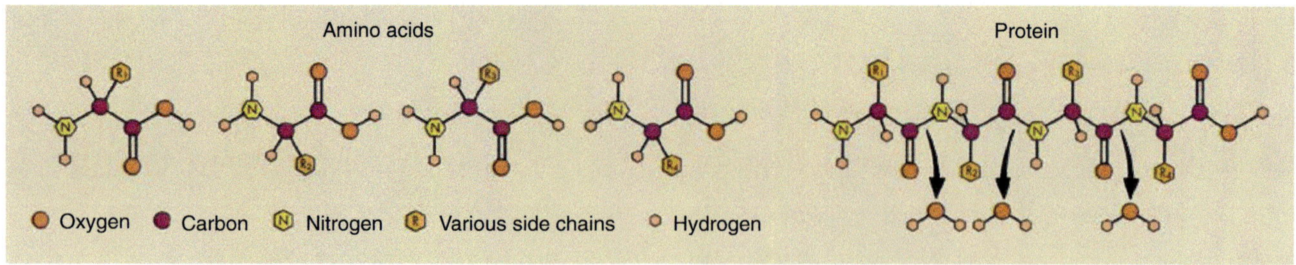

그림 29-2 단백질은 아미노산의 펩티드 결합에 의해 합성된다. 펩티드 결합 시에 물 분자가 제거된다.

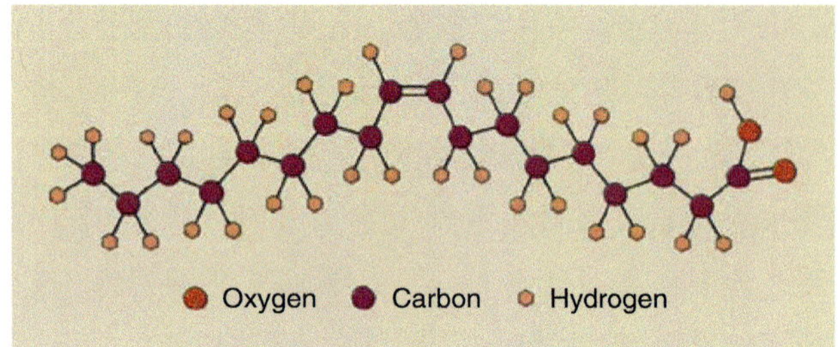

그림 29-3 지방의 구조적 배치는 올레인산의 분자에 의해 표현된다.

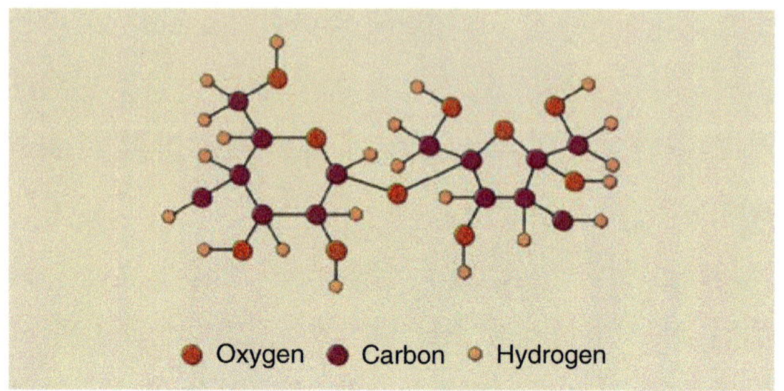

그림 29-4 탄수화물은 비록 그들의 성분은 지방과 같을지라도 구조적으로 지방과는 다르다. 자당은 분자 또는 일반적인 설탕 분자표이다.

단백질은 몸에서 다양하게 사용된다. 단백질은 신체의 구조와 지탱의 기능을 한다. 근육의 대부분은 단백질로 구성되어 있다. 단백질은 또한 효소, 호르몬, 항체로서 기능한다.

효소는 비록 그들이 반응에 직접적으로 관여하지 않더라도 적은 양으로 생화학적 반응이 촉진되도록 하는 분자이다.

호르몬은 체내의 표적기관으로 이동하여 기관의 활동이나 성장 같은 생리적 기능을 규칙적으로 조절하는 분자이다. 호르몬은 **내분비선**(뇌하수체, 부신, 갑상선, 부갑상선, 췌장, 생식선)에 의해 생산되고 분비된다.

항체는 주로 감염과 질병에 대항하는 몸의 방어기전으로 작용한다. 항체 분자의 구성은 **항원**의 침습이나 특정 감염 인자를 정교하고 효과적으로 공격할 수 있도록 짜여져 있다.

지방. 지방은 탄소, 수소, 산소로 구성된 기관의 생체 거대분자이며, 일반적인 분자식은 $C_nH_nO_n$으로 나타낸다. 지방의 구조는 그림 29-3에 잘 나타나 있다. 이 구조는 탄수화물과 구별된다. 일반적으로 지방은 더 작은 분자 2개로 이루어져 있다. **글리세롤**과 **지방산** 각각의 액체 분자는 글리세롤 한 개 분자와 지방산 세 개 분자로 이루어져 있다.

지방은 몸의 모든 조직 구성에 사용되고 세포막의 구조적 요소이다. 지방은 주로 피부 아래에 집중되어 있고, 외부 환경으로부터 체온을 유지시켜 준다. 예를 들어, 펭귄은 두꺼운 피하지방층을 가지고 있어 추위로부터 자신을 방어한다.

지방은 또한 에너지 저장에 사용되어 몸의 연료 역할을 한다. 그러나 단점은 다른 주요 연료 자원보다 높은 에너지라 현대 영양물 섭취의 주요 딜레마 중 하나인 비만과 관련된다.

탄수화물. 지방과 유사한 탄수화물은 그림 29-4와 같이 탄소, 수소, 산소로 구성되어 있으나 그들의 구조는 다르다. 이 구조적 차이는 탄수화물 분자의 인체 생화학 기능을 결정한다. 탄수화물 분자 속 산소 원자와 수소 원자 수의 비는 2 : 1(물과 같음)이다. 그리고 분자 구성을 크게 쪼개면 이러한 원자로 이루어져 있다. 결론적으로 탄수화물은 첫째로 물로 구성되어 있고 수소, 탄소, 즉 그들의 이름으로 구성되어 있다.

탄수화물은 또한 **당류**라고 불린다. **단당류**와 **이당류**는 설탕이다. 간단한 설탕인 글루코오스의 화학적 구조는 $C_6H_{12}O_6$이다. 이러한 분자는 상대적으로 크기가 작다. **다당류**는 크고 식물성 **녹말**과 동물성 **글리코겐**을 포함한다. 다당류의 화학 구조식은$(C_6H_{10}O_5)_n$이다. n은 생체 거대분자에서 단일 당 분자의 수이다.

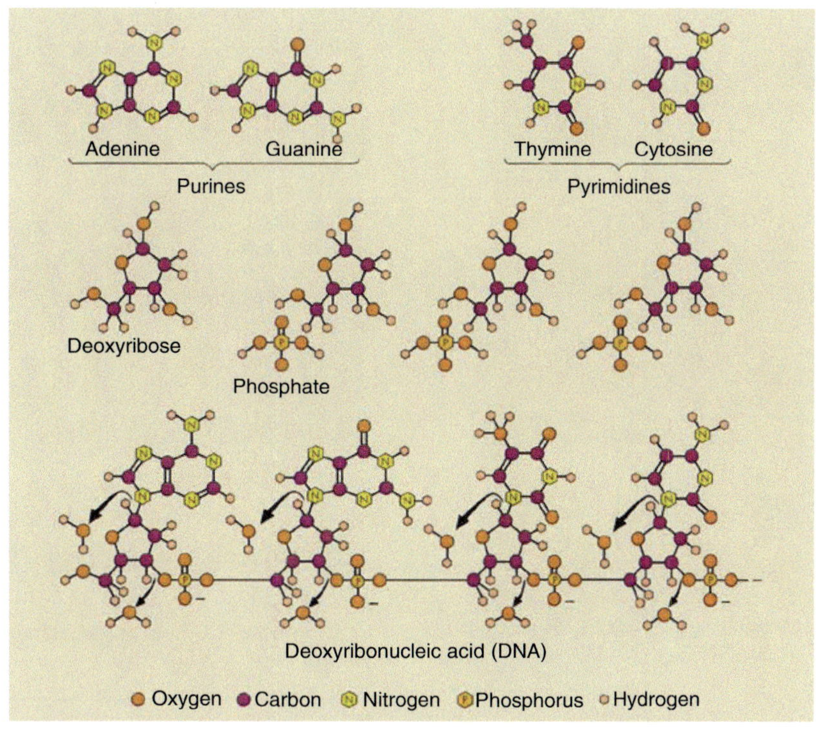

그림 29-5 DNA는 생명에 대한 제어 센터이다. 분자 한 개는 포도당과 인산 분자의 척추로 구성된다. 네 유기 염기 중 하나가 각각의 당 분자에 부착되어 있다.

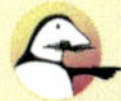
몸 속 탄수화물의 주요 기능은 세포 물질 대사에 연료를 제공하는 것이다.

몇몇 탄수화물은 모양과 안정성을 제공하기 위해 세포와 조직의 구조물로서 존재한다. 글리코겐 같은 다당류는 조직에 저장되어 있다가 글루코오스와 같은 단당류가 부족해지면 분해되어 나와 연료로 사용된다.

글루코오스는 몸의 연료로서 궁극적인 분자이다. 지방은 몸이 고에너지를 내기 위해 글루코오스를 이화시킨다. 다당류는 좀 더 빠르게 글루코오스로 변형된다. 이것은 높은 글루코오스 함량의 초콜릿이 왜 운동선수에게 빨리 에너지를 태우도록 도울 수 있는지를 설명해 주는 것이다.

핵산. 2가지 주요 핵산, 즉 **DNA**(deoxyribonucleic acid)와 **RNA**(ribonucleic acid)는 인간 생체에 중요하다. 일반적으로 세포의 핵에 있는 DNA는 분자의 세포 기능을 조절하거나 명령하는 데 기여한다. DNA는 세포의 모든 정보를 포함하고 있다. **생식세포**에는 그 개인을 특정짓는 모든 유전적 정보가 들어 있다.

원칙적으로 세포질 속에 있는 RNA도 핵 속에서 발견된다. 주요 RNA의 두 가지 형태는 전령 RNA(mRNA)와 운반 RNA(tRNA)이다. 이 두 가지는 그들의 생화학적 기능에 따라 각각 구별된다. 이들은 체내 생화학적 경로에 관여하는 단백질을 합성함으로써 세포의 성장 발전에 관여한다.

핵산은 매우 크고 극히 복잡한 생체 거대분자이다. 그림 29-5는 DNA의 구조적 복합체를 보여주고 있으며 어떻게 분자 성분이 들어가는지를 나타낸다. DNA는 설탕과 인산의 대체 요소로 구성된 척추로 구성된다. 각각의 디옥시리보오스 인산은 DNA 가닥을 연결시키고, 물 분자는 제거된다.

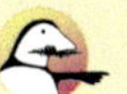
DNA는 방사선 감수성의 표적 분자이다.

당에는 4가지 구조의 질소염기가 붙어 있다. 이들은 각각 **아데닌**(adenine), **구아닌**(guanine), **티민**(thymine), **시토신**(cytosine)이라 불린다. 아데닌과 구아닌은 퓨린 염기이고, 티민과 시토신은 **피리미딘**(pyrimidine) 염기이다.

당-인산-염기의 복합체를 **뉴클레오티드**(nucleotid)라 부른다. 그리고 이들이 연결되면 긴 사슬을 이루는데 이렇

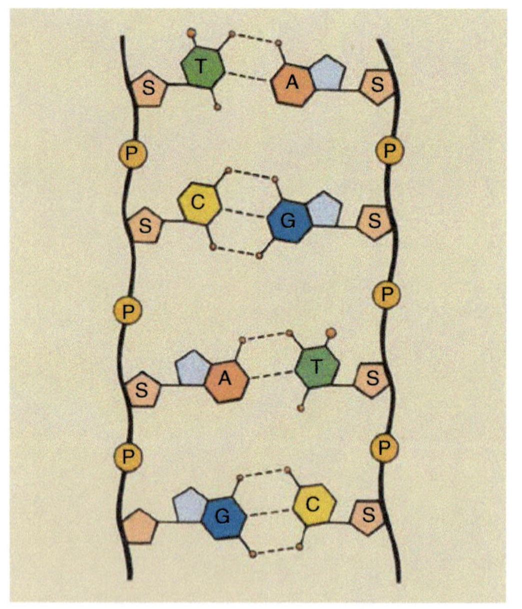

그림 29-6 DNA는 당과 인산 분자의 쌍으로 결합되어 있으며, 가운데는 염기의 수소 결합으로 이루어진 사다리 모양이다.

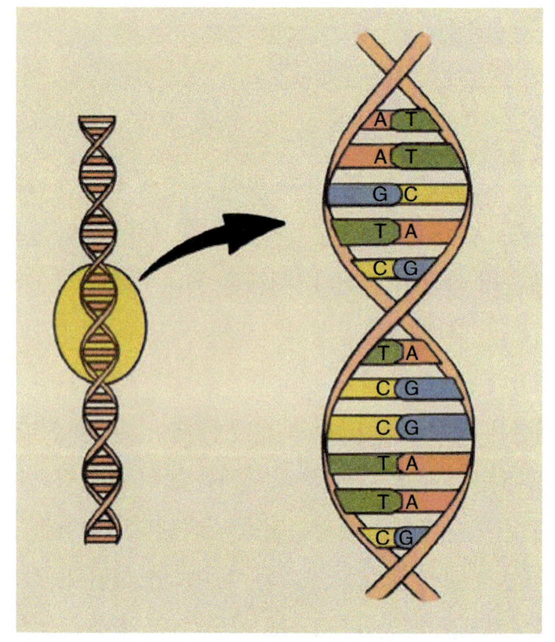

그림 29-7 DNA 사다리는 두 개의 핵산 형태로 가상의 축에 의해 꼬여 있다.

게 만들어진 생체 거대분자가 바로 DNA이다. 사람의 DNA는 그림 29-6과 같이 마치 두 줄의 사다리가 평행하게 이어진 모습을 하고 있다. 이 두 줄은 염기 사이의 상보적 수소결합에 의해서 서로 붙어 있다.

그림을 완전하게 이해하기 위해서는, 사다리에 스프링과 같은 가상적인 축이 꼬여 있다고 생각하면 된다. 이것은 그림 29-7과 같이 분자의 **이중나선** 구조를 형성한다. 기본적으로 결합되는 순서는 아데닌과 티민, 시토

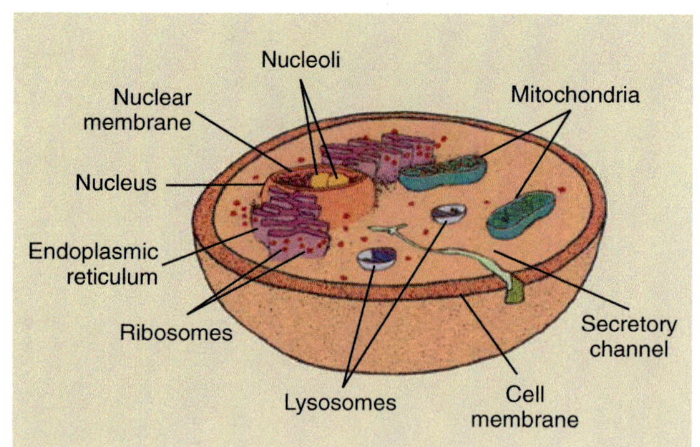

그림 29-8 인체 세포의 구조를 보여준다.

신과 구아닌이 상보적으로 연결된다.

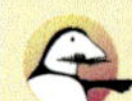
아데닌-티민과 시토신-구아닌 기초 묶음은 DNA 안에서 가능하다.

RNA는 구조적으로 DNA와 닮아 있다. RNA 안에서 당 요소는 디옥시리보오스보다 리보오스이다. 그리고 우라실은 기초 요소로서 티민을 대신한다. 대조적으로 RNA는 한 가닥의 나선형을 형성한다.

인체 세포

인간 몸의 주요 분자 요소는 복잡한 구조물들로 구성되어 있다. 그 세포를 통한 구조물의 분해는 자동차가 모이는 길을 상기시킨다. 이 집합을 통해 세포는 적당하게 성장, 발전하고 기능 또한 확실하게 된다. 그림 29-8은 인체 세포의 단면 구조이다.

세포 구조 중 중요한 두 부분은 **핵**과 **세포질**이다. 핵의 주요 분자 요소는 DNA이고 이는 세포의 유전자적 요소이다. 핵에는 또한 몇몇 RNA, 단백질, 물 등이 포함되어 있다.

대부분 RNA는 인이라 불리는 동그란 구조물 속에 들어 있다. 인은 종종 핵막에 붙어 있는데 핵막은 계속해서 **소포체(내형질세망, endoplasmic reticulum)**와 연결된다. 이를 통해서 핵으로부터 RNA가 세포질로 전달될 수 있다.

세포질은 DNA 분자를 제외한 나머지 물질들로 구성되어 있다. 대부분의 세포소기관들이 세포질에서 발견된다. 소포체는 세포질과 핵 사이의 물질 출입을 가능하게 하는 통로이다.

세포질에서 발견되는 강낭콩 모양의 구조는 **미토콘드리아**이다. 거대분자들은 미토콘드리아에 의해 소화되어 에너지로 변환된다. 그래서 미토콘드리아는 세포의 발전기라고 한다.

작은 점 모양의 구조는 **리보솜(ribosomes)**이다. 리보솜은 단백질 합성의 장소이며 세포 정상 기능에 필수적이다. 리보솜 은 세포질과 소포체 주변에 흩어져 분포한다.

작은 완두콩 모양의 주머니는 **리소좀(lysosomes)**이다. 리소좀은 세균 등의 이물질과 세포 파편을 소화하는데, 때로는 세포 자신을 자살시키기도 한다. 리소좀은 세포 내 오염물질을 조절하는 것을 돕는다.

세포와 세포 구조물들은 모두 막으로 둘러싸여 있다. 세포막은 주로 지질-단백질 복합체이고 선택적으로 분자량이 작은 분자들과 물만 한쪽에서 다른 한쪽으로 투과 시킨다. 세포막이 있기 때문에 세포와 세포 구조물들이 구조를 유지할 수 있다.

생체 거대세포가 방사선을 조사했을 때, 대략 10 kGy_t (1 Mrad)의 선량은 분자의 물리적 변화를 일으킨다.

세포 내 구조 속으로 거대분자가 끼어 들어가면 단지 몇 mGy_a의 방사선만 가지고서도 생리학적 반응을 일으킬 수 있다. 인체 세포가 1 Gy_t보다 더 적은 선량에 죽을 수 있는 반면 단세포인 박테리아는 그보다 많은 1 Gy_t를 조사해야 비로서 치명적이다.

많은 실험들이 방사선에 세포질보다 핵이 훨씬 더 민감하다는 걸 보여준다. 그러한 실험들은 전자빔을 이용하거나 특별한 세포 부분에 집약적으로 결합되어 들어가는 방사성 동위원소 트리튬(^3H), 또는 탄소 14번(^{14}C)을 사용하여 실시된다. 이런 실험을 통해 방사성 동위원소를 세포질 또는 핵에 집중적으로 넣어주고 그 결과를 관찰하는 것이다.

세포의 기능

모든 인체 세포는 우리 몸을 지지하기 위해 특별한 기능을 가지고 있다. 특히 두드러지는 것은 신경세포와 혈구세포, 근육세포들이다. 이들은 다소 명백할 정도로 상호 공통점이 있다.

즉 각각의 세포는 에너지 생산과 분자 합성의 영양소 사용을 통해 세포막에서 모든 분자 영양소를 흡수한다.

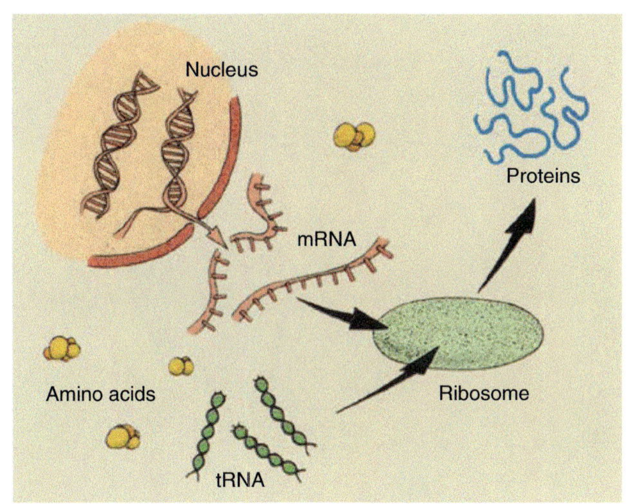

그림 29-9 단백질 합성체는 많은 다른 분자와 세포 구조물을 포함하는 복합산물이다.

만약, 이 분자 합성이 방사선 노출에 의해 손상받으면 세포는 기능을 하지 못하고 죽는다.

그림 29-9와 같이 **단백질 합성**은 생존에 필수적인 중대한 세포 기능의 좋은 예이다. 핵에 위치한 DNA는 세포를 만들 단백질을 확인하기 위한 분자번호를 포함한다.

그 번호는 아데닌-티민과 시토신-구아닌 쌍의 기초배열에 의해 결정된다. 따라서 이 중 3개의 염기 배열방식에 따라 특정 정보를 가진 **코돈(codon)**이 조립되며 하나의 아미노산을 결정한다. 단백질 합성을 위해 이용 가능한 22개 인체 아미노산 중 하나를 인식한다.

이 유전자 정보는 mRNA의 분자에 의해 핵 안으로 전송된다. mRNA는 내형질세망에 의해 핵을 떠나고 유전자 메시지가 다른 RNA 분자(tRNA)로 전송되며 리보솜의 길을 만든다.

tRNA는 번호가 있는 아미노산을 위해 세포질을 감지한다. 그것은 아미노산에 붙어 있고, 리보솜을 운반하고, 단백질 분자를 요구하는 형태의 펩티드 결합에 의해 또다른 아미노산 배열에 들어간다.

단백질 합성을 위한 진행 단계에서의 방해는 세포 손상을 초래한다. 단백질 합성을 조절하는 방사선 반응은 다른 분자에 대한 방사선 상호작용보다 더 효율적이다.

세포분열

비록 체외(in vitro) 실험에서 많은 선량(Gy)으로 고분자

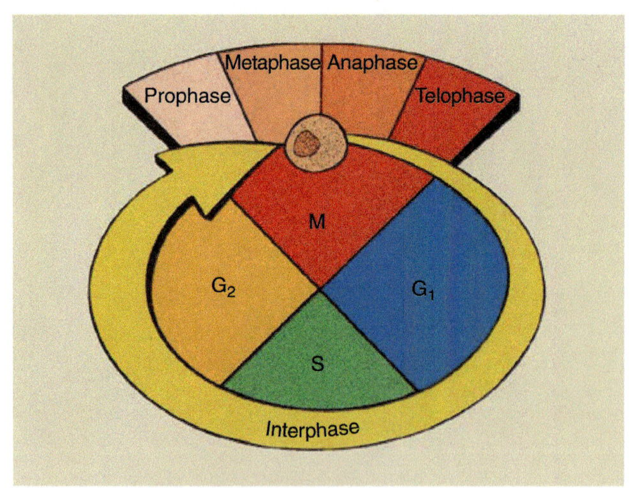

그림 29-10 세포분열의 진행 단계

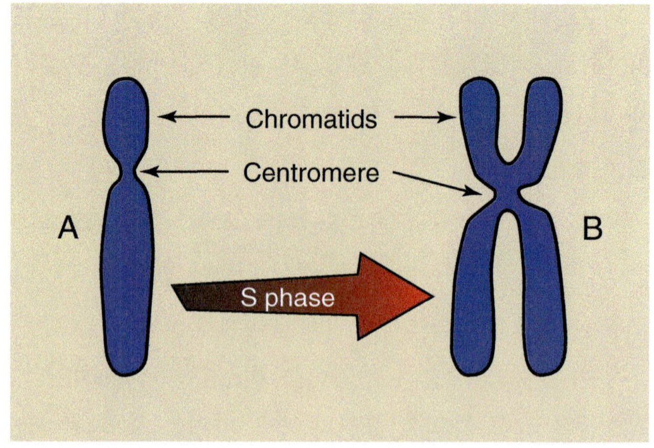

그림 29-11 간기 동안에 2염색분체의 염색체(A)에서 4염색분체(B) 구조로 복제된다.

가 파괴될지라도 자세히 보면 민감하게 작용하는 특정 표적 분자의 손상에 의해 세포 증식이 중단된다.

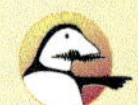

세포 증식은 한 개의 세포 또는 한 그룹의 세포가 분열하여 전체적인 숫자를 늘려 재생산하는 세포 활동이다.

인체는 일반적으로 두 가지 유형의 세포로 이루어져 있다. **체세포**와 **생식세포**이다. 생식세포에는 남성의 정조세포, 그리고 여성의 난모세포가 해당된다. 그 외 우리 몸을 구성하는 세포는 모두 체세포이다.

체세포가 증식 또는 분열할 때 유사분열 과정을 겪게 된다. 생식세포는 **감수분열**(meiosis)을 한다.

유사분열

세포 생물학자와 유전학자들은 그림 29-10과 같이 세포주기를 기술하고 있는데 서로의 견해가 조금 다르다. 세포주기란 세포 성장의 다양한 상태와 발달, 그리고 분열 양상이 포함되는 과정이다. 유전학자들은 세포주기를 크게 2개의 시기로 나누는데 **유사분열**(mitosis)과 **간기**(interphage)가 그것이다.

유사분열은 분열이 실제로 일어나는 시기로서 **전기**, **중기**, **후기**, **말기**의 4 단계로 다시 나누어진다. 전체 세포주기 중 유사분열 이외의 기간을 통틀어서 간기라고 한다. 즉 간기는 유사분열과 유사분열 사이의 세포 성장 기간이다.

반면에, 세포생물학자들은 세포주기를 M, G_1, S 그리고 G_2의 4단계로 분류한다. 각 단계별로 염색체, 즉 DNA가 감겨 있는 염색체 구조가 서로 다르게 특징지어진다. 이것은 유전자 물질 DNA를 포함한다. M기와 S기 사이의 세포 성장 시기는 G_1기이다. 그리고 G_1기는 DNA 합성 이전을 말한다

DNA가 합성되는 단계는 S기이다. 이 기간 동안 각각의 DNA분자는 두 개의 동일한 DNA 분자(딸분자)로 복제되어진다.

S기 동안에, 동원체라 불리는 매듭에 두 개의 염색분체가 붙어 있는 구조의 염색체가 복제되어서 그림 29-11처럼 4개의 염색분체 구조물로 변형된다. 그 결과 만들어지는 것은 정확히 같은 내용과 구조를 지닌 DNA로 된 두 쌍의 염색분체이다.

G_2기는 세포주기 중 DNA 합성 직후 시기로 단백질 효소들이 합성되는 단계이다.

간기에는 염색체가 보이지 않는다. 그러나 유사분열이 일어나는 동안 DNA가 서서히 탈바꿈하여 현미경에서 볼 수 있는 염색체의 형태를 다시 갖추게 된다. 그림 29-12는 개괄적인 유사분열 과정을 보여주고 있다.

전기에 핵이 부풀어 오르고, DNA가 더욱 뚜렷하게 보이게 되면서 구조의 변화가 일어난다. **중기**에는 염색체들의 형태가 그 모습을 나타내고 이들이 적도판에 배열된다. 유사분열 중기 때 세포분열을 정지시키면 현미경으로 염색체를 잘 관찰할 수 있다

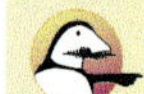

방사선 조사에 의한 염색체 손상은 중기 때 분석 가능하다.

후기는 동원체에 붙어 있던 각각의 **염색체**가 나뉘어지

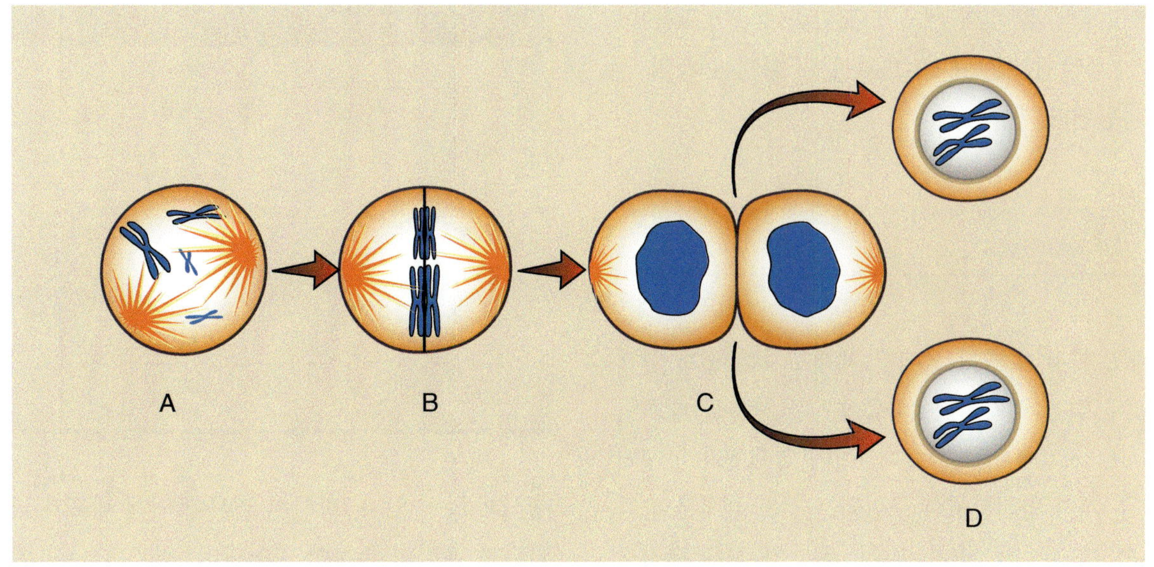

그림 29-12 유사분열은 염색체가 나타나 나눠어지고, 딸세포로 이동하는 새포주기의 한 단계이다. (A) 간기. (B) 전기. (C) 중기. (D) 후기. (E) 말기. (F) 간기.

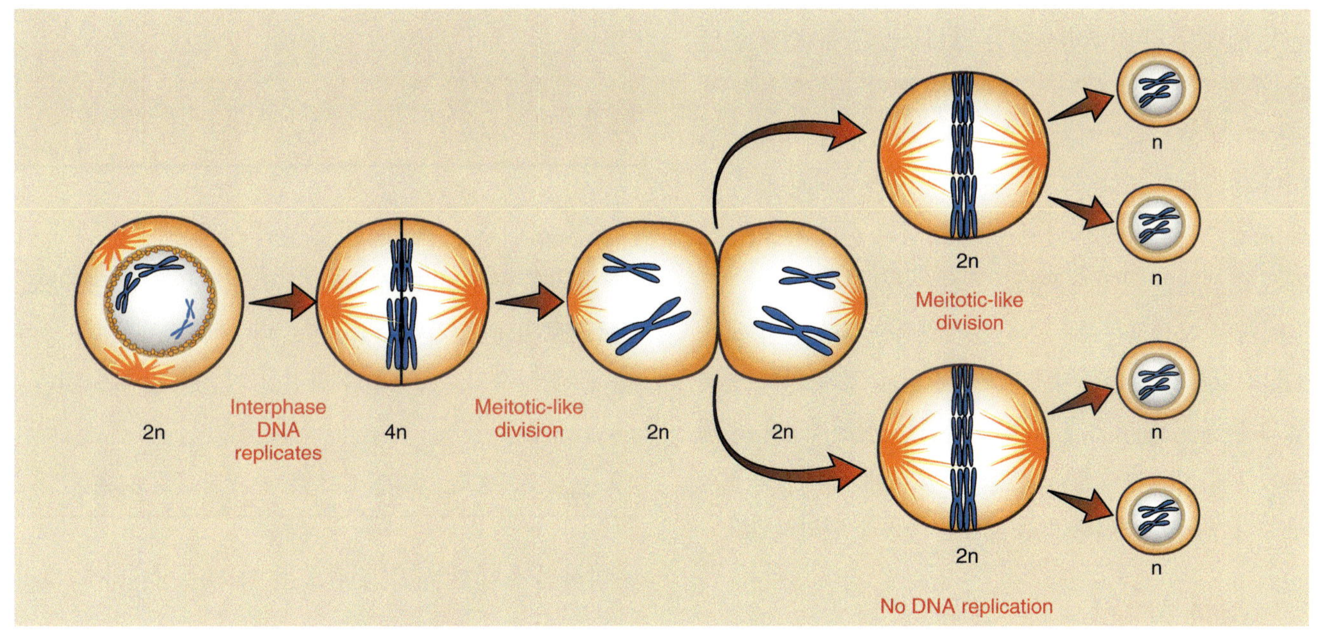

그림 29-13 감수분열은 유전적으로 감소하는 분열로서 생식세포에서만 일어난다. n; 상동염색체의 수

는 시기이다. 두 개의 **염색분체**는 핵의 끝에서 뻗어나온 섬유에 연결되는데 이 섬유의 이름은 방추사이다. 나뉘어진 염색체당 염색분체의 수는 그 결과 반으로 줄어들고 새롭게 형성된 염색체는 양극으로 천천히 이동한다.

유사분열의 마지막 시기는 **말기**이다. 말기에는 염색체가 간기에서 보았던 것처럼 뚜렷한 형태없이 퍼진 형태의 염색사로 풀리게 된다. 염색사는 아령처럼 가운데가 움푹한 형태로 된 새로운 핵막 속으로 들어가게 된다. 세포질 역시 복제가 되고, 핵과 같이 둘로 나누어진다.

세포분열이 완성되면 두 개의 딸세포는 모세포와 형태는 물론 유전적으로도 완전히 동일하게 된다.

감수분열

유전물질은 생식세포의 분열과정 동안 바뀔 수 있다. 이것을 **감수분열(meiosis)**이라 한다. 생식세포의 염색체는 체세포와 처음에는 동일한 23쌍(46개 염색체)이다. 수로 시작한다. 그러나 또다른 생식세포와 결합해야 하기 때문에 염색체가 반으로 줄어들어 23개가 되어야 한다.

임신과정에서 두 개의 세포가 결합하여 수정란을 이루면 그 수정란에는 그림 29-13과 같이 다시 46개의 염색체가 복원된다.

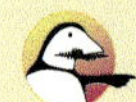

감수분열은 2배체 염색체가 반수체 염색체로 감소하는 세포 진행과정이다.

생식세포 역시 G_2기에 들어간 체세포처럼 46개 염색체로 감수분열을 시작한다. 처음에는 유사분열 때처럼 두 개의 딸세포로 나뉘어지는데, 이때 염색체가 복제되어 각각 두 개의 염색분체로 구성되는 것도 유사분열 과정과 비슷하다. 전기, 중기, 말기, 후기와 같은 명칭도 동일하게 적용된다. 결과적으로 딸세포들은 두개의 염색분체를 가진 46개 염색체를 포함하게 된다.

첫 번째 분열에서 만들어진 딸세포들은 두 번째 분열을 계속 진행하게 된다. 그러나 두 번째 분열에서는 세포주기의 S단계를 거치지 않는다. 즉, DNA 복제가 일어나지 않는다. 결론적으로, 염색체가 복제되지 않은 상태로 감수분열이 일어나고 이때 형성된 손녀 세포는 23개의 염색체만 가지게 된다.

이처럼 모세포는 두 번의 분열과정을 겪으면서 모두 4개의 딸세포를 만들어낸다. 두 번의 분열 동안에 몇몇 염색체 물질은 염색체 교차라 불리는 진행과정을 통해 염색분체 사이에서 주고 받는다. **염색체 교차**는 유전적 구성의 변화를 초래하고 유전적인 특징을 변화시킨다.

조직과 기관

두 개의 생식세포가 수정되어 사람이 발생하고 성장하는 동안 만들어진 세포들은 많은 유형의 조직과 기관으로 분화를 한다. 비슷한 구조의 세포들은 모여서 **조직(tissues)**을 이루고 상호 유사한 기능을 수행하게 된다. 상자 29-4는 그것의 조직 구성에 따라 신체가 어떻게 나눠지는지를 보여준다.

그러한 조직들은 차례로 **기관(organ)**을 형성하기 위해 서로 정밀하게 결합한다. 각각의 조직과 기관은 우리 몸에서 특별한 기능을 수행하게 된다. 어떤 조직과 기관은 서로 결합하여서 **기관계(organ system)**를 이루기도 한다.

주요 기관계에는 신경계, 소화계, 내분비계, 호흡계, 생식계 등이 있다. 방사선 조사에 의해 세포가 파괴되면 기관과 조직의 손상이 일어나며, 결과적으로 그 피해는 몸 전체로 확대된다.

상자 29-4 인체의 구성 조직

조직	구성비
• 근육	• 43%
• 지방	• 14%
• 장기	• 12%
• 골(뼈)	• 10%
• 혈액	• 8%
• 피하조직	• 6%
• 골수	• 4%
• 피부	• 3%

기관계
- 신경
- 소화
- 생식
- 호흡
- 내분비

조직을 이루는 세포들은 그들의 성장 단계와 증식 여부에 의해 구분된다. 성숙되지 않은 세포를 **미분화세포, 전조세포** 또는 **줄기세포**라고 부른다. 세포는 성장과 증식을 통해 성숙되고, 그 결과 완전한 기능을 갖추게 된다.

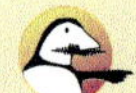

줄기세포는 성숙한 세포보다 방사선에 더욱 민감하다.

방사선에 대한 세포 민감도는 성숙된 상태와 그것의

표 29-2 세포 종류에 따른 방사선에 대한 상대적 반응

방사성 감수성	세포 종류
고	림프구
	정조세포
	적혈구 모세포
	소장움세포
중	내피세포
	골아세포
	정자
	섬유아세포
저	근육세포
	신경세포

표 29-3 임상 방사선 종양학을 기초로 조직과 장기의 상대적 방사성 감수성

방사성 감수성의 수준	조직 또는 장기	효과
고: 2~10 Gy_t (200~1,000 rad)	림프조직	위축
	골수	발육부전
	생식선	위축
중: 10~50 Gy_t (1,000~5,000 rad)	피부	홍반
	위장관	궤양
	각막	백내장
	성장뼈	성장 정체
	콩팥	신장경화증
	간	복수
	갑상선	위축
저: > 50 Gy_t (> 5,000 rad)	근육	섬유증
	뇌	괴사
	척추	절개

기능적 역할에 의해 결정된다. 방사선 감수성의 정도에 따른 각 세포들의 차이를 표 29-2에 나타내었다.

우리 몸의 각 조직과 기관에는 줄기세포와 성숙된 세포가 모두 들어 있다. 몇몇 조직의 유형은 구조와 기능적 특징에 따라 분류되기도 한다. 이 특징 중에는 방사선 감수성도 포함된다.

상피는 신체 내외에 있는 모든 조직의 표면을 감싸준다. 상피는 피부, 혈관, 복강과 흉강, 그리고 위장관의 표면을 덮어 준다.

결합세포와 **지지세포**는 단백질이 풍부하고 탄력 있는 섬유로 구성되어 있다. 결합조직은 조직과 기관을 서로 연결시켜 준다. 뼈의 인대와 연골은 결합조직의 한 예이다.

근육은 수축할 수 있기에 특별한 조직이다. 근육은 몸 전체에 분포되어 있고 많은 단백질을 함유하고 있다.

신경조직은 뉴런이라 불리는 길고 가느다란 신경세포들로 구성되어 있다. 뉴런은 몸의 먼 부분까지 이어져 있어 조절과 반응을 위해 전기신호를 전달한다.

높은 양의 방사선에서 나타나는 초기 효과는 기관 손상이다. 우리 몸의 기관들은 저마다 방사선 감수성의 정도가 다양하다. 이 방사선 감수성은 세포 유형에 따른 유전적인 부분과 조직의 성숙된 세포의 성숙도 및 기관의 기능에 의해 결정된다.

사실상 다양한 조직에서 나타나는 방사선 감수성에 대한 지식은 그리 필요하지 않다. 그러나 일반적인 방사선 등급에 대한 지식은 전체적인 방사선 노출 효과, 특히 그림 29-3과 같은 급성 방사선 효과를 이해하는 데 도움이 된다.

요약

방사선에 노출되면 인체는 예측할 만한 방식으로 응답한다. 방사선생물학은 방사선에 노출된 뒤 예상되는 반응에 대해 적절한 지식을 줌으로써 이온화 방사선에 대한 효과를 연구하는 학문이다.

만약, 반응의 정도가 방사선 양에 비례한다면 그것은 방사선에 대해 결정적 효과를 나타낸다고 말한다. 또한 장해가 몇 달이나 몇 년 후에 발견되면 그것은 방사선 노출의 후기 효과라 부른다.

세포는 기초 기능적으로 모든 식물, 동물의 단위이다. 분자 등급에서 인체는 주로 물과 단백질, 수분, 탄수화물, 핵산으로 이루어져 있다. 대사 과정에서 중요한 두 가지 핵산은 DNA와 RNA이다.

DNA는 모든 유전적 정보를 가지고 있다. 만약 세포가 생식세포라면, 그 안에 들어 있는 DNA는 당-인산 중합체가 이중나선의 긴 사슬 두 개로 엮어진 거대 생체분자로서 유전정보를 담고있다.

주요 세포 기능은 단백질 합성과 세포분열이다. 유사분열은 성장, 발달에 필요한 세포분열이다. 감수분열은 생식세포의 분열을 의미한다.

비슷한 구조의 세포들끼리 결합하여 조직을 이룬다. 조직은 다시 서로가 결합하여 기관이 된다. 전체적으로 통합된 세포의 조직과 기관을 기관계라 한다.

우리 몸의 주요 기관계는 신경계, 소화계, 내분비계, 그리고 생식계이다.

조직에서 방사선 감수성은 다양하게 나타난다. 생식세포는 매우 방사선에 민감한 반면, 조직세포는 상대적으로 방사선에 덜 민감하다.

도전문제

1. 다음을 정의하시오.
   a. ALARA
   b. 세포 이론
   c. 동화작용
   d. 탄수화물

e. M, G_1, S, G_2
f. 상피세포
g. 세포질
h. 효소
i. 유기 분자
j. 후기 방사선 효과

2. 방사선 반응을 일으키는 인간과 X선과의 상호작용은 어떤 구조적 레벨인가?
3. 전리 방사선은 큰 분자 안의 원자에 어떤 영향을 미치는가?
4. 인체에 대한 방사선 효과가 관찰된 경우를 나열하시오.
5. 질문 4에 언급된 인체에 대한 방사선 효과는 무엇인가?
6. 우리 몸에 가장 풍부한 원자와 분자는 무엇인가?
7. 줄기세포는 무엇인가?
8. 왜 우리는 인간이 기본적으로 물의 부유물이라고 말하는가?
9. 상피의 의미는 무엇인가?
10. 우리 몸에서 단백질은 어떤 기능을 하는가?
11. 우리에게 탄수화물이 하는 역할은 무엇인가?
12. DNA는 어떤 분자의 약어인가?
13. 세포에서 분자는 어떤 유전적 물질로 구성되어 있나?
14. 소포체의 기능은 무엇인가?
15. 방사선이 거대분자에 측정할 만한 물리적 변화를 생산하기 위해 요구되는 양은 얼마인가?
16. 체세포의 세포분열 과정을 나열하시오.
17. 생식세포의 감수분열 과정을 나열하시오.
18. 가장 방사선에 민감한 세포 유형은 무엇인가?
19. 가장 적은 방사선 감수성을 가진 세포 유형은 무엇인가?
20. 인간에서 3가지 급성 방사선 효과와 세 가지 후기 방사선 효과를 나열하시오.

• 도전문제의 해답은 웹사이트 http://evolve.elsevier.com에 로그인해서 찾을 수 있다.

방사선생물학의 기초 지식

Fundamental Principles of Radiobiology

CHAPTER 30

학습목표

1. 베르고니-트리본도 법칙을 설명할 수 있다.
2. 방사선의 생물학적 영향에 영향을 미치는 물리적 인자를 설명할 수 있다.
3. 방사선의 생물학적 영향에 영향을 미치는 생물학적 인자를 설명할 수 있다.
4. 방사선량-응답의 상관관계를 설명할 수 있다.
5. 5가지 유형의 방사선량-응답 상관관계를 설명할 수 있다.

몇 조직은 방사선에 노출된 다른 조직보다 더 민감하게 작용한다. 그러한 조직은 낮은 선량에도 빨리 반응한다.

또한 생식세포는 신경세포보다 더 민감한데, 이와 같은 개념은 1906년 프랑스 두 과학자에 의해 연구되었다.

물리적 인자와 생물학적 인자들은 조직의 방사선 응답에 영향을 미친다. 이러한 인자들에 대한 지식은 방사선종양학에서 활용되고, 저선량의 방사선 노출에서 잠재적 위험 효과를 이해할 수 있다.

방사선생물학의 원칙적인 목표는 방사선 선량-반응 관계를 이해하는 것이다. 선량-반응 관계는 수학적이고 반응을 관찰하는 방사선과 그래프 함수로 설명된다.

베르고니-트리본도 법칙

1906년 두 프랑스 과학자 베르고니(Bergonie)와 트리본도(Tribondeau)는 방사선 감수성이 방사선을 받은 조직의 신진대사 상태에 따라 기능한다는 것을 이론화시켰다. 이것은 베르고니-트리본도 법칙으로 알려졌고 오랜 시간 동안 진실임이 증명되고 있다. 기본적으로 이 법칙은 상자 30-1과 같으며, 성숙되고 신진대사를 하는 살아 있는 세포에서 방사선 감수성을 언급하고 있다.

이 법칙은 대체로 방사선생물학의 단계에서 오래된 학설이다. 일부의 방사선종양학에서도 적용된다. 영상의학에서 이 법칙은 어른이나 어린이보다 태아에서 방사선이 민감하다는 것을 상기시키고 있다.

방사선 감수성에 영향을 주는 물리적 요인

방사선에 조사된 조직은 에너지 선량(Gy_t)에 의해 결정된다. 그러나 실험 상태 아래에서도 동일한 선량이 조사되어도 동일한 결과의 표본(specimen)이 나오지 않는다. 왜냐하면 다른 변화된 인자들이 동일하지 않기 때문이다. 많은 물리적 요인들은 방사선 반응 정도에 영향을 미친다.

상자 30-1 베르고니 트리본도 법칙

- 미분화된 세포(줄기세포)가 방사선에 민감하다. 성숙한 세포는 방사선에 저항성이 있다.
- 젊은 조직과 기관은 방사선에 민감하다.
- 대사가 높고 활동적인 조직은 방사선에 민감하다.
- 분열률이 높은 조직과 성장하는 조직은 방사선에 민감하다.

선 에너지 부여

선 에너지 부여(linear energy transfer; LET)는 연부조직에서 전리(이온화)된 방사선으로부터 에너지의 비율에 의해 측정된다. 그것은 **방사선 질(quality)**과 **가중계수(W_R)** 가치를 표현하는 또 다른 방법이다. LET의 단위는 keV/μm이다.

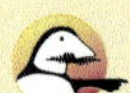

진단 X선의 LET는 약 3 keV/μm이다.

생물학적 반응은 LET 증가에 따라 전리가 많이 된다. 높은 LET일 때, 방사선 능력은 방사선 증가에 따른 LET의 증가에 반응한다. LET가 높을 때 전리가 자주 발생되고, 표적 분자와 함께 상호작용이 증가한다.

상대적 생물학적 효과

LET가 증가되면 생물학적 손상도 증가된다. 상대적 효과는 상대적 생물학적 효과(relative biologic effectiveness; RBE)를 양적으로 기술하는 것이다.

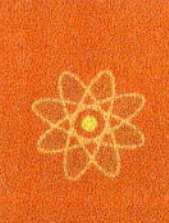

상대적 생물학적 효과

$$RBE = \frac{\text{기준이 되는 X선으로 어떤 효과를 얻는 데 필요한 선량}}{\text{동일한 효과를 얻는 데 필요한 선량}}$$

상대적 생물학적 효과의 표준 방사선에너지는 200~250 kVp 범위의 X선이다. X선 빔은 방사선종양학 분야와 초기 방사선생물학 연구에서 오랫동안 사용되었다.

진단 X선보다 더 낮은 방사선은 1보다 낮은 RBE를 가지는 반면, 높은 LET의 방사선은 1보다 높은 RBE를 가진다.

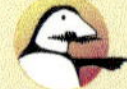

진단 X선의 RBE는 1이다.

그림 30-1은 RBE와 LET 사이의 관계를 보여주고 있다. 표 30-1은 대략적인 LET과 RBE의 방사선 선량에 따른 변화를 보여준다.

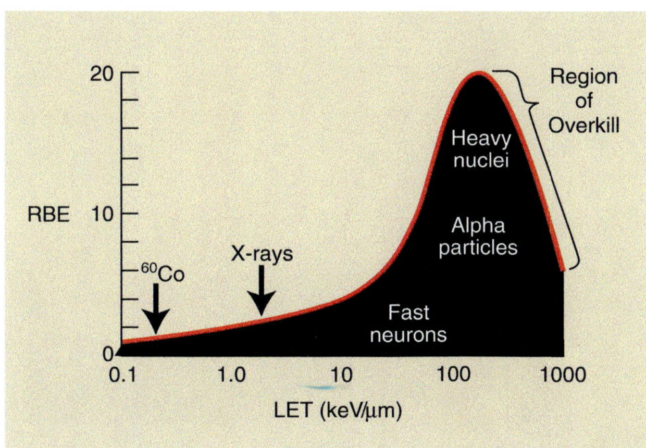

그림 30-1 LET가 100 keV/µm일 때 RBE는 최고가 되며 그 이상 높은 LET에서는 RBE는 작아진다.

질문 : 어떤 생쥐의 실험에서 250 kVp X선에서는 6.5 Gyt(650 rad) 조사에서 죽었고, 중성자에서는 2.1 Gyt(210 rad)에서 죽었다면 중성자의 RBE는?

해답 : $\text{RBE} = \dfrac{6.5\ \text{Gy}_t}{2.1\ \text{Gy}_t} = 3.1$

연속과 분할

만약 방사선량이 장시간 전달되면, 짧은 시간에 전달되는 것보다 영향이 작다. 즉 조사시간이 길어질수록 같은 효과를 얻기 위해 더 많은 선량이 요구된다.

만약 선량이 낮은 선량률로 계속적으로 전달될 때, **연속조사(protracted)**라고 할 수 있다. 2 Gy_t/min의 선량률로 3분 동안 총 6 Gy_t(600 rad)가 쥐에 전달되면 치사량이 된다. 그러나 10 mGy_t/hr로 600시간 동안 총 6 Gy_t가 전달된다면 쥐는 생존할 것이다.

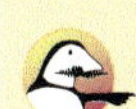
저선량 연속조사와 분할조사는 세포 수복과 조직 회복을 위한 시간이 허락되기 때문에 생물학적 영향이 낮다.

만약 6 Gy_t가 동일한 선량률로 전달되지만, 24시간 간격으로 한번에 500 mGy_t로 12회 분할하여 조사할 때 쥐는 생존할 것이다. 이러한 상황을 **분할조사(fractionated)**라 한다.

선량 분할은 세포들이 선량조사 간격 사이에 수복과 회복을 하기 때문에 영향을 감소시킨다. 선량 분할은 방사선종양학에서 흔히 이용된다.

표 30-1 다양한 피폭선량의 LET와 RBE

방사선의 종류	LET(keV/µm)	RBE
25 MV X선	0.2	0.8
^{60}Co 감마선	0.3	0.9
1 MeV 전자	0.3	0.9
진단 X선	3.0	1.0
10 MeV 양성자	4.0	5.0
빠른 중성자	50.0	10
5 MeV 알파 입자	100.0	20
무거운 핵	1,000.0	30

방사선 감수성에서 생물학적 인자

또한 물리적 인자와 더불어 생물학적 요인도 방사선 감수성에 영향을 준다. 이러한 요인으로는 나이, 성별, 대사율 등이 있다.

산소 효과

조직은 무산소 또는 저산소 상태에서 방사선에 피폭되었을 때보다 산소가 있을 때 민감하게 작용한다. 이러한 효과를 **산소효과비(oxygen enhancement ratio; OER)**라 한다.

산소 개선비

$$\text{OER} = \frac{\text{무산소 상태에서 일정한 효과를 얻는 데 필요한 선량}}{\text{산소가 충분한 상태에서 동일한 효과를 얻는 데 필요한 선량}}$$

일반적으로 생체 조직에 대한 조사는 충분한 산소의 조건하에서 실시된다. 높은 산소분압은 방사선종양학에서 감수성을 높이는 데 사용되어 왔으며, 무혈관의 종양은 충분한 혈액 공급이 있는 종양보다 방사선 감수성이 낮다.

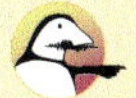
진단용 X선은 완전한 산소 상태에서 수행된다.

질문 : 어떤 생쥐의 종양 조사에서 무산소 상태에서는 종양 제어 선량이 106 Gy_t였고, 산소가 존재할 때는 40.5 Gy_t였다면 OER은 얼마인가?

해답 : $\text{OER} = \dfrac{106}{40.5} = 2.6$

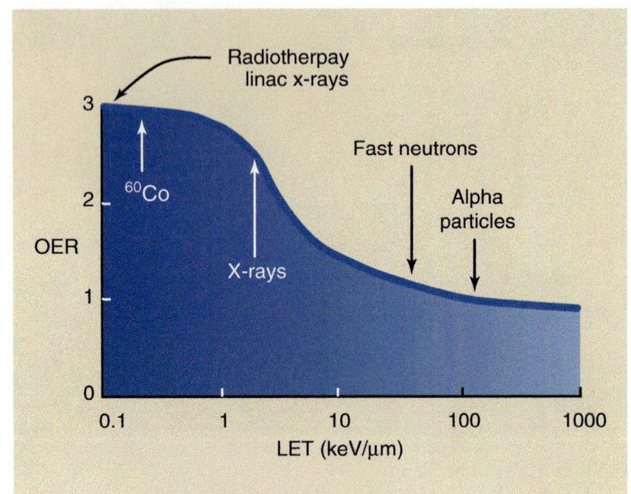

그림 30-2 산소효과비는 LET가 낮을 때 증가하고, LET가 증가하면 감소한다.

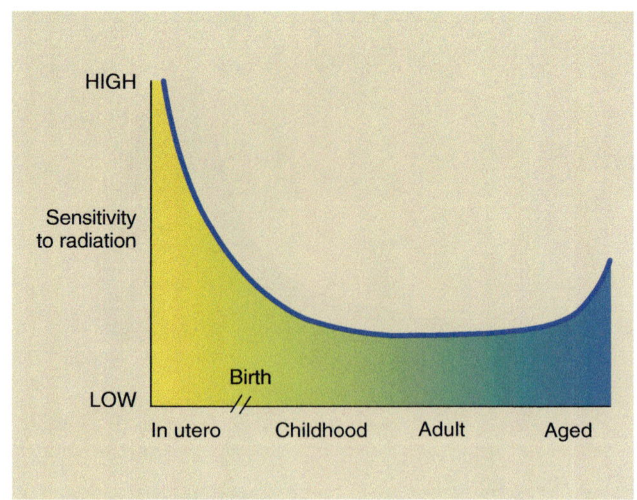

그림 30-3 방사선 감수성은 나이에 따라 변화한다. 아주 어릴 때와 노령일 때 감수성이 높다.

그림 30-2는 OER과 LET의 관계를 나타낸 그래프이다. OER은 낮은 LET 상태에서 가장 높다. 알파선과 같은 높은 LET 방사선에서는 대략 OER은 1을 나타내고, 낮은 LET에서는 최대치가 3 정도이다.

나이

그림 30-3과 같이 연령은 방사선 민감도에 영향을 준다. 인간은 태어나기 전에 가장 방사선에 민감하다.

출생 이후 민감도는 성숙될 때까지 감소하며, 어른은 방사선 효과에 가장 저항성이 높다. 나이(age)가 들면 다시 방사선에 민감해진다.

회복

체외(*in vitro*) 실험은 인간 세포가 방사선 손상에서 복구된다는 것을 보여준다. 만약 방사선의 다음 분할 전 세포를 죽이기에 충분치 않으면 세포는 거의 **치사량에 가까운 선량**을 받아도 손상이 회복될 것이다.

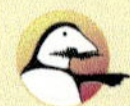

복제되기 전 세포의 죽음을 간기사(interphase death)라고 한다.

이러한 세포 내 **복구**는 생화학적 유전자 메커니즘에 의해서 일어난다고 볼 수 있다.

만약 조직과 기관이 충분한 방사선을 받으면 **위축(atrophy)**이 일어난다.

만약 치사량 이하의 선량에서 세포가 유지되거나 생존된다면, **증식**되었거나 다시 살아났다는 것을 말한다.

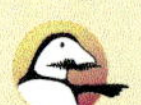

방사선 손상으로부터 제개체수의 회복과 세포 간의 수복은 공통으로 진행된다.

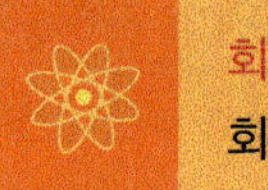

회복

회복=세포 내 수복+골수 증식

화학적 인자

몇몇 화학물질은 세포, 조직, 기관의 방사선 반응을 변화시킨다. 이러한 화학물질로는 증감제 물질과 방어물질이 있다.

방사선 증감제 물질. 방사선 감수성을 증가시키는 물질이며, 대표적인 예로 할로겐화된 피리미딘(pyrimidine), 메트로트릭세이트(metho-trexate), 엑티노마이신-D(actinomycin D), 수산화 요소, 비타민 K 등이다.

방사선 방어물질은 방사선 감수성을 감소시키는 물질로보호 합성은 시스테인(cysteine)과 시스테아민(cysteamine) 같은 설프하이드릴(sulfhydryl; SH) 그룹을 포함하고 있다.

호르메시스

성장하는 몸에서 약간의 방사선은 생체 면역을 증가시킨다고 한다. 실험에서 학자들은 낮은 방사선에 조사된 동물이 통제된 동물보다 더 오래 산다고 보고하였다. 이처럼 호르메시스(hormesis)에 대한 많은 실험적인 자료가 있지만 일반적으로 방사선은 합리적으로 최소한 적게 받는 ALARA(as low as reasonably achievable)를 적용해야 한다.

방사선 선량-반응 관계

방사선학은 새로운 과학과 관련되어 있다. 비록 몇몇 과학자들이 X선의 발견 후에 몇 년 동안 동물의 방사선 효과를 관찰하기 위해 일했을지라도 그러한 연구는 실험적인 결과에 불과했다. 그러나 1940년대 원자폭탄의 피해로 방사선생물학적 관심이 증가되었다. 최근 방사선 연구의 목표는 방사선 에너지의 자극에 대한 반응이다.

방사선학에서는 방사선 반응 관계에 대해 두 가지에 비중을 두고 있다. 첫째로 실험적으로 결정된 관계는 암과 관련하여 건강에 도움이 되는 치료 방법을 알기 위해 사용된다. 또한 저선량의 방사선 효율의 정보를 산출하기 위해 사용된다. 특히 이러한 정보들은 전리방사선에 충분한 자료를 제공된다.

방사선 피폭에 대한 인체의 반응은 2가지 유형이 있다. 결정적 영향과 확률적 영향이다. 결정적 영향은 초기 높은 선량의 피폭으로 인한 피부 화상, 홍반 등이

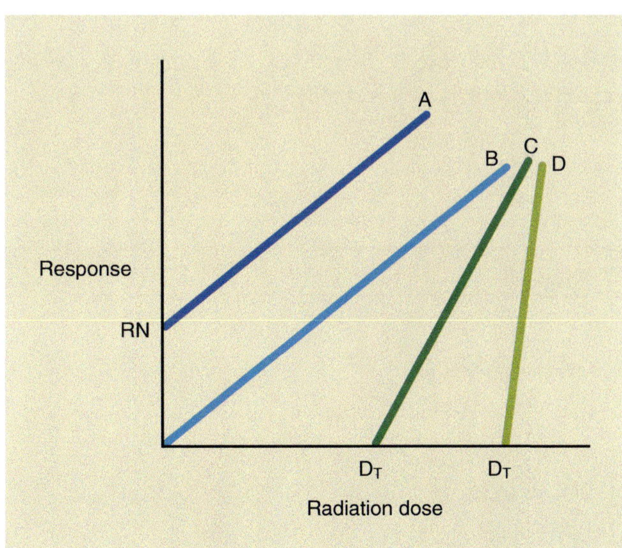

그림 30-4 직선 선량에 대한 반응 관계 그래프이며 A, B는 최소한의 자극에 대한 분기점이 없는 형태이고, C, D는 자극에 대한 반응 분기점이 있는 형태이다. RN은 정상적인 발생률 또는 방사선을 조사하지 않고 얻은 반응이다.

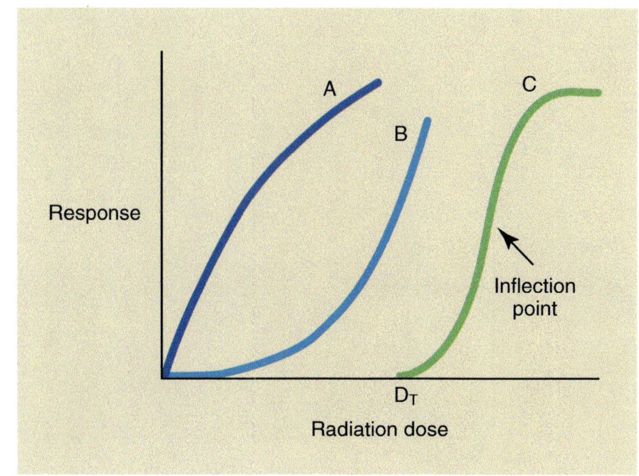

그림 30-5 비직선 선량-반응 관계 그래프이며 여러 가지 모양으로 나타난다. 곡선 A는 자극에 대한 분기점이 없는 형태이고, B, C는 반응하는 분기점이 있는 형태이다. D_T는 분기점 선량이다.

고 확률적 영향은 오랜 시간 동안 나타나는 유전적 질환이나 암, 백혈병 등이다.

직선적 선량-반응 관계

그림 30-4는 직선적 반응 관계(linear dose-response relationship)의 예이며, 반응이 직접적인 비례를 이루고 있다. 방사선량이 2배이면 반응도 2배를 나타낸다. A와 B의 반응 관계는 0 또는 그 아래의 축에서 상호작용을 한다. 따라서 직선적이고 선량에 비례한다.

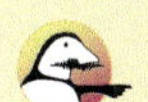
방사선 조사에서 문턱이 없는 질환은 암, 백혈병, 유전적 효과로 선량에 비례한다.

C와 D의 반응 관계는 문턱(역치)이 있는 반응으로 백내장 등을 들 수 있다.

비직선적 반응 관계

이 외 모든 다른 방사선 반응 관계는 그림 30-5와 같은 **비직선적**이다. 곡선 A는 작은 방사선으로부터 많은 방사선 반응 결과를 초래한다. 높은 단계에서 방사선은 낮은 단계의 같은 증식보다 상대적인 손상이 적은 높은 단계의 증식 때문에 효율이 적다.

곡선 B는 낮은 범위에서 선량은 낮은 반응을 생성한다. 그러나 높은 단계에서 그 생산물질의 같은 증식은 훨씬 더 큰 반응을 나타낸다.

곡선 C는 직선이 아니고 출발점과 관련되어 있다. D_T

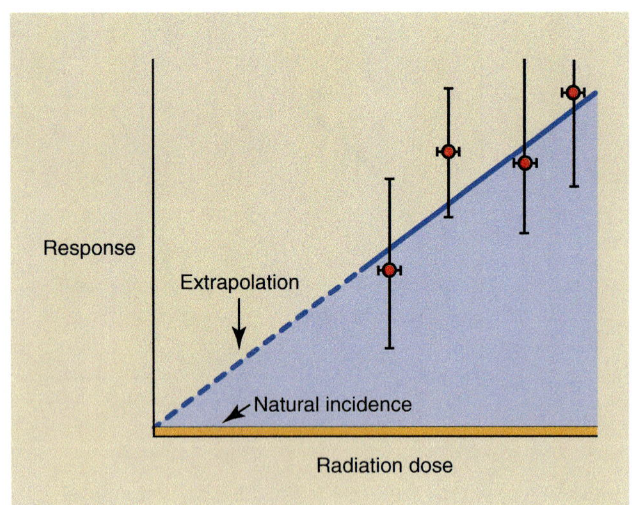

그림 30-6 선량-반응 관계는 높은 선량 실험 데이터에서 낮은 선량을 추론하여 산출한다.

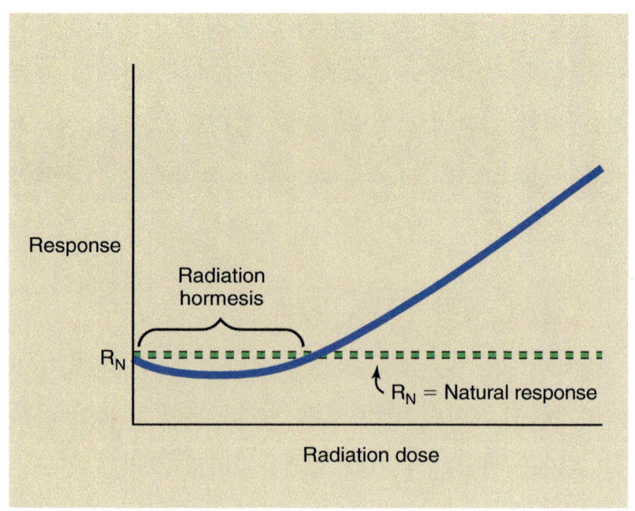

그림 30-7 방사선 호르메시스에 대한 선량-반응 관계

아래에서 그것은 점차 도달되는 곡선의 감염 요소 반응까지 증식에 효율적이다. 반응관계의 유형은 결정적인 반응에 의해 결정지어진다.

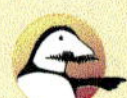

S자 모양 형태 곡선은 높은 선량으로 투시한 피부 효과의 결과이다.

선량-반응 관계의 그래프

방사선 선량에서 낮은 선량으로 반응 정도를 결정짓는 것은 종잡을 수 없이 어렵다. 특히 영상 진단에서 흥미로운 부분을 찾는 것은 거의 불가능하다.

그래서 우리는 통계적으로 충분한 결과를 얻기 위해 제한된 동물 수에 높은 선량을 조사하여 보고서를 작성한다. 그림 30-6은 이러한 실험 결과를 보여주는데, 4개의 동물 그룹은 다르게 방사선에 조사되었으며 각각의 그룹 관찰은 지시된 자료(방사선 선량과 생물학 반응의 조합)를 나타낸다. 제시된 쌍의 오류 막대는 각각의 자료가 확실하다는 것을 나타낸다.

그림 30-7은 호르메시스 방사선의 응답 관계를 나타낸다. 방사선 호르메시스는 방사선과학에서 매우 논쟁적인 주제이다. 그것의 존재와 관계없이 100 mGy_t(10 rad)보다 더 적게 반응한 후 관찰되는 방사선 반응은 없다.

요약

1906년 두 프랑스 과학자는 방사선 민감도가 방사선에 쬐인 조직의 신진대사 기능에 관여한다는 것을 이론화하였다. 베르고니-트리본도 법칙은 다음과 같다. (1) 줄기세포는 방사선에 민감하고 성숙세포는 그렇지 않다. (2) 어린 세포는 오래된 세포보다 방사선에 더 민감하다. (3) 신진대사가 많을수록 방사선에 민감하다. (4) 분열이 많고 세포 성장 비율이 증가할수록 방사선에 민감하게 작용한다는 것이다.

물리학적, 생물학적 요인은 세포 방사선 감수성에 영향을 준다. 물리적 요인은 LET과 RBE를 포함한다. 생물학적 요소는 산소 효과, 나이, 회복 효과를 포함하는 방사선 감수성에 영향을 준다.

몇몇 화학물질은 세포 반응을 변화시킬 수 있다. 그러한 것을 방사선 *증감물질* 또는 *방어물질*이라고 한다. 인체의 방사선 영향에는 확률적 영향과 결정적 영향이 있다.

도전문제

1. 다음을 정의하시오.
   a. 선 에너지 부여(LET)
   b. 표준 방사선
   c. 산소 증가율
   d. 재산소화
   e. 외삽법
   f. 문턱 선량
   g. 간기사

h. 분할선량
i. 방사선 가중계수
j. 트리본도

2. 생물학적 효과와 관련된 공식을 쓰시오.

3. 소멸 방사선의 예를 들어 보시오.

4. 방사선종양학에 높은 압력의 산소가 사용되는 이유는 무엇인가?

5. 산소 증가율에 대한 공식을 쓰시오.

6. 나이는 어떻게 방사선 감수성에 영향을 주는가?

7. 방사선의 체외(in vitro) 실험은 언제 실시되며, 선량의 의미는 무엇인가?

8. 방사선 효율을 증강시키는 세 가지 물질의 이름을 쓰시오.

9. 방어물질을 쓰시오.

10. 방사선 방어물질은 인체 보호를 위해 어떻게 사용되는가?

11. 방사선 반응 관계의 의미를 설명하시오.

12. 직선이 아닌 방사선 반응 관계는 무엇인가?

13. 왜 직선, 비직선-반응 관계가 진단 영상 방사선 관리의 모형에 사용되는지 설명하시오.

14. 베르고니 트리본도 법칙에 대한 두 가지 추론에 대해 설명하시오.

15. 대략 220 kVp의 8Gy_t(800 rad) X선은 아르마딜로 치사선량이다. Cobalt-60 감마선은 220 kVp X선보다 LET가 낮다. 그러므로 9.4 Gy_t(940 rad)가 요구된다. 220 kVp와 비교해 Cobalt-60의 RBE는 얼마인가?

16. 산소가 존재할 때 세포의 90%는 1.5 Gy_t(150 rad) X선에 의해 죽는다. 만약 세포가 무산소일 때 90%에 치사되는 선량이 4 Gy_t(400 rad)이면 OER은 얼마인가?

17. LET의 단위는 무엇인가?

18. RBE와 LET의 관계를 설명하시오.

19. 직업상의 방사선 노출은 분할 조사인가, 연속 조사인가?

20. OER과 LET의 관계를 설명하시오.

CHAPTER

31

분자 방사선생물학

Molecular Radiobiology

학습목표

1. 고분자에 대한 체외(in vitro) 방사선 조사의 3가지 영향을 설명할 수 있다.
2. DNA에 대한 방사선 영향을 설명할 수 있다.
3. 물 분해와 관련된 방사선 화학반응을 이해할 수 있다.
4. 방사선에 대한 인체의 *직접 영향* 및 *간접 영향*을 정의하고 설명할 수 있다.

비록 방사선에 대한 손상이 조직과 상호작용에서 발생되었다고 하더라도 분자 수준의 변화에서 시작된 결과라고 할 수 있다. 분자 손상의 발생은 고분자와 물의 효과 범주에 포함된다. 이번 단원은 방사선에 의한 고분자와 물의 분해에 대해 다룬다.

인체는 80%의 물 분자로 구성되어 있으며, 물에 대한 방사선의 화학작용은 주요 상호작용이다. 그렇지만 DNA와 표적 세포에서 최대의 손상이 발생되고, 세포의 대사와 회복에 영향을 미치게 된다.

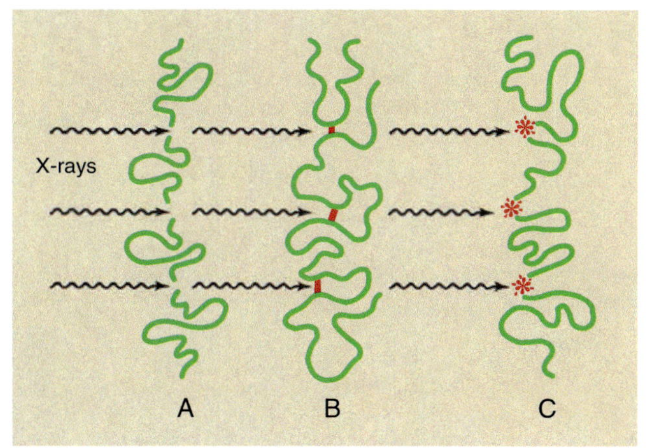

그림 31-1 거대분자의 방사선 조사 결과. (A) 주요 사슬의 절단. (B) 가교. (C) 점 손상.

고분자의 방사선 영향은 물의 방사선 영향과 다르다. 고분자가 **체외**(in vitro)에서 조사되었을 때, 관찰 가능한 영향을 주기 위해 상당한 방사선량이 요구된다. 한편 살아 있는 세포의 **체내**(in vivo) 상태에서 조사 시 고분자는 훨씬 더 감수성이 높다.

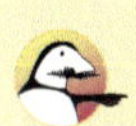

*체외(in vitro)*는 세포 또는 생체 밖에서의 방사선 조사를 말한다.
*체내(in vivo)*는 인체 내에서의 방사선 조사를 말한다.

분자에 대한 방사선 조사

고분자에 대해 방사선이 체외에서 조사되었을 때, 그림 31-1에 나타낸 것과 같이 3가지의 주요 효과가 일어나는데, 이는 주요 사슬 절단, 가교, 점 손상이다.

주요 사슬 절단

주요 사슬 절단(main-chain scission)은 긴 사슬 생체 분자 백본(backbone)의 파괴이다. 그 결과 긴 분자들이 절단되어 줄어들고 많은 작은 분자들이 모여 거대분자를 이루게 된다.

주요 사슬 절단은 분자 크기를 줄일 뿐만 아니라 액체의 **점도**도 줄어든다. 액체의 점도는 차가운 시럽처럼 매우 두껍고 느리게 흐른다. 손 위에 물을 놓으면 낮은 점성을 가진다. 점성의 측정은 주요 사슬 절단의 정도를 결정한다.

가교

일부분의 분자들은 작아지고, 주요 사슬에서 분리되어 쇠발톱 같은 구조물의 면을 형성한다.

그 거친 면의 끝에 연결하는 물질이 나와 인접한 분자나 다른 파편의 분자에 붙게 되는 것을 **가교**(cross-linking)라고 한다. 방사선이 조사되면 분자에서 점성으로 가교가 증가한다.

점 손상

거대분자의 방사선 작용은 또한 단일 화학 결합의 파괴를 초래하고 점 손상을 일으킨다. **점 손상**(point lesions)은 관찰되지 않으나 그들은 작은 분자를 변경시키고 차례로 세포의 기능부전을 일으킨다.

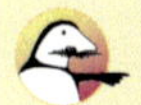

낮은 선량, 점 손상은 전신조사에 의한 후기 방사선 효과의 세포 손상으로 간주된다.

실험실에서 실험을 하면 거대분자의 수복과 복구를 확인할 수 있다.

거대분자 합성

현대의 분자생물학은 정상적인 인체 세포의 기능을 체계화시켰다. 분자의 영양분은 세포로 전달되고 세포막을 통해 흡수되는데 여기서 에너지를 생성시키는 더 작은 분자들로 파괴되는데, 이를 **이화작용**(catabolism)이라 한다.

이 에너지는 몇 가지 방법으로 이용되는데 가장 중요

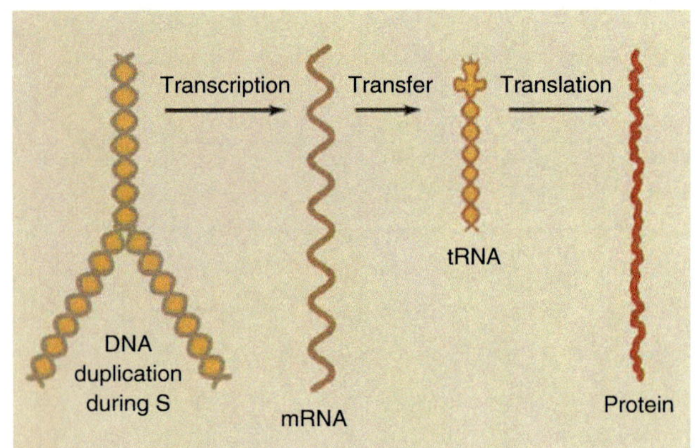

그림 31-2 DNA의 유전적 암호는 mRNA에 의해 전사되고 tRNA로 이동되며, 단백질로 번역된다.

한 방법은 작은 분자들로부터 고분자의 **합성**에 이용되는데, 이러한 작용을 **동화작용(anabolism)**이라 한다. 단백질과 핵산의 합성은 세포의 생존과 재생산에 중요하다.

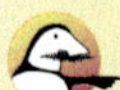
이화작용과 동화작용은 대사작용을 한다.

제29장에서는 단백질 합성에 대한 체계와 핵산의 관계를 설명하였다. 단백질은 mRNA로 전사되어 tRNA로부터 유전 암호 **번역**에 의해 합성된다. mRNA에 의해 **운반**된 정보는 DNA로부터 번역된 것이다. 이와 같은 사슬의 결과는 그림 31-2에서 모식도를 통하여 보여주고 있다.

거대분자의 방사선 손상은 세포 죽음이나 후기 효과의 결과를 가져온다. 단백질은 세포주기 동안 계속해서 합성되고 단백질 합성은 핵산보다 풍부하게 일어난다. 결과적으로 단백질은 핵산에 비해 방사선 감수성이 낮게 작용한다.

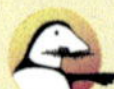
DNA가 방사선에 가장 민감하게 작용한다.

DNA는 단백질에서 별도로 합성된다. 간기의 G_1기 동안 디옥시리보오스, 인산염, 핵산에서 기본적인 분자들을 모은다. 이렇게 모아진 단일 큰 분자로부터 결합되고 S기에 합성된다. G_1기 동안 DNA 분자는 그림 31-3과 같이 이중나선 구조의 모양을 형성하게 된다. DNA 한 가닥은 당-인산의 결합에 의해 연결되어 있으며, 반대편 가닥과는 서로 상보적인 수소 결합으로 이중나선 구조의 모양을 한다.

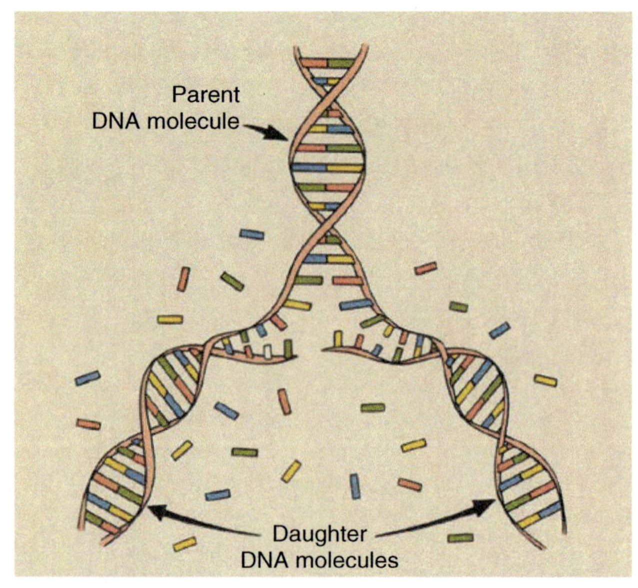

그림 31-3 간기의 S기 동안 지퍼처럼 두 딸분자의 DNA는 분리되며, 모분자에서 각각 복제된다.

DNA에 대한 방사선 영향

DNA는 각각의 세포에서 유전적 정보를 포함하기 때문에 인체에서 가장 중요한 분자이다. 각각의 세포는 염색체 형태 내에서 다른 분자와 혼합된 DNA 분자를 포함하는 핵을 가진다. 그래서 염색체는 그림 31-4와 같이 세포의 성장을 조절하고 차례로 각각의 특징을 결정짓는다.

만약 DNA의 **방사선 손상**이 확실하다면 **염색체 이상**을 동반할 것이다. 그림 31-5와 같은 방사선에 의한 염색체 이상이 생기면 염색체 끝부분의 결실이나 대칭성 전좌 등은 발암으로 이어지고 2동원체 형성, 환(ring) 형성, 가교 등이 나타나면 사망하게 된다.

DNA 분자는 각 염색체의 가시적인 변화가 없어도 손상될 수 있다. 비록 원래의 상태로 되돌아가더라도 그 세포는 죽게 될 것이다. 따라서 DNA는 수소 결합이 파괴되고, 한 가닥 사슬 절단과 두 가닥 사슬 절단, 교차 및 일부분이 소실된다. 한 가닥 절단은 상보적으로 수복되기 때문에 생물학적 의미는 적지만, 그림 31-6과 같은 두 가닥 이상 절단은 세포사나 돌연변이 발암을 야기한다.

DNA 손상은 비정상적 신진대사 활동을 초래한다. 세

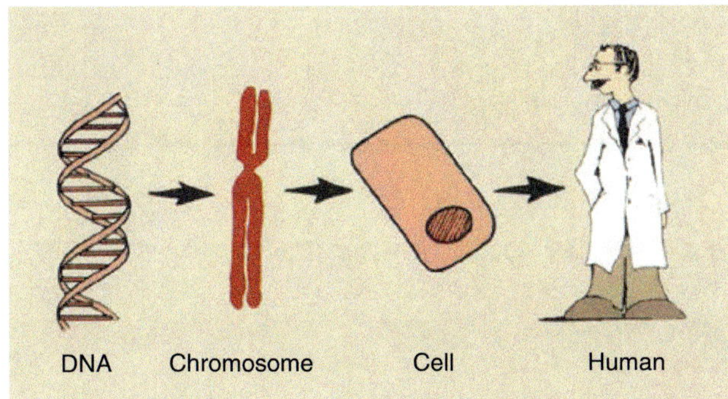

그림 31-4 DNA는 방사선 손상의 표적 분자이다. 그것은 염색체, 정상 세포, 인체 성장, 발생에서 모양을 형성한다.

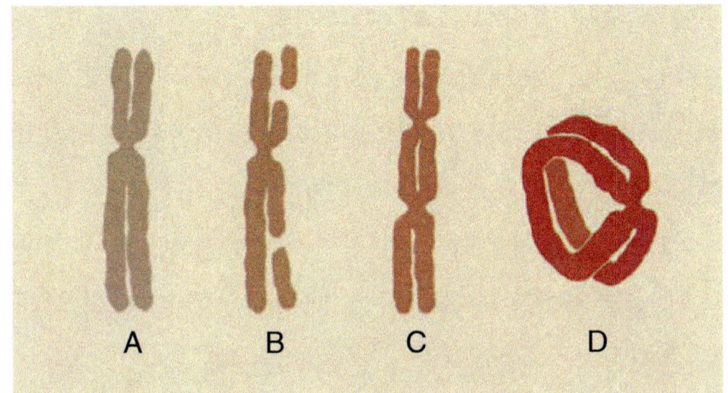

그림 31-5 정상 염색체와 방사선 손상된 인체 염색체. (A) 정상. (B) 끝 부분 결실. (C) 2동원체. (D) 환(고리) 형성.

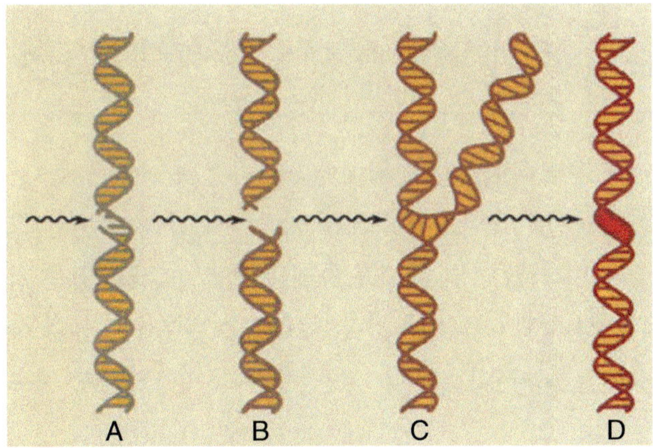

그림 31-6 DNA에서 발생될 수 있는 손상의 유형. (A) 한 가닥 절단. (B) 두 가닥 절단. (C) 가교. (D) 환(고리) 모양 파손.

포에서 잘 조절되지 못한 급성 증식은 방사선 악성 질병의 주요 특징이다. 만약 세포 안에 DNA 손상이 발생한다면 방사선 반응은 다음 세대나 또는 후에 관찰되지 않을 것이다.

염색체는 많은 DNA로 이루어져 있다. 그래서 가시적인 형태 이상이 보인다면 상당한 양의 방사선 손상을 의미한다. 또한 DNA에서 손상이 관찰되지 않는다는 것은 세포 내에서와 전신에서 자극에 대한 반응을 말한다.

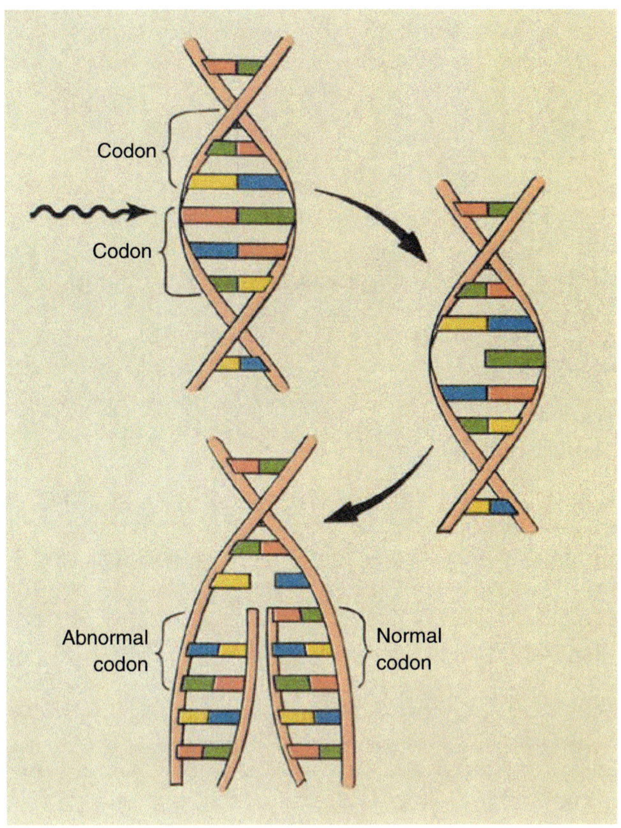

그림 31-7 염기가 변경되거나 분실되면 비정상적인 유전자가 만들어지고 점 돌연변이가 일어난다. 그러므로 딸세포 중 하나에서 유전적 돌연변이가 된다.

DNA 분자의 손상 형태는 다음과 같다.

> **방사선에 의한 DNA의 영향**
> - 절단 하나의 측면에서만 주사슬 파괴
> - 절단 둘의 측면에서 주사슬 파괴
> - 주사슬 파괴와 교차 연결
> - 베이스라인 이탈로 인한 염기 파괴
> - 베이스라인 소실 또는 변화(디옥시리보오스 파괴)

DNA의 방사선 반응의 전체적인 구조는 그림 31-6에서 표현하고 있다. 비록 그들의 결과가 각각 DNA 분자에서 구조적 변화를 초래했을지라도 그들은 원래대로 돌아올 수 있다. 몇몇 손상의 유형에서는 기본적인 순서에 의해서 고쳐지게 되는데 이러한 이유는 코돈의 삼중자 코드(triplet code; 핵산의 세 염기 순열)가 손상되지 않기 때문이다. 이러한 변화를 분자 단계에서 유전적 돌연변이라고 할 수 있다.

손상의 5번째 유형은 기초의 변화 또는 손실이며, 삼중자 코드를 파괴하여 원상태로 되지 않는다고 추측할 수 있다. 이러한 방사선 장애 유형은 DNA의 분자 손

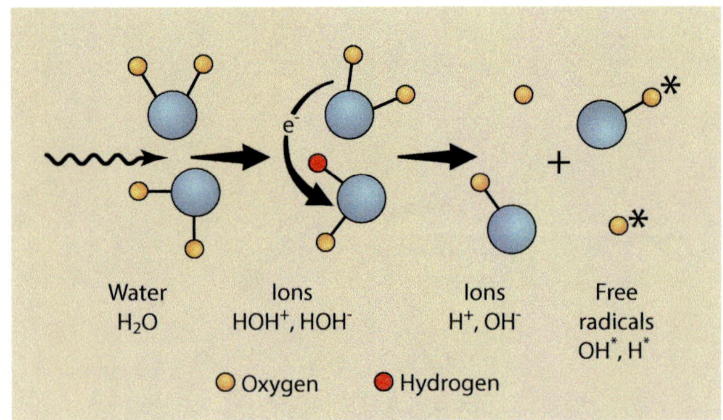

그림 31-8 물 분자에 방사선이 조사되면 이온기와 유리기(free radical)가 형성된다.

상으로 일어난다. 그러한 분자 손상을 **점 돌연변이**라 하며, 분자 손상은 세포에 경미하거나 매우 중대한 영향을 끼친다. 점 돌연변이의 중대한 결과는 두 딸세포 중 하나의 유전 암호가 불명확하게 전달되었기 때문이다. 이러한 사건의 순차적인 모습은 그림 31-7에서 보여주고 있다.

DNA의 방사선 조사로부터 기본적으로 관찰되는 3가지 방사선 효과는 세포 치사와 악성 암 발생, 유전적 장애이다. **분자 수준**에서 후자의 두 효과는 **문턱 선량**이 없는 반응관계를 말한다.

물의 방사선 분해

인체가 대략 80%의 물 분자를 포함하고 있기 때문에 물은 주요 방사선 반응을 나타낸다. 물이 방사선을 조사하면 다른 분자 생산물로 이동하는데, 이와 같은 반응을 **물의 방사선 분해(radiolysis of water)**라고 한다(그림 31-8).

물(H_2O)의 원자에 방사선이 조사되면, 물은 전리되고 다음과 같이 두 개의 이온(이온쌍)으로 분해된다.

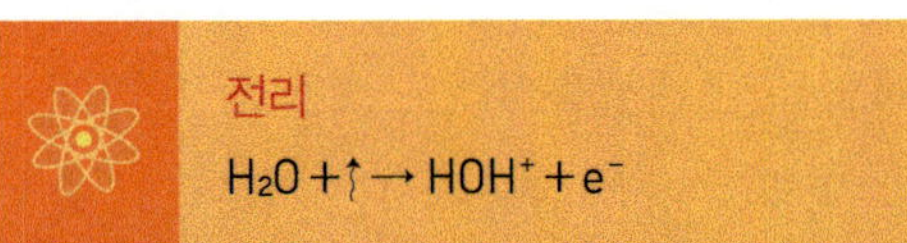

이 최초의 전리(이온화, ionization) 후에 많은 반응이 발생할 수 있다. 먼저, 이온쌍은 안정한 물 분자로 재결합할 수 있다. 이 경우 어떠한 해(damage)도 발생하지 않는다. 두 번째로 만약 이러한 이온들이 재결합하지 않으면, 아래의 반응을 통해 음이온(전자)이 다른 물 분자와 결합하여 새로운 이온을 만든다.

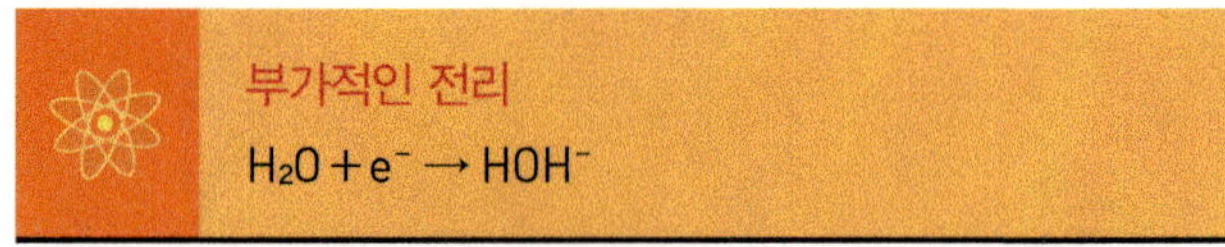

HOH^+와 HOH^- 이온은 상대적으로 불안정하고 다음과 같이 작은 분자로 나뉘어진다.

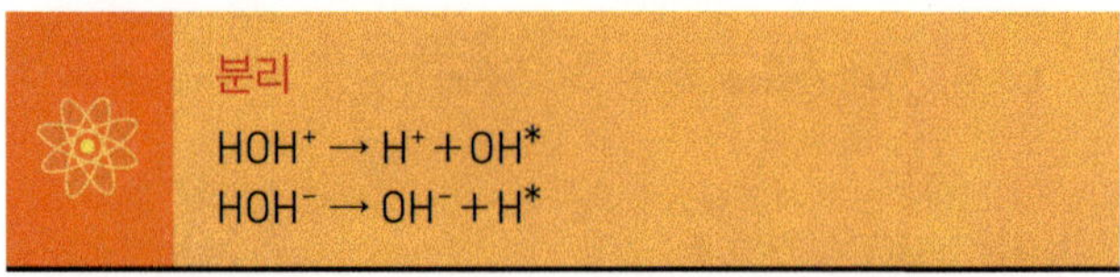

물 분자에 방사선 조사 시 마지막으로 생성되는 결과는 H^+, OH^-의 이온쌍이 형성되고 두 개의 유리기(free radical), 즉 H^*와 OH^*가 만들어진다. 이 이온들은 재결합할 수 있다. 그러므로 생물학적 해가 발생하지 않는다.

이러한 종류의 이온들은 일반적이지 않다. 수용액에서 많은 분자들은 그들의 구조 때문에 느슨한 전리 상태로 존재한다. 예를 들어, 소금(NaCl)은 Na^+와 Cl^- 이온으로 쉽게 분해된다. 심지어 방사선 조사가 없어도 물은 H^+와 OH^- 이온으로 분해될 수 있다.

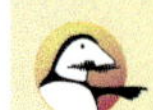

유리기는 짝이 없어 외각에 존재하는 단일 전자로 안정되어 있지 않다.

하지만 유리기는 그렇지 않고, 매우 반응성이 높다. 유리기들은 불안정하여 1 ms 이하의 수명을 가진다. 그러나 이 시간 동안 세포를 통해 확산될 수 있고 짧은 거리에서 상호작용할 수 있다. 유리기는 다른 분자들을 사슬을 끊고 전리시킬 수 있는 충분한 에너지를 가지고 있다.

H^*와 OH^* 분자는 오로지 유리기로만 작용하는 것은 아니며, 그것은 방사선 반응에 의해 생성된다. OH^* 유리기는 과산화수소 형태에서 비슷한 분자로 결합된다.

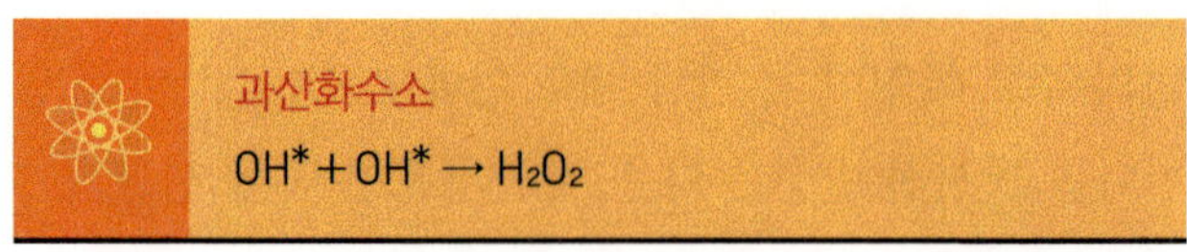

과산화수소는 세포에 독이 되고 독소 대리물질에 반응한다.

H^* 유리기는 다음과 같이 과산화수소 기초 형태의 산소 분자와 상호작용할 수 있다.

과수산 형성

$H^* + O_2 \rightarrow H^*O_2$

과산화수소는 물의 방사선 영향에서 생기는 주요 손상 부산물이다. 과산화수소는 또한 두 과산화수소 원자의 상호작용에 의해 다음과 같이 형성된다.

과산화수소 형성

$HO^*_2 + HO^*_2 \rightarrow H_2O_2 + O_2$

소수의 분자나 RH는 빠르게 반응하여 다음과 같이 유리기가 된다.

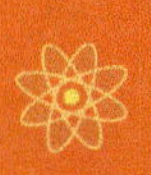

유기 유리기 형성

$RH + \uparrow \rightarrow RH^* \rightarrow H^* + R^*$

산소가 존재할 때 유리기의 다른 종은 다음과 같다.

유기 유리기 형성

$R^* + O_2 \rightarrow RO^*_2$

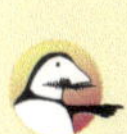

유리기는 그들의 독특한 구조물로 이루어져 에너지가 강하다. 이 에너지는 DNA를 변경시키거나 결합을 파괴한다.

직접 효과와 간접 효과

생물이 방사선을 받을 때 전자가 DNA와 반응하여 손상이 발생하면 **직접 효과**, 2차 전자가 물 분자와 반응해서 OH기가 발생하여 DNA 장애를 주면 **간접 효과**라 한다.

인체는 대략 80% 물과 1%보다 적은 DNA로 구성되어 있어서 간접 작용이 크다. 살아 있는 조직에 산소가 있을 때 간접 효과는 유리기를 증가시킨다.

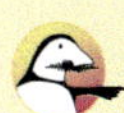

만약 표적 분자를 초기에 전리시킨다면 방사선 직접 효과라고 한다.

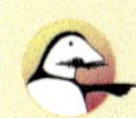

인체에서 작용하는 방사선 효과는 기본적으로 간접 효과이다.

방사선에 의해 생체에 흡수된 에너지가 세포 내의 분자, 원자를 여기 및 전리를 시키게 되는데, 그것이 표적 그 자체에서 일어난 경우를 **직접 작용**, 물에서 발생한 경우를 **간접 작용**이라 한다. 수용액 중에서의 실험에서는 직접 작용보다 간접 작용의 효과가 크다.

요약

체외(in vitro) 실험에서 방사선에 의한 3가지 효과가 발생한다. (1) 주요 사슬 절단, (2) 가교, (3) 거대분자의 화학적 결합 파괴 지점 외상의 3가지 손상은 세포 내에서 복구되고 회복된다.

DNA는 세포 내에 많이 분포되어 있으며 DNA는 모든 거대분자 내에서 가장 민감하게 작용한다. 염색체 이상과 대사 활동은 DNA 변화에서 발생한다. DNA 손상은 크게 세포 치사, 악성 질환(암), 유전적 손상의 3가지 효과를 볼 수 있다.

인체의 80%가 물이기 때문에 물에 의해 방사선은 주요 상호작용을 한다.

유리기는 물 분자에서 매우 활동적이고 세포를 손상시킨다. 이와 같은 효과를 간접 효과라고 하며, DNA 분자에 직접적으로 작용하는 것을 직접 효과라고 한다.

도전문제

1. 다음을 정의하시오.
   a. 체외(in vitro)
   b. 세포 유전적 손상
   c. 점 돌연변이
   d. 유리기(free radical)
   e. 표적 이론
   f. 점성
   g. 가교(crosslinking)
   h. 방사선 히트(hit)
   i. 이화작용(catabolism)
   j. 확률적 영향
2. 체외에서 거대분자 방사선 치료의 효능을 작성하시오.
3. 점성이 방사선 거대분자 손상을 결정짓는 데 어떻게 사용되는가?

4. 동화작용과 이화작용의 차이는 무엇인가?

5. 세포주기에서 DNA 사슬의 구조는 어떠한가?

6. DNA에 대한 방사선의 주요 효과를 3개 적으시오.

7. 분자 유전적으로 작용될 때 전사와 번역의 차이는 어떻게 다른가?

8. 두 딸세포 중 하나의 불명확한 유전 번호를 DNA의 점 변화로 설명하시오.

9. 방사선 조사에서 물 분자의 전리를 쓰시오.

10. 세포 내에서 방사선 유리기는 무엇인가?

11. 결정적 영향에 대한 분자학적 원인은 무엇인가?

12. G_1과 G_2로부터 세포 진행에 따른 DNA의 양은 어떻게 변하는가?

13. 염색체 변형은 세포 해 중 어떤 유형의 예인가?

14. 단일 뉴클레오티드가 손상되었을 때 어떤 일이 일어나는가?

15. 다음 화학식을 완성하시오.

$$H_2O + \text{radiation} \rightarrow ?$$

$$HOH^+ (\text{dissociation}) \rightarrow ?$$

$$HOH^- (\text{dissociation}) \rightarrow ?$$

16. 어떤 분자 변화가 확률적 영향의 결과로 나타나는가?

17. 유리기의 특징에 대해 설명하라.

18. 직접 영향과 간접 영향의 차이는 무엇인가?

19. 얼마나 많은 DNA가 세포 내에 있는가?

20. 체외(in vitro)에 비교하여 체내(in vivo) 방사선 반응의 차이를 설명하라.

세포 방사선생물학

Cellular Radiobiology

CHAPTER

32

학습목표

1. 생체 내 방사선 조사의 영향에 대해 설명할 수 있다.
2. 표적 이론의 법칙을 설명할 수 있다.
3. 방사선 조사 후 세포 생존 거동에 대해 토론할 수 있다.
4. 인체 세포를 가장 잘 설명할 수 있는 세포 생존 모델을 제시할 수 있다.
5. 인체 세포에 대한 방사선 감수성 단계를 설명할 수 있다.

세포에 대한 방사선의 영향은 표적 분자인 DNA를 변화시키는 개별 전리현상의 결과로 나타난다.

세포의 반응은 세포 변형 또는 세포사로 나타난다.

세포 변형은 인체에서 만성적인 확률적 영향의 결과로 나타날 수 있고, 세포사는 단기 결정적 영향으로 나타난다.

세포에 대한 대부분의 영향들은 회복 또는 복구 대사과정에 의해 무반응의 결과로 나타난다. 이 장에서는 방사선에 대한 반응으로 세포사에 대해 주로 다룬다.

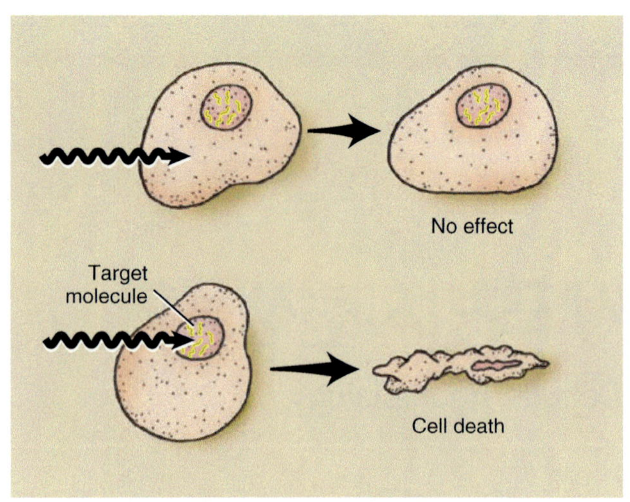

그림 32-1 표적 이론에 의하면, 만약 표적 분자가 기능을 상실한다면 세포는 치사할 것이다. DNA 표적 분자는 세포의 핵 속에 위치한다.

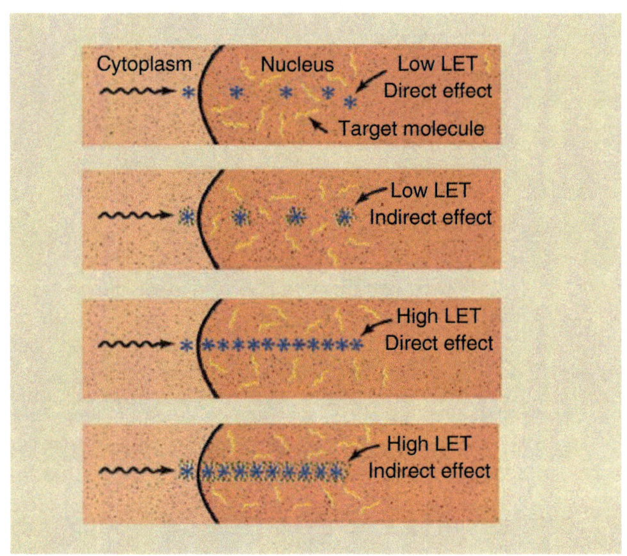

그림 32-2 산소가 존재하면 간접 효과가 발생하게 되며, LET가 낮을 때 더욱 증가한다. 높은 LET에서는 나타나지 않으며 직접 효과에 의해 손상된다.

표적 이론

세포는 많은 종류의 분자들로 구성되어 있고 대부분은 과잉으로 존재한다. 그런 분자들에 대한 방사선 장해는 유사한 분자들이 세포를 계속적으로 지지하기 때문에 세포에 주요한 장해의 결과로는 잘 나타나지 않는다.

한편, 세포에서 어떤 분자들은 정상적인 세포 기능에 필수적이다. 이러한 분자들은 풍부하지 않다. 이와 같은 분자에 대한 방사선 장해는 유사 분자가 대체될 수 없기 때문에 세포에 심각하게 영향을 줄 수 있다.

민감한 핵심 분자에 대한 개념은 표적 이론이 기초 지식이 된다. 표적 이론에 따르면, 그림 32-1과 같이 방사선 조사 후 세포가 치사되기 위해서는 표적 분자가 기능이 상실되어야 한다.

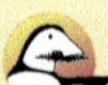
DNA는 표적 분자이다.

핵심 분자 표적은 DNA이다. 처음 표적 이론은 세포 치사를 표현하는 데 이용되었다. 그러나 비치사적인 방사선 유발 세포 변형을 설명하는 데도 잘 이용될 수 있다.

표적 이론에서 표적은 표적 분자 또는 표적 분자에 대한 민감한 부분에 의해 점유된 세포의 면적으로 고려된다. 이 면적은 세포 내 분자 운동에 의해 시간에 따라 위치를 변화시킨다.

방사선과 세포 구성성분 간의 상호작용은 임의적이다. 그래서 상호작용이 표적과 함께 발생할 때 임의적으로 발생한다. 방사선에 대한 표적의 민감도는 세포에서의 실제적인 기능 때문에 간단하게 발생한다.

방사선이 표적과 상호작용할 때 한 개의 히트가 발생되었다고 한다. 표적 분자에 비해 다른 분자와 방사선의 상호작용 또한 한 개의 히트의 결과로 나타날 수 있다. 즉 직접적이고 간접적인 히트 간의 구별은 불가능하다.

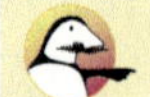
직접 효과와 간접 효과 모두 히트(hit)가 일어난다.

한 히트가 간접적 영향을 통해 발생되었을 때, 표적의 크기는 유리기(free radical)들의 움직임 때문에 훨씬 더 크게 나타난다. 이 증가된 표적 크기는 방사선의 간접 영향의 중요성을 제시한다.

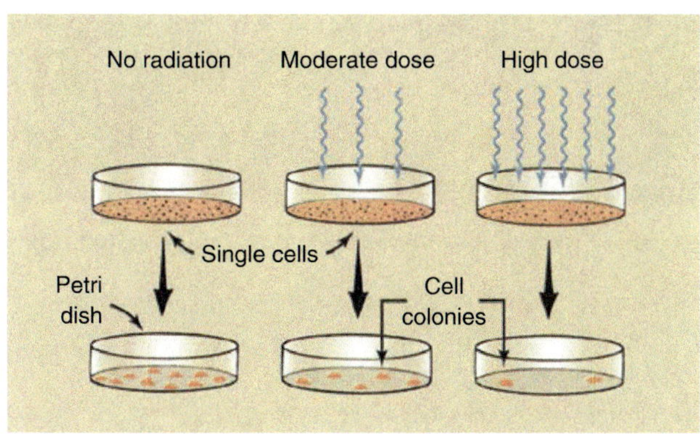

그림 32-3 단일 세포를 패트리(petri) 접시에 심었을 때는 콜로니들이 많이 생성되었다. 하지만 높은 선량으로 방사선 조사한 세포에서는 콜로니의 수가 줄어들었다.

그림 32-2은 선 에너지 전달(LET)과 산소 효과(OER), 그리고 직접 효과와 간접 효과를 설명한 것이다. 산소가 없을 때 LET가 낮은 방사선은 표적 분자에서 전리작용 간 거리가 멀기 때문에 히트의 가능성이 낮다. 만일 산소가 있다면 반응 유리기가 형성되고, 각 전리 주위의 효과력이 증대되므로 히트의 가능성은 커진다. LET가 높은 방사선이 이용될 때는 전리 사이의 거리가 매우 가까워서 직접 효과에 의한 히트의 가능성은 높다.

세포의 생존 운동

세포의 초기 방사선 실험은 단세포로 이루어졌다. 그림 32-3의 in vitro 실험은 방사선의 치사 효과를 측정하는 것이다. 정상적인 세포들을 각각 한 패트리(petri) 접시 안에 넣어 10~14일 동안 배양한다면 세포들은 여러 번 분열하게 되고 많은 콜로니(colony)로 성장한다. 만일 세포에 방사선이 조사된다면 더 적은 콜로니를 형성할 것이다.

조사량을 높이면 더 적은 군집이 형성되며 이것은 관찰되는 세포 생존에 의한 방사선의 치사 효과를 결정하게 된다.

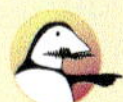
방사선의 치사 효과는 세포 치사가 아니라 세포 생존을 관찰하는 것이다.

표적 이론은 세포 생존에 결과에 따른 두 가지 모델을 다룬다. **단일 표적, 단일 히트 모델(single target, single-hit model)**은 효소, 바이러스, 박테리아와 같은 단세포 등에 적용된다. **다중 표적, 단일 히트 모델(multitarget, single-hit model)**은 인체 세포와 같은 더욱 복잡한 생물 시스템에 적용된다.

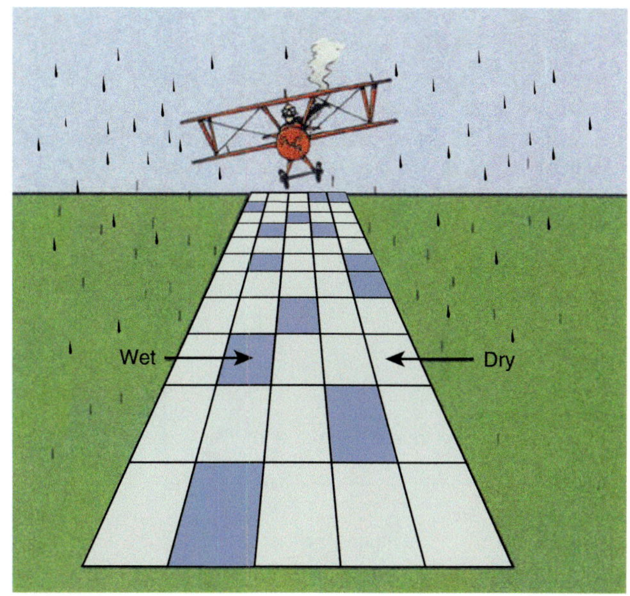

그림 32-4 정사각형의 많은 수로 구성된 건조한 포장도로 위에 비가 내리면, 건조 상태를 유지하는 사각형의 숫자는 빗방울의 수가 증가함에 따라 지수함수적으로 감소한다.

단일 표적, 단일 히트 모델

그림 32-4에 표현된 상황을 생각해보자. 100개의 사각 블록을 포함하는 큰 콘크리트 길에 비가 내리고 있다. 하나 또는 그 이상의 빗방울이 떨어질 때 사각 블록은 젖을 것이다.

처음의 빗방울이 떨어질 때 100개의 블록 중 하나가 젖게 된다. 두 번째 빗방울이 떨어질 때 아마도 이미 젖은 블록이 아닌 건조한 사각 블록에 떨어질 것이다. 결과적으로 100개 중 2개의 블록이 젖을 것이다.

세 번째 빗방울이 떨어졌을 때, 아마도 3개가 젖고 97개가 건조한 상태로 있을 것이다. 그러나 빗방울의 수가 많아질수록 블록은 두 개 이상의 빗방울에 의해 젖게 될 것이다.

빗방울은 임의적으로 떨어지기 때문에 블록이 젖을 확률은 포아송 분포(Poisson distribution)라 하는 통계적 법칙을 따를 것이다. 이 법칙에 따라 100개의 빗방울에 의해 블록의 63%가 젖고, 37%는 건조할 것이다. 만약 빗방울이 균일하게 떨어진다면 100개 블록 모두가 100개의 빗방울에 의해 젖게 될 것이다.

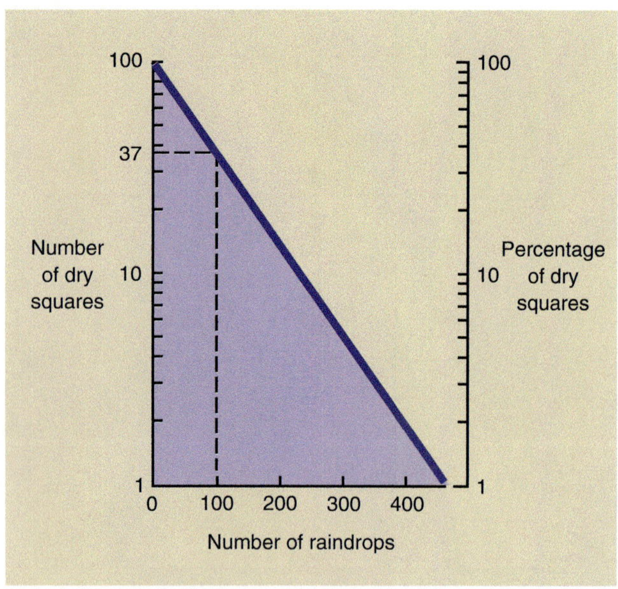

그림 32-5 반대수(semilogarithmic) 모눈종이 위에 건조한 사각형의 개수를 빗방울의 개수의 함수로 나타낼 경우, 빗방울의 개수가 매우 적을 때 일부 사각형에서 한번 이상 충돌될 것이기 때문에 직선 결과로 나타난다.

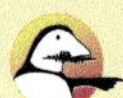

방사선은 물질과 무작위적으로 상호작용을 한다.

빗방울의 수가 블록 수의 2배가 되면 14개의 블록이 건조하게 될 것이다. 300개의 빗방울이 떨어졌다면 단지 5개의 블록이 건조한 상태로 남을 것이다.

빗방울 수의 함수에 따른 건조한 사각 블럭 수의 그래프를 그림 32-5에 나타내었다. 만약, 비에 노출되는 사각 블럭의 수가 매우 크거나 알 수 없다면 오른쪽과 같이 백분율로 표현할 수 있다. Y축은 대수적으로 표현하였다.

젖은 사각 블럭 비유는 매우 많은 생물 표본 – 예: 1,000개의 박테리아 – 에 대한 방사선 조사로 확장될 수 있다. 박테리아는 세포가 치사되기 위해 비활성화되어야 하는 단일한 민감부위 또는 표적(target)을 포함하고 있다. 1,000개의 박테리아가 선량의 증가에 의해 피폭될 때 많은 수가 치사된다(그림 32-6).

그러나 선량이 증가함에 따라 젖은 사각 블록과 같이 어떤 세포는 두 개 이상 히트가 될 수 있다. 박테리아는 최초의 히트에 의해 이미 치사되었기 때문에 표적당 1개 이상의 히트는 불필요한 방사선 피폭이 된다.

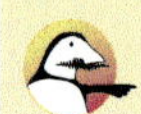

히트(hit)는 단순히 전리현상이 아닌, 표적 분자를 비활성화하는 전리이다.

방사선량이 세포의 63% 치사(37% 생존)시킬 수 있는 값까지 도달했을 때, 이 선량의 D_{37}이라 한다. $2 \times D_{37}$에 해당하는 선량에서 14%의 세포가 생존한다. D_{37}은 세포의 방사선 감수성의 나타내는 척도이다. 낮은 D_{37}은 높은 방사선 감수성을 가진 세포이고, 높은 D_{37}은 방사선 저항성을 나타낸다.

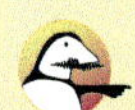

만약, 충돌(균일한 상호작용)의 낭비가 없다면, D_{37}는 세포의 100%를 충분히 치사시킬 수 있는 선량이다.

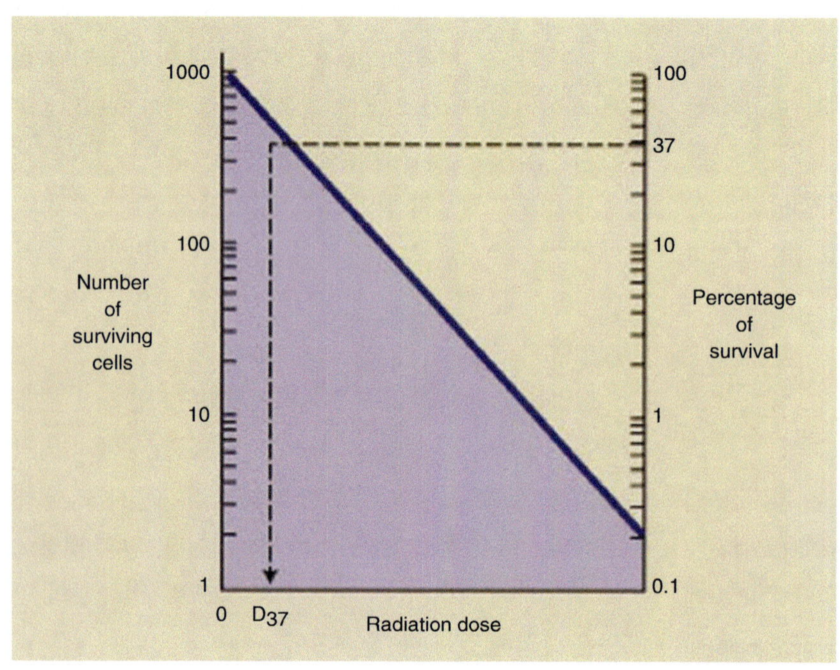

그림 32-6 1,000개 세포의 방사선 조사 후, 선량-반응 관계를 지수로 나타낸다. D_{37}는 37% 살아 있는 결과의 선량이다.

그림 32-4의 그래프를 표현하는 선량-반응 관계를 나타내는 방정식은 다음과 같이 방사선 조사에 의한 치사율을 나타내는 **단일 표적, 단일 히트** 모델이다.

단일 표적, 단일 히트 모델

$S=N/N_0=e^{-D/D_{37}}$

*S*는 생존율이고, *N*는 선량(*D*)에서 생종한 세포의 수이며, N_0는 세포의 초기 수이다. 그리고 D_{37}는 세포 방사선 감수성과 관련된 선량으로 상수이다.

다중 표적, 단일 히트 모델

그림 32-7에서와 같이 두 개의 표적, 즉 사각 블럭이 두 개로 나누어져 있는 것을 고려해 보자. 사각 블럭이 젖기 위해서는 각각의 반쪽 블록이 빗방울에 의해 젖어야 된다. 첫 번째 빗방울은 사각 블록의 한 쪽만 젖게 할 것이고, 그래서 매우 적은 비는 사각 블럭이 거의 젖지 않게 될 것이다.

두 개의 반쪽 블록이 모두 젖게 하기 위해서는 많은 빗방울이 떨어져야 한다. 빗방울의 수가 증가할수록 두 반쪽 블록이 모두 젖는 수가 증가하여 젖게 될 것이다. 이 영역의 곡선은 그림 32-8에서 A영역으로 표현된다.

많은 빗방울이 떨어질 때 C영역으로 도달되고, 모든 사각 블럭이 적어도 반쪽은 젖게 될 것이다. 이럴 때 각각의 추가적인 빗방울은 젖은 사각 블럭을 만들 것이다.

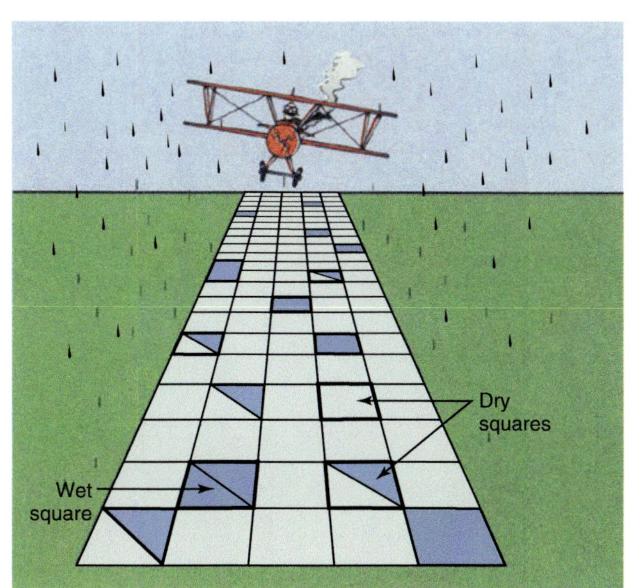

그림 32-7 만약, 각 포장 사각형이 2개에 동등한 부분으로 구성되어 있을 경우, 각 부분은 반드시 사각형에 대해 충돌할 것과 젖음을 고려해야 한다.

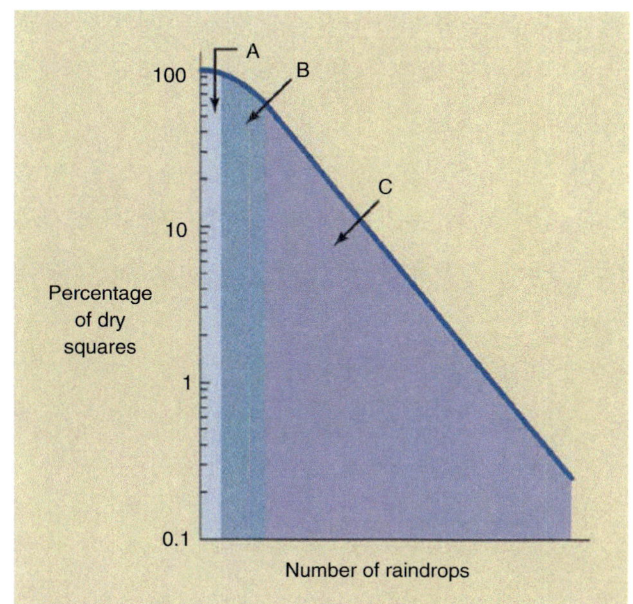

그림 32-8 사각형이 히트되어 젖는 2개에 동등한 부분을 포함하는 경우, 빗방울에 대해 건조한 사각형의 3가지 영역으로 식별 가능하다.

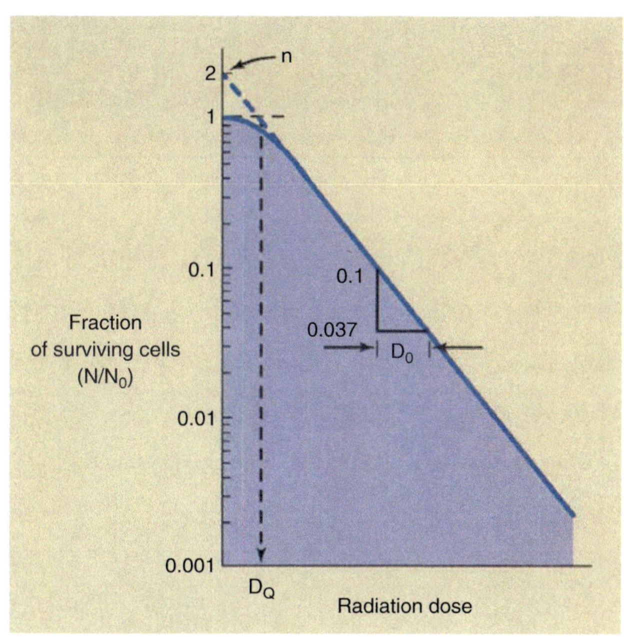

그림 32-9 세포 생존의 다중 표적, 단일 히트 모델은 두 가지 목표를 포함하는 인체 세포의 특징이다.

C영역에서 빗방울의 수와 젖은 사각 블럭 사이의 관계는 단일 표적, 단일 히트 모델에 의해 기술된다. 중간영역인 B영역은 히트의 축적에 관계되는 영역이다.

인체 세포와 같은 복잡한 생물 표본은 단일 표적보다 더 많은 표적을 가지고 있다. 인체 세포가 두 개의 표적을 가진다면, 세포가 치사하기 위해서는 두 표적의 각각이 비활성화되어야 한다. 이것은 두 조각을 가지는 사각 블록에 비유할 수 있고, 두 조각의 블록이 모두 비에 의해 젖는다는 것을 의미한다. 그림 32-9는 두 개의 표적을 가지는 인체 세포에 대한 단일 세포 생존에 대한 그래프이다.

매우 낮은 방사선량에서 세포 생존은 거의 100%이다. 방사선량이 증가할수록 두 표적 분자 모두에서의 히트 수가 증가하기 때문에 세포들이 거의 생존하지 못한다.

높은 방사선량에서 생존하는 모든 세포는 한 개의 표적 히트를 가진다. 그러므로 고선량에서 선량-반응 관계는 단일 표적, 단일 히트 모델에서와 같이 나타난다.

다중 표적, 단일 히트 모델은 아래와 같이 나타난다.

다중 표적(multi-target), 단일 히트 모델(single-hit model)

$S=N/N_0=1-(1-e)^{D/D_0P}$

*S*는 생존율이고, *N*는 선량(*D*)에서 생존한 세포의 수이며, N_0는 세포의 초기 숫자이다.

D_0는 그래프의 직선 부분에서 37% 생존 감소까지 필요한 선량이고, *n*는 외삽법 수이다.

D_0는 **평균 치사선량**이라 하고 세포의 방사선 감수성과 관련되는 상수이다. 평균 치사선량(D_0)는 그래프의 선형 영역에서 D_{37}과 같으며 만약 불필요한 방사선이 없다면 그래프의 선형 영역에서 표적당 한 개의 히트의 결과로 나타나는 선량을 말한다.

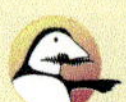

큰 D_0는 방사선 저항성 세포를 나타내고, 작은 D_0는 방사선 감수성 세포의 특징이다.

외삽수는 **표적수**라고 한다. 이러한 형태의 실험이 인체 세포를 가지고 행할 때, 관측되는 외삽수는 2이다.

표 32-1 포유동물 세포선 다양한 실험 대한 선량

세포 종류	$D_0(Gy_a)$	$D_Q(Gy_a)$
난모세포(쥐)	0.91	0.62
피부(쥐)	1.35	3.50
골수(사람)	1.37	1.00
섬유아세포(사람)	1.50	1.60
정조세포(쥐)	1.80	2.70
난소(중국 햄스터)	2.00	2.10
림프구(사람)	4.00	1.00

* D_0: 평균 치사량, D_Q: 문턱선량

그러나 다양한 실험에서 2에서 12까지의 외삽수의 결과들이 나타나서 n의 정확한 의미는 알려지지 않았다.

D_Q는 문턱 선량이라 한다. 이것은 다중 표적, 단일 히트 모델의 어깨 넓이로 측정되며 반치사 장해로부터 복구되기 위한 세포의 능력과 관련된다. 표 32-1은 다양한 실험 세포들에 대한 D_0와 D_Q에 대한 보고된 값들을 나열하였다.

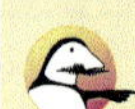

큰 D_Q는 세포가 치사량의 방사선 손상을 쉽게 복구할 수 있음을 나타낸다.

회복

다중 표적, 단일 히트 모델 그래프의 어깨는 포유동물 세포에서 어떤 장해는 세포가 치사하기 전에 축적되어야 한다는 것을 보여주는 것이다. 축적된 장해를 **반치사 장해**(sublethal damage)라 한다. 어깨가 넓을수록 더 많은 반치사 장해가 유지되고 더 높은 D_Q값을 가진다.

그림 32-10은 반치사 장해로부터 회복하기 위한 세포의 능력을 표현하기 위해서 고안된 분할-선량 조사의 결과를 나타낸 것이다. 이 예는 D_0=1.6 Gy_t(160 rad), D_Q=1.1 Gy_t(110 rad), 그리고 n=2를 가지는 전형적인 인체 세포 생존곡선을 보여준다. 만약 높은 선량(예: 4.7 Gy_t)에서 생존하는 세포들이 있다면, 이러한 세포들은 더 분열하여 새로운 큰 개체군으로 성장할 것이다.

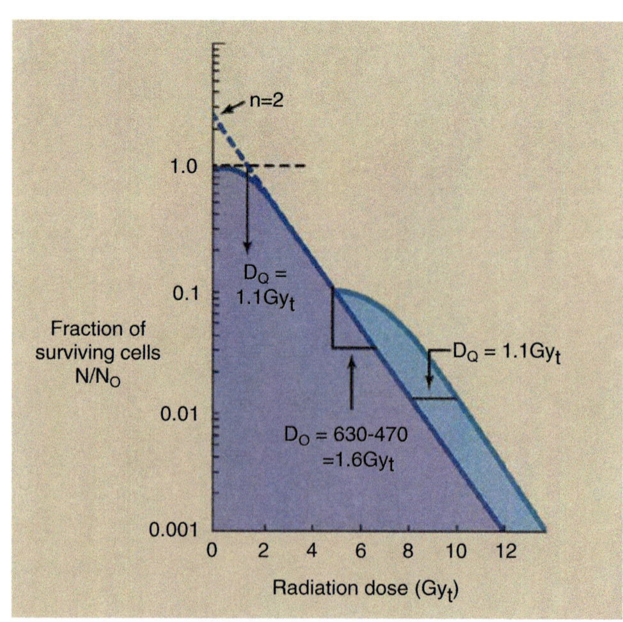

그림 32-10 D_Q에 의한 선량 축에 따른 변위와 동일한 특성을 가진 두 번째 세포 생존곡선 분할-선량 조사 결과

이러한 새로운 세포 개체군은 두 번째 세포 생존 실험을 수행하는 데 이용될 수 있다. 첫 번째 선량에서 생존한 세포들이 추가적인 더 높은 방사선량에 조사되었을 대 두 번째 선량-반응곡선이 만들어지고 정확한 첫 번째 곡선과 모양이 같게 된다.

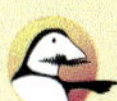

D_Q는 치사 손상에서 회복 능력과 치사 손상 축적 능력의 측정이다.

질문: 그림 32-10에서 4 Gy_t 조사 다음의 4 Gy_t의 분할 조사를 받은 세포의 전체 생존율을 추정하라.

해답: 4 Gy_t의 선량에서 세포 생존율은 대략 0.15이다. 그러므로 4 Gy_t와 4 Gy_t의 분할 피폭에서 생존율은 0.15 × 0.15 = 0.023과 같을 것이다.

전체 선량이 8 Gy_t(800 rad)이고, 8 Gy_t에서 분할-피폭 곡선에 대한 생존율은 0.023과 같다. 만약 8 Gy_t를 한번에 조사시킨다면, 생존율은 그림 32-10의 단일피폭 곡선에 의해 보여지는 것처럼 생존율은 0.012가 될 것이다.

세포주기 효과

인체 세포가 체세포분열에 의해 복제될 때 한 분열의 평균 시간을 **세포주기** 또는 **세포 형성시간**이라 한다. 대개 증식 상태에서 대부분 인체 세포의 형성시간은 대략 24시간이다.

일부 특징적인 세포(보통 복제되지 않는 신경세포)는 수백 시간보다 긴 복제시간이 걸리기도 한다. 세포주기 중 G1기가 가장 길다.

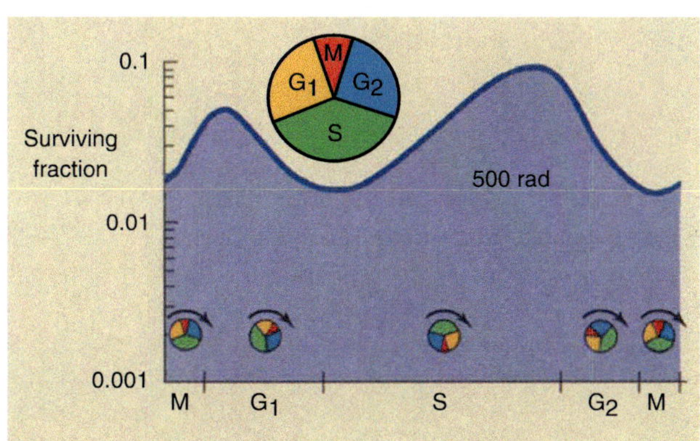

그림 32-11 인체 섬유아세포에 방사선 조사 후 세포 생존율 반응을 확인한 결과. M기에서 생존율이 가장 낮았고, S기 후기에서 생존율이 높은 것으로 나타났다. 이와 같은 실험으로 보아 유사분열기 동안에는 방사선 감수성이 높고, S기 후기에는 방사선 저항성이 강한 것으로 확인되었다.

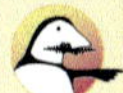

G_1기는 세포주기 중 가장 다양하게 작용한다.

그림 32-11는 인체 섬유아세포로부터 얻어진 세포 주기 중 생존 결과이다. 세포는 감수분열 세포가 가장 민감하게 작용한다. 세포주기에서는 *G*~*S*기에서 가장 민감하게 작용하고 후기 S기에서 저항성이 강하다는 것을 나타낸다.

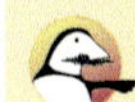

인체 세포들 중에서 M기가 감수성이 높고, S기 후기에서 방사선 저항성이 크다.

선 에너지 전달, 상대적 생물학적 효과비와 산소 효과비

포유동물 세포 생존 실험은 방사선의 다양한 효과를 측정하는 데 넓게 사용되고 산소 효과와 같은 다양한 선량 변화 측정을 결정짓는 데 중요하다. 치사선량 D_0는 방사선 감수성에 관계되고, 또 다른 방사선 조사한 D_0율은 선량 변화의 유효성 측정에서 물리적인지 화학적인지 비교된다.

만약, 같은 세포 타입이라도 두 종류의 방사선 에너지 차이에 따라 그림 32-12처럼 생존율이 다른 결과가 나

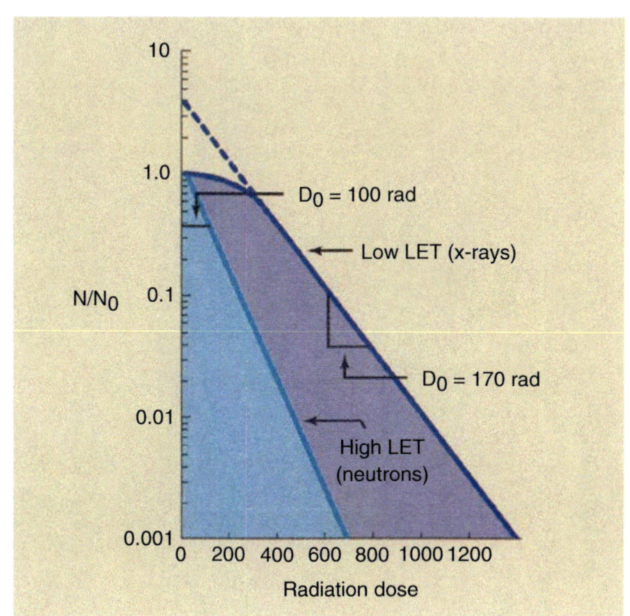

그림 32-12 200 kVp X선과 14 MeV 중성자선 조사 후 전형적인 세포 생존 곡선이다.

타난다. 매우 높은 LET(예: 알파와 중성자)에서 세포 생존 운동은 단일 표적, 단일 히트 모델을 따른다. 반면, 낮은 LET 방사선(예: X선)에서는 다중 표적, 단일 히트 모델이 적용된다.

낮은 LET 조사 후 평균 치사선량은 항상 높은 LET 조사후의 평균 치사선량보다 크다. 만약 낮은 LET인 X선에 대한 D_0와 상대적인 생물학적 효과(RBE)가 같은 높은 LET 방사선에 대한 D_0의 비는 다음과 같이 표현된다.

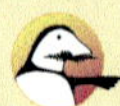

상대적 생물학적 효과

$$RBE = \frac{\text{영향이 발생하는 } D_0(\text{X선})}{\text{동일한 영향이 발생하는 } D_0(\text{시험 방사선 n})}$$

질문: 그림 32-12는 X선과 14 MeV 중성자로 인체 섬유아 세포에 조사한 방사선 선량-반응 그래프이다. X선 조사에 의한 D_0가 1.7 Gy_t(170 rad)이고 중성자에 의한 D_0가 1 Gy_t(100 rad)일 때 X선에 대한 14 MeV 중성자선의 RBE는 얼마인가?

해답: $REB = \frac{1.7\ Gy_t}{1.00\ Gy_t} = 1.7$

포유동물 세포의 조사에 고 LET 방사선은 단일 표적, 단일 히트 모델을 따른다.

가장 일반적으로 알려진 선량 수식인자는 산소이다. 산소의 존재는 낮은 LET 방사선의 효과를 극대화할 수 있다. 무산소 세포가 조사받을 때 상당히 높은 선량이

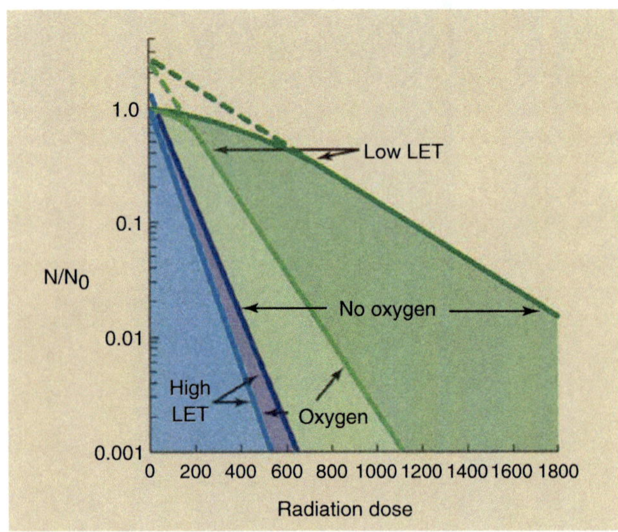

그림 32-13 높은 LET와 낮은 LET에서 산소 유무에 따른 인체 세포의 생존 곡선이다.

동일한 효과를 얻기 위해서 요구된다.

반면, 고 LET 방사선에서는 산소 세포와 무산소 세포의 반응 간 차이가 없다. 그림 32-13은 LET와 산소의 이러한 조합의 각각에 대한 정형적인 세포-생존곡선을 보여준다.

이와 같은 실험들은 산소 효과의 크기를 측정하기 위해 설계된다. 단세포 생존 실험으로부터 결정되는 OER은 다음과 같이 정의된다.

산소 개선비

$$OER = \frac{\text{영향이 발생하는 } D_0(\text{무산소상태})}{\text{동일한 영향이 발생하는 } D_0(\text{산소상태})}$$

질문: 그림 32-13를 참조하여 문제를 풀어 보시오. 낮은 LET와 높은 LET 방사선이 인체 세포에 조사되었을 때 OER은 얼마로 추측되는가?

해답: 낮은 LET, 무산소 D_0=3.40 Gy_t
낮은 LET, 산소 D_0=1.40 Gy_t

$$OER = \frac{3.40\ Gy_t}{1.40\ Gy_t} = 2.4$$

높은 LET, 무산소 낮은 D_0=0.90 Gy_t
높은 LET, 산소 D_0=0.70 Gy_t

$$OER = \frac{0.90\ Gy_t}{0.70\ Gy_t} = 1.3$$

요약

세포 내에서 방사선 감수성이 높은 핵심 분자의 개념은 표적 이론에 의해 설명된다. 세포가 방사선 조사 후 치사되기 위해 표적 분자, 즉 DNA가 비활성화되어야 한다.

방사선 조사는 세포 생존에 대한 두 가지 모델이 있다. 단일 표적, 단일 히트 모델은 박테리아와 같은 단순한 세포에 적용된다. 다중 표적, 단일 히트 모델은 문턱 선량을 가진다. 그러나 더 높은 선량에서 관계는 단일 표적, 단일 히트 모델과 같이 된다. 세포 회복에 대한 실험들은 세포가 반치사 선량 장해로부터 회복될 수 있다는 것을 보여준다.

도전문제

1. 다음을 정의하시오.
   a. 체외(in vitro)
   b. 골수장해
   c. 산소증감비(OER)
   d. 고 LET 방사선
   e. 표적 이론
   f. D_{37}
   g. 평균 치사선량
   h. 방사선 히트
   i. 외삽수
   j. D_Q
2. 조직과 어떤 유형의 상호작용이 히트(hit)의 결과로 나타나는가?
3. 세포주기의 기(phase)는 무엇인가?
4. 만약 X선이 균일하게 상호작용하였고, D_0=1 Gy_t라면, 얼마나 많은 세포들이 1 Gy_t에서 생존하겠는가?
5. 방사선생물학자들은 왜 인체 세포들을 동기화시키는가?
6. 세포 생존 대신에 세포 치사를 측정하지 않는 이유는 무엇인가?
7. 다중 표적, 단일 히트 모델과 관련 있는 3가지 파라메터(parameter)는 무엇인가?
8. 단일 세포 생존 파라메터 중 무엇이 세포에서 표적의 수를 가장 잘 표현하는가?
9. RBE와 OER의 관계에 대해 설명하시오.
10. 세포 내에서 방사선에 의한 유리기의 어떻게 발생하는가?
11. 방사선생물학의 표적 이론은 무엇인가?
12. 방사선은 조직과 균일하게 상호작용하는가? 아니면 임의적으로 상호작용하는가?
13. 낮은 LET와 높은 LET의 방사선 차이를 보여주는 세포 생존곡선을 그리시오.
14. In vivo와 in vitro의 차이는 무엇인가?
15. 단세포 생존 파라메터 중 어떤 것이 반치사 장해로부터 회복 능력을 잘 표현하는가?
16. 세포 종의 D_{37}은 한 개 표적 분자에 하나의 단일 표적, 단일 히트 모델을 따르고 1.5 Gy_t이다. 4.5 Gy_t에 생존하는 세포는 몇 %인가?
17. X선의 1.8 Gy_t와 비교해서 알파선의 D_0가 400 mGy_t라면 알파선의 RBE는?
18. 직접 · 간접 효과 사이의 차이는 무엇인가?
19. 인체 세포의 방사선 감수성은 세포 순환 단계에서 어떻게 변하는가?
20. 산소가 있을 때와 무산소 상태일 때 낮은 LET 방사선 관계에서의 차이를 보여주는 세포 생존곡선을 그리시오.

CHAPTER 33

방사선의 결정적 영향

Deterministic Effects of Radiation

학습목표

1. 3가지 급성 방사선증후군에 대해 설명할 수 있다.
2. 급성 방사선 치사작용을 이끄는 2가지 단계에 대해 설명할 수 있다.
3. $LD_{50/60}$을 정의할 수 있다.
4. 고선량 조사 후 국소 조직 장해에 대해 논의할 수 있다.
5. 방사선 조사의 세포유전학적 영향을 이해할 수 있다.
6. 결정적 방사선 영향의 3가지 특징에 대해 설명할 수 있다.

1920년대와 1930년대에는 방사선사가 혈액 실험을 위해 일주일에 한번 혈액 실험실에 방문하는 것이 이상하지 않았다. 개인 방사선 모니터의 도입 이전에는 주기적인 혈액검사만이 X선 작업자를 모니터하는 유일한 방법이었다.

그 당시에는 그들은 직업적으로 방사선 노출에 큰 위험이 있었지만, 오늘날 직업적 방사선 노출은 거의 무시할 정도이다. 불행히도, 환자의 방사선 피폭을 계속 증가하여 장해를 일으키기에 충분히 높은 선량을 피폭받고 있다. 이것이 방사선사들이 높은 방사선 선량의 결정적 영향을 이해해야 하는 이유이다.

이 장에서는 가장 심각한 장해(사망)에서부터 오늘날 가장 문제시되고 있는 장해(피부 영향)에 이르기까지의 다양한 결정적 영향에 대해 알아본다. 이 장은 또한 혈액학적 그리고 세포유전학적 영향에 대해 복습할 것이다.

며칠에서 몇 개월 안에 인체에 대한 방사선 영향을 일으키기 위해서는 선량은 상당히 높아야 한다. 이런 반응을 방사선 영향의 *급성 영향*이라 한다. 이 선량의 크기는 전리방사선학에서는 거의 드물다.

결정적 방사선 영향은 방사선량에 비례하여 심각도가 증가한다. 더구나 선량 문턱값을 가지고 선량-반응 관계가 비선형적이다.

이러한 급성 영향은 실험실의 동물 실험으로 광범위하게 연구되어 왔고, 이런 자료로부터 인체의 영향에 대한 정보를 얻어왔다. 이 장에서는 각 결정적 영향이 일어나기 위한 최소의 방사선량에 관한 표 33-1에서 기술하는 것처럼 매우 중요한 영향들에 대한 알아 볼 것이다.

급성 방사선 치사

물론 사망이 방사선 조사에 의한 가장 무서운 인체 반응이다. 진단 X선 조사 후 사망한 경우는 아직 보고되지 않았다. 하지만 초기의 X선 연구자들은 확률적 영향에 의해 사망한 경우들이 있었다. 그러나 이런 경우는 전체 방사선량이 오늘날의 표준보다 훨씬 높았다.

표 33-1 인체 방사선 노출의 주요 이론 효과와 대략의 출발점

효과	해부학적 위치	문턱 선량
죽음	전신	2 Gy_t(200 rad)
혈액학적 질병	전신	250 mGy_t(25 rad)
피부 홍반	적은 구역	2 Gy_t(200 rad)
탈모	적은 구역	3 Gy_t(300 rad)
염색체 이상	전신	50 mGy_t(5r ad)
성 기능 장애	지역 조직	100 mGy_t(10 rad)

급성 방사선 조사에 의한 인체 치사는 전리방사선학에서는 오직 학문적 관심이다. 진단 X선 빔은 사망을 야기할 만큼 높지 않다.

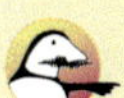
부분적인 신체 조사에서 진단 X선 빔은 항상 전신조사보다 해로운 결과이다.

핵무기와 핵 에너지 분야에서 사람들의 일부 사고 피폭은 급성 사망의 결과로 나타났지만 그런 사고들은 매우 드물다. 1986년 3월에 체르노빌에서의 불행한 사고는 매우 이례적인 것이다.

체르노빌에서 30명의 사람이 급성 방사선증후군을 경험했으며 결국 사망하였다. 또한 많은 사람의 지발적 영향들이 관찰되어 왔다.

며칠 또는 몇 주 안에 사망에 이르게 하는 고선량 방사선 조사에 의한 일련의 영향들을 **급성 방사선증후군**(acute radiation syndrome)이라 한다. 선량과 임상적 반응에 따라 이러한 증후군은 크게 3가지로 분류할 수 있다.

이러한 3가지 증후군은 **혈액증후군 사망**(hematologic death), **위장관증후군 사망**(GI death), 그리고 **중추신경계(CNS) 사망**이다. 각각의 임상적 영향과 증후군이 표 33-2에 정리하였다. CNS 사망은 50 Gy_t(5,000 rad) 이상의 선

표 33-2 급성 방사선 치사의 요약

주기	대략의 선량(Gy_t)	평균 생존시간(days)	임상적 징후와 증상
전구	>1	–	구역질, 구토, 설사
잠복기	1~100	–	없음
혈액	2~10	10~60	구역질, 구토, 설사, 빈혈, 백혈구 감소증, 출혈, 발열, 감염
위장관	10~50	4~10	혈액학과 같고 *추가적으로* 무기력, 피로, 쇼크
중추신경	>50	0~3	위장관과 같고 *추가적으로* 운동 실조, 부종, 시스템 혈관염, 뇌막염

량이 요구되고 수 시간 내에 사망한다. 혈액증후군 사망과 위장관증후군(GI) 사망은 더 낮은 선량에 의해 발생하고 사망하기까지 더 오랜 시간이 요구된다.

3가지 치사 증후군과 함께 2가지 기간이 급성 방사선 치사와 관련되어 있다. **전구 증상기**는 조사 후 몇 시간 안에 발생하는 급성적인 임상 증후군을 포함하고 1~2일 정도 계속된다. 전구 증상기 후 **잠복기**를 거치는데 이 기간 동안에는 가시적인 영향이 없다.

전구 증상기

대략 1 Gy_t(100 rad) 이상의 방사선량이 전신에 피폭되었을 때, 방사선 숙취현상이 수 분에서 수 시간 내에 나타날 수 있다. 초기 방사선 숙취 증상에는 구역질, 구토, 설사 그리고 말초혈액의 백혈구 감소(백혈구감소증) 등의 형태로 나타난다.

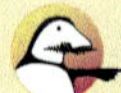
방사선 질병의 즉각적인 반응은 전구 증상기이다.

전구 증상기(prodromal period)는 몇 시간에서 며칠 동안 지속될 수 있다. 증상의 심각도는 선량에 관계하며, 10 Gy_t(1,000 rad) 이상에서 증상은 매우 심각하다. 선량이 높을수록 전구 증상기의 기간은 더욱 짧아지고 주증상 기간과 구별하기 어려워진다.

잠복기

처음 방사선 숙취반응 기간 이후에 일정기간 무반응의 기간이 이어지는데 이 기간을 *잠복기간(latent period)*이라 부른다. 잠복기는 수 시간(50 Gy_t 초과 선량)에서부터 몇 주(1~5 Gy_t)까지 가진다.

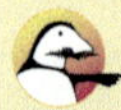
잠복기는 조사 후 방사선 증상의 징후가 없는 동안의 시간이다.

잠복기는 적당한 방사선량에 의해 초기 회복으로 오인할 수도 있다. 그러나 아직 더 심각한 방사선 반응이 뒤따른다.

주증상

증후군과 평균 생존시간에 대한 선량은 인체 방사선 치사에 대한 값들이 표 33-2에 나타나 있다. 비록 선량과 평균 생존시간의 범위가 주어져 있지만, 각 증후군과 관련하여 정확한 차이 구분의 거의 불가능하다. 매우 높은 선량에서 잠복기가 거의 나타나지 않는다. 매우 낮은 선량에서 전구 증상기가 거의 나타나지 않을 수도 있다.

혈액증후군. 대략 2~10 Gy_t(200~1,000 rad)의 선량에서 혈액증후군(hematologic syndrome)이 나타난다. 처음 환자는 몇 시간 내에 전구 증상이 나타나고 며칠 동안 지속될 수 있다.

이후 잠복기가 4주 정도 지속되고, 큰 증상이 나타나지 않을 것이다. 이 기간 동안 말초혈액에서 세포의 수가 감소하지만 명확한 증상은 나타나지 않는다.

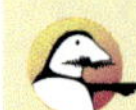
혈액적 증상은 백혈구, 적혈구, 혈소판의 감소로 나타난다.

주증상(manifest illness)기에 구토, 설사, 추위, 무기력, 그리고 고열 등이 나타난다. 혈액세포들은 각각 세포 감소의 특징적인 형태를 가진다. 만약, 선량이 치사선량이 아니면 2~4주 안에 회복이 시작되지만, 완전한 회복을 위해서는 6개월 정도 걸린다.

만약, 방사선 장해가 매우 심각하면 혈액세포의 감소가 계속되어 감염에 대한 면역작용을 잃게 된다. 사망 직전에 출혈과 탈수가 나타날 것이다. 사망은 일반적인 감염, 전해질 분균형, 탈수에 의해 발생된다.

위장관증후군. 대략 10~50 Gy_t (1,000~5,000 rad)의 방사선량은 **위장관증후군(gastrointestinal syndrome)**으로 나타난다. 조사 후 몇 시간 안에 구토와 설사의 전구 증상이 나타나고 몇 시간에서 며칠 동안 지속된다. 3~5일의 잠복기에 아무런 증상이 나타나지 않는다.

주증상기가 시작되면 구역질과 구토에 의한 설사가 시작된다. 그 후 식욕부진과 무기력이 동반된다. 설사가 지속되어 더 심각해지고 탈수 등이 동반된다. 치료는 증후군의 빠른 진행을 막지 못하여 결국 조사 후 4~10일 내에 사망에 이른다.

위장관(GI) 죽음은 주로 창자내벽세포에 심각한 손상 때문에 발생한다.

내장세포는 일반적으로 빠른 증식을 하여 계속적으로 새로운 세포로 대체되고 있다. 이 세포가 재생산 주기는 정상적인 사람에서 약 3~5일이다.

방사선 조사는 가장 민감한 세포인 줄기세포를 치사시킨다. 이것은 사망 시까지 시간을 조절한다. 기능적 세포들의 내층이 박리되었을 때 액체들이 내장막을 통해 조절되지 않게 지나가고 전해질 균형이 파괴되어 감염을 증가시킨다.

심지어 위장관증후군 선량에서는 심각한 혈액학적 변화 또한 발생한다. 줄기세포 증식으로부터 세포가 성숙하기 위해 긴 시간이 요구된다. 그러므로 최대한 혈액학적 영향이 발생하기까지의 충분한 시간이 없다.

중추신경계(CNS) 증후군. 대략 50 Gy_t(5,000 rad) 이상의 방사선량 피폭에 의해 발생하며 몇 시간에서 며칠 이내 심각한 증상과 함께 사망한다. 먼저, 조사 후 몇 분 이내에 심각한 구역질과 구토가 시작된다.

초기에 환자는 신경이 극도로 예민해지고 피부 화상, 시력장애 등이 나타나고 1시간 안에 의식을 잃을 수 있다. 12시간까지 잠복기가 나타날 수도 있는데 이때 초기 증상들은 사라진다.

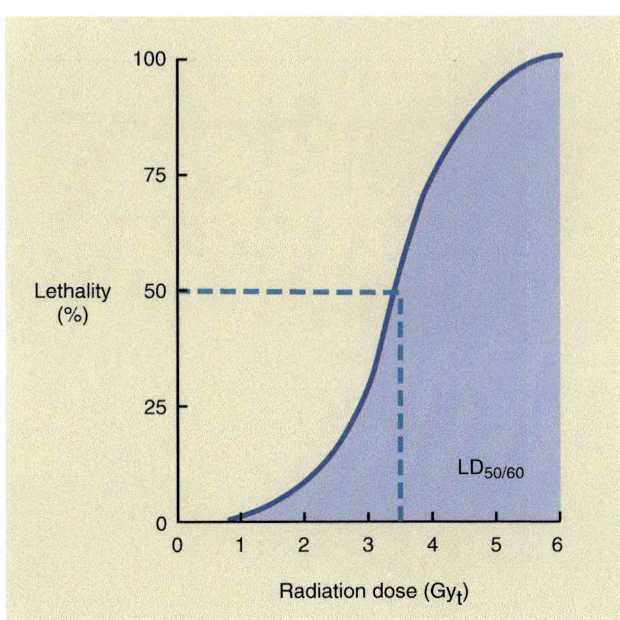

그림 33-1 인체에서 방사선에 유도된 죽음은 비선형, 문턱 선량-반응 관계를 따른다.

잠복기 이후 주증상기가 되면 전구 증상이 더욱 심하게 나타난다. 근육경련, 호흡곤란, 균형 상실 등이 나타나게 된다. 대부분 조사 후 며칠 내에 사망한다.

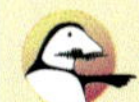
CNS 증후군에서 죽음의 궁극적인 원인은 뇌의 액체 내용물 상승이다.

CNS 증후군(central nervous system syndrome)은 증가된 두뇌 내압, 뇌 혈관의 염증, 막의 염증 등으로 특징지을 수 있다. CNS 장해에 해당하는 선량은 인체의 다른 모든 장기에도 심각한 장해를 준다. 방사선 조사와 사망 사이에 나타날 수 있는 충분한 시간이 없기 때문에 GI와 혈액 시스템의 변화가 발생하지 않을 수 있다.

반치사선량

실험동물이 다양한 방사선량으로 조사된다면—예: 1~10 Gy_t(100~1,000 rad)—선량의 함수에 따른 치사율은 그림 33-1과 같이 나타날 것이다. 이 그림은 급성 인체 치사에 대한 선량-반응 관계를 보여준다.

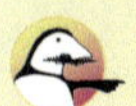
$LD_{50/60}$은 조사 대상이 60일 이내에 50%가 사망하는 전신에 방사선의 선량이다.

대략 1 Gy_t(100 rad)의 낮은 선량에서 치사되는 것은 없다. 대략 6 Gy_t(600 rad) 이상에서 조사된 모든 것이 의학적 치료가 없다면 치사될 것이다. 10 Gy_t(1,000 rad) 이상에서는 심지어 의학적 치료가 있어도 사망을 막지는 못한다.

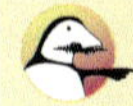
급성 방사선 치사는 비선형, 문턱 선량-반응 관계를 따른다.

만약, 사망이 발생하면 조사 후 60일 이내에 보통 발생한다. 급성 방사선 치사는 $LD_{50/60}$으로 정량적으로 측정되는데 대략 사람의 경우 3.5 Gy_t(350 rad)이다. 임상적 치료에 의해 더 높은 선량까지 견딜 수 있는데 최대 8.5 Gy_t(850 rad)까지 보고되었다. 표 33-3은 다양한 표본에 대한 $LD_{50/60}$의 값을 나타내었다.

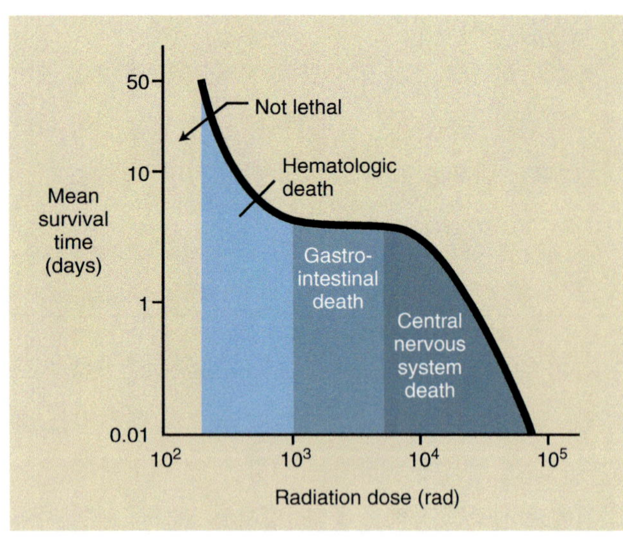

그림 33-2 방사선 조사 후 평균 생존시간은 3가지 영역으로 보여준다. 만약 사망이 혈액적 또는 중추신경 시스템(CNS) 효과에 기인한다면, 평균 생존시간은 선량에 따라 달라질 것이다. 만약, 위장관(GI) 효과에 의해 사망한다면 약 4일 이내에 발생한다.

질문: 그림 33-1에서와 같이, 사람에서 60일 이내에 25%를 치사시키는 선량을 추정하여라.

해답: 먼저, S 곡선과 교차할 때까지 y 축 위의 25% 값으로부터 수평선을 그려라. 이 교차점으로부터 x 축까지 수직선을 그어라. x 축과의 교차점이 $LD_{25/60}$이 되며 이 값은 대략 2.5 Gy_t(250 rad)이다.

표 33-3 전신 방사선 조사 후 다양한 생물종에 대한 대략적인 $LD_{50/60}$

생물종	$LD_{50/60}(Gy_t)$
돼지	2.5
개	2.8
인간	3.5
기니피그	4.3
원숭이	4.8
주머니쥐	5.1
생쥐	6.2
금붕어	7.0
햄스터	7.0
쥐	7.1
토끼	7.3
게르빌루스쥐	10.5
거북	15
아르마딜로	20
영원	30
갑옷바퀴	100

* $LD_{50/60}$, 조사 대상이 60일 이내에 50%가 사망하는 전신에 방사선의 선량이다.

평균 생존시간

전신 방사선량이 증가할수록 조사와 사망 사이의 평균시간은 줄어든다. 이 시간이 **평균 생존시간(mean survival time)**이라고 알려져 있다. 평균 생존시간 대 선량 그래프가 그림 33-2에 나타내었다. 이 그래프는 3가지 방사선증후군과 관련된 3가지 구별된 영역을 나타낸다.

선량이 2~10 Gy_t(200~1,000 rad)까지 증가할 때, 평균 생존시간은 대략 60에서 4일까지 줄어든다. 이 영역은 혈액증후군에 의한 사망과 일치한다. 혈액증후군에 의한 평균 생존시간은 선량에 크게 의존한다.

그러나 위장관증후군과 관련되는 선량 영역에서 평균 생존시간은 4일로 상당히 일정하다. 더 높은 선량은 CNS 증후군과 관계하며, 평균 생존시간은 다시 선량에 의존적이며, 대략 3일에서 몇 시간까지 변한다.

국소 조직 장해

몸의 한 부분이 방사선을 받을 때 전신의 방사선을 받은 것과 반대로 반응을 생성하는 데 많은 선량이 요구된다. 모든 기관과 조직은 부분적으로 영향을 받는다. 그 효과는 세포가 죽고 기관과 조직의 수축을 초래한다.

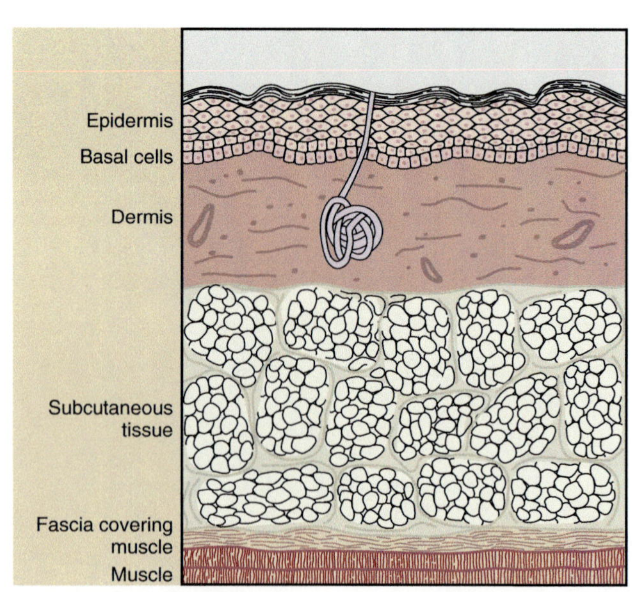

그림 33-3 피부의 해부학적 구조의 단면도. 바닥세포층은 대부분의 방사선 감수성이다.

이는 기관과 조직의 전체 기능 부족을 초래하나 복구될 수 있다.

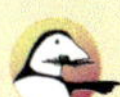

위축은 세포 죽음으로부터 장기 또는 조직이 줄어들어 초래된다.

피부 효과

우리가 가장 많이 경험하는 조직은 피부이다. 보통 세포는 바깥층, 연결 조직의 내부층, 지방과 연결 조직의 피하층의 세 층으로 구성되어 있다.

피부는 머리카락, 모낭, 땀샘 감각 수용체 같은 부가적 구조를 가진다(그림 33-3). 모든 세포층과 부가 구조는 방사선 노출 반응에 포함된다.

위장성과 비슷한 피부는 세포 갱신 체계를 유지한다. 위장세포에 의한 것보다 훨씬 더 느린 비율에서 말이다. 위장선세포의 50%가 매일 대체되는 반면 피부세포는 매일 대략 2%씩 대체된다.

바깥 피부층은 몇몇 세포층으로 구성되어 있고 가장 낮은 층은 기초 세포로 구성된다(그림 33-3). **바닥세포**(기저세포, basal cells)는 **순수한 줄기세포**(간세포, stem cells)로 바깥 피부의 표면으로 이동한다. 그들의 세포가 성숙세포 표면으로 이동하면 천천히 사라지면서 바닥층으로부터의 새로운 세포로 대체된다.

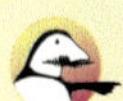

바닥세포의 손상은 피부의 가장 빠른 명백한 방사선 피해를 초래한다.

초기에는 환자의 피부에 대한 저항은 200~300 kVp X선의 **방사선종양학**의 제한을 결정하였다. X선 치료의 목적은 종양에 에너지를 조사하는 것인 반면 주변 정상조직을 보호해야 한다. X선은 피부를 통해 종양으로 지나가야 하기 때문에 피부는 종양보다 더 높은 방사선량을 피폭받는다. 결과적으로 피부 장해는 **표피박리**(desquamation)에 뒤따르는 **홍반**(erythema)으로 나타나고 종종 치료의 제한이 된다.

3~10 Gy_t(300~1,000 rad)의 단일 선량 후, 1~2일 이내에 최초의 경미한 홍반이 나타날 수 있다. 이 홍반은 약 2주 후에 가장 심하게 된다.

더 높은 선량에서 홍반 이후에 건조 박리를 이끄는 습윤 박리가 나타난다. 대부분의 박리는 방사선 치료에서

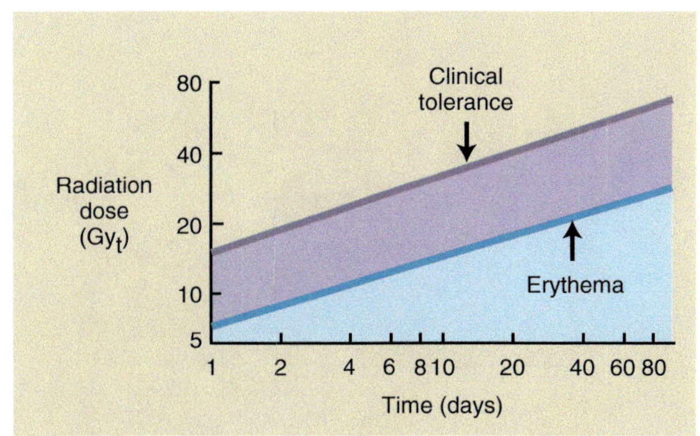

그림 33-4 이러한 중간효과 곡선은 홍반 또는 습성 박리를 일으키는 일일 선량과 전체 방사선 선량 사이의 관계를 보여준다. 선량 증가의 분류에 따라서 총 선량이 필요하다.

'clinical tolerance'로 알려져 있다.

방사선 치료 동안, 피부는 분할된 선량으로 노출되고 일반적으로 대략 2 Gy_t/day(200 rad/day, 주당 5일)이다. 환자 치료 계획에서 방사선종양학자를 돕기 위해 치료 후 피부 홍반 또는 임상적 허용수준까지 필요한 선량을 조사하기 위한 중간효과 곡선(isoeffect curve)이 발전되어 왔다(그림 33-4). 방사선종양학은 선형 가속기로부터 고에너지 X선을 이용하는데, 이것은 방사선 장해로부터 피부를 보호한다.

홍반은 방사선 조사에 의한 최초로 관찰 가능한 생물학적 반응이다. 뢴트겐을 포함하여 초기의 많은 X선 연구자들은 X선에 의해 야기되는 피부 화상을 경험했다.

이러한 피부영향은 비선형성을 따르며, 방사선 유발 치사에 대해 기술된 문턱값이 있는 선량-반응관계 곡선과 비슷하다. 적은 X선 조사는 홍반을 유발하지 않는다. 매우 높은 X선량은 조사된 모든 사람에게 홍반을 야기한다.

홍반은 개개의 방사성 감수성, 선량률, 그리고 조사된 피부 면적의 크기에 의존한다. 50%의 홍반이 발생하는

표 33-4 고선량 투시촬영으로부터 피부의 잠재적인 방사선 반응

잠재적인 방사선 반응	문턱 선량(Gy_t)	발병의 대략적인 시간
초기 일시적 홍반	2	1시간
홍반	6	10일
임시 제모	3	3주
영구 제모	7	3주
습성 박리	15	4주

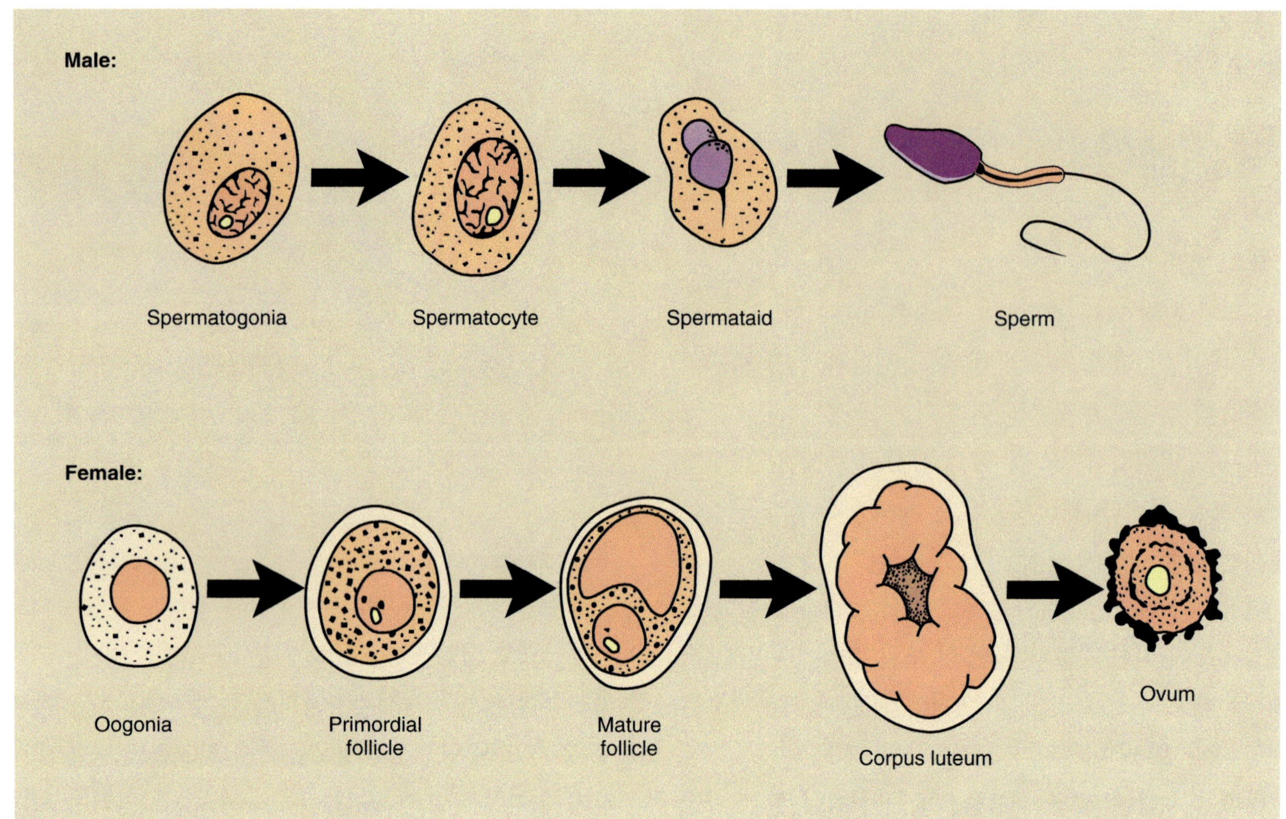

그림 33-5 줄기세포 단계에서 성숙한 세포로 생식세포의 진행. *별표*는 대부분의 방사선에 세포를 나타낸다.

데 필요한 **피부홍반선량**(skin erythema dose; SED_{50})은 약 5 Gy_t(500 rad) 정도이다.

고선량 투시촬영은 X선에 대한 피부의 반응에 더 관심을 가져왔다. 심혈관과 인터벤션 시술을 위해 요구되는 투시시간이 길수록 더욱 관심을 가져야 한다. 환자들에 대한 장해가 보고되어 왔고, 그런 촬영에 대한 더 나은 관리를 정립하여 왔다. 표 33-4는 고선량 투시촬영에 대한 잠재적 영향들을 요약하였다.

생식선에 대한 영향

인간의 생식선은 중요한 기관으로 국소 조직 효과의 예로 특히 방사선에 민감한 기관이다. 100 mGy_t의 저선량에서도 변화가 관찰되며 이는 방사선 반응과 방사선 관계에 대해 많이 알려진 수많은 동물 실험에서 유래한다.

정소세포와 난소세포는 줄기세포로, 성숙세포로부터 진행과정의 차이 때문에 방사선에서 다르게 반응한다. 그림 33-5는 이 진행과정을 설명하고 세포증식에서 가장 방사선에 민감한 관계를 나타낸다.

표 33-5 방사선에 난소와 고환의 반응

대략적인 선량(mGy_t)	반응
100	최소 검출반응
2,000	임시 불임
5,000	불임

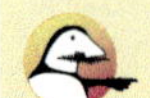
난소 및 고환은 난자와 정자로 성숙하는 난원세포와 정조세포를 각각 생산한다.

생식세포는 정소와 난소에 의해 생성되지만, 이들은 줄기세포 단계까지 각기 다른 형태로 발육한다. 이 진행과정을 **생식자발생**(gametogenesis)이라 한다. 난소의 줄기세포를 **난원세포**(oogonia)라 하는데, 난원세포는 출생이전 단계인 태아기에 세포의 수적 증가를 유도한다.

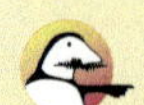
여성의 기원세포가 성숙하는 동안 대부분 방사선 감수성 세포는 성숙 난포에서 난자이다.

난소와 관련된 방사선 효과는 연령에 따라 다르며 태아기와 어린이들의 난소는 특히 방사선에 민감하다. 그들은 20~30살의 나이에서 방사선 감수성이 줄어들고

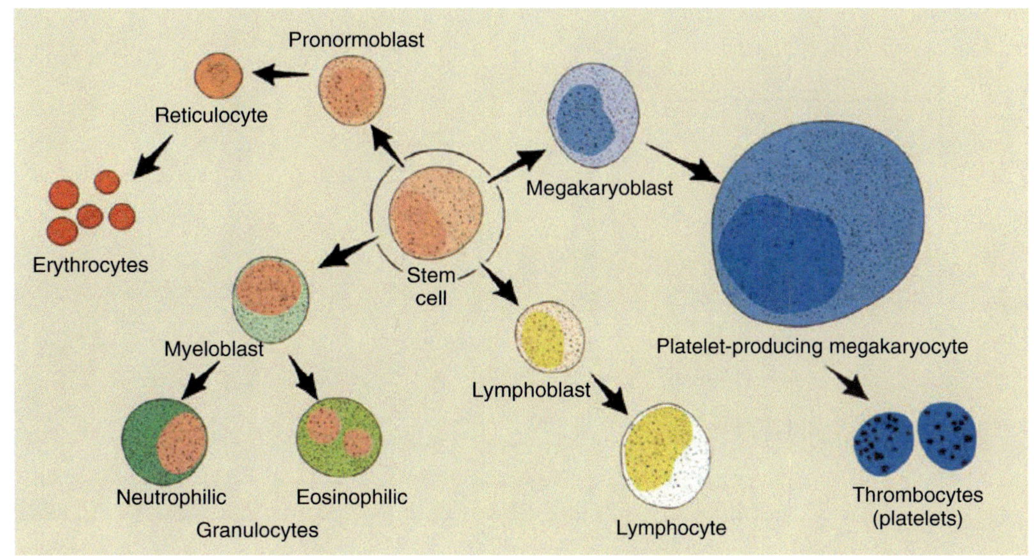

그림 33-6 림프구, 과립구, 적혈구, 그리고 혈소판과 같은 혈액세포의 가장 일반적인 종류 4가지. 단일 기능성 줄기세포에서 분화와 성숙.

점차 나이가 들면서 증가한다.

동물 실험에서 방사선에 피폭된 난소는 유전적 변화를 가져오며, 0.25~0.5 Gy 같은 저선량에서도 유전적 변화의 증가와 관련이 있다. 난소와 비슷한 정소는 고선량의 방사선 조사 후에 위축된다.

정소 성숙세포(spematocytes)가 방사선 조사 후에도 상대적으로 방사선에 저항하게 되고 세포 본성을 그대로 유지하게 된다. 따라서 성숙 정자로 발생되는 정조세포가 방사선을 받는 시간 동안 수정능력이 유지된다. 선량이 증가함에 따라 정조세포의 고갈은 증가하고 세포주기는 상대적으로 늘어나게 된다. 방사선에 조사된 정조세포(spematogonal)와 후기 정조세포(postsprmatogonal)는 줄어들지만 줄기세포의 저항으로 유전적 변화는 나타나지 않는다. 동물 실험으로부터 얻은 자료에 의하면, 방사선 조사 후 일부 줄기세포가 유전적 변화가 나타난 것으로 밝혀졌다.

혈액학적 효과

만약 당신이 1920~1930년대의 방사선 종사자였다면 피검사를 위해 일주일에 한번 혈액 실험실을 방문할 것이다. 개인 방사선 모니터의 도입 이전에는 정기적인 혈액검사가 X선과 라듐 작업자에 대해 수행되는 유일한 모니터링이었다. 이 검사는 전체 세포와 백혈구 계수를 포함한다.

대부분의 기관은 방사선 안전 규정을 마련하고 있으며, 만약 백혈구가 정상 수치보다 25% 이상 감소되면 종사자는 원래 상태로 회복되기까지 다른 업무가 주어져야 한다.

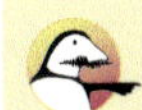

어떠한 상황에서도 정기적으로 모든 현재의 방사선 방호 프로그램의 기능에 따라 혈액검사를 권장한다.

그때까지만 해도 측정 가능한 혈액학적 감소에 필요한 최소한의 전신선량이 대략 250 mGy_t(25 rad) 정도였다. 이러한 작업자들의 조사선량은 현재의 작업자들의 허용선량의 기준이 되었다.

조혈세포 기관

조혈세포 기관(hemopoietic system)은 골수, 순환 혈액, 그리고 림프조직으로 구성되어 있다. 림프조직은 림프절, 비장, 그리고 흉선으로 되어 있다. 이 기관에서 방사선의 영향은 말초순환계에서 혈액세포의 감소된 수치이다. 다양한 형태의 순환 혈액세포에 대한 시간 및 선량-관계 영향들이 이러한 세포들의 정상적인 성장과 분열에 의해 결정된다.

조혈기관의 모든 세포들은 한 형태의 줄기세포로부터 생성된다(그림 33-6). 이 줄기세포는 상당히 다른 형태의 성숙세포들로 성장하기 때문에 **미분화 줄기세포**라 한다.

비록 비장과 흉선은 한 형태의 백혈구(림프구)를 만들지

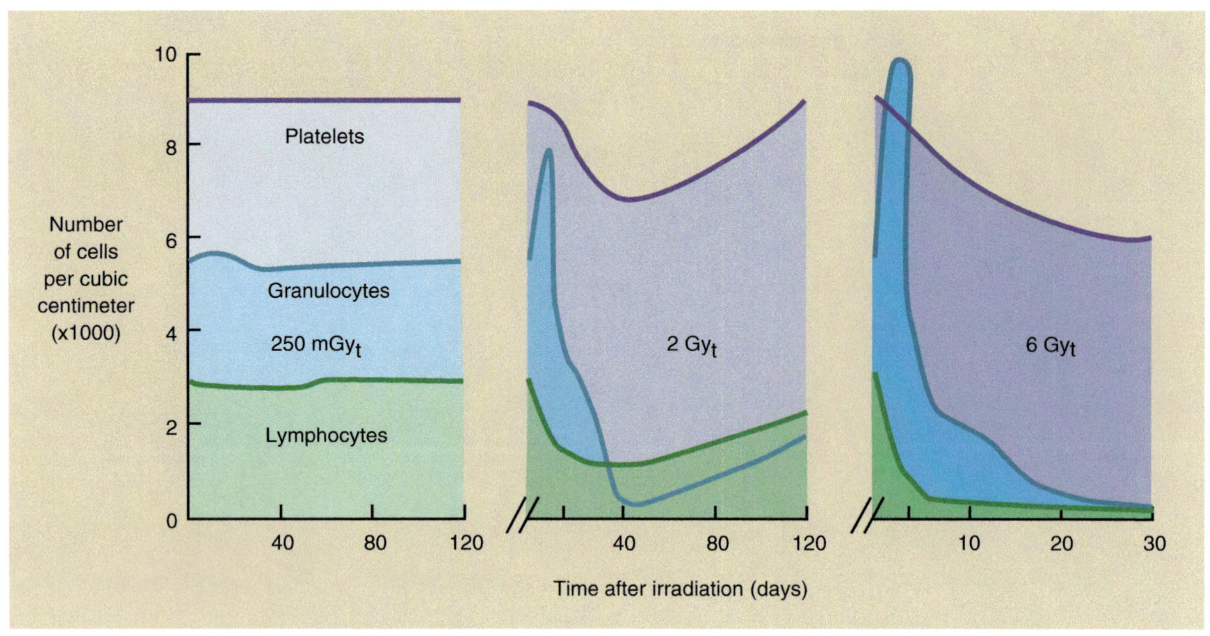

그림 33-7 주요 순환 혈액세포의 방사선 반응을 나타내는 그래프. (A) 25rad. (B) 200rad. (C) 600rad.

만 림프구를 포함하여 대부분의 순환 혈액세포는 골수에서 만들어진다. 초년기에 골수는 골격계 전반에 고루 분포되어 있다. 성년기에는 순환 혈액세포를 생성하기 위해 활동적인 골수는 늑골(갈비뼈), 흉추, 그리고 두개골과 같은 평평한 뼈와 장골의 끝부위로 제한되어 있다.

하나의 미분화 줄기세포로부터 많은 형태의 세포가 만들어진다. 즉 이러한 것들에는 **림프구**, **과립구**, **혈소판**, 그리고 **적혈구**가 있다. 이러한 세포종들은 골수에서 다른 비율로 만들어지며 성숙 세포로서 말초혈액에 공급된다.

조혈세포 생존

방사선 조사에 의한 조혈기관의 반응은 말초혈액 내 모든 종류의 혈액세포들의 감소로 나타난다. 줄기세포의 치사는 이러한 성숙한 세포들의 감소를 초래한다.

그림 33-7은 3가지 세포 형태의 방사선 반응을 보여준다. 즉 증가된 선량에 비례하여 세포 감소폭이 높아진다. 이러한 그림들은 실험 동물, 방사선 치료 환자 그리고 방사선 사고 희생자들에 대한 조사의 결과이다.

조사 후, 처음으로 영향을 받는 세포는 림프구이다. 이러한 세포는 조사 후 몇 분 또는 몇 시간 이내에 **림프구 수의 감소**로 나타나고 회복이 매우 느리다. 반응이 즉시 나타나기 때문에 방사선 영향은 줄기세포라기보다는 림프구 자신에 대한 직접적인 영향으로 나타난다.

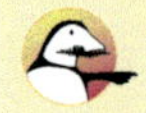
림프구와 정조세포는 인체에서 가장 방사선 감수성이 높은 세포이다.

과립구는 처음에 일시적으로 증가하였다가 바로 급격히 감소하고 난 이후 느리게 계속 감소한다. 만약, 방사선량이 적당하다면 과립구의 비정상적인 증가는 조사 후 15~20일까지 일어날 수 있다. 과립구 수치의 최소는 조사 후 대략 30일 정도 걸리며, 회복되려면 약 2개월 정도 소요된다.

혈소판의 감소는 매우 느리다. 혈소판은 약 30일 후에 최소로 되고, 회복되려면 과립구와 마찬가지로 약 2개월 정도 소요된다.

적혈구는 매우 긴 수명을 가지기 때문에 다른 혈액세포에 비해 감수성이 낮다. 이러한 세포들의 장해는 몇 주 동안 명확하지 않다. 완전히 회복하는 데 약 6개월에서 1년 정도 걸릴 수 있다.

세포유전학적 영향

1950년 초기에 발전된 기술은 사람 유전자 분석과 방사선을 받은 유전자의 연구에 크게 공헌했다. 세포 염색체를 준비하고 돌보는 인체 세포의 배양 기술은 쉽게 관찰된다. 그림 33-8의 사진은 방사선 치료 후 사람의 암

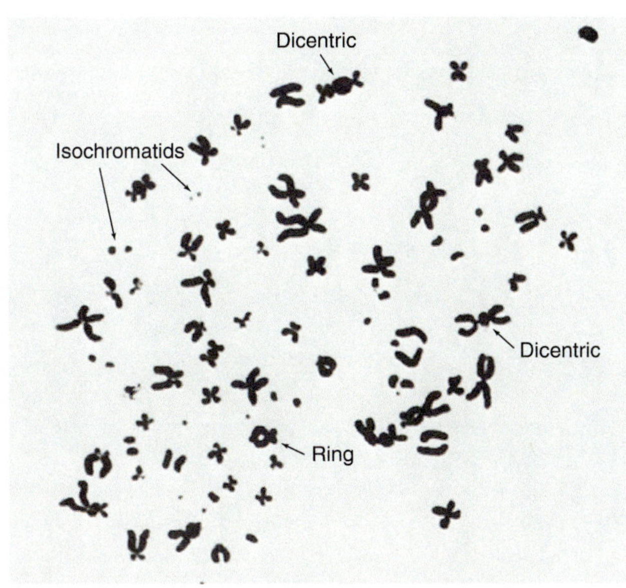

그림 33-8 조사된 인체 암 세포에서 염색체 손상

세포의 염색체를 보여준다. 많은 염색체 변형들은 장해의 높은 정도를 나타내고 있다.

방사선에 의한 세포유전학적 연구들은 거의 모든 형태의 염색체 변형이 방사선에 의해 야기될 수 있다는 것을 보여주었고, 특히 몇몇 변형들은 방사선에 의해 특이적으로 발생될 수 있다.

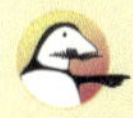

세포유전학은 세포의 유전학, 특히 세포 염색체의 연구이다.

염색체 변형으로 야기되는 선량의 비율은 매우 복잡한 방식으로 관여하고 있으며 다양한 형태의 변형들 사이에서 매우 다르게 나타난다.

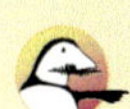

방사선에 의한 염색체 이상은 비문턱 선량-반응 관계를 따른다.

진단 X선 검사 후에 환자에서 염색체 변형을 측정하기 위한 시도는 매우 성공적이지 못하였다. 그러나 고선량 투시촬영을 포함한 몇몇의 연구들은 검사 후 바로 방사선에 의한 염색체 변형을 보였고 연구 결과들이 수행되었다.

고선량의 방사선은 염색체 변형을 야기한다. 낮은 선량에서 또한 발생하지만 대략 100 mGy_t(10 rad) 이하의 선량에서 변형을 발견하기는 기술적으로 매우 어렵다. 심지어 더욱 어려운 일은 방사선에 의한 염색체 변형과 잠재된 질병 또는 질환 사이의 관계를 규명하는 것이다.

인체가 피폭되었을 때, 모든 세포는 세포유전학적 장해를 가질 수 있다. 그런 장해는 방사선에 의한 초기 반응으로 나타나고 만약 세포가 생존한다면 장해는 방사선 조사 후에 다음 체세포 분열 동안 나타난다.

사람의 말초 림프구는 종종 세포유전학적 분석을 위해 이용되고 이러한 림프구는 적절한 기술에 의해 자극될 때까지 성숙되지 않는다.

줄기세포에 대한 세포유전학적 장해는 즉시 일어나지만, 그러한 줄기세포가 림프구로 성숙되기 위해 필요한 상당한 시간 동안 나타나지 않을 수 있다.

비록 염색체 이상이 방사선 조사 시에 일어나지만 장해가 측정되기까지는 몇 달, 심지어 몇 년이 걸릴 수도 있다. 이러한 이유로 림프구에서 염색체 변형은 20년 전의 사고에 의해 피폭된 작업자에서도 지속된다.

정상 염색체 구성

인간의 염색체는 단백질을 함유한 많은 긴 고리 형태의 DNA을 구성하고 있다.

염색체의 세포유전학적 분석을 위해 각각의 염색체는 염색체 지도로 쌍의 형태로 분류할 수 있는데 이것을 **핵형**(karyotype, 그림 33-9)이라 한다.

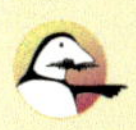

각 세포는 상염색체의 22쌍과 성염색체의 1쌍으로 구성된다. 여성의 성염색체는 X 염색체이고, 남성은 Y 염색체이다.

각각의 염색체에 대한 구조적인 방사선 장해는 관찰될 수 있다. 이러한 것들에는 단일 그리고 이중 히트 염색체 변형이 있다.

단일 히트 염색체 변형

방사선이 염색체와 상호작용하였을 때, 상호작용은 직접 또는 간접 영향을 통해 발생할 수 있다. 이 중 하나에서 이러한 상호작용은 **히트**(hit)의 결과로 나타난다. 그러나 히트는 이전에 DNA와 방사선의 상호작용에서 기술한 히트와는 다소 다르다.

DNA 히트는 DNA의 분자 구조의 관찰이 어려운 파괴의 결과로 나타난다. 반면 염색체는 관찰 가능한 재배

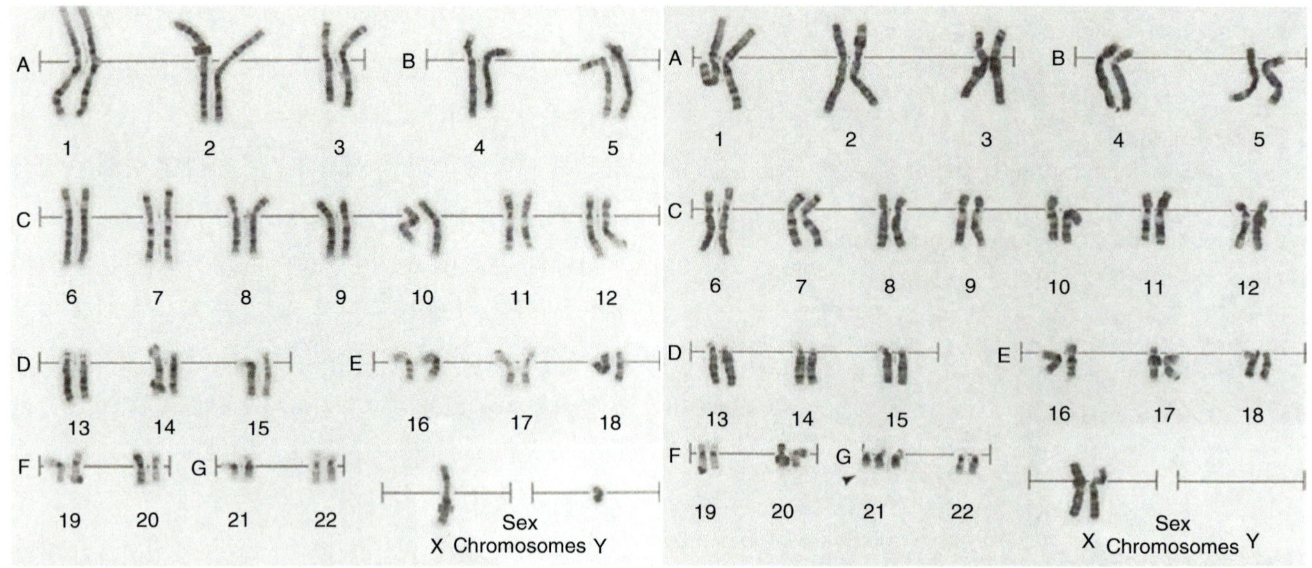

그림 33-9 인체 세포핵의 현미경 사진은 중기에서 분명 각각의 염색체를 보여준다. 핵형은 종이 인형과 유사한 각각의 염색체를 자르고 붙임으로써 만들어지고 정렬한다. 왼쪽 염색체가 남성이고, 오른쪽은 여성이다.

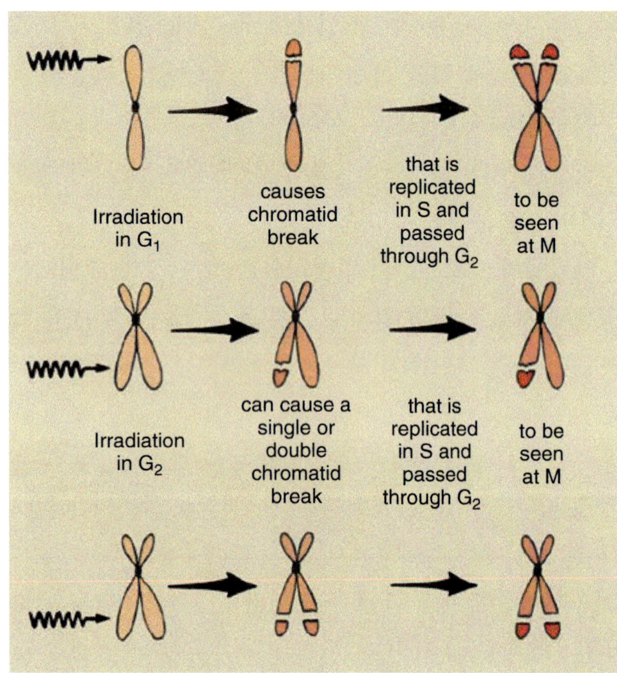

그림 33-10 G_1 및 G_2에서 조사 후 단일 히트 염색체 일탈. 일탈은 M 단계 동안 나타나고 기록된다.

열을 만든다. 염색체는 DNA를 포함하기 때문에 이것은 그와 같은 히트가 많은 분자 결합을 파괴하고 심각한 많은 DNA 사슬을 가진다는 것을 의미한다.

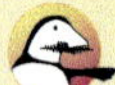
염색체 히트는 DNA에 심각한 손상을 나타낸다.

세포주기의 G_1 기간 동안 방사선에 의해 생기는 단일 히트 영향은 그림 33-10에 보여주고 있다. 염색분체의 파괴를 **'염색분체 소실(chromatid deletion)'**이라 한다. S기 동안 남아 있는 염색체와 소실된 것이 분열된다.

간기에서 보여지는 염색체 변형은 두 개의 모체 염색분체의 끝이 없는 염색체와 두 개의 떨어진 조각으로 구성된다. 이러한 조각들을 **동위염색체**(isochromatid)라 한다.

염색체 변형은 또한 세포주기의 G_2 동안 단일 히트에 의해 만들어질 수 있다(그림 33-10). 전리방사선이 동위염색체를 만들기 위해 모체 염색분체를 지나갈 가능성은 낮다. 보통 방사선은 염색체의 한 쪽에 있는 염색분체 소실을 만든다. 이 결과는 분명히 유전적인 소실을 가진 염색체와 염색분체 조각의 결과로 나타난다.

다중 히트 염색체 변형

한 개의 염색체는 한 개의 히트 이상을 견딜 수 있다. 다중 히트 변형은 일반적이다(그림 33-11).

세포주기의 G_1기에서 원형 염색체는 만약 두 개의 히트가 같은 염색체에서 얼어났을 때 만들어질 수 있다. 이동원체는 인접한 염색체들이 각각 히트되어 **결합**했을 때 발생한다.

비슷한 변형이 G_2기에서 만들어질 수 있다. 그러나 이와 같은 변형들은 (1) 같은 염색체가 두 개 또는 더 많이 히트되든지, (2) 인접한 염색체가 히트되고 서로 결합해

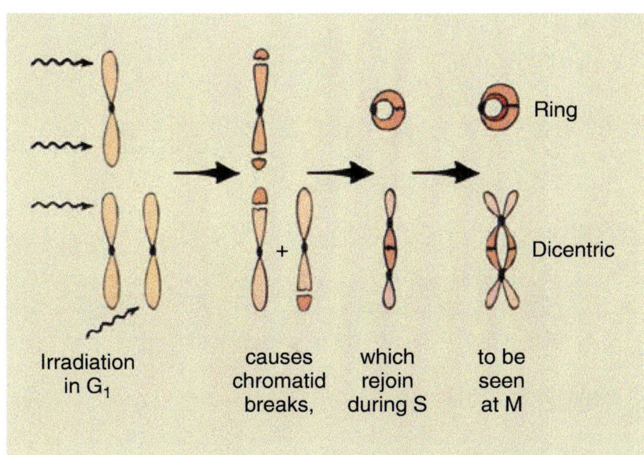

그림 33-11 G_1에서 조사 후 다중 히트 염색체 일탈 결과는 환(고리)과 이동원체 추가적으로 염색질 조각이다. 유사 일탈은 G_2 동안 조사로부터 발생 가능하지만 희소하다.

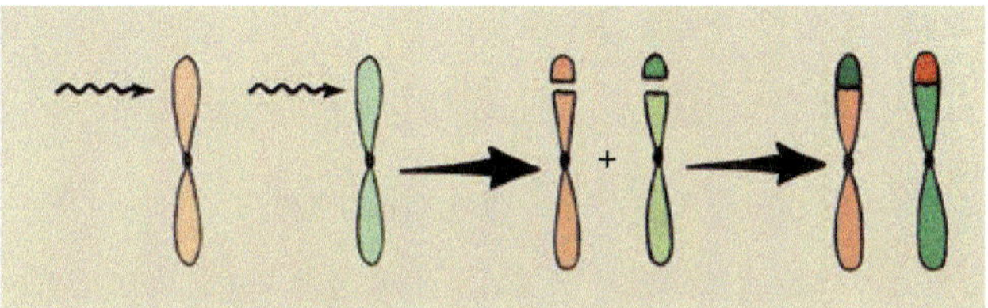

그림 33-12 방사선에 의한 상호 전좌는 검출에 대한 핵형 분석에 요구되는 다중 히트 염색체 일탈이다.

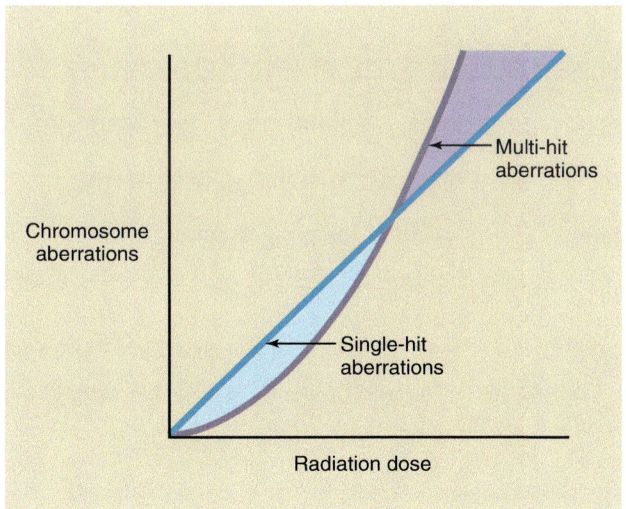

그림 33-13 단일 히트 일탈에 대한 선량-반응 관계는 선형적, 비문턱이지만 다중 히트 일탈에 대해서는 비선형, 비문턱이다.

야 한다. 그러나 이러한 변형들은 매우 드물다.

상호 전좌(reciprocal translocations). 앞에 기술된 다중 히트 염색체 변형들은 세포에 다소 심각한 장해를 준다. 즉 딸세포의 하나 또는 두 개가 상당한 유전적인 정보를 잃어버리게 된다.

상호 전좌는 다중 히트 염색체 변형(multi-hit chromosome aberrations)으로 검출을 위해 핵형 분석이 요구된다(그림 33-12). 방사선에 의한 상호 전좌는 유전정보의 손실의 결과로 나타나고 게놈의 재배열 효과가 나타난다.

염색체 변형의 기전

매우 낮은 방사선량에서는 오직 단일 히트 변형이 발생한다. 방사선이 대략 1 Gy_t(100 rad)를 초과하였을 때, 다중 히트 변형의 빈도는 상당히 증가한다. 단일과 다중 히트 변형에 대한 일반적인 선량-반응 관계는 그림 33-13에 보여준다.

단일 히트 변형은 선형, 비문턱 선량-반응 관계로 만들어지고, 다중 히트 변형은 비선형적이고 비문턱 관계를 따른다. 많은 조사자들은 실험적으로 이러한 관계들을 정립시켰다.

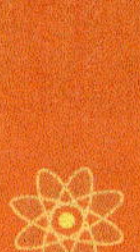

세포 유전학적 손상에 대한 방사선 선량 · 반응 관계

단일 충돌: $Y = a + bD$
다중 충돌: $Y = a + bD + cD^2$

*Y*는 단일 또는 다중 히트 염색체 일탈의 개수이고, *a*는 염색체 일탈의 자연적으로 발생하는 주기이며, *b*와 *c*는 방사선 선량이다. 그리고 (D)는 단일 및 다중 히트 일탈에 대한 손상의 각각 계수이다.

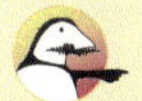

일부 연구소는 생물학적 방사선 선량계를 세포유전학 분석에 이용한다.

다중 히트 변형은 잠재된 인체 장해에서 매우 중요하게 인식되고 있다. 만약 방사선량이 알려져 있지 않고 생명에 위협적이지 않는다면 대략적인 염색체 변형 빈도는 1,000개의 세포당 10 mGy_t당 2개의 단일 히트 변형과 1,000개의 세포당 10 0mGy_t당 한 개의 다중 히트 변형으로 나타난다.

요약

고선량에 피폭된 후, 인체는 며칠에서 몇 주 내에 반응을 경험할 수 있다. 이러한 즉각적인 반응을 *방사선 조사에 의한 결정적 영향*이라 한다. 그런 초기 영향들은 반응의 심각도가 선량에 관계하고 선량의 문턱값이 있으며 선량-반응 관계가 비선형적이므로 결정적이라 한다.

며칠 또는 몇 주 내에 사망에 이르게 하는 고선량 방사선 조사에 의한 영향을 *급성 방사선증후군*이라 하며 혈액증후군, 위장(GI) 증후군, 그리고 중추신경계(CNS) 증후군으로 나눌 수 있다. 이러한 증후군은 선량에 관계된다.

$LD_{50/60}$은 60일 이내에 50%가 사망하는 데 필요한 전신조사 선량을 말한다. 사람의 경우, 이 값은 대략 3.5 Gy_t(350 rad)로 추정된다. 방사선량이 증가할수록 조사와 사망 사이의 시간이 줄어든다.

인체의 일부분이 피폭되었을 때 더 많은 선량에 견딜 수 있다. 국소 조직 장해의 예로는 피부, 생식선, 골수에 대한 영향들을 포함한다. 피부에 대한 방사선 장해의 최초 발현은 바닥세포에 대한 장해이다. 세포 장해는 홍반, 박리, 탈모 등으로 나타난다.

조혈기관은 골수, 혈액, 그리고 림프 조직으로 구성된다. 이러한 기관에 대한 방사선의 영향은 혈액세포의 감소이다. 방사선 조사는 모든 모세포의 수를 감소시키고 이것은 성숙세포의 수를 감소시킨다. 림프구와 정조세포는 인체에서 가장 방사선 감수성이 높은 세포이다.

방사선 조사에 의한 염색체 장해의 연구는 세포유전학이라 한다. 염색체 장해는 다음의 다른 형태를 가진다. (1) 염색분체 소실, (2) 이동원 염색체 변형, 그리고 (3) 상호 전좌이다.

도전 문제

1. 다음을 정의하시오.
   a. 위장관(GI)사
   b. 잠복기
   c. $LD_{50/60}$
   d. 홍진
   e. 임상 허용
   f. 원시 난포
   g. 적혈구
   h. 핵형
   I. 탈모
   j. 다중 히트 소실
2. 피부의 붉어짐에서 최소 선량 결과는 무엇인가?
3. 전구 증후군에 대해 설명하시오.
4. 급성 방사선의 치명적으로 나타나는 질병 단계의 임상적 증상 및 징후는 어떻게 3개의 그룹으로 분류되는가?
5. 급성 방사선증후군은 어느 단계 중에 회복이 활발해지는가?
6. 위장관증후군에서 방사선의 선량 결과는 무엇인가?
7. 위장관증후군에서 사망 원인은 무엇인가?
8. CNS 증후군으로 사망하는 원인을 설명하여라.
9. 여성의 배우자 형성기 단계에 대해서 설명하여라. 대부분의 방사선 감수성 단계를 설명하시오.
10. 기능성 줄기세포로부터 혈액 시스템의 세포 발생은 무엇인가?
11. 표피의 바닥세포의 성숙에 대해 서술하여라.
12. 사람의 몸에서 방사선 감수성이 가장 높은 2개의 세포는 무엇인가?
13. 선량 증가와 관련하여 평균 생존시간의 변화에 대하여 설명하시오.
14. 사람에서 $LD_{50/60}$ 및 SED_{50} 의 대략적인 값은 무엇인가?
15. 4개 주요 혈액세포는 무엇이며, 각각의 기능은 무엇인가?
16. 상호 전좌를 생산하기 위한 메커니즘을 도표화하여라.
17. 임상 증상 및 혈액증후군의 증상을 나열하여라.
18. 줄기세포로부터 성숙되는 세포는 무엇인가?
19. 단일 히트 염색체 변형이 정상 발현이 100개의 세포당 0.15이고 선량계수가 0.0094라면 380 mGy_t의 조사 후에 얼마나 많은 변형이 예상되는가?
20. 만약 다중 히트 염색체 변형 정상 발현이 0.082이고 선량계수가 0.0047이라면, 160 Gy_t의 전신조사 후 100개의 세포당 얼마나 많은 이동원체가 예상되는가?

CHAPTER 34

방사선의 확률적 영향

Stochastic Effects of Radiation

학습목표

1. 방사선 피폭의 확률적 영향을 정의할 수 있다.
2. 확률적 영향을 나타내는 데 필요한 방사선량을 알 수 있다.
3. 방사선에 피폭된 집단의 역학적 연구 결과를 토론할 수 있다.
4. 다양한 조직의 저선량에 대한 국소 조직 영향들을 나열할 수 있다.
5. 방사선 위험도의 추정을 설명할 수 있다.
6. 방사선에 의한 백혈병과 암을 설명할 수 있다.
7. 태아와 임산부에 대한 낮은 방사선의 위험을 알 수 있다.

방사선 피폭의 결정적 영향들은 고선량에 의해 나타난다. 방사선 피폭의 확률적 영향들은 장기간에 의한 저선량 피폭의 결과로 나타난다.

진단 영상에서 개인에 의해 경험되는 방사선 피폭은 낮은 선량이고 낮은 선 에너지 전달(LET)이다. 더구나 진단 영상에서 환자의 방사선량은 장기간에 걸쳐 전달된다.

장기간, 저선량에 의한 방사선의 확률적 영향에는 방사선 종양과 유전적 효과로 구성된다. 수명 단축과 국소 조직의 영향 또한 확률적 영향으로 보고되어 왔지만 중요하게 여겨지지 않는다. 방사선 방호 가이드는 방사선에 의한 예측 가능하고 관찰 가능한 확률적 영향에 기초하고 있으며 선형, 비역치 선량-반응 관계에 기반을 두고 있다.

이 장에서는 이러한 확률적 영향들에 대해 알아보고 위험 추정에 대해 소개한다. 임산기간 동안 방사선 영향은 전리방사선 영상에서 상당히 중요하고 그런 영향들은 여기에서 중요하게 다룬다.

전리방사선학에서 경험하는 방사선 피폭은 낮으며, 낮은 LET 방사선이다. 또한 장기간에 걸쳐 피폭되기 때문에 확률적 영향들이 특히 중요하다.

확률적 영향들에는 방사선에 의한 종양과 유전적 영향들이 있다. 방사선 피폭의 확률적 영향들은 선량의 증가에 따라 심각도가 증가하지 않고 발생확률을 증가시킨다. 확률적 반응에 대한 문턱 선량이 없는 것으로 보고되어 왔다. 이러한 확률적 영향의 선량-반응 관계는 선형적이다.

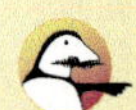

우리 방사선 방호 가이드는 방사선의 확률적 영향과 선형, 비문턱 선량 반응 관계를 기반으로 한다.

유독물질에 노출된 수많은 사람들에 대한 연구는 상당한 통계적 분석이 요구된다. 이와 같은 연구를 **역학 조사**라 한다.

방사선에 노출된 사람들에 대한 역학 조사는 (1) 선량이 알려져 있지 않고 낮기 때문에, (2) 반응의 빈도가 매우 낮기 때문에 매우 어렵다. 결과적으로 방사선 역학 조사의 결과들은 확률적 방사선 영향들의 관찰과 관계하여 통계적인 정확도를 알리지 않는다.

표 34-1은 문제의 어려움을 표현하고 있다. 만약, 확실한 연결이 방사선량과 백혈병의 증가 사이에 정립되기 위해서는 방사선량의 함수에 대한 최소한의 인구수가 관찰되어야 한다는 것을 보여준다.

표 34-1 주어진 선량에서 백혈병 증가를 확인하기 위해 요구되는 최소의 인구집단의 수

선량	요구 샘플 크기(인구의 수)
(0.05 Gy_t) 5 rad	6,000,000
(0.1 Gy_t) 10 rad	1,600,000
(0.15 Gy_t) 15 rad	750,000
(0.2 Gy_t) 20 rad	500,000
(0.5 Gy_t) 50 rad	100,000

국소 조직 영향

피부

홍반과 박리와 같은 결정적 영향과 지발성 피부암뿐만 아니라, 피부의 만성적인 피폭은 상당한 비치명적 변화가 생길 수 있다. 보호장갑 없이 투시 검사를 하던 초기 방사선사들은 그들의 손과 팔의 피부에 굳은살, 변색, 그리고 건조해지는 변화를 관찰할 수 있었다. 더구나, 피부는 딱딱해지고, 때때로 심각하게 갈라지거나 벗겨질 수 있다.

이러한 확률적 영향은 오래 전에 방사선사들에게 관찰되어져 왔고, **방사선 피부염**(radiodermatitis)이라 한다. 이와 같은 영향을 일으키기 위해 필요한 선량은 매우 높으므로 현대의 방사선 분야에서 이와 같은 영향은 발생하지 않는다.

염색체

조혈기관의 방사선 피폭 효과로서 확률적 영향인 백혈병과 결정적 영향이 혈구세포의 감소 등이 있다. 순환 림프구의 염색체 손상은 결정적 영향과 확률적 영향 모두와 연관된다.

염색체 변형의 유형과 빈도 앞에서 설명하였다. 하지만 저선량은 염색체 변형을 만들 수 있고 피폭 후 몇 년까지 명확하게 나타나지 않는다. 예를 들어, 고선량의 방사선을 우연히 받은 사람은 20년 동안 주변 림프구의 비정상적인 염색체가 유지된다.

이러한 확률적 영향은 림프 줄기세포의 방사선 손상

때문에 일어나며 그러한 세포는 몇 년 동안 복제와 성숙이 이루어지지 않는다.

백내장

1932년, 캘리포니아 대학의 E.O Lawrence는 첫 번째 **사이클로트론(cyclotron)**을 발전시켰고, 이것은 전하된 입자를 매우 높은 에너지로 가속시킬 수 있는 12 cm 직경의 기기이다. 이 전하 입자는 'bullets'로서 핵 구조를 연구하는 데 있어 원자의 핵을 맞추는 데 쓰여진다. 1940년 유능한 모든 대학 물리학 부서는 자기들의 사이클로트론을 설치하고 고에너지 물리학을 연구하였다.

그림 34-1과 같은 현대의 사이클로트론은 주로 핵의학에서 방사성 핵종 생산에 이용되는데, 특히 양전자 방출 단층촬영(PET)용 F-18을 생산하는 데 이용되고 있다.

사이클로트론 물리학자들은 방사선을 직접적으로 봐야 하므로 수정체에 높은 방사선을 받았는데, 1949년 사이클로트론 물리학자 중 첫 번째 백내장이 발생한 보고가 있었다. 그 후 1960년에 몇백 건의 방사선 백내장 발생에 대한 보고가 있었다.

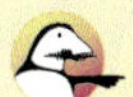
방사선에 의한 백내장은 수정체의 후극부에 발생한다.

사람의 나이가 증가하면서 방사선 효과도 커지고 잠복기간이 짧아진다. 인간은 5~30년 동안의 잠복기간이 있고 평균 잠복기간은 대략 15년이다. 핵과 양성자 방사선같은 높은 LET의 방사선은 백내장 보호를 위해 주의해야 하며, 방사선에 의한 백내장의 반응 관계는 선량의 문턱값이 존재한다.

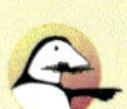
방사선에 의해 유도되는 백내장에 대한 선량-반응 관계는 비선형, 문턱이다.

만약 수정체 선량이 10 Gy_t(1,000 rad)를 초과할 정도로 충분히 높다면 백내장은 거의 100% 일어난다. 문턱값의 정확한 값은 추정하기 어렵다.

대부분의 조사자를 통해 대략 2 Gy_t(200 rad)의 X선 노출 문턱값임을 제시하고 있다. 또한 분할 피폭인 경우는 거의 10 Gy_t(1,000 rad) 정도로 높다. 이 선량은 방사선 분야 종사자에게서는 거의 백내장을 유발시키기 어려운 선량이다.

투시 또는 전산단층촬영에 의한 머리와 목을 촬영하

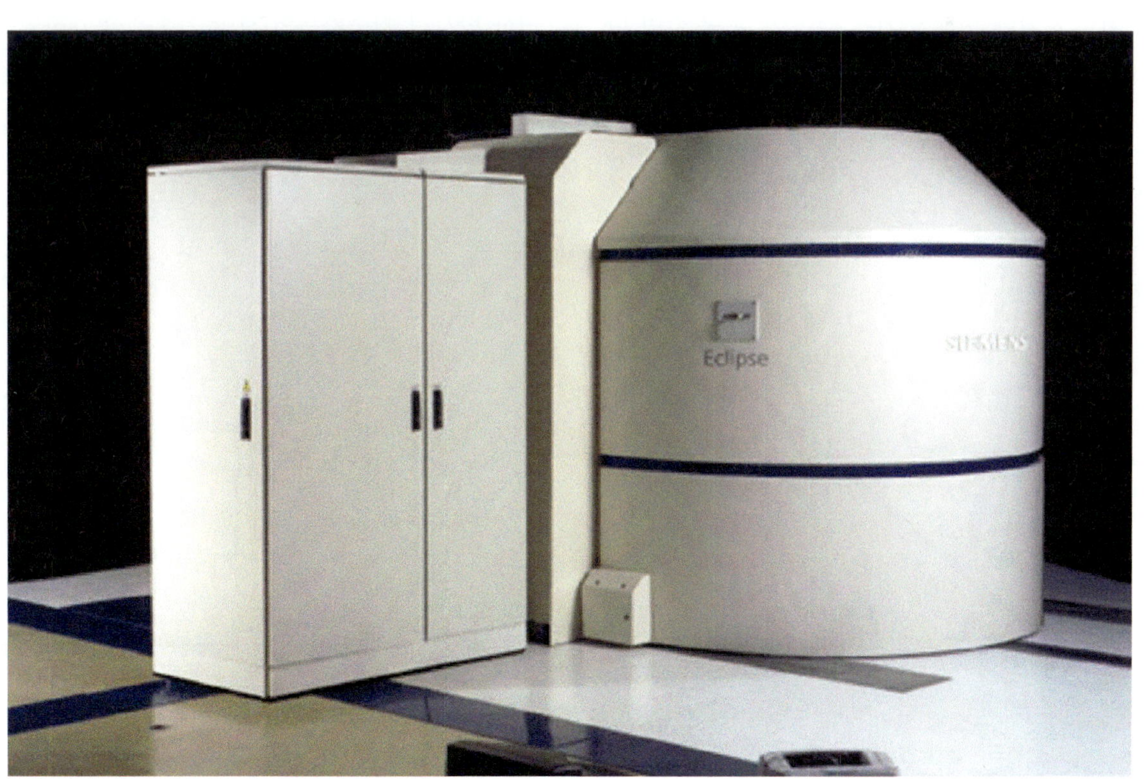

그림 34-1 사이클로트론은 핵의학에 대한 방사성 핵종을 생산하는 데 이용된다.

는 환자에 피폭되는 방사선은 상당히 높다. 전산단층촬영에서 수정체 선량은 50 mGy_t(5 rad) 정도가 된다. 두 검사 모두 일반적으로 보호안경이 요구되지는 않지만 전산단층촬영에서 눈에 대한 선량을 감소시키기 위해 검사의 수정하는 것이 일반적이다.

수명 단축

급성 및 만성적인 방사선 피폭이 수명을 단축시킨다는 사실은 많은 동물 실험을 통해 알려져 왔다. 그림 34-2는 선량과 수명단축 간의 관계가 선형적이며 무발단치라는 것을 명확히 보여주는 실험 결과이다. 모든 동물 실험 데이터를 통해 사람에 대한 의미있는 외삽을 시도하는 것은 매우 어렵다.

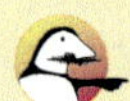
최악의 경우, 인간은 10 mGy_t당 대략 10일의 수명 단축을 기대할 수 있다.

표 34-2에 나타난 자료는 피츠버그 대학의 Cohen에 의해 보고된 것으로 다양한 통계적 자료로부터 외삽화 되었다. 일로서 수명의 예상되는 단축은 직업, 질병, 또는 다른 조건에 대한 함수로 주어진다.

여기에서와 같이, 대부분의 위험은 여성보다 남성이 높다. 직업의 사고에 의해 야기될 수 있는 평균 수명 단축은 74일인 반면, 방사선 작업자에 대해 수명은 단지 12일 단축된다.

표 34-2 직업, 질병, 다양한 다른 조건의 결과에 따른 수명 단축의 위험성

위험한 상태	수명 손실의 기대 일수
여성보다는 남성	2,800
심장질환	2,100
미혼	2,000
담배(한 갑/하루)	1,600
석탄 광부	1,100
암환자	980
30파운드(13.6kg)의 과체중	900
행정	20
모든 사고	435
베트남에서 서비스	400
자동차 사고	200
평균 산업재해	74
55~65 mph 제한속도 증가	40
방사선 종사자	12
비행기 충돌	1

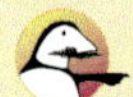
방사선 종사자는 안전한 직업이다.

즉 방사선 조사에 의한 수명 단축은 특이하지 않고 방사선과 관련된 특징적인 질병이 없으며 만성 암의 영향이 없다. 한 조사자는 2차 세계대전 동안 X선 장비를 운영한 방사선 기술자들의 사망 기록을 공개하였다. 이러한 영상 시스템들은 안전설계가 되어 있지 않았고 부적절한 차폐로 인해 정상적인 피폭보다 훨씬 더 많은 피폭을 받았다. 7천 명의 방사선 기술자들이 조사되었고 방

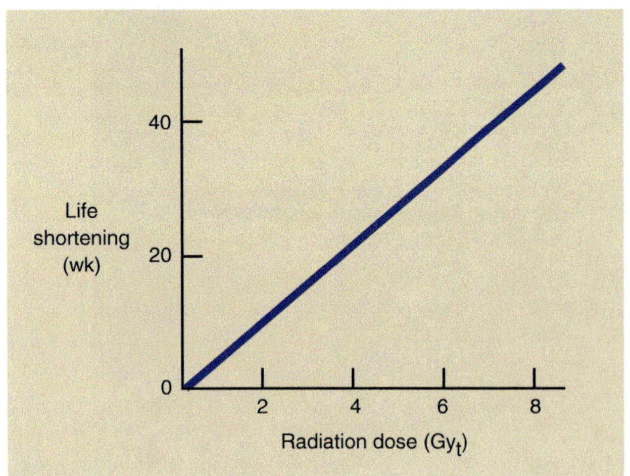

그림 34-2 만성적으로 조사된 동물에서 수명 단축 및 선량의 관계는 선형, 비문턱이 나타난다. 이 그래프는 쥐와 같은 여러 가지 실험의 대표적인 결과를 보여준다.

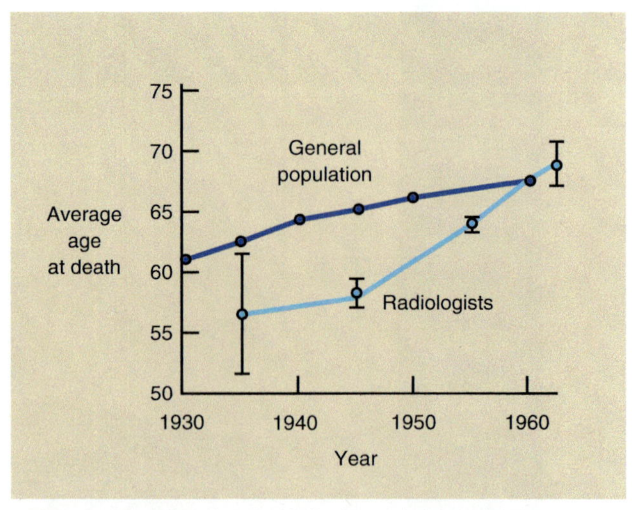

그림 34-3 방사선에 의한 수명 단축은 미국 방사선사에 대하여 보여주었다. 방사선사 사이에서 사망 연령은 일반 인구보다 낮지만 이 차이는 사라졌다.

표 34-3 의사의 3가지 그룹에 대한 사망 통계

도중 사망	죽음의 평균 연령	연령 조정 사망/1,000
	1935 ~ 1944	
RSNA	71.4	18.4
ACP	73.4	15.4
AAOO	76.2	13.0
	1945 ~ 1954	
RSNA	72.0	16.4
ACP	74.8	13.7
AAOO	76.0	11.9
	1955 ~ 1958	
RSNA	73.5	13.6
ACP	76.0	11.4
AAOO	76.4	10.6

*ACP: 의사의 미국 대학, AOO: 안과 및 이비인후과의 미국 학원, RSNA: 북미 방사선학회.

사선 영향은 관찰되지 않았다.

그림 34-3은 방사선사들에 대해 사망 시 나이가 일반 국민의 사망 시 나이와 비교한 결과이다. 1930년 초에 사망한 방사선사들은 대략 평균 나이에 사망한 일반 국민들보다 약 5년 정도 짧다. 그러나 이 차이는 1965년까지 거의 0으로 감소하였다.

표 34-3은 일반인에 비해 두 다른 물리학자 그룹에 대한 조사의 결과를 요약하였다. 이 연구에서 관찰된 고위험군에 있는 물리학자들은 RSNA(radiological society of north america)의 구성원이고, 저위험군은 AAOO(american academy of ophthalmology and otolaryngology)의 구성원이었다. ACP(americal college of physicians)의 사람들은 중간 정도의 위험군이었다.

이러한 물리학자들에 대한 사망 시 평균 나이와 사망률의 비교는 방사선학의 초기 동안 사망 시 나이에서 상당한 차이를 보여주고 있다.

위험 추정

고선량 방사선 피폭에 의한 결정적 영향은 관찰이 용이하지만, 확률적 영향은 관찰은 쉬우나 이전의 방사선 노출과 특별히 효과를 관련시키는 것이 거의 불가능하다.

결론적으로, 정확한 선량-반응 관계를 체계화하기 어렵기 때문에 **위험 추정**(risk estimates)을 한다. 위험의 세 종류에는 상대적 위험(relative risk), 초과 위험(excess risk), 그리고 절대적 위험(absolute risk)이 있으며 모두 다른 의미를 가진다.

상대적 위험

만약, 방사선량에 대한 정확한 지식 없이 많은 인구의 확률적 영향을 관찰한다면 **상대적 위험**(relative risk)의 개념이 사용된다. 상대적 위험은 동일한 확률적 영향을 보이는 노출되지 않은 인구 수와 같은 영향을 보애는 방사선에 노출된 인구의 사람 수를 비교함으로써 추정한다.

상대적 위험

$$\text{상대적 위험} = \frac{\text{관찰된 사례}}{\text{예상된 사례}}$$

상대적 위험이 1이면 전혀 위험하지 않다는 것을 의미한다. 1.5의 상대적 위험은 피폭받지 않은 인구에 비해 피폭받은 인구에서 확률적 영향의 발생빈도가 50% 더 높다는 것을 말한다. 방사선에 의한 확률적 영향의 상대적 위험은 보통 1~2 사이이다.

어떤 조사에 따르면 1보다 낮은 상대적 위험이 나타나는 경우도 있다. 이것은 방사선에 피폭된 인구가 어떤 유익한 효과가 나타난다는 것으로 방사선 호메시스 이론과 일치한다. 그러나 그와 같은 연구는 일반적인 해석은 결과들이 관찰수가 작거나 조사군과 대조군이 적절하게 정의되지 않기 때문에 통계적으로 중요하지 않다.

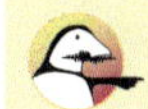

방사선 호메시스의 이론은 매우 낮은 방사선 선량은 유익하다고 가정한다.

몇몇 증거는 **방사선 호메시스**(radiation hormesis) 이론을 지지한다. 방사선 호메시스와 면역학 반응 기전은 0.1 Gy보다 적은 낮은 단계의 방사선을 제안한다. 이러한 낮은 선량은 자극 분자 수리와 면역학 반응 기전에 의한 보호 효과를 제공한다. 그럼에도 불구하고 방사선 호메시스는 이론을 유지하고 증명되고 있으며 우리는 합리적으로 얻을 수 있는 낮은 ALARA를 실행할 것이다.

방사선 호메시스를 지지하는 반응 관계를 보여주는

예는 그림 30-7과 같다. 상대적 위험이 낮은 지역은 1인 호메시스 지역보다 상대적으로 위험하다.

질문 : 전리방사선을 받은 후 백혈병에 대한 연구는 227개 사건이 십만 명의 사람에 의해 관찰되었다. 미국 백혈병의 보통 상태는 십만 명당 150건이다. 이러한 자료를 기초로 백혈병의 상대적 위험은 어떠한가?

해답 : 상대적 위험 $= \dfrac{\text{관찰된 사례}}{\text{예상된 사례}}$

$$\frac{227}{100,000} \div \frac{150}{100,000} = 1.51$$

= 또는 227/150=1.51

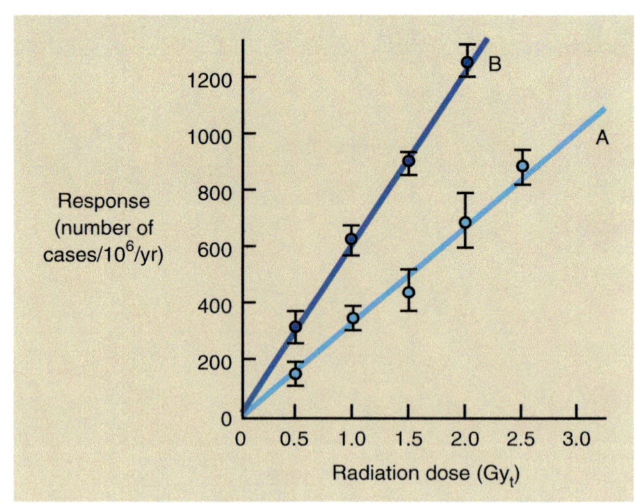

그림 34-4 선형, 비문턱 선량-반응 관계의 기울기는 절대 위험과 동등하다. A와 B는 3.4와 6.2 사례당 10^6(명/rad/y)의 각각 절대적 위험을 보여준다.

초과 위험

종종 방사선 반응 조사는 어떤 확률적 영향을 나타내고 효과의 크기는 사건의 수를 초과하여 발생한다. 예를 들어, 백혈병은 방사선을 조사받지 않은 사람에게서 빈번하게 발생하는 것으로 알려졌다. 만약, 방사선을 받은 인구의 백혈병 건수가 예상보다 초과한다면 관찰 수와 기대되는 수의 차이는 위험을 초과할 것이다.

초과 위험

초과 위험 = 관찰된 사례 − 예상된 사례

이 초과는 방사선에 의해 야기된 것으로 추정된다. 초과 수를 결정하기 위해 방사선을 받은 인구 수를 측정하고 기초 인구 단위로 예상되는 수를 비교할 수 있다.

질문 : 피부암의 경우는 천 명 중 23명의 방사선사에게서 관찰된다. 일반적인 인구는 0.5/100,000이다. 얼마나 많은 피부암 환자가 초과되었나?

해답 : 초과 사례 = 관찰된 사례 - 예상된 사례

$$\frac{23}{1,000} - \frac{0.5}{100,000} = \frac{23}{1,000} - \frac{0.005}{1,000} \cong 23$$

절대적 위험

만약 적어도 두 개의 다른 선량값을 알고 있다면 절대적 위험계수를 결정하는 것이 가능하다. 상대적 위험과는 달리, 절대적 위험은 무차원의 비이며 건수/인구수-선량의 단위로 구성된다.

전체 방사선에 의한 치명적 장해의 절대적 위험은 NAS-BEIR에 의해 결정되어 왔다. 8×10^{-2} Sv^{-1}의 값은 많은 연구결과들에 대해 상당히 단순화시킨 것이다. 치사암의 절대적 위험은 5×10^{-2} Sv^{-1}이다. 이것은 피폭집단에서 확률적 방사선 영향을 예측하기 위해 방사선 과학자들이 이용하는 위험계수이다.

절대적 위험을 결정하기 위해서는 선형적인 선량-반응 관계를 추정해야 한다. 만약, 선량-반응 관계가 비문턱으로 추정되면 하나의 선량값이 요구된다. 절대적 위험의 값은 그림 34-4와 같은 선량-반응 관계의 기울기와 같다. 각 데이터 점에서의 오차 비는 반응한 관찰의 정확도를 나타낸다.

질문 : 방사선에 의한 유방암의 절대 위험은 20년간에 대해 5×10^{-2} Sv^{-1}이다. 만약 100,000명의 여성이 유방촬영 동안 1 mSv를 피폭받았다면, 몇 명에게서 암이 발생할 것으로 예상되는가?

해답 :

$$5 \times 10^{-2}\,Sv^{-1} = \frac{5}{100 \times Sv}$$

$$= \frac{5}{1,000 \times 1\ mSv}$$

$$= 5\ fatal\ cancers$$

질문 : 대략 300,000명의 미국 방사선사들이 있고 연간 0.5 mSv의 유효선량을 피폭받았다고 하자. 이 직업상 피폭에 의해 연간 사망자의 예상 수는 얼마인가?

해답:
$$0.5\ mSv = \frac{5}{100 \times mSv}$$
$$= \frac{25}{10,000 \times 0.5\ mSv}$$
= 그러므로 300,000 RTs에서는
= 7.5 *deaths from malignant disease*

제39장에서와 같이 인공 방사선 피폭에 가장 큰 부분이 전산단층촬영이다. 이 선량은 현재 상당한 논란이 되고 있다.

질문: 대략 연간 9,000만 명이 환자들이 CT(5 mSv)로 검사받는다. 이 환자들 중 몇 명이 방사선 피폭에 의해 사망할 수 있는가?

해답:
$$\frac{5}{100 \times \text{Sv}} = \frac{25}{100,000 \times 5\ \text{mSv}} \times 90,000,000$$
$$= 2,250$$

그러나 암으로 사망하는 자연발생 건수는 9,000만 명의 비피폭 집단에서 약 20% 또는 1,800만 명이다. 그리고 이러한 논란은 CT 검사에 의해 생존하는 수의 추정을 포함하고 있지 않다.

방사선 유발 종양

방사선 종양을 포함한 모든 확률적 효과는 실험 동물에서 관찰되었고, 선량-반응 관계는 이들 동물 실험에 기초하여 개발되었다. 인간에게 그러한 만성 효과가 관찰되나 자료는 선량-반응 관계의 확인들을 정확히 하는데 불충분하다. 결론적으로, 인간에게서 일어나는 반응을 간주하는 몇몇 결론은 동물 자료에 기초하고 있다.

대부분의 만성 효과는 확률적 효과로 문턱 선량이 없어 작은 방사선량도 효과를 유발할 수 있다.

백혈병

실험 동물에서 방사선 유발 백혈병(leukemia)을 조사하였을 때, 발생건수는 선량에 비례하여 증가한다는 것은 확실하다. 선량-반응 관계의 형태는 선형적이며 무발단치를 가진다. 원폭 피폭 생존자, 미국 방사선사, 방사선 치료 환자, 그리고 자궁 내에서 피폭된 어린이들과 같은 많은 사람의 집단 그룹에서 방사선 피폭 후 증가된 백혈병 발생 수를 관찰하였다.

***원폭 피폭 생존자**(atomic bomb survivors)*. 사람에서 방사선에 의해 유발되는 백혈병과 관련되는 가장 많은 정보는 히로시마, 나가사키의 원폭 생존자들의 역학조사에 있다. 그 당시 약 300,000명의 사람들이 이 두 도시에 살고 있었다. 거의 100,000명이 폭파와 방사선에 의한 결정적 영향으로 사망했다. 다른 100,000명은 상당한 방사선 피폭을 받고 생존하였다. 나머지는 피폭선량이 100 mGy_t(10 rad) 이하이기 때문에 영향이 없었다.

2차 대전 후, 현재 **RERF**(radiation effects research foundation)으로 알려진 **ABCC**(atomic bomb casualty commission) 과학자들은 두 도시에의 원폭 생존자들이 받은 피폭선량을 조사하였다. 생존자들에 대한 피폭선량은 폭발지점으로부터의 거리뿐만 아니라, 지형, 폭탄의 형태, 생존자가 건물 내부에 있었을 경우 건물의 구조, 그 밖에 방사선 선량에 영향을 미치는 다른 요인들도 고려하여 추정하였다.

이러한 조사를 통해 얻어진 자료의 요약이 표 34-4에 요약되어 있고 자료의 분석결과가 그림 34-5에 그래프로 나타내었다. 폭탄에 의해 높은 선량을 피폭받은 집단의 백혈병 발생건수는 피폭받지 않은 집단에 비해 100배 이상 높았다. 심지어 각 선량 증가에 대한 큰 오차를 가지지만, 반응은 선형, 비문턱(nonthreshold)을 가지는 것으로 나타난다.

표 34-4 원자폭탄 생존자에 있는 백혈병의 발생 요약

	히로시마	나가사키	총
생존자의 총 수	74,356	25,037	99,393
관찰된 사례	102	42	백혈병의 144
예상된 사례	39	13	백혈병의 52

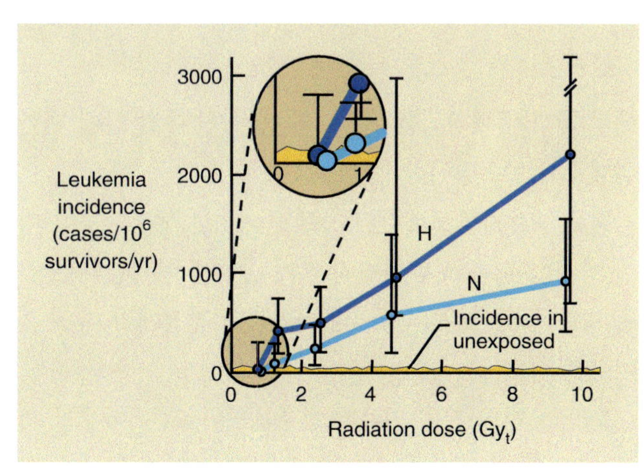

그림 34-5 히로시마(H)와 나가사키(N)의 원자폭탄 생존자로부터 자료는 선형, 비문턱 선량-반응 관계를 제시한다.

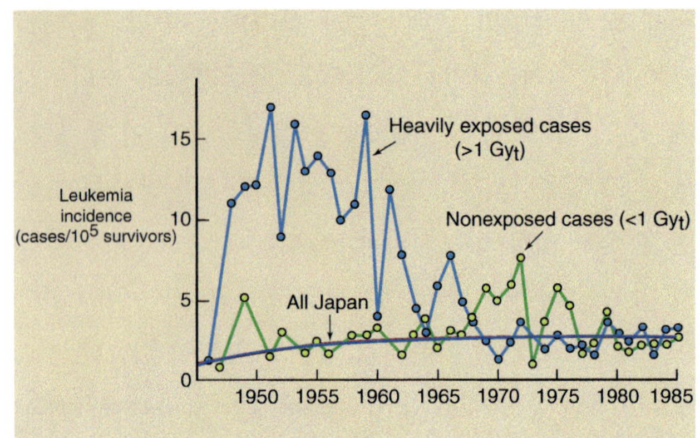

그림 34-6 원자 폭탄 생존자들 중 백혈병의 발병률은 약 1975년 자연 발생률 감소 후 처음 몇 년간 급증했다.

그러나 만약 저선량 영역으로 확장하였을 때, 500 mGy_t(50 rad) 근처에서 문턱값이 존재한다는 결론을 얻을 수 있다. 그럼에도 불구하고, 이 발단치가 있는 영향을 뒷받침할 수 있는 유용한 정보가 없다.

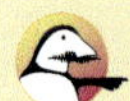
방사선에 유도된 백혈병은 선형, 비문턱 선량-반응 관계를 따른다.

그림 34-6은 원폭 후 40년 동안 생존자들 중 백혈병의 시간적 분포를 나타내고 있다. 자료는 100,000명당 건수와 피폭받지 않은 집단과 피폭받은 집단에서 백혈병 발생률의 비교를 포함하고 있다. 대략 5년 후에 백혈병 발생 수가 가파르게 증가하여 유지가 되었다. 그 후 피폭받지 않은 집단의 자연발생 수에 도달할 때까지 약 20년 동안 서서히 감소하는 경향을 보였다.

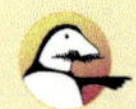
방사선에 의한 백혈병은 4~7년의 잠복기간을 거친 후 약 20년에 위험기간을 갖는 것으로 간주된다.

위험주기(at-risk period)는 피폭 후부터 방사선 영향이 발생할 때까지 예상되는 시간이다. 방사선 유발 암에 대한 위험주기는 수명이다.

원폭 생존자들로부터의 자료는 이러한 생존자들에 대한 방사선 피폭이 백혈병의 후기 발현을 야기한다는 것을 명확히 보여준다. 그러나 추가적인 관점에서 매우 흥미로운 정보들이 있다.

300,000명의 전체 거주자 중 335명이 6 Gy 이상의 생존 선량을 가지는 것으로 추정된다. 벽혈병 위험 추정은 전체 피폭 집단에서 144건에 대해서만 기초를 두고 있다. 급성 백혈병과 만성 골수성 백혈병이 원폭 생존자들 중 가장 많이 관찰되었다.

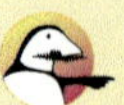
만성 림프구성 백혈병은 드물기 때문에 방사선에 의한 백혈병의 한 형태로 간주되지 않는다.

원폭 생존자들의 자료에 의하면 백혈병의 절대적 위험은 5×10^{-2} Sv^{-1}로 평가된다. 관찰된 백혈병 사망자의 전체 수(144)와 예측한 백혈병 사망자 수(52)에 기초로 하는 상대적 위험은 대략 3:1이다.

***방사선사들**(radiologists)*. 20여 년간의 방사선 이용에 의해 악성 빈혈과 백혈병에 대한 보고들이 나타나기 시작하였다. 1940년 초에 몇몇의 연구자들이 미국 방사선사들에 대한 백혈병 발생 수를 조사하여 상당히 높다는 것을 알았다. 이러한 초기 방사선사들은 현대의 방사선 방호 기구나 절차 없이 촬영하였으며, 방사선 종양학자와 전리방사선사의 두 역할을 모두 하였다.

이러한 초기 방사선사들 중 일부는 1 Gy_t/yr를 초과하여 피폭받은 것으로 추정하고 있다. 현재 미국 방사선사들은 다른 물리학자들과 비교하여 백혈병 발생 수의 증가를 보이지는 않는다.

1960년부터 1990년대까지 영국 방사선사들에 대한 조사에서 백혈병의 증가된 위험을 보이지 않았다. 이와 같이 미국과 영국 방사선사들 사이의 차이에 대한 원인은 알려져 있지 않다.

***강직성 척추염 환자**(patients with ankylosing spondylitis)*. 1940년대와 1950년 특히 영국에서는 강직성 척추염 환자를 방사선으로 치료하는 것은 일반적이었다. 강직성 척추염은 척추와 관련된 관절염이다.

환자들은 서서 걷고 움직이기가 매우 어렵다. 치료를 위해 척추에 상당히 높은 방사선량을 조사하였고, 치료는 성공적이었다. 이전에 치료받은 환자들은 일어서서 걸을 수도 있었다.

방사선 치료는 영구적인 치료가 가능하였고 방사선에 의해 치료받은 일부가 백혈병에 의해 사망하기까지 약 20년 동안 선택할 수 있는 치료가 되었다. 이러한 환자들에 대한 조사의 결과가 그림 34-7에 보여준다.

1935년부터 1955년까지 14,554명의 남성 환자가 영국의 81개의 다른 방사선 치료센터에서 치료를 받았다. 치

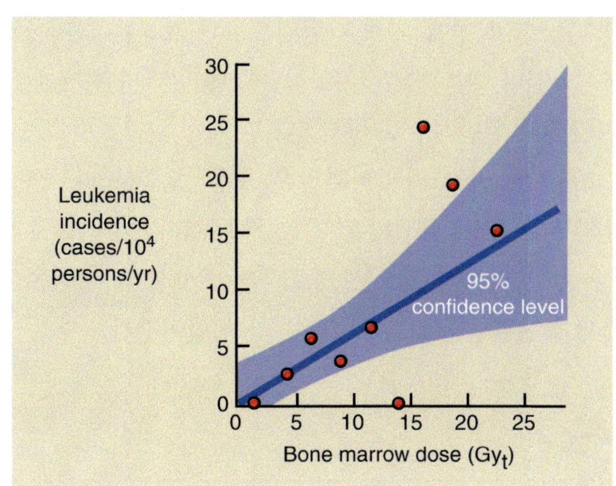

그림 34-7 X선 요법으로는 치료 강직성 척추염 환자에서 백혈병의 관찰 결과는 선형, 비선형 선량-반응 관계를 제시한다.

료 기록은 1~40 Gy까지의 척추의 골수에 피폭한 것을 알 수 있었다.

52건의 백혈병이 이 집단에서 발생하였다. 일반적인 집단에 비해 상대적 위험은 10:1이다.

이 자료로부터 얻을 수 있는 절대적 위험은 그림 34-7의 점을 통해 그은 선의 기울기를 결정함으로써 얻을 수 있다. 분석 결과, 절대적 위험은 약 8×10^{-2} Sv^{-1} 정도가 된다. 이 자료에 대해 95%의 신뢰수준을 가진다면 약 3 Gy_t(300 rad)의 문턱 선량을 가질 수 있다.

다른 집단에서 백혈병(leukemia in other populations). 백혈병 발생과 환경 방사선과의 연관을 위해 몇 연구들이 진행되었다. 자연 방사선 값은 고도와 위도와 함께 일반적으로 증가한다. 그러나 관찰된 값의 범위는 백혈병과의 관련을 얻기에는 충분하지 않다.

방사선의 백혈병 유발에 관련된 다른 집단 그룹에는 라듐 시계-다이얼 페인터 작업자들, 특수한 X선 치료를 받은 어린이, 그리고 일부 추가적인 성인 방사선 치료 그룹들을 포함한다.

암

방사선에 의한 백혈병과 관련된 것뿐만 아니라 방사선 유발암에 대한 보고들도 계속해서 논의되어 왔다. 백혈병에서와 같이 암(cancer)과 관련한 사람에 대한 자료들도 거의 없다. 그럼에도 불구하고 전리방사선이 암을 유발한다는 것은 분명하다.

상대적 위험과 절대적 위험은 백혈병과 거의 유사한 것으로 알려져 있다. 많은 종류의 암은 방사선에 의해 유발된다.

암은 매우 일반적인 질병이기 때문에 방사선량의 양에 관계없이 암과 방사선 피폭을 연결하는 것은 거의 불가능하다. 모든 사망자의 약 20%가 암에 의해 발생하고, 그러므로 어떤 방사선 유발 암들은 매우 불명확하다. 반면 백혈병은 상대적으로 드문 질병으로 이것은 쉽게 방사선 유발 백혈병 분석을 가능하게 한다.

갑상선암(*thyroid cancer*). 갑상선암은 세 그룹의 환자들에 의해 관찰되었는데, 그들의 갑상선은 어릴 때 피폭되었다. 먼저 두 그룹인 Ann Arbor 와 Rochester은 1940년대와 1950년대 초에 흉선비대 치료를 위해 태어난 후 치료받는 사람들로 구성되었다. 흉선은 감염에 의한 반응으로 태어난 후 비대해지는 갑상선 아래 있는 분비기관을 말한다.

병원에서는 치료를 위해 방사선이 종종 이용되었다. 최대 5 Gy_t(500 rad)의 선량조사 후, 흉선은 쪼그라들며 비대한 것이 사라진다. 이후 갑상선 혹과 갑상선암이 이러한 환자들의 일부에서 발생하기 시작한 20년간 어떠한 문제들도 없었다.

또 다른 그룹은 1954년 Rongelap Atoll의 원주민들이었던 21명의 어린이를 포함한다. 이들은 수소폭탄 실험 동안 높은 수준의 방사성 낙진에 노출되었다. 실험 도중 바람들은 인근 섬에 낙진들을 옮겨 방사선 준위를 높였다. 이 어린이들은 외부 피폭과 내부 피폭에 의해 대

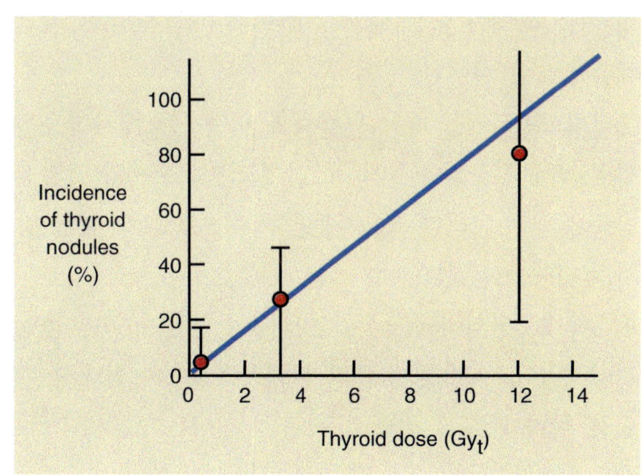

그림 34-8 갑상선에 세 그룹에서 방사선에 유도되는 종양 전의 갑상선 소결정 형성은 어린 시절에 조사 시 선형, 비문턱 선량-반응 관계를 따른다.

략 12 Gy_t를 갑상선 피폭을 받았다.

이러한 세 그룹에서 **전암성(preneoplastic)**으로 알려진 갑상선 혹(nodularity) 발생 수와 추정되는 선량함수에 따른 발생 수를 그래프한 결과가 그림 34-8에 나타내었다. 명백히 선량 점에 대한 편차와 발생 값이 크다. 또한 선형, 비문턱의 선량-반응 관계를 가지는 것이 잘 나타나 있다.

1976년, Three Miles 섬에서의 핵 반응로 사고에 의해 피폭된 2백만 명에서는 어떠한 방사선 영향도 관찰되지 않았다. 1989년 체르노빌 사고에 의해 거의 100,000명이 방사선에 노출되었다. 하지만, 추가적인 백혈병 또는 암이 관찰되지 않고 있다. 갑상선 혹의 작은 증가는 보고되었다. 2011년 후쿠시마 사고에 의한 방사선 피폭 수는 심지어 적고 방사선 영향이 예상되지 않는다.

***골암**(bone cancer)*. 두 집단의 그룹이 방사선이 골암을 유발할 수 있다는 것을 보여주는 상당한 양의 자료를 제공하였다. 첫 번째 그룹은 라듐 시계-다이얼 페인트 작업자로 구성되었다.

1920년대와 1930년대에 대부분 여자로 구성된 많은 작은 실험실의 고용자들이 라듐 황산염이 섞인 페인트로 시계 다이얼을 칠하기 위해 작업대에서 일했다. 페인트-브러쉬에 섬세한 점을 만들기 위해 고용인들은 혀로 브러쉬의 팁을 접촉하였다. 이 과정에서 상당한 양의 라듐이 섭취되었다.

라듐염은 라듐에서 방출되는 알파와 베타 입자의 방사선이 계속하여 발광 물질을 자극하여 시계 다이얼이 어두운 곳에서 빛을 발하게 하기 위해 사용되었다. 현대의 기술은 해가 없는 낮은 수준의 삼중수소(^{3}H)와 프로메슘(^{147}Pm)을 사용한다.

섭취되었을 때, 라듐은 칼슘과 비슷하게 대사작용을 하여 뼈에 침착된다. 라듐의 긴 반감기(1620년)와 알파선 방출에 의해 이러한 고용자들은 최대 500 Gy_t의 뼈에 방사선 피폭을 받았다.

대략 800명의 사람들 중 72명에서 골암이 50년 동안 관찰되었다. 이러한 자료의 분석은 122:1의 상대적 위험을 나타내었다. 절대적 위험은 1×10^{-2} Sv^{-1}과 거의 같다.

초과 골암의 또다른 집단은 관절염에서부터 폐결핵까지 다양한 질병에 대해 라듐염으로 치료받은 환자들로 구성되었다. 이와 같은 치료들은 1950년까지 전세계 많은 곳에서 일반적으로 행해졌다.

***피부암**(skin cancer)*. 피부암은 보통 방사선 피부염의 발생부터 시작된다. 많은 자료들이 200~300 kVp 또는 50~150 kVp의 X선으로 치료받은 방사선 치료 환자들에서 발생된 피부암의 보고들로부터 얻어졌다.

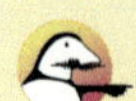
방사선에 유도된 피부암은 문턱 선량-반응 관계를 따른다.

이러한 자료들로부터, 피부암은 대략 5~10년의 잠복기를 가지고 있지만 절대적 위험 수치를 예측하기에 자료가 충분하지 않다는 결론을 얻었다. 피부에 전달된 선량 5~20 Gy_t이었을 때, 발생되는 피부암의 상대적 위험은 4:1이었다. 만약, 선량이 40~60 Gy_t 또는 60~100 Gy_t라면, 상대적 위험은 각각 14:1과 27:1이 된다.

***유방암**(breast cancer)*. 제23장에서 유방촬영에 이용된 방사선 촬영 기술들이 언급되었다. 여기에서는 방사선에 의해 유발되는 유방암의 위험을 다룬다.

X선 유방촬영에 의한 유방암 진단과 함께 방사선에 의한 유방암의 위험과 관련한 논쟁이 계속되어 왔다. 이와 같은 위험에 대한 걱정은 1960년대 중반에 처음으로 표면화되었는데, 폐결핵 환자에서 발생한 유방암이 보고되었다.

폐결핵은 격리실에서 몇 년 동안 치료되었다. 많은 환자들은 많은 치료들과 수백 번의 투시 검사를 받았다.

정확한 선량은 모르지만 수 Gy 정도는 일반적이었다. 이러한 환자집단의 일부에서 방사선 유발 유방암의 상대적 위험은 10:1 이상인 것으로 확인되었다.

방사선 유발 유방암이 환자에서 발생한 또 다른 연구들은 급성 산후 유선염의 X선 치료 환자들에서 이루어졌다. 이러한 환자들에 피폭한 선량은 0.75~10 Gy_t의 범위이다. 이 집단에서 추정한 상대적 위험은 대략 3:1이다.

방사선 유발 유방암은 또한 원폭 생존자들 중에서도 관찰되었다. 100 mGy_t 및 그 이상의 유방 피폭을 받은 12,000명의 여성에 대한 조사 결과 상대적 위험은 4:1 정도였다.

이러한 연구들은 유방만 조사되었다. 방사선 유발 유방암과 관련된 자료들에서 절대적 위험은 6×10^{-2} Sv^{-1}로 평가되었다.

***폐암**(lung cancer)*. 20세기 초, 독일의 보헤미안 우라늄 광산의 근로자 중 약 50%가 폐암으로 사망하였다. 이에 비교하면 일반 집단에서 폐암 발생건수는 거의 무시할 수 있었다. 광산의 환경이 이러한 폐암의 원인이 되는 것으로 조사되었다. 즉 광산 내의 라돈(Rn)으로부터의 방사선 피폭이 폐암 발생의 주요 원인이 된다.

1950년대와 1960년대에 미국 콜로라도에서 활동한 우라늄 광부들에게도 폐암의 증가를 관찰할 수 있었다.

이러한 광산에서 방사선 피폭은 우라늄의 고 농도 때문에 발생한다. 우라늄은 10^9년의 매우 긴 반감기를 가진 방사성 물질이며, 연쇄붕괴를 통해 감마선을 동시에 방출하는 알파와 베타 방출 핵종들로 계속 변화하면서 붕괴한다.

우라늄의 자핵종 중 하나가 **라돈**(^{222}**Rn**)이다. 이 핵종은 암석을 통해 방출하는 가스 형태로 연속적인 붕괴를 통해 최종적으로 안정한 납(Pb)으로 된다. 이러한 연속적인 붕괴를 통해 몇 개의 알파 입자들이 방출되어 높은 국소 피폭의 결과를 야기한다. 또한 알파 입자는 고 LET 방사선이며 높은 RBE를 가진다.

지금까지 4,000명 이상의 우라늄 광부들이 관찰되었는데, 30 Gy_t 이상의 폐조직에 피폭된 것으로 추정되었으며, 상대적 위험은 대략 8:1이었다. 흡연하는 우라늄 광부들의 상대적 위험은 대략 20:1로 높았다. 이러한 폐암의 주된 원인이 되는 핵종이 라돈이다.

***간암**(liver cancer)*. **소로트라스트**(thorotrast)로 알려진 콜로이드 현탁액인 토륨 이산화물(ThO_2)는 1925년에서 1945년까지 혈관촬영의 조영제로 널리 이용되었다. 소로트라스트는 약 25%의 ThO_2 질량비를 가지며 이 토륨 이산화물은 토륨과 그것의 자핵종인 몇 개의 방사성 동위원소를 포함하였다. 이로부터 방출된 방사선에 의한 선량의 비는 알파, 베타 및 감마선에 대해 각각 100:10:1 정도였다.

소로트라스트의 이용은 대략 15~20년의 잠복기 후 몇 가지 종류의 암을 유발한다는 것이 알려졌다. 혈관외 주입 후, 주입 부위에서 발암성이 된다. 혈관 내 주입 후 ThO_2 입자는 대식세포들에 의해 침착되어 간과 비장에 집중된다. 그것의 반감기와 높은 알파선 피폭이 이러한 조직에서 많은 종류의 암을 유발할 수 있다.

암의 총 위험

저선량 피폭에 의한 인구집단 그룹에 대한 많은 역학 조사들을 통해 백혈병과 암에 대한 총 위험 추정이 이루어졌다. 암 유발의 절대 위험은 대략 8건/100 Sv이며, 피폭 후 20~25년의 위험주기를 가진다.

방사선 유발암으로부터 사망 위험은 5/100이다. 더 간단히 표현하면 10 mSv의 유효선량은 대략 1/10,000의 암발생 위험을 가지고 이 중 반은 생존하지 못할 것이다.

핵 반응로 사고

이러한 수치를 더 의미있게 하기 위해, 1979년 *스리마일 섬 사고*를 생각해 볼 수 있다. 대략 2,000,000명의 사람이 펜실베니아의 스리마일 섬의 반경 80 km 내에 거주하였다.

통계조사에 의하면 이러한 사람들에서 약 330,000명의 암 사망자를 예상할 수 있다. 방사선 사고 전기간 동안 반경 160 km 이내에 거주하는 사람에 대한 평균 피폭선량은 15 μGy_t이고, 반경 80 km 이내의 사람들에서는 80 μGy_t였다.

스리마일 섬에서 예측된 방사선에 유도된 사망

2×10^6명 $\times$ 5 사망/10^4명/10 $mGy_t \times 0.0015$ mGy_t = 1.5 사망

스리마일 섬 핵 반응로 사고(nuclear reactor incidents) 7년 후인 1986년에 더 심각한 사고가 우크라이나의 체르노빌 핵 발전소에서 발생하였다. 체르노빌 사고는 운영자의 실수와 설계문제의 결과로 발생하였다. 31명의 작업자가 급성 방사선증후군으로 사망하였다.

이때 후기 확률적 영향에 대해 정확하게 알려져 있지 않았지만 약 5백만 명의 피폭 집단을 계속 추적 조사되었다. 암 발생의 추정치는 수천 명이었다. 쉽게 치료되는 갑상선암만이 방사선 영향으로 인식되어 왔다.

2011년 3월 후쿠시마 핵 재앙은 강도 9.0의 지진과 쓰나미에 의해 발생하였다. 스리마일 섬과 체르노빌과는 다르게, 후쿠시마는 6개의 반응로가 있었다. 모든 반응로가 파괴되었고 1, 2와 3호기는 높은 방사선 노출과 대규모 집단에 방사성 낙진을 제공하였다.

두 명의 반응로 작업자는 급성 방사선 장애로 사망하였고, 55명의 환자가 발생하였다. 방사선에 노출된 집단의 규모는 체르노빌과 비슷하고 수십 년간 노출은 계속될 것이다. 그러나 집단 선량은 매우 낮아 확률적 영향들은 거의 없는 것으로 평가되고 있다.

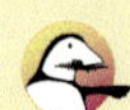

해외 유전 노동자로 일하는 것은 원자력 발전소 노동자로 일하는 것보다 훨씬 위험하다.

전리방사선의 생물학적 영향에 관한 위원회

NAS(national academy of sciences)의 기구인 BEIR(biologic effects of ionizingradiation) 위원회는 저선량, 저 LET 방사선에 대한 확률적 영향에 관한 자료를 조사해왔다. 이에 대한 보고서가 표 34-5에 요약되어 있다.

BEIR 위원회는 3가지 상황에 대해 조사하였다. 첫 번째, 100 mGy_t의 1회 사고 피폭 후 암의 초과 사망수를 추정하였다. 이와 같은 상황은 방사선 영상 분야에서 매우 드물다. 두 번째로, 10 mGy_t/yr의 선량에 대한 영향을 고려하였고, 진단방사선 분야에서 발생 가능하지만 드물다.

마지막으로, 1 mGy_t/yr의 계속된 피폭 후 초과 방사선 유발 암 사망을 고려하였다. 이것은 대부분의 방사선 기술자들이 피폭받는 것보다 훨씬 높지만, 직업상 방사선 위험의 최대 상한치로 제공할 수 있다.

선형, 비문턱의 선량-반응 관계로 추정되었을 때 이러한 분석들은 100,000명의 집단이 100 mGy_t의 선량 피폭 후 800건의 추가 암 사망수를 보였고 1 mGy_t/yr의 피폭에서 550명의 추가 사망이 보였다. 이러한 건수는 대략 100,000명당 20,000명의 자연 발생적인 암 사망에 추가된 것이다.

표 34-5 BEIR 위원회는 100,000명에서 악성 질환으로부터 예상 초과 사망

	남성	여성
일반적 기대 초과 경우	20,560	16,680
100 mGy_t 단일 조사	770	810
10 mGy_t/yr 연속된 조사	2,880	3,070
1 mGy_t/yr 연속된 조사	520	600

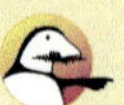

BEIR 위원회는 분석의 불확실성 때문에 10 mGy_t 미만에서 유해하지 않을 수 있다고 추가로 밝혔다.

BEIR 위원회는 또한 피폭 시 나이, 영향 발현의 한계 시간, 그리고 영향이 **절대적**인지 아니면 **상대적**인지와 관계되는 사람에 대한 유용한 자료들을 분석하였다. 이

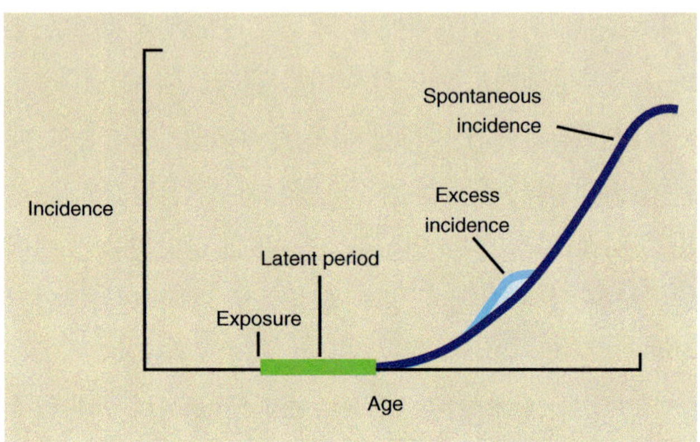

그림 34-9 어린 연령에 조사 시 잠복기 후 암의 과잉 팽창이 발생할 수 있다.

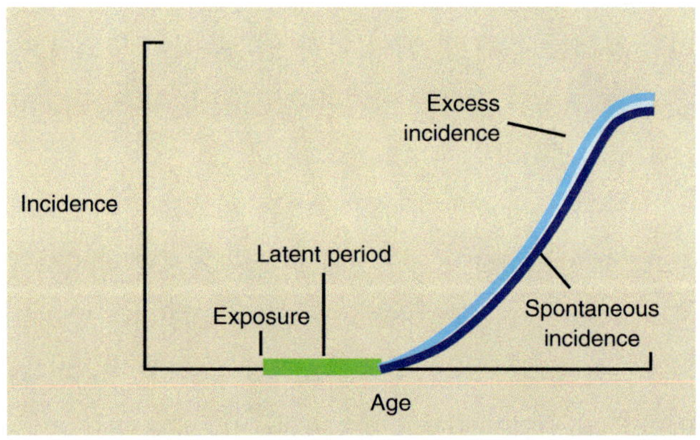

그림 34-10 절대 위험 모델은 초과된 방사선에 유도된 암 위험성이 삶에 대해 일정하다고 예측했다.

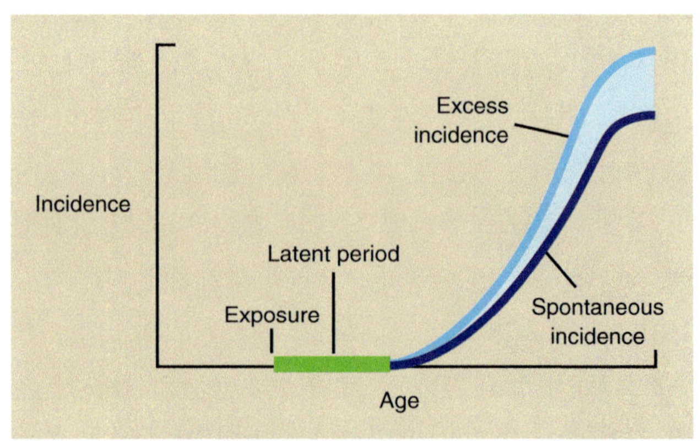

그림 34-11 상대 위험 모델은 과잉 방사선에 유도된 암 위험성이 자연적 발생에 비례하는 것으로 예측했다.

표 34-6 여러 가지 원인에서 사망의 연간 평균 위험

발생	연간 사망 가능성
모든 원인(모든 연령)	1/100
20 개피 담배 /일	1/280
심장질환	1/300
암	1/520
모든 원인(25세)	1/700
뇌졸중	1/1,200
자동차 사고	1/4,000
익사	1/30,000
알코올(가벼운 음주자)	1/50,000
비행기 여행	1/100,000
방사선, 1 mSv	1/100,000
텍사스 걸프 연안의 허리케인	1/4,500,000
로데오 카우보이	1/6,200,000

것은 이러한 용어들에 대한 추가적인 정의를 요구한다.

만약 어린 나이에 피폭된다면, 방사선 유발 초과 암은 나이-반응 관계에서 그림 34-9와 같이 나타난다. 아동 백혈병이 좋은 예이다.

절대적인 나이-반응 관계는 그림 34-10과 같이 나타난다. 여기에서, 암의 증가된 건수는 최소한의 잠복기 후 일정한 건수로 나타난다. 대부분은 상대적인 나이-반응 관계의 영향을 받으며 암의 증가된 건수는 자연 발생 수와 비례한다(그림 34-11).

아마도 이러한 방사선 위험 자료를 표현하는 가장 좋은 방법은 다른 알려진 사망 원인과 비교하는 것이다. 이러한 정보가 표 34-6에서와 같이 간략히 요약되어 있다.

이러한 일반적인 상황에서 방사선 피폭에 의한 위험은 매우 낮다. 실제 직업상 위험은 투시촬영 동안 보호 납치마를 이용하고 방사선 위험은 전신피폭을 가정하기 때문에 더욱 낮다.

방사선과 임신

처음 X선을 의학에 이용한 이후부터, 임신 전, 임신 동안, 그리고 출산 후 방사선의 영향과 관련한 걱정과 불안은 증가되어 왔다. 임신 전에 걱정은 불임이다. 임신 동안의 걱정은 신생아에서 발생 가능한 선천적 영향이다. 출산 후 걱정은 유전적 영향과 관계한다. 이러한 모든 영향들은 동물에서 확인되었고 일부는 사람에서도 관찰되었다.

생식선에 대한 영향

남성과 여성에서 고선량 피폭에 의한 결정적 영향인 불임은 제32장에서 설명하였다. 많은 자료들은 이와 같은 영향은 발생 가능하고 선량과 관련이 있다는 것을 보여주고 있다. 그러나 생식선에 대한 저선량, 장기간 피폭에 대한 영향은 명확하지 않다.

이 영역에서 동물 실험 자료는 부족하다. 심지어 1 Sv/yr이 선량률에서 생식선에 대한 뚜렷한 장해가 보이지 않는다.

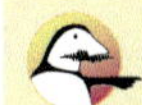 저선량, 만성 조사는 생식기능을 손상시킬 우려가 없다.

앞에서 언급한 150,000명의 미국 방사선사들에 대한 건강검진 분석자료에서도 생식선에 대한 영향이 없다는 것이 밝혀졌다. 12년 동안 발생한 자식의 수도 예상 수와 동일하였다.

자궁에 대한 피폭

자궁에 대한 피폭은 방사선 작업자와 환자의 두 형태 피폭으로 고려할 수 있다. 권고하고 있는 촬영기술과 관리 절차는 제36장과 제37장에서 설명하였고, 여기서는 피폭에 의한 생물학적 영향에 대해 알아본다.

동물실험 자료는 다양한 임신기간 동안 상대적으로

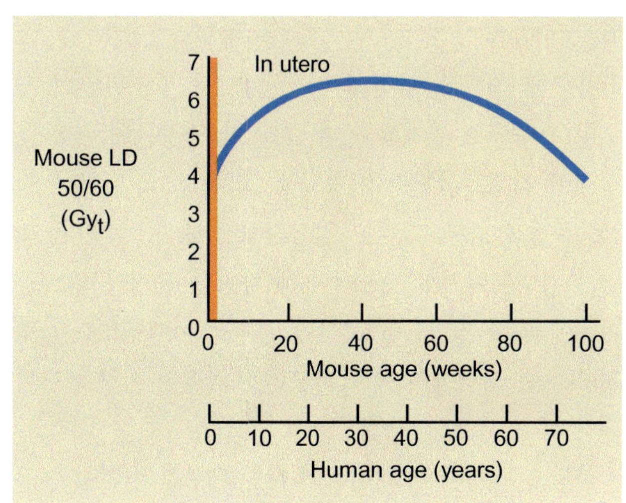

그림 34-12 조사 시점의 연령과 관련된 쥐의 $LD_{50/60}$

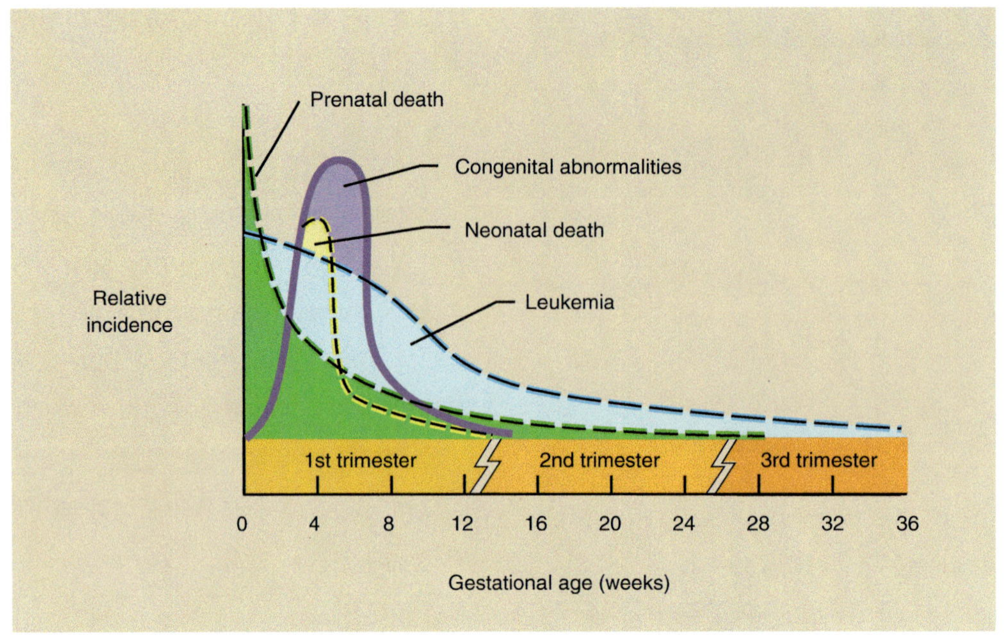

그림 34-13 자궁에 다양한 시점에 2 Gy_t를 전달 후 많은 효과가 관찰될 수 있다.

높은 피폭에 대한 영향들이다. 태아는 빠르게 분열하는 세포 시스템이기 때문에 방사선에 특히 민감하다. 나이와 함께 태아는 방사선의 영향에 덜 민감하게 되고 이러한 형태는 어른까지 계속된다.

노년기에 도달한 후, 방사선 감수성은 나이와 함께 증가한다. 그림 34-12는 다양한 시기에 피폭된 쥐에서 이러한 나이와 관련된 방사선 감수성을 보여주는 $LD_{50/60}$을 요약한 것이다. 이와 같은 사실들은 진단 X선 노출이 임신이 알려지지 않을 때 종종 발생하므로 특히 관심을 가져야 한다.

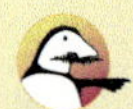

모든 관찰 지점은 대부분의 방사선 감수성 기간인 임신 중으로 첫 번째 임신을 말한다.

자궁에 대한 방사선의 영향들은 시간과 관련이 있으며 선량에도 관계가 있다. 이러한 영향들에는 유산, 신생아 사망, 선천적 기형발생, 암유발, 성장발육 장해, 유전적 영향, 그리고 정신지체 장해 등이 있다. 그림 34-13은 쥐에서 자궁에 대해 다양한 단계에서 2 Gy_t 피폭에 의한 영향들을 관찰한 결과를 나타내었다. x축의 표시는 사람에서 비교 가능한 대략적인 시간을 나타낸다.

착상 2주 이내에 고 선량에 대한 대부분의 영향은 유산이다. 방사선 치료 환자에서 이러한 영향들이 확인되었지만, 매우 높은 선량일 때 가능하다.

동물 실험에서 이러한 영향은 매우 드물다. 먼저 2주 동안 100 mGy_t에서 약 0.1%의 유산이 발생할 것으로 예상되며, 정상적인 유산에 비해 발생 가능성이 25~50% 더 높다.

다행히도 이러한 영향은 전부 또는 전혀 없음(all-or-none)이다. 즉 방사선에 의한 유산이 발생하거나 발생하지 않으면 다른 영향이 전혀 없다는 것을 의미한다.

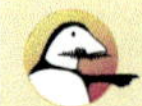

임신 첫 2주 동안 반응이 모두 또는 아무 것도 없기 때문에 문제가 될 수 있다.

착상 후 2주에서 12주 동안의 **주요 기관형성** 시기 동안 2가지 영향들이 발생할 것이다. 이 기간의 초기에는 골격과 조직의 기형이 유발될 수 있다. 주요 기관형성이 계속됨에 따라 중추신경계의 선천적 기형이 관찰될 수 있다.

만약, 방사선에 의한 선천적 기형이 심각하다면 신생아 사망으로 나타날 수 있다. 쥐에 2 Gy_t의 피폭 후 거의 100%의 태아가 심각한 기형으로 나타났다. 또한 이 중 80%는 신생아 사망을 일으키기에 충분하였다.

이와 같은 영향은 진단영역의 피폭에는 거의 나타나지 않고 100 mGy_t 이하의 방사선량 피폭 후에는 거의 관찰되지 않는다. 기관형성기 동안 100 mGy_t의 피폭은 자연발생 수보다 약 1%의 선천적 기형 발생건수가 증가하는 것으로 예상하고 있다. 유독물질에 의해 자연적으로 발생하는 선천적 기형의 약 5%가 추가적으로 유독물질에 노출되지 않는 집단보다 더 발생한다.

태아기에서 자궁에 대한 피폭은 많은 연구자들에 의해 소아암과 관련 있다는 것이 확인되었다. 아마도 이러한 영향에 관한 가장 유용한 연구는 Alice Stewart와 영국에서 소아암에 대한 연구인 oxford survey로 알려진 프로젝트 공동 연구자들에 의해 수행되었다.

1946년부터 이러한 나라에서 소아암의 매년 발생건수를 조사해왔다. 각 건수는 먼저 엄마와의 인터뷰, 병원 기록의 검토와 의사의 기록 검토 등으로 조사하였다.

소아암의 각 'case'는 나이, 성별, 출생장소, 사회경제적 상태, 그리고 다른 인구통계학적 인자들의 'control'을 가지고 조사되었다.

비록 옥스퍼드 조사가 모든 암에 대해 조사했지만 방사선 유발 백혈병의 발생은 특히 중요하였다. 표 34-7은 상대적 위험에 관한 이러한 조사의 결과를 보여준다.

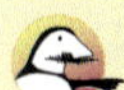
자궁에 조사 후 소아 백혈병의 상대적 위험은 1.5이다.

자궁 조사 후 소아 백혈병의 발생에 대한 상대적 위험은 1.5로 중요한 문제였다. 이것은 비조사군에 비해 50%의 증가를 나타낸다. 그러나 표본의 수가 작다.

표 34-7 임신에 의한 자궁 내 방사선 조사 후 백혈병 어린이의 상대적 위험

X선의 검사 시간	상대적 위험
첫 번째 임신	8.3
두 번째 임신	1.5
세 번째 임신	1.4
총	**1.5**

집단에서 아동 백혈병의 발생 수는 대략 100,000명의 신생아당 9건수이다. 옥스퍼드 조사에 따르면 만약 100,000명 모두가 자궁에 피폭되었으면, 아마도 14건의 백혈병이 발생할 것으로 예측하였다.

자궁에 대한 피폭 후 다른 영향들은 동물 실험에서 충분히 연구되었고 일부 인구집단에서도 관찰되었다. 원폭 생존자들의 자식에서 예상하지 못한 발견은 정신지체이다. 방사선에 노출된 엄마로부터 태어난 어린이는 IQ 검사에서 낮게 나왔으며 노출되지 않은 일본 어린이에 비해 학업 능력이 떨어지는 것으로 나타났다.

이러한 차이는 오차가 크지만 중요한 사실이다. 검사 점수로 평가하였을 때, 확인 가능한 정신지체는 모든 어린이의 약 6%로 나타난다. 자궁에 100 mGy_t 피폭은 추가적인 0.5%의 발생 수를 증가시키는 것으로 예상하고 있다.

자궁에 대한 방사선 피폭은 신생아의 성장과 발육 장해를 나타낼 수 있다. 주요 기관형성기 동안 자궁에 대한 피폭은 소두성과 연관이 있으며 정신지체와도 관계한다.

사람에 대한 이러한 영향들의 자료는 의학적으로 피폭된 환자들, 원폭 생존자들, 그리고 핵실험 동안 1954년 방사성 낙진에 노출된 Marshall 섬의 주민들로부터 얻어졌다. 예를 들어, 히로시마에서 많이 피폭된 어린이는 피폭받지 않은 그룹에 비해 평균적으로 2.25 cm 정도의 낮은 키와 3 kg 정도 몸무게가 작았으며, 머리 둘레가 1.1 cm 정도 작았다.

정신지체와 같은 이러한 영향들은 자궁에 1 Gy_t 이상의

표 34-8 자궁에서 100mGy_t 피폭 후 영향의 요약

조사시간	반응의 유형	자연적 발생	방사선 반응
0~2주	자연유산	25%	0.1%
2~10주	선천적 장애	5%	1%
2~15주	정신지체	6%	0.5%
0~9개월	악성 질환	8/10,000	12/10,000
0~9개월	장애인의 성장과 발전	1%	없음
0~9개월	유전자 변이	10%	없음

선량에서 주로 관찰되었다. 세밀한 지능검사의 부족은 1 Gy_t 이하의 선량에서의 영향을 도출하기가 어려웠다.

자궁에 대한 피폭의 영향에 대한 요약은 표 34-8에 나타났다. 방사선영상학에 의한 4가지 주요 영향들은 자연유산, 선천적 기형, 정신지체, 그리고 소아암으로 확인되었다.

자연유산은 전부 또는 전무(all-or-none) 영향이기 때문에 4가지 영향 중 가장 중요하지 않다. 선천적 기형, 정신지체, 그리고 소아암은 중요하게 고려되나, 100 mGy_t 이하의 태아 선량 피폭 후 그와 같은 영향의 가능성은 거의 없다는 것을 인식해야 한다. 게다가 태아에 100 mGy_t 정도의 피폭은 방사선영상학에서 거의 발생하지 않는다. 투시촬영과 CT 촬영 시 발생 가능할 수 있으며, 일반촬영과 핵의학에서는 거의 나타나지 않는다.

이러한 각각의 영향들에 대한 선량-반응 관계의 형태는 알려져 있지 않다. 그러나 몇몇 영향은 $1Gy_t$보다 높은 선량을 기초로 할 때 선형, 비문턱 형태를 보인다. 많은 동물 실험군이 실제로 피폭되었을 때 이와 같은 영향이 통계적으로 중요하게 관찰될 수 있는 것으로 보고된 최소한의 선량은 대략 100 mGy_t 정도이다.

유전적 영향

불행하게도 방사선생물학에서 가장 알려지지 않은 영역이 방사선유전학 분야이다. 방사선이 유전적 영향을 일으킨다는 것을 확인할 수 있는 모든 자료는 파리 또는 쥐에 대한 많은 실험들로부터 얻어졌다.

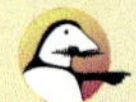
우리는 방사선에 유도되는 유전학적 효과가 인간에게 발생한다는 것을 제시할 어떠한 자료도 가지고 있지 않다.

원폭 생존자들의 역학조사는 방사선에 의해 유발되는 유전적 영향들이 관찰되지 않았다. 생존자들의 자손은 현재 3세대이다. 따라서 정확한 사람에 대한 자료의 부재로 동물 실험 연구로부터 정보에 의존할 수밖에 없다.

1927년에 노벨상을 받은 미국 텍사스 대학의 유전학자인 뮬러는 *초파리*에 대한 방사선 조사 실험 결과를 발표하였다. 그는 부화 전에 성숙한 초파리에 방사선을 피폭하고 자손들 중 돌연변이 빈도를 측정하였다. 이용된 방사선량은 수백 Gy였지만, 그림 34-14의 데이터에서

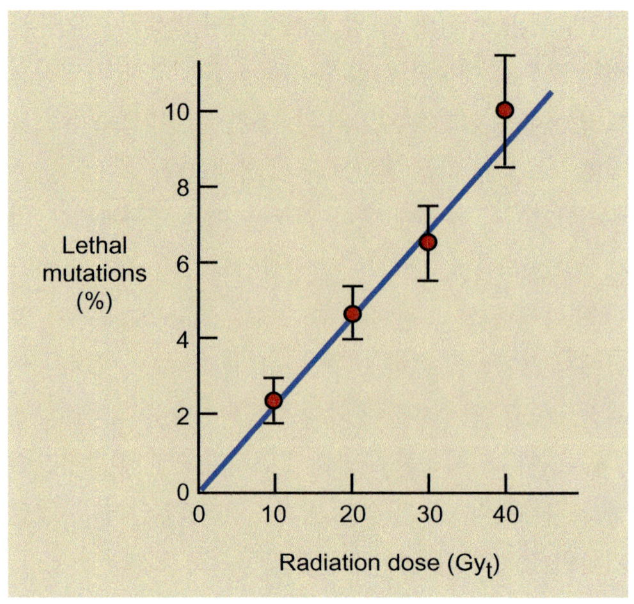

그림 34-14 H.J. Muller로부터 파리의 방사선 조사는 선형, 비문턱으로 유전학적 효과가 나타나는 것을 보여준다. 주의할 점은 선량이 대단히 높았다는 것이다.

와 같이 방사선에 의해 유발되는 유전적 장해에 대한 선량-반응 관계는 선형, 비문턱임이 명확하였다.

뮬러(Muller)의 연구에 기초하여 또다른 결론들이 도출되었다. 방사선량은 돌연변이의 심각도를 바꾸지 않으나 돌연변이 발생빈도가 증가된다. 뮬러의 데이터는 선량률 또는 분할 피폭 영향이 나타나지 않았다. 그래서 그는 돌연변이는 단일 히트 현상이라는 결론을 얻었다.

뮬러의 연구를 기초로 하여 1932년 NCRP는 권고 선량한도를 낮추었고 공식적으로 비문턱 방사선 영향의 존재를 알렸다. 그 후 모든 방사선 방호 가이드는 선형, 비문턱 선량-반응 관계를 가정하였고, 방사선의 신체적 영향뿐만 아니라 유전적 영향에 기초를 두었다.

다른 중요한 연구가 루셀(Russell)의 연구이다. 1946년 초에 그는 0.01에서 900 mGy_t/min의 선량률로 최대 10 Gy_t의 총선량까지 많은 쥐의 집락군에 조사하였다. 이러한 연구는 계속 진행되어 현재 80억 이상의 쥐에 대한 관찰이 보고되었다. 실험은 귀의 모양, 털 색깔, 그리고 눈의 색깔과 같은 쉽게 인식 가능한 특징들의 7가지 유전인자의 관찰이 요구된다.

루셀의 자료는 선량률 효과가 존재한다는 것을 보여주었는데, 쥐가 유전적 장해를 복구할 수 있는 능력을 가지고 있는 것을 확인하였다. 그는 선량-반응 관계가 선형, 비문턱 형태임을 확신하였고, 자연적으로 발생하

상자 34-1 방사선 유전학에 관한 추가적인 결론

- 방사선에 의한 돌연변이는 일반적으로 유해하다.
- 일부 유전적 위험에서 생식세포 결과 방사선의 선량이지만 적다.
- 방사선에 유도되는 돌연변이의 빈도는 선량에 직접적으로 비례하는데 높은 선량에서 획득한 자료의 선형 외삽법은 낮은 선량 효과의 견적을 제공한다.
- 효과는 방사선 연장 및 분류에 의존적이다.
- 대부분의 사전 생식 수명에 대해 여자는 남자보다 방사선의 유전적 영향에 덜 민감하다.
- 대부분의 방사선에 유도되는 돌연변이는 열성이다. 이러한 돌연변이 유전자는 특성을 생성하기 위해 남성과 여성 모두에 존재해야 할 것을 요구된다. 따라서 이러한 돌연변이는 여러 세대에 표시되지 않을 수 있다.
- 방사선에 유도되는 유전자 돌연변이의 빈도는 매우 낮다. 그것은 약 10^{-5} 돌연변이/Gy_t/유전자이다.

지 않는 어떠한 형태의 돌연변이도 관찰되지 않았다.

쥐에서 단위선량당 평균 돌연변이율은 초파리에서 관찰된 것보다 대략 15배이다. 쥐에 비해 상대적으로 사람에서 존재하는 증가된 감수성이 존재하는지에 대한 사실은 알려지지 않았다.

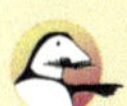

배가선량은 방사선 없이 관찰된 것과 같은 유전자 돌연변이의 두 배 주기를 생성하는 방사선의 선량이다.

이러한 실험 결과로부터 배가 선량의 개념이 도입되었다. 사람에서 유전적 영향이 두배가 되는 방사선량은 0.5~2.5 Gy_t 영역에 있다고 추정하고 있다. 따라서 전리방사선에서 경험하는 선량 범위에서 방사선에 의한 유전적 영향의 발생은 거의 없다는 결론을 얻을 수 있다(상자 34-1).

이와 같이 의료진단 피폭하에서는 어떠한 조치도 요구되지 않지만, 높은 방사선량(예: 100 mGy_t 초과)이 요구될 때는 어떤 방호적인 조치가 요구될 수 있다.

요약

방사선 피폭의 확률적 영향들은 피폭 후 장시간 후에 발생한다. 확률적 영향들은 고선, 단기간 피폭으로 나타날 수 있지만, 전리방사선 영상에서의 관심은 장시간에 대한 저선량 피폭을 포함한다.

많은 연구는 긍정적인 결과들을 발표하였지만, 다음과 같은 문제점들이 있다. (1) 정확한 선량이 알려지지 않는다. (2) 관찰된 영향의 빈도수가 낮다. 확률적 영향에서 영향의 발생은 선량과 관련되어 있지만, 문턱(역치)이 있다는 증거는 없다.

국소 조직들은 저선량 피폭에 의해 영향을 받을 수 있다. 확률적 영향들은 피부에 비치사성 변화들이 나타난다. 피부는 건조해지고, 굳어지고 변색이 될 수 있다. 순환 혈구세포에서 염색체 장해는 방사선 피폭의 확률적 영향으로 관찰되었다.

방사선 피폭의 확률적 영향은 선량-반응 관계가 정확하지 않기 때문에 집단에서 방사선 영향을 추정하기 위해서 위험 추정이 이용된다. 상대적 위험은 집단의 방사선량이 알려져 있지 않을 때 계산된다. 상대적 위험은 같은 조건에서 피폭되지 않은 집단에서의 사람 수에 대한 피폭 집단에서의 사람 수를 비교하여 계산된다. 초과 위험은 실험군 수와 대조군 수 사이의 차이로서 확률적 영향의 크기를 결정한다.

자궁에 저선량, 장기간 피폭의 영향은 자연유산, 신생아 사망, 선천적 기형, 암, 발육장해, 유전적 장해, 그리고 정신지체 등을 포함하고 있다. 그러나 이러한 변형들은 1 Gy_t 이상의 선량에 기초를 두고 있다. 직업적으로 또는 의학적으로 현재 경험하는 방사선량의 수준에서 이와 같은 영향들은 거의 없다.

도전문제

1. 다음을 정의하시오.
   a. 역학
   b. 자궁
   c. ABCC-RERF
   d. 토로트래스트(Thorotrast)
   e. 주요 기관 형성
   f. 옥스퍼드 조사
   g. H.J. Muller
   h. 유전학적 배가선량
   I. 라돈(^{222}Rn)
   j. 라듐 시계-다이얼 화가
2. 방사선에 유도되는 백내장을 경험한 인구는 무엇인가?
3. 방사선 종사자에 대한 수명 단축의 위험은 무엇인가?
4. 1955년에서 1958년까지 기간과 1935년에서 1944까지 기간에서 미국 방사선의 사망 통계의 변화의 중요성은 무엇인가?
5. 미국에서는 약 30만 방사선사가 근무하고 있으며, 연간 0.5 mSv를 피폭된다. 만약 40년을 작업 기간으로 가정 시, 방사선 직업 피폭으로 사망할 가능성은 얼마나 되는가?

6. 평균 20 mGy$_t$의 피폭에 의해 100,000명당 연간 3명이 방사선에 의한 백혈병이 발생할 경우 절대 위험은 얼마인가?

7. 초과 위험을 이용해야 하는 경우 바람직한 위험지수는?

8. 스칸디나비아에 있는 천만 명의 사람들은 체르노빌의 결과로 평균 7 μGy$_t$에 노출되었다. 30년 동안 10건수/10^4/Gy$_t$/yr의 절대 위험을 가정하면, 얼마나 많은 악성 종양이 유발되는가?

9. 미국의 방사선사가 백혈병에 대해 높은 위험성을 가지는 것으로 의심되는 이유는 무엇인가?

10. 강직성 척추염 환자에서 방사선에 유도되는 백혈병의 경험을 설명하시오.

11. Ann Arbor와 Rochester 시리즈에서 왜 흉선을 조사했는가? 흉선 조사의 지발 효과는 무엇인가?

12. 1920년대 및 1930년대에 시계-다이얼 화가에서 골암에 대해 서술하시오.

13. 우라늄 광부 라돈 가스의 위험을 설명하시오.

14. 스리마일 섬 사건의 기간 동안, 원자력 발전소의 200 km 반경 내에서 살고 있는 사람들의 평균 선량은 얼마인가?

15. 저선량 장기 조사가 불임에 미치는 영향은 무엇인가?

16. 대부분의 방사선에 유발되는 돌연변이가 열성인 것이 사실인가?

17. 30,367명의 피폭 집단에서 13명의 백혈병이 발생하였고, 86,672명의 비피폭 집단에서 31명의 백혈병이 발생하였다. 상대적 위험은 얼마인가?

18. 20 mGy$_t$의 평균 선량 후 10만 명에서 백혈병이 매년 32건이 발생하는 경우 절대 위험은 얼마인가?

19. 원폭 생존자 중 방사선에 유도되는 백혈병이 얼마나 많은 건수가 발생되었는가?

20. 상대 위험과 초과 위험의 차이는 무엇인가?

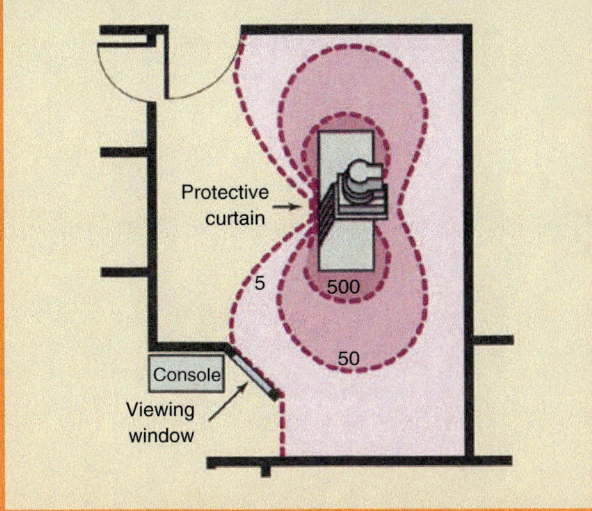

PART 8

방사선 방호

Radiation Protection

CHAPTER

35

보건물리학

Health Physics

학습목표

1. 보건물리를 정의할 수 있다.
2. 방사선 방호의 핵심 원리를 나열하고 ALARA 개념을 논의할 수 있다.
3. 선량 한도와 NCRP의 의미를 설명할 수 있다.
4. 종사자와 일반인에 대해 권고된 선량 한도를 설명할 수 있다.
5. 임신 단계의 방사선 감수성을 논의할 수 있다.
6. 임산부 환자와 임산부 종사자에 대한 권고된 관리 절차를 기술할 수 있다.

X선은 발견되자마자 의학적 치료 분야에 적용되었다. 그러나 방사선이 인체에 해로운 영향을 준다는 사실이 알려지기까지는 꽤 오랜 시간이 걸렸다.

방사선 피폭으로 인한 미국인의 첫 번째 사망자는 에디슨(Thomas Edison)의 조수 델리(Clarence Dally)였다. 이 사건 이후로, 방사선 준위를 조절하고 종사자와 일반인에게 불필요한 방사선 피폭을 줄이기 위한 장치와 기술 및 절차를 개발하는 데 많은 노력을 기울여 왔다.

방사선 방호의 핵심 원리는 방사선 작업 종사자들에 대하여 방사선 구역에서 안전을 보장하기 위해 설계된 단순화된 법칙들로 이루어져 있다. 1931년 선량을 제한하는 첫 번째 권고안이 만들어졌다. 오늘날 방사선 방호 및 측정에 관한 위원회(national council on radiation protection and measurements; NCRP)는 지속적으로 권고된 선량 한도를 검토하고 있다.

종사자와 일반인에 대한 방사선 방호를 제공하는 것이 보건물리의 행위이다. 보건물리사들은 장치를 설계하고 장벽을 설치하며, ALARA(합리적으로 달성 가능한 한 낮게)로 방사선 피폭을 관리하는 관리상의 규약을 개발한다. 이것이 이 장의 요지이다.

*보건물리(health physics)*라는 용어는 원자폭탄을 개발하기 위한 비밀 전시 작전인 맨해튼 프로젝트의 초기 과정에서 만들어졌다. 원자폭탄의 생산과 관련된 사람들의 방사선 안전을 책임진 물리학자 및 의사들 그룹이 첫 번째 보건물리사였다. 그러므로 보건물리사는 방사선 방호의 연구, 교육 및 운영관점에 관련된 방사선 과학자이다.

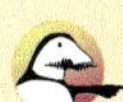
보건물리는 직무상의 방사선 방호를 제공하고 일반인의 방사선량을 최소화하는 일에 관련된다.

방사선과 보건

밀레니엄으로 나아가는 2000년에 미국 국립과학원(national academy of sciences)은 20세기에 이루어진 20개의 위대한 과학적이고 기술적인 성과들을 확인하였다. 의학 영상은 이 리스트에서 14번째였다.

이는 특히 방사선에 대한 염려를 가지고 있는 많은 환자들에게 중요한 점이다. 신문이나 잡지에서 '방사선'이란 단어는 대부분 '해로운', '죽음의', '위험한' 등의 수식어가 함께 사용된다.

우리는 확률적 영향(암, 백혈병, 유전 영향) 문턱값이 없는 방사선 선량-반응 관계(linear non-thresholod radiation dose-response relationship; LNT)로 ALARA를 수행해야 한다. 이와 더불어 진단 영상에서 낮은 수준의 방사선을 사용된다는 것을 인지해야 한다.

물어볼 필요 없이, 이러한 방사선의 적용은 우리의 수명 연장과 건강에 큰 영향을 주었다. 만약 당신이 1900년도에 미국에서 태어났다면 당신의 예상 수명은 47세였을 것이다. 한 세기 동안 X선 진단 영상은 생명 연장을 고취시켰다. 그림 35-1과 같이 현재의 예상 수명은 78세이다.

그럼에도 불구하고 LNT로 인해 우리는 환자와 종사자의 피폭선량에 대해 지속적으로 인지해야 하며 ALARA를 이행하기 위한 절차들을 수행해야 한다.

방사선 방호의 핵심 원리

방사선학에 있어 모든 보건물리 행위는 환자와 개인의 피폭 선량을 최소화하는 데 목적을 두고 있다. 핵 활동에 대해 개발된 방사선 방호의 세 가지 핵심 원칙(**시간, 거리, 차폐**)은 전리방사선학에서도 똑같이 적용된다. 이 세 가지 핵심 원칙이 준수된다면 방사선 피폭은 최소화될 수 있다(상자 35-1).

상자 35-1 방사선 방호의 핵심원리

- 피폭시간을 가능한 한 최소화하도록 유지
- 방사선원과 피폭받는 개인의 거리를 가능한 한 최대로 유지
- 방사선원과 개인 사이에 차폐물을 설치

시간의 최소화

개인에 대한 선량은 피폭 기간과 직접적으로 관련된다. 만약 피폭시간이 2배가 된다면 피폭 선량 또한 2배가 될 것이다.

시간

피폭 = 피폭 선량률 × 피폭시간

질문 : 방사선 작업자가 방사선원으로부터 2.3 mGy_a/hr(230 mR/h)로 피폭된다. 만약 36분 동안 작업을 했다면 총 직무 피폭 선량은 얼마가 될 것인가?

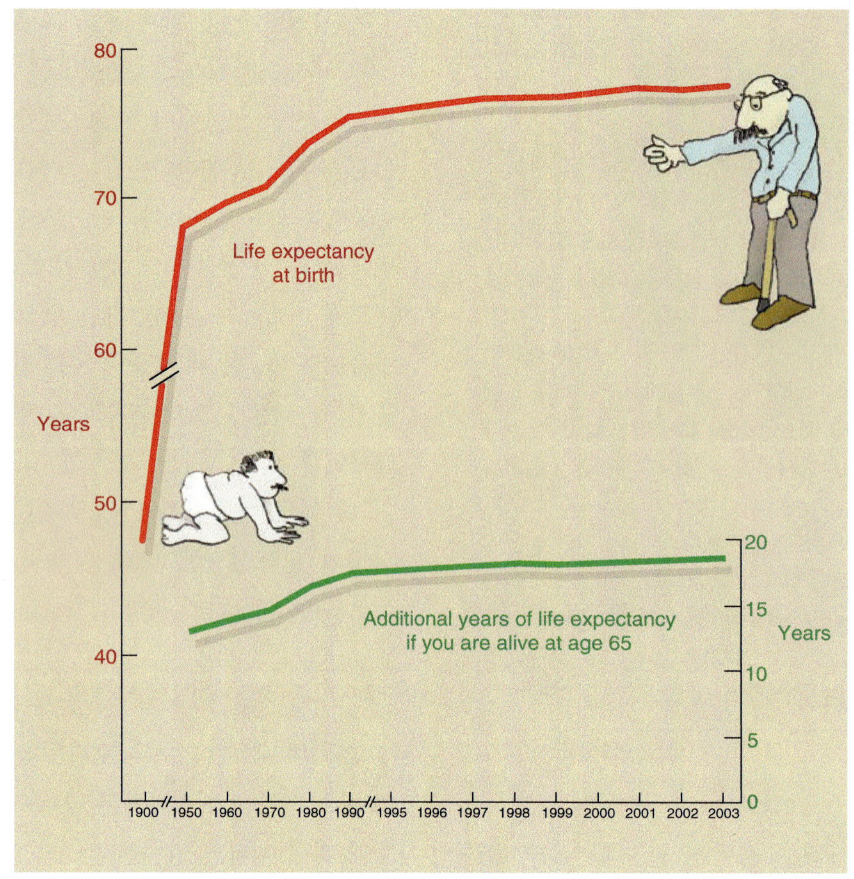

그림 35-1 출생년도에 따른 평균 수명 그래프

해답 : 직무 피폭 선량 $= 2.3\ \text{mGy}_a/\text{hr}\ \dfrac{36\ \text{min}}{60\ \text{min/hr}}$

$= 1.38\ \text{mGy}_a$

질문 : 방사선 피폭 선량률이 6 mGy_a/hr(600 mR/hr)인 곳에서 환자의 부모가 X선 투시촬영 검사 동안 환자의 옆에 남아 있기로 했다. 허용 피폭량이 0.5 Gy_a이라면 얼마나 오래 남아 있을 수 있는가? (그림 35-2)

해답 : 시간 = 피복량 ÷ 피폭률

= 0.5 mGy_a ÷ 6 mGy_a

= 1/12시간

= 5분

방사선 촬영(radiography) 동안, 피폭시간은 불필요한 동작을 줄여서 최소화해야 한다. 투시촬영술(형광투시법) 동안의 피폭시간 역시 환자와 개인의 피폭을 최소화하기 위해 노력해야 한다. 이는 방사선사에 의해 직접적으로 통제되지 않는 방사선 방호 영역이다.

방사선사는 검사과정에서 지속적으로 가동시키는 것보다 **켰다, 껐다**를 반복하는 교환되는 방식의 투시촬영 발 차단기를 누르도록 훈련받는다. 투시촬영의 발 스위치 장치에 대해 반복된 위 아래로 움직이는 동작은 환자에 대한 피폭을 상당히 줄여 주면서 고품질의 검사를 제공한다. 펄스 진행형의 투시촬영은 환자의 선량을 상당히 줄여줄 수 있다.

모든 투시촬영기에서 **5분 리셋 시간 장치**는 방사선사들에게 상당한 시간의 투시촬영 시간이 지났음을 인지시킨다. 시간 장치는 시간에 따른 X선 빔의 양을 기록한다. 대부분의 투시촬영 검사들은 5분 이하로 수행된다.

단지 어려운 중대적 방사선 검사는 5분 이상의 피폭을 받기도 한다. 몇몇 의사들이 방사선에 대한 의식이 적어 수술실에서 이동 영상 강화장비의 사용으로 특별한 해를 가져오기도 한다.

질문 : 투시 발생장치에 의해 테이블 윗면에 42 mGy_a/min(4.2 R/min)을 방사한다. 1.8 mA로 2.5분으로 X 선 투시하는 바륨 관장 검사에 있어 환자의 피폭량은 얼마인가?

해답 : 환자 피폭량

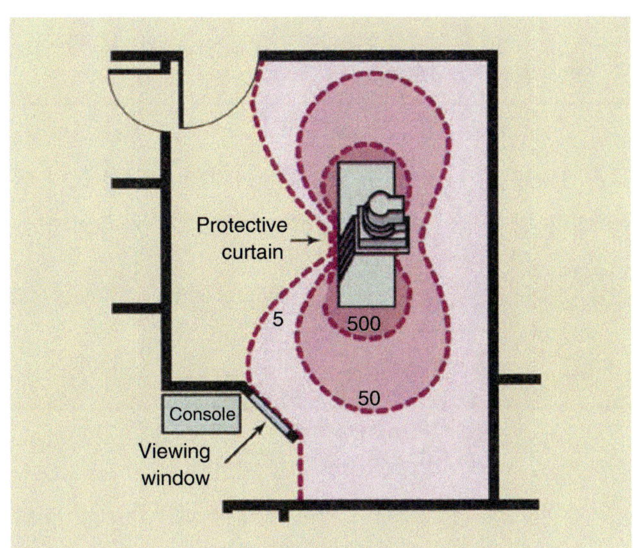

그림 35-2 일반적인 투시촬영 검사 동안의 등피폭 선량곡선(mGy_a/hr)

$$= \left(\frac{42\ mGy_a}{mAmin}\right)(1.8\ mA)(2.5\ min) = 189\ mGy_a$$

거리의 최대화

방사선원과 사람과의 거리가 늘어날수록 방사선 피폭은 급격하게 줄어든다. 이러한 감소는 제3장에서 논의된 거리역자승 법칙을 이용하여 계산된다.

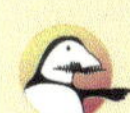

만약, 선원으로부터의 거리가 선원의 직경의 5배가 넘는다면 이는 점 선원으로 가정될 수 있다.

대부분의 방사선원은 점 선원이다. 예로 X선관 표적은 점 선원이다. 그러나 환자에서 생성되는 산란된 방사선은 점 선원으로부터 오는 것이 아니라 확장된 면적 선원으로부터 나타난다. 우선 원칙에 따라, 확장된 선원도 충분한 거리에서는 점 선원으로 간주될 수 있다.

초기에 피폭을 계산하기 위해 사용된 거리역자승 법칙은 다음으로 사용될 수 있다.

$$\frac{\text{새로운 농도}}{\text{원래 농도}} = \frac{\text{새로운 거리 제곱}}{\text{원래 거리 제곱}}$$

이 경우 선원(X선관)으로부터의 피폭은 필름의 광학밀도(OD)를 일정하게 유지하기 위해 변화된다.

거리역자승 법칙을 방사선 방호의 계산에서 사용할 때에는, 어떤 점에서 X선관으로부터의 일정한 방사선을 받는 선량으로 계산하는 것이 일반적이다.

그러므로 위의 식은 아래와 같이 된다.

$$\frac{\text{새로운 피폭}}{\text{원래 피폭}} = \frac{\text{원래 거리 제곱}}{\text{새로운 거리 제곱}}$$

식에서의 '거리' 부분이 바뀌었음을 주목하라.

거리

점 선원으로 가정하고 제곱의 역 법칙을 적용하라.

질문 : 선원과 영상 수용체와의 거리(SID)가 100 cm이고, 26 mGy_a/mAs(2.6 mR/mAs)의 세기를 가진 X선관이 70 kVp에서 동작한다. 표적으로부터 350 cm에서의 피폭량은 얼마인가?

해답 : $\frac{I_1}{I_2} = \frac{d_2^2}{d_1^2}$

$$I_2 = I_1 \frac{d_1^2}{d_2^2}$$

$$= (26\ mGy_a/mAs)\left(\frac{100\ cm}{350\ cm}\right)^2$$

$$= (26\ mGy_a/mAs)\ (0.082)$$

$$= 2.1\ mGy_a/mAs)$$

방사선학에서 방사선원으로부터 환자의 거리는 검사의 종류에 의해 고정되고 방사선사들은 방호 장벽 뒤에 위치한다.

투시촬영술에서 방사선사들은 좋은 조건의 방사선 방호 절차를 사용할 수 있다. 그림 35-2는 투시촬영 검사 동안 허리 높이에서의 대략적인 방사선 피폭 준위를 나타낸다. 구획 계획에 놓여 있는 선들은 **등피폭 선량곡선**으로 불리며 투시촬영실에서의 동일한 방사선 피폭의 위치를 뜻한다. 방사선사 또는 방사선학자들의 일반적인 위치에서 피폭 선량률은 약 3 mGy_a/hr(300 mR/hr)이다.

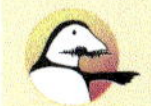

방사선사들은 투시촬영 동안, 실제로 가능한 한 환자와 멀리 떨어져야 한다.

투시촬영 검사의 일부 기간 동안에, 방사선사가 환자에 가까이 갈 필요가 없는 경우 가능한 한 멀리 떨어져야 한다. 두 발자국 뒤면, 피폭선량률은 그저 겨우 50 μGy_a/hr(5 mR/hr)에 불과하다. 이러한 피폭의 감소는 거리역자승 법칙을 따르지 않는다. 이는 투시촬영 동안 환자가 신체 내에서 생성된 산란된 X선으로 인해 확장된 방사선 원으로 간주되기 때문이다.

질문: 피폭선량률이 3 mGy_a/hr인 위치와 더 떨어져서 0.2 mGy_a/hr인 위치에서 4분 15초 동안 투시촬영 검사가 수행됐을 때 방사선 기술자들의 대략적인 피폭선량은 얼마인가?

해답: 방사선 피폭은

첫 번째 위치에서 : (3 mGy_a/hr)(4.25 min)(1 hr/60 min) = 0.21 mGy_a

두 번째 위치에서 : (0.2 mGy_a/hr)(4.25 min)(1 hr/60 min) = 14 μGy_a

그러나 두 발자국 물러서서 '거리의 최대화'의 이득을 보는 것보다 한 발자국 옆으로 물러서서 방사선사의 뒤에 서는 것이 부가적인 차폐를 제공한다.

차폐 이용

방사선원과 피폭 개인 사이에 차폐물을 설치하는 것은 방사선량의 준위를 크게 줄여 준다. 진단방사선학에서 사용되는 차폐는 일반적인 건축 자재물도 사용되지만 보통은 납으로 구성된다.

방사선 세기를 줄여 주는 방호 장벽의 크기는 재료별로 알려진 반가층(half value layer; HVL) 또는 십가층(the tenth-value layer; TVL)으로 예측될 수 있다. 반가층은 제12장에서 정의되고 논의되었다. 십가층은 유사하게 다음과 같이 정의된다.

표 35-1 다양한 관전압에 대한 납과 콘크리트의 반가층과 십가층

	반가층		십가층	
관전압	납 [mm]	콘크리트 [cm]	납 [mm]	콘크리트 [cm]
40 kVp	0.03	0.33	0.06	1.0
60 kVp	0.11	0.64	0.34	2.2
80 kVp	0.19	1.1	0.64	3.6
100 kVp	0.24	1.5	0.80	5.1
125 kVp	0.27	2.0	0.90	6.4
150 kVp	0.28	2.2	0.95	7.1

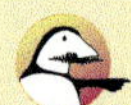

십가층은 방사선의 세기를 원래 값의 십분의 일로 줄이는 흡수체의 두께이다.

표 35-1은 40 kVp에서 150 kVp까지의 진단용 X선 빔에 대한 납과 콘크리트에 대한 십가층과 반가층의 값을 나타낸다.

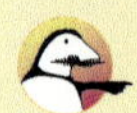

차폐

1 십가층 = 3.3 반가층

질문: 80 kVp로 작동하는 X선 영상 시스템이 100 cm SID(선원-영상 수용체와의 거리)에서 36 μGy_a/mAs를 방출한다. 이 방사선의 세기를 2.5 μGy_a/mAs 미만으로 줄이기 위해 필요한 차폐(납 또는 콘크리트)의 크기는 얼마인가?

해답: 아래 표에서 첫 번째 및 두 번째 열(column)은 방사선의 세기를 세 번째 열로 줄여 주는 두께를 나타낸다. 마지막 행은 답이다.

납(mm)	콘크리트(cm)	빔 세기(μGy_a/mAs)
0	0	36
0.19	1.1	18
0.38	2.1	9.0
0.57	3.2	4.5
0.76	4.3	2.3

질문: 흉부 방사선 촬영에 대해 125 kVp로 엄격하게 가동되는 X선 영상 시스템이 사용된다. 사용되는 빔은 0.8 mm의 납을 포함하고 있는 벽을 직접 투과한다. 만약 하중이 2배가 된다면 부가적인 차폐의 두께는 얼마인가?

해답: 하중이 2배가 되면 벽의 반대편에서의 피폭량도 2배가 된다. 표 35-1로부터 0.27 mm의 납 반가층을 확인할 수 있고 이는 초기 값을 반으로 줄이는 데 필요하다.

방사선학에서 차폐 적용의 다른 예는 방호복의 사용이다. 납 치마는 보통 0.5 mm의 납을 포함한다. 이 값은 반가층의 약 2배에 해당하고 이는 직무 피폭을 25%로 줄여준다. 실제 측정에서 위의 납 치마는 비스듬한 각도에서의 산란된 X선으로 인한 값으로 인해 약 10%로 줄어드는 것으로 나타난다.

보통 방사선 방호 핵심 원리의 적용은 이 세 가지를

모두 고려한다. 일반적인 문제는 선원으로부터 주어진 거리에서 알려진 방사선량의 준위를 포함한다. 어떠한 차폐물 뒤에 어떤 다른 거리에서의 어떠한 작업시간에 대해서도 방사선 준위는 계산될 수 있다. 이 계산 순서는 결과에 영향을 주지 않는다.

질문 : 방사선 영상 시스템의 kVp는 100 kVp를 거의 넘지 않는다. 100 cm SID에서 46 μGy_a/mAs의 방사선 세기를 나타낸다. X선 빔이 직접 투사되는 벽면의 다른 측면으로부터 책상까지의 거리는 200 cm이다. 벽이 0.96 mm의 납을 포함하고 하루 300 mAs가 예상된다. 피폭 선량이 20 μGy_a/wk로 제한된다면 하루에 몇 시간 동안 책상에서 일할 수 있는가?

해답 : 100cm에서의 하루 X선량

$(46\ \mu Gy_a/mAs)(300\ mAs) = 13.8\ mGy_a$

200 cm에서의 하루 X선량

$(13.8)(100/200)^2 = 3.45\ mGy_a$

0.96 mm 납 또는 4 반가층 뒤에서의 하루 선량

$4\ HVLs = 0.22\ mGy_a$

$= 1.1\ mGya = 1,100\ \mu Gy_a$

허가된 시간 $= \dfrac{20\ \mu Gy_a}{110\ \mu Gy_a/wk} = 0.018$주

$= 43$분

그러나 이러한 분석은 환자에 의한 X선 빔 감쇠를 고려하지 않은 값이고, 이는 약 2 십가층 또는 0.01으로 근사된다. 그러므로

0.96 mm 납과 환자 뒤에서의 하루 선량

환자$= (1,100\ \mu Gy_a)(0.01) = 11\ \mu Gy_a$

허가된 시간 $= \dfrac{20\ \mu Gy_a}{11\ \mu Gy_a/wk}$

$= 1.8$ wk(unlimited)

질문 : 만약 관리자가 책상에서 매주 24분 이상 머무른다면 선량 한도를 넘을 것으로 보이는 것을 가정한다. 어느 정도 두께의 부가적인 납 차폐가 필요한가?

해답 : 총 근무시간$= 40\ hr \times 60\ min/hr = 2,400\ min$

$$\frac{24min}{2,400min} = 0.01$$

즉 2 십가층 또는 1.6 mm의 납 차폐가 필요하다.

그림 35-3은 일반적인 의료 상황에서의 핵심 방호 원리의 사용을 나타내고 있다.

유효선량

의료 X선 촬영 동안 환자의 피폭량과 선량을 측정하기는 비교적 쉽다. 그렇지만 X선 영상은 부분적인 신체 피폭을 수반한다. 방사선 영상에서는 조직의 중요도에 따라 조정되어야 한다. 그러므로 몸 전체가 피폭되지는 않는다.

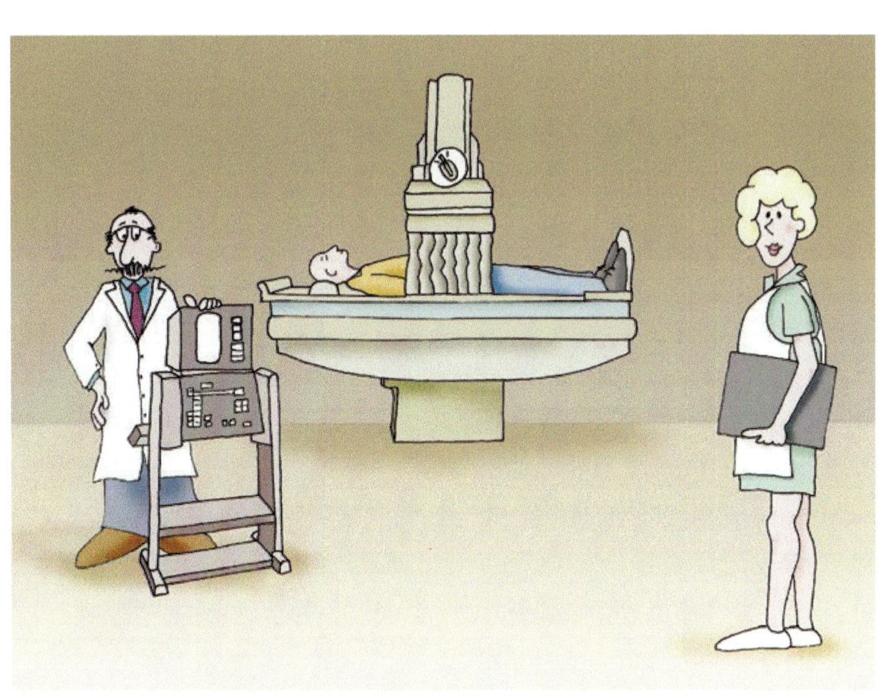

그림 35-3 방사선학에 있어서 핵심 방사선 방호 원리의 적용

표 35-2 다양한 조직에 대한 가중치

조직	조직 가중치(W_t)
생식선	0.20
골수	0.12
결장	0.12
폐	0.12
위	0.12
방광	0.05
유방	0.05
식도	0.05
간	0.05
갑상선	0.05
골 표면	0.01
피부	0.01

몸 전체에 대한 방사선 위험계수는 히로시마와 나가사키의 원폭 생존자들에 기반한다. X선 의학 영상과 같이 신체 일부만이 피폭될 때는 확률적 방사선 반응의 위험이 조직선량에 비례하기보다는 유효선량(E)에 비례한다.

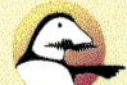
유효선량은 전신선량과 등가이다.

등가된 전신선량은 다양한 조직과 기관에 대한 방사선량을 평균한 값이다. NCRP(국가방사선방호위원회)는 다양한 조직과 기관에 대해 각각의 상대적인 방사선 감수성을 확인하였다(표 35-2).

각 조직에 대한 가중 평균 유효선량은 표 35-2에 나타내었다.

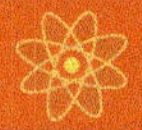
$E = \Sigma D_i W_t$

환자 유효선량

예를 들어, CT 촬영(그림 35-4)에서 환자 선량과 유효선량의 관계를 고려해 보자. 골반에 대한 CT 검사는 골반의 조직에 대해 20 mGy(2,000 mrad)의 일정한 선량을 야기한다. 다른 조직들은 조사되지 않는다.

상자 35-2에 나타난 실험은 환자 유효선량이 계산되는 방식을 나타낸다. 이 실험은 골반 CT의 유효선량이 7.4 mSv임을 보여준다.

다른 예로서, 그림 35-5에 나온 것처럼 후방-전방 흉부 방사선 촬영은 이러한 개념을 설명하는 데 도움을 준다. 이 검사에 대한 초기 입사선량은 약 100 μGy이다. 만약 피부 입사선량의 반인 50 μGy_a로 평균 조직선량을 가정한다면 유효선량은 0.014 mSv(14 μGy_a)로 상자 35-3과 같이 계산된다.

상자 35-2 CT 촬영 동안의 유효선량

복부 및 골반의 CT 촬영은 20 mGy_t(2,000 mrad)의 조직 선량을 야기한다. 유효선량은 얼마인가?

$E = \Sigma D_i W_i$
=(20) (0.2) 생식선
+(20) (0.12) 결장
+(20) (0.05) 간

표 35-2에 제시된 기타 기관들은 0의 선량을 받는다.
=4 생식선
+2.4 결장
+1 간
=7.4 mSv

상자 35-3 환자 흉부 촬영 동안의 유효선량

환자 흉부 방사선 촬영은 피부 표면 입사에서 1 μGy_t(0.001 μGy_t) 출구에서 평균 50 μGy_a(0.05 mGy_a)의 조직 선량을 야기한다. 유효선량은 얼마인가?

$E = \Sigma (D_i W_i)$
=(50) (0.12) 폐
+(50) (0.05) 유방
+(50) (0.05) 식도
+(50) (0.05) 갑상선

기타 조직들은 0의 선량을 받는다.
=6.0 폐
+2.5 유방
+2.5 식도
+2.5 갑상선
=13.5 μSv

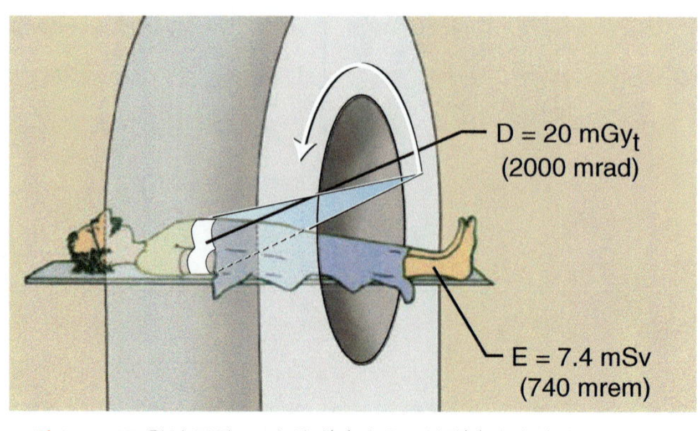

그림 35-4 CT 촬영 동안 조직 선량(D)과 유효선량(E)과의 관계

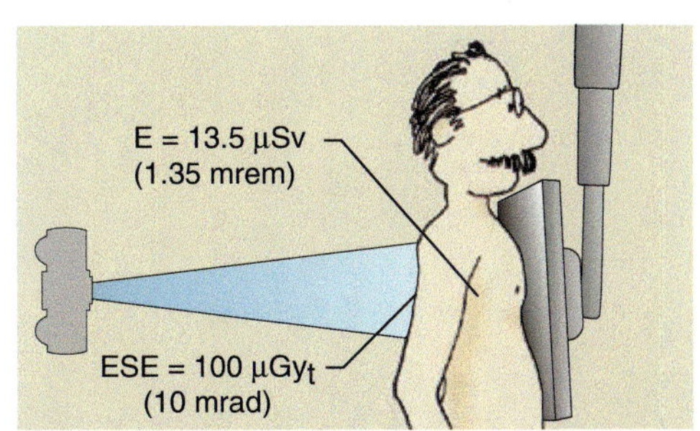

그림 35-5 흉부 촬영 전방부 및 후방부의 유효선량

방사선사의 유효선량

우리는 특히 투시촬영술 동안 모든 직무 방사선 피폭을 받는다. 방사선 촬영이나 유방 X선 촬영 동안, 촬영자는 방호 장벽 뒤에 위치하고 0에 가까운 직무 방사선 피폭을 받는다.

투시촬영술 동안, 우리는 머리와 목의 조직에 대한 선량을 측정하기 위해 개인 피폭선량계(TLD)를 그림 35-6과 같이 목에 부착한다. 신체의 몸통에 대한 조직은 특히 0의 선량을 받는다. X선 방어 앞치마가 이것을 하도록 설계되어 있다.

직무 유효선량은 1 mSv 방사선 감시 반응에 대하여 상자 35-4와 같이 추정된다.

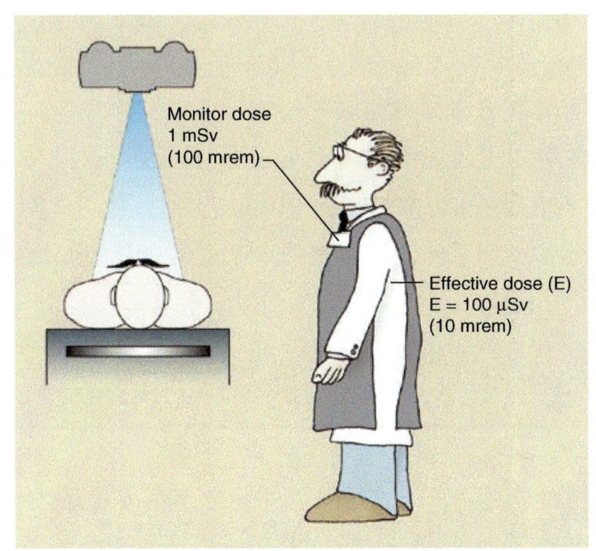

그림 35-6 직무 방사선 감시기에 기반한 직무 방사선 피폭의 유효선량

> 우리는 직무 유효선량을 감시 선량의 10%로 가정한다.

상자 35-4 직무/방사선 유효선량

직무 방사선 감시기는 1 mSv의 선량을 기록한다. 납치마를 입고 투시촬영술을 받았다면 유효선량은 얼마인가?

$E = \Sigma (D_i W_i)$

$= (1)\ (0.05)$ 갑상선

다른 조직들은 0의 선량을 받는다.

$= 0.01\ \text{mSv} = 10\ \mu\text{Sv}$

직무 감시 선량의 10%를 유효선량으로 가정하는 것은 보수적인 방법이다. 실제로는 10%보다 적다.

유효선량 개념은 제36장과 제37장에서 다시 한번 논의할 것이다. 유효선량이 방사선 위험 측정을 위하여 사용된다는 것을 상기하여야 한다.

방사성 테러

예외적으로 거의 일어나지 않지만, 테러리스트에 의한 방사선 사고에 대한 긴급 대응은 생명을 구하고 환경과 재산의 손해를 막기 위해 빠르고 완벽하게 수행되어야 한다. **긴급 대응자**들은 최초의 결정을 내리고 사건의 초기 단계에서 첫 번째 작업을 수행하는 개인들이다.

최초의 긴급 대응자는 경찰, 소방관 또는 비상 의료인이 되기 쉽다. 의료 관련 시설에서는 방사선사가 최초 대응자가 될 가능성이 있다.

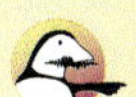

> 구조 및 응급환자는 방사선 문제보다 먼저 처리되어야 한다.

긴급 대응자들의 첫 번째 임무는 부상과 사망을 막고 피해자들에 대한 의료행위를 제공하는 것이다. 이러한 즉각적인 대응은 급성의 고선량 방사선 피폭을 제한하고, 만성 확률적 영향을 일으킬 수 있는 저선량 방사선을 제한하는 것을 포함한다. 이것이 ALARA 운영이며 방사선 방호의 핵심 원리의 적용을 포함하는 것이다: 피폭시간의 감소, 선원으로부터 거리 증가, 피해자와 선원 사이 차폐물 설치.

방사성 테러 장비

테러리스트에 의한 방사성 물질의 악의적 이용은 세 가지 장비 중의 하나로 기술될 수 있다. 방사선 피폭장

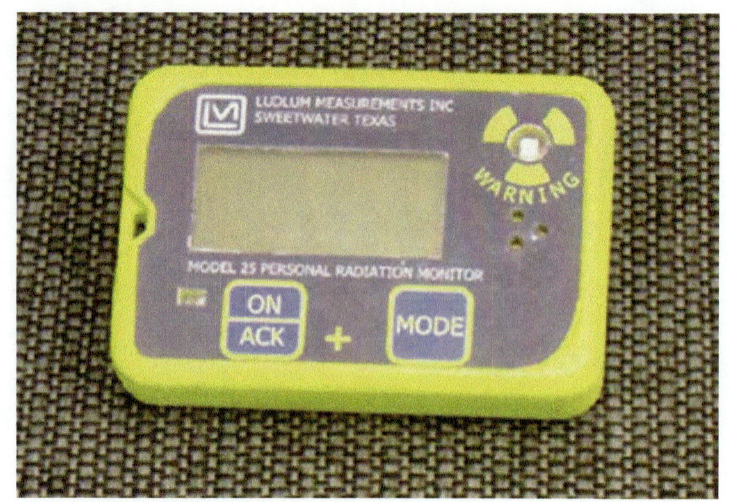

그림 35-7 방사성 테러에 대비해 특별히 설계된 방사선 검출도구

비(radiation exposure device; RED), 방사선 확산 폭탄(radiologic dispersal device; RDD), 급조형 핵 장치(improvised nuclear device; IND). 이러한 장비들의 영향을 다루는 것에는 각각에 대한 특정한 대응 기술을 필요로 한다.

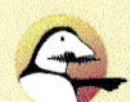
방사선 테러는 응급구조 장비 키트를 통해 안전하게 처리될 수 있다.

RED는 방사성 물질의 밀봉 선원으로 직접 사람들을 피폭한다. RED는 방사성 물질을 분산시키지 않는다. 그러므로 RED의 제염은 필요하지 않다.

RDD는 폭발했을 때 넓은 지역에 걸쳐 방사성 오염물을 분산시키는 폭탄이다. 비록 오염이 특별히 문제가 될 순 있지만 보통은 생명에 위험을 주지 않는다. RDD는 폭발성이 아닌 방사성 물질일 수 있다. 이는 분말 안개 또는 환기 시스템이나 수도에서의 기체 형태를 통해 분산될 수 있다.

IND는 핵 폭발을 일으킬 수 있는 핵 물질을 포함한다. IND는 핵폭탄으로 작용한다. 그러므로 테러리스트에 의해 사용되는 일반적인 공격 형태가 아니다. 그러나 IND가 사용되면 사망자와 폐해는 끔찍할 것이다.

방사선 방호 지침서

외부 방사선에 의한 피폭, 광자 및 입자 방사선에 의한 피폭 및 방사성 오염물질 표면으로부터 전이된 내부의 방사성 오염에 대해 방호는 고려되어야 한다. 이는 방사성 오염물질과 알려진 방사선 피폭의 수준에 대하여 경계를 설립함으로써 수행될 수 있다.

방사선 감시기구의 사용과 함께 내부 경계선은 100 Gy_a/hr(10 R/hr)의 선량률로 결정된다. 경계선 안에서는 방사성 오염의 수준이 높지 않다는 것이 증명될 때까지 높다고 가정하여야 한다.

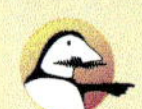
방사선에 노출되었다는 것이 개인을 방사화시키는 것은 아니다.

외부 경계선은 피폭선량이 100 mGy_a/hr(10 mR/hr)을 넘었거나 방사성 오염이 감지될 수 있도록 결정되어야 한다.

방사선 검출 및 측정장치

특정 용량을 가진 방사선 검출장치는 첫 대응자가 쉽게 사용할 수 있어야 한다. 이러한 장치는 핵 의료 실험실에 보관되면서 긴급 대응에 투입될 수 있는 방사선사와 방사선학자에게 위치가 확인되도록 권고된다.

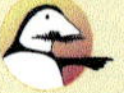
방사선 오염이 생명을 위협하는 경우는 거의 없다.

방사선 검출도구는 방사선 수준을 500 mGy_a/hr(50 R/hr)까지 측정할 수 있어야 한다. 게다가 이러한 도구들은 모호하지 않은 분명한 차이의 경고 신호를 100 μGy_a/hr(10 mR/hr)와 100 mGy_a/hr(10 R/hr) 및 500 mGy_a/hr(50 R/hr)에서 각각 내야 한다. α 및 β 방사성 오염물의 존재를 분명하게 검출할 수 있는 부가적인 도구들이 쉽게 사용 가능해야 한다.

방사성 응급구조자들은 방사성 오염을 막기 위한 표준 방호 작업복과 신발 덮개를 사용 가능하도록 해야 한다. 방호 호흡장치는 기체 방사성 오염의 경우 필요하다. 피해자의 제염이 필요할 수도 있으며 그러한 지역은 오염-청결 간의 단계가 제공되도록 경계지어야 한다.

병원의 방사선 안전 관리자의 비상 메뉴얼과 대피장소 수립과 긴급 대응자로 요청될 수 있는 사람들에 대하여 적절하고 지속적인 교육이 제공되어야 하며, 이를 감시하는 담당자들이 정해져야 한다.

요약

보건물리는 방사선 관리의 운영 측면, 연구, 교육와 관련된다. 방사선 작업에 대한 세 가지 핵심 원칙은 다음과 같다: 피폭시간의 최소화, 선원과의 거리 최대화, 방사선 피폭을 줄이기 위한 차폐 이용. ALARA는 방사선 방호의 기본적 개념을 정의한다.

유효선량은 환자 또는 방사선사에 대한 방사선 위험을 추정하기 위해 사용된다. 목 주변 칼라(collar)에 위치하고 있는 감시기의 10%를 유효선량으로 가정하는 것은 보수적이고 확률론적 반응의 과대 평가를 야기한다.

방사성 테러는 3가지 장비, 즉 방사선 피폭장비, 방사능 확산 폭탄, 급조형 핵 장치에 의해 가능하다.

도전문제

1. 다음을 정의하거나 기술하시오.
   a. 보건물리
   b. 십가층
   c. NCRP(국가방사선방호위원회)
   d. 유효선량
   e. ALARA
   f. 조직 가중치
   g. 최초 대응자
   h. clearence dally
   i. 맨해튼(Manhattan) 프로젝트
   j. LNT
2. 피폭시간에 관한 함수로써 선량에 관한 식을 기술하시오.
3. 투시조영 영상 시스템에서 5분 리셋 타이머의 역할은 무엇인가?
4. 투시조영장치가 매 mA 가동 시 테이블 위의 기준으로 35 μGy_a/mA분을 방출한다. 1.5 mA의 3.2분 투시촬영 검사 후에 개략적인 환자의 피부 입사선량(entrance skin dose; ESD)은 얼마인가?
5. 방사선 방호의 세 가지 핵심 원리는 무엇인가?
6. 방사선 촬영장치의 세기가 42 μGy_a/mAs이다. 300 mA에서 200 ms 피폭 후의 총 피폭량은 얼마인가?
7. 6번과 같은 피폭선량률에서, 1.5 mA의 3.2분 투시촬영 검사 후 환자의 피부 선량은 얼마인가?
8. 전리방사선학에서 방사선 방호의 3가지 원리들은 어떻게 최적으로 적용될 수 있는가?
9. 1 m 거리에서 1 mGy_a/hr의 세기를 가진 선원으로부터 4 m 거리에서 2 반가층 두께의 납 치마를 입은 방사선사가 10분간 피폭되었을 때 피폭선량은 얼마인가?
10. '보건물리사'라는 용어는 어떤 전시 노력 목적으로 만들어졌나?
11. 목 칼라에 위치한 투시조영 감시기에서 한 달 동안 0.9 mSv이 기록되었다. 이는 어느 정도의 유효선량을 의미하는가?
12. 20세기 동안 일어난 수명 변화에 대해 기술하고 이 변화에 대한 방사선의 영향을 기술하시오.
13. 십가층에는 몇 반가층이 포함되는가?
14. 방사선 비상 사고에서 최초 대응자들은 무엇을 해야 하는가?
15. 유효선량의 개념에 대해 논의하시오.

• 도전문제의 해답은 웹사이트 http://evolve.elsevier.com에 로그인해서 찾을 수 있다.

CHAPTER

36

방사선 방호를 위한 설계

Designing for Radiation Protection

학습목표

1. X선관에 대하여 누설 방사선 한도를 설명할 수 있다.
2. 방사선 촬영 영상 시스템의 9가지 방사선 방호 특성을 나열할 수 있다.
3. 투시촬영 영상 시스템의 9가지 방사선 방호 특성을 나열할 수 있다.
4. 1차 및 2차 방사선 방벽의 설계를 논의할 수 있다.
5. 진단 영상에서 사용되는 3가지 종류의 방사선 계측기를 기술할 수 있다.

방사선 촬영의 품질을 향상시키기 위해 설계된 현재의 X선 영상 시스템의 많은 특징들은 이전 장에서 논의되었다. X선 검사 동안 환자 방사선량을 줄이기 위한 많은 특성들도 설계되었다. 예를 들어, 적절한 빔 조리개는 영상 대조도와 환자선량 감소에 기여한다.

100가지 이상의 개인 방사선 방호장치와 보조도구들이 현재의 X선 영상 시스템과 관련된다. 방사선 촬영 또는 투시촬영 영상 시스템의 몇 가지는 특징적이고 또 몇 가지는 모든 진단용 X선 영상 시스템에 대하여 연방 규제에 의해 통제된다. 모든 진단용 X선 영상 시스템에 대해 요구되는 장치들에 대한 항목들은 아래에 기술한다.

방사선 촬영 방호의 특성

많은 방사선 방호장치들과 보조기구들은 현재의 X선 촬영 시스템과 연계된다. X선관의 방호 하우징 및 제어 판넬 2가지가 모든 진단용 X선 영상장치들에 대하여 적합해야 한다.

X선관 방호 하우징

모든 X선관은 방호 하우징(protective x-ray tube housing) 안에서만 오염되어 사용 기간 동안의 누설 방사선을 줄여야 한다.

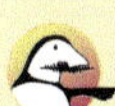

누설 방사선은 방호 하우징으로부터 1 m 거리에서 100 mR/hr(1 mGy_a/hr) 이하이어야 한다.

제어 판넬

제어 판넬(control panel)은 X선관이 가동되고 있을 때를 알려주어야 하며 피폭 상황을 알려주어야 한다. 이러한 요건은 kVp와 mA 지시기를 동시에 사용하여야 충족될 수 있다. 때때로, 시각 및 청각의 신호가 X선 빔이 사용될 때 나타난다.

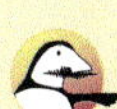

X선 빔은 방사선사들에게 분명하고 명확하게 표시되어야 한다.

선원-영상 수용체 거리 지시기

SID(선원-영상 수용체 거리, source-to-image receptor distance) 지시기가 제공되어야 한다. 관 하우징에 부착된 테이프 형태처럼 단순화되거나 레이저와 같은 발전된 형태일 수 있다.

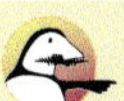

SID 지시기는 나타난 SID 2% 오차 내로 정확해야 한다.

조 준

빛의 국소화, 다양한 구경의 사각 조준기들이 제공되어야 한다. 뿔 및 조리개가 특정 검사의 조준기로 대체될 수 있다. 조준기 셔터에 의한 유용한 빔의 감쇠는 방호 하우징에 의한 감쇠와 동일해야 한다.

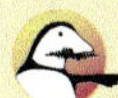

X선 빔과 광선 빔은 SID의 2% 내에서 일치하여야 한다.

질문: 대부분의 방사선 촬영은 100 cm의 SID에서 수행된다. 광선상의 투사와 영상 수용체로부터 X선 빔 간의 정도 차이는 얼마까지 인정되는가?

해답: 100 cm의 2%=2 cm

PBL

PBL는 자동이며, 빛의 국소화 및 다양한 구경 조준기들은 1974년과 1994년 사이 미국에서 제조된 X선 영상 시스템에 특히 필요하였다. 이러한 PBL(positive-beam-limiting) 장치들은 더 이상 필요하지 않고 최근 대부분의 방사선 촬영 영상 시스템의 일부분으로 필요하다. PBL은 촬영 대상자 크기에 대하여 모든 표준 SID 거리에서 조준 셔터가 자동으로 X선 빔과 영상 수용체가 같도록 보정되어야 한다.

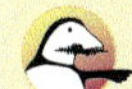

PBL은 SID 2% 내에서 정확해야 한다.

빔 조정

적절한 조준 외에도, 각 방사선 촬영관은 X선 빔과 영상 수용체의 적절한 조정을 보장하는 기계를 제공해야 한다. 만약 영상수신기가 조정되지 않는다면 광선상과 X선 빔을 조정하는 것은 좋지 않다.

여 과

모든 일반적인 진단 목적의 X선 빔은 70 kVp 이상에서 동작할 때 적어도 2.5 mmAl의 내부적으로 장착된 여과기를 가져야 한다. 50 kVp에서 70 kVp 사이에서 동작하는 방사선 촬영 관은 적어도 1.5 mmAl을 가져야 한다. 50 kVp 이하에서 최소 0.5 mmAl 여과가 요구된다. 유

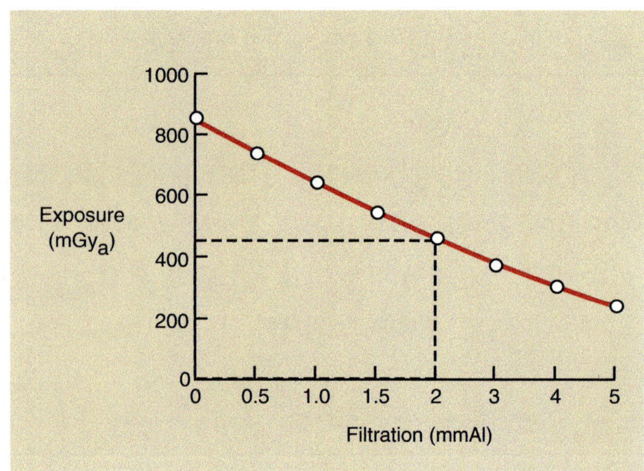

그림 36-1 2.0 mmAl 반가층에서 추가된 여과에 관한 함수로서의 X선 빔의 측정

방 X선 촬영을 위해 설계된 X선관은 일반적으로 30 μm Mo 또는 60 μm Rh 여과기를 가진다.

제8장에서 논의된 바와 같이, 전체 여과의 각 성분 두께를 측정하고 검사하는 것은 보통 물리적으로 가능하지 않다. 반가층의 정확한 측정만으로도 충분하다. 다양한 kVp 수준에 대해서 표 8-3에 주어진 값보다 반가층이 같거나 크다면 총 여과는 적절하다.

질문: 다음의 데이터는 100 ms, 100 mA, 70 kVp에서 동작하는 3가지 단계의 방사선 촬영 영상 시스템에서 얻어진 것이다. 여과가 적절한가?

부가적인 여과 (mm Al)	0	0.5	1.0	1.5	2.0	3.0	4.0	5.0
피폭 선량(mGy_a)	870	740	650	560	490	390	310	250

해답: 이 데이터의 모습(그림 36-1)은 2.0 mmAl 반가층을 나타낸다. 표 8-3은 70 kVp, 2.0 mmAl의 반가층이 충분하다는 것을 보여준다. 여과는 적절하다.

재생성

어떤 방사선 촬영 기술에서, 방사선 세기는 하나의 피폭으로부터 다른 피폭에까지 일정해야 한다. 이는 같은 기술과 방사선 세기에서의 평균 변화를 관찰함을 통해 반복된 방사선 피폭을 만드는 것으로 점검할 수 있다.

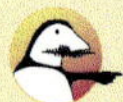
X선 세기의 변화는 5%를 넘지 않아야 한다.

선형성

근접한 mA가 사용될 때(예로서 동일한 mAs의 대한 피폭시간 동안 100 mA와 200 mA) 방사선 세기는 일정해야 한다. 피폭 시간이 일정할 때에는 mA의 증가에 비례하여 mAs가 증가하면서 방사선 세기는 mAs에 비례해야 한다.

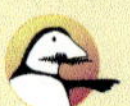
선형성에 있어 최대 허용 변화는 하나의 mA 단계로부터 근접 mA 단계까지 10%이어야 한다.

이는 분석 밖에 피폭 타이머의 부정확성을 고려한다. 방사선 세기는 mGy_a/mAs(mR/mAs)의 단위로 표현된다.

시술자 차폐

방사선사가 보통 조정 부스인 고정된 방호 장벽 밖에 방호되지 않고 있을 때 촬영 대상자를 피폭하는 경우는 없어야 한다. 피폭 제어는 조정대에 고정되어야 하며 긴 끝으로 연결되면 안 된다. 방사선사들은 피폭 동안 조정실에 있을 수는 있지만 방호복을 입은 상태여야 한다.

이동형 X선 영상 시스템

방호 납 치마는 각 이동형 X선 영상 시스템에 할당되어야 한다. 이러한 영상 시스템의 피폭 스위치는 피폭 동안 X선관으로부터 최소 2 m 거리에서 종사자가 작동 가능해야 한다. 물론, 사용되는 빔은 이 중간 거리에 놓여 있는 동안 방사선사로부터 멀어지도록 해야 한다.

투시촬영술 방호 특성

투시촬영(형광투시) 영상 시스템의 특성은 주로 환자 방사선량을 줄이기 위한 것이다. 보통 환자 방사선량이 줄면, 개인 피폭도 유사하게 줄어든다.

선원-피부 거리

어떤 X선관과 환자와의 거리가 증가하면 증가된 거리로 인해 방사선량이 줄어든다는 것을 생각할 수 있다. 이것은 사실이지만 영상 강화를 위해 피폭을 유지하기 위해서는 mA는 증가된 거리만큼 증가되어야 한다. X선 빔의 분산으로 인해, 선원-피부 거리(source to skin distance; SSD)가 증가함에 따라 필요한 투과 피폭에 대하여 표면 피부선량(ESD)은 줄어든다.

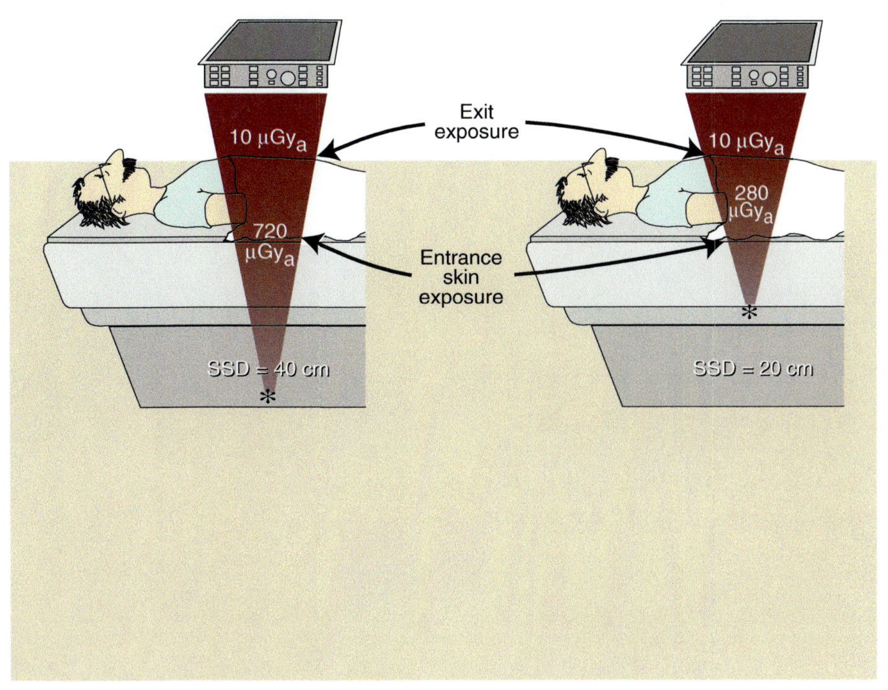

그림 36-2 환자의 피부 입사 피폭(entrance skin exposure; ESE) 은 투시촬영 X선이 테이블 위에 너무 가까이 있을 때 상당히 높다.

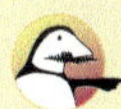

SSD는 고정형 투시촬영 장치로부터 38 cm 이하여야 하며, 이동형 투시촬영 장치로부터 30 cm 이하여야 한다.

20cm 복부가 5 반가층인 복부에 대하여 그림 36-2를 검토해보자. 투시촬영 X선관이 40 cm SSD에서 20 cm SSD로 움직이면 ESD는 크게 증가한다. 영상 증배관에서 필요한 피폭은 10 mGy_a이다.

ESD는 X선 빔의 분산에 따라 역자 승법칙으로 인해 각각 22.5 μGy_a과 40 μGy_a이다. 각 장치 외부에 5 반가층의 X선 감쇠를 더하면 각각의 ESD는 0.72 mGy_t과 1.28 mGy_t이 된다(상자 36-1).

상자 36-1 ESE에 대한 SSD의 영향

40 cm SSD로부터의 X선 빔 분산을 기초로 하여

$$\frac{I_1}{I_2} = \frac{d_2^2}{d_1^2}$$

$$\frac{I_1}{1} = \frac{60^2}{40^2}$$

$$I_1 = 22.5\ \mu Gy_t$$

20 cm SSD에서는

$$\frac{I_1}{1} = \frac{40^2}{20^2}$$

$$I_1 = 40\ \mu Gy_t$$

40 cm SSD에서 20 cm 환자로 인한 부가적인 반가층(20 cm SSD)

$2.25 \times 2^5 = 2.25 \times 32$

$= 0.72\ mGy_t$(20 cm SSD)

$4.0 \times 2^5 = 1.28\ mGy_t$

1차 방호 방벽

투시촬영 영상 촬영 부품은 1차 방호 방벽으로 역할을 하고 2 mm Pb과 동등하게 하여야 한다. 그리고 X선관과 결합되어야 하며, 촬영 대상자가 지정된 위치에 있지 않을 때 투시촬영 X선관이 가동되지 않도록 잠금장치가 되어 있어야 한다.

여과

투시촬영(형광투시) X선 빔의 전체 여과는 2.5 mm Al과 동등하게 하여야 한다. 테이블 위 진찰대 또는 X선관과 테이블 위 사이에 다른 물질은 전체 여과의 일부로서 포함되어야 한다. 여과를 모를 경우 반가층이 측정되야 한다. 표 20-3에 나타난 최소 반가층은 적절한 여과가 가정될 수 있도록 해야 한다.

조준

투시촬영 X선 빔 조준기는 I · I tube의 입력 형광체가 테이블 위 35 cm 높이에 위치하고 조준기가 완전히 열렸을 때 영상 모니터로 피폭되지 않는 경계를 볼 수 있도록 해야 한다. 자동 조준장치에 대해서는 이러한 피폭되지 않는 경계가 테이블 위 모든 높이에서 확인할 수 있어야 한다. 조준기 셔터는 테이블 위의 높이를 따라 움직여야 한다.

피폭 제어

투시촬영 피폭 제어는 dead-man 방식이어야 한다. 즉 종사자가 실신한다거나 스위치의 압력이 사라지면 피폭은 중단되어야 한다. 그렇지 않으면 당연히 종사자는 스위치에 쓰러져야 한다. 일반적인 투시촬영기 영상 촬영자의 발-페달 또는 압력 스위치는 이러한 조건을 만족시킨다.

Bucky slot 덮개

투시촬영 검사 동안, Bucky 선반은 테이블 옆에서 약 5 cm 넓이로 공간을 남기면서 생식선 수준에서 검사대의 끝부분으로 이동해야 한다. 이러한 공간은 적어도 0.25 mm Pb 등가 물질로 덮여야 한다.

방호 커튼

방호 커튼이나 판넬은 적어도 0.25 mm Pb 등가의 물질로 투시촬영기(형광투시기)과 환자 사이에 위치해야 한다. 그림 36-3은 일반적인 투시촬영기의 등피폭 선량 분포를 나타낸다. 방호 커튼과 Bucky slot 덮개가 없으면 방사선사는 몇 배 이상의 피폭을 받는다.

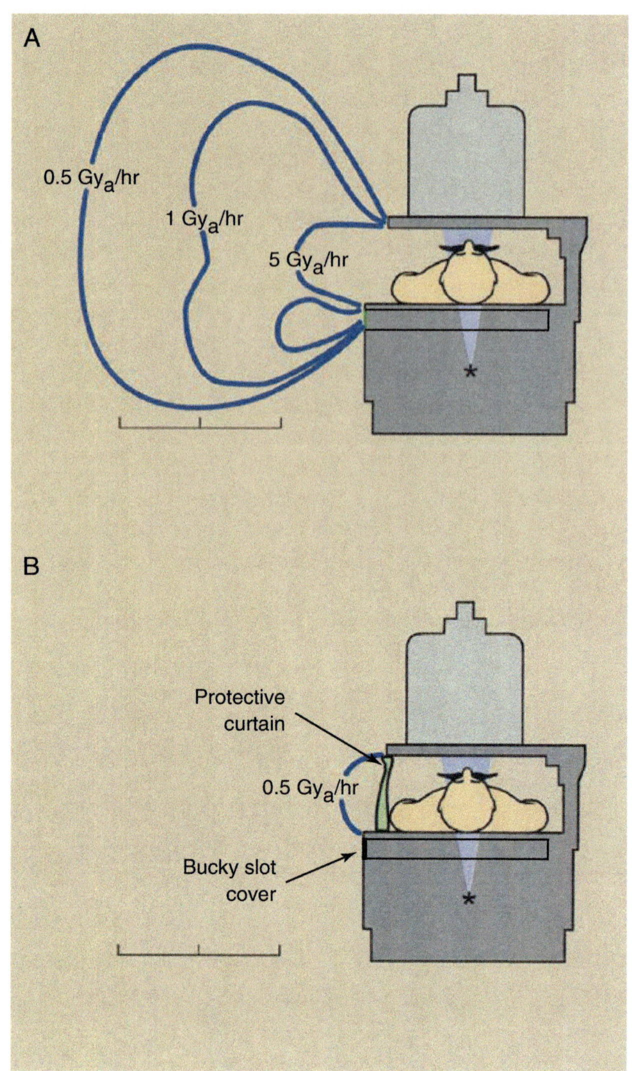

그림 36-3 (A) 차폐되지 않은 경우의 등피폭 선량도는 방호 커튼과 Bucky slot 덮개가 필요함을 시사한다. (B) 방호 커튼과 Bucky slot 덮개가 있을 때의 등피폭 선량도

누적 타이머

누적 타이머는 투시촬영 검사가 5분을 넘었을 때 음향 신호를 내는 장치로 제공되어야 한다. 이러한 장치는 방사선사가 각 과정에서 상대적인 방사선 조사 시간을 인지할 수 있도록 설계한다. 보조기사는 각 검사에서 전체 투시촬영 빔 가동시간을 기록해야 한다.

선량 면적 명세

투시촬영기의 테이블 위에서 X선 빔의 세기는 80 kVp의 각 mA의 운전 시 21 mGy$_a$/min을 넘어서는 안 된다. 높은 수준의 제어 옵션이 없다면, 투시촬영 검사의 세기는 100 mGy$_a$/min을 넘어서는 안 된다. 높은 *수준의 옵션*이 제공된다면 검사대 위의 최대 세기는 *200 mGy$_a$/min*이다. 영화 방사선 촬영장치나 비디오 촬영장치와 같이 영상이 기록된다면 X선 제한은 없다.

환자에 대한 전체 발암 위험(확률론적 영향)은 피폭된 조직의 부피와 조직 방사선량과 관련된 유효선량(E)에 달려 있다. 국소적으로 위치하는 에너지와 관련된 조직 방사선량은 조직손상(결정론적 영향)의 가능성을 가장 잘 반영하는 양(quantity)이다.

선량 면적 명세(dose area product; DAP)는 선량뿐만 아니라 조사된 조직의 부피를 반영하는 양이다. 그러므로 DAP는 선량보다는 위험을 지시하는 것으로 볼 수 있다. DAP는 cGy-cm^2(R-cm^2)로 표현된다.

DAP는 선량이 변하지 않는다 하더라도 방사선 영역의 크기에 증가에 따라 증가한다. 작은 방사선 영역은 적은 양의 조직은 피폭시키므로 낮은 DAP를 가져오고 낮은 위험을 가져온다.

DAP는 방사선 촬영 및 투시촬영 영상 시스템으로부터의 최종 방사선을 감시하기 위해 사용될 수 있다. DAP 미터기는 X선 영상 시스템에서 더 일반적이 되고 있다. 일반적으로 방사선 투과장치는 조준기 아래의 선원 근처에 환자보다 먼저 빔이 진입하도록 위치한다.

빔이 환자에게 진입하는 입구인 피부 손상에 대한 위험도는 DAP 측정을 피부에서의 빔 넓이로 나눔으로써 구할 수 있다. DAP를 방사선 세기를 감시하기 위해 사용하는 것은 방사선 관리 절차를 보완하고 환자 피폭 선량을 낮추기 위한 좋은 방법이다.

방호 방벽의 설계

개인 X선 검사실 또는 방사선 구역을 설계하는 데 있어서, 일반적인 건축 특성만을 고려하는 것은 충분하지 않다. 검사실에서의 X선 영상 시스템의 위치에 대한 많은 고려가 필요하다.

방사선 안전을 목적으로 설계할 때 옆 공간의 활용은 매우 큰 중요도를 가진다. 그것은 종종 방호 방벽으로 포함되며 보통은 X선 검사실의 벽으로 여러 겹의 납으로 구성된다. 만약 방사선 시설의 위층에 위치한다면 바닥에 대한 차폐 또한 필요할 수 있다.

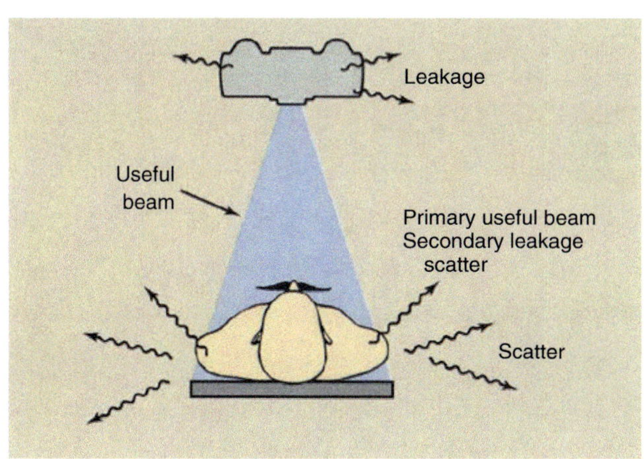

그림 36-4 방사선의 3가지 종류(사용빔, 누설 방사선, 산란 방사선)가 X선 검사실의 1차 방벽을 설계 시 고려되어야 한다.

방호 방벽을 설계할 때에는 많은 요소들을 고려해야 한다. 여기서는 단지 기초적이고 기본적인 정의에 대해서만 다룬다. 새로운 X선 시설을 설계하거나 리모델링할 때는 언제나 의학 물리학자가 적절한 방사선 차폐의 설계에 대한 논의에 참여해야 한다.

방사선의 종류

방호 장벽 설계를 위해서는 3가지 종류의 방사선이 고려된다(그림 36-4). 1차 방사선은 가장 강하므로 가장 위험하고 차폐가 가장 어렵다.

흉부 부분이 벽의 지정된 곳에 위치하면, 때때로 흉부 부분 뒤에 나머지 벽들에 대해 제공되는 것과 달리 직접적으로 차폐를 제공하는 것이 필요할 수 있다. 사용 빔이 직접 투사되는 모든 벽들은 **1차 방호 방벽**(primary protective)으로 지정된다.

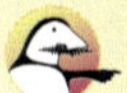 1차 방사선은 사용되는 빔이다.

나무 판넬이나 석재판에 붙어 있는 납은 1차 방호 방벽으로서 가장 많이 사용된다. 이러한 납 차폐는 다양한 두께로 사용이 가능하고 제곱 feet당 파운드의 단위로(lb/ft^2) 건축가와 도급자들에게 사용되고 있다.

콘크리트, 콘크리트 블록, 또는 벽돌은 납 대신에 사용될 수 있다. 대략, 4인치의 콘크리트 조합(masonry)은 1/16인치 납과 등가이다. 표 36-1은 사용 가능한 납 두께와 등가인 콘크리트 두께를 나타내고 있다.

표 36-1 1차 방호 방벽에 대한 납과 콘크리트의 등가

납			콘크리트	
mm	in	lb/ft^2	cm	in
0.4	1/64	1	2.4	$1\frac{3}{8}$
0.8	1/32	2	4.8	$1\frac{7}{8}$
1.2	3/64	3	7.2	$2\frac{7}{8}$
1.6	1/16	4	9.6	$3\frac{3}{4}$

2차 방사선에는 **산란 방사선**과 **누설 방사선**의 2가지 종류가 있다. 산란 방사선은 사용 빔이 어떠한 물체에 의해 가로막히면서 X선이 산란될 때 생긴다. 방호 차폐 설계를 위하여 산란 물체는 방사선의 새로운 선원 중 하나

로 간주할 수 있다. 방사선 촬영과 투시촬영 동안 환자는 가장 중요한 산란 물체이다.

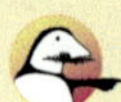
환자로부터 1 m 떨어진 곳에서의 산란 방사선의 세기는 환자에 대한 사용 빔의 약 0.1% 세기이다.

질문: 환자 피부 입사피폭이 신장, 요관, 방광(kidneys, ureter, bladder; KUB)에 대하여 4.1 mGy_a(410 mR)이다. 환자로부터 1 m와 3 m 거리에서 대략적인 방사선 피폭은 얼마인가?

해답: 1 m에서: $4.1\ \mu Gy_a \times 0.1\% = 4.1\ mGy_a \times 0.001 = 4.1\ \mu Gy_a$
3 m에서: $4.1\ mGy_a \times (1/3)^2 = 4.1\ \mu Gy_a \times (1/9) = 0.46\ \mu Gy_a$

누설 방사선은 사용 빔이 아닌 다른 모든 방향에서의 X선관 하우징으로부터 방출된다. 만약 X선관 하우징이 적절하게 설계된다면, 누설 방사선은 1 m 거리에서의 규제 한도인 1 mGy_a/hr(100 mR/hr)을 넘지 않을 것이다. 비록 실제에서, 누설 방사선 수준은 한도보다 매우 낮지만 1m 거리에서 1 mGy_a/hr는 방호 장벽 계산에 대해 사용된다.

방호 장벽은 **2차 방호 방벽**이라 불리는 2차 방사선으로부터의 영역을 차폐하기 위해 설계된다. 2차 방호 방벽은 항상 1차 방호 방벽보다 얇다.

종종 납은 계산의 결과가 0.4 mm Pb보다 작기 때문에 2차 방호 방벽에 필요하지 않다. 이런 경우, 일반적인 석고보드나 유리 또는 납 아크릴이 적절하다.

표 36-2 2차 방호 방벽에 대한 등가물질 두께

계산된 납	대체물(mm)			
	철	유리	석고	나무
0.1	0.5	1.2	2.8	19
0.2	1.2	2.5	5.9	33
0.3	1.8	3.7	8.8	44
0.4	2.5	4.8	12	53

2차 방호 방벽인 많은 벽들은 5/8인치 석고보드의 4배 두께로 적절하게 방호될 수 있다. 조정대의 장벽은 2차 방호 방벽이다. 사용 빔은 절대 작업대 부스를 향하지 않는다. 석고 보드의 4배 두께나 1/2인체의 유리막이 필요한 전부일 수 있다. 때때로 1/2인치에서 1인치 사이의 유리벽이 조정 부스 방벽으로 사용될 수 있다. 표 36-2는 2차 방호 방벽 물질들에 대한 등가 두께를 나타낸다.

질문: 권고된 일반인 선량 한도인 1 mSv/wk(100 mrem/wk)의 몇 %가 X선관과 환자로부터 3 m 떨어진 제어 부스에 주어지는가? X선 30 μGy_a/mAs의 세기를 나타내고 주당 가동 시간은 평균 100 mA에 5분(일반적인 가정)이라고 가정한다.

해답: 산란 방사선으로부터 방벽은 다음을 받는다.
전체 1차 방사선 $= 30\ \mu Gy_a/mAs \times 10\ mA \times 5\ min \times 60\ s/min = 900{,}000\ \mu Gy_a$
산란 방사선 $= 900{,}000\ \mu Gy_a \times 1/1{,}000 \times (1/3)^2 = 10\ \mu Gy_a$
누설 방사선으로부터 방벽은 다음을 받는다.
1 m 거리에서 누설 방사선 $= 1\ mGy_a \times 5/60\ hr = 0.083\ mGy_a = 83\ \mu Gy_a$
3 m 거리에서의 누설 방사선 $= 83\ \mu Gy_a (1/3)^2 = 9\ \mu Gy_a$
전체 2차 방사선 $= 100\ \mu Gy_a + 9\ \mu Gy_a$
$= 109\ \mu Gy_a$ 또는 권고된 선량 한도의 11%

이러한 분석은 의료 환경에서 대표적인 방법이다. 예측된 피폭은 제어 부스 방벽에서 일어나고 방사선 기술자에 대한 것이 아니다. 방벽과 부가적인 거리의 조합은 기술자의 피폭을 줄여 준다. 이것이 방사선 촬영 동안 개인 방사선 피폭이 작은 이유이다.

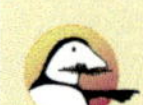
방사선사는 대부분의 직무 피폭을 투시조영 검사 동안 받는다.

방호벽 두께에 영향을 주는 인자

필요한 방호 장벽 두께를 계산할 때 많은 인자들을 고려해야 한다. 이러한 인자들에 대한 철저한 논의는 이 책의 범위 밖이다. 그러나 각각에 대한 정의는 관련되는 문제의 이해에 있어서 유용하다.

거리. 방벽의 두께는 방사선원과 방벽 간의 거리에 따라 변화한다. 거리는 X선 실의 벽 내부로부터가 아니라 근접 점유된 지역으로부터이다.

X선 영상 시스템 쪽의 벽은 검사실의 다른 벽들보다

추가적인 차폐가 아마도 필요하다. 이러한 경우, 누설 방사선은 산란 방사선 또는 심지어 사용 방사선보다 위험할 수 있다. X선 영상 시스템을 검사실 중앙에 위치시키는 것이, 어느 하나의 벽이 특별히 강한 방사선 피폭을 받는 것을 막기 때문에 이상적이다.

점유. 사용 중이면서 차폐되고 있는 영역이 가장 중요하다. 만약 이 영역이 거의 사용되지 않는 벽장이나 저장실이라면, 주당 40시간 일해야 하는 사무실이나 연구실인 곳보다 요구되는 차폐가 더 적을 것이다.

이 개념은 **점유시간 인자**(T; time of occupancy factor)를 반영한다. 표 36-3은 NCRP(방사선 방호와 측정에 관한 국가 위원회)에 의해 제안된 다양한 영역의 직무 수준을 나타낸다.

표 36-3 NCRP에 의해 제안된 X선 검사실에 근접한 영역에 대한 점유 수준

점유	영역
최대	작업 영역(예: 사무실, 연구실, 가게, 병실, 간호사 휴게실, 거주 지역, 놀이실, 근처 빌딩에 의해 사용되는 지역)
자주	복도, 휴게실, 환자 병실
가끔	대기실, 계단, 빈 엘리베이터, 재봉사 벽장, 바깥지역

통제. 방사선 종사자와 개인이 주로 있는 영역을 **통제 지역**이라 부른다. 통제 지역에 대한 설계 제한은 권고된 직무 선량 한도에 기초한다. 그러므로 방벽은 영역 내에서의 종사자에 대한 피폭을 1 mSv/wk 이하로 줄일 수 있도록 해야 한다.

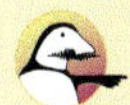

통제 지역에 대한 설계 제한은 권고된 연간 선량 한도인 50 mSv/yr에 근거한다.

통제 외 지역은 누구에 의해서도 사용될 수 있다. 그러므로 최대 피폭율은 권고된 일반인 선량 한도인 1 mSv/yr에 근거한다. 이는 20 μSv/wk와 등가이며 통제외 지역에 대한 설계 제한이다. 게다가 방호 방벽은 한 시간 동안 어떤 개인도 25 μSv 이상 피폭받지 않도록 보장되어야 한다.

하중. X선 검사실에 필요한 차폐는 검사실 안의 방사능의 수준에 관계된다. 많은 수의 검사가 수행될수록 더 두꺼운 차폐가 요구된다.

이러한 특성은 **하중**(W, workload)으로 불리며 mAmin/wk의 단위로 표현된다. 사용되는 일반적인 X선 검사실의 경우 하중은 500 mAmin/wk이다. 개인 사무실에서의 하중은 100 mAmin/wk 이하이다.

질문: 공립 병원에 대한 계획으로 2개의 X선 검사실이 필요하다. 각 검사실의 예측되는 환자 수는 하루 15명이고 각 환자는 평균 80 kVp, 70 mAs에서 3장의 필름을 사용한다. 각 검사실의 예상되는 하중은 얼마인가?

해답: 15명 환자/하루 × 5일/1주=75명 환자/주

75명 환자/주 × 3장 필름/환자=225장 필름/wk

225장 필름/주 × 70 mAs/필름=15,750 mAs/wk

$$15{,}750\ \text{mAs/주} \times \frac{1\text{분}}{60\text{초}} = 262.5\ \text{mAmin/wk}$$

방사선 촬영과 투시촬영 영상 시스템의 조합에 대하여 방벽 계산을 할 때는 보통 방사선 촬영 하중 수요만이 고려된다. 투시촬영 X선관을 사용할 때에는 투시촬영 검사 화면 형태의 1차 방호 방벽이 사용되는 X선 빔을 차단한다. 결과적으로 1차 방벽 요건은 방사선 촬영 X선 빔에 대해서보다 투시촬영 X선 빔이 많이 적다.

사용인자. 특정 방호 방벽을 향해 X선 빔이 가동되고 있는 시간의 비율을 방벽에 대한 **사용인자**(use factor: U)라 부른다. NCRP는 벽에 대한 사용인자로 1/4을, 바닥에 대한 사용인자로 1을 권고한다.

연구 결과들은 이러한 권고들이 매우 높고 따라서 매우 보수적인 것을 보여주었다. 많은 의학 물리학자들이 1차 방벽이 실제로 존재하지 않음을 주장하였다. 사용되는 빔이 항상 환자와 영상 수용체에 의해 차단되므로 모든 방벽들은 2차 방벽이다.

만약 X선 검사실이 특별한 설계를 가지고 있다면, 다른 사용인자가 할당될 수 있다. 흉부 방사선 촬영에 대해서만 엄격하게 설계된 검사실은 사용인자가 1인 하나의 벽만을 가진다. 다른 벽들의 경우 1차 방사선에 대해 0의 사용인자를 가지고 따라서 2차 방벽으로 간주된다.

천장은 거의 항상 2차 방벽으로 고려된다. 2차 방벽에 대해서는 누설 및 산란 방사선이며 X선관이 가동되는 100% 시간 동안 존재한다.

kVp. X선 방호 방벽의 설계에 있어 가장 마지막 고려는 X선 빔의 투과력이다. 방호 방벽 계산을 위하여 kVp는 투과력의 척도로 사용된다. 대부분의 최신 X선 영상

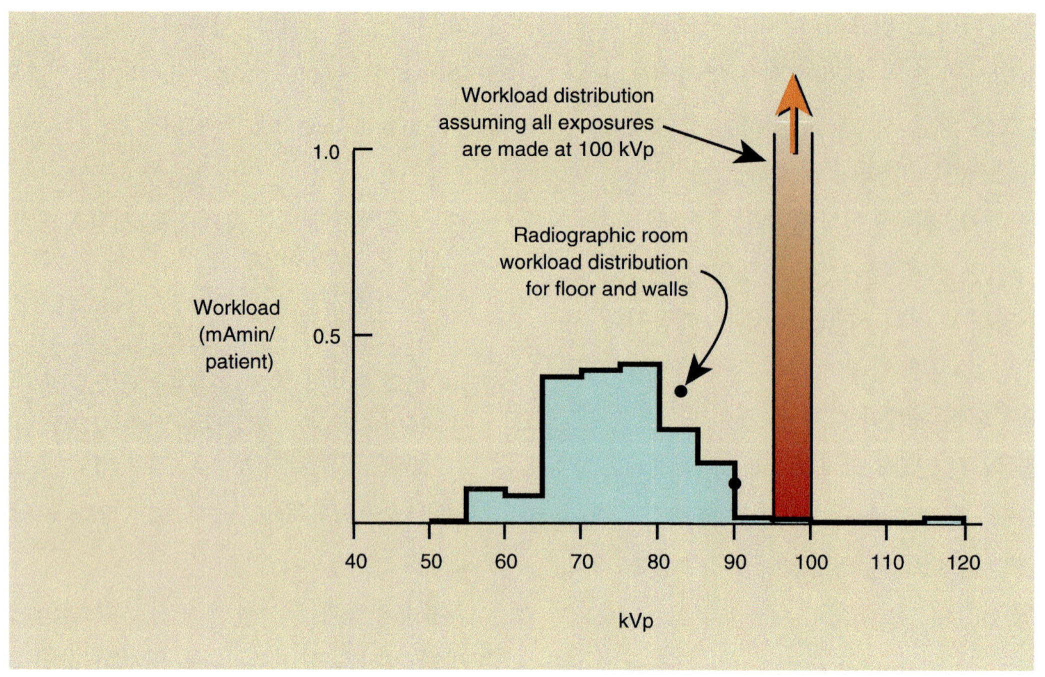

그림 36-5 전압의 하중 분포

시스템은 최대 150 kVp까지 가동될 수 있도록 설계되어 있다. 그러나 대부분의 검사에서 평균 75 kVp에서 수행된다.

보통 고정된 전압이 가정되며 이는 실제 사용되는 값보다 높은 값을 사용한다. 방사선 촬영에 대해서는 100 kVp, 유방 X선 촬영법에서는 30 kVp이 가정된다. 그러므로 방호 방벽은 너무 얇기보다 너무 두꺼울 가능성이 훨씬 크다.

대안으로서, 그림 36-5와 같은 하중 분포가 사용될 수 있다. 하중 분포는 더 정확한 요구 방벽 두께를 도출한다.

전체 빔 가동시간은 항상 예상 시간보다 적다. 평균 kVp는 보통 100 kVp보다는 75 kVp에 가깝다.

계산은 환자와 영상 수용체가 사용 빔을 항상 차단한다는 사실을 고려하지 않는다. 그러므로 계산이 X선 검사실 외부에 대하여 선량 한도인 1 mSv/wk 또는 20 μSv/wk로 이루어진다 하더라도, 실제 피폭은 선량한도의 1/10을 넘는 경우가 거의 없다. 자신을 위해 이것을 확인해야 한다. 1주일간 kVp, mAs, 빔 방향에 대한 기록을 보유하여야 한다.

방사선 검출과 측정

관련 도구들이 방사선을 검출하거나 측정하기 위해 또는 모두를 수행하기 위해 설계된다. 검출을 위한 설계 장치는 보통 **펄스** 또는 **비율(rate)** 모드로 동작되며 방사선의 존재 여부를 알기 위해 사용한다. 펄스 모드는 방사선의 존재 여부를 똑딱거림(ticking), 째각거림(chirping), 또는 울림(beeping) 소리로 나타낸다. 비율 모드에서 도구의 반응은 mR/hr(mGy_a/hr) 또는 R/hr(Gy_a/hr)로 나타난다.

방사선의 세기를 측정하기 위해 설계된 도구는 보통 **적분** 모드로 작동한다. 이 도구들은 신호를 집적하고 전체 피폭(mR 또는 R)으로 반응한다. 이를 **방사선량 측정방법(dosimetry)**이라 부르고, 방사선 측정 장치를 **방사선량 측정기(dosimeter)**라 부른다.

초기의 방사선 검출장치는 사진 유제(photographic emulsion)였다. 이는 여전히 방사선 측정과 검출의 주요한 방법이다. 그러나 몇몇의 적용 분야에서 좀 더 선호되는 특성을 가진 다른 장치들이 개발되어 왔다. 표 36-4는 현재 사용 가능한 방사선 검출 및 측정 장치의 대부분을 그들의 주요 특성과 용도에 관한 내용과 함께 나열하고 있다.

진단방사선학에 있어 필름은 방사선 사진촬영 및 개인 피폭선량계(F/B)의 2가지 주요 응용 분야가 있다. 사진 촬영 과정은 제12장에서 논의되었고, 방사선 모니터

표 36-4 방사선 검출 및 측정장치 특성과 용도

장치	
광 검출기	제한된 범위, 민감, 에너지 의존성, 개인 감시기, 감광 유제 화상화(emulsion imaging)
전리함	넓은 범위, 정확성, 휴대 가능, 1 mR/hr 수준의 방사선 조사
비례계수기	실험실 도구, 정확성, 민감 작은 양의 핵종 분석
가이거-뮐러 계수기	100 mR/hr까지로 제한, 휴대 가능, 낮은 선량 및 방사성 오염 조사
열형광 선량계	넓은 범위, 정확성, 민감, 개인 감시기, 고정 형태, 지역 감시기
광자극 발광 선량계	넓은 범위, 정확성, 민감, 최신의 개인 감시 장치
섬광 검출	제한된 범위, 매우 민감, 고정형 또는 휴대용 도구, 광 분광기, 화상화(imaging)

로의 필름 이용은 제37장에서 자세히 논의된다.

4가지 다른 종류의 방사선 검출장치는 진단방사선학에서 특별한 중요도를 가진다. 기체 봉입형 방사선 검출기는 방사선의 세기를 측정하고 방사성 오염을 검출하는 도구로 널리 쓰인다. 열형광 선량계(thermoluminescence dosimetry; TLD)와 광자극 발광(optically stimulated luminescence; OSL) 선량계는 환자와 개인 방사선 감시기 둘 모두 사용된다. 섬광 검출은 감마 카메라의 기초 원리로서 핵의학의 영상장치로 사용된다. 또한 CT와 디지털 방사선 촬영 영상 시스템에서도 사용된다.

기체-봉입형 검출기

세 가지 종류의 기체 봉입형 방사선 검출기가 사용된다. 전리함, 비례 계수기, 가이거-뮐러 검출기. 비록 반응 특성에 따라 용어가 다르지만, 각각의 동작 원리는 같다. 방사선이 기체를 지나가면, 방사선은 기체 원자를 전리시킨다. 전리로 인해 방출된 전자는 방사선 세기에 비례하는 전기 신호로 검출된다.

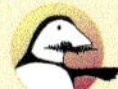

2차 방벽의 사용 인자는 항상 1이다.

그림 36-6과 같은 이상적인 기체-봉입형 검출기를 가정하자. 이는 공기 또는 다른 기체들로 채워진 실린더로 구성된다.

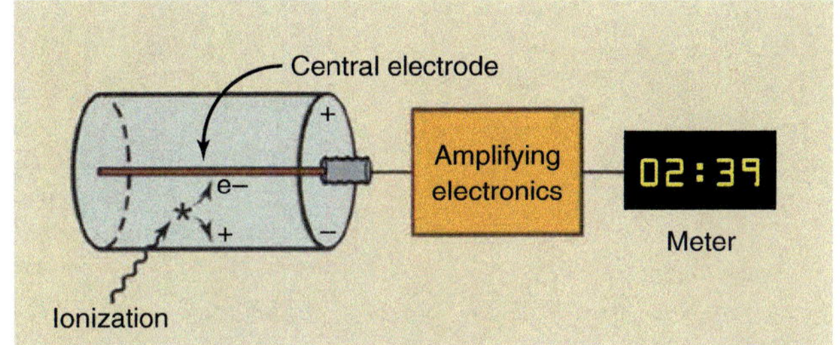

그림 36-6 이상적인 기체-봉입형 검출기는 중앙 수집 전극과 기체가 들어 있는 실린더는 구성된다. 전리함의 중앙 전극과 벽 사이 전압이 유지되면, 전리를 통해 생성된 전자가 수집되고 측정된다.

실린더의 중심축을 따라 **중앙 전극(central electrode)**이라 불리는 고정된 전선이 위치한다. 만약, 중앙 전극과 벽면 사이에 전극은 양으로 벽면은 음으로 전압이 걸리면, 전리함 안 전리에 의해 자유롭게 된 전자들이 중앙 전극으로 모여들 것이다.

이러한 전자들은 전자의 펄스 또는 지속적인 전압으로써 전기 신호를 형성한다. 이러한 전기 신호들은 증폭되고 측정된다. 신호의 세기는 전리를 일으키는 방사선의 세기에 비례한다.

일반적으로 전리함이 클수록 더 많은 기체 분자의 전리가 가능하므로 더 민감한 도구가 된다. 유사하게, 전리함의 압력이 높아지면 더 많은 수의 분자가 전리가 가능하므로 더 높은 민감도를 가져온다.

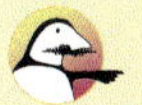

기체의 전리는 기체-봉입형 방사선 검출기의 기본 원리이다.

민감도는 **정확도**와는 다르다. 높은 수준의 정확도는 장치가 **방사선 조사야의 세기**를 정확하게 측정하고 검출할 수 있음을 의미한다. 장치 정확도는 장치의 전기적 설계 전체에 의해 결정된다.

재결합 영역. 이상적인 기체-봉입형 검출기함에 걸린 전압이 0에서 높은 수준으로 천천히 증가하면, 고정된 방사선 세기의 존재에 대한 전기적 신호가 단계적으로 증가한다(그림 36-7). 첫 번째 단계에서는 전압이 매우 낮고 중앙 전극으로 어떠한 전자도 수집되지 않는다. 생성된 이온쌍은 재결합된다. 이는 **재결합 영역**으로 알려져 있으며, 그림 36-7에서 *R(recombination)*단계이다.

전리함 영역. 전리함의 전압이 증가함에 따라 전리로 인해 생긴 자유전자들이 중앙 전극으로 이동하고 수집

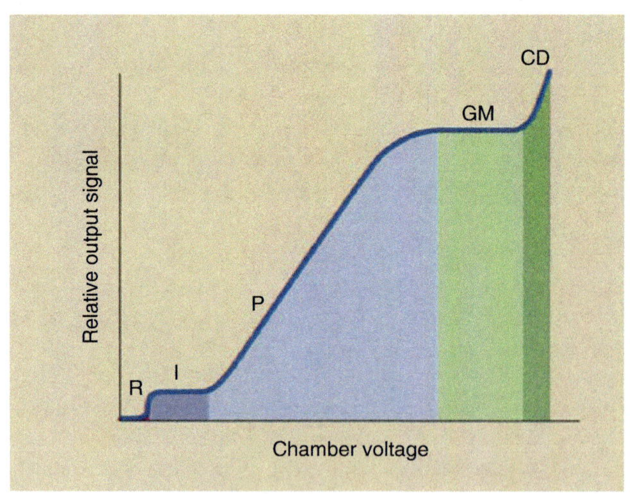

그림 36-7 전리함에 걸린 전압이 증가함에 따라 기체-봉입형 검출기 신호의 크기도 단계적으로 증가한다.

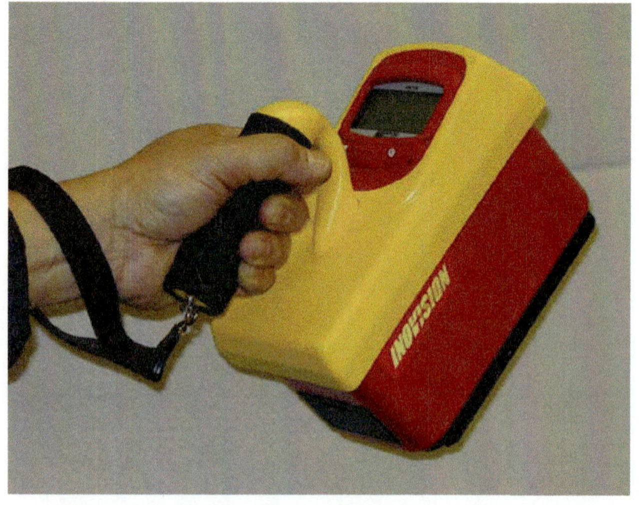

그림 36-8 이 휴대용 전리함 조사도구는 10 μGy_a/hr 이상의 피폭선량이 있을 때의 방사선 조사에 유용하다.

되는 조건이 만족된다. 이것이 일어나는 전압은 전리함의 설계에 따라 달라진다. 그러나 대부분의 일반적인 장치에서는 100~300 V 범위에서 일어난다.

기체-봉입형 검출기의 동작 곡선에서의 이 부분은 **전리 영역(ionization region)**으로 알려져 있고 그림 36-7에서 *I*로 나타나 있다. 전리함은 이 영역에서 동작한다.

몇 가지 다른 종류의 전리함이 방사선학에서 사용된다. 가장 흔한 형태는 휴대용 검사도구(portable survey instrument: 그림 36-8)이다. 이 도구는 기본적으로 지역 방사선 조사에 사용된다. 이 도구는 10 μGy_a/hr(1 mR/hr)에서부터 수천 Gy_a/hr(R/hr)까지의 넓은 범위의 방사선 세기를 측정할 수 있다.

전리함은 투시촬영기 근처, 방사성 핵종 생성기 및 주사기, 치료상 방사성 물질이 투입된 환자의 근처, 그리

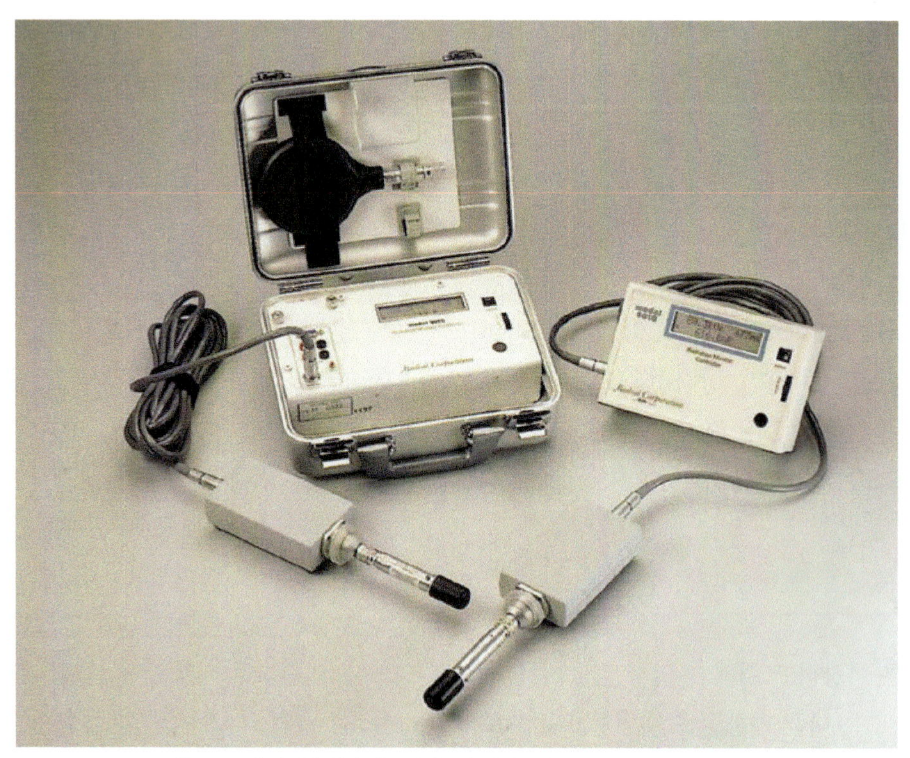

그림 36-9 이 전리함 선량계는 진단 X선 빔의 정확한 측정을 위해 사용된다.

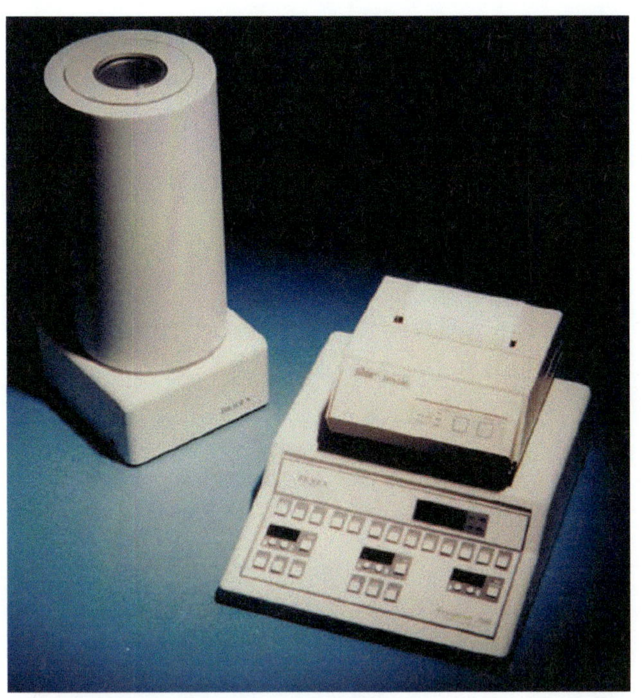

그림 36-10 이러한 형태의 전리함은 *선량 보정기*라 불린다. 이는 방사성 물질의 양을 정확하게 측정하기 위한 핵의학에서 사용된다.

고 방호 방벽 외곽에서 방사선의 세기를 측정하기 위해 선택된다. 그 외에는 좀더 정확한 전리함이 진단 X선 영상 시스템의 방사선 세기의 정확한 보정을 위해 사용된다(그림 36-9).

정확한 전리함의 또 다른 응용은 그림 36-10과 같은 선량 보정기이다. 이러한 장치들은 핵의학 연구실에서 방사성 물질을 분석하는 데 사용된다.

비례 영역. 이상적인 기체-봉입형 검출기의 전압이 상위 전리 영역까지 증가함에 따라, 1차 전리에 의해 생성된 봉입 기체의 전자들은 중앙 전극으로 더 빠르게 가속된다. 전자가 빨라질수록 전자들이 중앙 전극으로 이동하면서 부가적인 전리를 생성할 가능성이 커지게 된다. 이러한 부가적인 전자에 의한 부가적인 전리를 **2차 전자(secondary electrons)**라 한다.

2차 전자 또한 중앙 전극으로 이동하고 수집된다. 이러한 형태로 수집되는 전자의 수는 전리함 전압에 따라 증가한다. 이러한 결과는 각 1차 전리보다 큰 전기 펄스를 가져온다. 이러한 단계의 전압-반응곡선이 **비례 영역(proportional region)**으로 알려져 있다.

비례 계수기는 매우 작은 양의 방사능을 분석하는 데 있어 고정하여 사용하는 실험실 도구로서 주로 사용되는 민감한 계측기이다. 비례 계수기의 주요 특징 중 하나는 특별히 알파선과 베타선을 구별할 수 있어 유용하다는 것이다. 그럼에도 불구하고, 비례 계수기는 의료 방사선학에 있어서는 거의 사용되지 않는다.

가이거-뮐러 영역. 이상적 기체-봉입형 전리함에 대한 전압 반응곡선의 네 번째 영역은 **가이거-뮐러(Geiger-Muller; G-M)** 영역이다. 이 영역에서 가이거 계수기가 동작한다.

G-M 영역에서 전리함에 걸린 전압이 충분이 높을 때 하나의 전리가 일어나면, 2차 전자의 매우 짧지만 격렬한 연쇄 반응이 유사하게 연속적 반응(cascade)으로 생성된다. 이러한 효과는 기체의 거의 모든 분자를 전리시키고 많은 수의 자유전자를 생성시킨다.

하나의 전리 이후 연속적인 전리가 곧이어 일어난 후, 만약 검출기의 봉입 기체가 초기 상태로 회복되지 않으면 검출기는 2차 전리에 대하여 반응할 수 없을 수도 있다. 그러므로 전리함이 초기 상태로 돌아갈 수 있도록 하는 **소광제(quenching agent)**가 가이거 계수기의 봉입 기체에 더해진다. 연속적인 전리가 검출될 수 있다. 검출 가능한 전리 간의 최소 시간은 **분해시간(resolving time)**으로 알려져 있다.

가이거 계수기는 핵 의학 연구실에서 오염을 통제하는 데 사용된다. 검출기는 휴대용 검사도구로서 작업장 표면이나 실험실 기구에서 방사성 오염의 존재를 검출한다.

가이거 계수기는 다양한 조건의 방사선을 보정하기가 어렵기 때문에 선량계로서는 적절하지 않다. 가이거 계수기는 단일 전리를 검출하고 알려주는 데 매우 민감한 도구이다. 계수기가 음향 증폭기와 스피커와 함께 동작한다면, 누구든지 심지어 개별 전리의 딱딱 소리(crackle)도 들을 수 있다.

가이거 계수기는 넓은 범위에서 사용되지 않는다. 대부분 1 mGy_a/hr(100 mR/hr) 이하에서 한정되어 사용한다.

연속 방전 영역. 기체-봉입형 전리함의 전압이 더 증가하게 되면, G-M 영역에서의 동작에서처럼 하나의 전리가 전리함을 완벽하게 방전시키는 상태에 이르게 된다. 그러나 이러한 높은 전압 때문에 전자는 계속해서 봉입 기체의 원자로부터 생성되고 연속적인 전류 또는 신호를 생성하게 된다.

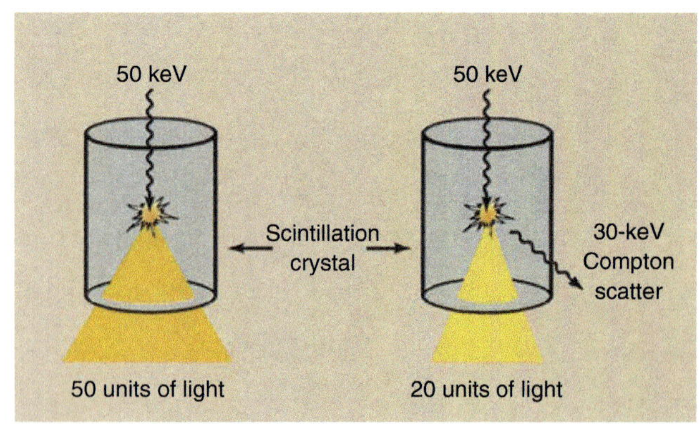

그림 36-11 섬광 동안 방출되는 빛의 세기는 결정에 흡수되는 에너지 양에 비례한다.

이러한 연속 방전 상태에서는 도구가 방사선을 검출하는 것이 무의미하고, 이 상태의 연속적 가동은 검출에 손상을 일으킨다. 이러한 연속 방전 영역은 그림 36-7에서 *CD(continuous charge)*로 나타나 있다.

섬광 검출기

섬광 검출기(scintillation detectors)는 방사선 과학의 여러 분야에서 사용된다. 섬광 검출기는 핵의학에서 감마 카메라의 기본 원리이며 CT 영상 시스템 분석의 검출기로 사용된다. 여러 종류의 디지털 영상 시스템에 대한 영상 수신자이다.

섬광 과정. 조사되었을 때 섬광되는 몇 가지 종류의 물질, 즉 이 물질들은 X선을 흡수하면서 빛을 즉각 방출한다. 방출되는 빛의 양은 물질이 흡수하는 에너지의 양에 비례한다.

예로, 그림 36-11과 같은 2개의 X선 상호작용을 고려하자. 만약 50 keV의 X선이 광전기적으로 결정체 내에서 상호작용한다면, 모든 에너지(50 keV)는 빛으로 사라질 것이다. 그러나 만약 같은 X선이 콤프턴 산란을 통해 20 keV의 에너지만 흡수된다면, 이에 비례하여 섬광체에서는 적은 양의 빛만이 방출될 것이다.

특정 결정구조 격자를 가진 물질만이 섬광된다. 원자 수준에서, 이러한 과정은 원자가 전자들이 트랩으로 재배치되는 것을 포함한다. 트랩에서 원래의 위치로 돌아오는 전자는 섬광 관점에서 즉각적이고 발광 관점에서 지연된다. 이러한 발광에 관한 특성은 제12장을 참조한다.

섬광체의 종류. 많은 액체상, 기체상, 고체상의 종류들이 전리방사선에 대해 섬광으로 반응할 수 있다. 섬광 검출기는 개개의 전자로 방사선을 감지하기 위해 가장 많이 사용되며 고정되거나 휴대용 방사선 검출 장치와 결합된다. 비율 모드 또는 적분 모드는 방사선을 측정하는 데 사용될 수 있다.

거의 모든 불활성 기체들이 섬광으로써 방사선에 대해 반응할 수 있다. 그러나 검출 효율이 매우 작고 상호작용 확률이 적기 때문에 관련 응용은 거의 사용되지 않는다.

액체 섬광 검출기는 ^{14}C와 ^{3}H로부터의 낮은 β선을 검출하기 위하여 연구실에서 자주 사용된다. 이 ^{14}C와 ^{3}H 원소는 상대적으로 약한 방사선 장애를 가져오고 생물학적 분자로 쉽게 결합될 수 있기 때문에 방사성 핵종 연구에 유용하다.

이러한 방사성 핵종들은 관련된 γ선 없이 저에너지의 β 입자를 방출한다. 이것은 그들을 검출하기 어렵게 만든다. 그러나 액체 섬광 계수기에서는 생물학적 분자들이 액체 섬광물질과 결합될 수 있기 때문에 방출되어야 하는 빛을 생성한다. 액체 섬광 계수기는 β선에 대하여 거의 100% 검출 효율을 가진다.

지금까지 가장 널리 쓰이는 섬광체는 무기 결정-활성화 NaI(NaI:Tl)과 활성화 CsI(CsI:Tl)이다. 이 탈륨 **활성화 원자**들은 결정 내에서 성장하여 방출되는 빛의 스펙트럼을 조절하고 이들의 세기를 상승시키는 불순물들이다.

NaI:Tl 결정은 감마 카메라와 결합된다. CsI:Tl은 입력 섬광으로서 영상증배관과 결합되고 평형판 디지털 방사선 영상 수신자로서 결합된다. 두 결정 종류 모두 CT 영상 시스템 검출 분석과 결합되어 사용되었다. 그러나 오늘날의 많은 CT 영상들은 $CdWO_4$을 사용하거나 세라믹을 섬광 검출기로서 사용한다.

섬광 검출기 조합. 섬광 동안 생성된 빛은 등 방향으로 방출되는데, 즉 모든 방향에 같은 세기로 방출된다.

결과적으로 방사선 검출기로 사용될 때, 섬광 결정들은 결정의 깨끗하게 닦여진 면의 접촉을 제외하고 알루미늄으로 봉합되게 된다. 이는 빛이 결정의 닫히지 않은 한 면에서 반사되게 하는 것을 가능하게 하고 이는 **창**(window)이라 불린다.

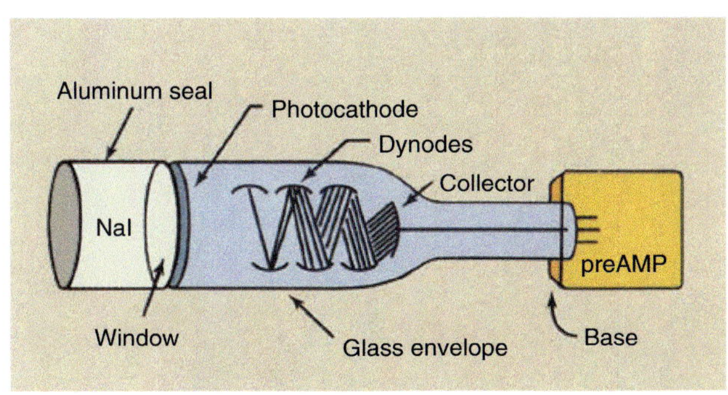

그림 36-12 휴대용 검사도구에서 사용되는 종류의 섬광 검출기 조합 특성

알루미늄 격납은 결정을 봉합하여 봉인하기 위해서도 필요하다. 이 **봉합된 봉인**은 결정이 공기나 수분에 의한 접촉을 막아준다. 이는 많은 섬광 결정들이 **흡습성**을 가지고 있기 때문에, 즉 수분을 흡수하기 때문에 필요하다. 수분이 흡수되면 결정은 눅눅해지고 금이 간다. 금이 간 결정은 이 금이 내부 면을 생성하여 이 면이 섬광을 감쇠하고 반사하기 때문에 유용하지 않다.

그림 36-12는 휴대용 조사 도구로 사용되는 대표적인 종류의 단결정-광증배관 조합의 기본 성분을 나타내고 있다. 조합의 검출기 부분은 알루미늄 봉합 봉인을 포함한 NaI:Tl 결정을 포함하고 있다. 결정의 창과 빛을 섬광체로부터 전기적 펄스 신호로 바꿔주는 광증배관이 결합된다.

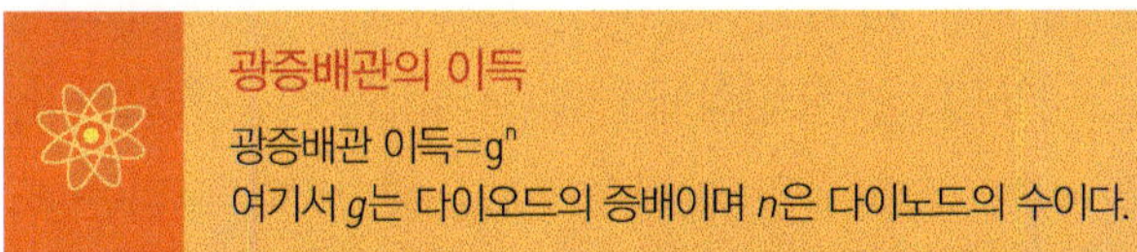

광증배관의 이득

광증배관 이득$=g^n$

여기서 g는 다이오드의 증배이며 n은 다이노드의 수이다.

광증배관은 많은 요소를 포함하는 전자 진공관이다. 관은 **유리 덮개**로 구성되며, 이는 내부 요소들의 구조적 지지대를 제공하고 관 내부를 진공으로 유지한다.

섬광 결정과 결합되는 유리 덮개 부분은 **관의 창**(window of the tube)이라 한다. 결정의 창과 광증배관의 창은 **광학 결합**을 시켜 주는 실리콘 그리즈를 통해 결합되어 섬광체에 의해 방출되는 빛이 최소의 손실로 광증배관 내부로 전달되게 해 준다.

광증배관을 통해 결정으로 빛이 지나갈 때 세슘, 안티몬, 비스무스 등의 성분으로 구성된 **광전극**(photocathode)라 불리는 얇은 금속 코팅에서 사건이 일어난다. 열이 아닌 빛이 자극이라는 점을 제외하곤 X선관의 필라멘트에서의 열 이온 방출과 유사하게 **광방출**(photoemission)라 불리는 과정을 통해 광전극으로부터 전자가 방출된다.

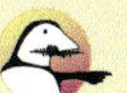
고민감도는 장치가 매우 저선량의 세기를 검출할 수 있음을 의미한다.

따라서 섬광 결정으로부터의 발광은 광전극에 대해 작용하며, 전자는 광자극에 의해 방출된다. 방출되는 전자의 수는 빛의 세기에 직접적으로 비례한다.

이들 광전자는 **다이노드**(dynode)라 불리는 판 형태의 조합으로 가속된다. 각 다이노드는 **2차 전자 방출**을 통해 전자 신호를 증폭하는 역할을 한다. 각 다이노드의 전자들에 대해, 몇몇 2차 전자들이 방출되고 다음 단계로 이동한다. 결과적으로 전자는 각각의 광증배관 안의 다이노드에서 증배된다.

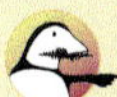
광전극은 빛이 비출 때 전자를 방출하는 장치이다.

다이노드의 수와 각 다이노드의 증배는 광증배관의 전체 전자 증배를 결정한다. 광증배관의 증배는 다이노드의 증배에 대한 다이노드 수 제곱으로 정의된다.

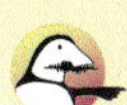
다이노드의 증배는 개별 전자들에 대한 2차 전자들의 비율이다.

질문: 8단계의 광증배관(8개의 다이노드)은 3증폭의 다이노드(각 개별 전자에 대해 3개의 전자 방출)를 가진다. 광증배관의 증배는 얼마인가?

해답: 광증배관 증배$=3^8=6,561$

광증배관의 마지막 평행판과 유사한 요소는 수집 전극 또는 **수집기**(collector)이다. 수집기는 전자 펄스를 마지막 다이노드로부터 흡수하고 **전치 증폭기**(preamplifier)로 전달한다. 전치 증폭기는 펄스 증폭의 초기 단계를 제공한다. 이 전치 증폭기는 광증배관의 끝 **지지** 부분에 붙어 있어서 이 구조는 유리 덮개와 내부 구조를 지지하는 역할을 한다.

최종 섬광 결과의 검출은 하나의 광자 상호작용이 빛의 폭발을 일으키는 것이다. 이는 차례로 광전자 방출을 생성하고 상대적으로 큰 전자 펄스를 생성하기 위해 증폭된다.

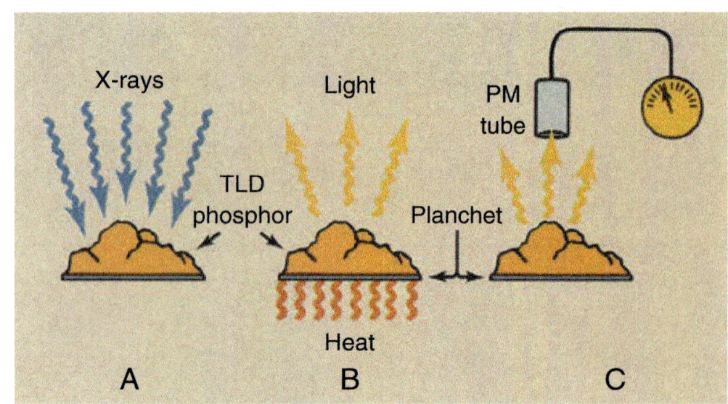

그림 36-13 열형광 선량계는 여러 단계의 과정이다. (A) 방사선에 피폭. (B) 연속적인 가열. (C) 방출된 빛의 세기 측정. (TLD phospho-TLD 인광물질, Planchet 금속판).

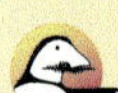

전자 펄스의 크기는 하나의 광자로부터 결정이 흡수하는 에너지에 비례한다.

이것이 **펄스 파고 분석(pulse height analysis)**에 사용되는 **감마선 분광기(gamma spectrometry)**에 대한 에너지 민감장치로서의 사용을 증진시키는 섬광 검출의 특성이다. 이러한 응용을 통해, 미지의 감마 방출을 확인할 수 있게 하고 더 민감한 방사성 동위원소 영상을 전체 감마선 흡수를 대표하는 에너지로서의 펄스들을 계수함으로써 수행할 수 있도록 해 준다.

섬광 검출기는 X선과 γ선에 대해 민간한 장치이다. 섬광 검출기는 광자 하나의 상호작용의 낮은 방사선 세기까지 측정 가능하다. 이러한 섬광 검출기의 특성은 가이거 계수기가 사용되는 것보다 휴대용 방사선 장치로서 더 많이 사용되게 하였다.

휴대용 섬광 검출기는 더 높은 효율을 가지고 있기 때문에 가이거 계수기보다 더 민감하다. 이 점으로 인해, 섬광 검출기는 낮은 수준의 방사선과 오염 존재 여부를 감시하기 위해 사용된다.

열 형광 선량계

몇몇 물질들은 열을 흡수하면 빛을 방출하는데, 이는 *열 형광(thermoluminescence)*이라 불리는 열로 자극되어 볼 수 있는 빛을 나타낸다. 1960년대 초기에, 카메론(Cameron)과 그 동료들은 위스콘신(Wisconsin) 대학에서 몇몇 열 형광물질들을 실험하였고, 전리방사선의 피폭이 특히 연속적으로 가열될 때 특히 밝게 발광시키는 것을 증명할 수 있었다.

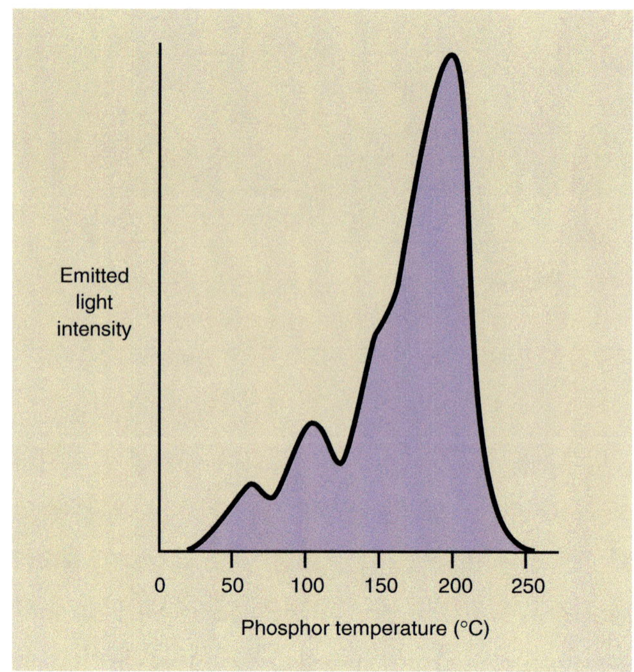

그림 36-14 LiF에 대한 열 형광 글로우 곡선

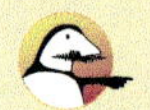

TLD는 방사선 조사로 인해 열적으로 자극된 결정에서 방출되는 빛이다.

방사선 유도 열 형광은 개인 피폭선량계와 진단 및 치료 방사선 절차에서의 환자 선량 측정을 위한 민감하고 정확한 선량계로서 개발되어 왔다. 개인과 환자 감시는 후에 다시 논의할 것이다. 그러나 이 시점에서 그림 36-13의 TLD 기본 원리에 대해 논의하는 것은 중요하다.

조사 후 TLD 발광 물질은 *TLD 분석기*라 불리는 도구에 분석을 위한 특별한 접시 또는 금속판 위에 위치하게 된다. 금속판의 온도는 조심히 다루어져야 한다. 금속판을 직접 대하는 것은 광증배관이다. 광증배관은 섬광 검출기의 주요 성분으로 이미 기술된 빛-민감 및 빛-측정 진공관과 같은 종류이다.

광증배관-금속판 조합은 빛 차단함에 위치한다. 광증배관으로부터의 결과 신호는 증폭되고 표시된다.

글로우 곡선. 금속판의 온도가 증가되면, 불규칙적인 형태로 TLD에 의해 방출되는 빛의 양도 증가한다. 그림 36-14는 온도 증가에 대한 리튬-플로라이드(LiF)로부터의 빛의 결과를 나타내고 있다. 몇몇 주요한 피크들을 그래프에서 확인할 수 있다. 각각은 열 형광 결정 내에서 특정 전자 천이로 인해 나타난다.

이러한 그래프들은 **글로우 곡선(glow curve)**으로 알려져 있다. 열 형광물질은 각각의 특성적인 글로우 곡선을 가지고 있다. 가장 높은 온도 피크의 크기와 곡선의 전체 면적은 전리방사선에 의한 TLD에 전달되는 에너지에 직접적으로 비례한다. TLD 분석기는 글로우 곡선의 높이를 측정하거나 곡선 밑의 면적을 측정하고 변환계수를 통해 이를 피폭이나 선량으로 연결시켜 주는 전기적 장치이다.

열 형광 선량계 물질의 종류. 몇몇 인체 조직을 포함한 많은 물질들은 방사선-유도 열 형광 특성을 가진다. 그러나, TLD로 사용되는 물질은 다소 숫자적으로 제한되고 원리적으로 무기 결정의 종류여야 한다. 리튬-플로라이드(LiF)는 가장 많이 사용되는 TLD 물질이다. F(9)/Li(3)의 원자번호를 가지며 따라서 연부조직과 유사한 X선 흡수 특성을 가진다.

LiF는 상대적으로 민감하다. 적당한 정확도로 50 μGy_t의 낮은 선량에서 100 μGy_t까지 측정 가능하며, 정확도는 5%보다 낫다.

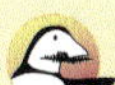 LiF는 조직-등가 방사선 선량계이다.

망간을 활성화시킨 CaF_2:Mn는 LiF보다 높은 유효 원자번호를 가진다. 이는 전리방사선에 대해 더 큰 민감도를 가질 수 있게 한다. CaF_2:Mn는 적당한 정확도로 10 μGy_t보다 작은 선량을 측정할 수 있다. 다른 종류의 TLD도 사용 가능하다. 표 36-5는 몇몇 열 형광 인광물질들에 대해 그들의 기본적 특성과 응용 분야를 나열하고 있다.

열 형광 선량계의 특성. TLD의 특별한 장점은 크기이다. TLD는 몇 가지 고체 결정 형태와 크기를 가질 수 있다. 1×1×6 mm의 직육면체의 막대와 3×1 mm의 얇은 칩 모양이 가장 선호되는 크기이다. TLD는 분말 형태로도 가능하다. 이는 어떠한 형태의 방사선 조사도 가능하게 해준다. TLD는 테프론에 결합되거나 유리 안에 봉입되어 전선에 결합될 수도 있다.

TLD는 재사용 가능하다. 조사와 함께, TLD에 의해 저장된 에너지는 분석 동안 가시광선으로 인한 열에 의해 방출될 때까지 유지된다. 가열은 결정을 초기 상태로 회복시키고 다른 피폭이 측정 가능하도록 해 준다.

TLD는 선량에 비례하여 반응한다. 선량이 2배가 되면, TLD 반응도 2배가 된다.

TLD는 튼튼하며, 크기는 신체 공동(cavities)와 같은 작은 영역에서의 선량 감시가 가능하게 해 준다. TLD 선량은 개별 전리 사건에 반응하지 않는다. 그러므로 비율 측정과 같은 종류의 도구에 사용될 수 없다. TLD는 단지 적분 선량 측정에만 적합하다. TLD는 즉각적으로 결과를 확인할 수 없다. 조사 후 선량계 결과가 분석되어야 한다.

광자극 발광 선량계

개인 선량계에 대하여 개인 감시에 대해 특별히 채택된 또 하나의 방사선 선량계는 론도어(Landauer)에 의해

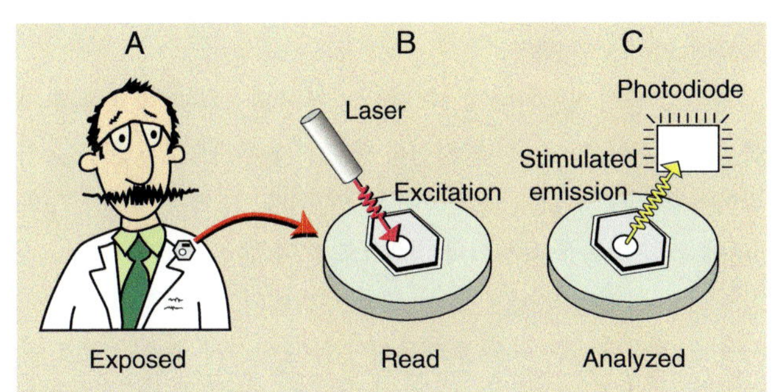

그림 36-15 광자극 발광 선량계의 여러 단계. (A) 전리방사선의 피폭. (B) 레이저 광원. (C) 강도측정 빛 방출의 세기 측정.

표 36-5 다양한 열형광 인광물질들과 그들의 기본적 특성 및 사용

	리튬 플로라이드	리튬 보론	칼륨 플로라이드	칼슘 황산
구성	LiF	$Li_2B_4O_7$:Mn	CaF_2:Mn	$CaSO_4$:Dy
밀도 10^3(kg/m³)	2.64	2.5	3.18	2.61
유효 원자번호	8.2	7.4	16.3	15.3
주 첨두치의 온도(℃)	195	200	260	220
주된 사용	환자 및 개인 선량	연구	환경 감시	환경 감시

1990년대 말에 개발되었다. 그림 36-15의 이러한 선량 검출과정은 *광자극 발광(optically stimulated luminescence; OSL)*이라 불리고 방사선 검출기가 사용된다.

Al_2O_3의 조사는 전자들을 자극에 여기 상태로 만든다. 이런 과정 동안, 레이저 빛은 이들 전자들을 자극하고 가시광선의 방출과 함께 그들을 바닥 상태로 돌아오게 한다. 방출 가시광선의 세기는 Al_2O_3가 받는 방사선량에 비례한다.

OSL의 과정은 TLD와 다르다. 둘 다 자극 발광에 기초한다. 그러나 OSL은 TLD에 비해 몇 가지 장점을 가진다. 특히 직무 방사선 감시에 적용된다.

최소 보고 가능한 선량인 10 μGy_t에 대해 OSL은 TLD보다 더 민감하다. OSL은 10 μGy_t의 정확성을 가지고 이는 TLD보다 뛰어나다. OSL의 다른 특성은 선량의 확인에 대한 재분석, 피폭 조건에 대한 질적 정보, 넓은 역동적 범위, 뛰어난 장주기 안정성을 포함한다.

요약

많은 방사선 방호장치, 보조도구 및 지침들은 최근의 X선 영상 시스템과 관련된다. 이 장에서는 모든 방사선 촬영 및 투시촬영 영상장치에 사용되는 방사선 방호장치들에 대해 논의하였다. 이러한 장치들은 미국 연방정부에 의해 규제된다. 다른 특성들은 제조자에 의해 보완된다.

피폭 동안의 X선관에 의한 누설 방사선은 X선관 방호 하우징을 포함해야 한다. 누설 방사선의 한도는 하우징으로부터 1 m 거리에서 시간당 1 mGy_a을 넘어서는 안 된다. 제어 판넬은 kVp와 mA에 의한 피폭을 음성이나 영상으로 보여주어야 한다.

방사선 촬영실의 설계, X선 영상 시스템의 위치, 결합된 방의 사용에 대해서 많은 주의를 기울여야 한다. 2가지 종류의 방호 방벽이 사용된다. 1차 방벽과 2차 방벽. 1차 방벽은 사용되는 X선 빔을 막고 많은 양의 납 또는 콘크리트를 필요로 한다. 2차 방벽은 산란 및 누설 방사선으로부터 개인을 보호한다.

선량계는 방사선을 검출하고 측정하도록 설계된 도구이다. 사진 촬영 감광 외에도, 4가지 종류의 매우 정확한 장치들이 방사선 측정에 사용된다. 기체-봉입형 검출기는 전리함, 비례 계수기, 가이거-뮐러 계수기를 포함한다. 섬광 검출기는 핵의학에서 사용되는 매우 민감한 장치이다. 다른 2가지 방사선 검출장치는 특히 개인 피폭선량계로 열형광 선량계와 광자극 발광 선량계가 사용된다.

도전문제

1. 다음을 정의하거나 기술하시오.
   a. 열형광 선량계(TLD)
   b. 사용인자(use factor)
   c. 진단 X선관 방호 하우징
   d. 글로우 곡선(glow curve)
   e. 1차 방호 방벽
   f. X선 선형성
   g. 2차 방사선
   h. 점유인자(occupancy factor)
   i. 가이거-뮬러 영역
   j. 분해시간
2. 방사선 촬영 제어장치에서 음성 및 영상 신호는 무엇을 가리키는가?
3. 방사선 촬영장치에 대한 방사선 방호를 위해 사용되는 장치들을 최대한 나열하시오.
4. X선 빔과 필름이 적절하게 배열되지 않았을 때 어떤 결과가 나타나는가?
5. 30 kVp 이하에서 동작하는 유방 X선 촬영장치의 여과장치는 무엇이 사용되는가?
6. X선 빔의 세기를 측정할 때 재생성과 선형성은 어떻게 다른가?
7. 방사선 방호를 위해 설계된 투시촬영 장치의 특성은 무엇인가?
8. 부가 여과기와 고유 여과기를 모를 때 여과는 어떻게 측정되는가?
9. 방호 장벽의 설계 관점에서 세 가지 종류의 방사선 피폭을 말하시오.
10. 방사선 촬영실에 대한 방벽을 설계할 때 고려해야 하는 4가지 인자를 나열하시오.
11. 통제 지역과 통제 외 지역의 차이는 무엇인가?
12. X선 검사실의 하중 단위는 무엇인가?
13. X선 검사실에서 방호 방벽과 관련하여 사용 인자(U)를 설명하시오.
14. 2차 방벽의 사용 인자는 왜 항상 1인가?
15. 3가지 기체-봉입형 선량계를 말하시오.
16. 개인 감시에 적합한 TLD의 특성에 대하여 논의하시오.
17. 어떤 진단 영상의 양상이 방사선 검출 과정에서 섬광 검출기를 사용하게 하는가?
18. 가장 많이 사용되는 섬광 인광 물질 2가지는 무엇인가?

19. 광증배관이 9개의 다이노드를 가지고 있고 각각은 2.2의 증배를 가진다. 관 전체의 증배는 얼마인가?

20. 다음 조건의 동작이 주어질 때 주당 하중을 계산하시오. 하루 20명 환자, 환자당 3.2필름, 촬영당 평균 80 mAs.

CHAPTER 37

환자 피폭선량 관리

Patient Radiation Dose Management

학습목표

1. 환자 조사선량이 보고될 수 있는 세 가지 방법을 설명할 수 있다.
2. 환자 방사선량 관리에 적용되는 ALARA 원리를 논의할 수 있다.
3., 방사선량에 영향을 미치는 인자를 논의할 수 있다.
4. 임신 단계의 방사선 감수성을 논의할 수 있다.
5. 임신부 환자와 임신부 종사자에 대한 권고된 관리 절차를 기술할 수 있다.
6. 유방 방사선 촬영과 CT 촬영의 방사선량 분포와 세기를 기술할 수 있다.
7. X선 검사 검진이 더 이상 반복적으로 수행되지 않음을 확인할 수 있다.
8. 언제 생식선 차폐가 사용되어야 하는지 설명할 수 있다.

모든 의료 보건물리 활동은 X선 검사 중 환자에 대한 선량과 방사선사에 대한 피폭을 최소화하는 몇 가지 방법을 포함한다. 방사선학자 및 방사선 종사자의 방사선 피폭은 직업상 방사선 감시로 측정된다. 환자의 선량은 보통 인체 모형과 테스트 물체로 모의 방사선 검사를 수행함으로써 추정한다.

방사선 관리 절차가 도입된다면, 직무 방사선 피폭과 환자 조사선량은 수용 가능한 수준으로 낮춰질 수 있다. 보건물리학자들은 ALARA(합리적으로 수용할 수 있을 만큼 낮은 수준으로 방사선 피폭을 유지할 것)에 동의하였다 방사선 종사자들 역시 이 지침을 따라야 한다.

환자 조사선량에 대한 기술

환자의 의료 X선 피폭은 두 가지 이유로 사회에서 큰 관심을 불러일으키고 있다.

첫째, X선 검사의 빈도는 모든 연령대의 그룹에서 증가하고 있는데, 미국의 경우 연간 약 18% 정도의 비율로 증가하고 있다. 이는 의사들이 환자를 치료하는 데 있어, 좀 더 새로운 영상 치료의 양상을 고려하더라도 X선 진단에 점점 더 의존하고 있음을 의미한다.

이는 이미 예견된 바이다. X선 진단은 과거에 비해 오늘날 훨씬 더 정확한 것으로 간주되고 있다. 방사선학자, 방사선 종사자에게 요구되는 좀 더 엄격한 교육 프로그램과 X선 영상 진단 시스템의 향상은 좀 더 어렵고 좀 더 중요한 X선 검사를 가능하도록 하고 있다. 효용과 진단 정확성은 매우 향상되었다.

둘째, 공공 보건 담당관과 방사선 과학자들 사이에서 의료상 X선 피폭과 관련된 위험에 대한 염려가 증가되고 있다. 혈관중재술(angiointerventional) 시술에서 증가되는 빈도에 따라 얕은(shallow) 조직에서 초기 효과가 보고되었다.

진단상 X선 피폭의 만발성 영향도 염려 대상이다. 그러므로 더 나은 방사선 관리를 위해 관심을 기울여야 한다. 저선량에서 진단이 이루어질 때 위험을 감소시킬 수 있기 때문에 그렇게 해야 한다. 이것이 **ALARA**를 유지하는 것이다.

환자 조사선량 예측

진단 X선에서의 환자 조사선량은 3가지 방법 중의 하나로 보고된다. 피부 입사로의 피폭 또는 **피부 입사선량(entrance skin dose; ESD)**은 가장 측정하기 쉽기 때문에 가장 많이 사용된다.

생식선 선량은 의료상 X선 피폭에 대한 유전적 반응이 가능하므로 중요하다. 생식선에 대한 선량을 측정하거나 예측하기는 어렵지 않다.

골수에 대한 선량은 방사선-유발 백혈병에 가장 큰 영향을 주는 표적기관(target organ)으로 알려졌기 때문에 중요하다. 골수 선량은 바로 측정될 수 없다. 이는 ESD로부터 추정한다.

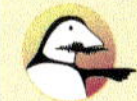
환자 조사선량은 피부 입사선량, 생식선 선량, 골수 선량으로 표현된다.

표 37-1은 다양한 X선 검사에 대한 ESD와 생식선 선

표 37-1 다양한 진단 X선 시술로부터의 대표적인 선량값

검사	기술 [kVp/mAs]	피부 입사선량 (mGy_t)	평균 골수 선량 (mGy_t)	생식선 선량 (mGy_t)
두개골	76/50	2.0	0.10	<1
흉부	110/3	0.1	0.02	<1
경추(목뼈)	70/40	1.5	0.10	<1
요추(허리뼈)	72/40	3.0	0.60	2.25
복부	74/60	4.0	0.30	1.25
골반	70/50	1.5	0.20	1.50
사지	60/5	0.5	0.02	<1
CT(머리)	125/300	40.0	0.20	0.50
CT(골반)	125/400	20.0	0.50	20

량의 대표 값들을 나타내고 있다. 각 시술에 대한 평균 골수 선량도 나타나 있다. 이는 단지 대략적인 값이며 어떠한 시설에서도 환자의 선량을 예측하기 위해 사용되어서는 안 된다.

어떤 X선 시설에서도, 전달된 실제 선량은 심각하게 다를 수 있다. X선 발생의 효율, 영상 수용체의 속도가 가장 중요한 변수들이다. 이러한 값들은 다양한 방사선 검사들 사이 상대적 선량 비교를 제공한다. 투시촬영 검사의 선량은 기술, 장치, 가동 시간에 크게 의존해 쉽게 예측할 수 없다. 보통 이러한 값은 반드시 측정되어야 한다.

피부 입사선량(ESD). ESD는 환자 조사선량에 관해 가장 많이 언급된다. ESD가 측정하기 쉽고 측정장치가 없을 때 합리적으로 정확한 예측이 가능하기 때문에 가장 많이 사용된다.

열형광 선량계(TLDs)가 가장 많이 사용된다. TLDs의 크기, 민감도 및 정확도는 환자 방사선 감시에 매우 만족할 만한 수준이다.

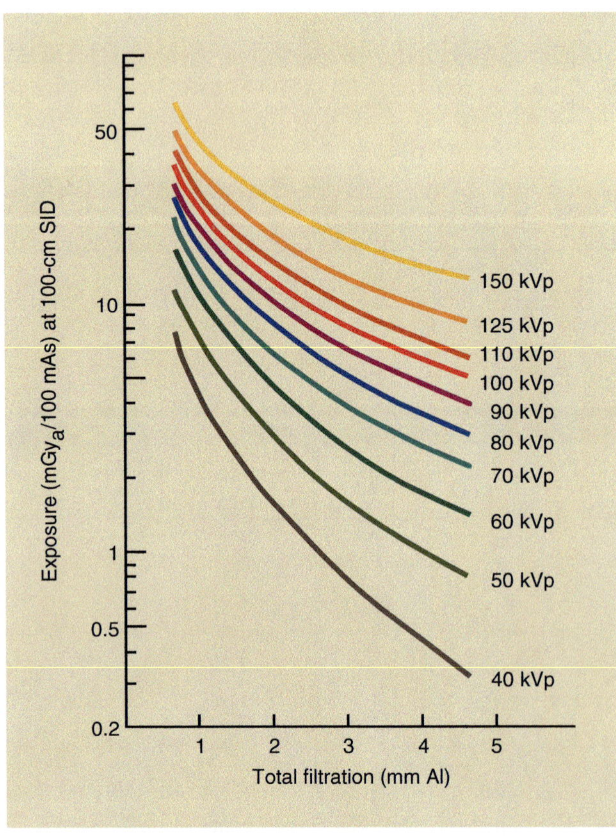

그림 37-1 곡선의 집합은 단일 방사선 촬영기기로부터의 X선 세기 예측에 대한 계산 도표이다.

여러 개의 TLD 집합 또는 3~10개의 TLD를 X선장의 중심에 환자의 피부에 쉽게 부착할 수 있다. TLD의 반응이 피폭과 선량에 비례하기 때문에, TLD는 전리방사선학에서 나타나는 모든 단계를 측정하는 데 사용될 수 있다. 적절한 연구 기술과 함께 이러한 측정은 5% 내의 정확도를 가진다.

ESD를 예측하는 두 가지 다소 직접적인 방법은 환자 측정이 없을 때 가능하다. 첫 번째는 그림 37-1과 같은 계산 도표를 이용하는 것이다. 이 그림은 기술을 알거나 가정할 수 있을 때 방사선 촬영기기의 X선 세기를 예측할 수 있는 곡선들의 집합으로 구성되어 있다. X선 영상 시스템의 세기가 다양하기 때문에 이 계산 도표 방법은 단지 50% 정도만 유효하다.

이 계산 도표의 사용은 X선 빔의 전체 여과에 대한 정보를 필요로 한다. 이는 보통 의학 물리 보고서로부터 알 수 있으나, 만약 없다면 3 mmAl으로 예측함이 적절하다. 다음으로 예정된 검사의 kVp와 mAs가 확인되어야 한다.

전체 여과로부터의 수직선은 검사의 kVp와 만나는 선까지 이어져야 한다. 이 교차점으로부터 수평선을 왼쪽으로 그어 mR/mAs 축과 만나게 한다. 그 결과적인 mR/mAs 값이 방사선 촬영기기의 대략적인 세기이다. 이러한 값은 검사의 mAs와 곱해져서 대략적인 환자의 선량을 얻도록 해야 한다.

질문: 그림 37-1의 내용을 참고하여 66 kVp, 150 mAs에서 2.5 mmAl의 여과를 가진 방사선 촬영기기로부터 측면 생식선 영상에 대한 ESD 값을 예측하시오.

해답: 2.5 mmAl로부터 수직으로 올라가서 66 kVp선과 만나는 교차점을 찾아 수평선을 그어 y 축과 연결하면 38 μGy_t/mAs이다.

$$38\ \mu Gy_t/\ mAs \times 150\ mAs = 5{,}700\ \mu Gy_t = 5.7\ mGy_t$$

또 다른 접근방법은 의학 물리학자들이 각 방사선 촬영기기로부터 만들어 놓은 그림 37-2와 같은 계산 도표를 필요로 한다. 어떤 kVp와 mAs 사이의 이어지는 선은 교정된 mR 값의 ESD를 지나갈 것이다.

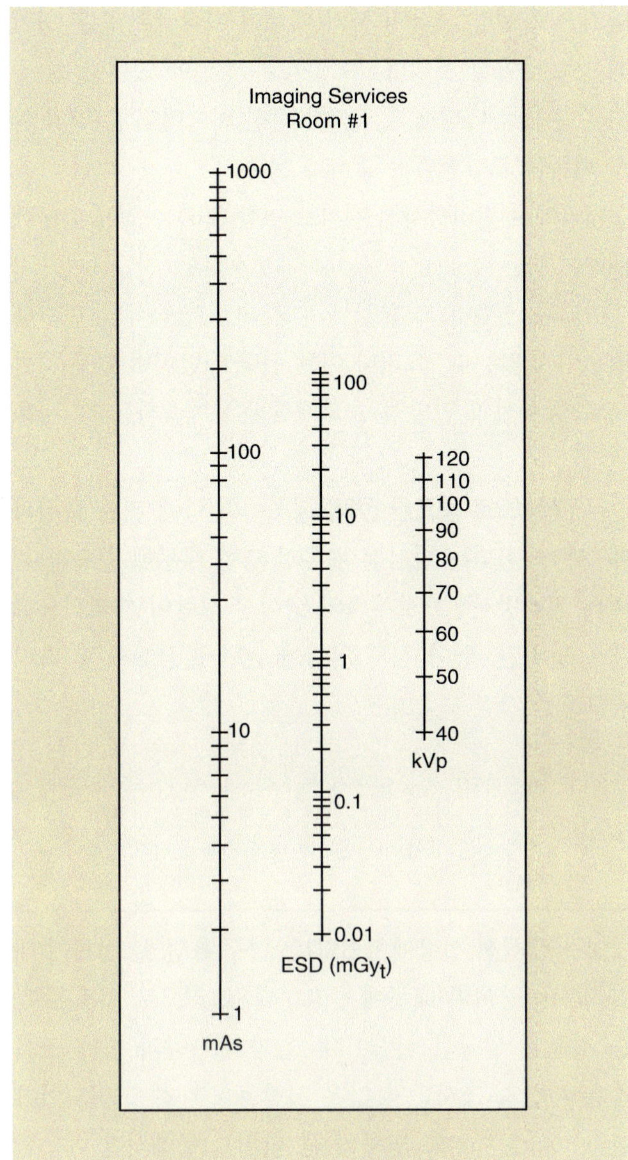

그림 37-2 이런 종류의 계산 도표는 매우 정확하다. 하지만 각 방사선 촬영 기기에 대해 개별적으로 만들어져야 한다.

질문: 그림 37-2의 계산 도표를 이용하여 66 kVp, 150 mAs에서 생기는 방사선 피폭에서의 ESD를 확인하시오.

해답: 2개의 점으로부터 선을 이으면 10 mGy$_t$ 단위의 ESD를 지나간다.

ESD를 예측하는 세 번째 방법은 적어도 하나의 가동조건에 대한 세기를 알 때 가능하다. 매년의 또는 특정 방사선 제어 검사 및 X선 영상 시스템의 보정으로부터, 의학물리학자들은 보통 80 cm(대략적인 선원-피부 거리, SSD) 또는 100 cm(선원-영상 수용체 거리, SID)에서의 mR/mAs 단위로 세기를 측정한다. 70 kVp, 80 cm SSD에서 방사선 촬영 세기는 약 2~10 mR/mAs로 변화한다.

이러한 보정이 가능하다면, 역자승 법칙을 적용하여 다른 SSD에 대해 적용할 수 있다.

질문: 100 cm SID에서 방사선 촬영기기가 37 μGy_a/mAs (3.7 mR/mAs)로 보고되었다. 75 cm에서의 세기는 얼마인가?

해답: 75 cm SSD에서 세기는 $(100/75)^2 = (1.32)^2 = 1.78$배만큼 커질 것이다.

$37\ \mu Gy_a/mAs \times 1.78 = 66\ \mu Gy_a/mAs$

ESD와 함께 kVp와 mAs의 시험으로도 구할 수 있다. 방사선 세기는 kVp에 대해 제곱의 비율로 변화한다. 이 관계는 제8장에서 언급되었다.

질문: 70 kVp 75 cm SSD에서 방사선 세기가 66 μGy_a/mAs(6.6 mR/mAs)이다. 76 kVp일 때 방사선 세기는 어떻게 되는가?

해답: 높은 kVp에서 방사선 세기는 kVp비의 제곱에 비례한다.

$(76/70)^2 = (1.09)^2 = 1.18$

$66\ \mu Gy_a/mAs \times 1.18 = 78\ \mu Gy_a/mAs$

ESD 추정의 마지막 단계는 비례하는 값인 검사의 mAs값으로 mR/mAs를 곱해 주는 것이다.

질문: 만약 정맥신우조영 방사선 촬영기술이 80 mAs에서 가동된다면 방사선 세기가 78 μGy_a/mAs(7.8 mR/mAs)일 때 ESD는 얼마인가?

해답: $78\ \mu Gy_a/mAs \times 80\ mAs = 6{,}240\ \mu Gy_a$

$= 6.24\ mGy_a$

이러한 단계들은 다음 예제에서 설명된 바처럼 하나의 계산으로 행해질 수 있다.

질문: 방사선 촬영기기에 대한 방사선 세기가 70 kVp 80 cm에서 4.5 μGy_a/mAs(4.5 mR/mAs)이다. 측면 두뇌 필름이 66 kVp, 150 mAs에서 촬영된다면 80 cm SSD에서 ESD는 얼마인가? 90 cm SSD에서 피부 선량은 얼마인가?

해답: 80 cm SSD에서 선량

$$\text{Dose} = (45\ \mu Gy_a / mAs)\left(\frac{66\ kVp}{70\ kVp}\right)^2 (150\ mAs)$$

$$= 6{,}000\ \mu Gy_a = 6\ mGy_a$$

90 cm SSD에서 선량

$$\text{Dose} = (6{,}000\ \mu\text{Gy}_a)\left(\frac{80}{90}\right)^2 = 4{,}740\ \mu\text{Gy}_a$$
$$= 4.74\ \text{mGy}_a$$

투시촬영 검사에서 ESD는 X선 영역이 움직이고 때때로 크기가 변화하기 때문에 예측하기 훨씬 어렵다. 만약 X선장이 하나의 크기이며 고정된다면, ESD는 피폭시간에 바로 관련될 것이다.

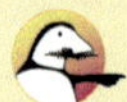
투시촬영 검사에 대하여 평균적으로 40 mGy_t/min의 ESD를 추정할 수 있다.

질문 : 투시촬영 검사 절차가 90 kVp, 2 mA에서 2.5분을 요구한다. 대략적인 ESD는?

해답 : ESD = (40 mGy_t/min)(2.5 min) = 100 mGy_t

평균 골수선량(GSD). 방사선 촬영에서 방사선의 혈액의 영향은 거의 나타나지 않았다. 그러나 진단 절차 동안 환자 조사선량의 하나의 방법으로 평균 골수선량을 이해하는 것이 적절하다.

GSD는 전체 활성 골수에 대한 평균 방사선량이다. 예를 들어, 특정 검사동안 50%의 활성 골수가 1차 빔 안에 있고 평균 250 μGy_t(25 mrad)의 선량을 받는다면 GSD는 125 μGy_t(12.5 mrad)일 것이다.

표 37-1은 다양한 방사선 촬영 검사에 대한 성인의 대략적인 GSD를 포함한다. 아동들에 있어서는 방사선 촬영기술로 선량을 적게 하기 때문에 이러한 수준은 일반적으로 낮아질 것이다. 표 37-2는 성인에 있어 활성 골수의 분포를 나타내고, 전리방사선 시술이 많은 양의 골수 피폭을 포함한다는 증거가 된다.

표 37-2 성인 활성 골수의 분포

해부학적 위치	골수 비율
머리	10
상부 사지	8
(복장뼈)	3
늑골(갈비뼈)	11
경추(목뼈, C-spine)	4
흉추(등뼈, T-spine)	13
요추(허리뼈, L-spine)	11
천추(엉치뼈, S-pine)	11
하부 사지	29
총 계	**100**

미국에서 전리방사선 검사로 인한 GSD는 전체 인구에 대하여 평균 약 1 mGy_t/yr(100 mrad/yr)이다.

이러한 선량은 제32장에서 기술된 혈액상의 변화를 일으키지 않는다. 그러나 이는 선량 개념이며 인구 기반으로 방사선의 만발성 효과(백혈병)을 예측하는 데 사용된다.

유전학적으로 중요한 선량. 생식선 선량에 대한 측정과 예측은 의심되는 방사선의 유전 영향 때문에 중요하다. 비록 전리방사선으로부터의 생식선 선량이 개별적으로 매우 낮지만, 인구 전체 영향에 관한 관점에서 몇 가지 중요도를 가질 수 있다.

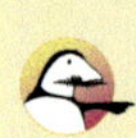
유전학적으로 중요한 선량(genetically significant dose; GSD)은 생식선 선량이다. 만약, 인구의 전체가 받는다면 실제 받는 개별 선량의 합으로 인구에 대한 전체 유전적 영향이 나타난다.

인구 생식선 선량에서 **GSD**는 인구 유전 풀 전체에 대한 방사선량이기 때문에 중요하다. 그러므로 이것은 가중 평균된 생식선 선량이다. 결과의 평균과 함께 조사받은 사람과 조사받지 않은 사람들에 대해 고려되어야 한다. GSD는 역학 연구의 큰 단위를 통해서만 예측될 수 있다.

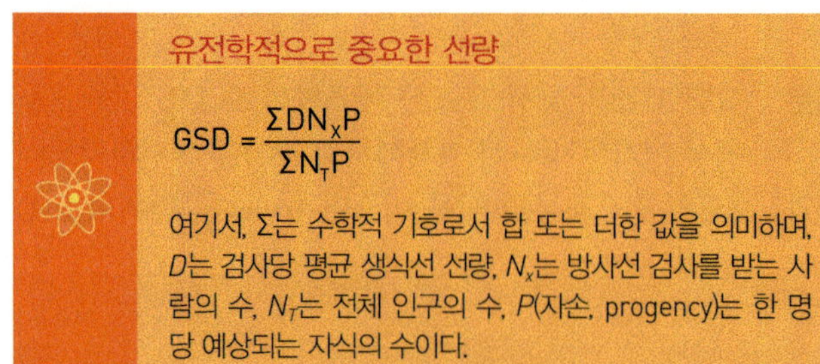
유전학적으로 중요한 선량

$$\text{GSD} = \frac{\Sigma DN_XP}{\Sigma N_TP}$$

여기서, Σ는 수학적 기호로서 합 또는 더한 값을 의미하며, *D*는 검사당 평균 생식선 선량, N_X는 방사선 검사를 받는 사람의 수, N_T는 전체 인구의 수, *P*(자손, progency)는 한 명당 예상되는 자식의 수이다.

그러므로 계산 목적으로 GSD는 나이, 성별, 방사선 검사 받는 사람의 예상 자식 수를 고려해야 한다. 또한 다양한 검사의 종류로 검사당 생식선 선량도 알아야 한다.

표 37-3 전리방사선 검사로부터 예측된 유전학적으로 중요한 선량

인구	유전학적으로 중요한 선량(mGy_t)
덴마크	220
영국	120
일본	270
뉴질랜드	120
스웨덴	720
미국	200

GSD의 예측은 여러 나라에서 수행되었다(표 37-3). 미국 보건기구 단체는 0.2 mGy_t/yr(20 mrad/yr)로 발표하였다. 그러므로 이것은 약 1 mGy_t/yr(100 mrad/yr)의 수준의 자연 방사선 위의 유전적 방사선 부담이다. 이러한 전체 1.2 mGy_t/yr(120 mrad/yr) 수준의 GSD는 감지할 만하지 않다.

특정 검사에서의 환자 조사선량

유방검사에서의 선량. 여성 유방에 대한 검사의 다양한 X선 적용과 방사선 유발 유방암에 대한 염려로 인해 이러한 검사에서 수반되는 방사선량에 대한 이해를 하는 것은 필수적이다.

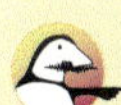
영상 필름과 디지털 유방 방사선 검사는 현재 유일한 수용할 만한 기술들이다.

약 8 mGy_a/view(800 mR/view) ESD가 정상이다. 26 kVp 이상에서 X선 관전압이 높아지면 영상의 품질을 수용할 수 없을 정도로 나빠진다. 그러므로 기술 조작에 의한 추가적인 선량 감소는 있을 것 같지 않다.

방사선 촬영 격자는 대부분의 영상 필름 유방 방사선 검사에서 사용된다. 4:1 그리고 5:1의 격자 비율이 가장 대표적이다. 이러한 격자로 인한 대조도의 향상은 중요하다. 그러나 선량 또한 증가한다. 환자 조사선량은 격자를 사용하지 않았을 때와 비교하여 사용했을 때 약 2배 정도 증가한다.

유방 방사선 검사에서 환자 조사선량으로 언급된 값은 오해할 가능성이 있다. 낮은 X선 에너지가 유방 방사선 검사에서 사용되기 때문에, X선 빔이 유방을 통과하면서 선량은 급격하게 감소한다. 만약, 두개골 뒷편(craniocaudad)

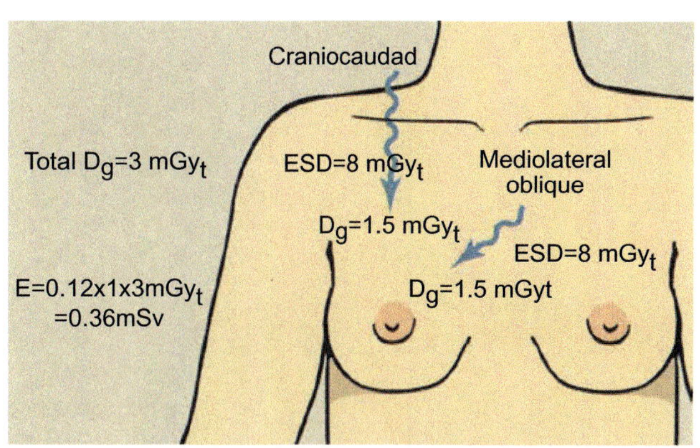

그림 37-3 2번의 유방 X선 피폭은 개개인 선량의 합인 전체 유선 선량으로 나타난다.

에서 검사할 때 ESD가 8 mGy_a(800 mR)라면 유방의 중앙선에서의 선량은 단지 1.0 mGy_t(100 mR)일 수 있다.

다행히, 유방 X선 촬영으로부터의 생물학적 부작용에 대한 위험은 작은 것으로 알려져 있다. 분명히, 환자가 염려해야 할 것은 아무것도 없다. 그러나 어떠한 가능한 반응도 내분비선(glandular) 조직에 관한 평균 선량과 관련되고 피부 선량에 관련되지 않는다. **내분비선 선량(glandular dose; Dg)**은 X선 빔의 질과 양에 관한 변화와 함께 복잡한 방식으로 변화한다.

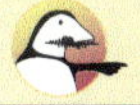
유선 선량은 ESD의 약 15%이다.

그림 37-3에 나타난 ESD에 관한 명세는 영상을 위해 2번의 검사를 고려할 때 오해를 불러일으킬 수 있다. 두개골 뒷편에서와 중앙 기울어진 측면의 검사로 구성된 검사를 고려하면, 각 시술의 8 mGy_a(800 mR)의 ESD를 야기한다.

전체 시술 절차가 16 mGy_a(1.6 R)의 ESD를 가져오는 것으로 기술하는 것은 부정확한 것이다. 다른 입사각에서의 피부 피폭은 더해져서는 안 된다. 우리는 각 촬영에 관한 피부 피폭을 명세하거나 전체 D_g를 예측하려고 시도해야 한다.

전체 D_g는 각 촬영으로부터의 기여도를 ESD의 15%라고 근사함으로써 예측할 수 있다. 결과적으로 전체 D_g는 두개골 측면과 중앙 기울어진 측면의 기여의 합으로 계산된다($0.15 \times 8 = 1.2$ mGy_t). 그러므로 전체 D_g는 2.4 mGy_t이다.

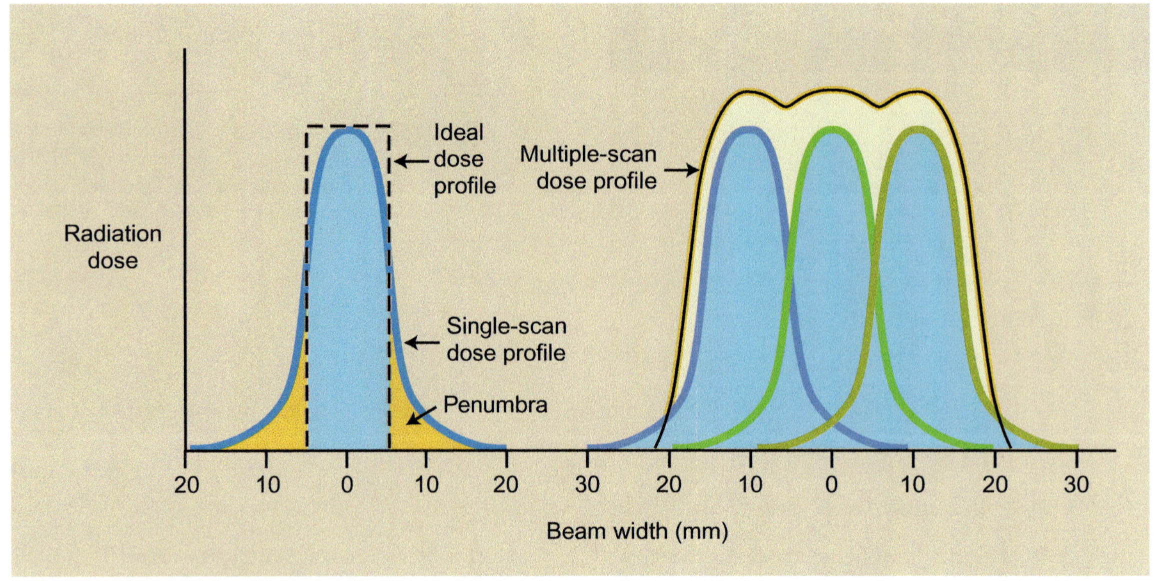

그림 37-4 Step&shoot 다채널 나선형 CT에서의 환자 조사선량 분포는 X선 빔의 윤곽을 정확하게 할 수 없기 때문에 어렵다.

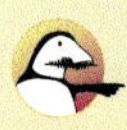

유선선량은 접촉 유방 방사선 촬영에서 촬영당 1 mGy_t/view를 넘으면 안 되고, 격자로부터 촬영당 3 mGy_t/view를 넘으면 안 된다.

이 논의로부터 유방 방사선 검사에서의 환자 조사선량은 촬영의 수를 제한한다면 크게 줄일 수 있는 것으로 볼 수 있다. 겨드랑이 쪽 촬영은 반복적으로 이루어져서는 안 된다. 영상 프로그램에 대해 가슴당 2번 이하의 촬영이 권고된다. 디지털 유방촬영 검사는 증감지-필름 유방 방사선 검사에서 얻어진 D_g보다 낮은 값을 보여준다.

CT 검사에서의 선량. 어떤 X선 절차에서 CT 영상에서 중요하게 고려되어야 하는 점 중 하나는 피부 선량이 아닌 촬영 동안의 내부 기관과 조직에 대한 선량 분포이다. 피부 선량에 근거하여, CT는 다른 전리방사선 절차보다 높은 선량을 야기한다. 연속적인 CT 단면의 조합으로 인해 전달되는 피부 선량은 단일 방사선 촬영에 의해 전달되는 값보다 매우 크다. 그러나 전형적인 방사선 촬영 머리 및 신체 검사는 종종 여러 촬영을 포함한다.

다채널 나선형 CT의 사용 증가로 인해 CT는 고선량 시술로 고려되어야 한다. 미국 보건기구 자료는 방사선 검사의 전체 10%가 CT이지만 전체 환자 조사선량의 70%를 차지함을 보여주고 있다. CT 조직 선량은 대략적으로 평균 투시촬영 선량과 같다.

제28장에서 지적한 바와 같이, CT는 많은 중요한 방식에서 다른 방사선 검사와 다르다. 방사선 촬영은 X선이 직접 영상 수용체를 피폭할 때 환자가 '투광 조명기(floodlighted)'라는 점에서 빛으로 사진을 찍는 것과 비교될 수 있다.

반면 CT는 세세하게 조준된 X선 빔으로 촬영된다. 방사선 전달에 있어 이 차이는 CT의 **선량 분포**가 방사선 촬영 절차와 다름을 의미한다.

CT 선량은 머리 검사에 대해 촬영 대상에 대해 거의 균일하다. CT 선량은 신체 CT 선량에 대한 ESD의 약 50%이다. 방사선 촬영과 투시촬영 선량은 입사 표면에서 높고 출구 표면에서 매우 낮다.

CT의 선량 효율에 대한 부분은 X선 빔의 정확한 교정에 영향을 줄 수 있다. 산란 방사선은 환자 조사선량을 증가시키고 방사선 촬영 대조도를 감소시킨다. CT는 좁고 잘 조준된 X선 빔을 사용하기 때문에 산란 방사선이 크게 감소하고 대조도 분해능이 크게 좋아진다. 그러므로 X선 빔의 큰 비율이 영상에 유용하게 사용된다.

CT에서의 정확한 조준은 단지 각 영상에 대해 정확하게 정의된 조직이 조사되는 것을 의미한다. 근접한 영상 간의 겹쳐진 부분은 존재하지 않는다. 그러므로 이상적으로 인접한 CT 영상들의 집합은 환자에게 전달된 선량이 하나의 단면으로부터의 선량과 같도록 한다.

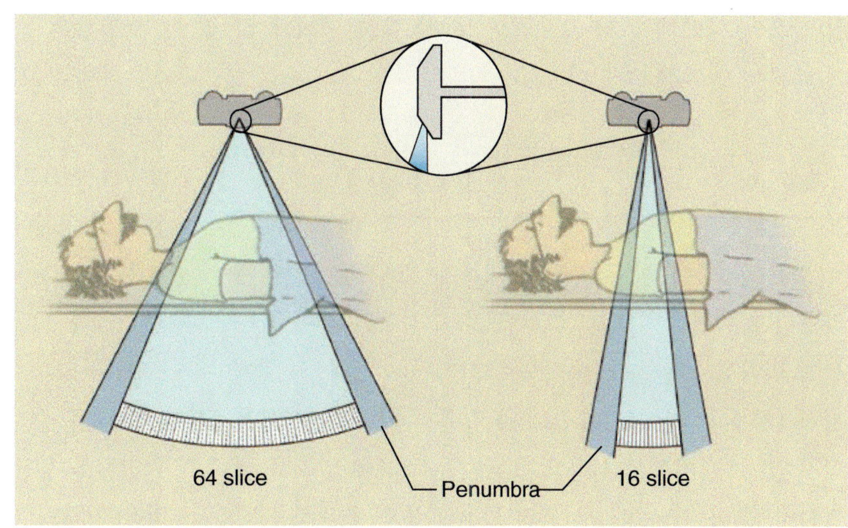

그림 37-5 주어진 촬영 해부기관에 대해 CT 다중 단면의 수가 많을수록 빔의 반음영이 줄어들어 환자 방사선량은 줄어든다.

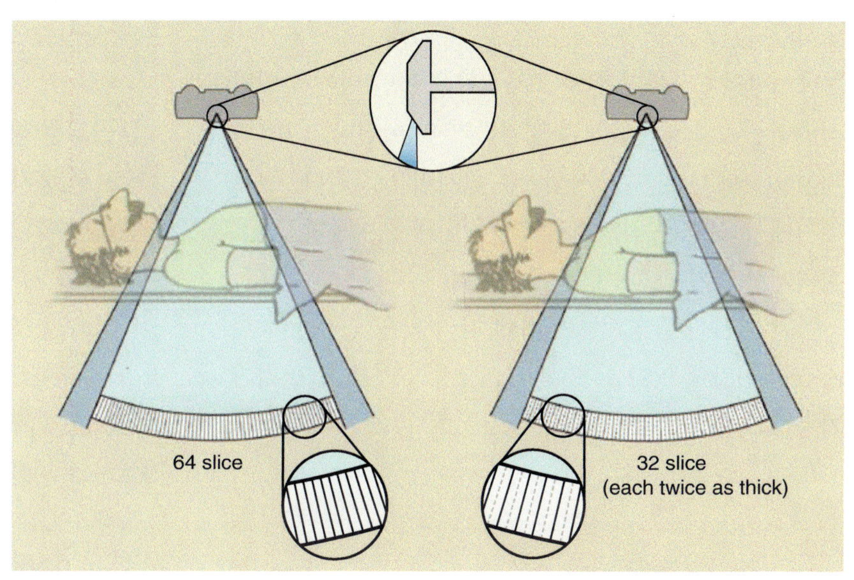

그림 37-6 2개의 검출기 열이 같은 빔 폭에 대해 조합될 때, 환자 조사선량을 줄어들 것이다.

그림 37-4는 왜 이런 이상적인 상황이 실제 얻어질 수 없는지를 나타내고 있다. X선관의 초점 크기는 단면의 날카로운 경계를 얼룩지게 한다. 또한 X선 빔이 정확하게 평행하지 않고 빔이 영상 장을 넘어갈 때 몇몇 퍼짐이 나타난다.

만약, 근접 영상들의 집합이 자동적으로 환자 테이블에 표시된 바대로 수행된다면, 테이블의 움직임은 정확해야 한다. 테이블이 영상 간 너무 크게 움직이면 몇몇 조직은 촬영이 안 될 것이다. 움직임이 너무 작으면 영상에서 몇몇 조직은 2배로 피폭될 것이다.

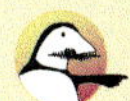
적절한 보정을 위해 CT 조준기는 주기적으로 점검하는 것은 필수적이다.

다중 나선 CT는 주어진 조직에 대해서 선량 윤곽에 대해 적은 꼬리를 남기기 때문에 일반적 step&shoot CT 보다 낮은 선량을 야기한다. 선량 윤곽의 꼬리는 *반암부(penumbra)*라 불린다.

전형적인 CT 선량은 머리 영상에 대해 30~50 mGy_t (3,000~5,000 mrad), 신체 영상에 대해 20~40 mGy_t(2,000~4,000 mrad)이다. 이러한 값들은 단지 근사한 값이고, CT 영상 시스템의 종류와 사용된 검사 기술에 따라 크게 달라진다. 각 검사의 유효선량은 대략 10 mSv(1,000 mrem)이다.

그림 37-5에서의 64장의 단면 CT 영상 시스템은 같은 부피의 조직에 대해 반암부로부터 더 작은 선량을 받기 때문에 더 적은 수의 단면보다 적은 환자 조사선량을 야기한다. 그림 37-6과 같은 부가적인 환자 조사선량 감소는 같은 빔 폭이 조합된 픽셀 줄에 촬영될 때 mA가 영

상 잡음을 나쁘게 하지 않으면서 분해능을 분명하게 하기 때문에 얻어질 수 있다(그림 37-6).

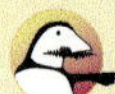
다중 단면 값이 높을수록 환자 조사선량의 값은 낮아진다.

CT X선 빔이 잘 조준됐기 때문에 조사받는 면적은 정확하게 제어될 수 있다. 그러므로 수정체와 같이 방사선에 민감한 기관은 선택적으로 회피될 수 있다. CT에서의 1차 X선 빔에 대한 방호와 같은 차폐는 거의 사용되지 않는다. 차폐로 사용되는 금속은 영상에 얼룩을 생성시킬 뿐 아니라, X선 선원의 회전 작용의 효율성을 감소시킨다.

나선형의 CT 동안 환자 조사선량은 어떤 면에서 일반적인 step & shoot CT보다 평가하기 더 어렵다. 1.0:1의 피치(pitch)에서 환자 조사선량은 근사적으로 같다. 높은 피치에서 선량은 전형적인 CT에 비해 줄어든다. 낮은 피치에서 환자 조사선량은 증가한다.

어떤 방사선 촬영 절차인가에 따라 많은 인자들이 환자 조사선량에 영향을 준다. CT 영상의 경우, 일반화가 가능하다.

CT 환자 조사선량

$$환자\ 조사선량 = k\frac{IE}{\sigma^2 w^3 h}$$

여기서 k는 변환 인자, I는 빔 세기[mAs], E는 평균 에너지[keV 약 1/2kVp], σ는 시스템 노이즈, w는 픽셀 크기, h는 빔 폭이다.

방사선 촬영과 함께 환자 조사선량은 빔 세기에 비례한다. 또한 환자 조사선량은 평균 빔 에너지에 직접적으로 비례한다. 다른 인자들은 CT 영상에만 관련된 변수들이다.

시그마(σ)는 노이즈이다. 이 값은 증감지-필름에 얼룩량과 등가이며, CT 수에서의 통계적 랜덤 변화를 대표한다. w는 픽셀 크기를 나타내며 공간 분해능의 결정 요소 중 하나이다. 마지막 인자 h는 빔 폭이다.

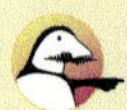
다른 인자는 변화하지 않으면서 노이즈 또는 빔 폭이 감소하면 환자 조사선량은 증가한다.

모든 다른 인자가 같고 낮은 노이즈와 높은 분해능의 CT 영상은 높은 환자 조사선량을 야기한다. CT의 문제점, 실제로 모든 방사선 영상의 문제점은 좋은 분해능을 전달하고 낮은 노이즈(왜냐하면, 이는 환자에 대한 매우 높은 선량이 야기되므로)를 갖는 것보다 X선 빔을 효율적으로 사용하고 환자에 대해 합리적인 선량에서 최상의 영상을 얻는 것이다.

불필요한 환자 조사선량의 감소

방사선 종사자들은 불필요한 환자 조사선량의 많은 원인들을 상당히 제어할 수 있다. 불필요한 환자 조사선량은 환자의 복지나 적절한 관리 및 간호에 필요하지 않은 방사선량으로 정의된다.

불필요한 검사

방사선 종사자들은 실제적으로 대부분의 경우 불필요한 선량의 가장 큰 부분, 즉 불필요한 방사선 검사에 대한 권한을 가지고 있지 않다. 이것은 거의 오로지 방사선학자 또는 의사들의 책임이다. 방사선 종사자들은 환자가 기존에 방사선 검사를 받았는지 물어봄으로써 도울 수 있다. 만약 그렇다면 어떤 단계가 수행되기 전에 검토하기 위한 영상을 구할 수 있다.

불행하게도, 이러한 불필요한 환자 조사선량의 원인은 방사선학자와 의사들에게 심각한 딜레마를 가져온다. 필요한 정보의 양이 극히 낮거나 존재하지 않는 것으로 알려졌을 때 많은 방사선 검사들이 수행된다. 이러한 검사가 수행되면, 방사선량에 대해 환자에게 보상을 해줄 정도의 이득은 없다.

그러나 이 검사가 수행되지 않으면, 의사와 방사선학자들은 환자의 상태 관리가 실패할지 모른다고 심각하게 비평할지 모른다. 심지어 검사가 환자의 효율적 관리에 작은 영향 또는 어떤 영향도 끼치지 못한다는 의문이 들 때에도, 방사선학자들은 곤란을 당할 수 있다. 이와 같은 상황에서 방사선학자들은 다음 속담과 같은 상황에 놓인다. 'rock and a hard place(이러지도 저러지도 못한다).'

반복적인 방사선 검사는 정확한 의학적 인지가 없다면 수행되어서는 안 된다. 검사가 비용 대비 효율적이지 않고 질병 탐색률이 매우 낮기 때문에 이러한 검사가 거의 이득이 없다는 분명한 증거가 있다. 이런 경우의 예들은 다음 절에서 논의할 것이다.

폐결핵에 대한 과다 촬영. 흉부 방사선 검사에 의한 일반적인 촬영은 효율적이지 않은 것으로 나타났다. 폐결핵 검사의 더 좋은 방법들이 현재 가능하다. 높은 위험 집단(예로, 의료적 및 준의료적 개인)에 대한 X선 촬영은 가능한 집단 위험을 불러일으킬 수 있는 직업에 있는 사람(예로, 식품 관련업자, 교사), 그리고 특별한 직업 종사자들(예로, 광부, 헬륨, 석면, 유리, 산화규소를 다루는 사람)에게 적절할 수 있다.

병원 허가. 흉부 방사선 검사는 흉부 질병에 대한 의학적 표시가 발견되지 않았다면 반복적인 병원 허가로 수행되서는 안 된다. 이러한 검사의 대상이 될 수 있는 환자들은 폐질환에 대한 검사가 허가된 사람들이다.

고용 전 신체 검사. 기존의 부상이나 질병에 관한 지식을 이러한 접근을 통해 얻어낸 적이 없으므로 흉부와 등 아래 방사선 검사는 정당화되지 않는다.

주기적 건강 검진. 많은 물리학자 및 보건 관련 조직은 매년 또는 격년 건강검진을 장려한다. 분명히 어떤 증상이 없는 환자에 대해 검사를 수행할 때 방사선 검사, 특히 투시촬영(형광투시) 검사가 포함되어서는 안 된다.

응급실 CT. CT는 방사선 촬영에서 진단 영상에서의 첫 번째로 사용되어 왔다. 집단 유효선량이 빠르게 증가하고 있기 때문에 이러한 과도 사용은 제어되어야 한다.

몸 전체 다채널 나선 CT 검사. 몇몇 시설들은 이러한 절차를 스스로 원한다 하여 일반인에게 제공한다. 중요한 질병 감지 비율의 증거가 나타나지 않는 한 CT 검사는 하지 않아야 한다. 방사선량이 너무 높다.

반복된 검사

방사선 종사자가 영향을 미칠 수 있는 불필요한 방사선 피폭의 한 영역은 검사의 반복이다. 반복 검사의 주기는 모든 검사에 10%에까지 다양한 것으로 예측되어 왔다. 전형적으로 바쁜 병원 시설에서는 반복 검사의 비율이 일반적으로 5%를 넘어서는 안 된다. 높은 반복 비율을 가진 검사는 요추(허리척추), 흉추(가슴척추), 복부를 포함한다.

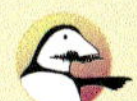
디지털 방사선 촬영에서의 반복 검사는 절대 필요하지 않다.

몇몇 반복 검사는 기계 오작동으로 인해 발생한다. 그러나 대부분은 방사선사의 실수로 일어난다. 반복 검사의 주된 원인은 적절하지 못한 위치와 영상을 너무 밝거나 어둡게 만드는 낙후된 방사선 촬영 기술로 인해 발생한다.

움직임과 부적절한 조준에 의해서도 반복 검사가 발생하기도 한다. 그 밖의 이유로는 지저분한 화면, 적절하지 않은 카세트, 빛 누설, 화학적 포그(chemical fog), 지저분한 기계에 의한 인공물, 잘못된 투사, 부적절한 환자 준비, 격자 에러, 다중 촬영 등을 들수 있다.

방사선 촬영 기술

일반적으로 고관전압 기술은 감소된 환자 조사선량을 가져온다. 관전압의 증가는 항상 수용할 만한 방사선 촬영 광학밀도를 얻기 위해 관전류의 감소와 연결된다. 이는 차례로 환자의 선량을 감소시킨다.

이 선량 감소는 환자 조사선량이 mAs에 선형적으로 연결되면서 kVp에는 근사적으로 제곱으로 관련되기 때문에 나타난다. 고관전압 기술에 대한 방사선 촬영의 영역은 흉부 검사에서 널리 사용되고 있다.

질문 : 두개골 측면 방사선 촬영이 64 kVp, 80 mAs에서 4 mGy_a(400 mR)의 ESD를 야기한다. 만약 관전압이 74 kVp(15% 증가)로 증가하고 mAs가 반으로 감소하여 40 mAs가 되면 광학밀도는 유지될 것이다. ESD는 어떻게 될 것인가?

해답 :

$$\text{선량} = (4\ mGy_a)\left(\frac{40\ mAs}{80\ mAs}\right)\left(\frac{74\ kVp}{64\ kVp}\right)^2$$
$$= (4\ mGy_a)(0.5)(1.34)$$
$$= 2.68\ mGy_a$$

물론 방사선학자들은 방사선 촬영 품질에 대한 마지막 판단을 해야 한다. kVp를 심하게 크게 늘리는 것은 방사선학자에 의해 적절한 판단을 내리기에는 너무 낮은 대조도를 가진 영상을 가져올 수 있다.

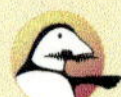

디지털 방사선 촬영은 높은 kVp에서 수행될 수 있으며 이는 낮은 환자 방사선량을 가져온다.

적절한 조준은 좋은 방사선 촬영 기술에 필수적이다. 조준의 사용은 환자의 유효 선량 감소뿐만 아니라 산란 방사선이 줄어들기 때문에 향상된 대조도 분해능과 함께 영상 품질의 향상을 가져온다.

영상 수용체

영상 수용체는 첫째, 수행될 검사의 종류에 의해 선택되어야 하고, 둘째, 좋은 품질의 영상을 생산하기 위한 방사선량을 위해 선택된다. 필름 감도보다는 화면 감도가 환자의 선량을 우선적으로 제어한다는 것을 기억해야 한다.

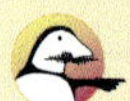

검사의 특성에 모순되지 않는 가장 빠른 감도의 증감지-필름 조합이 사용되어야 한다.

희토류와 다른 빠른 화면은 가능할 때 사용되어야 한다. 정형, 흉부, 방사선 촬영 확대에서의 그러한 화면에 대한 반복적 사용이 적절하다. 이러한 빠른 시스템의 사용은 몇몇 응용에서 성가신 얼룩을 야기한다. 그러나 이는 방사선학자에 의해 다시 결정되어야 한다. 보통, 400 감도 시스템이 현재 일반적 방사선 촬영에 사용된다.

디지털 방사선 촬영(digitalradiographic; DR)을 위한 영상 수용체는 고유적으로 증감지-필름보다 빠르다. DR을 사용한 환자 조사선량은 빠른 감도와 mAs의 감소가 수반된 kVp로 인해 낮아져야 한다.

환자 위치

상지(위팔) 또는 흉부가 검사될 때에는 환자가 앉은 장소에서 특별히 생식선이 피폭되지 않도록 관심을 기울여야 한다. 따라서 환자를 사용 빔 측면에 위치시키고 방호 납치마를 이용해 차폐시켜야 한다.

특정 지역 차폐

대부분의 방사선 방호 지침과 방사선 반응 정보가 전체 피폭에 대해 기반된다 하더라도 방사선 검사는 부분적인 신체 피폭을 야기한다. 방사선 검사의 신체 부분 특성은 적절한 빔 조준과 특정 영역 차폐의 사용을 통해 제어된다.

특정 지역 차폐의 사용은 특히 민감한 조직 또는 기관이 사용 빔 근처에 있을 때 요구된다. 수정체, 흉부, 생식선은 1차 방사선 빔으로부터 자주 차폐된다. **접촉 차폐(contact shield)**와 **그림자 차폐(shadow shield)**, 두 가지 종류의 특정 영역 차폐장치가 사용된다.

수정체 차폐는 항상 접촉 타입이다. 접촉 차폐장치는 환자에게 직접 위치한다. 생식선 차폐는 다르게 접촉 또는 그림자 타입이 될 수 있다.

가슴 차폐는 척추측만(scoliosis) 검사 동안 접촉 차폐가 권고된다. 이러한 검사는 종종 전방-후방(anterior-posterior; AP) 투사로 구성되며 발육기의 가슴에 대해 1차 빔 X선 조사를 시킨다. 그러나 후방-전방(PA) 투사는 확대가 중요하지 않기 때문에 똑같이 만족스럽다. PA 투사는 대체로 AP 투사의 약 1% 정도의 흉부 선량을 야기한다.

그림 37-7은 몇 가지 접촉 생식선 차폐의 예를 보여준다. 이러한 접촉 차폐가 상업적으로 구매가 안 될 때,

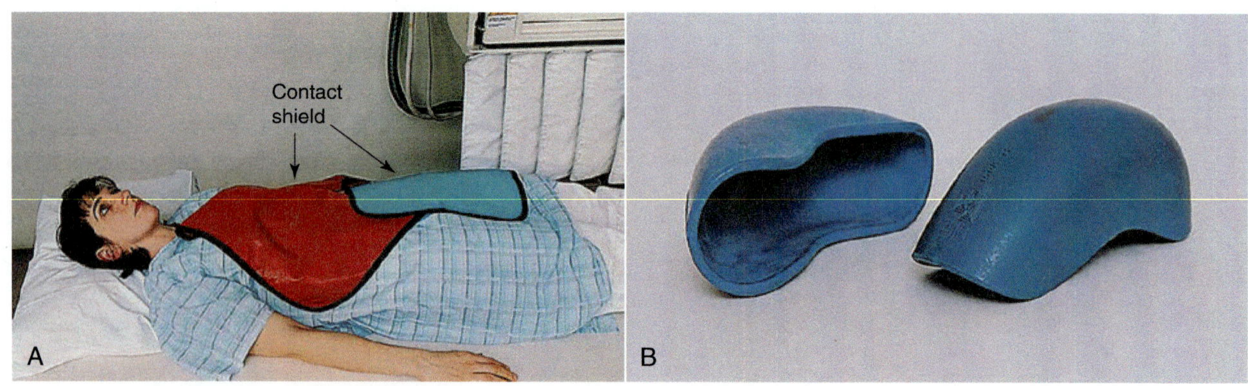

그림 37-7 유용한 생식선 차폐의 예. 이는 비닐 납(A) 형태이거나 적절한 모양을 갖춘(B) 형태일 수 있다.

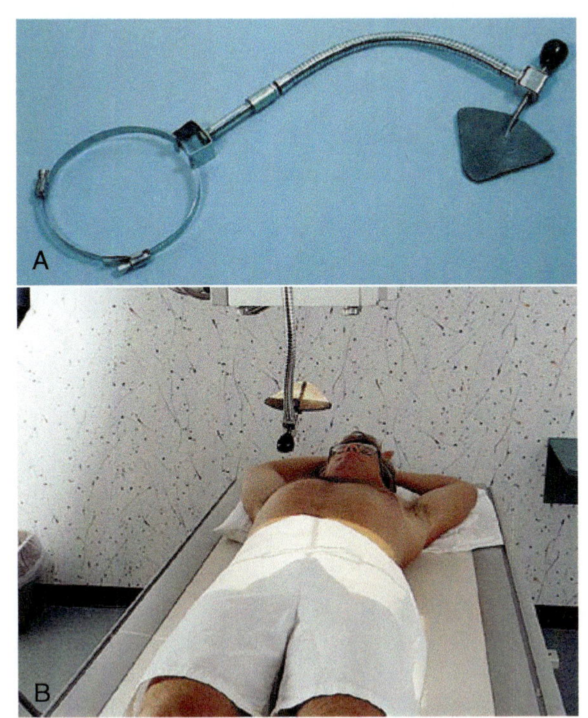

그림 37-8 (A) 그림자 차폐, (B) 빔-고정 시스템 위의 그림자 차폐가 생신선 위에 그림자를 만들고 있다.

방호물질들을 적절하게 자른 조각을 활용하면 좋다. 하트형, 다이아몬드형, 삼각형, 사각형과 같은 모양들이 효과적으로 사용되었으며, 특히 어린 아이들에게 유용하다.

그림자 차폐의 예는 그림 37-8에 나타나 있다. 이러한 그림자 차폐는 접촉 차폐만큼 효과적이며 성인 환자의 경우 더 수용할 만하다. 그러나 이러한 장치의 사용은 방사선사들에게 있어 주의 깊은 관심을 요구한다.

차폐는 촬영기기를 가리지 않고 생식선에 그림자를 만들어야 한다. 그림자 차폐의 부적절한 위치는 반복 검사와 증가된 환자 조사선량을 야기한다. 그림자 차폐는 특히 불임 시술 환자의 수술 동안 특히 유용하다.

상자 37-1 생식선 차폐

- 생식선 차폐는 모든 환자들에게 고려되어야 하며, 특히 아이들과 임신 가능성이 있는 사람에게 고려되어야 한다. 관리상의 절차로, 40세 이하의 젊은 사람을 포함하고 그 보다 더 나이 든 사람도 포함한다.
- 생식선 차폐는 생식선이 사용 빔 안에 있거나 근처에 있을 때 사용해야 한다.
- 적절한 환자 위치와 빔 조정은 생식선 차폐가 있다고 해서 부주의해서는 안 된다.
- 생식선 차폐는 필요한 진단 정보를 얻 는데 방해가 되지 않을 때만 사용해야 한다.

상자 37-1은 생식선 차폐의 주요 특징을 나열하고 있다.

임신한 환자

두 가지 상황이 전리방사선학에서 특별히 관리와 행동을 필요로 한다. 둘 다 임신과 관련된다. 이것의 중요성은 물리적 및 감정적 측면 모두에서 분명하다.

방사선생물학적 고려

생식선에 대한 방사선 피폭으로 가능한 반응의 심각성은 제36장에서 논의된 바와 같이 시간과 선량 둘 모두 관계된다. 의심할 바 없이 방사선 피폭에 대해 가장 민감한 시기는 태어나기 이전이다. 게다가 임신 초기의 태아가 임신 후기에 비해 더 민감하다. 일반적인 법칙에 따라 더 높은 방사선량을 받을수록 방사선 반응은 더 심각해질 것이다.

시간 의존도. 심각한 오해는 임신부가 자신이 임신한 상태를 모르기 쉬운 때인 첫 2주 동안의 방사선 조사가 가장 결정적인 시간이라는 것이다. 그러나 실제 이 임신 기간 동안의 방사선 조사는 가장 덜 위험하다. 이 시기의 낙태는 방사선 피폭이 아닌 다른 이유로 일어난다.

첫 2주 동안 방사선 조사로 인해 가장 일어나기 쉬운 생물학적 반응은 배아의 흡수(resorption of the embryo), 그러므로 임신이 불가능해진다는 것이다.

임신 후 첫 2주 동안 선천적인 결함의 유발 가능성에 대한 염려는 발표된 적이 없다. 이러한 반응은 어떤 방사선량 피폭에도 동물 실험이나 인간에서 나타난 적이 없다.

약 2~10주간의 시간을 **주요 기관형성(organo-genesis)** 시기라고 부른다. 이 기간 동안 태아의 주요 조직이 형성되기 때문에 이 시기에 과다한 방사선량은 선천적인 결함이 나타날 수 있다. 기관형성 초기에 가장 일어날 가능성이 높은 선천적 결함은 골격의 기형과 관련된다. 이 시기 이후에는 정신적 결함이 더 일어나기 쉽다.

6~9개월 사이에는 기존에 언급됐던 반응들이 일어나지 않는다. 많은 연구들은 6개월 이후 진단상의 방사선 조사 이후 반응이 일어난다면, 주된 반응은 어린 시절에 나타나는 악성 질병이라고 강하게 제시하고 있다.

임신 기간의 방사선 조사에 대한 이러한 반응들은 발현의 위험성 이전에 매우 높은 방사선량을 필요로 한다. 이러한 반응들은 250 mGy(25 rad) 미만에서 나타나지 않는다.

이러한 수준의 선량은 있을 가능성이 적다. 그러나 복부나 골반에 다중의 방사선 검사를 받을 환자들에게는 가능성이 있다. 방사선 종사자들의 직무 피폭은 낮기 때문에 그들에게는 필연적으로 불가능하다. 이 외에 생식선에 대한 방사선 조사 후 나타난 중요한 반응은 보고된 바 없다.

선량 의존도. 생식선에 대한 방사선 조사에 대하여 인간에 대해 선량-반응 관계를 수립할 만한 실질적인 정보가 없다고 느낄 수도 있다. 그러나 동물에 대한 방사선 조사의 많은 데이터들이, 특히 쥐와 생쥐들에서 추정될 수 있는 관계의 근거 역할을 한다. 앞으로 논의되는 이야기는 비록 인간의 피폭에 관한 것이지만 동물 연구로부터의 외삽에 근거한 추정치를 나타낸 것이다.

2 Gy(200 rad)의 생식선에 대한 방사선 조사 후, 이전에 논의된 영향들이 일어날 것은 거의 확실하다. 가능성은 적지만 전리방사선학에서 이러한 크기의 피폭이 일어날 수도 있다.

임신 첫 2주 동안의 자연유산은 250 mGy(25 rad) 이하의 피폭으로 인해 일어날 가능성은 적다. 선량-반응 관계에 대한 정확한 특성은 알려져 있지 않지만, 위험에 대한 합리적인 추정은 100 mGy(10 rad)의 선량 후에 0.1%의 모든 수태(conception)가 재흡수되는 것을 나타낸다.

저선량에서의 반응은 비례해서 낮다. 그러나 방사선 피폭이 없는 상태에서의 자연유산 발생률이 25~50%임을 인지해야 한다. 생식선에 피폭이 없는 상태에서 대략 신생아들의 5%가 분명한 선천적 결함을 가지고 태어난다.

100 mGy(10 rad)의 태아 피폭 후 1%의 선천적 결함이 나타나는 것으로 나타났고 저선량에서는 비율이 더 줄어들었다.

자궁에 대한 방사선 조사 후 소아 악성 질병의 유발은 평가하기 어렵다. 위험 추정치는 자연유산이나 선천적 결함에서 보고된 바보다 더 낮다. 소아 악성 질병에 대한 위험도를 평가하는 최선의 방법은 상대적 위험 추정치를 사용하는 것이다.

첫 3개월 동안, 상대적인 방사선 유발 소아 악성 질병의 위험도는 5~10이다. 이는 6~9개월 사이에는 1.4로 낮아진다. 전체 상대적 위험도는 1.5(자연적으로 일어나는 것보다 50% 증가)로 받아들여진다.

환자 정보

임신 초기에 대해 사고적 피폭에 대한 보호는 복잡한 행정상 문제를 가져온다. 이러한 상황은 특히 그러한 상태를 인지하지 못하고 태아가 특히 방사선에 민감한 임신의 초기 2개월 동안 중요하다. 2개월 뒤에 인지하지 못한 임신에 대한 방사선 조사의 위험은 환자가 대체적으로 임신 여부를 알기 때문에 적다.

임신 상태가 알려진다면, 어떤 상황 속에서도 방사선 검사는 수행되어서는 안 된다. X선 검사를 해도 된다는 문서화된 결정이 없는 상태에서 누구도 임신을 알면서 임신부에 X선 검사를 하면 안 된다. 이러한 검사가 수행된다면, 환자 조사선량을 최소화하기 위한 기존에 논의된 모든 촬영기술들이 함께 수행되어야 한다.

임신 환자가 꼭 검사를 받아야 한다면, 검사는 정확하게 조준된 빔을 사용하여 차폐물을 주의 깊게 위치시켜 수행해야 한다. 이러한 상황에서는 고관전압 기술을 사용하는 것이 가장 적절하다. 임신 환자를 방사선 조사하지 않는다는 것을 보장하기 위해 사용될 수 있는 행정적인 절차에는 복잡한(선택적 예약) 것에서 간소한(게시) 것까지 다양하다.

선택적 예약. 알려지지 않은 임신에 대한 방사선 조사를 막기 위해 가장 직접적인 방법은 **선택적 예약(elective booking)**을 구성하는 것이다. 이는 의료인, 방사선학자, 또는 방사선 종사자가 환자의 기존 월경주기의 시간을 결정할 것을 요구한다. 태아에 영향이 없거나 근접하지 않은 X선 검사는 허가될 수 있으나, 그래도 복부 차폐는 수반되어야 한다.

이상적으로 담당 의사는 월경주기의 결정과 검사 필요성에 대한 어떠한 의문이 있을 때 검사 요구의 보류에 대한 책임을 진다. 이는 정기적으로 계획된 의료인 회의에서 쉽게 수행될 수 있는 방사선 안전관리 지원 교육 프로그램을 필요로 할 수도 있다.

X-Ray Consent for Women of Childbearing Age

X-ray examinations of abdomen and pelvis exposing the uterus to radiation are:

Abdomen (KUB)	Colon (barium enema)	Pyelograms (IVP and retrograde)
Stomach (UGI)	Gallbladder	Cystograms
Small Intestine (SI)	Hips, sacrum, coccyx	Lumbar spine and pelvis
All nuclear medicine studies		

The 10 days after onset of menstural period are generally considered safe for x-ray examinations.

Onset of last menstural period	Date ________		Date today ________
I am pregnant	Yes ______	No ______	Don't know ______
I have had a hysterectomy	Yes ______	No ______	Don't know ______
I use an IUD	Yes ______	No ______	Don't know ______

I recognize that if I am pregnant and have radiation to the abdomen, there is a possibility of injury to the fetus. However, I understand that the likelihood of such injury is slight and that my physician feels that the information to be gained from this examination is important to my health. I therefore wish to have this x-ray examination performed now.

____
Name of examination

____
Signature of patient

____
Witness

그림 37-9 임신 연령대의 여성에 관한 방사선 동의서

환자 설문. 대안 절차로 환자 스스로 임신주기를 인지하는 방법이 있다. 많은 진단 영상과에서 환자는 검사를 수행하기 전에 환자 정보 서식을 완성해야 한다.

이러한 서식은 종종 '당신은 임신부입니까 또는 임신 가능성이 있습니까?'라는 질문과 '당신의 마지막 월경주기는 언제인가요'와 같은 질문을 포함한다. 그림 37-9는 이러한 간단한 예시이고, 아직까지 임신 환자의 방사선 조사에 대비한 방호를 위해 유효한 질문이다.

게시. 만약 선택적 예약과 진단 영상 서비스에 적절한 것으로 보이는 서식을 요구하는 것이 모두 불가능하다면, 비슷하게 성공적인 방법은 대기실에 경고 문구를 게시하는 것이다. 이러한 표시는 '당신은 임신부입니까 또는 임신 가능성이 있습니까? 만약 그렇다면 방사선사에게 알려주세요.' 또는 '경고–만약 당신이 임신했다면 특별한 주의가 필요합니다.' 또는 '주의–만약 당신이 임신했을 가능성이 조금이라도 있다면, X선 검사를 받기 전에 방사선사에게 알려주는 것이 가장 중요합니다.'라고 읽힐 수 있어야 한다.

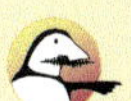

우리는 대기실에서 표지판을 게시함으로써 임신 환자에게 우리의 책임을 수행한다.

그림 37-10은 NCDRH(National Center For Devices And Radiological Health)로부터 이용 가능한 유용한 포스터이다. 이러한 포스터는 환자와 보건관리 시설에 대한 우리의 책임을 만족시킨다.

방사선 검사를 받는 여성 중 1% 미만이 임신 가능성을 가진 것으로 추정된다. 만약, 임신부가 발견되지 못하고 방사선 조사를 받았다면 환자에 대한 방사선 서비스가 가지는 책임은 무엇이며, 무엇을 해야 하는가?

첫 번째 단계는 태아 피폭을 예측하는 것이다. 의학물리학자들에게 즉각적으로 도움을 요청하고 예상 태아 선량을 요구해야 한다. 만약, 사용된 검사 기술에 대한 예비 검토(즉 검사의 종류, kVp, mAs)에서 선량이 10 mGy_t(1 rad)를 넘었을 가능성이 있다면 좀 더 완벽한 선량 평가

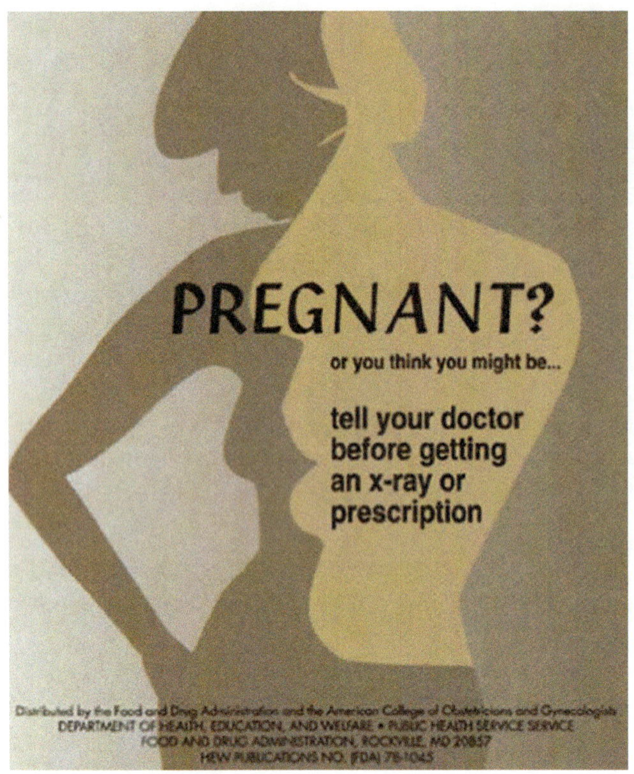

그림 37-10 장치와 방사선학적 보건을 위한 국가 센터에서 사용 가능한 방사선과 임신에 대하여 경고하는 포스터

가 수행되어야 한다.

표 37-4는 많은 검사들에 대한 대표적인 태아 피폭을 나타낸다. 수행된 검사의 종류, 기술 및 도구에 대한 지식과 함께, 의학 물리학자들은 태아 선량을 정확하게 결정할 수 있다. 실험 물체 및 선량 물질이 이러한 결정이 신뢰성 있는 값임을 보장하는 데 사용될 수 있다.

표 37-4 400 감도 영상 수용체와 함께 자주 수행되는 방사선 촬영 검사들에 대한 대표적인 입사 피폭과 태아 선량

검사	피부 입사선량(mR)	태아 피폭(mrad)
두개골(측방향)	70	0
경추(목뼈; 전후방향)	110	0
어깨	90	0
흉부(후전방향)	10	0
흉추(등뼈; 전후방향)	180	1
쓸개(후전방향)	150	1
요천추부(허리엉치뼈; 전후방향)*	250	80
복부 또는 KUB(전후방향)*	220	70
정맥신우조영술(IVP)*	210	60
엉덩이*	220	50
허리 또는 발	5	0

KUB(kidneys, ureter, bladder): 신장, 요관, 방광
*: 가능하다면 생식선 차폐가 사용되어야 한다.

태아에 대한 선량을 알게 되면, 담당의사 및 방사선학자는 X선의 피폭이 일어난 시기의 임신 단계를 파악해야 한다. 이러한 정보와 함께 2가지 대안, 즉 임신을 유지시키거나 낙태를 결정하게 될 것이다.

진단 X선 피폭 후 낙태에 대한 권고는 거의 이루어지지 않는다. 왜냐하면 자연적인 선천적 결함이 대략 5%이기 때문에, 결과적인 진단 X선량이 합리적으로 거의 고려되지 않는다. 비록 몇몇은 낮은 선량이 정신 발달 지체를 증가시킨다고 주장하지만, 250 mGy_t(25 rad) 이하의 태아 선량에서 아기에게 명백한 손상은 거의 나타나지 않는다.

유용한 견해에 따르면, 합리적인 접근은 10~25 법칙을 적용하는 것이다. 100 mGy_t(10 rad) 이하에서는 부가적인 위험인자가 없다면 낙태수술은 고려되지 않을 것이다. 250 mGy_t(25 rad) 이상에서는 잠재적 손상에 대한 위험이 낙태수술을 정당화시킬 수도 있다.

10 rad와 25 rad 사이에서는 방사선 피폭시간, 환자의 감정 상태, 출산이 가족에게 미칠 영향, 기타 사회적 경제적 인자들은 주의 깊게 고려되어야 한다.

다행히, 이러한 상황에 대한 경험은 태아 선량이 일관되게 낮음을 보여주고 있다. 태아 선량은 심각한 방사선 검사 후에도 50 mGy_t(5 rad)를 넘는 경우가 거의 없다.

환자 조사선량 경향

NCRP(방사선 방호 및 측정 위원회)는 환자 조사선량을 포함하는 방사선 관리에 대한 다양한 측면에 대한 특정 보고서를 발간한다. 그림 1-23과 같이 파이 형태로 나타난 데이터는 1990년도에 출간되었다. 이 데이터는 연간 방사선량이 3.6 mSv이며, 이 중 0.53 mSv가 전리방사선 환자 피폭으로부터 기인함을 나타내고 있다.

그림 37-11은 곧 출간될 예정인 NCRP 보고서로부터 현재의 예측 인간 방사선 피폭 현황을 나타내고 있다. 자연 방사선원 피폭이 3 mSv로 남아 있는 반면, 의료 피폭은 3.2 mSv나 된다. CT 촬영으로부터의 기여가 높이 치솟았고 영상 의료가 과도하게 적용됐음을 나타낸다.

이러한 환자 조사선량의 증가는 방사선사와 방사선학자들이 의학 영상, 특히 CT 영상을 찍을 때 좀 더

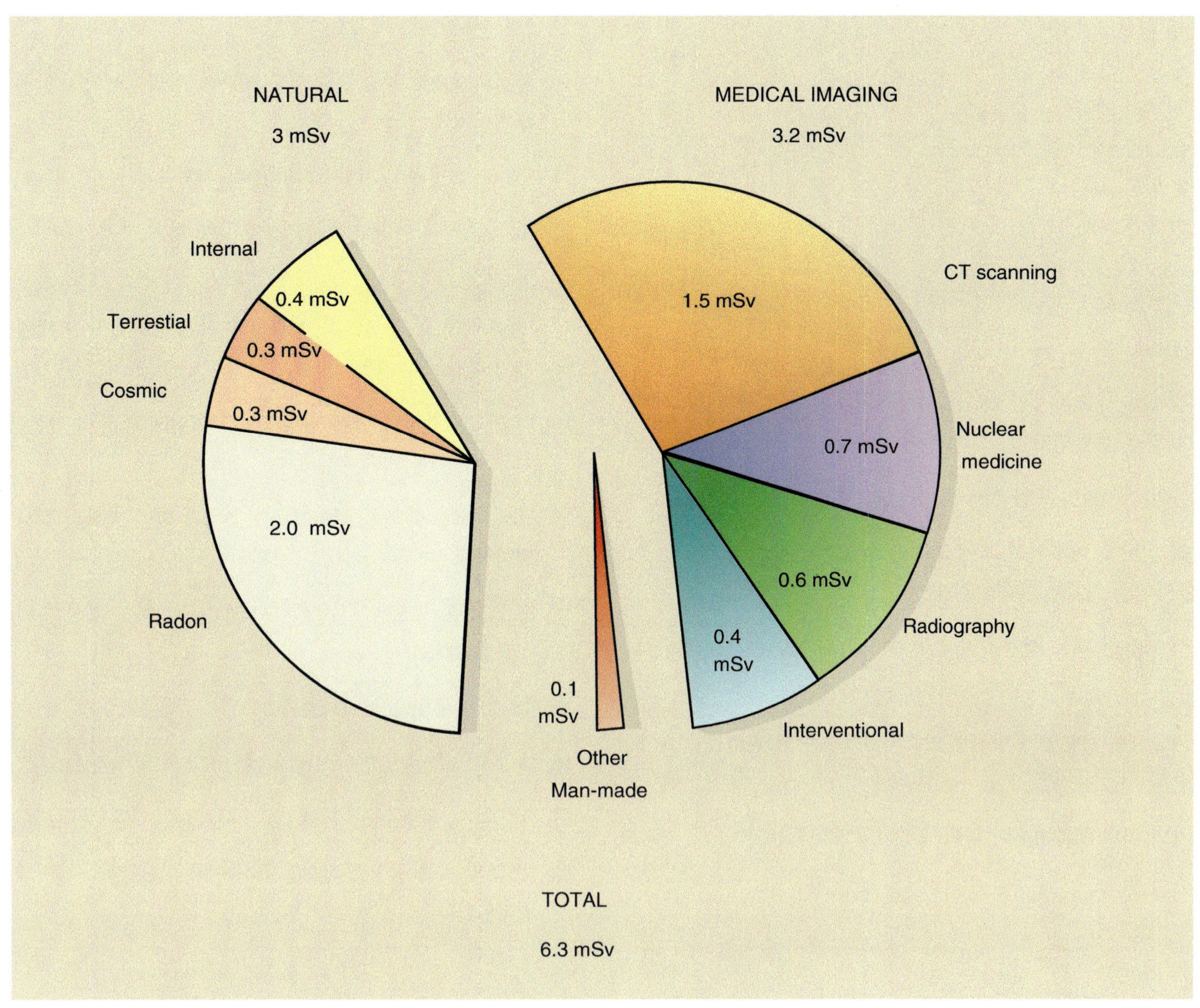

그림 37-11 인체 방사선 피폭의 현재 추측되는 수준

ALARA를 유지하면서 제어해야 한다는 것을 뜻한다. 우리는 진단 영상에 대한 적절한 기준을 좀 더 알아야 하며, 불필요한 방사선 영상에 대해 좀 더 제어를 해야 한다.

디지털 영상의 도입과 함께 우리는 각 방사선 검사에 대한 환자의 유효 선량을 자동적으로 예측하고 지속적인 환자 관리를 기록하는 시기에 와 있다. 우리는 직무상 방사선 피폭을 평생 관리한다. 우리는 의료 방사선 피폭에 대해서도 그러할 수 있도록 지침을 구성할 것이다.

요약

전리방사선으로부터의 환자 조사선량은 다음 3가지 방법 중의 하나로 기록된다. (1) ESE(피부 입사피폭), (2) 평균 골수선량(GSD) 또는 (3) 생식선 선량. TLDs는 환자 조사선량을 감시하는 선택이 될 수 있다. 적어도 X선 기술과 선원-피부 거리(SSD) 또는 선원-수용체 거리(SID)에서의 mR/mAs 단위로 세기를 측정하는 것으로, 의학물리학자는 환자 검사에 대한 피부 입사선량(ESD)을 예측할 수 있다. 투시촬영 검사 동안, 일반적으로 유효한 ESD는 4 R/min이다.

환자 방사선량은 불필요한 검사와 반복된 검사를 제거하고 적절한 방사선 기술과 적절한 환자 위치를 통해 쉽게 줄일 수 있다. 임신부에 대한 방사선생물학은 임신부에게 특별한 관심을 필요로 한다. 교육적 내용의 포스터를 대기실과 검사실에 부착함으로써, 우리는 임신 환자에 대한 책임을 수행해야 한다.

도전문제

1. 다음을 정의하거나 기술하시오.
   a. ALARA

b. 태아 선량 수준
c. 주요 기관형성
d. 선택적 예약
e. GSD(유전학적으로 중요한 선량)
f. 반암부(penumbra)
g. 그림자 차폐
h. ESE(피부 입사피폭)
i. CT 빔 폭
j. MMD

2. 수태에서 첫 2주 동안 25 rad 이상의 방사선 조사에 대한 태아의 반응은 무엇인가?
3. 태아의 기관형성 동안 어떠한 방사선 반응이 가능한가?
4. 만약 검사가 이루어진 후에 환자가 임신한 것으로 발견되었을 때, 어떠한 절차가 진행되는가?
5. 측정 가능한 태아 선량을 야기할 수 있는 5가지 절차를 기술하시오.
6. 전리방사선학에 있어 방사선 방호의 3가지 핵심 원리는 어떻게 적용될 수 있는가?
7. 환자의 어떤 예측 방사선량이 측정되고 보고되는가?
8. 방사선 계산도표는 어떻게 사용하는가?
9. PA(전방-후방) 흉부 영상이 110 kVp/2 mAs에서 수행될 때 피부입사선량(ESD)을 예측하시오.
10. 유전학적으로 중요한 선량을 예측하기 위해서 필요한 인자는 무엇인가?
11. 방사선 유방촬영술에서 어떤 방사선량 명세가 가장 중요한가?
12. X선 빔 폭과 반암부가 CT 촬영 동안 환자 조사선량에 영향을 주는가?
13. '선량 분포'라는 용어가 방사선 영상에서의 환자 명세에 어떻게 영향을 주는가?
14. 다중 CT 촬영과 단계 촬영 CT가 어떻게 환자 조사선량에서 비교되는가를 기술하시오.
15. 규칙적으로 행해져서는 안 되는 3가지 화면 방사선 검사를 나열하시오.
16. 76 kVp/40 mAs에서 수행된 AP(전방-후방) 복부 영상 후의 태아 선량을 예측하시오.
17. 기호 Σ는 무엇을 의미하는가?
18. 대략적으로 유방 방사선 촬영에서 ESE의 몇 %가 D_g인가?
19. 전체 환자 조사선량에 대해 CT의 대략적인 기여도는 무엇인가?
20. 3.5분의 바륨 관장 투시촬영 검사 이후의 대략적인 태아 피폭은 얼마인가?

종사자 피폭선량 관리

Occupational Radiation Dose Management

CHAPTER

38

학습목표

1. 직업상 방사선 피폭의 단위 및 개념을 논의할 수 있다.
2. 직업상 방사선 피폭을 감소시키는 방법을 논의할 수 있다.
3. 직업상 방사선 모니터에 대해 설명하고 측정 위치를 알 수 있다.
4. 개인 방사선 모니터링 보고서를 논의할 수 있다.
5. 방호용 납치마의 가용 두께를 열거할 수 있다.

방사선 흡수선량은 Gy(rad) 단위로 측정되며 방사선 조사선량은 R(c/kg) 단위로 측정된다. 방사선 관련 종사자에 대한 피폭인 경우 적절한 단위는 Sv(rem)이다.

Sv는 방사선 방호 목적으로 사용되는 유효선량의 단위이다. 비록 피폭, 선량, 유효선량은 명확하고 상이한 의미를 갖지만, 방사선 의학에서는 전신피폭에 이어 거의 동일한 수치를 갖기 때문에 종종 호환된다. 적절히 사용되는 경우 피폭(R, c/kg)은 공기 중 방사선 강도와 관련된다.

선량(Gy_t,rad)은 방사선 피폭의 결과 흡수되는 방사선에너지를 측정하며, 환자의 방사선 조사(irradiation)를 확인하기 위해 사용된다. 유효선량(Sv, rem)은 흡수된 방사선 에너지의 생물학적 효과를 규명한다. 이 단위는 직업상 피폭자 및 집단 피폭에 적용되며, 모든 규제치가 Sv(sievert) 단위로 표시되어 있기 때문에 SI 단위인 Sv가 선호된다.

직업상 방사선 피폭

비록 방사선 종사자에 대한 선량 제한 권고치가 0.5 Sv/yr(5,000 mrem/yr)이지만, 경험을 통해 일상적으로 피폭되는 양은 이에 비해 상당히 낮다고 밝혀졌다. 일반적인 X선 활동에 관여하는 방사선 종사자의 직업상 방사선 피폭은 보통 1 mSv/yr(100 mrem/yr)를 초과하지 않는다.

방사선사는 대개 방사선 관련 종사자에 비해 약간 높은 피폭을 받는다. 이는 방사선사가 투시촬영술 동안 피폭의 대부분을 받으며, 대개 그러한 절차 동안 방사선원, 즉 환자에 좀 더 가까운 위치에 있기 때문이다. 표 38-1은 방사선 종사자의 연간 직업상 방사선 피폭에 대한 분석 결과를 정리한 것이다. 명백히, 방사선 피폭은 낮다.

투시촬영

진단 X선 종사자의 최대 직업상 피폭은 분명히 투시촬영술 및 이동식 방사선 촬영 동안 나타난다. 방사선 촬영이 있는 동안 방사선과 의사는 좀처럼 그 자리에 있지 않으며, 방사선사는 콘솔 보호벽 뒤에 위치한다.

이동식 촬영 중에는 고정된 보호벽을 사용하기 어려우므로 이동식 촬영기기는 긴 촬영 스위치를 가지고 검사 영역에서 떨어져 있어야 한다. 물론, 방사선사는 검사 중 X선 방어 앞치마를 항시 착용해야 한다.

투시촬영술 동안 방사선과 의사와 방사선사 모두 상대적으로 높은 준위의 방사선에 피폭된다. 그러나 개인 피폭은 X선 빔 노출시간(beam-on time)과 직접적으로 연관된다. 주의를 기울이면, 개인 선량을 합리적으로 달성 가능한 범위 내에서 최대한 낮게(ALARA) 유지할 수 있다.

질문: 바륨 관장 투과 검사에는 2.5분의 형광 X선 빔 시간이 필요하다. 방사선사가 2.5 Gy_a/hr에 피폭되는 경우, 직업 방사선 피폭은 얼마인가?

해답: 피폭 = 피폭률 × 시간

$= 2.5\ Gy_a/hr \times 2.5$분

$= 2.5\ Gy_a/hr \times 0.0417$시간

$= 0.1\ mGy_a$

원격 투시촬영술을 이용하면 종사자가 X선 투과 검사실에 환자와 함께 있지 않기 때문에 직업상 피폭을 낮출 수 있다. 일부 투시촬영술의 경우 X선관은 탁자 위에, 영상 수용체(receptor)는 탁자 아래에 위치한다. 이러한 기하학적 구조는 영상 품질 측면에서 약간의 장점이 있지만, 2차 방사선(산란 및 누설) 준위가 높아지므로 개인 피폭이 증가한다.

이동용이나 C-arm 투시촬영술 동안 이러한 조건을 명심해야 한다. 그림 38-1과 같이 이동용 및 C-arm 투시촬영술 동안 X선관을 환자 아래에 배치하는 것이 최선이다.

인터벤션 방사선 촬영

인터벤션 방사선 의학 절차에 관여하는 종사자는 보다 긴 형광 X선 빔 노출시간으로 인해 종종 일반적인 방사선 활동을 하는 사람에 비해 높은 피폭을 받는다. 환자가 눕는 테이블에 보호 커튼을 부착하지 않고, 영화 방사선촬영술(cine radiography)을 사용하는 것 또한 더욱 높

표 38-1 방사선 종사자의 직업상 방사선 피폭

피폭 범주	수치
평균 전신선량	0.7 mSv/yr
최소 계측가능 선량에 비해 낮은 값을 받는 사람	53%
1 mSv/yr 이하를 받는 사람	88%
50 mSv/yr 이상을 받는 사람	0.05%

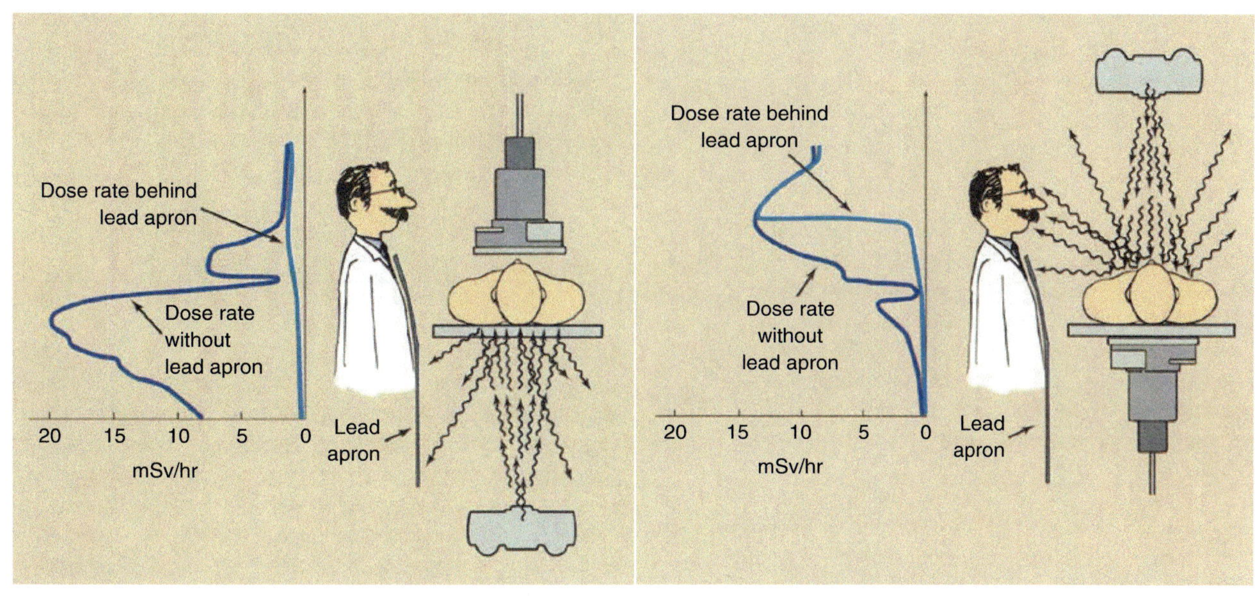

그림 38-1 이동식 투시촬영술 동안 산란 방사선은 X선관이 환자 위에 있는 경우 더 강렬하다.

은 개인 피폭에 기여한다.

인터벤션 방사선 의학 절차 동안 말단 피폭이 중요할 수 있다. 주의를 기울이지 않으면 보호장갑을 착용할 때조차 피부에 대한 피폭은 선량 제한 권고치인 500 mSv/yr(50 rem/yr)에 근접할 수 있다. 보호장갑을 착용하지 않으면 과도한 피부 피폭이 일어날 수 있다.

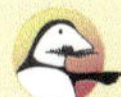 인터벤션(중재적) 방사선사를 위해 말단 감시기가 제공된다.

유방 방사선 촬영

유방 방사선 촬영(mammography)과 관련된 직업상 피폭은 낮은 수준의 kVp로 인해 산란 방사선이 적게 발생되므로 피폭이 낮다. 대개 긴 촬영 스위치 및 재래식 벽 또는 창문 벽으로 적절한 방호를 제공하기에 충분하다.

완전히 유방 방사선 촬영법만을 위해 사용되는 장소에는 거의 보호 납 차폐체가 필요하지 않다. 특정 목적을 위한 X선 장치는 일체형 부품으로 납 유리, 납 아크릴, 평평한 유리판으로 만들어진 종사자 방호벽을 가진다. 대개, 그러한 방벽은 전적으로 충분하다.

전산단층촬영

전산단층촬영(computed tomography; CT) 시설에서의 직업상 피폭은 낮다. CT X선 빔이 미세하게 조준되고, 투과검사실 내부에 단지 2차 방사선만 존재하기 때문에, 방사선 준위는 투시촬영술을 사용하는 경우에 비해 낮다.

그림 38-2는 다채널 나선형 CT 영상 시스템의 수평/수직 평면에 대한 등피폭선량(isoexposure) 단면도를 나타낸다. 이러한 자료는 mR/360° 회전으로 주어지며, 종사자가 화상진찰 동안 방에 남는 것이 허가될 수 있는가를 보여준다. 그러나 그러한 상황에서 항상 보호장구를 착용해야 한다.

질문: 방사선사는 20회전 투과 검사 동안 탁자 중간 위치에 남아 있을 필요가 있다. X선 방어 앞치마를 착용하지 않는 경우 직업상 피폭은 얼마인가?

해답: 그림 38-2로부터1 μGy_a/scan의 피폭을 가정할 수 있다.
직업상 피폭 = 1 $\mu Gy_a/scan \times 2 = 2\ \mu Gy_a$
물론 X선 방어 앞치마를 착용하면 몸통은 본질적으로 피폭을 받지 않을 것이다.

외과적 처치

간호사, 조작실 및 집중치료병동(intensive care unit) 내부 근무자는 때때로 이동형 X선 영상 시스템 및 C-arm 투시기(형광경, fluoroscope)에서 발생하는 방사선에 피폭된다. 비록 이러한 종사자는 종종 그러한 피폭을 걱정하지만, 많은 연구를 통해 그들의 직업상 피폭은 거의 0이며, 확실히 걱정할 이유가 없다는 것을 알 수 있다. 대개 그러한 종사자에게 직업상 방사선 선량계를 제공할 필요는 없다.

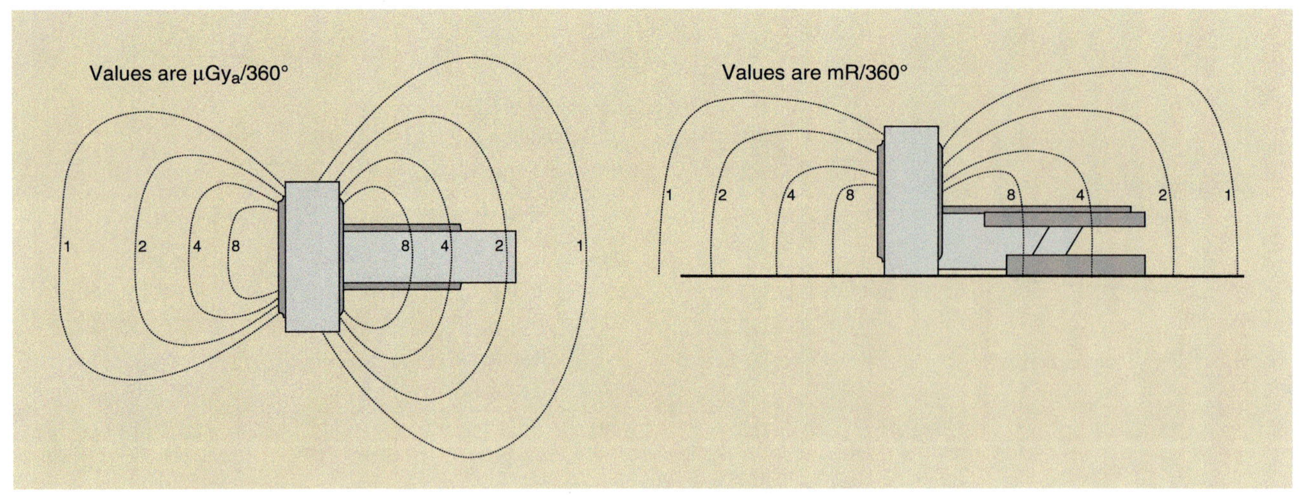

그림 38-2 다채널 나선형 CT의 수평/수직 평면에 대한 동피폭 단면도

이동용 방사선 촬영

직업상 개인 피폭선량계는 환자를 고정 또는 지지할 필요가 있는 방사선사 및 방사선 관련 종사자와 같이 사용되는 경우를 제외하면 이동용 방사선 의학처치 동안 필요하지 않다. C-arm 투시기를 정기적으로 가동하거나 중간 부근에 있는 종사자는 보호용구와 더불어 개인 피폭선량계(TLD)를 착용해야 한다.

C-arm 투시 동안 X선 빔은 비교적 오랜 시간 동안 위에 있을 수도 있으며(may be on), 빔은 사실상 임의의 방향을 가리킬 수 있다.

방사선 종사자가 결코 50 mSv/yr(5,000 mrem/yr)를 초과할 필요는 없다. 소규모 병원, 응급센터, 개인병원에서 직업상 피폭은 거의 5 mSv/yr를 초과하지 않는다. 표 38-1에 기록된 바와 같이, 대부분 시설에서의 평균 피폭은 1 mSv/yr(100 mrem/yr)보다 적다.

방사선량 제한치

작업 선량 제한치의 기술과 규명을 위해 보건물리학자들은 계속적으로 노력해 왔다. 다년간 **최대 허용선량(maximum permissible dose; MPD)**이 명기되었다. MPD는 중대한 방사선 영향을 야기하지 않을 것으로 예상되는 방사선량이다.

MPD에 비해 낮은 방사선량에서는 어떠한 반응도 일어나지 않는다. MPD 준위에서 위험도는 0이 아니지만, 다른 직업과 관련된 위험도에 비해 낮은 값이며, 파생되는 이익의 관점에서 적당하다. MPD 개념은 이제 사용되지 않으며, 선량 제한치(DL)로 대체되었다.

전신선량 제한치

전신선량 제한치 선량한도(DL)를 확립하기 위해, 미국 국립방사선방호학회(NCRP)는 미국 과학한림원(national academy of sciences, 전리방사선 영향 위원회)과 미국 국립안전위원회(national safety council)의 보고서 자료를 기반으로 표 38-2와 같이 위험도를 평가하였다. 미국 주 및 연방 정부기관은 일상적으로 이러한 선량 제한 권고치를 법률로 채택한다. 현재의 DL은 전신 및 다양한 근로조건에 대해서뿐만 아니라 다양한 장기에 대해서도 규정되었다. 특정 개인이 1년간 DL을 받게 되는 경우 수명(lifetime) 위험도는 $10^{-4}/yr^{-1}$를 초과하지 않을 것이다.

표 38-2 다양한 산업에서의 치명적 사고율

산업	비율($10^{-4}/yr^{-1}$)
무역	0.4
제조	0.4
서비스	0.4
정부	0.9
방사선 작업자	0.9
모든 집단	0.9
운송	2.2
공공시설	2.2
건설	3.1
광업	4.3
농업	4.4

DL은 이 값을 연간 받게 될 경우 사망 위험이 1/10,000보다 작을 것이라는 것을 함축한다.

10^{-4} yr^{-1}이라는 값은 안전한 산업에 종사하는 인원에 대한 대략적인 사망 위험을 나타낸다. NCRP에 의해 권고되는 DL은 방사선 작업자가 안전한 산업에 종사하는 사람과 동일한 위험도를 갖는다는 것을 확실하게 한다.

질문: 모든 300,000 방사선사가 올해 DL(50 mSv)을 받는다고 가정하자. 조기 죽음에 이를 것으로 예상되는 인원은 몇 명인가?

해답: $(300,000)(10^{-4})=30$
그러나, 물론 그들은 실제로 0.5 mSv/yr를 받는다.
따라서 예상 사망률은 다음과 같다.
30(0.5)/(50)=0.3; 1보다 작다.

어떠한 **방사선 작업자**도 선량한도(DL)을 초과하는 방사선량을 받지 않는다는 것을 보증하기 위해 특별한 주의를 기울여야 한다. DL은 단지 직업상 피폭에 대해서만 기술된다. 환자로서 받게 되는 의학적 X선 피폭과 혼동해서는 안 된다. 비록 환자 선량이 낮게 유지되어야 하지만, 환자 DL은 존재하지 않는다.

첫 번째 DL, 즉 500 mSv/wk(50,000 mrem/wk)는 1902년에 권고되었다. 현재 DL은 1 mSv/wk(100 mrem/wk)이다. 해가 지나면서 DL의 하향 개정이 일어났다. 이러한 계속적인 권고의 변천사는 표 38-3에 제시하였으며, 그림 38-3에 도식화하였다.

방사선 의학 초기에 DL은 전신피폭에 대해 안전한 근로 수준으로 고려되는 단일 수치로 구성되었다. 그것은 주로 잘 알려진 급성 반응에 기반하고 있으며, 문턱 선량이 존재한다고 추정되었다.

표 38-3 직업상 피폭에 대한 선량 제한치의 역사적 검토

연도	권고	대략적 일간 선량 제한치(μSv)	출처
1921	7분 접촉 피폭 이후 건판의 흐린 인화에 의해 제한되는 선량	10^5	Rollins
1915	튜브의 필요한 납 차폐 (어떠한 British roentgen society 피폭 수준에 대한 수치도 제시되지 않음)		
1921	피폭 감소를 위한 일반적 방법		British X-ray and radium protection committee
1925	"조작자가 매 30일간 홍반 선량의 1/100을 초과하는 선량을 받지 않은 경우에는 전적으로 안전하다."	2,000	Mutscheller
1925	연간 SED의 10%	2,000	Sievert
1926	90,000 근로시간당 1 SED	400	Dutch board of health
1928	일간 SED의 0.000028	1,750	Barclay and Cox
1928	월간 SED의 0.001, 손에 대해 허용되는 일간 5 R	1,500	Kaye
1931	일간 0.2 R까지 피폭 제한	2,000	Advisory committee on X-ray andradium protection of the United States
1932	월간 SED의 0.001	300	Failla
1934	손에 대해 허용되는 일간 5 R	50,000	Advisory domm-ittee on X-ray andradium protection of the United States
1936	일간 0.1 R	1,000	Advisory domm-ittee on X-ray andradium protection of the United States
1941	일간 0.02 R	200	Taylor
1943	허용되는 일간 200 mR	2,000	Patterson
1959	연간 5 rem, 집적 선량 5(N-18) rem	200	NCRP
1987	연간 50 mSv, 집적 선량 10×N mSv	200	NCRP
1991	연간 20 mSv	80	ICRP

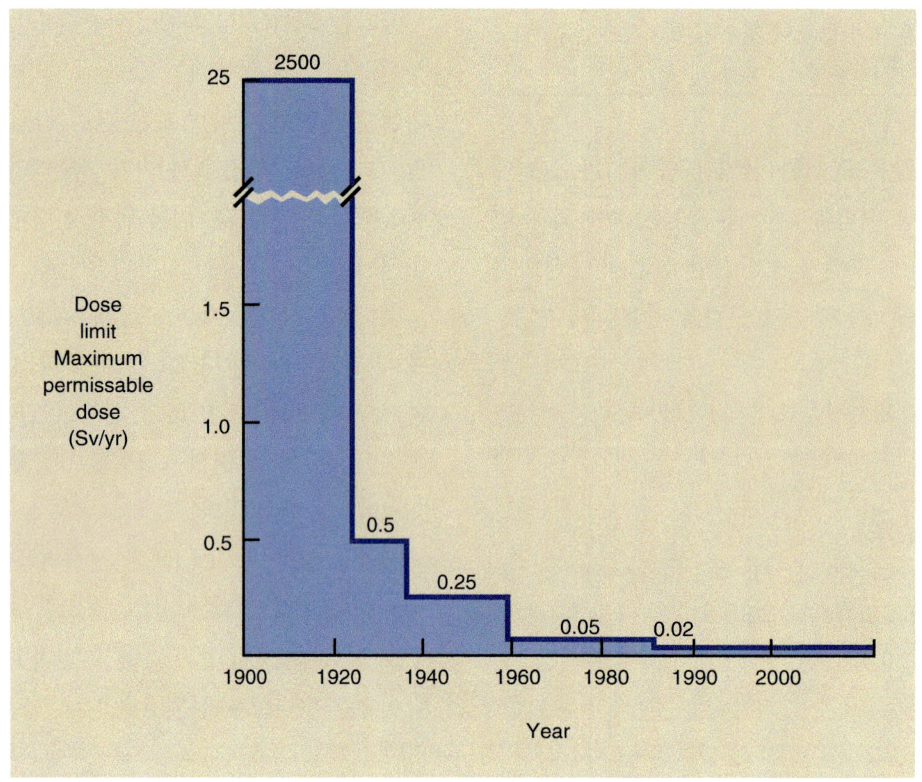

그림 38-3 지난 세기에 걸친 선량 제한치

오늘날 표 38-4에서 제시한 선량 제한치(DL)는 전신 피폭에 대해서뿐만 아니라 신체 일부 피폭, 장기 피폭, 일반 대중의 피폭에 대해서도 명기되며, 환자의 입장에서 받게 되는 피폭 및 자연 방사선원으로부터의 피폭은 제외된다. 표 38-4에 포함된 DL은 NCRP에 의해 1987년에 최초 발행되어, 1993년에 개량되었다. 이 값은 1959년 이래로 유효한 이전의 MPD를 대체하였다. 이러한 DL은 주/연방 규제기관에 의해 채택되었으며, 지금은 미국의 법률이다. SI 단위가 선호된다는 것을 명심하라.

표 38-4 NCRP에서 권고하는 선량 제한치

A. 직업상 피폭
- 1. 유효선량
  - a. 연간: 50 mSv(5,000 mrem)
  - b. 집적: 10 mSv × 나이(1,000 mrem × 나이)
- 2. 조직 및 장기에 대한 연간 등가선량
  - a. 눈의 수정체: 150 mSv(15 rem)
  - b. 갑상선, 피부, 손, 발: 500 mSv(50 rem)

B. 공중 피폭(연간)
- 1. 유효선량, 빈번한 피폭: 1 mSv(100 mrem)
- 2. 조직 및 장기에 대한 연간 등가선량
  - a. 눈의 수정체: 15 mSv(1,500 mrem)
  - b. 피부, 손, 발: 50 mSv(5,000 mrem)

C. 교육 및 훈련 피폭(연간)
- 1. 유효선량: 1 mSv(100 mrem)
- 2. 조직 및 장기에 대한 연간 등가선량
  - a. 눈의 수정체: 15 mSv(1,500 mrem)
  - b. 피부, 손, 발: 50 mSv(5,000 mrem)

D. 태아 피폭
- 1. 총 선량당량: 5 mSv(500 mrem)
- 2. 1개월간 선량당량: 0.5 mSv(50 mrem)

E. 무시 가능한 개인 선량(연간): 0.01 mSv(10 mrem)

기본적인 연간 DL은 50 mSv/yr(5,000 mrem/yr)이다. 눈의 수정체에 대한 DL은 150 mSv/yr(15 rem/yr)이며, 다른 장기에 대해서는 500 mSv/yr(50 rem/yr)이다.

전신 집적 DL은 10 mSv × 나이(년)이다. 임신기간 중 DL은 5 mSv(500 mrem)이지만, 일단 임신이 선언되면 월간 피폭이 0.5 mSv(50 mrem)을 초과해서는 안 된다.

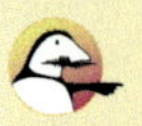
현재의 DL은 선형, 비문턱 *선량-반응 관계*에 기반하며, 직업상 방사선 피폭의 허용 수준을 의미하는 것으로 고려된다.

실제로 적어도 전리방사선 의학에서는 적절한 DL의 1/10조차 초과할 필요가 거의 없다. 그러나 DL에 대한 근거가 선형, 비문턱 선량-반응 관계를 가정하므로, **모든 불필요한** 방사선 피폭을 회피해야 한다.

직업상 피폭은 mSv(mrem) 단위의 *선량당량*(*dose equivalent*)으로써 기술된다. DL은 *유효선량*(*E*)으로 지정된다. 방사선 방호 활동에서 강화된 정확도를 산출할 수 있도록 이러한 체계가 채택되었다.

유효선량(E) 개념은 상대적인 생물학적 영향이 변화하기 때문에 상이한 형태의 방사능을 설명한다. 또한 유효선량은 다양한 조직 및 장기의 상대적 방사선 민감도를 고려한다.

이것은 특히 X선 방어 앞치마를 착용하는 경우 중요한 고려사항이다. X선 방어 앞치마를 착용하는 것은 많은 조직 및 장기에 대한 방사선량을 거의 0까지 감소시킨다. 따라서, 유효선량은 상의 주머니에 위치한 개인 피폭선량계에 의해 기록되는 수치에 비해 훨씬 작다.

유효선량

유효선량(E) = 방사선 가중치(W_r) × 조직 가중치(W_t) × 흡수선량

이러한 체계의 채택은 진행 중이다. 우리의 목적을 위해 유효선량(E)은 중요한 양이다. mSv(mrem) 단위로 표현되며, DL에 대한 근거를 형성한다.

표 38-5에서 확인할 수 있는 바와 같이, 방사선 가중치(Wr)는 의학에서 사용되는 방사선 형태에 대해 1이다. 다른 형태의 방사선에 대한 Wr 값은 해당 방사선의 선 에너지 전달(LET)에 좌우된다.

조직 가중치(Wt)는 다양한 조직 및 장기의 상대적 방사선 민감도를 설명한다. 즉 Wt 값이 높은 조직은 방사선에 보다 민감하다. 이러한 사항은 표 38-6에 제시하였다.

이러한 DL 및 가중치의 실행은 이전 접근법을 변화시키지 않는다. DL은 전리방사선 의학에서 매우 드물게 초과할 정도로 충분히 큰 값이다.

상의 주머니에 위치한 개인 피폭선량계를 이용하여 유효선량(E)을 평가하기 위해 절차(procedure)상 변화가 필요하다. 본질적으로 모든 방사선 피폭이 투시촬영술 동안 나타나고, 몸통이 X선 방어 앞치마에 의해 차폐되기 때문에 개인 피폭선량계의 응답은 유효선량(E)을 과대평가한다.

유효선량(E)을 평가하기 위해 상의 주머니의 개인 피폭선량계에 기록된 수치에 0.3의 환산인자를 적용해야 한다. X선 방어 앞치마를 착용하지 않는 경우(투시촬영술을 하지 않는 방사선사에 의해) 개인 피폭선량계 수치는 유효선량으로 고려할 수도 있다.

조직 및 장기 선량 제한치

50 mSv/yr(5,000 mrem/yr)의 전신 DL은 유효선량이며, 이는 다양한 조직 및 장기에 대한 가중평균을 고려한 것이다. 게다가, NCRP는 특정 선량제한 권고치를 갖는 여러 개의 특정 조직 및 장기를 규명하였다.

피부. 몸통의 일부 장기는 전신 DL에 비해 높은 DL을 갖는다. 피부에 대한 DL은 500 mSv/yr(50 rem/yr)이다.

표 38-5 다양한 형태의 방사선에 대한 가중치

에너지 범위 형태	방사선 가중치(W_r)
X 선, 감마선, 전자	1
중성자 < 10 keV	5
10 keV~100 keV	10
> 100 keV~2 MeV	20
> 2 MeV~20 MeV	10
> 20 MeV	5
양성자	2
알파 입자	20

표 38-6 다양한 조직에 대한 가중치

조직	조직 가중치(W_t)
생식선	0.20
활성 골수	0.12
결장	0.12
폐	0.12
위	0.12
방광	0.05
유방	0.05
식도	0.05
간	0.05
갑상선	0.05
뼈 표면	0.01
피부	0.01

이러한 제한치는 α · β 방사선 및 매우 약한 X선과 같은 비침투성(nonpenetrating) 방사선에 적용되기 때문에 보통 전리방사선 의학에서 중요하지 않다. 오로지 유방 방사선촬영술 또는 핵의학에 종사하는 방사선 종사자는 피부에 대한 방사선 피폭이 거의 10 mSv/hr(1,000 mrem/yr)를 초과하지 않는다.

말단. 방사선 종사자의 손은 종종 1차 투시촬영 방사선 빔 주변에 있게 된다. 따라서, 말단 피폭이 중요할 수 있다. 말단에 대한 DL은 피부에 대한 값, 즉 500 mSv/yr(50 rem/yr)와 동일하다.

이러한 방사선 준위는 매우 높으며, 보통의 환경 하에서 가까이 접근할 수조차 없다. 인터벤션 방사선 종사자 및 핵의학 관련 종사자와 같은 특정 직업 그룹에 대해 개인 피폭선량계가 제공되어야 한다. 그러한 장치는 손목 또는 손가락에 착용한다.

수정체. 방사선은 백내장(cataract)을 생성하는 것으로 알려져 있기 때문에 DL은 눈의 수정체에 대해 지정된다. 이러한 DL은 150 mSv/yr(15 rem/yr)이며, X선 영상에서 결코 이러한 값에 접근하지 않는다. 상의 주머니에 위치한 개인 피폭선량계 수치는 수정체 선량으로 사용될 수 있다.

공중 피폭

일반 대중 속의 개인 DL은 1 mSv/yr(100 mrem/yr)로 제한된다. 방사선 의학 종사자는 아니지만 규칙적으로 X선실을 방문하는 간병인에 대한 DL은 1 mSv/yr(100 mrem/yr)이다.

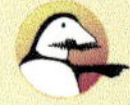

비직업적으로 피폭받는 사람들에 대해 수립된 DL은 방사선 작업자에 대한 값의 1/10이다.

1 mSv/yr는 의학 물리학자가 보호 방벽의 두께를 계산하는 경우에 사용하는 DL이다. 일반 대중이 사용하고 있는 지역과 X선 검사실을 방벽이 분리하는 경우 인접 지역의 한 개인이 받는 연간 피폭이 1 mSv/yr(100 mrem/yr)를 초과하지 않도록 차폐를 설계한다.

인접 영역을 방사선 작업자가 사용하는 경우, 차폐는 연간 피폭 수준을 10 mSv/yr(1,000 mrem/yr)에 비해 낮게 유지하기에 충분해야만 한다. 차폐에 대한 이러한 접근법은 10 mSv × N 집적 DL에서 파생된다.

일반 대중 또는 이러한 대중 속의 개인이 받는 방사선 피폭은 이 과정이 필요하지 않기 때문에 거의 측정되지 않는다. 대부분의 방사선 의학 종사자는 이러한 수준의 피폭조차 받지 않는다.

교육상 고려사항

여러 특별한 상태가 전신 작업 DL과 관련된다. 18세 미만의 학생은 교육활동 중에 1 mSv/yr(100 mrem/yr) 이상을 받을 수 없다. 이것은 비직업적인 피폭으로서 매년 허용되는 1 mSv(100 mrem)에 별도로 추가되는 것이 아니라 포함되는 것이다.

결과적으로 18세 미만의 학생 방사선 종사자는 X선 영상화에 관여할 수 있지만, 피폭을 감시하여 1 mSv/yr(100 mrem/yr) 미만으로 유지해야 한다. 이러한 이유로 18세 생일이 아직 다가오지 않은 미성년의 방사선 기술학교 입학을 허용하지 않는 것이 일반적인 관례이다.

ALARA를 유지하면서 DL에서 훨씬 많은 변화가 진행 중이다. 국제방사선방호위원회(ICRP)는 20 mSv(2,000 mrem)의 연간 전신 DL을 포함한 여러 권고안을 발행하였다. 그러한 감소는 현재 미국에서 고려 중이다.

직업상 방사선 피폭의 감소

방사선 종사자는 직업상 방사선 피폭을 감소시키기 위해 많은 것을 할 수 있다. 대부분의 피폭 제어 절차는 정교한 기기 또는 특별히 엄격한 훈련이 필요하지는 않지만, 단순히 할당된 임무의 수행에 관해 성실한 태도를 가져야 한다. 환자 선량을 감소시키기 위해 고안된 대부분의 기기 특성, 기술 변화, 행정 절차 또한 직업상 피폭을 감소시킨다.

전리방사선 의학에서 방사선 종사자의 직업상 방사선 피폭의 최소 95%는 투시촬영술 및 이동형 X선 촬영으로 인한 것이다. 방사선 방호의 기본 원칙(시간, 거리, 차폐)에 대한 주의 및 ALARA는 직업상 방사선 제어에서 가장 중요한 양상이다.

투시촬영술 동안 방사선사는 X선 빔 노출시간을 최소화해야 한다. 이것은 신중한 기술을 통해 이루어질 수 있는데, 이는 X선 빔을 한 번에 장시간 발생하는 것보다 투시촬영술 조사의 간헐적인 활성화를 포함한다. 5분 재설정 타이머를 이용하여 X선 노출시간을 기록함으로써 투시촬영술 시간 기록을 유지하는 것은 일반적인 방사선 방호 실행이다.

투시촬영술 동안 방사선 종사자는 즉각적인 참석 및 보조가 필요하지 않은 경우 테이블에서 물러나야 한다. 또한, **방사선사** 및 관련 종사자는 앞치마, 커튼, Bucky 슬롯 덮개 등을 포함한 모든 보호 차폐체로부터의 이득을 최대화해야 한다.

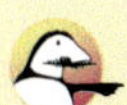
각 이동형 X선 장치는 그것에 할당된 X선 방어 앞치마를 가져야 한다.

방사선 종사자는 모든 이동식 투과 검사 중 X선 방어 앞치마를 착용해야 하며, 선원으로부터 최대 거리를 유지해야 한다. 1차 빔이 방사선 종사자 또는 다른 근처의 종사자를 향하게 해서는 안 된다.

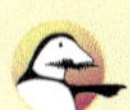
이동식 X선 장치에 대한 피폭 코드의 길이는 최소 2 m이어야 한다.

X선 촬영 동안 방사선 종사자는 제어 부스 방벽 뒤에 위치해야 한다. 그러한 방벽은 대개 누설 및 산란 방사선만 차단하기 때문에 2차 방벽으로 고려된다. 결과적으로, 이러한 방벽에 대해 납 유리 또는 납 석고보드는 종종 불필요하다.

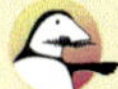
유용한 빔은 가동 콘솔을 향해서는 안 된다.

일정 작성(scheduling), 암실 임무, 서류 정리 등과 같은 진단 영상화에서의 다른 할당 업무는 본질적으로 직업상 방사선 피폭을 야기하지 않는다.

직업상 방사선 모니터링

방사선사 및 종사자에 대한 직업상 피폭의 수준은 관여하고 있는 활동의 형태 및 빈도에 좌우된다. 그들이 받는 방사선의 양을 결정하기 위해서는 직업상 개인 피폭선량계가 필요하다. 직업상 개인 피폭선량계는 방사선 환경에서 작업하는 개인이 받게 되는 방사선의 양을 평가하기 위해 취해지는 절차와 관련된다.

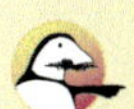
개인이 선량제한 권고치의 1/10 이상을 받게 될 가능성이 존재하는 경우 직업상 방사선 감시가 필요하다.

대부분의 임상 진단 영상화 종사자는 감시되어야 한다. 그러나 대개 전리방사선 의학의 secretary 및 file clerk을 감시할 필요는 없다. 게다가, 대개 해당 인원이 방광경검사(cystoscopy) 및 C-arm 투시촬영술에 일상적으로 포함되는 경우를 제외하면, 작동실 종사자를 감시할 필요는 없다.

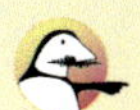
직업상 방사선 선량계는 방사선 피폭에 대해 어떠한 방호도 제공하지 않는다.

직업상 개인 피폭선량계는 단순히 감시기의 방사선 피폭량을 측정한다. 따라서 단순히 착용자의 피폭에 대한 척도에 불과하다. 기본적으로, 전리방사선 의학에서는 필름 배지, 열형광 선량계(TLD), 광자극 발광 선량계(OSL) 등 3가지 형태의 종사자 감시기가 사용된다.

사용되는 선량계의 형태와 무관하게 공인된 연구실로부터 입수하는 것이 필수적이다. 방사선 측정선량계의

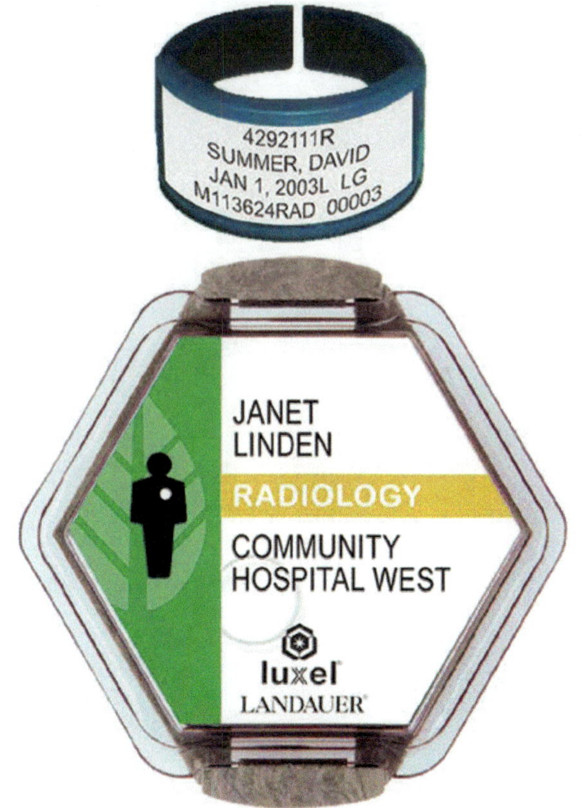

그림 38-4 일부 대표적인 방사선 선량계. 많은 경우 방사선의 형태 및 에너지를 규명하는 것을 지원하기 위해 금속 필터가 결합되었다.

조직내(in-house) 처리는 시도될 수 없다. 그림 38-4에는 2가지 전형적인 직업상 방사선 선량계를 제시하였다.

필름 배지. 필름 배지는 1940년대에 일반적으로 사용되기 시작하였으며, 그 이후로 전리방사선 의학에서 널리 사용되고 있다. 필름 배지는 치과용 X선 촬영 필름과 유사한 필름이 플라스틱 받침(holder) 내부 금속 필터 사이에 끼워져 있다.

필름 배지 내부에 사용된 필름은 X선에 특별히 민감한 특별 방사선 선량계 필름이다. 피폭/처리된 필름에 대한 광학밀도(optical density)는 필름 배지가 받은 피폭에 관련된다.

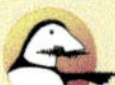
필름 배지는 전면에 대해 적절한 측면에 착용해야 한다.

필름 배지에서 직업상 방사선 피폭을 정확하게 측정하기 위해 주의 깊게 제어된 보정, 처리, 상황 분석이 필요하다. 대개, 10 mR 미만의 피폭(100 μGy_a)은 필름 배지 감시기로 측정할 수 없고, 필름 배지 공급자는 단지 최소 피폭(M)을 받게 된 것만을 기록할 것이다. 더욱 높은 피폭을 받는 경우 정확하게 기록될 수 있다.

플라스틱 필름 받침 내부 윈도우와 함께 금속 필터는 X선 에너지 평가를 가능하게 한다. 보통의 필터는 알루미늄 및 구리로 제조된다.

방사선 피폭이 관통하는 X선의 결과인 경우 처리된 필름에 대한 필터의 이미지는 희미하고, 플라스틱 받침의 모든 윈도우에서 영상이 존재하지 않을 수 있다. 배지가 약한 X선에 피폭되는 경우 필터의 영상이 잘 나타나고 필터 아래 광학밀도는 X선 에너지 평가가 가능하다.

대개 필름 배지 정면에 대한 필터는 후면에 대한 필터와 모양이 다르다. 필름 배지의 후면을 통해 입사한 방사선은 보통 배지를 착용한 사람이 표시되는 피폭에 비해 상당히 높은 수준의 피폭을 받는다는 것을 나타내는데, 이는 X선이 필름 배지와 반응하기 전에 몸통을 통해 침투할 것이기 때문이다.

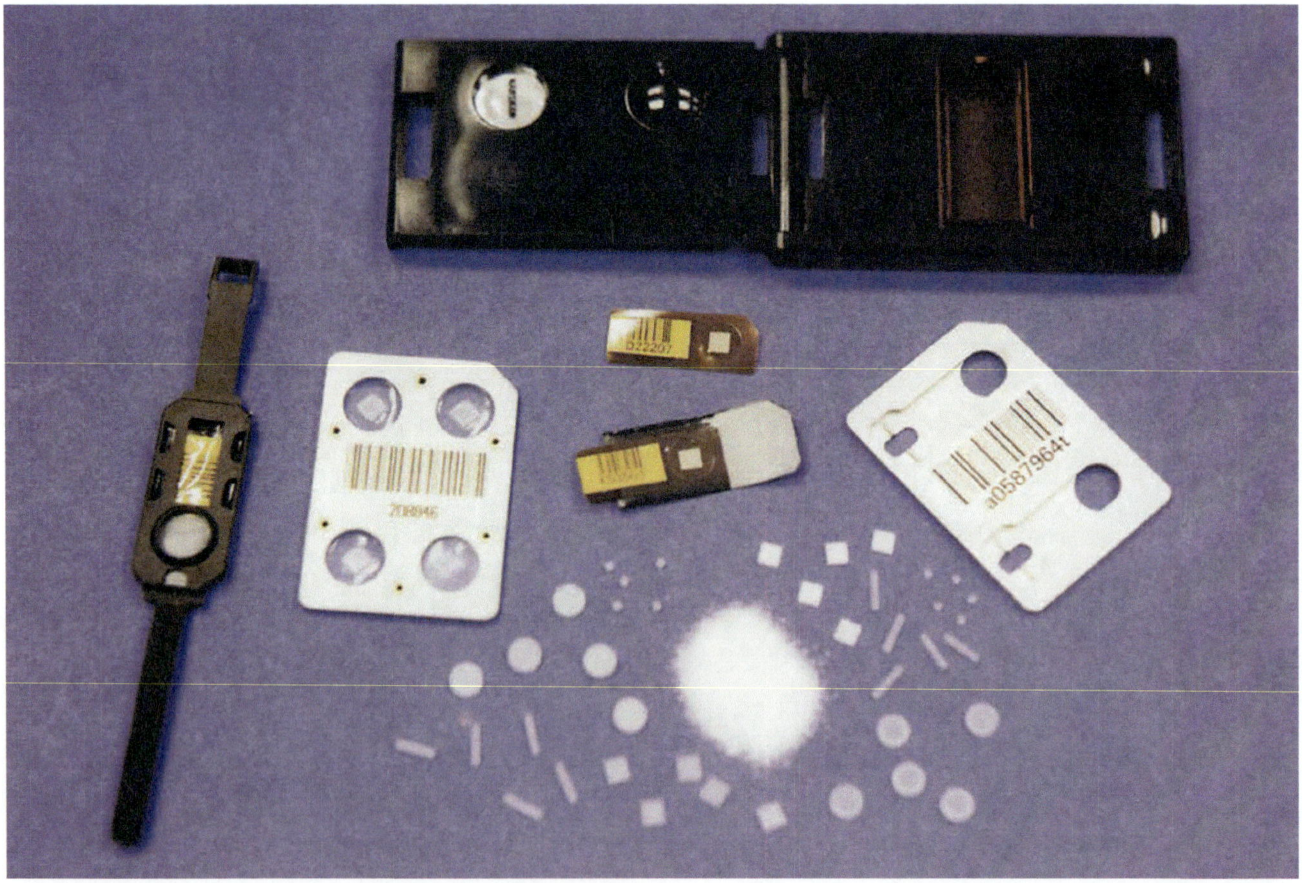

그림 38-5 열형광 선량계는 칩, 원반, 봉, 분말로 이용 가능하다. 이러한 것은 지역 및 환경 방사선 감시, 특히 직업상 방사선 피폭 감시에 사용된다.

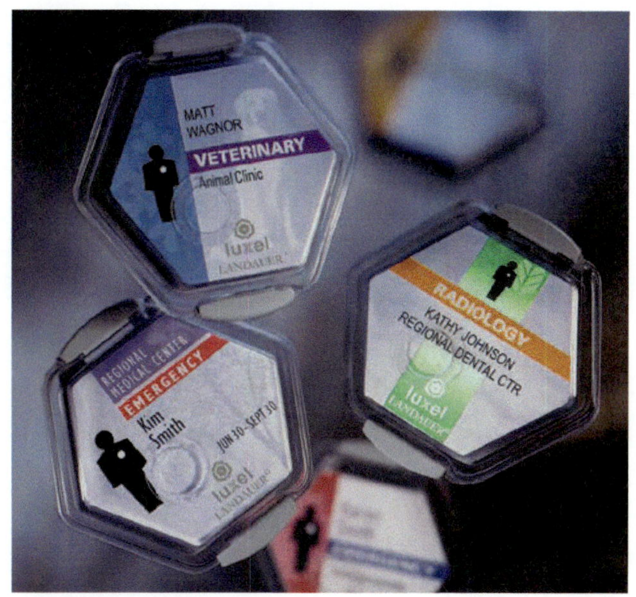

그림 38-6 광자극 발광 선량계

필름 배지의 직업상 방사선 측정기의 여러 장점은 그것을 계속 대중적으로 만들었다. 이러한 장점은 가격이 비싸지 않고, 취급/처리가 용이하며, 상당히 정확하다는 것인데, 이 때문에 필름 배지는 수십 년간 사용되어 왔다.

필름 배지 선량계는 재활용할 수 없으며, 선량측정으로 사용된 필름의 온도/습도에 따라 야기되는 흐림 현상(fogging) 때문에 1개월 이상 착용할 수 없다는 단점도 가지고 있다.

필름 배지 선량계는 밀폐된 차량 또는 과도한 온도가 나타나는 기타 지역에 방치해서는 안 된다. 높아진 온도/습도에 의해 생성되는 흐림 현상은 방사선 피폭의 잘못된 높은 평가치를 산출한다.

열형광 선량계. 그림 38-5와 같은 TLD 선량계의 민감한 물질은 분말 또는 가로/세로 약 3 mm, 두께 약 1 mm인 소형 칩 가운데 어느 한쪽인 결정체 형태의 LiF이다. X선에 피폭되는 경우 TLD는 에너지를 흡수하고, 그것을 결정격자 내부 여기(excited) 전자의 형태로 보관한다.

가열되는 경우 이러한 여기 전자는 가시광선을 방출하면서 보통의 상태로 돌아간다. 가시광선의 강도는 광전자 증배관(photomultiplier tube) 또는 광다이오드로 측정되며, 이는 결정에 의해 받게 되는 방사선량에 비례한다. 이러한 일련의 절차는 제35장에 기술하였다.

TLD 선량계는 필름에 비해 여러 장점을 제공한다. 필름 배지 선량계에 비해 민감하고 정확하다. 적절히 보정된 TLD 선량계는 50 μGy_a(5 mR)만큼 낮은 피폭을 측정할 수 있다. TLD 선량계는 과도한 열 및 습도에 노출된 이후 정보의 손실로 고생하지 않는다.

TLD는 1년까지의 간격으로 착용할 수 있다.

TLD 선량계의 단점은 가격이 비싸다는 점이다. 전형적인 TLD 선량계 사용 시 가격은 필름 배지 선량계의 2배이다. 그러나 측정주기가 분기인 경우 가격은 거의 동일하다.

광자극 발광 선량계. 그림 38-6의 OSL 선량계는 필름 배지 및 TLD와 똑같이 착용/취급되고, 크기는 거의 동일하다. OSL 선량계는 TLD에 비해 하나의 장점을 갖는다. 그것은 좀 더 민감하다는 것이며, 1 mR(10 μGy_a)만큼 낮은 값도 측정할 수 있다.

방사선 종사자의 직업상 선량계 착용 위치에 대한 정확한 권고를 제공하기 위해 보건물리에서 많은 논의 및 연구가 진행되었다. NCRP의 공식적 출판물은 대부분의 나라에서 규제사항으로 채택된 제안사항을 제공한다.

허리띠 또는 셔츠 주머니의 위에 배지를 클립으로 고정시키는 것이 편리하기 때문에, 많은 방사선 종사자들은 개인 피폭선량계를 허리 또는 가슴 높이 앞부분에 장착한다. 개인 피폭선량계가 투시촬영술 절차에 참가하지 않는 경우 이러한 위치는 만족스럽다.

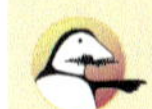
방사선 종사자가 투시촬영술에 참여하는 경우 방사선 선량계는 X선 방어 앞치마 위의 옷깃에 위치해야 한다.

50 mSv/yr(5,000 mrem/yr)의 선량제한 권고치는 유효선량(E)과 관련된다. 투시촬영 시 X선 방어 앞치마를 착용한 경우 옷깃 부분에 대한 피폭은 X선 방어 앞치마 바로 밑의 몸통이 받는 피폭에 비해 거의 20배 정도인 것으로 밝혀져 왔다. 따라서, 직업상 개인 피폭선량계를 X선 방어 앞치마 바로 밑에 착용하는 경우 낮은 피폭으로 잘못 기록하게 될 것이며, 무방비의 신체에 대해 과도한 피폭을 야기할 수 있다는 것을 나타내지 못한다.

SAMPLE ORGANIZATION
RADIATION SAFETY OFFICER
2 SCIENCE ROAD
GLENWOOD, IL 60425

LANDAUER®

Landauer, Inc. 2 Science Road Glenwood, Illinois 60425-1586
Telephone: (708) 755-7000 Facsimile: (708) 755-7016
www.landauerinc.com

luxel®

RADIATION DOSIMETRY REPORT

ACCOUNT NO.	SERIES CODE	ANALYTICAL WORK ORDER	REPORT DATE	DOSIMETER RECEIVED	REPORT TIME IN WORK DAYS	PAGE NO.
103702	RAD	992150087	07/10/00	07/12/00	4	1

PARTICIPANT NUMBER	NAME / ID NUMBER / BIRTH DATE	SEX	DOSIMETER	USE	RADIATION QUALITY	DOSE EQUIVALENT (MREM) FOR PERIODS SHOWN BELOW			YEAR TO DATE DOSE EQUIVALENT (MREM)			LIFETIME DOSE EQUIVALENT (MREM)			RECORDS FOR YEAR	INCEPTION DATE (MM/YY)
						DEEP DDE	EYE LDE	SHALLOW SDE	DEEP DDE	EYE LDE	SHALLOW SDE	DEEP DDE	EYE LDE	SHALLOW SDE		
FOR MONITORING PERIOD:						05/01/00 - 06/30/00				2000						
0000H	CONTROL CONTROL CONTROL		J P U	CNTRL CNTRL CNTRL		M M	M M	M M M							5	07/97 07/97 07/97
00191	ADAMS, JANE	F	P	WHBODY		M	M	M	9	10	12	9	10	12	5	07/98
00181	ADDISON, JOHN	M	J	WHBODY	PN P NF	90 60 30	90 60 30	90 60 30	100 70 30	100 70 30	100 70 30	200 170 30	200 170 30	200 170 30	5	07/97
00197	EDWARDS, CHRIS	M	P	WHBODY		M	M	M	M	M	M	M	M	M	5	01/98
00202	HARRIS, KATHY	F	P U	WHBODY RFINGR		M	M	M M	M	M	M 30	M	M	M 30	4	02/99 02/99
00192	JORGENSON, MIKE	M	P U	WHBODY RFINGR		M	M	M M	M	M	M 70	M	M	M 100	5	07/97 07/97
00200	MEYER, STEVE	M	P P U	COLLAR WAIST ASSIGN NOTE RFINGR	PL	105 M 4 ASSIGNED DOSE BASED ON EDE 1 CALCULATION	105 M 105	105 M 105 140	316 M 11	327 M 327	334 M 334 690	1206 M 51	1247 M 1247	1284 M 1284 2180	5	08/98 08/98 08/98
00193	THOMAS, LEE	M	P U	WHBODY RFINGR		ABSENT ABSENT			M	M	M M	M	M	M M	5	07/97 07/97
00196	WALKER, JANE	F	P	WHBODY		3	3	3	12	11	11	22	21	21	5	11/97
00198	ZERR, ROBERT	M	P	WHBODY NOTE		40 CALCULATED	40	40	200	200	200	240	240	240	5	07/96

M: MINIMAL REPORTING SERVICE OF 1 MREM
ELECTRONIC MEDIA TO FOLLOW THIS REPORT

QUALITY CONTROL RELEASE: LMR　1 - PR 6774 - RPT131 - N1　- 21587

Accredited by the National Institute of Standards and Technology through NVLAP®*

그림 38-7 직업상 방사선 감시 보고서는 여기에 제시되는 정보 항목을 포함해야 한다.

예를 들어, 일부 임상에서 임신 중 및 말단 감시에 대해 1개 이상의 방사선 선량계를 착용하는 것이 타당하다. 임신 기간 중에는 복부가 감시되어야 한다. 방사선 종사자의 손이 유용한 빔에 매우 근접한 인터벤션 절차 중에는 말단이 감시되어야 한다. 핵의학 기술자가 mCi 분량의 방사성 물질을 취급하는 경우에는 손부위에도 선량계를 착용해야만 한다.

직업상 방사선 모니터링 보고서

미국의 주 및 연방 규정은 직업상 방사선 안전관리 프로그램의 결과를 정확한 양식에 기록하고 검토를 위해 유지할 것을 요구한다. 연간, 분기, 매월, 매주의 감시 주기가 허용될 수 있다.

직업상 방사선 안전관리 보고서는 그림 38-7과 같이 다수의 특정 정보 항목을 포함해야만 한다. 이러한 다양한 항목은 열의 표제정보(header)에서 확인된다.

양식에 포함되어야만 하는 피폭 자료는 현재 피폭 및 연간 집적 피폭을 포함한다. 말단 감시기 또는 태아 감시기와 같은 개별적인 방사선 감시기는 전신 감시기와 별도로 식별된다.

때때로 직업상 피폭이 저에너지 방사선을 포함하는 경우 피부에 대한 선량은 침투하는 방사선의 선량에 비해 클 수 있다. 그러한 경우 피폭선량은 별도로 확인된다. 보고서의 일부는 원자로 및 입자 가속기 종사자를 수용하기 위해 중성자 방사선 피폭에 대해서 제공된다.

방사선 종사자가 직업을 바꾸는 경우 전체 방사선 피폭 이력은 새로운 종사자의 기록으로 전달되어야만 한다. 결과적으로, 한 사람이 직업을 그만두면, 한 사람은 그 시설에서 전체 방사선 피폭 이력의 보고서를 자동적으로 받게 된다. 그러한 보고서는 자동적으로 주어져야만 한다. 그렇지 않은 경우 요청되어야 한다.

직업상 방사선 안전관리 프로그램이 수립되는 경우 안전관리 책임자에게 관련되는 방사선 시설의 형태가 공지되어야 한다. 이러한 정보는 방사선 안전관리의 보정 방법 및 제어(control) 선량계에 영향을 미친다.

제어 감시기는 방사선 구역 내부 또는 인접한 곳에 보관되어서는 안 된다. 멀리 떨어져 있는 공간 또는 사무실에 보관되어야만 한다. 처리 이후, 제어 선량계의 응답은 각 개인 선량계에서 공제된다. 이 방법에서 각 개인 선량계에 대한 기록은 직업상 방사선 피폭만을 나타낸다.

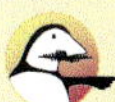
제어 선량계는 운송, 취급, 저장 동안 자연 피폭만을 나타낸다.

모든 선량계는 적절한 시기에 공급자에게 함께 반환되어야 하며, 따라서 선량계는 함께 처리될 수 있다. 분실 또는 부주의하게 피폭된 선량계는 평가되어야만 하며, 실제 피폭의 평가치는 의학 물리학자에 의해 만들어진다.

보호장구

작동 콘솔은 대개 진단 X선 촬영절차 동안 고정 보호 방벽 뒤에 위치한다. 투시촬영술 또는 이동형 X선 촬영 동안 방사선 종사자는 투과 검사실 또는 X선 선원에 있게 된다.

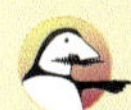
보호장구는 투시촬영 및 이동형 방사선 촬영 동안 입어야 만 한다.

많은 크기/모양의 보호장갑 및 앞치마가 사용 가능하다. 이러한 것은 대개 납이 스며 든 비닐로 제조된다.

일부 보호의복은 주석 또는 다른 금속으로 스며들게 되는데, 이는 다른 금속이 전리방사선 에너지 범위에 대한 차폐 물질로서 납에 비해 일부 장점을 갖기 때문이다.

보호의류의 두께는 보통 납 0.23, 0.5, 1 mm에 상응하는 값이다. 의복 자체는 이러한 치수에 비해 훨씬 두껍지만, 표 38-7과 같이 이러한 두께의 납에 상응하는 차폐를 제공한다. 최소 0.25 mm 납의 방호가 필요하다. 0.5 mm 납이 보통이다.

표 38-7 보호 납 앞치마의 일부 물리적 특성

등가 두께 (mmPb)	무게 (lb)	X선 감쇠 백분율		
		50 kVp	75 kVp	100 kVp
0.25	1~5	97	66	51
0.50	3~7	99.9	88	75
1.00	5~12	99.9	99	94

최대 피폭 감소는 납 1 mm에 상응하는 의복을 사용하는 경우에 얻어지지만, 이러한 물질의 앞치마는 12 kg(25 lb)만큼의 무게를 갖는다. 착용한 사람은 단지 X선 방어 앞치마를 입고 있는 것만으로도 투시촬영 일정 종료 시점에 체력이 고갈될 수도 있다. 75 kVp에서 납 0.25 mm와 1 mm에 상응하는 두께에 대한 X선 감쇠는 각각 66%와 99%이다.

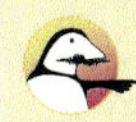
납 0.5 mm에 상응하는 X선 방어 앞치마는 불필요한 무게와 훌륭한 방호 사이의 절충안을 나타낸다고 알려져 있다.

인터벤션 방사선 의학에 대한 X선 방어 앞치마는 몸에 두르는(wrap-around) 형태여야 한다. 이러한 절차 동안 많은 종사자 활동이 일어날 수 있고, 마취전문 의사와 같은 일부 종사자는 등을 방사선원에 피폭될 수도 있다.

사용되지 않는 경우 보호장구는 적절히 설계된 선반에 보관되어야만 한다. 계속적으로 모퉁이에서 접히거나 쌓이는 경우 틈이 나타날 수 있다. 적어도 1년에 1번 앞치마와 장갑은 그러한 crack이나 hole이 나타나지 않았다는 것을 보증하기 위해 투시촬영술으로 검사해야만 한다. 투시촬영술이 가용하지 않은 경우 높은 kVp X선 촬영(예를 들어, 120kVp/10mAs)이 사용될 수도 있다.

위치

투시촬영술 동안 모든 종사자는 항상 앞치마의 앞쪽을 방사선원을 향하면서 환자로부터 가능한 한 멀리 떨어져야만 한다. Spot 필름을 장착한 이후에 방사선 종사자는 검사나 촬영에 필요하지 않은 경우 탁자로부터 1~2걸음 뒤쪽에 있어야 한다. 방사선 종사자는 dead man foot switch를 절약하여 사용해야 한다. X선 빔 노출시간이 높은 경우, 환자 및 방사선 종사자에 대한 방사선 피폭은 당연히 비례하여 높아진다.

환자 지지

유아, 중장년층, 무능력자(incapacitated)를 포함한 X선 투시촬영을 위해 위탁된 많은 환자는 물리적으로 그들 자신을 지탱할 수가 없다. 그러한 환자들을 위해 기계적인 고정장치를 사용할 수 있다. 만약 그렇지 않으면, 환자와 동행한 보호자 또는 간병인에게 도움을 요청해야 한다. 마지막 의지수단으로서, **때때로** 환자를 지지하기 위해 간호사 및 간호근무자(orderlies)와 같은 기타 병원의 고용인을 이용할 수도 있다.

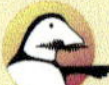
방사선 의학 직원은 환자를 지지해서는 안 된다.

환자 촬영을 도와줄 다른 사람이 필요한 경우 보호자에게 보호용구를 제공해야 한다. 앞치마 및 장갑이 필요하고, 촬영 보호자가 방사선에 피폭되지 않도록 신중하게 위치를 정하고 교육해야 한다. 종종 촬영 보호자는 아동 환자의 어머니이므로 임신 여부를 반드시 질문해야 한다.

임신한 방사선 종사자/방사선사

방사선 종사자가 임신한 경우 그녀는 부서 책임자 또는 안전관리 책임자에게 그 사실을 통보해야 한다. 임신이 **선언**된 다음 DL은 0.5 mSv/month(50 mrem/month)가 된다. 그 다음에 책임자는 그녀의 이전 방사선 피폭 이력을 검토해야 하는데, 이는 이것이 어떤 보호조치가 필요한가와 관련하여 결정을 용이하게 하기 때문이다.

(임신 9주 후의) 태아에 대한 임신 기간 중 DL은 대부분의 방사선사가 임신 여부에 상관없이 도달하지 못하게 되는 선량 준위인 5 mSv(500 mrem)이다. 비록 일부는 5 mSv/yr(500 mrem/yr)를 초과하는 선량을 받을 수도 있지만, 대부분은 1 mSv/yr(100 mrem/yr)보다 낮은 선량을 받는다.

이것은 대개 X선 방어 앞치마 위의 옷깃에 위치한 개인 피폭선량계에 표시된다. X선 방어 앞치마 아래의 허리에서의 피폭은 보통 이러한 값의 1/10을 초과하지 않는다. 따라서 정상 조건에서 특정 보호조치는 필요하지 않다.

대부분의 납 방어 앞치마는 납 0.5 mm에 상응한다. 이것은 거의 75 kVp에서 90% 감쇠를 제공하며, 이는 충분하다. 납 1 mm에 상응하는 X선 방어 앞치마가 가용하지만, 그러한 두께는 특히 앞치마의 추가적인 중량을 고려할 때 필요하지 않다. 임신 기간 중 등(back) 문제는 방사선 피폭에 비해 큰 위험을 야기한다.

앞치마의 길이를 무릎 아래로 늘릴 필요는 없지만, 임신기간 중 몸에 두르는(wrap-around) 앞치마가 선호된다. 필요 시 무게 때문에 적절한 크기의 앞치마를 제공하기 위한 특별한 노력이 이루어져야 한다.

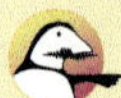
임신 중인 방사선 종사자에게는 부가적인 개인 감시장치를 제공해야 한다.

추가적인 개인 피폭선량계는 허리 높이에서 X선 방어 앞치마 아래에 위치해야 한다. 이러한 추가 선량계에 기록된 피폭은 별도 기록으로 유지되어야 하고, 태아에 대한 피폭을 확인해야 한다.

선량계를 교환하거나 기록을 혼동하도록 해서는 안 된다. 색으로 구분하는 것을 시도하라. 옷깃 배지에 대해서는 적색(빨간 목), 허리 배지에 대해서는 황색(황색 복부). 보통 추가적인 또는 더욱 두꺼운 납 앞치마는 필요하지 않다(그림 38-8).

추가적인 선량계 사용에 대한 경험을 통해 태아에 대한 피폭이 0이라는 것을 일관적으로 확인하였다. 예를 들어, 옷깃 높이에 단일 개인 피폭선량계를 착용하고 있는 임신한 방사선 종사자가 9개월 동안 1 mSv(100 mrem)을 받는다고 가정하자. X선 방어 앞치마 밑의 허리 높이에서의 선량은 옷깃 선량의 10% 또는 0.1 mSv(10 mrem) 미만일 것이다. 이것은 방사선 종사자에 대한 선량이며, 태아에 대한 선량은 거의 0이다.

태아를 덮고 있는 어머니의 조직에 의한 감쇠는 태아에 대한 선량을 복부 피부 선량의 거의 30% 또는 30 μSv(3 mrem)까지 감소시킨다. 결과적으로, 보통의 보호조치가 취해지는 경우 방사선 종사자가 5 mSv(500 mrem)의 태아 DL에 도달하는 것조차 거의 불가능하다.

관리 원칙

진단 영상화에서 특정 직업상 방사선 피폭 이후 유해한 영향이 발생할 확률이 거의 없다는 사실이 명확해야 한다. 생물학적 응답은 거의 예상되지 않으며, 과거 50년 정도 방사선 관계 종사자에게 발견된 적이 없다.

그럼에도 불구하고, 방사선 안전관리 책임자는 새로운 종사자 훈련, 주기적인 가동 중 훈련, 임신 중 상담의 3단계의 방사선 방호 프로그램을 사용하는 것이 필수적이다.

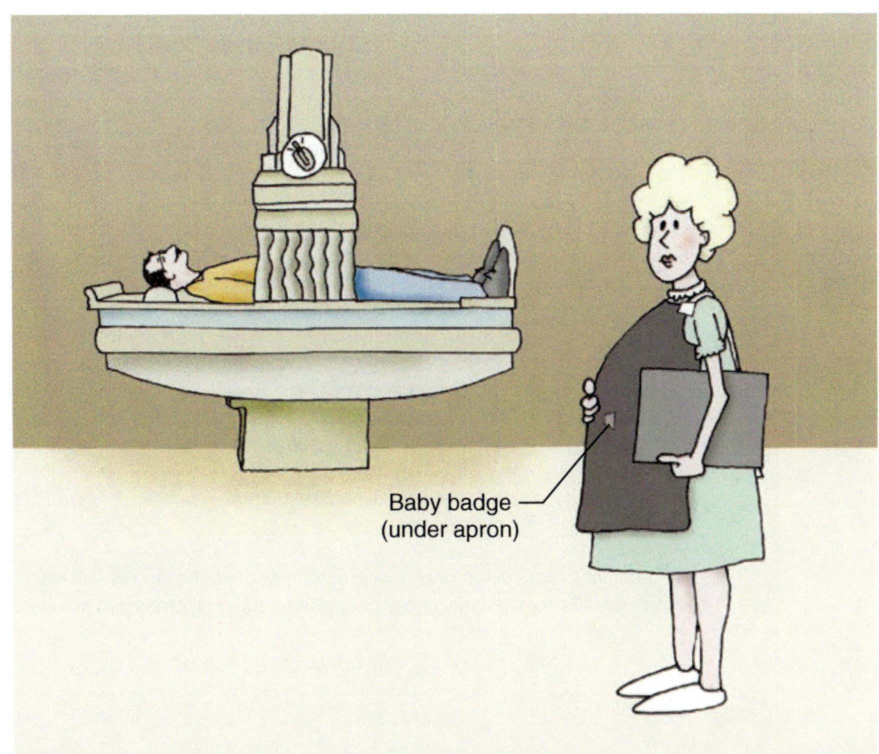

그림 38-8 투시촬영술을 행하는 사람이 임신 중인 경우 추가적인 '아기 선량계'가 X선 방어 앞치마 밑에 위치해야 한다.

새로운 종사자 훈련. 임신 중인 방사선 종사자를 포함한 임의의 규약(protocol)에서의 최초 단계는 적응 지도(orientation) 및 훈련을 포함한다. 이러한 적응 지도 논의 동안 모든 여성 종사자는 임신 및 방사선과 관련된 책임에 관해 교육받아야만 한다.

각 방사선 종사자는 시설 방사선 방호 안내서 및 기타 적절한 자료의 복사본을 제공받아야 한다. 이러한 자료는 표 38-8에서와 같이 선량, 응답, 적절한 방사선 제어 작업 습관에 대한 1페이지 요약문을 포함할 수도 있다.

그 다음 새로운 종사자는 그림 38-9와 같은 이러한 방사선 방호 분야를 교육받았다는 것을 나타내는 양식을 읽고 서명해야 한다. 이러한 문서에 서명함으로써 얻어지는 중요한 점은 종사자가 임신하였거나 임신이 의심되는 경우 책임자에게 자발적으로 통지하겠다는 것이다.

가동 중 훈련. 잘 작동하는 모든 방사선 의학 서비스는 정기적인 가동 중 훈련 일정을 유지한다. 보통, 이러한 훈련은 1달 간격으로 수행되지만 때때로 좀 더 자주 이루어진다. 적어도 매년 2번, 이러한 훈련은 방사선 방호에 바쳐져야 하고, 이러한 기간의 일부는 잠재적으로 임신한 종사자에게 향해져야 한다.

그러한 기간에 다루어지는 자료는 표 38-8에 개략적으로 기술하였다. 비록 선량 및 응답을 검토하는 것이 좋지만, 대개 방사선 제어 절차를 강조하는 것이 더욱

표 38-8 전리방사선 의학에서 임신

저준위 피폭에 대한 인간의 응답	
수명기간 단축	10 days/mGy_t
일련의 반응(cataracts)	2 Gy_t 미만은 없음
백혈병	1 cases/10^6/mGy_t/yr
암	2 cases/10^4/mGy_t
유전적 영향	배가선량=0.5 Gy_t
모든 원인으로 인한 사망	0.2 deaths/10^4/mGy_t
자궁 내 방사선 조사의 영향	
0~14일	자연유산: 25% 자연적 사건: 0.1% 증가/100 mGy_t
2~10주	선천성 기형: 5% 자연적 발생: 1% 증가/100 mGy_t
6~9개월	세포 감소: < 0.5 Gy_t에 영향 없음 잠재적 악성종양: 4:10,000 자연 발생: 6:10,000/mGy_t
0~9개월	유전적 영향: 10% 자연 발생: 5×10^{-8} mutation/mGy_t
임신 중인 방사선 종사자에 대한 보호조치	
2개의 직업상 방사선 선량계 선량 제한치: 5 mSv/9 month, 0.5 mSv/month	

New Employee Notification

This is to certify that ______________________________, a new employee of this radiologic facility, has received instructions regarding mutual responsibilities should she become pregnant during this employment.

In addition to personal counseling by ________________________, she has been given to read several documents dealing with pregnancy in diagnostic radiology. Furthermore, the additional reading material that follows is available in the departmental office:

1. *Review of NCRP radiation dose limit for embryo and fetus in occupationally-exposed women,* NCRP Report No 53, Washington, DC, 1977, National Council on Radiation Protection and Measures.
2. *Medical radiation exposure of pregnant and potentially pregnant women,* NCRP Report No 54, Washington, DC, 1977, National Council on Radiation Protection and Measures.
3. Wagner, LK et al: *Exposure of the pregnant patient to diagnostic radiation,* Philadelphia, 1985, JB Lippincott.
4. *The effects on populations of exposure to low levels of ionizing radiation,* Washington, DC, 1990, National Academy of Sciences.

I understand that should I become pregnant and I decide to declare my pregnancy, it is my responsibility to inform my supervisor of my condition so that additional protective measures can be taken.

______________________ Supervisor

______________________ Employee

__________ Date

그림 38-9 새로운 종사자 통지서 양식

적절하다. 물론, 이러한 점은 단지 임신한 방사선 종사자만이 아니라 모든 방사선 관계 종사자의 방사선 안전에 영향을 미친다.

개인 선량 기록의 검토는 특히 중요하다. 유용한 절차는 가장 최근의 방사선 선량 보고서는 모두가 볼 수 있도록 게시하는 것이다. 연말 보고서는 각 방사선 종사자에 의해 머리글자로 서명되어야 하고, 방사선 안전관리 책임자는 종사자가 연간 피폭의 특성 및 크기를 이해하고 있다는 것을 확실하게 해야 한다.

그러한 훈련을 통해 방사선 안전관리 책임자는 그들의 직업상 피폭이 최소, 즉 대개 DL의 10% 미만이라는 점을 깨닫게 될 것이다.

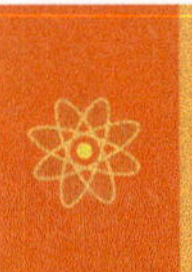

강조

유효 DL은 50 mSy/yr(5,000 mrem/yr)이다. 환경적 기초는 거의 1 mSv/yr(100 mrem/yr)이다. 직업상 피폭은 전자에 비해 후자에 보다 가깝다.

임신 중 상담. 방사선 안전관리 책임자는 방사선 종사자가 임신을 선언한 경우 다음 조치를 취해야 한다. 첫째, 관리자는 그녀의 방사선 피폭 이력을 검토하고, 그녀의 일정을 향후 적절하게 변경할 것을 고려한 이후 종사자와 상의해야 한다.

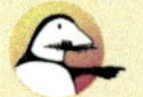

임신의 결과 어떠한 일이 있더라도 결코 해고하거나 비자발적인 휴가가 있어서는 안 된다.

종사자의 과거 방사선 피폭 이력 검토는 아마 낮은 피폭 수준을 나타낼 것이다. 권고한 대로 옷깃에 위치한 개인 피폭선량계를 착용한 사람 및 투시촬영술에 많이 관여하고 있는 사람은 5 mSv/yr(50 mrem/yr) 이상의 피폭을 받게 될 수도 있다. 그러나 그러한 종사자는 몸통에 대한 피폭이 보통 500 μSv(50 mrem/yr)를 초과하지 않도록 X선 방어 앞치마로 보호된다.

이러한 직업상 방사선 피폭 검토 동안 임신 중 DL이 5 mSv(500 mrem) 및 0.5 mSv/month(50 mrem/month)라는 점을 강조하는 것이 적절하다. 게다가, 이러한 DL은 방사선 종사자가 아닌 태아에 관련된다는 점이 제시되었다.

Acknowledgment of Radiation Risk During Pregnancy

I, ______________________________ , do acknowledge that I have received counseling from ______________________________ regarding my employment responsibilities during my pregnancy.

It is clear to me that there is a vanishingly small probability that my employment will in any way adversely affect my pregnancy. The reading material listed below has been made available to me to demonstrate that the additional risk during my pregnancy is much less than that for most occupational groups. I further understand that, although I may be assigned to low-exposure duties and provided with a second radiation monitor, these are simply added precautions and do not in any way convey that any assignment in this department is especially hazardous during pregnancy.

1. *Review of NCRP radiation dose limit for embryo and fetus in occupational-exposed women,* NCRP Report No 53, Washington, DC, 1977, National Council on Radiation Protection and Measures.
2. *Medical radiation exposure of pregnant and potentially pregnant women,* NCRP Report No 54, Washington, DC, 1977, National Council on Radiation Protection and Measures.
3. Wagner, LK et al: *Exposure of the pregnant patient to diagnostic radiation,* Philadelphia, 1985, JB Lippincott.
4. *The effects of populations of exposure to low levels of ionizing radiation,* Washington, DC, 1990, National Academy of Sciences.

______________________________ Supervisor

______________________________ Employee

______________ Date

그림 38-10 임신 중 방사선 위험의 확인을 위한 양식

임신 중 태아에 대한 5 mSv(500 mrem)의 준위는 절대적으로 안전한 방사선 피폭 수준으로 고려된다.

이러한 논의를 고려하여, 방사선 안전관리 책임자는 방사선 종사자에게 그녀의 작업일정 변경이 보통 필요하지 않다는 것을 지적해야 한다.

방사선 의학, 핵의학, 또는 초음파 검사에 종사하는 방사선 종사자의 경우 유사한 상담 및 앞서 논의된 변경 수준이 적절하다. 방사선 종양학에서 임신한 종사자는 그녀의 보통 작업량을 계속할 수 있지만 근접 방사선치료(brachytherapy)에 참여하지 않도록 권한다.

핵의학에서 임신한 종사자는 단지 소량의 방사성 물질만을 취급해야 한다. 그녀는 방사성 동위원소 생성기를 녹여서 분리하거나 mCi 양의 방사성 물질을 주입해서는 안 된다.

초음파 진료 종사자는 보통 방사선 작업자로 분류되지 않는다. 그러나 상당수의 초음파 진료 환자는 핵의학 환자이므로, 초음파 검사자에 대한 잠재적인 피폭원이 된다. 이러한 상황은 사용되는 방사능량이 매우 낮기 때문에 희박한 위험을 나타낸다. 초음파 검사자에게 임신 중 개인 피폭선량계를 제공할 것을 권장한다.

마지막으로, 임신한 종사자는 그녀가 당면 과제에 대해 적절한 주의를 기울이고 있으며, 그녀의 직업과 관련된 위험의 수준이 거의 모든 직업 그룹에서 경험하는 것에 비해 훨씬 낮다는 것을 이해하고 있다는 사실을 증명하는 양식(그림 38-10)을 읽고 서명할 필요가 있다.

요약

DLs은 매년 직업상 피폭의 수명 위험도가 10^{-4}/yr를 초과하지 않도록 다양한 장기, 전신, 다양한 작업조건에 대해 NCRP에서 규정된다.

NCRP는 10 mSv×나이(세)의 집적 전신 DL을 권고한다. 임신 중 DL은 5 mSv이다. 그러나 진단 영상화에서 적절한 DL의 1/10을 초과할 경우는 별로 없다.

직업상 방사선 피폭은 mSv(mrem)로 측정되고, 그러한 피폭의 서술은 유효선량(E)이다. 유효선량은 방사선 형태 및 조직/장기의

상대적 방사선 민감도를 설명한다.

비록 방사선 종사자에 대한 선량 제한치는 50 mSv/yr이지만, 대부분의 방사선 종사자는 0.5 mSv/yr 미만을 받는다. 방사선 종사자가 힘겨운 투시촬영술 검사에 참여하는 경우 더욱 높은 선량을 받을 수도 있다.

직업상 피폭의 95%는 투시촬영술 및 이동식 방사선 촬영으로 인한 것이므로, 방사선 종사자는 직업상 피폭을 감소시키기 위해 이러한 지침을 준수해야 한다.

- 이동식 방사선 촬영 동안 X선 방어 앞치마를 착용하고, 선원으로부터 최대 거리를 유지하며, 1차 선원을 자기 자신 또는 타인에게 향해서는 안 된다.
- 투시촬영술 동안 불필요한 경우 검사 표에서 물러서고, 커튼, Bucky 슬롯 덮개, 방사선사를 포함한 차폐물을 사용하라.
- X선 촬영 동안 통제실 뒤에 서 있고, 1차 빔을 통제실 방벽 방향으로 향하지 않게 하라.

각 개인이 선량제한치의 1/10 이상을 받게 될 가능성이 존재하는 경우 개인 피폭선량계가 필요하다. 각종 사용 가능한 개인 피폭선량계는 (1) 필름 배지, (2) TLD, (3) OSL 선량계를 포함한다. OSL은 매우 민감하고 정확하며 1년까지 착용할 수도 있다. 일반적인 목적에서 방사선 종사자는 허리 또는 가슴 높이에 개인 선량계를 착용해야 하지만, 투시촬영술 동안 선량계는 방어 앞치마 바깥쪽에 착용한다.

방사선사 및 관계 종사자는 피폭 동안 환자를 보조 촬영하는 데 이용되어서는 안 된다.

방사선생물학은 임신한 방사선 종사자 및 임신한 환자에게 특별한 주의를 기울일 것을 요구한다. 임신한 방사선 종사자에게는 허리 높이에서 X선 방어 앞치마 밑에 착용하는 부가적인 선량계를 제공해야 한다.

도전문제

1. 다음을 정의하거나 규명하시오.
   a. NCRP
   b. ALARA
   c. 조직 가중치(Wt)
   d. 말단 모니터
   e. 개인 모니터
   f. X선 출력강도의 단위
   g. 말단 DL
   h. 유효선량
   i. 문턱 선량
   j. OSL
2. 진단 영상화 종사자에 대한 선량한도는 얼마인가?
3. 어떤 2가지 투과 검사 동안 높은 직업상 방사선 피폭을 받을 수 있는가?
4. NCRP의 선량제한 권고치와 관련하여 10^{-4}/yr^{-1}는 무엇을 의미하는가?
5. 핵의학 종사자와 같은 일부 방사선 작업 그룹이 말단선량을 감시하기 위해서는 어떻게 해야 하는가?
6. 18세 미만의 X선 촬영 학생에 대한 전신 직업상 DL은 얼마인가?
7. 임신한 방사선 종사자에 대한 규약(protocol)을 기술하시오.
8. 정기적으로 예정되어 있는 가동 중 훈련시간에서 다루어지는 방사선 방호 관련 정보는 무엇인가?
9. 2 HVLs에 상응하는 X선 방어 앞치마를 착용하고 1 m에서 100 mR/hr의 강도를 갖는 선원으로부터 4 m 이격된 지점에서 10 분간 피폭되는 경우 방사선 종사자가 받게 되는 피폭은 얼마인가?
10. 투시촬영술을 행하는 사람의 옷깃에 위치한 선량계에서 1개월 동안 0.9 mSv(90 mrem)이 기록되었다. 이것은 대략 얼마의 유효선량(E)을 나타내는가?
11. 이동식 방사선 촬영장치에서 필요한 피폭 코드의 길이는 얼마인가?
12. 직업상 방사선 모니터링이 반드시 제공되어야 하는 경우는 언제인가?
13. 종사자 방사선 모니터는 어떻게 착용되어야 하며, 신체의 어느 부분에 위치해야 하는가?
14. 개인 모니터링 보고서에 포함되어야만 하는 노출 자료(exposure data)를 열거하시오.
15. 방호 납치마의 적절한 두께는 얼마인가?
16. X선 검사 동안 환자를 지지하기 위해 어떠한 절차가 사용되는가?
17. 종사자 방사선 모니터링에 특히 효과적인 광자극 발광선량계(OSD)의 특성을 기술하시오.
18. 눈의 수정체에 대한 DL 및 보호안경에 대한 요건은 무엇인가?
19. 종사자 방사선 모니터의 대략적인 방호치는 얼마인가?
20. 간호 및 외과 종사자에 대해 적절한 방사선 방호 프로그램을 기술하시오.

찾아보기(Index)

ㄱ

1세대 CT 영상 시스템 435
1차 권선 옆 91
1차 방호 방벽 545
2세대 영상 시스템 436
2중 유제 205
2진법 시스템 264
2차 방호 방벽 546
2차 양 13
2차 전자 551
2차 전자 방출 553
3상 전력 97, 237
3세대 영상 시스템 436
3초산 섬유소 203
4세대 CT 영상 시스템 437
5% 법칙 245
15% 법칙 241
16진수 시스템 266
^{222}Rn 521
α 입자 41
β 입자 41
Bucky slot 덮개 544
CD 드라이버 271
CNS 증후군 501
CT 검사에서의 선량 564
C-자형 지지 시스템 104
DNA 분자 484
Frankel 결함 209
QA 모델 336
SMPTE 패턴 358
TV 모니터링 시스템 403
X 선 격자 189
X선관 87, 430
X선관 정격 차트 115
X선량 132
X선 방출 스펙트럼 124
X선 불투과성 147
X선 빔 202
X선속 232
X선질 135
가교 483
가돌리늄 211, 218
가변 격막형 콜리메이터 187
가변형 kVp 247
가변형 kVp 노출조건표 247
가속도 16
가속전자 121
가시상 208
가시적 선예도 214
가시적 영상 선예도 245
가이거-뮐러 551
가이거-뮐러 영역 551
가이드 슈 227
가중계수 476
간기 470
간기사 478
간섭 산란 142
간암 521
간접 작용 487
간접 효과 487
감광측정법 159, 165
감광핵 203
감도 158, 164, 205, 212
감도지수 384
감마선 분광기 554
감쇠 53, 152
감수분열 470, 471
감시 타이머 91
갑상선암 519
강압기 79
강자성체 72
강조 322
강직성 척추염 환자 518
강하 부하 발생기 90
개구율 292
개인용 컴퓨터 262
거리 134, 546
거리 역자승 법칙 134
거리의 최대화 533
건강검진 370
건조 시스템 229
검출기 열 443
검출기 콜리메이터 444
겐트리 443
격자 185, 377
격자 밀도 190
격자비 190
격자선 194
격자 선택 197
격자 성능 191
격자 인자 192
격자 줄 191
격자 컷오프 193
견부 159
견부의 계조도 164
결과 분석 336
결합세포 473
겹침 422
경계면 강화 322
경계부 강조 369
경계응답함수 449
경막제 224
경사효과 111, 172, 374, 375
경상 360
경화 127
고관전압 247
고관전압 촬영술 183
고대조도 244
고유 여과 137, 236
고전압 발생기 87, 93, 431, 444
고전압 발생장치 371
고전압 변압기 93
고정된 kVp 조건표 249
고정양극 107
고정형 kVp 247
고주파 발생기 97
고주파 변압기 237
고화질 사진 157
골수 559
골암 520
공간 균일도 454
공간 분해능 157, 214, 215, 299, 403, 407, 449, 457
공간 왜곡 170
공간전하 106
공간전하 효과 89, 106
공간 주파수 300, 302, 450
공간 해상력 157, 299
공기-갭 기술 199
공기산화 224
공기 커마 22
공백 406

공유결합 37
공전 333
과다 노출 240
과립구 506
과소 노출 240
관상동맥 혈관조영술 427
관성 16
관성의 법칙 16
관심영역 322, 446
관용도 166, 205
관의 창 553
관전류 132, 232
관전류량 타이머 91
관전류 미터기 89
관전압 133, 137, 175, 181
관전압 교정 339
관전압 수치 232
광도 측정계 359
광량 341
광막 글레어 417
광방출 553
광선분리거울 405
광속 315
광스팟 카메라 407
광음극 400
광자 42, 45
광자극 발광 278, 549
광자극 발광계 279
광자극 발광 선량계 555, 585
광자극 방출 279
광자극 형광체 278, 279
광전극 553
광전자 400
광전자 방출 400
광전효과 144, 149
광전흡수 152
광학 결합 553
광학 농도 160
광학밀도 304
광핵반응 147
교류전류 68
교차 격자 193
구심력 33
구아닌 467
권선비 93
균일성 454, 456
그레이 22
그림자 단면 표시 448
그림자 부피 표시 448
그림자 차폐 568
근육 473
근접 방사선치료 591
글로우 곡선 554, 555
글리세롤 466
글리코겐 466
금속 봉입물 104
금속 봉입형 관 104
급성 방사선 영향 463
급성 방사선증후군 499
급성 방사선 치사 499
급조형 핵 장치 538
기계적 안전장치 104
기관 472
기관계 472
기록된 선예도 157, 245
기체-봉입형 검출기 550
기하학적 왜곡 360
기하학적 인자 167
긴급 대응자 537
길이 14

ㄴ

나노미터 52
난반사 360
난원세포 504
납치마 341
납판 9
낮은 선량 377
내분비선 466
내분비선 선량 563
내삽법 438
내장 혈관조영술 427
내형질세망 468
넓은 명암 대조도 175
넓은 명암도 166
노광 223
노이즈 157, 418, 453
노출시간 233
노출의 재현성 341
노출의 직선성 340
노출 인자 238
노출조건 232, 238
노출조건표 247
녹말 466
높은 kVp 조건표 249
높은 대조도 377
뇌혈관조영술 427
누설 방사선 104, 545, 546
누적 타이머 544
뉴클레오티드 467
뉴턴 14, 16
뉴턴의 운동법칙 16
능동형 매트릭스 액정 표시장치 317
니트 315

ㄷ

다단면 검출 어레이 454
다당류 466
다이노드 553
다중 에너지 149
다중 표적 491, 493
다중 히트 염색체 변형 508
다채널 나선형 CT 영상 437
다채널 나선형 전산단층촬영 289
다평면 재구성 448
단권 변압기 88
단당류 466
단백질 465
단백질 합성 465, 469
단상 116
단상 전력 96
단위 14
단위체계 14
단일 표적 491, 493
단일 히트 모델 491, 493
단축 170
단층각 254
단층면 254
단층촬영술 252
단층촬영 품질관리 342
당류 466
대규모 집적회로 262
대류 114
대물렌즈 405
대사 465
대역통과 407
대전 62
대조도 162, 185, 205, 241
대조도 검사 151
대조도 분해능 157, 303, 304, 403, 452, 457
대조도-해상도 곡선 308
대조도 해상력 304
대조도 향상 인자 191
대조 해상력 157
더러운 롤러 331
데이터 획득률 455
돌턴 27
동기식 타이머 91
동맥혈관조영술 429
동원체 470
동위염색체 508
동위원소 31, 35
동적 범위 304
동화작용 465, 484
드라이버 모터 228
등피폭 선량곡선 533
디지털 감산 혈관촬영 419
디지털 방사선 영상 332
디지털 방사선 촬영 289, 568
디지털 영상 대조도 310
디지털 영상 표시장치의 품질관리 360
디지털 유방 단층촬영 기술 294
디지털 유방촬영 293
디지털 유방촬영 영상 379
디지털 유방촬영 품질관리 394
디지털 투시촬영 414

ㄹ

라돈 6, 521
라이프니츠 261
란탄 211, 218
러더퍼드 29
레벤후크 465
레이저 일치 458
레지스터 270
레코딩 268
렌즈 결합 405
로드맵핑 423
로버트 에간 369
로버트훅 465
롤러 자국 331
뢴트겐 7, 50
루멘 315
루이지 갈바니 74
루지치카 369
리보솜 469
리소좀 469
림프구 506
림프구 수의 감소 506

ㅁ

마력 18
마루-천정지지 시스템 104
마스크 모드 420
마스크 영상 420
마스터 롤러 227
마이크로 스위치 227
마이크로파 50
마이클 패러데이 77
말기 471
맥스웰 45
멀티필드 영상 증배 402
메모리 270
메톨 223
멘델레예프 28
멜빈 주드킨스 427
명소시 399
모뎀 273
모클리 262
무게 17
문턱값 361
문턱 선량 486
물 465
물의 방사선 분해 486
미분화세포 472
미분화 줄기세포 505
미세 관전압 89
미세 석회화 병변 371
미소 초점관 235
미첼 푸핀 8
미토콘드리아 469
민감도 164
밀리암페어 21

ㅂ

바늘꽂이형 왜곡 360
바륨 시안화백금 7
바이트 265
바코드 리더 274
반가층 40, 134, 135, 534
반감기 38
반로그 그래프 145
반복된 검사 567
반사 53, 360
반사층 211
반암부 565
반자성 72
반점 387
반치사선량 501
반치사 장해 494
반치폭 441
반파 정류 95
반파 정류관 237
발광 211
발광강도 315
발광물질 211
방사선 4, 208
방사선과 의사 382
방사선과 임신 523
방사선 노광 333
방사선 노화현상 220
방사선량 측정기 548
방사선량 측정방법 548
방사선 방호 지침서 538
방사선 불투과성 54
방사선사 383, 583
방사선사들 518
방사선사의 유효선량 537
방사선생물학 464, 476
방사선생물학적 고려 569
방사선 선량 285
방사선 선량-반응 관계 479, 531
방사선 손상 484
방사선에 의한 DNA의 영향 485
방사선 영상 시스템 410
방사선 영상 정격 차트 116
방사선 영상 필름 202
방사선 영상 화질 157
방사선 작업자 579
방사선 조사 132
방사선 조사야의 세기 549
방사선종양학 476, 503
방사선 질 476
방사선 촬영 기술 567
방사선 투과성 54, 239
방사선 포그 225
방사선 피로 347
방사선 피부염 512
방사선 피폭장비 537
방사선학 단위 21
방사선 호메시스 515
방사선 확산 폭탄 538
방사선 흡수성 239
방사성 동위원소 37
방사성 붕괴 37
방사성 붕괴 법칙 38
방사성 테러 537
방사성 테러 장비 537
방사성 핵종 6, 37
방어복 12, 341
방호 납 치마 542
방호벽 12
방호 커튼 544
방호 하우징 541
배비지 261
배열처리기 443
백그라운드 전자 노이즈 418
백금 바륨 211
백내장 513
백혈병 517
밸브 튜브 94
버스 269
버어키 9
버어키 인자 192
번역 484
베르고니 476
베르고니-트리본도 법칙 476
베리 261
베이킹 소다 37
베일링 글레어 364
베크렐 23
베타(β) 방출 38
벤자민 프랭클린 65
변압기 79
변조전달함수 301, 449
변환계수 401
변환이득 401
변환효율 214
보간법 438
보간법 알고리즘 438
보건물리 531
보상 여과 138
보상 여과판 237
보상 필터 138
보어 29
보충 시스템 229
보호장구 587
보호제 224
보호층 210
복구 478
복사 114
복셀 446
볼타 전지 75
볼트(V) 66

봉합된 봉인 553
부가량 13
부가 여과 137, 236
부피요소 446
부하 강하 변압기 234
분할 354
분할조사 477
분해능 157
분해시간 551
불연속 스펙트럼 124
브롬화옥소 224
브롬화은 203, 210
브롬화칼륨 224
비디오 노이즈 157
비디오 시스템 418
비디콘 403
비례 영역 551
비월주사 406
비월주사 대 연속주사 모드 418
비월주사 방식 418
비율 548
비전리방사선 40
비정류 전압 94
비정질 셀레늄 293
비정질 실리콘 291
비주기적인 관리 343
비직선적 반응 관계 479
비초점 방사선 113
비트 265
비틀림 자극 333
비흡습성 191
빈센트 힌크 428
빛 208

ㅅ

사용인자 547
사이클로트론 513
사인파 45
사인파형 45
사진 농도 159, 239
사진 대조도 162, 173
사진 현상 213
산란 방사선 545
산란선 184
산란선 조절 185
산소효과비 477
산화 223
산화-환원반응 223
상대적 생물학적 효과 476
상대적 위험 515
상반 법칙 162, 206
상자성체 72
상지 선택적 동맥혈관조영술 427
상피 473
상호 전좌 509
생식선 선량 559
생식선에 대한 영향 504, 523
생식선 차폐 12
생식세포 467, 470
생식자발생 504
생체 신호 274
생화학 4
선량 면적 명세 544
선량 분포 564
선량 의존도 570
선량 크리프 308
선속 제한기구 185
선 쌍 299
선쌍 테스트 패턴 215
선 에너지 부여 476
선예도 157, 245
선원-영상 수용체 거리 541
선원-피부 거리 542
선질 126, 213, 234
선초점 원리 110
선택적 예약 570
섬광 검출기 552
섬광 검출기 조합 552
섬광 과정 552
섬광 베일링 402
세슘 292
세포분열 469
세포 이론 465
세포주기 495
세포질 468
세포 형성시간 495
센서 274
셀룰로오스 질산염 8
소광시간 414
소광제 551
소로트라스트 521
소멸방사 147
소스 데이터 입력장치 274
소포체 468
소프트웨어 263
소프트웨어 인공물 348
소프트 카피 317
속도 15
속력 15
솔레노이드 76
쇼클리 65, 262
수상관 406
수직 분해능 407
수직 재추적 406
수집기 553
수평 분해능 407
수평 재추적 406
순환 시스템 228
술통형 왜곡 360
쉘딩거 427
슈나이더 465
슈반 465
스눅 9
스캐너 274
스크롤 322
스타 패턴 338
스팟-필름 조사량 409
스페이서 318
스펙트럼 매칭 206, 219
스펙트럼 반응 206
슬라이스 두께 457
슬립링 기술 445
습도 208
습윤 222
습윤제 223
승압기 79
시간 14
시간 간격차 모드 420, 421
시간 감산법 420
시간 의존도 569
시간의 최소화 531
시력 399
시몬스(Simmons) 카테터 428
시버트 22
시술자 차폐 542
시스템 소프트웨어 266
시스템의 노이즈 453
시준 337
시토신 467
신경조직 473
신호 대 잡음비 305, 418
실린더 187
십가층 534

ㅇ

아날로그-디지털 변환기 419
아데닌 467
아미노산 465
아원자 입자 27
안전광 207, 220
안전등 207
안정 복합체 225
알고리즘 267
알렉산드로 볼타 75
알파(α) 방출 38
암 519
암소시 399
암실 청결도 383
암실 포그 측정 390
암페어(A) 66
압박 376, 393
압박기구 216
애탠소프 261
양 126
양극 냉각 차트 116, 117
양극성 70
양극 열 121
양면 유제 필름 8, 202, 210

양성자 29
양자 45
양자검출효율 303, 311
양자 반점 214
양자 이론 56
양자 크로모 역학 29
양자효율 214
양전자 방출 단층촬영 11
업사이드 다운 격자 197
에너지 감산 422
에너지 보존법칙 57
에너지 연속체 45
에너지 준위 29, 31
에니악 261
에케르트 262
엔트리 롤러 227
여과 9, 11, 134, 137, 236, 337, 374
역자승 법칙 316
역제곱 64
역제곱 법칙 54, 134
역투행법 447
역학에너지 18
역학 조사 512
연속 방전 영역 551
연속 방출 스펙트럼 124
연속 스펙트럼 124
연속조사 477
연속펄스투시 414
열 19
열 냉각기능 108
열복사 20
열에너지 4
열이온 방출 105
열전자 400
열전자 발생 89
열전자 방출 105
열 형광 선량계 554
열형광 선량계 279, 549, 585
염색분체 471
염색분체 소실 508
염색체 470, 512
염색체 교차 472
염색체 변형의 기전 509
염색체 이상 484
염화알류미늄 226
영구자석 71
영상기록 407
영상 노이즈 142, 218, 285
영상 대조도 241
영상 매트릭스 446
영상 반전 321
영상 버퍼 283
영상 분해능 363
영상 색도 364
영상 선예도 214
영상 선예도의 가시성 245
영상 수용체 176, 202, 338, 431, 568
영상 수용체 대조도 162
영상 수용체 응답 함수 284
영상 수용체의 반응 309
영상 수용체 인공물 347
영상 압축 349
영상의 지연 320
영상의 휘도 318
영상 잡음 214, 364
영상 재구성 시간 442
영상 적분 420
영상증배관 399, 417
영상판 279, 347
영상 형성 X선 181
영상 회전 321
영상획득 전송 시스템 322
영상 흐림 188, 332
영상 히스토그램 351
영화 방사선촬영술 576
예방차원의 관리 343
오디오 노이즈 157
오소크로마틱 206
오프 레벨 격자 195
오프셋(offset) 영상 320
오프셋 전압 320
오프 중심 격자 196
오프 초점 격자 196, 197
온도 20, 208, 213
온도계 20
온도 조절 시스템 228
옴(Ω) 66
와트(W) 18, 69
완충제 226
왁스 465
왕복 운동 격자 195
왜곡 169, 246
외각궤도 211
외르스테드 77
외삽법 438
외철형 변압기 80
요오드화 세슘 291
요오드화은 203
용매 223
우주선 6
운동량 17
운동에너지 3, 19
운반 484
운영 콘솔 87
울프 369
움직임에 의한 흐림 175
워드 265
워크스테이션 322
원격방사선진료 323
원뿔 187
원뿔 삭제 187
원소 27
원소 주기율표 28
원심력 33
원자번호 34
원자설 27
원자 질량 34
원자 질량단위 30
원자 질량수 30, 34
원폭 피폭 생존자 517
원형 테두리 387
위성 롤러 227
위장관증후군 500
위장관증후군 사망 499
위축 478
위치에너지 3
위험 추정 515
윈도우 104
윌리엄 롤린스 9
윌리엄 쿨리지 9
윌리엄 크룩스 7
유기체 분자 465
유니박 262
유도 73
유도량 13
유도 모터 109
유도철심 428
유령 인공물 348
유리기 490
유리판 203
유방검사에서의 선량 563
유방 방사선 촬영 577
유방암 520
유방촬영 검사 370
유방촬영 방사선사 382, 383
유방촬영법 369
유방촬영 영상 시스템 371
유방촬영용 필름 207
유방 해부학 370
유방 확대 촬영술 378
유사분열 470
유제 202, 203
유제의 도포력 205
유효선량 535
유효 원자번호 174
은황화물 333
음극 105
음극선 7, 28
음극선관 406
음성인식 시스템 274
음성 입력장치 274
응용 프로그램 266
의사의 워크스테이션 441
의학 물리학자 382
이극성 70
이당류 466
이동 격자 195
이동형 X선 영상 시스템 542

이득(gain) 영상 320
이색성 얼룩 332
이송 롤러 227
이송 시스템 226
이온결합 37
이온쌍 5
이온화 5, 486
이용 빔 104
이중나선 468
이중노출 330
이중용량 현상기 342
이트륨 211, 218
이화작용 465, 483
인간 게놈 프로젝트 465
인공물 330
인공방사선원 6
인공오손 208
인광 212
인식도 399
인체공학 319
인터벤션 방사선 시술실 430
인터벤션 방사선 촬영 427, 576
인터벤션 시술 397
일 18
일률 18
일반 촬영 322
임신한 환자 569
입력 274
입력 보정장치 88
입력장치 274
입방격자 208
입방 관계 145
입자 가속기 29
입자방사선 40, 41

ㅈ

자궁에 대한 피폭 523
자기 69
자기공명영상 11, 322
자기공명영상장치 304
자기 모멘트 70
자기법칙 73
자기쌍극자 70
자기 유도 73
자동 노출 247
자동노출 시스템 410
자동노출제어 92
자동노출제어장치 340, 378
자동 노출조건 250
자동 현상기 221
자동휘도조절 408
자동휘도조절장치 398
자성 69
자성영역 70
자연방사선원 6
자연적 자석 71
잔여 X선 185
잘못된 영상 정합 422
잠복기 500
잠복기간 500
잠상 208, 209
잠상핵 203, 210
잡음 456
재결합 영역 549
재 마스킹 421
재생성 542
재촬영 분석 389
저관전압 촬영술 183
저대조도 244
적색 필터 207
적혈구 506
전구 증상기 500
전기 65, 470
전기에너지 4
전기역학 65
전기적인 도체 108
전기회로 66
전도 20, 114
전류 65
전류계 77
전류 파형 68
전리 31, 486
전리방사선 5
전리 영역 550
전리전압 34
전리함 영역 549
전산단층촬영 7, 11, 289, 322, 434, 577
전산단층촬영장치 304
전산화 방사선 영상 277
전산화 방사선 영상(CR) 판독기 282
전산화 방사선 촬영 289
전신선량 제한치 578
전암성 520
전압 65
전압 맥동률 99
전압 정류 93
전이원소 33
전자 29
전자각 30, 31
전자 결합에너지 31
전자기 방사선 4, 40, 42
전자기 스펙트럼 48, 49
전자기에너지 4, 45
전자 배열 32
전자볼트 3, 50
전자석 71, 76
전자 스핀 70
전자쌍 생성 146
전자 유방촬영술 369
전자의 결합에너지 33
전자총 404
전자 컴퓨터 261
전자 타이머 91
전조세포 472
전처리 319, 348
전치 증폭기 553
전파 정류 95
전파 정류장치 237
전하결합소자 290, 291, 404, 415
절대적 위험 515, 516
절연 변압기 80
점도 483
점 돌연변이 486
점 손상 483
점유 547
점유시간 인자 547
접촉 차폐 568
정격 용량 99
정렬 354
정류 93
정류기 93
정반사 360
정전 그리드 404
정전기 방지제 220
정전기학 61
정전집속렌즈 400
정착 222, 225
정확도 549
제곱법칙 56, 134
제동 X선 123
제동 복사 X선 스펙트럼 125
제동복사 방사선 123
제어 격자 406
제어 판넬 541
제한적 분해능 451
제한적 해상력 451
젤라틴 203
젤라틴 생성 331
조도 315
조리개 186
조사선량률 408
조사야 183
조사 타이머 90
조사통 가림 187
조영제 151, 429
조준 9, 353
조직 472
조직 질량 밀도 174
조합된 오프 중심 197
조혈세포 기관 505
조혈세포 생존 506
족부 159
좁은 명암도 166
주 관전압 89
주기적인 관리 343
주변광 319
주사선 영상 406
주석 321

주양자 수 32
주요 기관형성 524, 569
주요 사슬 절단 483
주증상 500
주크박스 324
줄 3
줄기세포 472
중간 계조도 164
중간 물질 190
중간선 112
중간 수세 222, 225
중기 470
중력 3
중력가속도 17
중성자 29
중심 X선속 195
중앙 전극 549
중추신경계(CNS) 사망 499
중추신경계(CNS) 증후군 501
증감인자 212
증감지 12, 341
증감지 감도 212
증감지 관리 220
증감지 청결도 386
증감지 필름 204
증감지-필름 결합 215
증감지-필름 밀착 392
증감지-필름 유방촬영법 378
증감지-필름 품질관리 383
증식 478
지각 방사선 6
지방 466
지방산 466
지수 감쇠 152
지지세포 473
지지체 202, 211
지지체 농도 161
직류전류 68
직선성 457
직선적 반응 관계 479
직선적 선량-반응 관계 479
직업상 방사선 모니터링 583
직업상 방사선 피폭 576
직접방식 DR 293
직접 작용 487
직접 조사용 필름 207
직접 효과 487
진공관 262
진단초음파 322
진동 격자 195
진동수 46
진폭 93
질량 3, 14
질량 밀도 150
질량-에너지 등가법칙 4
질산 섬유소 203
집속관 105
집적회로 262
짧은 명암 대조도 175

ㅊ

차등 흡수 147
찰스 도터 427
찰스 레오나르드 8
창 552
천연자석 69
천정지지 시스템 103
체내 483
체르노빌 사고 521
체세포 470
체외 483
초과 위험 515, 516
초기 속도 15
초산 225
초전도성 66
초점 171
초점 격자 194
초점냉각 알고리즘 443
초점 외 방사선 188
초점 크기 338, 373
초점 흐림 172
촬상관 404
촬영법 7
촬영 인자의 선택 176
최대강도투사 448
최대 허용선량 578
최종 속도 15
최초의 유방촬영 검사 370
축방향 단층촬영술 434
축소이득 401
축전지 방전 발생기 98
출력장치 272
출력 형광체 400
취화은 결정 203, 205, 209
취화은 결정체 208
측광단위 315
측면분산 406
치수 안정성 203

ㅋ

카메라 렌즈 405
카세트 216
카세트 스팟 필름 409
카테터 428
칸델라 315
칼로리 20
칼륨 명반 225
컴퓨터 언어 263
컴퓨터 프로그램 265
코돈 469
코맥 434
코브라(Corba) 카테터 428
코사인 법칙 316
콜로서스 261
콜리메이션 11, 181, 444
콜리메이터 여과 189
콤프턴 산란 142
콤프턴 효과 142, 149
쿨롱 법칙 64
쿨리지관 9
크로니움 명반 226
크로스오버 205
크로스오버 랙 228
크로스오버 조절층 206
크룩스관 7
크릭 465
클라렌스 델리 9
클라이언트 323
클리퍼 238
킬레이트 225
킬로 3
킬로그램 3
킬로볼트 피크 21

ㅌ

탄소섬유 217
탄수화물 466
텅스텐산 칼슘 210, 217
테이블 정확성 458
토륨 텅스텐 105
토마스 에디슨 8
톰슨 29, 142
통신 273
통제 547
통제 외 지역 547
통제 지역 547
투과 53
투과 X선 빔 202
투과력 135
투과성 148
투명제 225
투시법 7
투시촬영 322, 576
투시촬영 기술 399
투시촬영술 532, 542
투시촬영 품질관리 408
트리본도 476
특성 X선 121
특성 X선 스펙트럼 125
특성 곡선 159
특성 방사선 121
특수량 13
특정 지역 차폐 568
티민 467
티오황산나트륨 225, 390

ㅍ

파노라마 단층촬영 254
파동 방정식 48
파동-입자 51
파동-입자 이중성 52
파스칼 261
파운드 14
파장 46, 47
패러데이 법칙 77
팬 322
팬크로마틱 206
팬텀 250
팬텀 영상 387
펄스 548
펄스 파고 분석 554
펄스 폭 415
페니돈 223
펩티드 결합 465
평균 골수선량 562
평균 생존시간 502
평균 속도 15
평균 치사선량 494
평균화 기법 320
평판 디스플레이 272
평판 영상 디스플레이 418
평판형 영상 수용체 417
평행 격자 192
평활화 320, 348
폐암 521
포그 농도 161
포아송 분포 491
포트란 267
포화전류 107
폴리에스테르 203
표시값 361
표적 108, 404
표적 이론 490
표준 작업량 285
표준편차 453
표피박리 503
품질관리 336, 337
품질보증 336, 337, 382
플랑크 상수 56
플랑크 양자 이론 56
피그테일(Pigtail) 카테터 428
피드 트레이 227
피리미딘 467
피부암 520
피부 입사선량 559, 560
피부홍반선량 504
피사체 대조도 162, 173
피사체 두께 169
피사체 위치 170
피사체 인공물 350
피사체 인자 173
피사체 형태 174
피치 439
피폭 제어 544
픽셀 446
픽셀 이동 322
핀 쿠션 417
필라멘트 105
필라멘트 변압기 90
필라멘트 전류 105
필라멘트 회로 90
필름 교차 394
필름 배지 584
필름 인자 159
필름 조도기 341
필름-증감지 160
필름 현상 166, 221

ㅎ

하강 부하 발생기 98
하드웨어 263
하드 카피 316
하우징 냉각 차트 117
하운스필드 434
하이드로퀴논 223
하이브리드 감산 420, 423
하이포 225
하이포 보유 225
하인층 202
하중 547
한계공간주파수 338
한스 외르스테드 75
할레이션 207
할레이션 방지막 207
합성 484
항상성 465
항원 466
항체 466
해상력 157
핵 29, 468
핵 반응로 사고 521
핵산 467
핵에너지 4
핵의학 322
핵자 30
핵종 37
핵형 507
헤르츠 47
현상기 관리 343
현상기 모니터링 343
현상기 품질관리 342, 384
현상 시간 167
현상 약품 223
현상 온도 167
현상 포그 224
혈관조영술 397, 427
혈관중재술 559
혈소판 506
혈액증후군 500
혈액증후군 사망 499
혈액학적 효과 505
형광 7, 212
형광 강화 스크린 8
형광물질 210
형광체 210, 211
형광투시법 532
호르메시스 479
호르몬 466
호박색 필터 207
호출시간 414
호프 262
홀러리스 261
홍반 503
화면 406
화질 225
화질 인자 237, 239
화학기호 34
화학에너지 3
화학적 요소 31
화학적 포그 225, 331
확대 168, 321, 322
확대 방사선 촬영 256
확대율 256
확대 촬영 168
환원 223
환원제 223
환자 두께 173, 183
환자 선량 198
환자 위치 568
환자 위치잡이 246
환자 유효선량 536
환자 인자 237
환자 자세 176
환자 테이블 431
환자 피폭선량 458
활성제 225
활성화 원자 552
황산나트륨 333
황화 납 바륨 210
황화 아연 210
회선 잡음 320
회전시간 110
회전양극 107, 108
효소 466
효율화 272
후기 470
후기 방사선 영향 463
후방 산란선 143, 217
후처리 304, 319
후쿠시마 핵 재앙 521
휘도 315
휘도 불균일 362
휘도 응답 361, 362
휘도이득 401

휘도 측정계 359
휴대용 검사도구 550
흑화도 239
흡수 53
흡수선량 22
흡습성 553
희토류 218
희토류 증감지 206, 217
희토류 형광체 증감지 217
히스토그램 351
히트 507
힘 16

A

AAPM TG 18 359
ABC 398
ABCC 517
ABS 408
absolute risk 515
AC 68
acceleration 16
ACR 369
active matrix liquid crystal display 317
acute radiation syndrome 499
ADC 419
added filtration 137
additional quantities 13
adenine 467
AEC 92, 340, 378
AES 410
AgBr 210
air-gap technique 199
air Kerma 22
Alan Cormack 434
ALARA 11, 306, 479, 582
Alessandro Volta 75
algorithms 267
alignment 354
alnico 72
aluminum chloride 226
ambient light 319
American College of Radiology 369
AMLCD 317
amu 30
anabolism 484
anatomically programmed radiography 251
angiointerventional 559
annotation 321
Anton van Leeuwenhoek 465
aperture diaphragm 186
APR 251
as low as reasonably achievable 11, 306, 479
atomic bomb casualty commission 517
atomic bomb survivors 517
atomic mass number 34
atomic mass unit 30
atomic number 34
atrophy 478
automatic brightness atabilization 408
automatic exposure control 92, 340, 378
automatic exposure systems 410
autotransformer 88
averaging techniques 320

B

B 192
background electronic noise 418
backscatter radiation 143
BaFBr 278
band pass 407
barium fluorobromide 278
barium lead sulfate 210
barrel-like distortion 360
base 211
BASIC 267
beam splitting mirror 405
becquerel 23
BEIR 522
Benjamin Franklin 65
Bergonie 476
biochemistry 4
biologic effects of ionizingradiation 522
bipolar 70
bit 265
Blaise Pascal 261
bone cancer 520
Bq 23
brachytherapy 591
breast cancer 520
brightness gain 401
Bucky factor 192
Bucky slot 544
bus 269
byte 265

C

cal 20
calcium tungstate 210
caliper 238
cancer 519
candela 315
carbon fiber 217
cassette 216
catabolism 483
catheters 428
cathode ray tube 406
CCD 290, 404
CdS 9
CD driver 271
CdWO4 9
CE 214
ceiling support system 103
cell theory 465
cellulose nitrate 8, 203
cellulosetri acetate 203
central electrode 549
central nervous system syndrome 501
Charles Babbage 261
Charles Dotter 427
Charles L. Leonard 8
chelates 225
chemical energy 3
chemical fog 331
chromatid deletion 508
chronium alum 226
cine radiography 576
Clarence Dally 9
clean up 189
client 323
Clifford Berry 261
clinical tolerance 503
CNS 499, 501
CNS syndrome 501
COBOL 268
codon 469
coherent scattering 142
collector 553
collimation 9, 181, 444
Colossus 261
compensating filter 138
compression 376, 393
compton scattering 142
Computed Radiography 277
computed tomography 7, 577
computer language 263
cone cutting 187
contact shield 568
continuous quality improvement 336, 382
contrast 162
contrast-detail curve 308
contrast improvement factor 191
contrast media 429
contrast resolution 157, 304, 452, 457
control panel 541
conversion factor 401
Coolidge tube 9
Corba 428
coronary angiography 427
cosine law 316
Cottfried Leibniz 261
Coulomb's law 64
CQI 336, 382
CR 277, 289
Crick 465
Crookes tube 7
crossed grid 193
cross-linking 483

crossover 205
CT 7, 11, 253, 289, 322, 434, 577
cubic relationships 145
cutoff 193
cyclotron 513
cytosine 467

D

DAP 544
data acquisition rate 455
DC 68
deoxyribonucleic acid 467
derived quantities 13
desquamation 503
detail 245
detective quantum efficiency 303, 311
detector array 454
development time 167
DF 414
Dg 563
dichroic stain 332
diffuse reflection 360
Digital Mammographic Imaging Screening Trial 379
digital mammography 294
digitalradiographic 568
digital radiography 332
DIN 2001 358
dipolar 70
direct DR 293
display chromaticity 364
display resolution 363
distance 134
distortion 169, 246
DM 294
DMIST 379
DM QC 394
DMT 294
DNA 467, 484
dose area product 544
dose creep 308
dosimeter 548
dosimetry 548
double-capacity processor 342
DQE 214, 303, 311
DR 289, 332, 568
duty cycle 415
dynode 553

E

Eckert 262
edge enhancement 322, 369
edge response function 449
elective booking 570
electrical energy 4
electric circuits 66
electromagnetic energy 4
Electronic Numerical Integrator And Calculator 261
electronic timers 91
electron spin 70
emulsion 203
endoplasmic reticulum 468
energy continuum 45
ENIAC 261
entrance skin dose 559
entry roller 227
E.O Lawrence 513
ERF 449
ergonomics 319
erythema 503
ESD 559, 560
eV 3, 50
excess risk 515
exposure linearity 340
exposure time 233
extinction time 414
extrapolation 438

F

falling load generator 90
Faraday's law 77
feed tray 227
field of view 446
filament 105
filament current 105
fill factor 292
film processing 166
filteration 337
filtration 9, 134, 137, 236, 374
fixing 225
flat-fielding 320, 348
flat panel displays 272
flat panel image receptor 417
floor-to-ceiling support system 104
fluorescence 7, 212
flux gain 401
focal-spot size 338, 373
focused grid 194
focusing cup 105
fog 332
Force 16
FORTRAN 267
four-on-one 407
FOV 446
FPIR 417
fractionated 477
free radical 490
FWHM 441

G

gametogenesis 504
gamma spectrometry 554
gantry 443
gastrointestinal syndrome 500
Gd 211, 218
Geiger-Muller 551
geometric distortion 360
ghost artifacts 348
GI death 499
glandular dose 563
glow curve 555
G-M 551
Godfrey Hounsfield 434
gravity 3
grid cutoff artifacts 330
grid ratio 190
grids 377
GSD 562
guanine 467
guide shoe 227
guidewires 428
Gustav Bucky 9
Gustave Bucky 189
Gy 22
Gya 22
Gyt 22

H

halation 207
half value layer 134, 534
Hans Oersted 75
hard copy 316
hardening 127
H.C.Snook 9
H&D 291
health physics 531
heat 19
heel effect 111, 374
hematologic death 499
hemopoietic system 505
Herman Hollerith 261
high-frequency generator 97
high-lighting 322
high-voltage transformer 93
hit 507
Hollis E. Potter 194
horizontal retrace 406
hormesis 479
Hounsfield unit 446
hp 18
HU 446
human biology 274
hurter & driffield 291
HVL 134, 534

hybrid subtraction 423
hydroquinone 223
hypo 225, 333
Hz 47

I

IC 262
IF 212
illuminance 315
image blurring 188
image-forming x-rays 181
image histogram 351
image-intensified fluoroscopy 11
image intensifier tube 399
image noise 214
image plate 347
image receptor 202
image receptor response function 284
imaging plate 279
improvised nuclear device 538
IND 538
induction motor 109
inertia 16
inherent filtration 137
intensification factor 212
intensifying screens 341
intergrated circuit 262
interlace scan 406
interphage 470
interphase death 478
interpolation 438
interrogation time 414
interspace material 190
intervention radiology 397
in vitro 483
in vivo 483
ionization 5, 486
ionization potential 34
ionization region 550
ionizing radiation 5
ion pair 5
IP 279, 347
IR 202
Isaac Newton 16
isochromatid 508
isotope 31, 35

J

J 3
James Clerk Maxwell 45
J.J.Thompson 142
John Atansoff 261
John Dalton 27
joules 3

K

k 191
karyotype 507
KBr 224
KI 224
kilo 3
kilogram 3
kilovolt peak calibration 339
kinetic energy 3
kink mark 333
kVp 21, 133, 137, 175, 547

L

La 211, 218
lag 320
large-scale integration; LSI 262
latent period 500
lateral decentering 196
latitude 166
LCDs 272
leakage radiation 104
LET 476
leukemia 517
limiting resolution 451
limiting spatial frequency 338
linear dose-response relationship 479
linear energy transfer 476
linearity 457
linear non-thresholod radiation dose-response relationship 531
line-focus principle 110
line noise 320
line pair 299
line spread functions 294
liquid crystal displays 272
liver cancer 521
lm 315
LNT 531
LSF 294
Luigi Galvani 75
lumen 315
luminance 315
luminance intensity 315
luminance nonuniformity 362
luminance response 362
luminous flux 315
lung cancer 521
lysosomes 469

M

mA 21
Macros 268
magnetic domain 70
magnetic moment 70
magnetism 69
magnification 168
magnification factor 256
main-chain scission 483
major kvp 89
mammographer 383
mammography 577
Mammography Quality Standards Act 369
manifest illness 500
mAs 132
mask mode 420
mass 3
mass density 150
mass-energy equivalence equation 4
mAs timers 91
Mauchly 262
maximum intensity projection 448
maximum permissible dose 578
mean survival time 502
meiosis 470, 471
Melvin Judkins 427
Mendeleev 28
metol 223
MF 256
Michael Faraday 77
Michael Pupin 8
minification gain 401
minor kVp 89
MIP 448
mirror image 360
mitosis 470
modem 273
modulation transfer function 301, 449
momentum 17
motion blur 175
MPD 578
MPR 448
MQSA 369
MRI 11, 253, 322
MTF 301, 449
multifield image intensification 402
multiplanar reformation 448
multislice spiral CT 289
multitarget 491

N

NAS 522
national academy of sciences 522
National Center For Devices And Radiological Health 571
NCDRH 571
NEMA-DICOM 358
Newton's laws of motion 16
Niels Bohr 29
nit 315
nm 52
noise 157, 453

nuclear energy 4
nuclear reactor incidents 521
nucleotid 467
nucleus 29

O

objective lens 405
OA model 336
OD 304
OER 477
Oersted 77
off-focus radiation 113
one-on-one 407
oogonia 504
optical density 160, 304
optically stimulated luminescence 549
organ 472
organo-genesis 569
organ system 472
orthochromatic 206
OSL 279, 549
outcome analysis 336
oxygen enhancement ratio 477

P

PACS 322
pan 322
panchromatic 206
panoramic tomography 254
parallel grid 192
par speed 165
partitioning 354
Pascal 268
patient dose 198
patient positioning 176
patients with ankylosing spondylitis 518
PBL 188, 337
PC 262
penetrability 135
penumbra 565
personal computer 262
PET 11
phenidone 223
phosphor 211
phosphorescence 212
photocathode 553
photodisintegration 147
photoelectric effect 144
photoemission 553
photometer 359
photon 45
photospot camera 407
photostimulable luminescence 278
photostimulable phosphor 278
pickup tube 404
Pigtail 428
pin cushion 417
pincushion distortion 360
pitch 439
Plank's constant 56
point lesions 483
Poisson distribution 491
polyenergetic 149
portable survey instrument 550
positive beam limiting 188, 337
postprocessing 319
potassium alum 225
potential energy 3
Potter Bucky diaphragm 195
power 18
power rating 99
preamplifier 553
preneoplastic 520
preprocessing 319
pre-reading kVp meter 89
presentation value 361
primary protective 545
prodromal period 500
proportional region 551
protective apparel 12, 341
protective barriers 12
protective coating 210
protective x-ray tube housing 541
protracted 477
PSL 278
PSP 278, 279
pulse height analysis 554
pulse-progressive fluoroscopy 414
p-value 361
pyrimidine 467

Q

QA 382
QCD 29
quality 126, 135, 476
quality assurance 336
quality control 336
quantity 126
quantum 45
quantum chromodynamics 29
quenching agent 551
QuickBASIC 267

R

radiation 4
radiation effects research foundation 517
radiation exposure 132
radiation exposure device 538
radiation fatigue 347
radiation hormesis 515
radioactive decay 37
radioactive disintegration 37
radiodermatitis 512
radiographic image quality 157
radiographic intensifying screens 12
radiographic rating chart 116
radiologic dispersal device 538
radiologists 518
radiolysis of water 486
raster 406
rate 548
RBE 476
RDD 538
Read-Only Memory 270
reciprocal translocations 509
reciprocity law 162
Reciprocity law 206
recording 268
RED 538
reflection 360
reflective layer 211
region of interest 322
register 270
relative biologic effectiveness 476
relative risk 515
RERF 517
resolution 157
resolving time 551
ribonucleic acid 467
ribosomes 469
risk estimates 515
RNA 467
roadmapping 423
Robert Egan 369
Robert Hooke 465
Roentgen 7, 50
ROI 322
ROM 270
rotating anode 108
Rutherford 29
Ruzicka 369

S

saturation current 107
Schneider 465
Schwann 465
scintillation detectors 552
screen-film 204
scroll 322
secondary electrons 551
secondary quantities 13
SED_{50} 504
semilogarithmic graphs 145
sensitometry 159
shaded surface display 448
shaded volume display 448

shadow shield 568
shells 30
SID 541
sievert 22
signal to noise ratio 305
silver sulfide 333
Simmons 428
single-hit model 491
single phase 116
single-phase power 96
single target 491
six-on-one 407
skin cancer 520
skin erythema dose 504
slice thickness 457
SMPTE 358
SNR 305
sodium sulfite 226
sodium thiosulfate 225
solar roller 227
solenoid 76
source-to-image receptor distance 541
space charge 106
space charge effect 89, 106
spacer 318
spatial resolution 157, 299, 457
spatial uniformity 454
spectial quantities 13
specular reflection 360
speed 15, 158, 164
speed index 384
SSD 448
star pattern 338
static 333
subatomic particle 27
sublethal damage 494
Sv 22
SVD 448
Sven Ivar Seldinger 427

T

T 547
target 108, 404
Ted Hoff 262
teleradiology 323
television picture tube 406
temporal substraction 420
The Joint Commision 336
thermal energy 4
thermionic emission 89, 105
thermoluminescence dosimetry 549
the tenth-value layer 534
Thomas A. Edison 8
Thomson 29
thoriated tungsten 105
thorotrast 521
three-phase power 97
threshold of visibility 361
thymine 467
thyroid cancer 519
TID 420, 421
time-interval difference mode 420
time of occupancy factor 547
tissues 472
TJC 336
TLD 279, 549
tomography 252
transbrachial selective coronary angiography 427
transfemoral angiography 427
Tribondeau 476
TVL 534
two-on-one 407

U

U 547
UNIVAC 262
universal automatic computer 262
use factor 547
useful beam 104

V

veiling glare 364, 402, 417
velocity 15
vertical retrace 406
VESA 359
video system 418
Vincent Hinck 428
visceral angiography 427
Visual Basic 268
Visual C++ 268
voltage 65
voxel 446

W

W 18
Watson 465
weight 17
wetting 222
Willam Shockley 262
William Crookes 7
William D. Coolidge 9
William Rollins 9
William Shockley 65
window 104
window of the tube 553
Wolf 369
word 265
work 18
workstation 322
WR 476
Wt 17

X, Y, Z

xero-mammography 369
x-ray quantity 132
x-ray tabe rating charts 115
Y 211, 218
zinc sulfide 210
zoom 322

역자와의
협의로
인지생략

| 방사선과학의 이해 |

발 행 일 2015년 3월 2일 10판 인쇄
2015년 3월 10일 10판 발행
원 저 자 Stewart Carlyle Bushong
역 자 강병삼 강보선 강상식 김현수 마상철 박지군 배석환 여화연
윤한식 이삼열 이행기 장현철 정홍문 지태정 천권수
발 행 인 김재민
발 행 처 J M K(제이엠케이)
서울특별시 마포구 백범로 104, 봉화빌딩 4층
출판등록 2011년 1월 19일 제 313-2011-35호
전 화 02)713-0421~3
팩 스 02)704-6265
전자우편 jungmunk@unitel.co.kr
홈페이지 www.jungmunkag.co.kr

정 가 **48,000원**

ISBN 979-11-85210-33-9 93510